浙江丽水地处浙江省西南部，浙闽两省结合处，东经118°41′～120°26′，北纬27°25′～28°57′。以中山、丘陵地貌为主，是个"九山半水半分田"的山区。

全市土地面积173万平方公里，本市山脉属武夷山系，主要有仙霞岭、洞宫山、括苍山，呈西南向东北走向，分别延伸西北部、西南部和东北部，海拔1000米以上的山峰有3573座，其中1500米以上的山峰有244座，龙泉市百山祖凤阳山黄茅尖海拔1929米，是浙江省第一、第二高峰。

庆元县百山祖海拔1856.7米，分别为浙江省第一、第二高峰，是瓯江、钱塘江、闽江等六江之源。复杂的地形、多样的地貌，加上气候温和、水量充沛、光热、水土配合良好，为各类动植物提供了良好的孕育及生长场所。

已知种子植物2618种，蕨类植物、苔藓植物、藻类植物和大型真菌等4262种，野生动物有植物43种、动物61种。国家重点保护珍稀动植物有植物43种、动物61种。

丽水地区中药材资源十分丰富，从有记载至今，进行了多次的中药资源普查，中药资源种类不断被发现。

《仙都志》（元至正八年（1348）），载有中药材178种，据民国24年《重修浙江通志稿》据民国24年（1943）、民国32年（1943），

浙江丽水药物志

程文亮　李建良　何伯伟　华金渭　主编

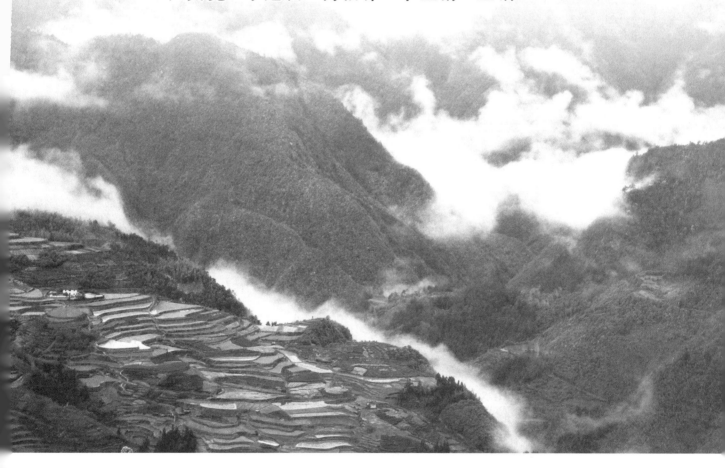

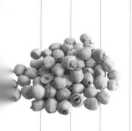 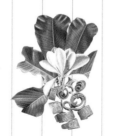 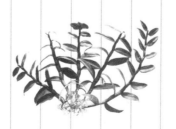 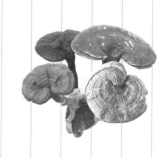

中国农业科学技术出版社

图书在版编目(CIP)数据

浙江丽水药物志 / 程文亮等主编. —北京:中国农业科学技术出版社,
2014.4
ISBN 978 – 7 – 5116 – 1536 – 7

Ⅰ. ①浙…　Ⅱ. ①程…　Ⅲ. ①中药志 – 丽水市　Ⅳ. ①R281.455.3

中国版本图书馆 CIP 数据核字(2014)第 012492 号

责任编辑　闫庆健　韩扬云　胡晓蕾
责任校对　贾晓红

出 版 者　中国农业科学技术出版社
　　　　　北京市中关村南大街 12 号　邮编:100081
电　　话　(010)82106632(编辑室)　(010)82109704(发行部)
　　　　　(010)82109709(读者服务部)
传　　真　(010)82106625
网　　址　http://www.castp.cn
经 销 者　各地新华书店
印 刷 者　浙江海虹彩色印务有限公司
开　　本　889mm×1 194mm　1/16
印　　张　55.25
字　　数　1284 千字
版　　次　2014 年 4 月第 1 版　2014 年 4 月第 1 次印刷
定　　价　298.00 元

序

药用资源是中医药传承发展的重要物质基础，为保护人民群众健康做出了重要贡献，科学保护和合理利用药用资源是促进中医药可持续发展的根本保证。浙江是全国中药材重点产区之一，中医药历史文化悠久，药用资源丰富，"浙八味"及山茱萸、厚朴、薏苡、铁皮石斛、灵芝、天台乌药、西红花等道地优质药材在国内外享有盛誉，为历代医家所推荐。进入新世纪以来，浙江省高度重视中药材产业发展，各级行业部门形成合力，在推进药用资源保护和开发利用、中药材规范化生产、产业合作组织建设和"浙产药材"品牌创建等方面工作扎实，措施有力，成效明显，为欠发达山区农民致富奔小康开辟了新的途径。

丽水地处浙江省西南部浙闽两省结合部，是"九山半水半分田"山区，山青水秀，有"浙江绿谷"、"中国生态第一市"、"秀山丽水　养生福地　长寿之乡"的美誉，中药材资源丰富，是浙江传统道地药材产区，处州白莲，缙云元胡、薏苡，景宁厚朴，云和茯苓，龙泉灵芝，庆元灰树花，遂昌菊米等药材品质上乘，成为促进当地经济发展的主导药材品种。在国家全面扶持和促进中医药事业发展的利好政策下，丽水凭借良好的生态资源、产业基础和区位优势，中药材产业将迎来前所未有的发展契机。

近年来，浙江省农业厅、浙江省中药材产业协会积极组织丽水市农业科学研究院、丽水市食品药品检验所、丽水学院、丽水市人民医院、丽水市中医院、丽水市农业局、丽水林业科学研究院等单位的科技专家，不辞辛苦，持续开展药材资源调查、收集和保护工作，精心编撰了《浙江丽水药物志》，该书收载了浙江丽水境内中药材 2 344 种，其中，菌类 75 种，植物类 1 996 种，动物类 249 种，矿物类 11 种，其他类 13 种，系统介绍了其植物学名、畲药名、拉丁名、药用部位、生态环境、采收季节、分布、性味、功效、主治、用法用量。丽水特色药材附有彩图，大部分植物附有黑白基原图，图文并茂，内容丰富，资料详实，对药用资源的研究和合理开发利用有着重要应用价值，是介绍丽水药用资源的一部专著。相信该书的出版，对促进浙江及丽水的中药材产业发展有着积极作用，是惠及中药材产业发展、惠及民生健康产业发展之力作。

乐之为序。

孔祥有

浙江省人大常委会原副主任
浙江省中药材产业协会名誉会长
2014 年 1 月 10 日

前　言

　　浙江丽水地处浙江省西南部、浙闽两省结合处，东经 118°41′~120°26′，北纬 27°25′~28°57′，全市土地面积 17 298km²，以中山、丘陵地貌为主，是个"九山半水半分田"的山区。该市山脉属武夷山系，主要有仙霞岭、洞宫山、括苍山，呈西南向东北走向，分别延伸西北部、西南部和东北部。海拔 1 000m 以上山峰有 3 573 座，其中 1 500m 以上 244 座，龙泉市凤阳山黄茅尖海拔 1 929m，庆元县百山祖海拔 1 856.7m，分别为浙江省第一、第二高峰。丽水是瓯江、钱塘江、闽江等六江之源，复杂的地形，多样的地貌，加上气候温和，水量充沛，光热、水土配合良好，为各类动植物提供了良好的孕育及生长场所，已知种子植物、苔藓植物、蕨类植物和大型真菌等 4 262 种，野生动物有 2 618 种。

　　丽水地区中药材资源十分丰富，从有记载至今，进行了多次的中药材资源普查，中药资源种类不断被发现。《仙都志》[元至正八年(1348)]载有中药材 178 种；民国 32 年(1943)《重修浙江通志稿》据民国 24 年《东南览胜》载，缙云、丽水、青田、永嘉、乐清中药材 275 种。

　　1986 年，全省开展中药资源普查，缙云、龙泉、遂昌被列为普查重点县。缙云查明全县药用动植物、矿物资源 1 523 种，其中，植物药 1 387 种、动物药 128 种、矿物药 8 种，发现新资源绞股蓝、三尖杉、隔山香、血水草、落新妇等 41 种。龙泉有中药材 1431 种，其中，植物类 255 科，1 385 种；动物类 32 科，39 种；矿物类 7 种。遂昌有中药资源 1 621 种，其中，植物类 199 科，1 467 种；动物类 88 科，144 种；矿物及其他类 13 种。

　　1995 年浙西南药用资源调查显示，全市有中草药 2 033 种，其中，植物类 1 813 种，动物类 208 种，矿物类 6 种，其他 6 种。

　　2005 年至今，在浙江省农业厅"农作物种质资源调查与保护"、"浙江省中药资源普查(试点)"、浙江省科技厅"道地畲药资源保护和药用价值综合利用"等项目资助下，课题组经多年持续的药用植物、药用菌类资源调查，采集标本 1 万多份，拍摄资源照片 2 万多张，经过分类、鉴定和资材整理，结合省、市相关科技研究成果和文献搜查，确定浙江丽水地区有药材资源 2 478 种，极大地丰富和充实了全省药用资源种类和数量。

　　景宁畲族自治县是全国唯一的畲族县，畲民在长期与疾病作斗争过程中，形成了具有典型民族特色的用药习惯，由于畲民只有自己语言没有文字，其植物名与汉语不同，本书对常用畲药已加注畲药名。

为全面反映浙江丽水中药材资源现状，系统总结中药材资源普查成效，浙江省中药材产业协会、丽水市农业科学研究院、丽水市食品药品检验所、丽水市人民医院、丽水市中医院、丽水学院、丽水市林业科学研究院和浙江工业大学等单位组织编撰了《浙江丽水药物志》。全书收载品种均为浙江丽水所产的野生、栽培以及引种成功的菌藻类、苔藓类、蕨类和种子植物等各类药用动植物共计 2 344 种，因药用菌 209 种在整理，书中仅收载一部分。该书编写项目按药物名（地方习用名或畲药名）、拉丁学名、药用部位、生态环境（生长环境）、采收季节、药材性状、分布、性味、功效、主治、用法用量、注意等编写，大部分种类附墨线图。该书是浙江丽水第一部较为系统完整的药用资源专著，具有很好的科普性和实用性，可供中医药工作者、中药材生产、管理、科研工作者和广大种植户参考使用。

本书编写得到了浙江省农业厅、浙江省科技厅、浙江省人力社保厅、丽水市人才办、丽水市人力社保局、丽水市财政局、丽水市科技局、丽水市农业局的鼎力支持，浙江大学赵培洁研究员对本书进行了审校并提出了宝贵的修改意见，本书承蒙浙江省人大常委会原副主任、浙江省中药材产业协会名誉会长孔祥有先生题写书名并赐序，中药材行业领导和同仁给予了深切关心与支持，在此一并表示衷心感谢！

本书编写工作任务繁重、要求细致，加上编著者水平限制，书中难免出现一些疏误，敬请各位专家和读者批评指正。

《浙江丽水药物志》编写组

2014 年 1 月 15 日

编写说明

1. 本志收载丽水地区野生、栽培或引种成功的药物计 2 344 种,包括藻类、菌类、地衣、苔藓、蕨类、种子植物、动物类、矿物类和其他类。大部分种类附墨线图。

2. 本志收载药用植物的排列,蕨类植物采用秦仁昌 1978 年系统,裸子植物采用郑万钧的系统,被子植物采用恩格勒系统。属、种、亚种及变种、变形等均按拉丁字母顺序排列。

3. 本志每种药用动、植物均按中文名(别名、地方习用名或畲药名)、拉丁学名、药用部位、生态环境(生长环境)、采收季节(捕捉季节)、药材性状、分布、性味、功效、主治、用法用量、注意等项编写。矿物类和其他类药物按中文名、来源、采收加工、药材性状、分布、性味、功效主治、用法用量、注意项编写。

4. 药物中文名和拉丁学名采用《中华本草》(精选本)、《浙江动物志》《浙江植物志》《浙南山区大型真菌》所用名称;药物名后括号内的中文名为别名、畲族名或地方习用名。

5. 药用部位叙述药物的药用部位或药材名称。药材名称采用《中华人民共和国药典》(2010 年版)及《浙江省中药炮制规范》所载的中药名。

6. 生态环境或生长环境主要叙述野生状态下的生活环境。

7. 采收季节或捕捉季节叙述药材采收时间和产地初加工方法。

8. 药材性状,记述药材外部形态、质地、断面和气味。

9. 分布记述药物的自然分布的县市。全市均有分布的著"丽水市各地";山区都有的著"丽水市山区各地"。

10. 性味,先写味,后写性,如为有毒药物,则按其毒性大小,写明小毒、有毒或大毒,以便引起注意。

11. 功效记述该药物本身的主要功能。

12. 主治仅记述其所治的主要病症。

13. 用法用量记述使用方法,单次常规使用数量。

14. 注意记述毒性、使用中的注意事项。

15. 索引分为中文名索引和拉丁学名索引。中文名索引包括植物的正名、别名、畲药名和地方习用名,依汉语拼音音序顺序排列。拉丁学名索引包括植物种(含种下等级)的学名,依字母顺序排列。

目　录

总　论

各　论

5

17

19

29

总

论

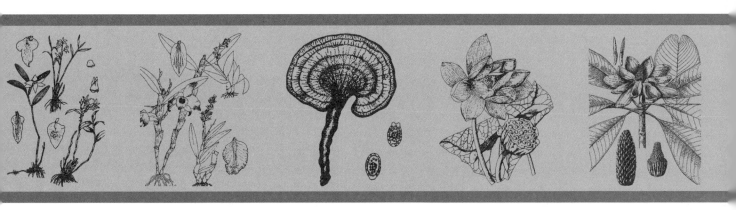

一、概　述

　　丽水市位于浙江省西南部、浙闽两省结合处,东经 118°41′~120°26′,北纬 27°25′~28°57′,东南与温州市接壤,西南与福建省宁德市、南平市毗邻,西北与衢州市相接,北部与金华市交界,东北与台州市相连。境内有浙江九龙山国家自然保护区、浙江凤阳山—百山祖国家自然保护区和景宁望东垟高山湿地省级自然保护区,动植物资源非常丰富。

二、丽水自然资源

1. 地形地貌

　　丽水地区位于江山至绍兴断裂带东南部,属浙闽隆起区组成部分。山脉呈西南向东北走向,地势由西南向东北倾斜。西南部以中山为主,间有低山、丘陵和山间谷地;东北部以低山为主,间有中山及河谷盆地。山脉属武夷山系,分两支伸入区内:北支由福建省浦城伸入龙泉市、遂昌县为仙霞岭,又称枫岭;南支由福建省戴云山—鹫峰山伸入龙泉市、庆元县为洞宫山;洞宫山向东延伸,过瓯江为括苍山。这 3 座山分别延伸西北部、西南部和东北部。龙泉溪、大溪以北,好溪西北为仙霞岭,是瓯江水系与钱塘江水系的分水岭;龙泉溪、大溪以南,瓯江西南为洞宫山,是瓯江水系与闽江、灵江、飞云江、交溪水系的分水岭;瓯江以东,好溪东南为括苍山,是瓯江水系与灵江水系的分水岭。全市海拔 1 000m 以上的山峰有 3 573 座,1 500m 以上的山峰 244 座,其中,凤阳山黄茅尖海拔 1 929m,百山祖海拔 1 856.7m,分别为浙江省第一、第二高峰。全市土地面积 17298km²,其中,山地占 88.42%,耕地占 5.15%,溪流、道路、村庄等占 6.43%,谓之“九山半水半分田”。

2. 江溪湖泊

　　丽水市的水资源十分丰富,境内有瓯江、钱塘江、飞云江、椒江、闽江、赛江,被称为“六江之源”。溪流与山脉走向平行。仙霞岭山脉是瓯江水系与钱塘江水系的分水岭,洞宫山山脉是瓯江水系与闽江、飞云江和赛江的分水岭,括苍山山脉是瓯江水系与椒江水系的分水岭。各河流两岸地形陡峻,江、溪源短流急,河床切割较深,水位受雨水影响暴涨暴落,属山溪性河流。由于落差大,水流急,水力资源蕴藏丰富,属全省最高。瓯江是全市第一大江,发源于庆元县与龙泉市交界的洞宫山锅帽尖西北麓,自西向东蜿蜒过境,干流长 388km,境内长 316km,流域面积 12 985.47km²,占全市总面积的 78%。位于瓯江上游龙泉溪的紧水滩电站水库即仙宫湖,面积 43.6km²,是全区最大的人工湖泊。

3. 气候特征

　　丽水市属中亚热带季风气候区,热量丰富,雨量充沛,冬暖春早,光、热、水的组合与农业季节配合较好。但因地理位置南北差别、山脉走向不同、离海洋远近和地势高低悬殊的综合影响,造成农业气候既有水平的地域性差异,又有显著的垂直差异。气候总特点呈有规律性的垂直变化,低层温暖湿润、中层温和湿润、高层温凉湿润的季风山地气候。

气温:由于山地的影响,丽水市的气温分布具有显著的垂直差异性,即气温随海拔升高而递减,年温递减率一般每100m为0.5℃,各月平均气温递减率也存在季节差异,即夏季递减率最大,冬季最小。东部和东南部的气温较高,北部和西北部较低。从东南部青田县到西北部遂昌县和东北部缙云县,年平均气温从18.5℃下降到16.9℃和17.2℃,极端最低气温从−5.3℃下降到−9.9℃和−13.1℃,极端最高气温南北差异不大,均在41℃左右;无霜期(白霜)从274天缩短到250天和245天。

降水:雨量丰富,但其时间分配极其不均匀,干湿季明显,易旱易涝。同时,因其地处山区,降水还受地形和海拔高度的影响,所以,其地域分布也不均匀。丽水市各地年降水量在1 400～2 275mm,多降水年1 800～3 000mm,少降水年850～1 470mm。年降水量的垂直分布是随海拔高度的升高而增多,从全市来看,海拔每升高100m,年降水量大致增加50mm。全市年平均降水日数为144～202天,最多年为180～240天,最少年为110～170天。低海拔地带雨日较少,海拔较高的中、低山区雨日较多。

光照:平均年日照1 712～1 825小时,多日照年1 800～2 100小时,少日照年1 400～1 600小时,平均年日照与邻近的金华相比少99～343小时。年太阳总辐射量110千卡/cm²到102千卡/cm²。

复杂的地形,多样的地貌,加上气候温和,水量充沛,光热、水土配合良好,丽水市的自然资源为各类动植物提供了良好的孕育及生长场所。

4. 土地资源

丽水地区总面积2 594.7万亩(一亩≈666.7m²,全书同)。按地貌类型分,河谷盆地76.26万亩,山间谷地42.70万亩,低丘56.69万亩,高丘147.64万亩,低山489.76万亩,中山1 778.29万亩;按海拔高度分,250m以下350.45万亩,250～500m 703.03万亩,500～800m 761.39万亩,800m以上776.48万亩。

5. 土壤

丽水地区土壤绝大多数以中生代侏罗系酸性火山喷出岩风化发育而成,土壤类型分10个土类,15个亚类,47个土属,104个土种,土壤面积2 545.27万亩。

红壤土:是地带性土壤,面积939.87万亩,占土壤面积36.93%。一般分布在海拔800m以下丘陵、低中山下段,土层厚50～80cm,以壤质黏土为主。

黄壤土:是垂直带谱土壤,面积620.28万亩,占土壤面积24.37%。主要分布在海拔800m以上中山区。土层厚70～90cm,以壤质黏土为主。

紫色土:是间域性土壤,面积35.68万亩,占土壤面积1.40%。主要分布在红色构造盆地。成土母质以紫色岩或紫红色沙砾岩风化发育而成。紫色土分石灰性紫色土和酸性紫色土。

粗骨土:是经受强度侵蚀的残遗土壤,面积619.43万亩,占土壤面积24.34%。主要分布在陡坡山坡和植被破坏严重的地区,以龙泉、缙云、景宁、青田县(市)面积最大。

水稻土:由各种母土经水耕熟化发育而成。面积303.23万亩,占土壤面积11.91%。分布在海拔1200m以下河谷盆地和山间谷地。

6. 植被和药用资源分布

原生植被绝大多数已经消失,代之以次生植被为主,在边远山区尚有小部分半原生状态自然植被。

主要有针叶林、针叶阔叶混交林、常绿阔叶林、常绿落叶阔叶混交林、落叶林、山地矮林、山地灌草丛、竹林,以针叶林木面积最大。地带性略有差别,西南部以栲类林、细柄蕈林为典型;东北部以苦槠林为典型;木荷、马尾松为最常见植物群落,分布于中低山区。因海拔高度不同和气候、水分的差异,表现为明显的垂直地带性分布。

海拔800m以下,为暖性针叶林、栲槠林带。常绿阔叶林以甜槠林、拷类林、樟楠林和细箪树林为代表;针叶林以马尾松面积最大,也有不少杉木、毛竹、油茶等人工林。主要野生药用资源有槲蕨、海金沙、井栏边草、鱼腥草、山蒟、木防己、野山楂、多花黄精、宜昌细辛、苍耳、益母草、香茶菜、前胡、轮叶沙参、莎草、天南星、野菊花、千里光、爵床、半夏、忍冬、紫花地丁、白花败酱,药用菌有草菇、羊肚菌、灵芝、灰树花、牛舌菌、硫黄菌、金针菇等等品种;畲药资源主要有胎生狗脊蕨、条叶榕、全叶榕、小槐花、丁香蓼、异叶茴芹、硕苞蔷薇、柳叶蜡梅、算盘子、毛冬青、天胡荽、白英、白马骨等品种;栽培药用资源主要有白术、白芍、延胡索、凹叶厚朴、温郁金、太子参、吴茱萸、薏苡、甘菊、灵芝、铁皮石斛、玄参等品种。

海拔800~1 200m,为温性针叶林、甜槠、木荷林带。常绿阔叶林以甜槠、木荷林分布最广,青冈林、贵州青冈林次之;针叶林以黄山松林,黄山松阔叶树混交林面积最大,柳杉、杉木多为人工林,马尾松、毛竹林也有分布。常绿阔叶林以甜榜、木荷林、黄山松阔叶树混交林面积最大,柳杉、杉木多为人工林,马尾松、毛竹林也有分布。主要野生药用资源有凹叶厚朴、黄山木兰、狭叶重楼、肺形草、龙胆草、簇花龙胆、斑叶兰、黄花败酱、草乌、紫花前胡、隔山香。药用菌有:木蹄层孔菌、缘盖牛肝菌等;畲药资源主要有东风菜、肺筋草、长梗黄精、虎杖、南五味子等;主要栽培药用资源有厚朴、茯苓等。

海拔1 200~1 700m,为常绿落叶阔叶混交林、针阔叶混交林带。青冈类常绿落叶树混交林,亮叶水青冈常绿阔叶树混交林最常见;针叶阔叶混交林面积占很大比例,主要是黄山松阔叶混交林。药用资源主要有华细辛、延龄草、鹿蹄草、支持蓼、太子参、萱草、吴茱萸五加、多花勾儿茶、三叶木通、紫萼、六角莲、阔叶十大功劳。药用菌有:粗皮马勃、分马勃等品种。

海拔1 700m以上,为山林灌、草丛带。以灌丛为主,也有部分矮林,主要有波绿红果树垫状、岩柃、波绿冬青、华山矾、华箬竹、胡枝子、茅栗灌丛、芒、野古草灌草丛、云锦杜鹃、猴头杜鹃矮林等,黄山松也有分布,但生长矮化。药用资源较少,主要有淡红忍冬、三桠乌药、光皮桦、华东山柳等。

7.生物资源

到目前为止,已知种子植物、苔藓植物、蕨类植物和大型真菌等4 262种,其中,种子植物175科,902属,2 926种;大型真菌1 014个种,分属担子菌亚门、子囊菌亚门的5纲17目60科229属;苔藓植物58科,132属,295种;蕨类植物41科,88属,325种。已知野生动物有2 618种,其中,脊椎动物有5纲,38目,110科,304属,505种;昆虫类20目,200科,2 113种。

三、中药材资源

1.资源种类

丽水市农业科学研究院、丽水市食品药品检验所、丽水市农业局、丽水市林业科学研究院等单位经多年持续野外实地调查、分类评价和收集查新,表明丽水有药用菌类42科,95属,209种;藻类植物1科,1属,1种;地衣、苔藓植物14科,17属,18种,2亚种;蕨类植物38科,70属,165种,3变种,1变型;裸子植物8科,17属,22种,1变种;被子植物154科,792属,1641种,15亚种,96变种,17变型,14变异;动物类124科,249种;矿物类11种;其他类13种,共计有药用资源种类2478种(表1)。

2.丽水中药材资源在法定标准中收载品种

收入国家和省法定标准的共有643个品种。收入《中华人民共和国药典》(2010年版)的有419个品种,收入《浙江省中药炮制规范(2005年版)》的有608个品种。

表1　丽水中药资源

药材类别	科	属	种	亚种	变种	变异(型)
藻　类	1	1	1			
菌　类	42	95	209			
地衣苔藓	14	17	18	2		
蕨　类	38	70	165		3	1
裸子植物类	8	17	22		1	
被子植物	154	792	1641	15	96	31
动物类	124		249			
矿物类			11			
其他类			13			

四、重点保护药材名录

　　丽水地区药材品种列入国家重点保护野生植物名录(第一批)一级保护种类有银杏、红豆杉、南方红豆杉、伯乐树、莼菜5种。列入二级保护种类有福建柏、榧树、连香树、香果树、鹅掌楸、厚朴、凹叶厚朴、樟树、花榈木、野荞麦、野菱、榉树、红豆树13种。

　　列入国家重点保护野生植物名录(第二批)一级保护种类有建兰、蕙兰、多花兰、春兰、寒兰、铁皮石斛、细茎石斛7种。列入二级保护种类有蛇足石杉、短萼黄连、八角莲、软枣猕猴桃、中华猕猴桃、毛花猕猴桃、小叶猕猴桃、大籽猕猴桃、黑蕊猕猴桃、对萼猕猴桃、马蔺、明党参、华重楼(七叶一枝花)、龙草薢、无柱兰、大花无柱兰、花叶开开唇兰、竹叶兰、白及、广东石豆兰、齿瓣石豆兰、虾脊兰、钩距虾脊兰、金兰、天麻、大花斑叶兰、斑叶兰、绒叶斑叶兰、鹅毛玉凤兰、叉唇角盘兰、见血清、香花羊耳兰、长唇羊耳兰、三叶兜被兰、细叶石仙桃、舌唇兰、小石唇兰、独蒜兰、朱兰、短茎萼脊兰、苞舌兰、绶草、小花蜻蜓兰43种。

　　列入国家一级保护动物有云豹、梅花鹿、鼋3种。二级保护动物有大鲵、鸳鸯、苍鹰、鸢、白腹山雕、白鹇、雕鸮、红号鸮、猕猴、短尾猴、穿山甲、豺、水獭、大灵猫、小灵猫、斑头鸺鹠、苏门羚、斑羚18种。

　　列入浙江省重点保护野生植物(第一批)种类有30个科44种,分别是:石杉科千层塔,松叶蕨科松叶蕨,观音座莲科福建莲座蕨,柏科圆柏,罗汉松科竹柏,石竹科孩儿参,睡莲科芡实,毛茛科短萼黄连、重瓣铁线莲,木通科猫儿屎,小檗科八角莲、六角莲、三枝九叶草(箭叶淫羊藿)、淫羊藿,木兰科天目木兰、天女花,蜡梅科蜡梅,罂粟科延胡索,金缕梅科蕈树,杜仲科杜仲,豆科龙须藤、野豇豆、中南鱼藤,黄杨科东方野扇花,槭树科天目槭,葡萄科三叶崖爬藤,山茶科柃木、红山茶,秋海棠科秋海棠、中华秋海棠,五加科锈毛羽叶参、短梗大参、竹节人参、羽叶三七,山茱萸科川鄂山茱萸,伞形科岩茴香,木犀科日本女贞,黑三棱科曲轴黑三棱,水鳖科水车前,禾本科薏苡,百部科金刚大,百合科狭叶重楼、华重楼、延龄草。

五、畲族民间中草药

　　丽水市是畲族的主要集居区,景宁畲族自治县是全国唯一的畲族自治县。畲族长期居住在山区,村落分散,人口稀少,交通不便,经济落后,生活困难,畲医药就是在这种特殊的地理环境下,畲民为求生存与繁衍,在长期与疾病作斗争中,积累了大量应用草药防治疾病的经验,形成了其独特的医药理论与用药习惯,畲族医药已逐步形成了具有典型民族特色的医药,成为祖国医学宝库中的一个重要组成部分。"畲族医药"2007 年和 2008 年被浙江省政府和国务院列入浙江省级非物质文化遗产与国家级非物质文化遗产保护名录。

　　2001—2012 年,丽水市人民医院、丽水市食品药品检验所等单位先后开展了《中国畲族民间医药的调查与整理》《畲族医药研究与开发》《中国畲药野生资源分布调查与利用研究》《畲药资源分布调查与开发研究》等研究,对畲族民间医药和畲药野生资源种类和分布进行了较全面的调查与收集,经数据库分析、处理,共有 1 600 种畲族民间用药,其中 517 种为畲族民间常用药,分属 144 科,312 属,494 种,2 亚种,17 变种,3 变型和 1 栽培变种。《浙江省中药炮制规范》(2005 年版)收载的畲药有 11 个品种,分别是食凉茶(柳叶蜡梅)、小香勾(条叶榕或全叶榕)、白山毛桃根(毛花猕猴桃)、山里黄根(栀子)、美人蕉根、盐芋根(盐肤木)、铜丝藤根(海金沙)、嘎狗黏(小槐花)、嘎狗噜(地稔)、搁公扭根(覆盆子)和三脚风炉(异叶回芹)。其中,食凉茶以药材标准形式收载。

　　本书对常用畲药已标注畲药名。

各论

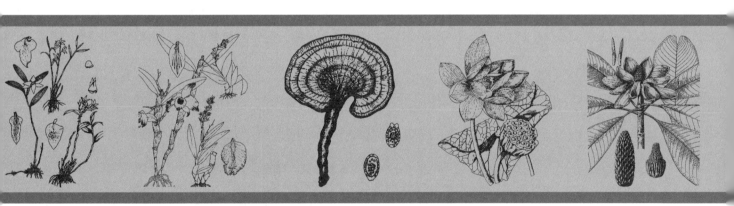

藻　类

念珠藻科 Nostocaceae

念珠藻（地木耳）

【学名】　*Nostoc commune* Vauch.［*Stratonostoc commune*（Vauch.）Flenk.］

【药用部位】　藻体。

【生态环境】　生于夏、冬季雨后潮湿草地或路边湿水滩旁。

【采收季节】　夏、秋季雨后采收，洗净，干燥。

【药材性状】　体形似木耳。质坚固，外被透明的胶质物。干后卷缩，呈灰褐色，易碎裂，鲜品蓝绿色。具青草气，味淡。

【分布】　丽水市各地。

【性味】　味甘、淡，性凉。

【功效】　清热明目，收敛益气。

【主治】　目赤红肿，夜盲，烫火伤，久痢，脱肛。

【用法用量】　内服煎汤，30～60g；外用适量，研粉调敷。

菌　类

曲霉科 Eurotiaceae

红曲

【学名】　*Monascus purpureus* Went.

【药用部位】　红曲菌的菌丝寄生在粳米上的"红曲米"（红曲）。

【生态环境】　人工培育。

【药材性状】　不规则颗粒，状如碎米，表面紫红色或暗红色，断面粉红色。质酥脆。气微，味淡。

【分布】　丽水市各地。

【性味】　味甘，性微温。

【功效】　健脾消食，活血化瘀。

【主治】　饮食积滞，脘腹胀满，赤白下痢，产后恶露不尽，跌打损伤。

【用法用量】　内服煎汤，6～12g；外用适量，捣敷。

【注意】　脾阴不足、内无瘀血者慎服。

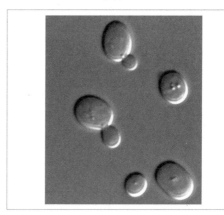

红曲

内孢霉科 Endomycetaceae

啤酒酵母

【学名】　*Saccharomyces cerevisiae* Hansen

【药用部位】　经沉淀，洗净后，干燥，粉碎，即为干酵母片的原料。

【生态环境】　在麦芽糖培养基上进行培养。

【主治】　用于脾虚食滞，泄泻及嘈杂；亦可防治脚气病、多发性神经炎、糙皮病等。

【用法用量】　原料药。

啤酒酵母

11

从梗孢科 Moniliaceae

白地霉

【学名】 *Geotrichum candidum* Link

【药用部位】 同"啤酒酵母"。

【生态环境】 在麦芽汁培养基上培养。

【主治】 用于脾虚食滞,泄泻及嘈杂;亦可防治脚气病、多发性神经炎、糙皮病等。

【用法用量】 原料药。

麦角菌科 Clavicipitaceae

麦角(紫麦角)

【学名】 *Claviceps purpurea* (Franch.) Tul.

【药用部位】 菌核。

【生态环境】 寄生于禾本科植物的穗上。

【采收季节】 夏季麦穗黄熟时采收,阴干或干燥。

【药材性状】 菌核长纺锤形,平直或略弯曲,具三条钝棱。表面灰紫色至黑紫色,有细小横裂纹,质坚脆,易折断,断面平坦,边缘暗紫色,内部淡棕白色至淡红色,有的中央可见星状暗纹。气微,味先微甜,后辛。

【分布】 丽水市各地。

【性味】 味辛、微苦,性平,有毒。

【功效】 收缩子宫,止血。

【主治】 产后出血,偏头痛。

【用法用量】 制成流浸膏、片剂、针剂。

【注意】 有毒。孕妇、临产及胎盘尚未完全排出时禁用。

12

大蝉草(蝉花)

【学名】 *Cordyceps cicadae* Shing

【药用部位】 子座及寄主尸体(金蝉花)。

【生态环境】 梅雨季节,毛竹林下。

【采收季节】 6~8月自土中挖出,洗净,干燥。

【药材性状】 虫体长椭圆形,微弯曲,长约3cm,直径1~1.4cm;表面棕黄色,大部分为灰白色菌丝包被;断面粗糙,白色至类白色,充满松软的内容物。子座自虫体头部生出,灰白色,长条形,卷曲或有分枝;成熟者末端胆肥大,灰黑色,其上有多数点头突出的子囊壳孔。气特异,味淡。

【分布】 龙泉、庆元、遂昌等地。

【性味】 味甘,性寒。

【功效】 疏散风热,透疹,熄风止痉,明目退翳。

【主治】 外感风寒,发热,头昏,咽痛,麻疹初期,疹出不畅,小儿惊风,夜啼,目赤肿痛,翳膜遮眼。

【用法用量】 内服煎汤,3~6g。

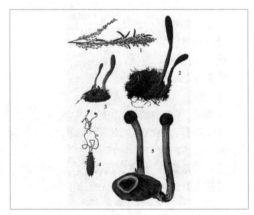

大蝉草(蝉花)

大团囊虫草

【学名】 *Cordyceps ophioglossoides*（Ehrenb.）Link

【药用部位】 子座。

【生态环境】 寄生于竹林或阔叶林地。

【采收季节】 夏、秋季采收,除去杂质,干燥。

【药材性状】 子座长2～25cm,基部残留有根状菌丝索。头部椭圆形、倒卵形或棒状,长0.5～5cm,直径3～5mm,表面黑褐色或暗褐色;柄部直径1～2.5mm,少分枝,暗绿色,有纵纹。质脆,易折断,断面黑褐色。气微腥,味淡。

【分布】 龙泉、莲都等地。

【性味】 味微涩,性温。

【功效】 活血,止血,调经。

【主治】 血崩,月经不调。

【用法用量】 内服煎汤,3～9g。

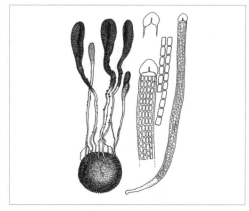

大团囊虫草

稻曲菌(谷蕈)

【学名】 *Ustilaginoidea virens*（Cke.）Tak.

【药用部位】 菌核及分生孢子。

【生态环境】 寄生于水稻的穗上。

【采收季节】 秋季稻穗黄熟时采收。

【药材性状】 单个菌核为球形,直径6～9mm。表面墨绿色,内部橙黄色,中央近白色。气微,味淡。

【分布】 丽水市各地。

【性味】 味微咸,性平。

【功效】 清热解毒,利咽。

【主治】 喉痹,咽喉肿痛。

【用法用量】 内服煎汤,5～10g,研末,3～4.5g。

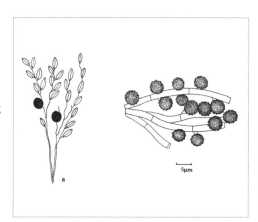

稻曲菌(谷蕈)

炭角菌科 Xylariaceae

黑柄炭角菌

【学名】 *Xylaria nigripes*（Kl）Sacc.

【药用部位】 菌核。

【生态环境】 生于温暖山坡,土层较厚山坡,或河及山塘水库土堤白蚁遗弃的菌圃腔内。

【采收季节】 夏、秋季挖出地下菌核后,洗去污物和沙土,风干。

【药材性状】 菌核球形、椭圆形或卵形,偶呈扁块状,长4～10cm,直径1～7cm。表面黑褐色或黑色,略具光泽,密布不规则细皱纹。一端有圆形凹窝,呈"肚脐"状,另端有突起的蒂迹,其顶端裂开似鸟嘴状。体较坚实,不易破碎,断碎面不平坦,白色或黄白色,质细腻,稍带软性。偶有皮纹粗糙,体轻质松泡或枯空者。气特异,味甘。

【分布】 丽水市各地。

【性味】 味甘,性平。

【功效】 安神,止血,降血压。

【主治】 失眠,心悸,吐血,衄血,高血压病,烫伤。

【用法用量】 内服煎汤,3～10g,外用适量,麻油调敷。

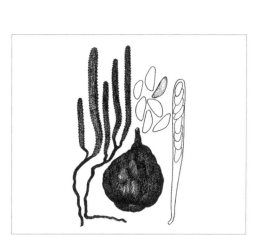

黑柄炭角菌

13

羊肚菌科 Morchellaceae

尖顶羊肚菌

【学名】 *Morchella conica* Pers.

【药用部位】 子实体。

【生态环境】 生于针、阔混交林下、林缘空旷处。

【采收季节】 5~6月采摘,洗净菌柄基部泥土,干燥。

【药材性状】 菌盖椭圆形或卵圆形,长4~8cm,直径3~6cm。表面有多数小凹坑外观似羊肚;小凹坑呈不规则形或类圆形,棕褐色,棱纹黄褐色。菌柄近圆柱形,长5.5~8cm,直径2~4cm,类白色,基部略膨大,有的具不规则沟槽,中空。体轻,质酥脆。气弱,味淡、微酸涩。

【分布】 莲都、松阳等地。

【性味】 味甘,性平。

【功效】 消食和胃,化痰理气。

【主治】 消化不良,痰多咳嗽。

【用法用量】 内服煎汤,30~60g。

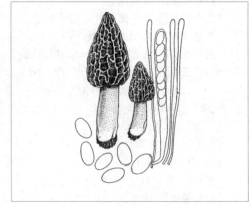

尖顶羊肚菌

粗柄羊肚菌

【学名】 *Morchella crassipes*(Vent.)Pers.

【药用部位】 子实体。

【生态环境】 生于混交林的林缘地上。

【采收季节】 5~6月采摘,洗净菌柄基部泥土,干燥。

【药材性状】 菌盖圆锥形,长约6cm,直径约4cm。表面有多数小凹坑外观似羊肚;小凹坑类圆形,大而较浅,淡黄色,棱纹较薄。菌柄粗壮,长约10cm,上部渐细,基部膨大,直径约5cm,近白色,表面纵向皱缩,呈扭曲纵条纹,中空,体轻,质脆。气微,味淡。

【分布】 庆元等地。

【性味】 味甘,性平。

【功效】 消食和胃,化痰理气。

【主治】 消化不良,痰多咳嗽。

【用法用量】 内服煎汤,30~60g。

14

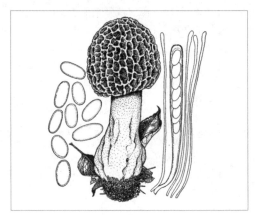

粗柄羊肚菌

小羊肚菌

【学名】 *Morchella deliciosa* Fr.

【药用部位】 子实体。

【生态环境】 生于稀疏林中地下。

【采收季节】 5~6月采摘,洗净菌柄基部泥土,干燥。

【药材性状】 菌盖类圆锥形,长1.7~3.3cm,直径1~1.5cm,小凹坑多为类长方形,淡褐色,棱纹色较浅。菌柄长1.5~2.5cm。直径5~8mm。基部膨大,微有沟槽,中空。类白色至淡黄色。体轻,质酥脆。气微,味淡。

【分布】 莲都等地。

【功效】 消食和胃,化痰理气。

【主治】 消化不良,痰多咳嗽。

【用法用量】 内服煎汤,30~60g。

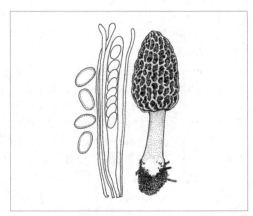

小羊肚菌

羊肚菌

【学名】 *Morchella esculenta*（L.）Pers.

【药用部位】 子实体。

【生态环境】 生于阔叶林中地上及林缘空旷处。

【采收季节】 5～6月采摘，洗净菌柄基部泥土，干燥。

【药材性状】 菌盖椭圆形或卵圆形，顶端钝圆，长4～8cm，直径3～6cm，表面有多数小凹坑，外观似羊肚。小凹坑呈不规则形或类圆形，棕褐色，直径4～12mm，棱纹黄棕色。菌柄近圆柱形，长5.5～8cm，直径2～4cm，类白色，基部略膨大，有的具不规则沟槽，中空。体轻，质酥脆。气微，味淡、微酸涩。

【分布】 莲都等地。

【功效】 消食和胃，化痰理气。

【主治】 消化不良，痰多咳嗽。

【用法用量】 内服煎汤，30～60g。

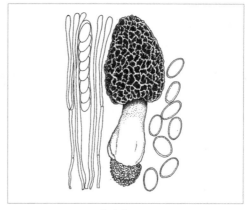

羊肚菌

肉座菌科 Hypocreaceae

竹篁（竹花、竹黄）

【学名】 *Shiraia bambusicola* P. Henn.

【药用部位】 子实体（竹篁）。

【生态环境】 寄生于禾本科刺竹属、刚竹属植物的枝梢上。

【采收季节】 春末采收，干燥。

【药材性状】 为椭圆形团块，略扁，长0.5～3.5cm，宽0.5～2.5cm，厚0.5～1.5cm。表面灰白色、淡红色或棕褐色，有瘤状突起和裂纹。底面有一条凹沟，紧裹于细竹枝上。质坚韧，断面多裂隙，淡红色至红色。气微，味淡。

【分布】 丽水市各地。

【性味】 味淡，性平。

【功效】 通经活络，散瘀止痛，止咳化痰。

【主治】 咳嗽痰多，百日咳，带下，胃痛，风湿痹痛，小儿惊风，跌打损伤。

【用法用量】 内服煎汤，3～9g，或浸酒；外用适量，研末调敷。

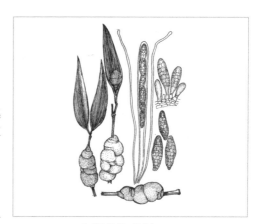

竹篁（竹花、竹黄）

黑粉菌科 Ustilaginaceae

玉米黑菌（玉米黑粉菌）

【学名】 *Ustilago maydis*（DC.）Corda

【药用部位】 孢子堆。

【生态环境】 寄生于玉米上。

【采收季节】 夏、秋季新鲜时（老熟前）采收。

【药材性状】 为瘤状，直径0.4～15cm。表面白色、淡紫红色或灰色，外被薄膜，破碎后可见众多黑色粉末。气微，味淡。

【分布】 全市玉米种植区。

【性味】 味甘，性平。

【功效】 健脾胃，利肝胆，安神。

【主治】 肝炎，胃肠道溃疡，消化不良，疳积，失眠。

【用法用量】 内服炒食，每次3g，儿童减量。

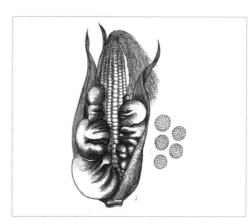

玉米黑菌（玉米黑粉菌）

麦奴(麦散黑粉菌)

【学名】 *Ustilago nuda*（Jens.）Rostr.

【药用部位】 菌瘿及孢子堆。

【生态环境】 寄生于小麦或大麦果穗上。

【采收季节】 夏季采收,干燥。

【药材性状】 为圆柱形,长 7～12mm,直径 3.5～6mm。表面黑色或黑褐色,外被薄膜,质疏松散;薄膜破裂后,可见黑色粉末。气微,味淡。

【分布】 全市麦子种植区。

【性味】 味辛,性寒。

【功效】 解肌清热,除烦止渴。

【主治】 热病发热,心烦口渴,温疟,烫火伤。

【用法用量】 内服多入丸、散剂,0.06～0.15g;外用适量,麻油调敷。

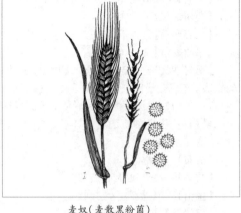

麦奴(麦散黑粉菌)

银耳科 Tremllaceae

银耳(白木耳)

【学名】 *Tremella fuciformis* Berk.

【药用部位】 子实体(银耳)。

【生态环境】 生于栎属或其他阔叶林的腐木上。目前多栽培。

【采收季节】 当耳片停止生长时,及时采收,清水漂洗 3 次后,干燥。

【药材性状】 为不规则的鸡冠状团块,由众多细小屈曲的瓣片组成。全体类白色至黄白色,半透明,微有光泽。质脆易碎。气特异,味淡。

【分布】 丽水市各地。

【性味】 味甘、淡,性平。

【功效】 滋阴,润肺,养胃,生津。

【主治】 虚劳咳嗽,痰中带血,津少口渴,病后体虚,气短乏力。

【用法用量】 内服煎汤,3～6g;或炖冰糖、肉类服。

【注意】 风寒咳嗽者及湿热酿痰致咳者禁服。不可烘、晒,以防僵化或变色。用硫黄熏过的不可食用。

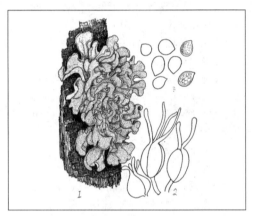

银耳(白木耳)

木耳科 Auciculariaceae

木耳(黑木耳)

【学名】 *Auricularia auricula*（L. ex Hook.）Underw.

【药用部位】 子实体。

【生态环境】 生于栎、赤杨、枫杨等腐木上。目前多栽培。

【采收季节】 夏、秋季采收,温度由 35℃逐渐升高到 60℃干燥。

【药材性状】 为不规则片状,多皱缩,大小不一。不孕面黑褐色或紫褐色,疏生极短绒毛,另一面色较淡。用水浸泡后则膨胀,形似耳状,厚约 2mm,棕褐色,柔润,微透明,有滑润的黏液。气微香,味淡。

【分布】 丽水市各地。云和栽培量大。

【性味】 味甘,性平。

【功效】 活血,养血,止痛,益气强身。

【主治】 气虚血亏,肺虚久咳,咳血。衄血,血痢,痔疮出血,崩漏,高血压,眼底出血,子宫颈癌,阴道癌,跌打伤痛。

【用法用量】 内服煎汤,3～9g;或炖汤或烧炭存性研末。

【注意】 虚寒溏泻者慎服。

16

毛木耳(黑木耳、木耳)

【学名】 *Auricularia polytricha*（Mont.）Sacc.

【药用部位】 子实体。

【生态环境】 栽培。

【采收季节】 夏、秋季采收,温度由35℃逐渐升高到60℃干燥。

【药材性状】 为不规则片状,多皱缩,大小不一。不孕面紫褐色或黑褐色,密生较长绒毛,另一面色较淡。用水浸泡后则膨胀,形似耳状,厚约2.5mm,棕褐色,柔润,微透明,有滑润的黏液。气微香,味淡。

【分布】 云和、景宁、松阳、龙泉、庆元等地。云和栽培量大。

【性味】 味甘,性平。

【功效】 活血,养血,止痛,益气强身。

【主治】 气虚血亏,肺虚久咳,咳血,衄血,血痢,痔疮出血,崩漏,高血压,眼底出血,子宫颈癌,阴道癌,跌打伤痛。

【用法用量】 内服,煎汤,3~9g;炖汤或烧炭存性研末。

【注意】 虚寒溏泻者慎服。

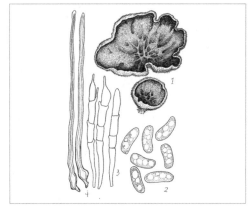

毛木耳(黑木耳、木耳)

鸡油菌科 Cantharellaceae

鸡油菌

【学名】 *Cantharellus cibarius* Fr.

【药用部位】 子实体。

【生态环境】 生于针、阔混交林中地下。

【药材性状】 为喇叭状或类。菌盖直径3~9cm,表面杏黄色或蛋黄色,边缘波状或瓣裂,内卷;菌褶窄而厚,交织面网棱状,并下延至柄部。菌柄杏黄色,光滑,内实。气微,味淡。

【分布】 庆元、莲都等地。

【性味】 味甘,性平。

【功效】 明目,润燥,益肠胃。

【主治】 夜盲症,结膜炎,皮肤干燥。

【用法用量】 内服,煎汤,30~60g。

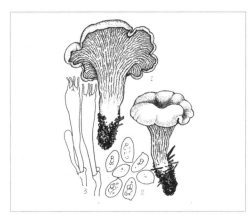

鸡油菌

小鸡油菌

【学名】 *Cantharellus minor* Peck.

【药用部位】 子实体。

【生态环境】 生于针、阔混交林中地下。

【药材性状】 为喇叭状或类圆形。菌盖直径1~3cm,表面杏黄色或蛋黄色,边缘波状或瓣裂,内卷或边缘稍反曲;菌褶窄而厚,交织面网棱状,并下延至柄部。菌柄杏黄色,光滑,中空。气微,味淡。

【分布】 莲都等地。

【性味】 味甘,性平。

【功效】 明目,润燥,益肠胃。

【主治】 夜盲症,结膜炎,皮肤干燥。

【用法用量】 内服,煎汤,30~60g。

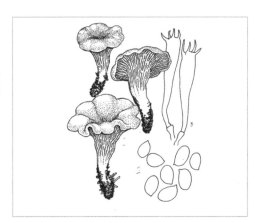

小鸡油菌

齿菌科 Hydnaceae

猴头菇

【学名】 *Hericium erinaceus*（Bull. ex Fr.）Pers.

【药用部位】 子实体（猴头菌）。

【生态环境】 生于栎等阔叶树的倒、腐木上。有栽培。

【采收季节】 全年可采，干燥。

【药材性状】 为卵圆状或块状，直径 5~20cm，基部狭窄或有短柄。表面浅黄色或浅褐色，除基部外生有下垂软刺，长 1~3cm，末端渐尖。气微，味微苦。

【分布】 景宁、庆元、遂昌等地。

【性味】 味甘，性平。

【功效】 健脾养胃，安神，抗肿瘤。

【主治】 体虚乏力，消化不良，失眠，胃及十二指肠溃疡，慢性胃炎，消化道肿瘤。

【用法用量】 内服煎汤，10~30g，或与鸡共煮食。

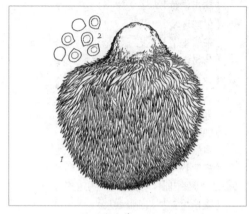

猴头菇

多孔菌科 Polyporaceae

毛革盖菌

【学名】 *Coriolus hirsutus*（Wulf. Ex Fr.）Quel.

【药用部位】 子实体。

【生态环境】 生于多种阔叶树的枯立木、倒木、枯枝上。

【采收季节】 夏、秋季采收，干燥。

【药材性状】 子实体无柄。菌盖贝壳开或半圆形，长径 1.5~10cm，短径 1.5~5cm，厚约 1cm。表面灰色，带黄色或浅褐色，有毛及同心环纹，边缘色较深。管口面灰白色或灰褐色，管口圆形或多角形，每 1mm 有 2~4 个。木栓质，气微，味淡。

【分布】 莲都、庆元等地。

【功效】 祛风除湿，清肺止咳，祛腐生肌。

【主治】 风湿疼痛，肺热咳嗽，疮疡脓肿。

【用法用量】 内服煎汤，10~15g。

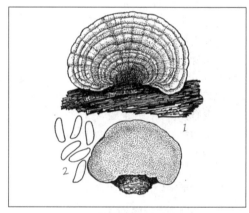

毛革盖菌

云芝（彩绒革盖菌）

【学名】 *Coriolus versicolor*（L. ex Fr.）Quel.

【药用部位】 子实体（云芝）。

【生态环境】 生于多种阔叶树的枯立木、倒木、枯枝及衰老的活立木上。

【采收季节】 全年可采，干燥。

【药材性状】 菌盖单个呈扇形、半圆形或贝壳形，常数个叠生成覆瓦状或莲座状；直径 1~10cm，厚 1~4mm。表面密生灰、褐、蓝、紫黑色的绒毛（菌丝），构成多色的狭窄同心性环带，边缘薄；腹面灰褐色、黄棕色或淡黄色，无菌管处呈白色，菌管密集，管口近圆形至多角形，部分管口开裂成齿。革质，不易折断，断面菌肉类白色，厚约 1mm；菌管单层，长 0.5~2mm，多为浅棕色，管口近圆形至多角形，每 1mm 有 3~5 个。气微，味淡。

【分布】 丽水市各地。

【性味】 味甘、淡，性微寒。

【功效】 健脾利湿，止咳平喘，清热解毒，抗肿瘤。

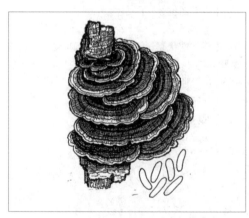

云芝（彩绒革盖菌）

【主治】 慢性、活动性肝炎,肝硬变,慢性支气管炎,小儿痉挛性支气管炎,咽喉肿痛,多种肿瘤,类风湿性关节炎,白血病。

【用法用量】 内服煎汤,9～27g。宜煎 24 小时以上。

松生拟层孔菌(红绿层孔菌)

【学名】 *Fomitopsis pinicola*(Sow. ex Pr.)Karst.

【药用部位】 子实体。

【生态环境】 多生于松树、杉树的腐木上。

【采收季节】 夏、秋季采收,除去杂质,切片,干燥。

【药材性状】 为扁平,半球形或马蹄形,长径 7～35cm,短径 5～24cm,厚 3～8cm。表面灰色或黑色,有的具红色胶质皮壳,有较宽的同心环棱,边缘赤栗色、黄色或类白色。管口面浅黄色或锈褐色,管口圆形,每 1mm 有 3～5 个。纵剖面可见菌管多层,每层厚 3～7mm。木质或木栓质。气微,味淡。

【分布】 丽水市山区各地。

【性味】 味微苦,性平。

【功效】 祛风除湿。

【主治】 风寒湿痹,关节疼痛。

【用法用量】 内服煎汤,6～15g。

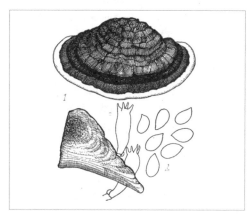

松生拟层孔菌(红绿层孔菌)

榆拟层孔菌

【学名】 *Fomitopsis ulmaria*(Sow. et Fr.)Bond et Sing.

【药用部位】 子实体。

【生态环境】 多生于榆及阔叶树树干基部。

【采收季节】 夏、秋季采收,除去杂质,切片,干燥。

【药材性状】 为半圆形、扇形、半球形或不规则形,最大直径 30cm。表面黄白色至土黄色,光滑,无环纹,有不规则环沟,有的具扁瘤,边缘波状,有的向下稍内曲;菌管多层,层间有薄层白色的菌肉。菌管长 3～15mm,白色至浅黄色,管口近圆形,每 1mm 有 4 个。气微,味淡。

【分布】 丽水市山区各地。

【功效】 补骨髓,固筋脉。

【主治】 腰膝酸软,筋脉痿弱,跌打损伤。

【用法用量】 内服煎汤,6～15g。

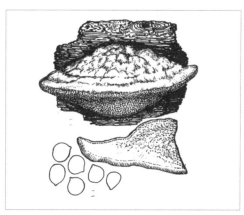

榆拟层孔菌

树舌

【学名】 *Ganoderma applanatum*(Pers. ex Gray)Pat.

【药用部位】 子实体(树舌)。

【生态环境】 生于多种阔叶树的树干上或树干基部。

【采收季节】 夏、秋季采收,切片,干燥。

【药材性状】 为半圆形,剖面扁球形或扁平,长径 10～50cm,短径 5～35cm,厚 10～15cm。表面灰色至褐色,有同心性环带及大小不等的瘤状突起,皮壳脆,边缘薄,圆钝。管口面污黄色至暗褐色,管口圆形,每 1mm 有 4～6 个。纵切面可见菌管一至多层。木质或木栓质。气微,味淡。

【分布】 丽水市各地。

【性味】 味微苦,性平。

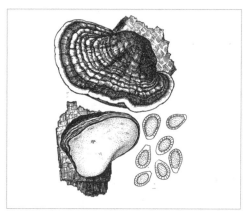

树舌

【功效】 益气,安神。
【主治】 咽喉炎,食道癌,鼻咽癌。
【用法用量】 内服煎汤,10~30g。

赤芝(灵芝、红芝 畲药名:枫树蕈)

【学名】 *Ganoderma lucidum*(Leyss. ex Franch.)Karst.
【药用部位】 子实体(灵芝)。
【生态环境】 生于阔叶树或松树的树桩旁,亦有生于木头,立木或倒木上。有栽培。
【采收季节】 菌盖外缘不再生长时采收,55℃干燥。
【药材性状】 外形呈伞状,菌盖肾形、半圆形或近圆形,直径10~18cm,厚1~2cm。皮壳坚硬,黄褐色至红褐色,有光泽,具环状棱纹和辐射状皱纹,边缘薄而平截,常稍内卷。菌肉白色至浅棕色,菌柄圆柱形,侧生,少偏生,长7~15cm,直径1~3.5cm,红褐色至紫褐色,光亮。孢子细小,黄褐色。气微香,味苦涩。
【分布】 丽水市各地。龙泉、庆元、遂昌有栽培。龙泉栽培量大。
【性味】 味甘,性平。
【功效】 补气安神,止咳平喘。
【主治】 虚劳,心悸,失眠,神疲乏力,久咳气喘,冠心病,矽肺,肿瘤。
【用法用量】 内服煎汤,6~12g。
【注意】 实证慎服。

紫芝(灵芝)

【学名】 *Ganoderma sinense Zhao*,*Xu et zhang*
【药用部位】 子实体(灵芝)。
【生态环境】 生于多种阔叶或松树的树桩旁,亦有生于木头,立木或倒木上。
【采收季节】 菌盖外缘不再生长时采收,55℃干燥。
【药材性状】 外形呈伞状,菌盖肾形、半圆形或近圆形,直径10~18cm,厚1~2cm。皮壳坚硬,紫黑色,有漆样光泽,具环状棱纹和辐射状皱纹,边缘薄而平截,常稍内卷。菌肉锈褐色,菌柄圆柱形,侧生,少偏生,长17~23cm,直径1~3.5cm,紫褐色至黑褐色,光亮。气微香,味苦涩。

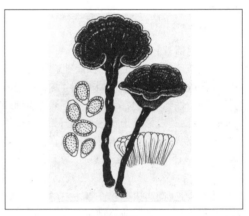

紫芝(灵芝)

【分布】 丽水市各地,野生蕴藏量大于"赤芝"。
【性味】 味甘,性平。
【功效】 益气血,安心神,健脾胃。
【主治】 虚劳,心悸,失眠,神疲乏力,久咳气喘,冠心病,矽肺,肿瘤。
【用法用量】 内服煎汤,6~12g。
【注意】 实证慎服。

热带灵芝

【学名】 *Ganoderma tropicum*(Jungh.)Bres.
【药用部位】 子实体。
【生态环境】 生于枯树根上。
【采收季节】 秋、冬季采收,干燥。
【药材性状】 菌盖肾形或半圆形,直径10~20cm,厚约3cm,表面红褐色至紫红褐色,具漆样光泽,有同心环纹或皱纹,边缘钝圆,波状或浅瓣裂。管口面白色或浅褐色,管口长圆形或多角形,每1mm有4~5个。菌柄多侧生,长5~10cm,直径可达4cm,红褐色。木栓质。气微,味淡。

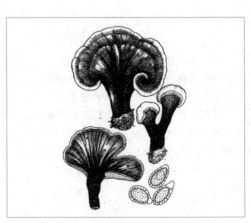

热带灵芝

【分布】　莲都等地。

【性味】　性微苦,性平。

【功效】　滋补,强壮,抗肿瘤。

【主治】　冠心病,肿瘤。

【用法用量】　内服煎汤,3～9g,或研末冲服。

桦革裥菌

【学名】　*Lenzites betulina*（L. ex Fr.）Fr.

【药用部位】　子实体。

【生态环境】　生于阔叶树或针叶树的腐木上。

【采收季节】　全年可采收,除去杂质,干燥。

【药材性状】　子实体无柄。菌盖扇形、贝壳形或半圆形,直径可达8cm,厚2～6mm。表面灰褐色,密被短绒毛,有宽窄不一的环带,边缘薄,波状或浅裂。菌褶土黄色,波状弯曲,褶缘波状或近齿状。革质。气微,味淡。

【分布】　丽水市各地。

【性味】　味淡,性温。

【功效】　祛风散寒,舒筋活络。

【主治】　腰膝疼痛,手足麻木,筋络不舒,四肢抽搐。

【用法用量】　内服煎汤,5～15g。

雷丸

【学名】　*Omphalia lapidescens* Schroet.

【药用部位】　菌核（雷丸）。

【生态环境】　生于竹林中的竹根或老竹兜下。

【采收季节】　夏季采挖,干燥。

【药材性状】　为类球形或不规则团块,直径1～3cm。表面黑褐色或棕褐色,有略隆起的不规则网状细纹,质坚实,不易破裂,断面不平坦,白色或浅灰黄色,常有黄白色大理石样纹理。气微,味微苦,嚼之有颗粒感,微带黏性,久嚼无渣。

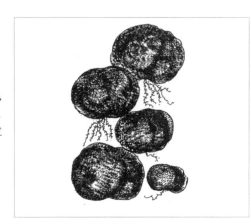

雷丸

【分布】　龙泉、庆元等地。

【性味】　味苦,性寒,小毒。

【功效】　杀虫消积。

【主治】　绦虫病,钩虫病,蛔虫病,虫积腹痛,小儿疳积。

【用法用量】　内服研粉,一次5～7g,饭后用温开水调服,一日3次,连服3天。

【注意】　不宜煎服。无虫积者禁服,有虫积而脾胃虚寒者慎服。

雅致多孔菌（黄孔菌）

【学名】　*Polyporus elegans*（Bull.）Fr.

【药用部位】　子实体。

【生态环境】　生于阔叶林腐木及枯枝上。

【采收季节】　夏、秋季采收,洗净,干燥。

【药材性状】　菌盖扇形、类圆形或肾形,长径3～9cm,短径2～6cm,厚2～8mm。表面橙黄色、蛋壳色或红棕色,有放射状条纹。管口面类白色或淡灰色,管口多角形或类圆形,每1mm有4～5个。纵剖面菌管层与菌柄延生。菌柄侧生或偏生,向下渐细,长0.5～5cm,直径3～7cm,基部焦黑色。质硬。气微,味淡。

【分布】　莲都等地。

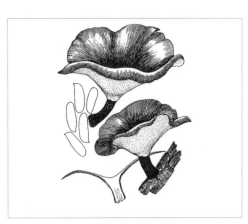

雅致多孔菌（黄孔菌）

【性味】 味微咸,性温。

【功效】 追风散寒,舒经活络。

【主治】 腰膝疼痛,手足麻木,筋络不舒。

【用法用量】 内服研末,3~9g。

【注意】 孕妇、小儿慎服。

灰树花(贝叶多孔菌)

【学名】 *Polyporus frondosus*(Dicks.)Fr.

【药用部位】 子实体。

【生态环境】 生于阔叶树的树干上或树桩周围。有栽培。

【采收季节】 子实体成熟时采收,干燥。

【药材性状】 子实体覆瓦状丛生,有柄或近无柄。菌盖扇形或匙形,宽2~7cm,厚1~2mm。表面灰褐色,较光滑,有时可见短绒毛;孔面白色至淡黄色,密生延生的菌管,管口近圆形至多角形。体轻,质脆,断面类白色,不平坦。气腥,味微甘。

【分布】 庆元、龙泉、遂昌等地。庆元栽培量大。

【性味】 味甘,性平。

【功效】 益气健脾,补虚扶正。

【主治】 脾虚气弱,体倦乏力,神疲懒言,饮食减少,食后腹胀,肿瘤患者放、化疗后有上述症状者。

【用法用量】 内服煎汤,10~20g。

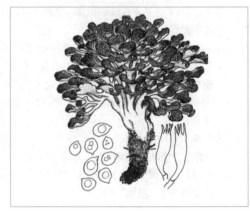

灰树花(贝叶多孔菌)

茯苓

【学名】 *Poria cocos*(Schw.)Wolf.

【药用部位】 菌核(茯苓)、皮(茯苓皮)。

【生态环境】 生于松树根上。有栽培。

【采收季节】 秋季采收,切片,干燥。

【药材性状】 为类球形、扁圆形或不规则团块,大小不一。外皮薄而粗糙,棕褐色至黑褐色,有明显的皱缩纹理。体重,质坚实,断面颗粒性,有的具裂隙,外层淡棕色,内部白色,少数淡红色,有的中央抱松根。气微,味淡,嚼之粘牙。

【分布】 野生分布于松阳、遂昌。云和、景宁、龙泉、遂昌、松阳等地有栽培。

【性味】 菌核:味甘、淡,性平。皮:味甘、淡,性平。

【功效】 菌核:利水渗湿,健脾宁心。皮:利水消肿。

【主治】 菌核:小便不利,水肿胀满,痰饮咳逆,呕吐,脾虚食少,泄泻,心悸不安,失眠健忘,遗精白浊。皮:水肿,小便不利。

【用法用量】 菌核内服煎汤,10~15g。皮内服煎汤,15~30g。

【注意】 阴虚而无湿热、虚寒滑精、气虚下陷者慎服。

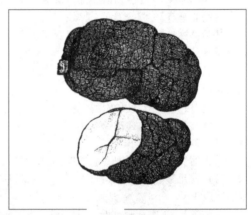

茯苓

木蹄层孔菌

【学名】 *Pyropolyporus fomentarius*(L. ex Fr.)Teng

【药用部位】 子实体。

【生态环境】 生于枯树上。

【采收季节】 全年可采收,除去杂质,干燥。

【药材性状】 子实体无柄。菌盖马蹄形,长径3~40cm,短径2~27cm,厚2~18cm。表面厚角质皮壳,灰色、浅褐色或黑色,光滑,有明显

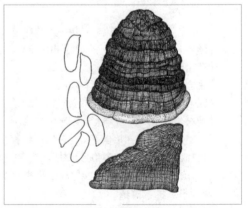

木蹄层孔菌

同心环棱纹。管口面浅褐色,管口圆形,每 1mm 有 3 ~ 4 个。木栓质。气微,味淡。

　　【分布】　丽水市山区各地。
　　【性味】　味微苦,性平。
　　【功效】　消积,化瘀,抗癌。
　　【主治】　食积,食道癌,胃癌,子宫癌。
　　【用法用量】　内服煎汤 12 ~ 15g。

朱砂菌(血红栓菌)

　　【学名】　*Trametes cinnabarina*(Jacq.)Fr. var. *sanguinea*(L. ex Fr.)Pilát
　　【药用部位】　子实体。
　　【生态环境】　生于阔叶树腐木上,偶生于针叶树上。
　　【采收季节】　夏、秋季采收,烘干。
　　【药材性状】　子实体无柄。菌盖扁半圆形或扇形,长径 3 ~ 10cm,短径 2 ~ 7cm,厚 2 ~ 5mm。表面初血红色后苍白色。管口面暗红色,管口圆形,每 1mm 有 6 ~ 8 个。木栓质。气微,味淡。
　　【分布】　丽水市各地。
　　【性味】　味微辛,涩,性温。
　　【功效】　解毒除湿,止血。
　　【主治】　痢疾,咽喉肿痛,跌打损伤,痈疽疮疖,痒疹,伤口出血。
　　【用法用量】　内服煎汤,9 ~ 15g;外用适量,研末,外敷。

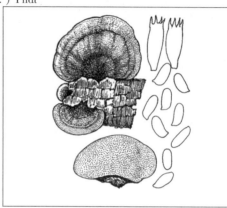
朱砂菌(血红栓菌)

东方栓菌

　　【学名】　*Trametes orientalis*(Yasuda)Imaz.
　　【药用部位】　子实体。
　　【生态环境】　生于阔叶林的枯木上。
　　【采收季节】　夏、秋季采收,烘干。
　　【药材性状】　子实体无柄。菌盖半圆形或类贝壳形,长径 4 ~ 20cm,短径 3 ~ 12cm,厚 3 ~ 10cm。表面米黄色,具细毛或无毛,有浅棕灰色或深棕灰色环纹及较宽的同心环棱,并有放射状皱纹,边缘全缘或微波。管口面类白色或浅锈色,管口圆形,每 1mm 有 3 个。木栓质。气微,味淡。
　　【分布】　丽水市各地。
　　【性味】　味微辛,性平。
　　【功效】　祛风除湿,清肺止咳。
　　【主治】　风湿痹痛,肺结核,支气管炎,咳嗽痰喘。
　　【用法用量】　内服煎汤,6 ~ 12g。

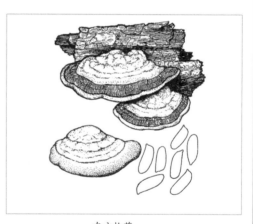
东方栓菌

槐栓菌

　　【学名】　*Trametes robiniophila* Murr.
　　【药用部位】　子实体。
　　【生态环境】　生于洋槐、青冈栎等树干上。
　　【采收季节】　夏、秋季采收,洗净,干燥。
　　【药材性状】　子实体无柄。菌盖半圆形,大小不一。表面棕褐色,近光滑。菌肉黄白色,厚 0.4 ~ 30cm,管口黄白色,多角形,每 1mm 有 5 ~ 6 个。气香,味淡。
　　【分布】　莲都等地。
　　【性味】　味苦、辛,性平。

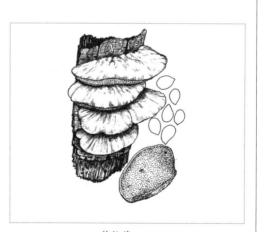
槐栓菌

【功效】 止血,止痢,抗癌。

【主治】 痔疮出血,便血,崩漏,痢疾,肝炎、肝癌。

【用法用量】 内服煎汤,6~9g,或炒炭存性研末。

硫黄菌(硫色干酪菌)

【学名】 *Tyromyces sulphureus* (Bull. ex Fr.) Donk

【药用部位】 子实体。

【生态环境】 生于阔叶树或针叶树的树干或树桩上。

【采收季节】 全年可采,干燥。

【药材性状】 子实体无柄。菌盖半圆形,长径3~30cm。短径3~28cm,厚5~20mm。表面柠檬黄色、橙红色或色淡。有毛或无毛,具皱纹,边缘波状或瓣裂;管口面硫黄色或色淡,管口多角形,每1mm有3~4个。质硬而脆。气微,味淡。

【分布】 龙泉、庆元等地。

【性味】 味甘,性温。

【功效】 益气补血。

【主治】 气血不足,体虚,衰弱无力。

【用法用量】 内服煎汤,9~15g。

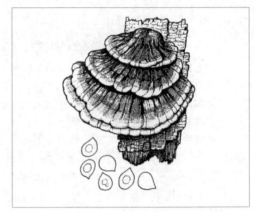

硫黄菌(硫色干酪菌)

白蘑科 Trichoiomatacaeae

蜜环菌

【学名】 *Armillariella mellea* (Vahl. ex Tr.) Karst.

【药用部位】 子实体。

【生态环境】 生于阔叶树的根部及林地中。

【采收季节】 7~8月采收,干燥。

【药材性状】 菌盖半球形或平展,中部稍向下凹,直径5~10cm,蜜黄色、浅黄褐色或棕褐色,中央色较暗,有直立或平卧小鳞片,或光滑,边缘有条纹;菌肉白色或类白色;菌褶白色、污秽色,或具斑点。菌柄圆柱形,长5~13cm,直径4~10mm,光滑或下部有毛状鳞片,与菌盖同色,内部松软或中空;菌环白色,生于菌柄上部,有的为双环。气微,味淡。

【分布】 遂昌、庆元、莲都等地。有培育。

【性味】 味甘,性平。

【功效】 熄风平肝,祛风通络,强筋壮骨。

【主治】 头晕,头痛,失眠,四肢麻木,腰腿疼痛。

【用法用量】 内服煎汤,30~60g。

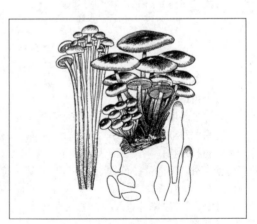

蜜环菌

金针菇

【学名】 *Flammulina velutipes* (Curt. ex Fr.) Sing.

【药用部位】 子实体。

【生态环境】 人工培育。

【采收季节】 当菌柄长到13~15cm、菌盖直径0.5~1.5cm时采收,鲜用或干燥。

【药材性状】 菌盖半球形或平展,中央下凹,直径0.4~1.3cm。表面淡黄色、灰黄色黄暗褐色,有光泽;菌肉米黄色至浅棕色;菌褶较疏,长短不一,类白色;菌柄圆柱形,稍弯曲,长11~15cm,上部浅黄色,下部棕褐色至黑褐色。气微,味淡。

金针菇

【分布】　丽水市各地。

【性味】　味甘、咸,性寒。

【功效】　补肝,益肠胃,抗肿瘤。

【主治】　肝病,胃肠道炎症,溃疡,癌症。

【用法用量】　内服煎汤,30~50g。

香菇(香蕈)

【学名】　*Lentinus edodea*(Berk.)Sing.

【药用部位】　子实体。

【生态环境】　生于阔叶树倒木上。现多人工栽培。

【采收季节】　野生者除夏季均可采收;栽培者当子实体六七分成熟,边缘仍向内卷曲,菌盖尚未全展开时采收,干燥。

【药材性状】　菌盖扁半球形或平展,直径1.5~8cm。表面棕褐色至紫褐色,有淡褐色或褐色鳞片,有的具不规则裂纹;菌肉类白色、米黄色或淡棕色;菌柄中生,圆柱形,常具鳞片,上部类白色,下部米黄色至褐色,内实。气香,味淡。

【分布】　丽水市各地。

【性味】　味甘,性平。

【功效】　扶正补虚,健脾开胃,祛风透疹,化痰理气,解毒。

【主治】　正气衰弱,神倦乏力,纳呆,消化不良,贫血,佝偻病,高血压,高血脂症,慢性肝炎,盗汗,小便不禁,水肿,麻疹透发不畅,荨麻疹,毒菇中毒,肿瘤。

【用法用量】　内服煎汤,6~9g;鲜品15~30g。

【注意】　脾胃寒湿气滞者禁服。

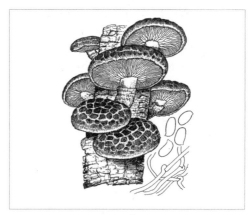

香菇(香蕈)

安络小皮伞

【学名】　*Marasmius androsaceus*(L. ex Fr.)Fr.

【药用部位】　菌索。

【生态环境】　生于林下枯枝落叶上。

【采收季节】　夏、秋季采收菌索,除去杂质,干燥。

【分布】　莲都等地。

【性味】　味微苦,性温。

【主治】　活血止痛。

【主治】　跌打损伤,骨折疼痛,偏头痛,各种神经疼痛,腰腿疼痛,风湿痹痛。

【用法用量】　内服煎汤,5~15g或浸酒。

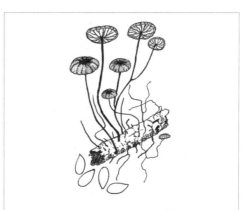

安络小皮伞

革耳(野生革耳)

【学名】　*Panus rudis* Fr.

【药用部位】　子实体。

【生态环境】　生于杨、柳、桦等阔叶树倒木、枯木或伐桩上。

【采收季节】　夏、秋季采收,干燥。

【药材性状】　菌盖革质,漏斗形,中部下凹,直径2~9cm。表面茶色至锈褐色。有粗毛;菌肉较薄,革质或木栓质;菌褶稠密,窄,不等长,浅黄褐色;菌柄革质,偏生或近侧生,长0.5~2cm,直径0.2~1cm,表面茶色至锈褐色,具粗毛,内实。气微味微苦。

【分布】　云和。

【性味】　味苦、微辛,性寒。

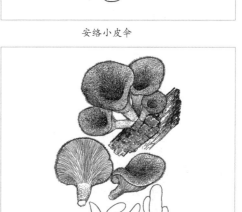

革耳(野生革耳)

【功效】 清热解毒,消肿,敛疮。

【主治】 疮疡肿毒,或溃破,癫疮,杨梅毒疮。

【用法用量】 内服煎汤,15~30g,也可泡酒。

裂褶菌

【学名】 *Schizophyllum commune* Fr.

【药用部位】 子实体。

【生态环境】 生于阔叶林的倒木、枯立木、原木、伐桩及木材上。

【采收季节】 全年可采,洗净,干燥。

【药材性状】 菌盖卷缩,湿润后呈扇形或肾形,直径 1~3cm。表面白色、灰白色或淡紫色,有绒毛或粗毛,边缘反卷,并呈瓣裂,裂瓣边缘波状,革质;菌肉薄,类白色;菌褶狭窄,从基部辐射而出,白色、灰白色或淡紫色,边缘纵裂而反曲;无菌柄。气微,味淡。

【分布】 莲都等地。

【性味】 味甘,性平。

【功效】 滋补强身,止带。

【主治】 体虚气弱,带下。

【用法用量】 内服煎汤,9~15g。

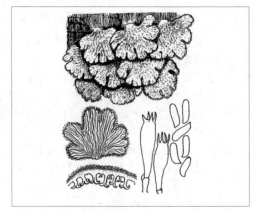

裂褶菌

鸡丛菌

【学名】 *Termitomyces albuminosus*(Berk.)Heim

【药用部位】 子实体。

【生态环境】 生于山坡、草地、田野及林缘,其假根与地下白蚁窝相连。

【采收季节】 夏、秋季采收,除去泥沙,干燥。

【药材性状】 菌盖圆锥形或伸展,中央隆起呈斗笠形,直径可达23cm,深褐色、灰褐色或浅土黄色,表面呈放射状开裂,边缘有时翻起。菌肉厚,类白色。菌褶稠密,不等长,白色或黄色。菌柄长 3~15cm,直径 1~2.5cm,白色或灰白色,基部稍膨大并延生成褐色或黑褐色假根,长可达40cm。气浓香,味淡。

【分布】 莲都等地。

【性味】 味甘,性平。

【功效】 健脾和胃,疗痔。

【主治】 脘腹胀满,消化不良,精神疲乏,痔疮。

【用法用量】 内服煎汤,6~9g。

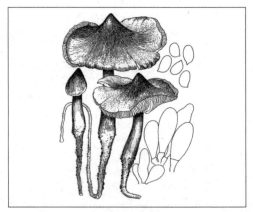

鸡丛菌

光柄菇科 Pluteaceae

草菇

【学名】 *Volvariella volvacea*(Bull. ex Fr.)Sing

【药用部位】 子实体。

【生态环境】 栽培于稻草上。

【采收季节】 当蛋状菌盖露出,将破裂前采收,切成两半,干燥。

【药材性状】 多纵切成两瓣,完整者菌盖钟形,或平展后中部凸起,直径5~15cm。表面灰色至灰黑色,有暗色纤毛,形成辐射条纹;菌肉中部较厚,松软,黄白色;菌褶较密而宽,不等长,白色或粉红色;菌柄近圆柱形,长 5~18cm,黄白色或淡黄色,内实;菌托较大,厚,杯状,污白

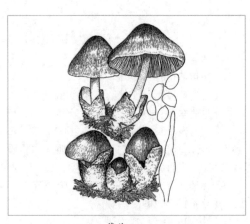

草菇

色,上缘黄黑色。气香,味特异。

【分布】 丽水市各地农村有零星作蔬菜种植。

【性味】 味甘,性寒。

【功效】 清热解毒,补益气血,降压。

【主治】 暑热烦渴,体质虚弱,头晕乏力,高血压。

【用法用量】 内服煎汤,9～15g,鲜品 30～90g。

蘑菇科 Agaricaceae

蘑菇(双孢蘑菇)

【学名】 *Agaricus bisporus*(Lange)Sing.

【药用部位】 子实体。

【生态环境】 人工栽培。

【采收季节】 子实体菌膜未破裂前采收,鲜用或干燥。

【药材性状】 菌盖半球形或平展,直径3～10cm。表面白色或淡黄棕色,具淡褐色细绒毛;菌肉厚,白色或淡红色;菌褶密,不等长,粉红色、褐色或黑褐色;菌柄长4～9cm,直径1.5～3cm,类白色,中部有时可见单层菌环。气微,味特异。

【分布】 丽水市各地有零星种植。

【性味】 味甘,性平。

【功效】 健脾开胃,平肝提神。

【主治】 饮食不消,纳呆,乳汁不足,高血压症,神倦欲眠。

【用法用量】 内服煎汤,6～9g,鲜品 150～180g。

【注意】 气滞者慎服。

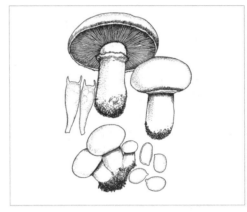

蘑菇(双孢蘑菇)

四孢蘑菇

【学名】 *Agaricus campestris* L. ex Fr.

【药用部位】 子实体。

【生态环境】 路旁、草地、堆肥场和林下空旷地等。

【采收季节】 子实体菌膜未破裂前采收,多鲜用或干燥。

【药材性状】 菌盖半球形或平展,直径3～13cm。表面白色或类白色,光滑或有丛毛状鳞片;菌肉厚,白色;菌褶密,不等长,粉红色、褐色或黑褐色;菌柄长1～9cm,直径0.5～2cm,白色,近光滑或略有纤毛,中部有时可见单层菌环。气微,味特异。

【分布】 丽水市各地。

【性味】 味甘,性平。

【功效】 健脾开胃,平肝提神。

【主治】 饮食不消,纳呆,乳汁不足,高血压症,神倦欲眠。

【用法用量】 内服煎汤,6～9g,鲜品 150～180g。

【注意】 气滞者慎服。

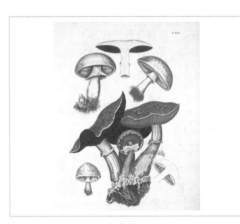

四孢蘑菇

伞菌科 Agaricaceae

墨汁鬼伞(鬼盖)

【学名】 *Coprinus atramentarius*(Bull.)Fr.

【药用部位】 子实体。

【生态环境】 生于路旁、林缘或草地。

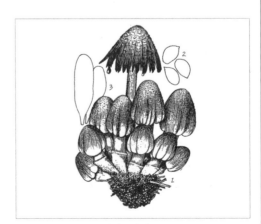

墨汁鬼伞(鬼盖)

27

【采收季节】　春、夏、秋季采收,洗净,煮熟,干燥。

【药材性状】　菌盖卵形或钟形,直径 4～11cm。表面灰褐色或污褐色,中部有细小鳞片边缘灰紫色或黑色,开裂呈不规则花瓣状;菌肉薄,类白色或黄白色;菌褶密,不等长,白色;菌柄长可达 20cm,直径约 2cm,污白色,下部有时可见菌托,气香,味特异,有毒。

【分布】　丽水市各地。

【性味】　味甘,性平,小毒。

【功效】　益肠胃,化痰理气,解毒消肿。

【主治】　食欲不振,咳嗽吐痰,小儿痫病,气滞腹胀,疔肿疮疡。

【用法用量】　内服煎汤,3～9g,鲜品 15～30g(需煮 1 小时以上)。

【注意】　不宜与酒、鸡肉同食。

毛鬼伞(鸡腿菇)

【学名】　*Coprinus comatus*(Muell. ex Fr.)Gray

【药用部位】　子实体。

【生态环境】　栽培。

【采收季节】　子实体全体呈白色时采收,洗净,立即放入水中煮沸 3 分钟,干燥。

【药材性状】　菌盖为圆柱形或钟形,直径 3～6cm。表面白色、土黄色或深土黄色,具淡褐色平伏而反卷的鳞片,边缘纵裂;菌肉薄,类白色;菌褶白色或粉灰色;菌柄长 7～25cm,直径约 2cm,类白色,有时可见菌环。气香,味特异。

【分布】　庆元、龙泉、遂昌、景宁、云和等地。

【性味】　味甘,性平。

【功效】　益胃,清神,消痔。

【主治】　食欲不振,神疲,痔疮。

【注意】　不宜与酒同食。

【用法用量】　内服煎汤,30～60g。

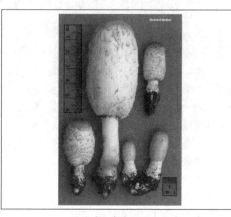

毛鬼伞(鸡腿菇)

费氏鬼伞

【学名】　*Coprinus friesii* Quel.

【药用部位】　子实体。

【生态环境】　生于枯死的玉米秆上。

【采收季节】　夏、秋季采收,洗净,干燥。

【分布】　莲都等地。

【性味】　味甘,性平,小毒。

【功效】　益肠胃,化痰理气,解毒消肿。

【主治】　食欲不振,咳嗽吐痰,小儿痫病,气滞腹胀,疔肿疮疡。

【用法用量】　内服煎汤,3～9g,鲜品 15～30g(需煮 1 小时以上)。

【注意】　不宜与酒、鸡肉同食。

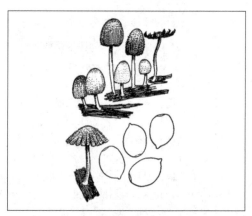

费氏鬼伞

晶粒鬼伞

【学名】　*Coprinus micaceus*(Bull.)Fr.

【药用部位】　子实体。

【生态环境】　生于菜园地上。

【采收季节】　夏、秋季采收,洗净,干燥。

【分布】　莲都等地。

【性味】　味甘,性平,小毒。

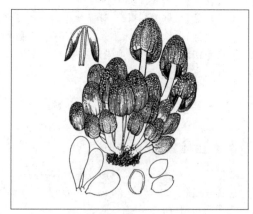

晶粒鬼伞

【功效】 益肠胃,化痰理气,解毒消肿。

【主治】 食欲不振,咳嗽吐痰,小儿痫病,气滞腹胀,疔肿疮疡。

【用法用量】 内服煎汤,3~9g,鲜品15~30g(需煮1小时以上)。

【注意】 不宜与酒、鸡肉同食。

粪伞科 Bolbitiaceae

柱状田头菇

【学名】 *Agrocybe cylindracea*(BC. ex Fr.)Maire

【药用部位】 子实体。

【生态环境】 人工栽培。

【采收季节】 除冬季外均可采收,洗净,干燥。

【药材性状】 菌盖扁半球形或扁平,中央稍突起,直径5~8cm。表面深褐色、茶褐色或浅土黄色,边缘色淡,光滑或中部有皱纹。菌肉中部稍厚,污白色。菌褶密,不等长,黄褐色或褐色。菌柄长3~9cm,直径约1cm,类白色,下部浅褐色,上部有菌环,白色,有细纵纹,并常布有褐色孢子。气微香,味淡。

【分布】 景宁、云和等地。

【性味】 味甘,性平。

【功效】 健脾,利湿。

【主治】 泄泻,小便不利,水肿。

【用法用量】 内服煎汤,适量。

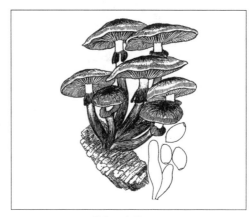

柱状田头菇

茶新菇(田头菇)

【学名】 *Agrocybe praecox*(Pers. ex Fr.)Fayod

【药用部位】 子实体。

【生态环境】 生于路旁、草地、耕作区草堆上。有人工栽培。

【采收季节】 除冬季外均可采收,洗净,干燥。

【药材性状】 菌盖扁半球形或平展,直径2~8cm。表面乳白色或淡黄色,光滑或龟裂,边缘内卷或有菌幕残片;菌肉较厚,类白色;菌褶不等长,锈褐色;菌柄长3~8cm,直径约1cm,白色或污白色,基部稍膨大,有白色绒毛;菌柄上有时可见菌环。气微香,味淡。

【分布】 庆元等地。

【性味】 味甘,性平。

【功效】 健脾,利湿。

【主治】 泄泻,小便不利,水肿。

【用法用量】 内服煎汤,适量。

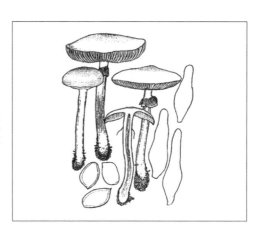

茶新菇(田头菇)

牛肝菌科 Boletaceae

小牛肝菌

【学名】 *Boletinus cavipes*(Opat.)Kalchbr

【药用部位】 子实体。

【生态环境】 生于针叶林下,多见于松树林下。

【采收季节】 夏、秋季采收,切掉菌柄,干燥。

【药材性状】 子实体皱缩。菌盖半球形或平展,直径3~10cm。表面黄褐色或茶褐色,有绒毛和鳞片;菌肉淡黄色或土黄色;管口多角形;

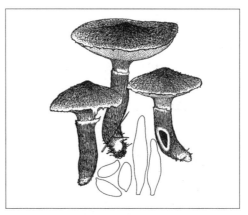

小牛肝菌

菌柄近圆柱形,长4~9cm,直径约1cm,基部稍膨大,与菌盖同色,具小鳞片,下部中空;菌环上位,常脱落,留下环痕。气微,味微酸。

【分布】 云和。

【性味】 味微咸,性温。

【功效】 祛风散寒,舒经活络。

【主治】 风寒湿痹,腰腿疼痛,手足麻木。

【用法用量】 内服煎汤,10~20g。

牛肝菌(华美牛肝菌、赤酚牛肝菌)

【学名】 *Boletus speciosus* Frost

【药用部位】 子实体。

【生态环境】 生于壳斗科植物林下。

【采收季节】 春季采收,干燥。

【药材性状】 菌盖半球形或平展,直径5~10cm。表面灰黄色至紫褐色;菌肉厚,黄色,有的可见黑色斑纹;菌柄长4~10cm,直径1.5~3cm,具网纹,上部黄色下部紫褐色;管口圆形,每1mm有2~3个。气微,味特异。

【分布】 庆元等地。

【性味】 味微甘,性温。

【功效】 消食和中,祛风寒,舒筋骨。

【主治】 食少腹胀,腰腿疼痛,手足麻木。

【用法用量】 内服煎汤,6~12g。

【注意】 充分煮熟后食用,生品易中毒。

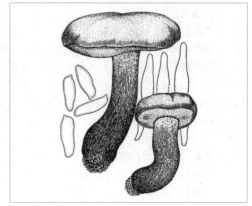

牛肝菌(华美牛肝菌、赤酚牛肝菌)

30

点柄乳牛肝菌(短柄粘益牛肝菌、松树蕈)

【学名】 *Suillus granulatus* (L. ex Fr.) Kuntze

【药用部位】 子实体。

【生态环境】 生于松树林下。

【采收季节】 夏、秋季采收,切掉菌柄,干燥。

【药材性状】 菌盖半球形或平展,有时中央稍下凹,直径3~12cm。表面黄褐色;菌肉淡黄色;管口多角形,有腺点;菌柄圆柱形,上部有腺点,顶端偶有网纹,无菌环。气微,味淡。

【分布】 丽水市山区各地。

【性味】 味甘,性温。

【功效】 散寒止痛,消食。

【主治】 大骨节病,消化不良。

【用法用量】 内服煎汤,9~12g。

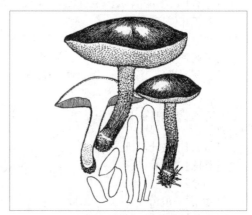

点柄乳牛肝菌(短柄粘益牛肝菌、松树蕈)

褐环乳牛肝菌

【学名】 *Suillus luteus* (L. ex Fr.) Gray

【药用部位】 子实体。

【生态环境】 人工栽培。

【采收季节】 夏、秋季采收,切掉菌柄,干燥。

【药材性状】 菌盖半球形或扁平,直径3~12cm。表面褐色或红褐色。菌肉淡黄色。菌管朱黄色,管口近多角形,有腺点。菌柄圆柱形,长3~8cm,直径约2cm,中实,散生有小腺点,顶端有网纹,上部有菌环,膜质,黑褐色。有时只残留环痕。气微,味淡。

【分布】 莲都等地。

【性味】 味甘,性温。

【功效】 散寒止痛,消食。

【主治】 大骨节病,消化不良。

【用法用量】 内服煎汤,9 ~ 12g,或研末。

红菇科 Russulaceae

黑乳菇(沥青色乳菇)

【学名】 *Lactarius picinus* Fr.

【药用部位】 子实体。

【生态环境】 生于针、阔叶林下和林缘。

【采收季节】 夏、秋季采收,干燥。

【药材性状】 菌盖半球形或扁平,中部有的略凸,直径 4 ~ 8cm。表面黑色,光滑或有微细绒毛;菌肉薄,白色或红色;菌褶较密,类白色或淡黄色;菌柄圆柱形,长 3 ~ 6cm,直径约 1.5cm。气微,味辛辣。

【分布】 庆元。

【性味】 味辛、甘,性温。

【功效】 祛风散寒,舒筋活络。

【主治】 风湿痹痛,四肢麻木,手足抽搐。

【用法用量】 内服煎汤,9 ~ 12g。

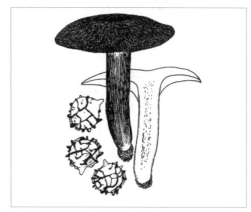

黑乳菇(沥青色乳菇)

白乳菇(辣乳菇)

【学名】 *Lactarius piperatus*（L. ex Fr.）Gray

【药用部位】 子实体。

【生态环境】 生于针、阔混交林下。

【采收季节】 秋季采收,干燥。

【药材性状】 菌盖扁半球形,中央脐状,或近漏斗形。表面白色或米黄色;菌肉白色或淡黄色;菌褶密,分叉,浅黄色或白色;菌柄短圆柱形,有的向下渐细,长 2 ~ 6cm,直径 1 ~ 3cm,白色,内实。气微,味辣。

【分布】 丽水市各地。

【性味】 味苦、辛,性温。

【功效】 祛风散寒,舒筋活络。

【主治】 腰腿疼痛,手足麻木,筋骨不舒,四肢抽搐。

【用法用量】 内服煎汤,6 ~ 9g。

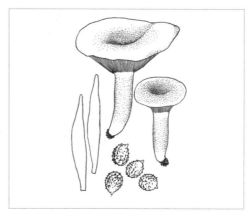

白乳菇(辣乳菇)

31

绒白乳菇

【学名】 *Lactarius vellereus*（Fr.）Fr.

【药用部位】 子实体。

【生态环境】 生于混交林下,在栎、石栎等硬木树种下多见。

【采收季节】 夏、秋季采收,洗净,干燥。

【药材性状】 菌盖扁半球形,中央脐状,或近漏斗形,直径 6 ~ 17cm。表面白色或米黄色,有绒毛,边缘内卷;菌肉厚,坚实,白色或微带黄褐色;菌褶厚,稀疏,不等长,有时分叉米黄色或白色;菌柄短圆柱形,稍偏生,长 3 ~ 5cm,直径 1.5 ~ 2.5cm,白色,有绒毛,内实。

【分布】 莲都等地。

【性味】 味苦,性温,有毒。

【功效】 追风散寒,舒筋活络。

【主治】 手足麻木,半身不遂。

【用法用量】 内服煎汤,6 ~ 12g。

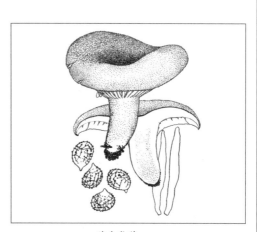

绒白乳菇

青头菇(绿红菇)

【学名】 *Russula virescens* (Schaeff.) Fr.

【药用部位】 子实体。

【生态环境】 生于针、阔混交林下。

【采收季节】 夏、秋季雨后采收,洗净,干燥。

【药材性状】 菌盖扁球形或平展,中央稍下凹,直径 3~10cm。表面暗绿色或灰绿色,具深绿色斑状,龟裂,边缘有条纹;菌肉白色;菌褶较密,有分叉,白色褶间具横纹;菌柄圆柱形,长 2~9.5cm,直径 0.5~2cm,白色,中实或松软。

【分布】 庆元。

【性味】 味甘、微酸,性寒。

【功效】 清肝明目,理气解郁。

【主治】 肝热目赤,目暗不明,妇女肝郁内热,胸闷不舒。

【用法用量】 内服煎汤,10~30g。

【注意】 不可多食。

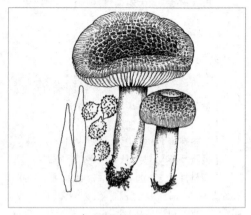

青头菇(绿红菇)

鬼笔科 Phallaceae

竹荪

【学名】 *Dictyophora indusiata* (Vent. ex Pers.) Fisch.

【药用部位】 子实体。

【生态环境】 生于竹林或阔叶林下,枯枝落叶多,腐殖质的厚层地中。有栽培。

【采收季节】 菌蕾破壳开伞后 2~7 天内采收,干燥。

【药材性状】 为长扁条形,海绵状,长 10~20cm。表面白色至黄白色;菌盖呈钟状,长宽各 3~5cm,多黄白色,有明显的多角形网格,网眼直径 0.5~1cm;菌柄压扁圆柱形,基部直径 2~3cm,向上渐细,白色;菌托白色。体轻,质松泡,柔韧不易折断,断面中空,壁海绵状。气香,味淡。

【分布】 青田。丽水市各地有种植。

【性味】 味甘、微苦,性凉。

【功效】 补气养阴,润肺止咳,清热利湿。

【主治】 肺虚热咳,喉炎,痢疾,白带,高血压病,高血脂症。

【用法用量】 内服煎汤,10~30g。

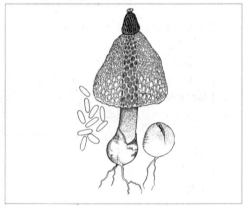

竹荪

黄裙竹荪

【学名】 *Dictyophora multicolor* Bertk. et Br.

【药用部位】 子实体。

【生态环境】 生于竹林或阔叶林下。

【采收季节】 夏、秋季采收,鲜用或干燥。

【药材性状】 为长条形,长 6~16.5cm。表面黄白色至橙黄色,有明显的网格凹穴,顶端平,中央具穿孔;菌盖长 6.6~7.5cm,直径 2~5cm,橙黄色,网眼多角形;菌柄黄白色至橙黄色,海绵状,中空;菌托淡紫色;质柔韧。气香,味淡,有毒。

【分布】 莲都。

【功效】 燥湿杀虫。

【主治】 足癣湿烂,瘙痒。

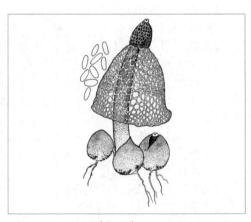

黄裙竹荪

32

【用法用量】 外用适量,浸酒涂。
【注意】 有毒,禁止内服,只能外用。

鬼笔(红鬼笔)

【学名】 *Phallus rubicundus*(Bosc.)Fr.
【药用部位】 子实体。
【生态环境】 生于竹林、混交林地,或路边与田野中。
【采收季节】 夏、秋季采收,洗净,干燥。
【分布】 丽水市各地。
【性味】 味苦,性寒,有毒。
【功效】 清热解毒,消肿生肌。
【主治】 恶疮、痈疽、喉痹、刀伤、烫火伤。
【用法用量】 外用适量,研末敷或调芝麻油涂。
【注意】 有毒。禁止内服,只能外用。

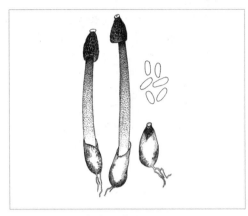

鬼笔(红鬼笔)

地星科 Geastraceae

地星(硬皮地星　畲药名:山蟹)

【学名】 *Geastrum hygrometricum* Pers.
【药用部位】 子实体。
【生态环境】 生于松树林砂土地上。
【采收季节】 夏、秋季采收,洗净,干燥。
【药材性状】 子实体星状,外包被多被剥去。内包扁球形,直径
1.8~2.8cm,顶端口裂,灰色至褐色;膜质;孢体深褐色。
【分布】 丽水市各地。
【性味】 味辛,性平。
【功效】 清肺、利咽、解毒、消肿、止血。
【主治】 咳嗽,咽喉肿痛,痈肿疮毒,冻疮流水,吐血,衄血,外伤
出血。
【用法用量】 内服煎汤,3~6g;外用适量,敷患处。

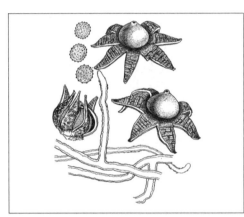

地星(硬皮地星　畲药名:山蟹)

灰包科 Lycoperdaceae

白秃马勃

【学名】 *Lasiosphaera candida*(Bostk.)Hollós
【药用部位】 子实体。
【生态环境】 生于混交林地陡坡中。
【采收季节】 夏、秋季子实体成熟时采收,干燥。
【分布】 莲都等地。
【性味】 味辛,性平。
【功效】 清肺利咽,解毒止血。
【主治】 咽喉肿痛,咳嗽失音,吐血衄血,诸疮不敛。
【用法用量】 内服煎汤,2~6g,布包煎;外用适量,敷患处。
【注意】 风寒伏肺咳嗽失音者禁服。

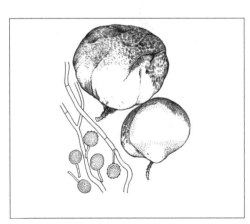

白秃马勃

头状秃马勃

【学名】 *Lasiosphaera craniiformis*（Schw.）Fr.

【药用部位】 子实体。

【生态环境】 生于松树林地路边。

【采收季节】 夏、秋季子实体成熟时采收,干燥。

【分布】 莲都等地。

【性味】 味辛,性平。

【功效】 清肺利咽,解毒止血。

【主治】 咽喉肿痛,咳嗽失音,吐血衄血,诸疮不敛。

【用法用量】 内服煎汤,2~6g,布包煎;外用适量,敷患处。

【注意】 风寒伏肺咳嗽失音者禁服。

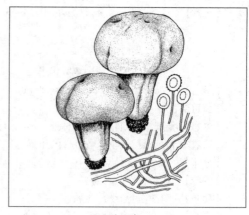

头状秃马勃

脱皮马勃(牛尿柏 畲药名:动动烟)

【学名】 *Lasiosphaera fenzlii* Reichb.

【药用部位】 子实体(马勃)。

【生态环境】 生于阴湿林地、草地及山坡草丛中与竹园阴湿处。

【采收季节】 夏、秋季子实体成熟时采收,干燥。

【药材性状】 为圆球形或类球形,无不孕基部,直径 15~20cm。包被灰棕色至黄褐色,纸质,常破碎呈块片状,或已全部脱落;包体灰褐色或浅褐色,紧密,有弹性,用手撕之,内有灰褐色的丝状物;触之则孢子呈尘土样飞扬,手捻有细腻感,臭似尘土,无味。

【分布】 龙泉、景宁、云和等地。

【性味】 味辛,性平。

【功效】 清热解毒,利咽,止血。

【主治】 咽喉肿痛,咳嗽失音,吐血衄血,诸疮不敛。

【用法用量】 内服煎汤,2~6g;外用适量,敷患处。

【注意】 风寒伏肺咳嗽失音者禁服。

紫色秃马勃

【学名】 *Lasiosphaera lilacina*（Mont. et Berk.）Lloyd

【药用部位】 子实体(马勃)。

【生态环境】 生于阴湿林地、草地中。

【采收季节】 夏、秋季子实体成熟时采收,干燥。

【药材性状】 为陀螺形,或已压扁呈扁圆形,直径 5~12cm,不孕基部发达。包被薄,两层,紫褐色,粗皱,有圆形凹陷,外翻,上部常裂成小块或已部分脱落。孢体紫色。气似尘土,味淡。

【分布】 缙云等地。

【性味】 味辛,性平。

【功效】 清热解毒,利咽,止血。

【主治】 咽喉肿痛,咳嗽失音,吐血衄血,诸疮不敛。

【用法用量】 内服煎汤,2~6g;外用适量,敷患处。

【注意】 风寒伏肺咳嗽失音者禁服。

硬皮马勃科 Sclerodermataceae

豆包菌（彩色豆马勃）

【学名】 *Pisolithus tinctorius*（Pers.）Coker et Couch

【药用部位】 子实体。

【生态环境】 生于旷野土上或林下。

【采收季节】 夏、秋季子实体成熟时采收，干燥。

【药材性状】 为类球形或扁球形，直径 2.5～11cm。表面淡锈色至青褐色，光滑，上部呈片状剥落膜质，易碎；下部收缩成柄，柄长 1.5～5cm；孢体黑黄色或暗褐色，充满无数小包；小包呈不规则扁多角形，黄色至褐色，外露后显粉性。

【分布】 莲都等地。

【性味】 味辛，性平。

【功效】 止血，解毒消肿。

【主治】 胃及食道出血，外伤出血，冻疮流水，流脓。

【用法用量】 内服研末服，3～6g；外用适量，研末撒敷。

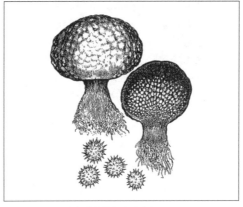

豆包菌（彩色豆马勃）

大孢硬皮马勃

【学名】 *Scleroderma bovista* Fr.

【药用部位】 子实体。

【生态环境】 生于林缘地上、草丛中。

【采收季节】 夏、秋季子实体成熟时采收，干燥。

【药材性状】 为不规则球形或扁球形，直径 1.5～4.5cm，基部有根状菌索。包被浅黄色至灰褐色，表面光滑或有小鳞片，易脱落；质薄，有韧性。孢体深青褐色，粉性。

【分布】 丽水市山区各地。

【性味】 味辛，性平。

【功效】 清热利咽，解毒消肿，止血。

【主治】 咽喉肿痛，疮疡肿毒，冻疮流水，痔疮出血，消化道出血，外伤出血。

【用法用量】 内服煎汤，3～9g；外用适量，研末撒敷。

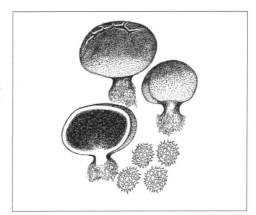

大孢硬皮马勃

硬皮马勃（多根硬皮马勃）

【学名】 *Scleroderma polyrhizum* Pers.

【药用部位】 子实体。

【生态环境】 生于林下地上、草丛中。

【采收季节】 夏、秋季子实体成熟时采收，干燥。

【药材性状】 为类球形，直径 4～8cm，基部有菌丝盘或呈多束根状。表面淡黄色至土黄色，有龟裂和鳞片，包被厚 1～2mm。质坚硬。孢体暗褐色，粉性。

【分布】 莲都等地。

【性味】 味辛，性平。

【功效】 清热利咽，解毒消肿，止血。

【主治】 咽喉肿痛，疮疡肿毒，冻疮流水，痔疮出血，消化道出血，外伤出血。

【用法用量】 内服煎汤，3～9g；外用适量，研末撒敷。

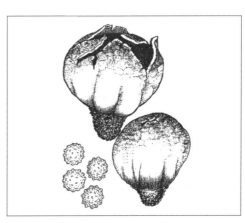

硬皮马勃（多根硬皮马勃）

鸟巢菌科 Nidulariaceae

鸟巢菌（隆纹黑蛋巢菌）

【学名】　*Cyathus striatus*（Huds. ex Pers.）Willd.

【药用部位】　子实体。

【生态环境】　生于枯枝、落叶或朽木上。

【采收季节】　夏、秋季采收，除去杂质，干燥。

【药材性状】　为酒杯形，高7～12mm，直径6～8mm。表面密被棕黄色至棕色粗毛，毛脱落后上部纵条纹明显可见；内侧灰色至褐色，具明显的平行纹理；小包扁圆，直径1.5～2mm，黑色，表面有一层色淡而薄的外膜，无粗丝组成的外壁。

【分布】　庆元等地。

【性味】　味微苦，性温。

【功效】　健胃止痛。

【主治】　胃气痛，消化不良。

【用法用量】　内服煎汤，9～15g，研末6～9g。

地衣、苔藓植物

脐衣科 Umbilicariaceae

石木耳（岩衣　畲药名：石蕈）

【学名】　*Umbilicaria esculenta*（Miyeshi）Minks

【药用部位】　地衣体（石木耳）。

【生态环境】　生于悬崖峭壁向阳面的岩石上。

【采收季节】　全年可采，洗净，干燥。

【药材性状】　为类圆形或多角形薄片，多皱缩。上表面灰棕色，较光滑；下表面灰黑色，较粗糙，覆有绒毡状或结成团块装物，中间有黑色脐状微突的着生点。干时质脆，断面分黑白两层。气微，味淡。

【分布】　丽水市各地山区。

【性味】　味甘，性凉。

【功效】　养阴，止血。

【主治】　肺虚劳咳，吐血，衄血，崩漏，肠风下血，痔漏，脱肛，淋浊，带下，毒蛇咬伤。烫伤、刀伤。

【用法用量】　内服煎汤，3～9g。

牛皮叶科 Stictaceae

肺衣

【学名】　*Lobaria pulmonaria* Hoffm.

【药用部位】　地衣体。

【生态环境】　生于针叶林树桩基部树干上或岩石表面苔藓丛中。

【采收季节】　全年可采，洗净，干燥。

【药材性状】　为叶状，皱缩，展平后长9～23cm。表面凹凸不平，边缘掌状开裂，上表面黄褐色至褐色；下表面棕褐色，密生茸毛；子囊棒状。气微，味淡。

【分布】　丽水市山区各地。

【性味】　味淡、微苦，性平。

【功效】　消食健脾，利水消肿，祛风止痒。

【主治】　消化不良，小儿疳积，腹胀，水肿，皮肤瘙痒，烫伤，无名肿毒。

【用法用量】　内服煎汤，9～15g；外用适量，研细粉或烧炭存性研末调敷。

石蕊科 Cladoniaceae

细石蕊

【学名】 *Cladonia gracilis*（L.）Willd.

【药用部位】 枝状体。

【生态环境】 生于岩石表面的落叶层上或灌丛基部的苔藓丛中。

【采收季节】 全年可采,洗净,干燥。

【药材性状】 为细小的树枝状、鹿角状,长 2～6cm,直径约 1.5mm。表面灰绿色至深褐色,有的顶端具杯状体,杯体周围延生呈掌状。

【分布】 丽水市各地。

【性味】 味苦,性凉。

【功效】 利尿通淋,清热解毒。

【主治】 小便淋痛,风热目赤,烂弦风眼,黄水疮。

【用法用量】 内服煎汤,6～9g;外用适量,煎水洗或研末调敷。

多层石蕊

【学名】 *Cladonia verticillata* Hoffm.

【药用部位】 地衣体。

【生态环境】 生于海拔 1000m 以上的草甸苔藓丛中或岩石表面的苔藓丛中。

【采收季节】 全年可采,洗净,干燥。

【药材性状】 为皱缩的鳞片状。表面灰绿色,展平后长边缘掌状深裂,上面生有灰白色孢子器柄,完整者长约 1cm,先端呈杯状,边缘有锯齿,内有粉粒状物。

【分布】 遂昌、龙泉、庆元、景宁。

【性味】 味咸、微涩,性平。

【功效】 凉血止血。

【主治】 咳血,外伤出血,烫伤。

【用法用量】 内服煎汤,9～15g;外用适量,研末调敷。

梅衣科 Parmellaceae

石梅衣

【学名】 *Parmelia saxatilis*（L.）Ach.

【药用部位】 地衣体。

【生态环境】 生于树干上或岩石表面的腐殖质上。

【采收季节】 夏、秋季采收,除去泥土、杂石,干燥。

【药材性状】 为皱缩的不规则体,展平后近圆形或多边体。上表面灰色至灰褐色,中央部分色暗,具圆形或线形白斑及膨起的网纹,裂芽多集中于中央,边缘深裂;下表面黑色,密生不分枝的假根。

【分布】 丽水市各地。

【性味】 味甘,性平。

【功效】 补肝益肾,明目,止血,利湿解毒。

【主治】 视物模糊,腰膝疼痛,吐血,崩漏,黄疸,疮癣。

【用法用量】 内服煎汤,9～15g,或研末或浸酒;外用适量,研末调敷或撒敷。

松萝科 Usneaceae

松萝（云雾草、老君须 畲药名:松树须）

【学名】 *Usnea diffracta* Vain.

【药用部位】 地衣体(老君须)。

【生态环境】 生于树林较茂密的树干、树枝上。

【采收季节】 全年可采,除去杂质,干燥。

【药材性状】 呈丝团状,灰绿色或草绿色。主枝二叉状分枝,直径 1～1.5mm;侧枝渐细如发丝,表面有环节状裂纹,环间距 0.5～2cm。质柔韧,有弹性,手拉可使环节裂开,露出坚韧的中轴。气特异,味淡或略酸。

【分布】 丽水市各地。

【性味】 味甘、苦,性平。

【功效】 化痰止咳,清热明目,活络,止血。

【主治】 痰热温疟,咳喘,肺痨,头痛,目赤云翳,痈肿疮毒,瘰疬,乳痈,烫火伤,毒蛇咬伤,风湿痹痛,跌打损伤,骨折,外伤出血,吐血,便血,崩漏,月经不调,白带,蛔虫病,血吸虫病。

【用法用量】 内服煎汤,3～9g。

长松萝(老君须 畲药名:松树须)

【学名】 *Usnea longissima* Ach.

【药用部位】 地衣体(老君须)。

【生态环境】 生于树林较茂密的高大树干、树枝上。

【采收季节】 全年可采,除去杂质,干燥。

【药材性状】 呈丝团状,灰绿色或草绿色。主枝线条状,无分枝,密生细短的小侧枝,表面有环节状裂纹,环间距 0.5～2cm。质柔韧,有弹性,手拉可使环节裂开,露出坚韧的中轴。气特异,味淡或略酸。

【分布】 丽水市各地。

【性味】 味甘、苦,性平。

【功效】 化痰止咳,清热明目,活络,止血。

【主治】 痰热温疟,咳喘,肺痨,头痛,目赤云翳,痈肿疮毒,瘰疬,乳痈,烫火伤,毒蛇咬伤,风湿痹痛,跌打损伤,骨折,外伤出血,吐血,便血,崩漏,月经不调,白带,蛔虫病,血吸虫病。

【用法用量】 内服煎汤,3～9g。

耳叶苔科 Fruiianiaceae

串珠耳叶苔

【学名】 *Frullania tamarisci* (L.) Dum. ssp. *moniliata* (Reinw., Bl. et Nees) Kamim.

【药用部位】 植物体。

【生态环境】 生于树干、树枝上和岩石表面。

【采收季节】 全年可采,洗净,鲜用或干燥。

【药材性状】 由数片或数十片小片卷曲呈片块,紫褐色或茶褐色,有光泽。展平后茎长可达5cm,一至二回羽状分枝。叶3列,侧叶宽卵形排成2列,全缘;腹瓣呈囊状膨起,较小,肾圆形,浅裂。气微,味淡。

【分布】 庆元、龙泉、遂昌等地。

【性味】 味淡、微苦,性凉。

【功效】 清心,明目。

【主治】 热病心烦,目赤肿痛,视物模糊。

【用法用量】 内服煎汤,6～9g。

蛇苔科 Conocephaiaceae

蛇苔(蛇地钱、大蛇苔)

【学名】 *Conocephalum conicum* (L.) Dum.

【药用部位】 叶状体。

【生态环境】 生于溪边林下阴湿岩石上或土坡上。

【采收季节】　夏、秋季采收,洗净,鲜用或干燥。

【药材性状】　为卷曲的团块状,灰褐色。展平后呈宽带状,革质,多二岐分叉,完整者长 5~10cm,宽 1~2cm,背面有肉眼可见的菱形或六角形气室,腹面两侧各有一列深紫色鳞片。雌雄异株。雄托呈椭圆盘状,紫色,无柄,贴生于叶状体背面;雌托呈圆锥形柄长 3~5cm,着生于叶状体背面先端。气微,味淡。

【分布】　丽水市各地。

【性味】　味微甘、辛,性寒。

【功效】　解毒消肿,止痛生肌。

【主治】　痈疮肿毒,烫火伤,毒蛇咬伤,骨折损伤。

【用法用量】　外用适量,研末,麻油调敷或鲜品捣敷。

小蛇苔

【学名】　*Conocephalum supradecompositum*（Lindb.）Steph.

【药用部位】　叶状体。

【生态环境】　生于林下阴湿处、溪边林下阴湿土上或岩石表皮薄土。

【采收季节】　夏、秋季采收,洗净,鲜用或干燥。

【药材性状】　为卷曲的团块状,灰褐色。展平后呈狭带状,革质,多二岐分叉,完整者长 2~3cm,宽 2~3mm,背面用扩大镜可见六角形或菱形的气室,腹面中肋处密生假根,两侧各有一列紫褐色鳞片。雌雄异株。雄托呈椭圆盘状,贴生于叶状体背面,无柄;雌托由叶体先端生出,呈圆锥形,柄长 2~3cm。气微,味淡

【分布】　丽水市各地。

【性味】　味微甘、辛,性寒。

【功效】　解毒消肿,止痛生肌。

【主治】　痈疮肿毒,烫火伤,毒蛇咬伤,骨折损伤。

【用法用量】　外用适量,研末,麻油调敷或鲜品捣敷。

地钱科 Marchantiaceae

毛地钱

【学名】　*Dumortiera hirsuta*（Sw.）Reinw.，Bl. et Nees

【药用部位】　叶状体。

【生态环境】　生于有流水或潮湿的岩石表面。

【采收季节】　夏、秋季采收,洗净,鲜用或干燥。

【药材性状】　为皱缩的小团块状。展平后呈扁平带状,表面深绿色,多回二岐分叉,先端心形,长 5~10cm,宽 1~2cm;叶状体中部较厚,腹面具多数须状假根;叶状体先端背面有时可见圆盘状的雄托或圆盘状有长柄的雌托。质硬而脆。气微,味淡。

【分布】　丽水市各地。

【性味】　味淡,性平。

【功效】　清热,拔毒,生肌。

【主治】　热毒疮痈,溃后久不收口,创伤,水火烫伤。

【用法用量】　外用适量,捣敷。

地钱

【学名】　*Marchantia polymorpha* L.

【药用部位】　叶状体。

【生态环境】　生于阴湿地坡、湿石或潮湿墙基处。

【采收季节】　夏、秋季采收,洗净,鲜用或干燥。

【药材性状】　为皱缩的片状或小团块。展平后呈扁平阔带状,表面暗褐绿色,多回二岐分叉,可见明显的气孔和气孔区划,腹面有多数鳞片和成丛的假根。气微,味淡。

【分布】 丽水市各地。

【性味】 味淡,性凉。

【功效】 清热解毒,利湿敛疮。

【主治】 浊热黄疸,疮痈肿毒,毒蛇咬伤,水火烫伤,骨折,刀伤。

【用法用量】 内服煎汤,5~15g;外用适量,捣敷。

泥炭藓科 Sphagnaceae

泥炭藓

【学名】 *Sphagnum palustre* L.

【药用部位】 植物体。

【生态环境】 生于海拔600m以上的阴凉泠湿山坡、湿地。

【采收季节】 全年可采,洗净,鲜用或干燥。

【药材性状】 为缠绕的团状。表面黄绿色或黄白色,展开后茎长8~15cm,有4~5条纵生的分枝,茎生叶舌形,枝生叶瓢装卵形,较茎生叶稍大。孢子黄色。气微,味淡。

【分布】 龙泉、景宁、庆元、遂昌。

【性味】 味淡、甘,性凉。

【功效】 清热、明目、止痒。

【主治】 目生云翳,皮肤病,虫叮咬瘙痒。

【用法用量】 内服煎汤,9~12g;外用适量,捣敷。

40

真藓科 Bryaceae

真藓

【学名】 *Bryum argenteum* Hedw.

【药用部位】 植物体。

【生态环境】 生于农村住宅旁、低山土坡或火烧后的林地。

【采收季节】 全年可采,洗净,干燥。

【药材性状】 为皱缩的小团状。表面灰绿色,有银白色光泽,茎单一或基部分枝,纤细,长约1cm,基部有紫红色假根;叶覆瓦状排列,长约1mm,宽约0.6mm,叶片的1/4~1/3上部无叶绿体,白色透明;叶柄紫红色,长1~2cm;孢蒴近长梨形,紫褐色,下垂。气微。味淡。

【分布】 丽水市山区各地。

【性味】 味甘、微涩,性凉。

【功效】 清热解毒,止血。

【主治】 细菌性痢疾,黄疸,鼻窦炎,痈疮肿毒,烫火伤,衄血,咳血。

【用法用量】 内服煎汤,10~15g;外用适量,研末调敷。

暖地大叶藓(一把伞　畲药名:救心草)

【学名】 *Rhodobryum giganteum* (Schwaegr.) Par.

【药用部位】 植物体。

【生态环境】 生于植被较好的溪沟边碎石缝中和潮湿林地。

【采收季节】 夏、秋季采收,洗净,鲜用或干燥。

【药材性状】 为缠绕皱缩的团状,茎长4~7cm。表面绿色或绿褐色,稍具光泽,具横生根茎;茎下部叶鳞片状,紫红色;顶叶大,簇生如莲座状,叶边缘有细齿。叶柄红黄色;孢蒴下垂。气微,味稍苦辛。

【分布】 丽水市山区各地。

【性味】 味辛、苦,性平。

【功效】 养心安神,清肝明目。

【主治】 心悸怔忡,神经衰弱,目赤肿痛,冠心病,高血压。
【用法用量】 内服煎汤,3～9g;外用适量,捣敷或煎汤熏洗。

羽藓科 Thuidiacwaw

细叶小羽藓

【学名】 *Haplocladium microphyllum*（Hedw.）Broth. ssp. *capillatum*（Mitt.）Reim.
【药用部位】 植物体。
【生态环境】 生于阴湿石块、土块墙脚废弃潮湿的砖瓦上。
【采收季节】 夏、秋季采收,洗净,鲜用或干燥。
【分布】 丽水市各地。
【性味】 味苦、辛,性凉。
【功效】 清热解毒。
【主治】 急性扁桃体炎,乳腺炎,丹毒,疖肿,上呼吸道感染,肺炎,中耳炎,膀胱炎,尿道炎,附件炎,产后感染,虫咬高热。
【用法用量】 内服煎汤,12～15g。

绢藓科 Entodontaceae

扁绢藓（密叶绢藓）

【学名】 *Entodon compressus*（Hedw.）C. Muell.
【药用部位】 植物体。
【生态环境】 生于林下潮湿岩石表面薄土层上、树干基部。
【采收季节】 全年可采,鲜用或干燥。
【分布】 丽水市山区各地。
【性味】 味苦,性平。
【功效】 利尿消肿。
【主治】 小便不利,水肿。
【用法用量】 内服煎汤,10～30g。

灰藓科 Hypnaceae

鳞叶藓

【学名】 *Taxiphyllum taxirameum*（Mitt.）Fleisch.
【药用部位】 植物体。
【生态环境】 生于林下潮湿地上、岩石表面薄土层上、树干基部或腐木上。
【药材性状】 为卷缩的数株丛集成团状。表面绿色或绿褐色,微有光泽,展平后每枝呈扁平状,茎长可达4cm,不规则分枝,背叶和腹叶两则斜生,呈扁平2列,紧贴茎上,叶缘具细锯齿;有的分枝处长有柔弱的长蒴柄。气微,味淡。
【采收季节】 全年可采,洗净,干燥或研末,过筛消毒。
【分布】 丽水市各地。
【性味】 味淡,性凉。
【功效】 敛疮止血。
【主治】 外伤出血。
【用法用量】 外用适量,捣敷或研末调敷。

金发藓科 Polytrichaceae

小金发藓（东亚金发藓）

【学名】 *Pogonatum inflexum*（Lindb.）Lac.

【药用部位】 植物体。

【生态环境】 生于林下潮土层上或岩石薄土层上。

【采收季节】 夏、秋季采收，干燥。

【药材性状】 为卷缩的数株集在一起的团块，茎长 2～8cm。表面暗绿色或黄绿色，湿润后每株单一，基部密生细假根；叶细小，阔披针形，渐尖，基部圆卵形，内凹，半鞘状，边缘有粗锯齿；中肋粗，长达叶尖，腹面布满栉片；有的可见细长蒴柄，橙黄色；孢蒴圆柱形，蒴盖有长喙，蒴帽密布黄色长毛。气微，味淡。

【分布】 丽水市各地。

【性味】 味辛，性温。

【功效】 镇静安神，散瘀，止血。

【主治】 心悸怔忡，失眠多梦，跌打损伤，吐血。

【用法用量】 内服煎汤，9～15g。

金发藓（土马鬃、大金发藓　畲药名：钢丝草）

【学名】 *Polytrichum commune* L. ex Hedw.

【药用部位】 植物体。

【生态环境】 生于山野阴湿地坡、树林沼泽或草丛中。

【采收季节】 全年可采，洗净，干燥。

【药材性状】 为卷缩的数株集在一起的团块，茎长 2～8cm。表面黄绿色或黄褐色，湿润分离后，每株单一，叶丛生在茎上部，展平后上部叶披针形，渐尖中肋突出叶尖呈刺状；茎下部可见须状假根，有的雌株具棕红色四棱形的孢蒴。气微，味淡。

【分布】 丽水市各地。

【性味】 味甘，性寒。

【功效】 滋阴清热，凉血止血。

【主治】 阴虚骨蒸，潮热盗汗，肺痨咳嗽，血热吐血，衄血，咯血，便血，崩漏，二便不通。

【用法用量】 内服煎汤，10～30g；外用适量，捣敷或研末调敷。

蕨类植物

石杉科 Huperziaceae

蛇足石杉（千层塔　畲药名：石壁果果）

【学名】 *Huperzia serrata*（Thunb.）Trev.

【药用部位】 全草。

【生态环境】 生于阔叶林或针阔混交林下阴湿处。

【采收季节】 7～8 月采收，去泥土，鲜用或干燥。

【药材性状】 为卷缩的数株集在一起的团状，茎上部多二叉分枝，顶端有的具芽孢。表面黄绿色；叶螺旋状排列，略成 4 行，椭圆披针形，长 0.8～2cm，宽约 3mm，短尖头，基部狭楔形，边缘具不规则的尖锯齿；中脉明显。孢子叶与营养叶同形同大，孢子囊肾形，叶腋生，两端露出，几乎每叶都有。气微，味微苦，有小毒。

【分布】 全市山地各地。

【性味】 味苦、辛、微甘，性平，小毒。

【功效】 散瘀止血，消肿止痛，除湿，清热解毒。

【主治】 跌打损伤，劳伤吐血，尿血，痔疮下血，水湿膨胀，白带，肿毒，溃疡久不收口，烫火伤。

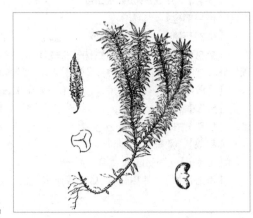

蛇足石杉（千层塔　畲药名：石壁果果）

42

【用法用量】　内服煎汤,5～10g,或捣汁;外用适量,煎水洗、捣敷或研末调敷。

【注意】　有毒,内服不可过量。孕妇禁服。

四川石杉

【学名】　*Huperzia sutchueniana*(Herter)Ching

【药用部位】　全草。

【生态环境】　生于海拔900m以上山坡灌草丛中或苔藓层中。

【采收季节】　7～8月采收,去泥土,干燥。

【药材性状】　为卷缩的数株集在一起的团状,茎上部多二叉分枝,顶端有的具芽孢。表面淡绿色至黄绿色;叶螺旋状排列,近平展,上部叶无柄,披针形,0.5～1cm,宽约1mm,渐尖头,边缘具疏锯齿。孢子囊肾形,叶腋生,两端超出叶缘。气微,味微苦,有小毒。

【分布】　遂昌、龙泉、庆元。

【性味】　味苦、辛、微甘,性平,小毒。

【功效】　散瘀止血,消肿止痛,除湿,清热解毒。

【主治】　跌打损伤,劳伤吐血,尿血,痔疮下血,水湿膨胀,白带,肿毒,溃疡久不收口,烫火伤。

【用法用量】　内服煎汤,5～10g,或捣汁;外用适量,煎水洗、捣敷或研末调敷。

【注意】　有毒,内服不可过量。孕妇禁服。

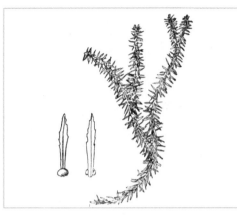

四川石杉

柳杉叶马尾杉(畲药名:坛头松)

【学名】　*Phlegmariurus cryptomerianus*(Maxim.)Ching

【药用部位】　全草。

【生态环境】　附生于海拔500～800m的山地林下阴湿岩石上苔藓丛中。

【采收季节】　全年可采,去泥土,干燥。

【药材性状】　为卷缩的团状。表面黑绿色,茎簇生,具3～4次二叉分枝,直径约2mm;叶螺旋状排列,披针形,长1～2cm,宽约1.5mm,先端锐尖,基部缩狭下延,无柄,革质,稍具光泽。孢子叶与营养叶同形同大。气微,味微苦。

【分布】　遂昌、龙泉、庆元、云和。

【性味】　味微苦,性温,小毒。

【功效】　活血化瘀,清热解毒。

【主治】　风湿痹痛,跌打损伤。

【用法用量】　外用捣碎,调入黄酒,敷患处。

【注意】　有毒。孕妇禁服。

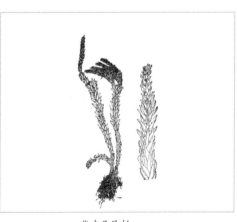

柳杉叶马尾杉(畲药名:坛头松)

华南马尾杉

【学名】　*Phlegmariurus fordii*(Bak.)Ching

【药用部位】　全草。

【生态环境】　生于海拔700m以下阴湿岩石或树干上。

【采收季节】　7～8月采收,去泥土,干燥。

【药材性状】　为卷缩的团状。表面黑绿色,1～2次二叉分枝;叶革质,螺旋状排列,营养叶椭圆状披针形,全缘,长1cm,中部最宽,约3mm,急尖头,上部叶向孢子叶过渡而变小,线状披针形,长约5mm,宽约1mm;孢子囊,生于孢子叶腋,圆肾形,黄色。气微,味微苦。

【分布】　庆元。

华南马尾杉

【性味】 味苦,性凉。

【功效】 祛风通络,消肿止痛,清热解毒。

【主治】 关节肿痛,四肢麻木,跌打损伤,咳喘,热淋,毒蛇咬伤。

【用法用量】 内服煎汤,3~9g;外用捣碎,敷患处。

闽浙马尾杉(畲药名:坛头松)

【学名】 *Phlegmariurus mingchegensis* Ching

【药用部位】 全草。

【生态环境】 附生于海拔500~1000m林下阴湿岩石上。

【采收季节】 全年可采收,去泥土,鲜用或干燥。

【药材性状】 为卷缩的团状。表面黄绿色,茎簇生,具一至多次二叉分枝或单一,直径约2mm;叶螺旋状排列,披针形,长约1.5cm,宽约1.5mm,先端渐尖,基部无柄,薄革质,具光泽。孢子叶与营养叶同形,但较小,长约1cm,宽约0.6mm。气微,味微苦。

【分布】 丽水市山区各地。

【性味】 味苦,性寒。

【功效】 清热解毒,消肿止痛,灭虱。

【主治】 发热,头痛,咳嗽,泄泻,肿毒,头虱。

【用法用量】 内服煎汤,5~15g;外用适量,捣碎,敷患处。

【注意】 服用过量可引起反胃。

石松科 Lycopodiaceae

扁枝石松(地刷子)

【学名】 *Diphasiastrum complanatum* (L.) Holub

【药用部位】 全草。

【生态环境】 生于海拔1500~1900m的林缘或山顶灌草丛中。

【采收季节】 夏季采收,鲜用或干燥。

【分布】 龙泉、庆元等地。

【性味】 味辛、苦,性温。

【功效】 舒筋活血,祛湿散寒。

【主治】 风湿痹痛,手足麻木,跌打损伤,月经不调。

【用法用量】 内服煎汤,9~15g,或浸酒;外用适量,捣敷或煎汤熏洗。

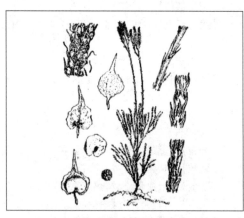

扁枝石松(地刷子)

藤石松(石子藤石松)

【学名】 *Lycopodiastrum causarinoides* (Spring) Holub

【药用部位】 全草。

【生态环境】 生于常绿阔叶林或灌木林中。

【采收季节】 夏、秋季采收,干燥。

【药材性状】 为团状枝条形,多回二枝分叉,长可达5m。表面绿黄色至浅棕色,主茎圆柱形,小枝扁平;叶革质,稀疏,卵至长圆形;能育枝叶红褐色;孢子囊近圆形。气微,味微辛。

【分布】 庆元、遂昌、云和。

【性味】 味微甘,性平。

【功效】 祛风除湿,舒筋活血,明目,解毒。

【主治】 风湿痹痛,腰肌劳损,跌打损伤,月经不调,盗汗,结膜炎,夜盲症,水火烫伤,疮疡肿毒。

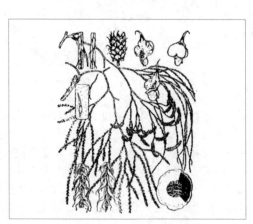

藤石松(石子藤石松)

【用法用量】 内服煎汤,15~30g,或浸酒;外用捣碎,敷患处或煎汤熏洗。

石松(伸筋草 畲药名:山惊猫、山猫绳)

【学名】 *Lycopodium japonicum* Thunb.

【药用部位】 全草(伸筋草)。

【生态环境】 生于灌草丛中、林间湿地。

【采收季节】 夏、秋季采收,干燥。

【药材性状】 匍匐茎细圆柱形,略弯曲,长可达2m,直径1~3mm,其下有黄白色细根;直立茎作二叉状分枝。叶密生茎上,螺旋状排列,皱缩弯曲,线形或披针形,长3~5mm,黄绿色至淡黄棕色,无毛,先端芒尖,全缘,易碎断。质韧软,断面皮部浅黄色,木部类白色。气微,味淡。

【分布】 丽水市山区各地。

【性味】 味苦、辛,性平。

【功效】 祛风除湿,舒筋活络。

【主治】 风湿痹痛,关节酸痛,皮肤麻木,四肢软弱,黄疸,咳嗽,跌打损伤,疮疡,疱疹,烫伤。

【用法用量】 内服煎汤,3~12g;外用适量,捣碎,敷患处。

【注意】 孕妇及出血过多者慎服。

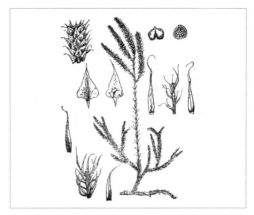

石松(伸筋草 畲药名:山惊猫、山猫绳)

灯笼草(垂穗石松 畲药名:坛头刷)

【学名】 *Palhinhaea cernua*(L.)Franco et Vasc.

【药用部位】 全草。

【生态环境】 生于海拔500m以下草地、林缘。有少量栽培。

【采收季节】 夏季采收,干燥。

【药材性状】 主茎圆柱形,略弯曲,长可达40cm。上部多分枝,直径1~2mm,表面黄色至黄绿色。叶密生,线状钻形,长2~3mm,黄绿色或浅绿色,全缘,常向上弯曲,质薄,易碎。枝顶常有孢子囊穗,矩圆形或圆柱形,长5~15mm,无柄,常下垂。气微,味淡。

【分布】 丽水市山区各地。

【性味】 味微甘,性平。

【功效】 舒筋活络,清热解毒,收敛止血。

【主治】 风湿痹痛,腰肌劳损,跌打损伤,月经不调,盗汗,结膜炎,夜盲症,水火烫伤,疮疡肿毒。

【用法用量】 内服煎汤,9~15g,或浸酒;外用适量,捣敷。

【注意】 孕妇及出血过多者慎服。

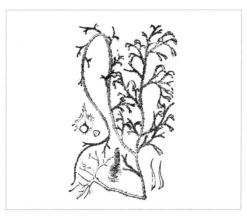

灯笼草(垂穗石松 畲药名:坛头刷)

卷柏科 Selaginellaceae

布朗卷柏(细毛卷柏、毛枝卷柏)

【学名】 *Selaginella braunii* Bak.

【药用部位】 全草(岩柏草)。

【生态环境】 生于海拔450m以下疏林或强烈风化的岩石旁。

【采收季节】 全年可采,鲜用或干燥。

【药材性状】 茎呈灰黄色或淡红褐色,具不定根,分枝有黑褐色细毛。分枝上营养叶异型;孢子叶穗着生于小枝顶端,四棱柱形,长约7mm。气微,味淡。

【分布】 遂昌、松阳。

【性味】 味辛、微甘,性平。

【功效】　清热利湿,活血消肿。
【主治】　黄疸,痢疾,肺热咳嗽,烫火伤。
【用法用量】　内服煎汤,15~30g。

蔓出卷柏

【学名】　*Selaginella davidii* Franch.
【药用部位】　全草。
【生态环境】　生于海拔300~600m林缘的岩石上。
【采收季节】　秋季采收,洗净,鲜用或干燥。
【分布】　龙泉、庆元、遂昌等地。
【性味】　味苦、微辛,性微寒。
【功效】　清热解毒,舒筋活络。
【主治】　肝炎,腹泻,风湿性关节炎,烫伤,外伤出血。
【用法用量】　内服煎汤,9~15g;外用适量,煎水洗或捣敷。

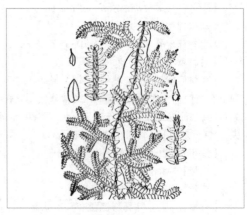

蔓出卷柏

薄叶卷柏

【学名】　*Selaginella delicatula*（Desv.）Alston
【药用部位】　全草。
【生态环境】　生于海拔300~600m林缘湿地。
【采收季节】　全年可采,鲜用或干燥。
【药材性状】　全草多卷缩成团,须根多数。茎表面黄绿色,圆柱形,长15~45cm,直径约1mm,上部分枝,质脆,易断。叶二型,背腹各二列,皱缩卷曲,腹叶长卵形,明显内弯,背叶长圆形,两侧稍不等,有的可见孢子囊穗。气微,味淡。
【分布】　遂昌、松阳、缙云。
【性味】　味苦、辛,性寒。
【功效】　清热解毒,活血,祛风。
【主治】　肺热咳嗽或咯血,肺痈,急性扁桃体炎,乳腺炎,眼结合膜炎漆疮,烫火伤,月经不调,跌打损伤,小儿惊风,麻疹,荨麻疹。
【用法用量】　内服煎汤,10~30g;外用适量,鲜品捣敷、煎水洗或干品研末调敷。

深绿卷柏(岩扁柏)

【学名】　*Selaginella doederleinii* Hieron.
【药用部位】　全草。
【生态环境】　生于海拔700m以下林缘阴湿地或灌丛中。
【采收季节】　全年可采,洗净,鲜用或干燥。
【药材性状】　全草多卷缩成团。茎表面黄绿色,圆柱形,长15~30cm,直径约1mm,近基部分枝,有根托,质脆,易断。叶二型,背腹各二列,矩圆状披针形,基部偏斜,心形,上侧具细齿,下侧全缘,背叶龙骨状微隆起,中叶具细齿。有的可见孢子囊穗。气微,味淡
【分布】　遂昌、龙泉、庆元、缙云、景宁。
【性味】　味甘、微苦、涩,性凉。
【功效】　清热解毒,祛风除湿。
【主治】　咽喉肿痛,目赤肿痛,肺热咳嗽,乳腺炎,湿热黄疸,风湿痹痛,外伤出血。
【用法用量】　内服煎汤,10~30g,鲜品加倍;外用适量,研末调敷或鲜品捣敷。

异穗卷柏

【学名】　*Selaginella heterostachys* Baker.
【药用部位】　全草。

【生态环境】　生于阴湿岩石上及湿地。

【采收季节】　夏、秋季采收,鲜用或干燥。

【分布】　丽水市各地。

【性味】　味微涩,性凉。

【功效】　解毒,止血。

【主治】　毒蛇咬伤,外伤出血。

【用法用量】　内服煎汤,9～15g;外用适量,研末调敷。

兖州卷柏(畲药名:岩柏)

【学名】　*Selaginella involvens*（Sw.）Spring

【药用部位】　全草。

【生态环境】　生于林下腐殖质堆积的岩石上或灌丛下。

【采收季节】　全年可采,鲜用或干燥。

【药材性状】　全草多卷缩成团。茎上部2～3回分枝,表面灰黄色,长12～30cm。叶在茎上一型,表面灰绿色,螺旋状排列,卵形,先端尖,基部一侧常有撕裂状凹缺,边缘具睫毛状细齿,下侧微凹,全缘;中脉明显,两侧常有一条并行沟。孢子穗单生小枝顶端,稀有双生,四棱形;孢子囊肾形,孢子二型。气微,味淡。

【分布】　遂昌、云和、景宁。

【性味】　味淡,微苦,性凉。

【功效】　清热利湿,止咳,止血,解毒。

【主治】　湿热黄疸,痢疾,水肿,腹水,淋证,痰湿咳嗽,咯血,吐血,便血,崩漏,外伤出血,乳痈,瘰疬,痔疮,烫伤。

【用法用量】　内服煎汤,15～30g,鲜品30～60g;外用适量,研末敷或鲜品捣敷。

疏叶卷柏

【学名】　*Selaginella kraussiana*（Kunze）A. Br.

【药用部位】　全草。

【生态环境】　生于林下、林缘湿地。有栽培。

【采收季节】　全年可采,鲜用或干燥。

【分布】　遂昌、龙泉、庆元。市内有作花卉"情人草"种植。

【性味】　味淡,性凉。

【功效】　祛痰止咳,解毒消肿,凉血止血。

【主治】　肺热咳嗽,痔疮,疮毒,烧伤,蜂螫伤及出血。

【用法用量】　内服煎汤,10～30g;外用适量,捣敷或塞鼻。

细叶卷柏

【学名】　*Selaginella labordei* Hieron.

【药用部位】　全草。

【生态环境】　生于林下、林缘、湿润的岩石上。

【采收季节】　全年可采,鲜用或干燥。

【分布】　遂昌、龙泉、庆元、缙云、景宁。

【性味】　味微苦,性凉。

【功效】　清热利湿,平喘,止血。

【主治】　小儿高热惊风,肝炎,胆囊炎,泄泻,痢疾,疳积,哮喘,肺痨咳血,月经过多,外伤出血。

【用法用量】　内服煎汤,9～15g,大剂量可用至30g;外用适量,捣敷。

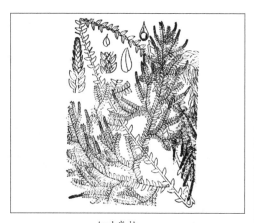

细叶卷柏

47

江南卷柏（畲药名：石壁松、鸡方尾）

【学名】　*Selaginella moellendorfii* Hieron.

【药用部位】　全草（卷柏草）。

【生态环境】　生于林下、林缘、农田边。

【采收季节】　7月（大暑前后）采收，洗净，干燥。

【药材性状】　根茎表面灰棕色，自左右发出细根，有根毛。茎灰黄色至淡红褐色，长10～40cm，直径1～2mm，下部不分枝，疏生伏贴的三角形叶，上部羽状分枝，营养叶异型；中叶斜卵形，顶端锐尖，基部心形，有膜质的白边和微齿；侧叶斜展，卵状三角形，具短尖头；均呈灰绿色。主茎上的叶卵状三角形，螺旋状排列，向上贴生，暗紫红色。气微，味淡。

【分布】　丽水市各地。

【性味】　味辛、微甘，性平。

【功效】　止血，清热，利湿。

【主治】　肺热咯血，吐血，衄血，便血，痔疮出血，发热，小儿惊风，湿热黄疸，淋病，水肿，水火烫伤。

【用法用量】　内服煎汤，15～30g，大剂量60g；外用适量，研末调敷或鲜品捣敷。

伏地卷柏（日本卷柏）

【学名】　*Selaginella nipponica* Franch. et Sav.

【药用部位】　全草。

【生态环境】　凡能形成陆生植物群落的山地和旷野都有生长。

【采收季节】　夏、秋季采收，干燥。

【分布】　丽水市各地。

【性味】　味微苦，性凉。

【功效】　止咳平喘，止血，清热解毒。

【主治】　咳嗽气喘，吐血，痔疮出血，外伤出血，淋病，烫火伤。

【用法用量】　内服煎汤，9～15g；外用适量，研末调敷。

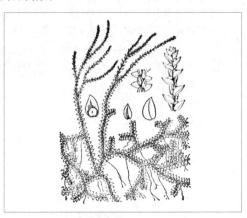

伏地卷柏（日本卷柏）

卷柏（畲药名：还魂草、九死还魂草）

【学名】　*Selaginella tamariscina*（Beauv.）Spring

【药用部位】　全草（卷柏）。

【生态环境】　多生于岩石上，少数生于岩石旁土中。

【采收季节】　全年可采，去根，洗净，干燥。

【药材性状】　全体卷缩成拳形。主茎粗壮并簇生众多棕色至棕黑色须根。枝丛生，绿色或黄绿色，稍扁而卷曲，其上密生鳞片状小叶。鳞叶绿色，膜质，先端具芒尖，边缘有细尖的锯齿。质脆。气微，味淡。

【分布】　遂昌、龙泉、庆元、缙云、景宁、松阳。

【性味】　味辛，性平。

【功效】　生用活血通经，炒用化瘀止血。

【主治】　经闭，癥瘕，血闭绝子；炒用吐血，衄血，便血，尿血。

【用法用量】　内服煎汤，4.5～9g；外用适量，研末调敷。

【注意】　孕妇禁服。

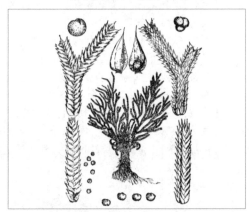

卷柏（畲药名：还魂草、九死还魂草）

翠云草（畲药名：地塌蓬）

【学名】　*Selaginella uncinata*（Desv.）Spring

【药用部位】　全草。

【生态环境】　生于山谷林下、梯田间或山间小路旁。

【采收季节】　全年可采，鲜用或干燥。

【药材性状】　全体卷缩成团。茎灰黄色或黄绿色，有棱；分枝处有根托。主茎上叶一型，2列，疏生，卵形或卵状椭圆形，短尖头，基部近心

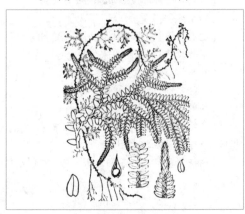

翠云草（畲药名：地塌蓬）

形;分枝的叶二型,腹背各 2 列,长圆形或卵状长圆形,全缘,有白边,叶薄草质,淡绿色至鲜绿色。孢子囊穗生于小枝顶端,背面隆起,孢子二型。气微,味淡。

【分布】 丽水市各地。

【性味】 味淡、微苦,性凉。

【功效】 清热利湿,收敛止血。

【主治】 黄疸,痢疾,泄泻,水肿,淋病,筋骨痹痛,吐血,咳血,便血,外伤出血,痔漏,烫火伤,蛇咬伤。

【用法用量】 内服煎汤,10 ~ 30g,鲜品可用至 60g;外用适量,研末调敷或炒炭存性研末,调敷或鲜品捣敷。

木贼科 Equisetaceae

笔管草(畲药名:笔管草)

【学名】 *Hippochaete debilis*（Roxb.）Ching

【药用部位】 全草。

【生态环境】 生于海拔 500m 以下的水边沙滩或林缘灌丛中。

【采收季节】 秋季采收,洗净,干燥或鲜用。

【药材性状】 茎圆柱形,粗糙,节间长 5 ~ 8cm,中空。表面淡绿色至黄绿色;叶鞘短筒状,紧贴于茎,鞘肋背面平坦,鞘齿膜质,先端钝头,基部平截,有一黑色细圈。气微,味淡。

【分布】 丽水市各地。

【性味】 味甘、微苦,性凉。

【功效】 明目,清热,利湿,止血。

【主治】 目赤胀痛,翳膜遮眼,淋病,黄疸性肝炎,尿血,崩漏。

【用法用量】 内服煎汤,9 ~ 15g,鲜品 15 ~ 30g。

【注意】 体虚多尿者慎服。

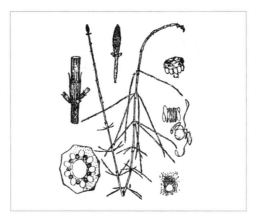

笔管草(畲药名:笔管草)

节节草(畲药名:洗桌草、接骨草)

【学名】 *Hippochaete ramosissima*（Desf.）Boerner

【药用部位】 全草。

【生态环境】 生于海拔 300m 以下的山涧、溪沟边沙滩是或石堆中。

【采收季节】 夏、秋季采收,鲜用或通风处阴干。

【药材性状】 茎灰绿色,基部多分枝,长短不一。直径 1 ~ 2.5cm,中部以下节处有 2 ~ 5 个小枝,表面粗糙,灰绿色或黄绿色,有肋棱 8 ~ 16 条,棱上有 1 列疣状突起,或有小横纹。叶鞘筒狭长,略呈漏斗状,长为直径的 2 倍,叶鞘背上无棱脊,先端有尖三角形裂齿,黑色,边缘膜质常脱落。质脆,易折断,断面中央有小孔。气微,味淡、微涩。

【分布】 遂昌、松阳、龙泉等地。

【性味】 味甘、苦,性微寒。

【功效】 清热,明目,止血,利尿。

【主治】 风热感冒,咳嗽,目赤肿痛,云翳,鼻衄,尿血,肠风下血,淋证,黄疸,带下,骨折。

【用法用量】 内服煎汤,9 ~ 30g,鲜品 30 ~ 60g;外用适量,捣敷或研末撒。

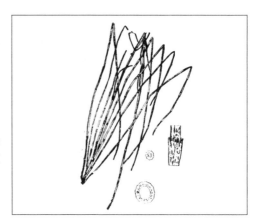

节节草(畲药名:洗桌草、接骨草)

松叶蕨科 Psilotaceae

松叶蕨(松叶兰)

【学名】 *Psilotum nudum*（L.）Griseb.

【药用部位】 全草。

【生态环境】 生于海拔300m以下的岩石缝隙或附生于树干上。
【采收季节】 夏、秋季采收,洗净,鲜用或干燥。
【药材性状】 全草绿色,久贮呈棕色。茎二叉分枝,扁缩,具棱,直径2~3mm。叶极小,三角形;孢子叶阔卵形,二叉,孢子囊生于叶腋,球形,乳白色,纵裂为三瓣。气微,味淡、微辛。
【分布】 缙云、青田。
【性味】 味辛,性温。
【功效】 活血止血,祛风除湿。
【主治】 风湿痹痛,风疹,经闭,吐血,跌打损伤。
【用法用量】 内服煎汤,9~15g,或研末或泡酒;外用适量,捣敷或煎水洗。

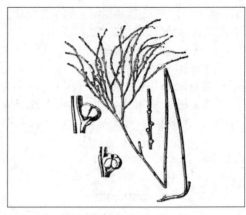

松叶蕨(松叶兰)

阴地蕨科 Botrychiaceae

薄叶阴地蕨

【学名】 *Scepteridium daucifolium* (Wall. ex Bedd.) Lyon
【药用部位】 带根的全草。
【生态环境】 生于海拔500~900m的林下。
【采收季节】 全年可采,洗净,干燥。
【药材性状】 根茎表面棕褐色至灰褐色,长约0.5cm,直径2~3mm。根稍粗壮,不分枝,表面棕褐色,具横皱纹,易折断,断面白色,粉性。叶柄黄棕色或黄褐色,扁平而扭曲,具纵条纹,长8~12cm;营养叶柄长6~9cm,叶片卷缩,黄绿色,展平后呈五角形,二回羽状分裂,侧生羽叶4~6对,互生;孢子叶绿黄色,有的脱落或仅留叶柄。气微,味微甘。
【分布】 云和、景宁。
【性味】 味甘、辛,性微寒。
【功效】 补虚润肺,清热解毒,止咳化痰。
【主治】 肺热咳嗽,痄腮,跌打肿痛,蛇犬咬伤。
【用法用量】 内服煎汤,15~30g;外用适量,捣敷。

华东阴地蕨

【学名】 *Scepteridium japonicum* (Prantl) Lyon
【药用部位】 带根的全草(小春花)。
【生态环境】 生于海拔300~1600m的林下或灌草丛中。
【采收季节】 春末或深秋采挖,洗净,干燥。
【药材性状】 根茎表面棕褐色至灰褐色,长约0.5cm,直径3~4mm。根表面棕褐色,具横皱纹,易折断,断面白色,粉性。叶柄黄棕色或黄褐色,扁平而扭曲,具纵条纹,长1.5~4cm;营养叶柄长5~15cm,叶片卷缩,黄绿色,展平后呈五角形,三回羽状分裂,侧生羽叶4~6对;孢子叶绿黄色,有的脱落或仅留叶柄。气微,味微甘。
【分布】 遂昌、龙泉、松阳、庆元、缙云、景宁、青田、莲都。
【性味】 味甘、苦,性微寒。
【功效】 清肝明目,化痰消肿。
【主治】 目赤肿痛,小儿高热抽搐,咳嗽,吐血,瘰疬,痈疮。
【用法用量】 内服煎汤,9~15g;外用适量,捣敷。

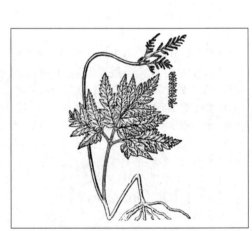

华东阴地蕨

阴地蕨(畲药名:独脚郎衣)

【学名】 *Scepteridium ternatum*（Thunb.）Lyon

【药用部位】 带根的全草(小春花)。

【生态环境】 生于海拔 900m 以下的林下。

【采收季节】 春末或深秋采挖,洗净,鲜用或干燥。

【药材性状】 根茎表面棕褐色至灰褐色,长 0.5 ~ 1cm,直径 2 ~ 3mm。根表面棕褐色,具横皱纹,易折断,断面白色,粉性。叶柄黄棕色或黄褐色,扁平而扭曲,具纵条纹,长 1.5 ~ 4cm;营养叶柄长 3 ~ 14cm,叶片卷缩,黄绿色,展平后呈宽三角形,三回羽状分裂,侧生羽叶 3 ~ 4 对;孢子叶绿黄色,有的脱落或仅留叶柄。气微,味微甘。

【分布】 遂昌、龙泉、庆元、缙云、景宁、松阳。

【性味】 味甘、苦,性微寒。

【功效】 清热解毒,平肝熄风,止咳,止血。明目去翳。

【主治】 小儿高热抽搐,肺热咳嗽,咳血,百日咳,癫狂,痢疾,疮疡肿毒,瘰疬,毒蛇咬伤,目赤火眼,目生翳障。

【用法用量】 内服煎汤,6 ~ 15g,鲜品 15 ~ 30g;外用适量,捣敷。

【注意】 虚寒、体弱及腹泻者禁服。

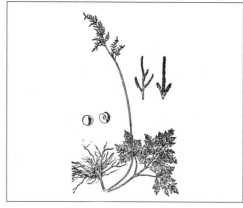

阴地蕨(畲药名:独脚郎衣)

瓶尔小草科 Ophioglossaceae

瓶尔小草

【学名】 *Ophioglossum vulgatum* L.

【药用部位】 带根的全草

【生态环境】 生于海拔 500m 以下的灌草丛中。

【采收季节】 春、夏季采挖,洗净,鲜用或干燥。

【药材性状】 呈卷缩状。根茎短。根表面深棕色,多数,肉质,具纵沟。叶通常 1 枚,表面浅棕色,叶柄长 9 ~ 14cm,不育叶无柄,叶片皱缩,展平后卵形或狭卵形,长 1.5 ~ 4cm,宽 0.8 ~ 2cm,先端钝圆或锐尖,基部渐狭呈楔形,叶脉网状。孢子叶线形。孢子囊排成 2 列,无柄。质柔韧,不易折断。气微,味淡。

【分布】 遂昌、龙泉。

【性味】 味甘,性微寒。

【功效】 清热凉血,解毒镇痛,止咳。

【主治】 肺热咳嗽,肺痈,肺痨吐血,小儿高热惊风,目赤肿痛,胃痛,疔疮痈肿,蛇虫咬伤,跌打肿痛。

【用法用量】 内服煎汤,10 ~ 15g,或研末,每次 3g;外用适量,鲜品捣敷。

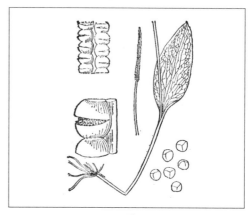

瓶尔小草

观音座莲科 Angiopteridaceae

福建观音座莲

【学名】 *Angiopteris fokiensis* Hieron.

【药用部位】 根状茎。

【生态环境】 生于海拔 250 ~ 300m 的常绿阔叶林下。

【采收季节】 全年可采,去须根,切片干燥或鲜用。

【分布】 松阳。

【性味】 味微苦,性凉。

【功效】 清热凉血,祛瘀止血,镇静安神。

【主治】 跌打肿痛,外伤出血,崩漏,乳痈,痄腮,痈肿疔疮,风湿痹

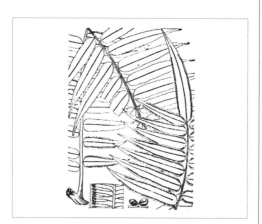

福建观音座莲

痛,产后腹痛,心烦失眠,毒蛇咬伤。

【用法用量】 内服煎汤,10~30g,鲜品30~60g,研末,每次3g,每日9g;外用适量,捣敷或磨汁涂。

紫萁科 Osmundaceae

粗齿紫萁

【学名】 *Osmunda banksiifolia* (Presl) Kuhn

【药用部位】 根状茎。

【生态环境】 生于海拔约700m的山地溪沟边。

【采收季节】 深秋采挖,洗净,干燥。

【分布】 龙泉、庆元。

【性味】 味苦,性微寒。

【功效】 清热解毒,祛湿舒筋,驱虫。

【主治】 流感,外伤出血,肠道寄生虫病。

【用法用量】 内服煎汤,10~30g。

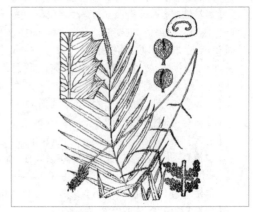

粗齿紫萁

福建紫萁(分株紫萁)

【学名】 *Osmunda cinnamomea* L. 〔*O. cinnamomea* L var. *fokiense* Cop.〕

【药用部位】 根茎。

【生态环境】 生于海拔1400m以下的林缘或林下湿润地及沼泽。

【采收季节】 春末或深秋采挖,洗净,干燥。

【分布】 遂昌、松阳、龙泉、庆元。

【性味】 味苦,性寒。

【功效】 清热解毒,止血杀虫。

【主治】 流感,外伤出血,蛔虫病。

【用法用量】 内服煎汤,10~30g,或炒炭存性研末,每次3g,每日2~3次;外用适量,捣敷。

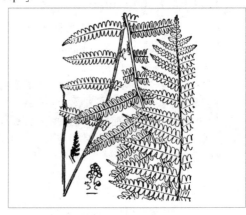

福建紫萁(分株紫萁)

紫萁(畲药名:黄狗头)

【学名】 *Osmunda japonica* Thunb.

【药用部位】 根茎(贯众)、嫩苗。

【生态环境】 生于海拔1500m以下的林缘或林下较湿润处。

【采收季节】 春末或深秋采挖根茎,洗净,干燥;春季采摘嫩苗,鲜用或干燥。

【药材性状】 根茎圆锥形、近纺锤形、类球形或不规则长球形,稍弯曲,先端钝,有时具分枝,下端较尖。长5~30cm,直径4~8cm。表面棕褐色,具残留叶柄基部和黑色须根,无鳞片。叶柄残基断面中部有1个U形维管束。质硬。气微,味淡、微涩。

【分布】 丽水市各地。

【性味】 根茎:味苦,性微寒,小毒。嫩苗:味苦,性微寒。

【功效】 根茎:清热解毒,祛瘀止血,杀虫。嫩苗:止血。

【主治】 根茎:流感,流脑,乙脑,腮腺炎,痈疮肿毒,麻疹,水痘,痢疾,吐血,衄血,便血,崩漏,带下,蛲虫、钩虫等肠道寄生虫病。嫩苗:外伤出血。

【用法用量】 根茎内服煎汤,3~15g;外用适量,鲜品捣敷。嫩苗外用适量,鲜品捣敷或干品研末敷。

【注意】 根茎:脾胃虚寒者禁用。

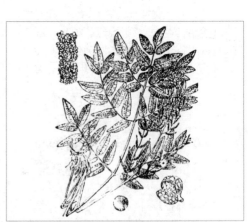

紫萁(畲药名:黄狗头)

52

华南紫萁

【学名】 *Osmunda vachellii* Hook.

【药用部位】 根茎及叶的髓部、嫩叶或嫩苗。

【生态环境】 生于海拔 700m 的山地溪沟边。

【采收季节】 全年可采根茎及叶的髓部,鲜用或干燥;春季采摘嫩叶或嫩苗,鲜用或干燥。

【药材性状】 根茎圆柱形,一端钝圆,另一端较尖,稍弯曲,表面棕黄色,其上密被叶柄残基及须根,无鳞片。气微,味微苦涩。

【分布】 庆元、龙泉、遂昌等地。

【性味】 根茎及叶的髓部:味微苦、涩,性平。

【功效】 根茎及叶的髓部:清热解毒,祛湿舒筋,止血生肌。

　　　　 嫩叶或嫩苗:清热,止血。

【主治】 根茎及叶的髓部:流感,痄腮,痈肿疮疖,带下,筋脉拘挛,胃痛,肠道寄生虫病。

　　　　 嫩叶或嫩苗:外伤出血,尿血,烫伤。

【用法用量】 根茎及叶的髓部内服煎汤,30~60g;外用适量,捣敷或研末敷。嫩叶或嫩苗内服煎汤,30~60g;外用适量,鲜品捣敷或干品研末调敷。

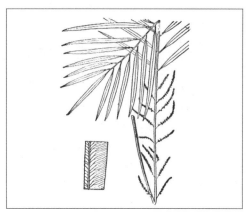

华南紫萁

瘤足蕨科 Plagiogyriaceae

华中瘤足蕨

【学名】 *Plagiogyria euphlebia*(Kunze)Mett.

【药用部位】 根状茎或全草。

【生态环境】 生于海拔 500~1500m 的林下。

【采收季节】 夏、秋季采收,洗净,鲜用或干燥。

【分布】 遂昌、松阳、龙泉、庆元。

【性味】 味微苦,性凉。

【功效】 清热解毒。

【主治】 流感。

【用法用量】 内服:煎汤 9~15g;外用适量,鲜品捣敷。

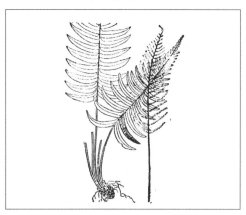

华中瘤足蕨

镰叶瘤足蕨

【学名】 *Plagiogyria distinctissima* Ching［*P. rankanensis* Hayana］

【药用部位】 根状茎或全草。

【生态环境】 生于海拔 700m 以下的林下湿地。

【采收季节】 夏、秋季采收,洗净,鲜用或干燥。

【分布】 庆元。

【性味】 味辛,性凉。

【功效】 清热发表,透疹,止痒。

【主治】 流感,麻疹,皮肤瘙痒,崩漏,扭伤。

【用法用量】 内服煎汤,9~15g,或研末;外用适量,鲜品捣敷或烧灰研末调敷。

镰叶瘤足蕨

华东瘤足蕨

【学名】 *Plagiogyria japonica* Nakai

【药用部位】 根状茎。

【生态环境】 生于海拔 1300m 以下的常绿阔叶林下。

【采收季节】 全年可采,洗净,鲜用或干燥。

【分布】 遂昌、龙泉、庆元。

【性味】 味微苦,性凉。

【功效】 清热解毒,消肿。

【主治】 流感,风热头痛,跌打伤痛。

【用法用量】 内服煎汤,9～15g;外用适量,鲜品捣敷。

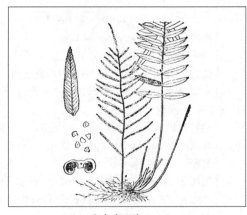

华东瘤足蕨

里白科 Gleicheniaceae

芒萁(狼衣　畲药名:孬巨、蒙干笋)

【学名】 *Dicranopteris pedata*（Houtt.）Nakai

【药用部位】 根茎、叶柄及幼苗。

【生态环境】 生于海拔 1000m 以下无林或疏林的山地。

【采收季节】 全年可采,洗净,鲜用或干燥。

【药材性状】 根茎圆柱形,被棕色鳞毛。叶卷缩,叶柄褐棕色,光滑,长 20～50cm,叶轴 1～3 回二叉分枝,多数 2 回,各回分叉的腋间有 1 个休眠芽,密被绒毛,并有 1 对叶状苞片;末回羽片展开后呈披针形,长 15～25cm,宽 4～6cm,篦齿状羽裂,裂片条状披针形,顶端常微凹,侧脉每组有 3～5 条;上表面黄绿色,下表面灰白色。气微,味淡。

【分布】 丽水市各地。

【性味】 根茎:味微苦,性凉。

叶柄及幼苗:味微苦、涩,性凉。

【功效】 根茎:清热利湿,化瘀止血,止咳。

叶柄及幼苗:化瘀止血,清热利尿,解毒消肿。

【主治】 根茎:湿热膨胀,小便涩痛,阴部湿痒,白带,跌打损伤,外伤出血,烫伤。

叶柄及幼苗:血崩,跌打伤肿,外伤出血,热淋涩痛,白带,小儿腹泻,痔漏,目赤肿痛,烫火伤,毒虫咬伤。

【用法用量】 根茎内服煎汤,15～30g;外用适量,鲜品捣敷。叶柄及幼苗内服煎汤,9～15g;外用适量,研末调敷或鲜品捣敷。

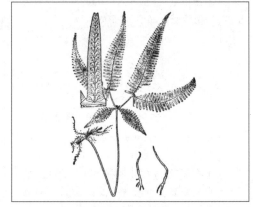

芒萁(狼衣　畲药名:孬巨、蒙干笋)

中华里白

【学名】 *Diplopterygium chinense*（Ros.）Devol

【药用部位】 根状茎。

【生态环境】 生于海拔 400m 以下的林中。

【采收季节】 秋、冬季采挖,洗净,干燥。

【药材性状】 根茎略弯,表面棕褐色,较皱,直径 5～7mm。叶柄基部及须根上被棕色鳞毛。质坚脆,易折断,断面不平坦,深褐色,散有棕色纤维束和淡黄色分体中柱。气微,味淡后微辛。

【分布】 庆元。

【性味】 味微苦、微涩,性凉。

【功效】 止血,接骨。

【主治】 鼻衄,骨折。

【用法用量】 内服煎汤,9～15g;外用适量,研末调敷或塞鼻。

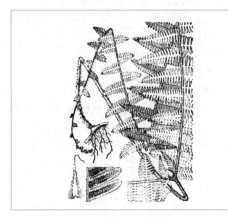

中华里白

里白(大叶郎衣)

【学名】 *Diplopterygium glaucum*(Thunb. ex Houtt.)Nakai
【药用部位】 根茎。
【生态环境】 生于海拔700m以下的多风干燥山坡。
【采收季节】 秋、冬季采挖,洗净,干燥。
【药材性状】 根茎略弯,表面褐色,被鳞片,并有弯曲的须根,直径4~6mm。叶柄基部及须根上被棕色鳞毛。质坚脆,易折断,断面外层为棕色皮层,中央为淡黄色中柱。气微,味淡后微辛。
【分布】 丽水市各地。
【性味】 味微苦、涩,性凉。
【功效】 行气止血,化瘀接骨。
【主治】 胃脘痛,鼻衄,跌打损伤,骨折。
【用法用量】 内服煎汤,9~15g;外用适量,研末,塞鼻或调敷。

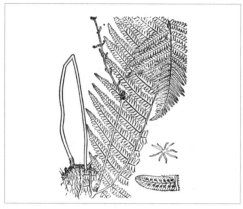

里白(大叶郎衣)

光里白

【学名】 *Diplopterygium laevissimum*(Christ)Nakai
【药用部位】 根状茎。
【生态环境】 生于海拔700以下的林下或林缘。
【采收季节】 全年可采挖,洗净,干燥。
【药材性状】 根茎较平直,表面暗褐色,较光滑,有亮棕色大鳞片及多数黑色须根,直径4~6mm。质坚脆,易折断,断面不平坦,皮层棕色,中柱淡黄色。气微,味淡后微辛。
【分布】 遂昌、龙泉、庆元、景宁、松阳。
【性味】 味微苦、涩,性凉。
【功效】 行气,止血,接骨。
【主治】 胃脘胀痛,跌打骨折,鼻衄。
【用法用量】 内服煎汤,9~15g;外用适量,研末,塞鼻或调敷。

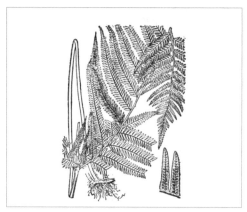

光里白

55

海金沙科 Lygodiaceae

海金沙(畲药名:铜丝藤、过路青)

【学名】 *Lygodium japonicum*(Thunb.)Sw.
【药用部位】 全草(海金沙藤)、根(钢丝藤根)、孢子(海金沙)。
【生态环境】 生于海拔1000m以下的林中、林缘、灌草丛中或田头地角。
【采收季节】 夏、秋季采收全草,干燥;秋、冬季采挖根,干燥;秋季采集孢子。
【药材性状】 全草常缠绕成团状,茎表面禾秆色,纤细,多分枝,拉直长可达1m以上。叶对生于短枝两侧,二型,草质,皱缩,表面黄棕色至绿褐色;营养叶尖三角形,二回羽状;一回羽片2~4对,互生,卵圆形,长4~8cm,宽3~6cm;二回羽片2~3对,卵状三角形,掌状3裂,裂片短而阔,顶生裂片长2~3cm,宽6~8mm,边缘有不规则的浅圆齿。孢子叶卵状三角形,长宽近等,在末回羽片下面边缘疏生流苏状孢子囊穗。体轻,质脆,易折断。气微,味淡。

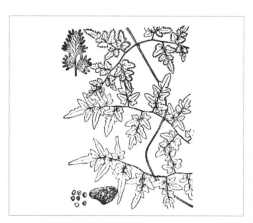

海金沙(畲药名:铜丝藤、过路青)

根和根茎为不规则分枝状,细长,灰褐色至茶褐色,有黑色的毛,常残留有禾秆色细茎。根须状,众多,细长,表面黑褐色,弯曲不直,有细密的纤维根。质硬而韧,略有弹性,较难折断(纤维根易断),断面淡黄棕色。气微,味淡。

孢子为棕黄色或浅棕黄色粉末。体轻,手捻有光滑感,置手中易从指缝滑落。气微,味淡。
【分布】 丽水市各地。

【性味】 全草:味甘,性寒。

根:味甘、淡,性寒。

孢子:味甘、淡,性寒。

【功效】 全草:清热解毒,利水通淋,活血通络。

根:清热解毒,利湿消肿。

孢子:利水通淋,清热解毒。

【主治】 全草:热淋,石淋,血淋,小便不利,水肿,白浊,带下,肝炎,泄泻,痢疾,感冒发热,咳喘,咽喉肿痛,口疮,目赤肿痛,痄腮,乳痈,丹毒,带状疱疹,水火烫伤,皮肤瘙痒,跌打伤肿,风湿痹痛,外伤出血。

根:肺炎,感冒高热,乙脑,急性胃肠炎,痢疾,急性传染性黄疸性肝炎,尿路感染,膀胱结石,风湿腰腿痛,乳腺炎,腮腺炎,睾丸炎,蛇咬伤,月经不调。

孢子:热淋,血淋,沙淋,白浊,带下,水湿肿满,湿热泻痢,湿热黄疸。

【用法用量】 全草内服煎汤,9~30g;外用适量,煎水洗或鲜品捣敷。根内服煎汤,15~30g,鲜品加倍;外用适量,研末调敷。孢子内服煎汤,6~15g,布包煎。

【注意】 全草:孕妇慎服。

孢子:肾虚阴亏者慎服。

膜蕨科 Hymenophyllaceae

华东膜蕨

【学名】 *Hymenophyllum barbatum*(v. d. Bosch)Baker.

【药用部位】 全草。

【生态环境】 生于海拔1600m以下的林下湿润岩石上。

【采收季节】 夏、秋季采收,鲜用或干燥。

【药材性状】 全草卷缩成团。根茎纤细,丝状,黑色。叶柄丝状,长0.5~2cm,被淡褐色柔毛;叶淡褐色或鲜绿色,展开后呈卵形,薄膜质,半透明,长1.5~2.5cm,宽1~2cm。气微,味淡。

【分布】 遂昌、龙泉、庆元。

【性味】 味微涩,性凉。

【功效】 止血。

【主治】 外伤出血。

【用法用量】 外用适量,鲜品捣敷或干品研末调敷。

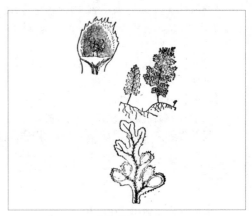

华东膜蕨

顶果膜蕨

【学名】 *Hymenophyllum khasyanum* Hook. et Baker.

【药用部位】 全草。

【生态环境】 生于海拔600~1600m的林下岩石上。

【采收季节】 夏、秋季采收,鲜用或干燥。

【药材性状】 全草卷缩成团。根茎纤细,丝状,黑色。叶柄丝状,长2~3cm,被淡褐色节状毛;叶淡褐色或鲜绿色,展开后呈狭长披针形,薄膜质,半透明,长3.5~7cm,宽1.5~3cm。气微,味淡。

【分布】 遂昌、龙泉、庆元。

【性味】 味微涩,性平。

【功效】 生肌止血。

【主治】 外伤出血。

【用法用量】 外用适量,鲜品捣敷或干品研末调敷。

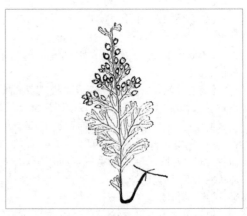

顶果膜蕨

蓣蕨

【学名】 *Mecodium badium*（Hook. et Grev.）Copel.

【药用部位】 全草。

【生态环境】 生于海拔800m以下的林下湿润岩石上。

【采收季节】 全年可采收,鲜用或干燥。

【药材性状】 全草卷缩成团。根茎纤细,铁丝状,褐色。叶柄长4.5~9cm,边缘有翅,深褐色;叶绿褐色,展开后呈宽卵状披针形或卵形,薄膜质,半透明,长7~15cm,宽3~5cm;叶脉两面均明显隆起。气微,味淡微辛。

【分布】 遂昌、庆元、景宁。

【性味】 味微苦、涩,性凉。

【功效】 清热解毒,生肌止血。

【主治】 水火烫伤,痈疖肿毒,外伤出血。

【用法用量】 内服煎汤,9~15g;外用适量,鲜品捣敷或干品研末调敷。

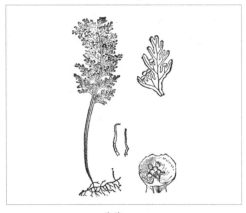

蓣蕨

小果蓣蕨

【学名】 *Mecodium microsorum*（v. d. Bosch）Ching

【药用部位】 全草。

【生态环境】 生于海拔1600m林下湿润的岩石上。

【采收季节】 夏、秋季采收,鲜用或干燥。

【分布】 遂昌。

【性味】 味微苦,性凉。

【功效】 清热解毒,敛疮生肌。

【主治】 痈疖肿毒,水火烫伤。

【用法用量】 内服煎汤,9~15g;外用适量,鲜品捣敷或干品研末调敷。

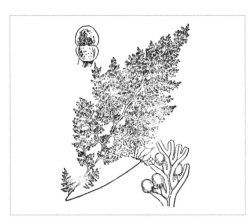

小果蓣蕨

长柄蓣蕨

【学名】 *Mecodium osmundoides*（v. d. Bosch）Ching

【药用部位】 全草。

【生态环境】 生于海拔400~800m林下岩石上。

【采收季节】 全年可采收,鲜用或干燥。

【药材性状】 全草卷缩成团。根茎纤细,丝状,褐色,光滑。叶柄深褐色,长4~7cm,直径约0.5mm,光滑;叶片棕色,宽卵形,薄膜质,半透明,长8~12cm,宽2.5~4.5cm。气微,味淡,后渐辛麻舌。

【分布】 遂昌、龙泉、庆元。

【性味】 味微苦,性凉。

【功效】 清热解毒,生肌止血。

【主治】 水火烫伤,痈疖肿毒,外伤出血。

【用法用量】 内服煎汤,9~15g;外用适量,鲜品捣敷或干品研末调敷。

瓶蕨

【学名】 *Trichomanes auriculata* Bl.

【药用部位】 全草。

【生态环境】 生于海拔900m以下林下、林缘岩石上。

【采收季节】 夏、秋季采收,鲜用或干燥。

【分布】 松阳等地。

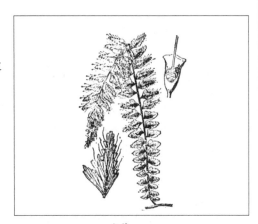

瓶蕨

【性味】 味微苦,性平。

【功效】 止血生肌。

【主治】 外伤出血。

【用法用量】 内服煎汤,9~15g;外用适量,鲜品捣敷或干品研末调敷。

华东瓶蕨

【学名】 *Trichomanes orientalis* C. Chr.

【药用部位】 全草。

【生态环境】 生于海拔800m以下林下、林缘阴湿的岩石上。

【采收季节】 全年可采收,鲜用或干燥。

【分布】 庆元。

【性味】 味微涩,微苦,性凉。

【功效】 止血生肌,健脾消食,清热解毒。

【主治】 外伤出血,痈疖肿毒,消化不良,肺热咳嗽。

【用法用量】 内服,煎汤9~15g;外用适量,鲜品捣敷或干品研末调敷。

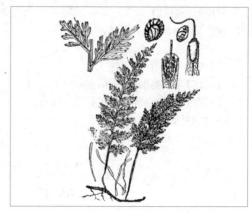

华东瓶蕨

稀子蕨科 Monachosoraceae

尾叶稀子蕨

【学名】 *Monachosorum flagellare* (Maxim.) Hayata

【药用部位】 全草。

【生态环境】 生于海拔1000~1600m林下阴湿的岩石上。

【采收季节】 全年可采收,干燥。

【药材性状】 根茎短圆柱形,上方簇生多数叶,下方有众多须根。叶柄棕黄色,长7~13cm,直径1~1.5cm,下面圆,上面有一狭纵沟,内密生腺状毛;叶片褐色,膜质,长圆卵形,顶部生成长尾形,有的着地生根,长20~45cm,宽8~14cm;小羽叶无柄,基部不对称,下面疏生细腺毛。气微,味微苦。

【分布】 遂昌、龙泉。

【性味】 味微苦,性平。

【功效】 祛风除湿,止痛。

【主治】 风湿痹痛,痛风。

【用法用量】 内服煎汤,9~15g。

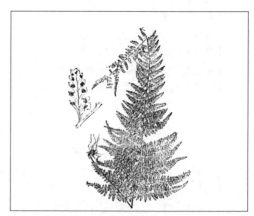

尾叶稀子蕨

碗蕨科 Dennstaedtiaceae

碗蕨

【学名】 *Dennstaedtia scabra* (Wall.) Moore

【药用部位】 全草。

【生态环境】 生于海拔1000~1400m林下。

【采收季节】 夏、秋季采收,洗净,鲜用或干燥。

【药材性状】 根茎圆柱形,粗长,表面红棕色,密被棕色的节状毛,下面着生众多黑色的须根。叶柄红棕色,稍具光泽,长20~35cm;叶片棕绿色,纸质,长20~35cm,宽15~20cm,三至四回羽状深裂;三角状披针形或矩圆形,叶两面、羽轴及叶脉均具褐色的节状长毛;末回裂片短,钝尖,全缘,每裂片有小脉1条,先端膨大成水囊,不达叶边;孢子囊群生于小脉先端,囊群盖碗形,灰绿色,略有毛。质脆。气微,味淡。

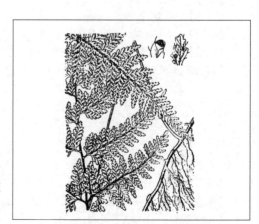

碗蕨

【分布】 龙泉、庆元、遂昌。

【性味】 味辛,性凉。

【功效】 清热解表,祛风。

【主治】 感冒头痛,风湿痹痛。

【用法用量】 内服煎汤,9～15g。

边缘鳞盖蕨

【学名】 *Microlepia marginata*（Houtt.）C. Chr.

【药用部位】 全草。

【生态环境】 生于海拔1500m以下的林下和林缘。

【采收季节】 夏、秋季采收,洗净,鲜用或干燥。

【药材性状】 叶柄黄棕色,有纵沟,长20～30cm;叶片长圆三角形,绿色,一回羽状,两面有短硬毛,长于叶柄略等,宽13～25cm;羽片披针形,先端渐尖,基部上侧稍呈耳状凸起,下侧楔形,边缘有缺刻至浅裂,裂片三角形,圆头或急尖,侧脉在裂片上羽状;孢子囊群每小裂片有1～6个,囊群盖浅杯形,棕色,有短硬毛。气微,味淡。

【分布】 全市各山区。

【性味】 味微苦,性寒。

【功效】 清热解毒,祛风活络。

【主治】 痈疮疖肿,风湿痹痛,跌打损伤。

【用法用量】 内服煎汤,9～15g;外用适量,捣敷。

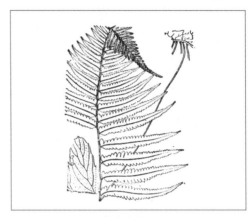

边缘鳞盖蕨

鳞始蕨科 Lindsaeaceae

乌蕨（乌韭　畲药名：高骨墙鸡）

【学名】 *Sphenomeris chinensis*（L.）Maxon

【药用部位】 全草或根茎。

【生态环境】 生于林缘、路旁、梯田旁等。

【采收季节】 夏、秋季采收带根的全草,洗净,鲜用或干燥。

【药材性状】 根茎类椭圆形,表面密被淡紫褐色钻状鳞片,上方簇生多数叶,下方有众多紫褐色须根。叶柄不规则细圆柱形,表面禾秆色至红棕色,上面有纵沟,近基部有鳞片,长10～25cm,直径约2mm;叶片棕褐色至深褐色,展平后披针形,四回羽状分裂,小裂片楔形,先端平截或浅裂。孢子囊群顶生,多1条,稀2条。气微,味苦。

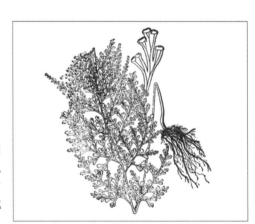

乌蕨（乌韭　畲药名：高骨墙鸡）

【分布】 丽水市各地。

【性味】 味微苦,性寒。

【功效】 清热解毒,利湿,止血。

【主治】 感冒发热咳嗽,咽喉肿痛,肠炎,痢疾,肝炎,湿热带下,痈疮肿毒,痄腮,口疮,烫火伤,毒蛇、狂犬咬伤,皮肤湿疹,吐血,尿血,便血,外伤出血。

【用法用量】 内服煎汤,15～30g,鲜品30～60g或绞汁;外用适量,捣敷、研末外敷或煎汤洗。

姬蕨科 Hypolepidaceae

姬蕨

【学名】 *Hypolepis punctata*（Thunb.）Mett.

【药用部位】 全草。

【生态环境】 生于海拔1000m以下的湿润地、村落污水沟边或墙缝中。

【采收季节】 夏、秋季采收,洗净,鲜用或干燥。
【药材性状】 根茎被棕褐色毛。叶柄略扭曲,表面棕褐色,长25～95cm;叶片皱缩,展平后卵形或卵状三角形,顶部叶片一回羽状深裂,中部以下三至四回羽状深裂,长35～70cm;羽片卵状披针形,二回羽片分裂;小裂片矩圆形,长约5mm,边缘有钝锯齿。有的在末回裂片基部两侧或上侧的近缺刻处可见孢子囊群,气微,味苦、辛。
【分布】 全市各山区。
【性味】 味苦、辛,性凉。
【功效】 清热解毒,收敛止痛。
【主治】 烧烫伤,外伤出血。
【用法用量】 外用适量,鲜品捣敷或干品研末撒敷。

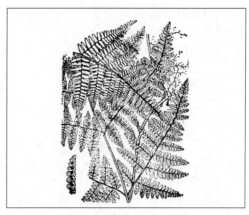

姬蕨

蕨科 Pteridiaceae

蕨(畲药名:蕨丝)

【学名】 *Pteridium aquilinum* (L.) Kuhn var. *latiusculum* (Desv.) Underw.
【药用部位】 嫩芽、根茎。
【生态环境】 生于海拔1900m以下的灌草丛、荒山、农田、茶园、菜园、果园等。
【采收季节】 初春采收嫩芽,鲜用或干燥;秋、冬采挖根茎,洗净,干燥。
【药材性状】 根茎圆柱形,表面黑褐色,有锈黄色至黑褐色细长毛,长短不一,直径1～2cm。质硬,折断面类白色,有点状维管束。气微,味微甘。
嫩芽顶端拳形,茎圆柱形,表面黄绿色至紫棕色,直径2～8mm。质韧,不易折断。气微,味淡、微甘。
【分布】 丽水市各地。
【性味】 嫩芽:味甘,性寒。
根茎:味甘,性寒,有毒。
【功效】 嫩芽:清热利湿,降气化痰,止血。
根茎:清热利湿,平肝安神。
【用法用量】 嫩芽内服煎汤,9～15g。根茎内服煎汤,9～15g;外用适量,捣敷或研末外敷。
【注意】 嫩芽和根茎均有致癌作用。不宜生食、久食、多食。

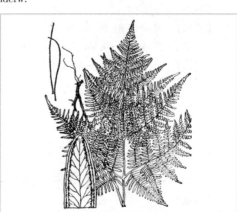

蕨(畲药名:蕨丝)

密毛蕨(毛轴蕨、毛蕨)

【学名】 *Pteridium revolutum* (Bl.) Nakai
【药用部位】 根茎。
【生态环境】 生于海拔约1000m的林缘。
【采收季节】 秋、冬季采收,洗净,干燥。
【药材性状】 根茎表面被锈黄色卷曲的节状长毛,长短不一,直径0.8～2cm。质硬,折断面类白色,有点状维管束。气微,味微甘。
【分布】 庆元。
【性味】 味微涩、甘,性凉。
【功效】 清热解毒,祛风除湿,利尿通淋,驱虫。
【主治】 热毒疮疡,烫伤,脱肛,风湿痹痛,小便淋痛,诸虫症。
【用法用量】 内服煎汤,6～15g,或泡酒;外用适量,捣敷或研末外敷。

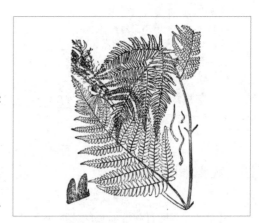

密毛蕨(毛轴蕨、毛蕨)

凤尾蕨科 Pteridaceae

凤尾蕨

【学名】 *Pteris cretica L.* var. *nervosa* (Thunb.) Ching et S. H. Wu

【药用部位】 全草。

【生态环境】 生于海拔 100～1200m 林缘、疏林下或岩石缝中。

【采收季节】 全年可采,洗净,鲜用或干燥。

【药材性状】 全草卷缩成团,拉直后长 10～20cm。叶表面黄绿色至草绿色,叶柄具纵沟,棕黄色,营养叶一回羽状,4～6 对,对生,先端渐尖,基部不下延;能育叶较狭,孢子囊群线形,棕色,沿叶缘延生,顶部不育。气微,味微涩。

【分布】 庆元、遂昌、龙泉、缙云。

【性味】 味甘、淡,性凉。

【功效】 清热利湿,止血生肌,解毒消肿。

【主治】 泄泻,痢疾,黄疸,淋证,水肿,咳血,尿血,便血,刀伤出血,跌打肿痛,疮痈,水火烫伤。

【用法用量】 内服煎汤,10～30g;外用适量,研末撒、鲜品捣敷或煎汤熏洗。

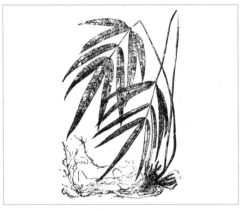

凤尾蕨

岩凤尾蕨

【学名】 *Pteris deltodon* Bak.

【药用部位】 全草。

【生态环境】 生于荫蔽干燥山坡上。

【采收季节】 全年可采,鲜用或干燥。

【分布】 遂昌(九龙山)。

【性味】 味甘、苦,性凉。

【功效】 清热利湿,敛肺止咳,定惊,解毒。

【主治】 泄泻,痢疾,淋证,久咳不止,小儿惊风,疮疖,蛇虫咬伤。

【用法用量】 内服煎汤,9～15g,鲜品加倍。

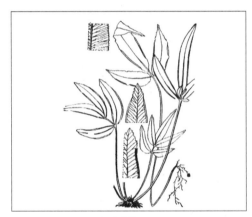

岩凤尾蕨

刺齿凤蕨尾

【学名】 *Pteris dispar* Kunze

【药用部位】 全草。

【生态环境】 生于海拔 800m 以下低山的林下、林缘、岩石和石坎缝中。

【采收季节】 全年可采,鲜用或干燥。

【分布】 丽水市山区各地。

【性味】 味苦、涩,性凉。

【功效】 清热解毒,凉血祛瘀。

【主治】 痢疾,泄泻,疟腮,风湿痹痛,跌打损伤,痈疮肿毒,毒蛇咬伤。

【用法用量】 内服煎汤,9～15g;外用适量,捣敷。

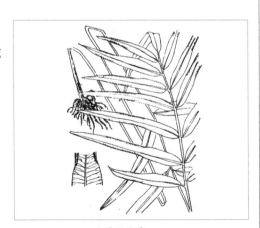

全缘凤尾蕨

【学名】 *Pteris insignis* Mett.

【药用部位】 全草。

【生态环境】 生于海拔 700m 以下林下或溪沟边。

【采收季节】 全年可采,鲜用或干燥。

【分布】 庆元等地。

全缘凤尾蕨

【性味】 味微苦,性凉。

【功效】 清热利湿,活血消肿。

【主治】 黄疸,痢疾,血淋,热淋,风湿骨痛,咽喉肿痛,瘰疬,跌打损伤。

【用法用量】 内服煎汤,10～15g;外用适量,捣敷。

井栏边草(凤尾草　畲药名:白脚鸡)

【学名】 *Pteris multifida* Poir.

【药用部位】 全草(凤尾草)。

【生态环境】 生于山地、村庄、墙缝、井边、沟旁、石缝等。

【采收季节】 夏、秋季采收,洗净,干燥。

【药材性状】 扎成小捆。根茎短,密生棕褐色披针形鳞片及弯曲的细根。叶二型,灰绿色或草绿色,叶柄细而有棱;孢子叶羽状长条形,边缘有锯齿或全缘,叶轴具狭翅,孢子囊群线形,棕色,着生于叶缘;营养叶羽片较宽,边缘有不整齐的尖锯齿。气微,味淡或微涩。

【分布】 丽水市各地。

【性味】 味淡、微苦,性寒。

【功效】 清热利湿,消肿解毒,凉血止血。

【主治】 痢疾,泄泻,淋浊,带下,黄疸,疔疮肿毒,喉痹乳蛾,淋巴结核,腮腺炎,乳腺炎,高热抽搐,蛇虫咬伤,吐血、衄血、尿血、便血及外伤出血。

【用法用量】 内服煎汤,9～12g;外用适量,捣敷。

【注意】 虚寒泻痢及孕妇禁服。

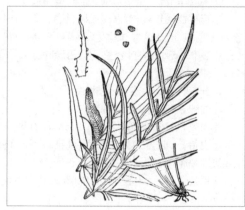

井栏边草(凤尾草　畲药名:白脚鸡)

栗柄凤尾蕨

【学名】 *Pteris plumbea* Christ

【药用部位】 全草。

【生态环境】 生于林下。

【采收季节】 全年可采,洗净,干燥。

【药材性状】 全草卷缩成团。根茎短,有的可见棕褐色钻状鳞片。叶二型,灰绿色或草绿色,叶柄栗色,细具四棱,营养叶边缘有细齿;孢子叶边缘全缘,顶部不育,叶轴棕黄色,无翅。气微,味淡。

【分布】 景宁等地。

【性味】 味苦,性凉。

【功效】 清热利湿,活血止血。

【主治】 痢疾,跌打损伤,刀伤出血。

【用法用量】 内服煎汤,9～15g;外用适量,捣敷。

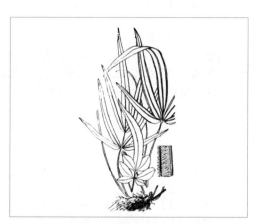

栗柄凤尾蕨

蜈蚣草

【学名】 *Pteris vittata* L.

【药用部位】 全草。

【生态环境】 生于海拔600m以下的马尾松林下。

【采收季节】 全年可采,洗净,鲜用或干燥。

【分布】 庆元、龙泉、遂昌等地。

【性味】 味淡、苦,性凉。

【功效】 祛风除湿,舒筋活络,解毒杀虫。

【主治】 风湿筋骨疼痛,腰痛,肢麻屈伸不利,半身不遂,跌打损伤,感冒,痢疾,乳痈,疮毒,疥疮,蛔虫病,蛇虫咬伤。

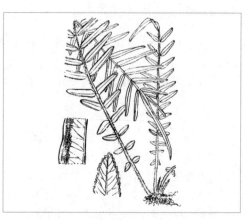

蜈蚣草

【用法用量】　内服煎汤,6～12g;外用适量,捣敷或煎汤熏洗。

中国蕨科 Sinopteridaceae

银粉背蕨

【学名】　*Aleuritopteris argentea*（Gmel.）Fée

【药用部位】　全草。

【生态环境】　生于海拔550m以下的石缝隙或岩石洞边。

【采收季节】　夏、秋季采收,去净泥土,捆成小把,干燥。

【药材性状】　根茎短小,密被红棕色鳞片。叶数枚簇生;叶柄细长栗棕色,有光泽,长4～9cm;叶片卷缩,展开后叶近五角形,上表面绿色,下表面银白色或淡黄色蜡粉,长3.5～5.5cm,宽4～8cm,掌状羽裂,细裂片宽狭不一。孢子囊群生于叶缘,条形。质脆,易折断。气微,味淡。

【分布】　庆元、龙泉。

【性味】　味辛、苦,性平。

【功效】　活血调经,止咳,利湿,解毒消肿。

【主治】　月经不调,经闭腹痛,赤白带下,肺痨咳血,大便泄泻,小便涩痛,肺痈,乳痈,风湿关节疼痛,跌打损伤,肋间神经痛,暴发火眼,疮肿。

【用法用量】　内服煎汤,9～15g;外用适量,煎汤熏洗或捣敷。

【注意】　孕妇禁用。

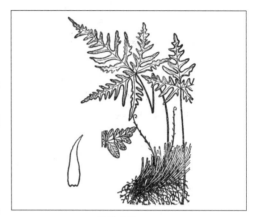

银粉背蕨

63

粉背蕨

【学名】　*Aleuritopteris pseudofarinosa* Ching et S. K. Wu

【药用部位】　全草。

【生态环境】　生于海拔700m以下岩石缝中、石洞中或灌草丛中。

【采收季节】　秋后采收,洗净,干燥。

【分布】　遂昌等地。

【性味】　味淡,性平。

【功效】　止咳化痰,健脾利湿,活血止血。

【主治】　咳嗽,泄泻,痢疾,消化不良,月经不调,吐血,便血,白带,淋证,跌打损伤,瘰疬。

【用法用量】　内服煎汤,15～30g,大剂量可用至60g。

【注意】　服药期间禁食生冷食物。

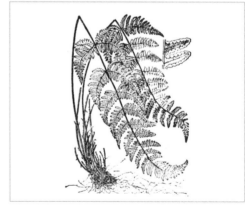

粉背蕨

毛轴碎米蕨(舟山碎米蕨)

【学名】　*Cheilosoria chusana*（Hook.）Ching et shing

【药用部位】　全草。

【生态环境】　生于海拔300m以下的墙缝缝隙、林下或灌草丛中。

【采收季节】　全年可采,鲜用或干燥。

【分布】　遂昌、龙泉、缙云。

【性味】　味微苦,性寒。

【功效】　清热利湿,解毒。

【主治】　湿热黄疸,泄泻,痢疾,小便涩痛,咽喉肿痛,疮肿疮疖,毒蛇咬伤。

【用法用量】　内服煎汤,15～30g。

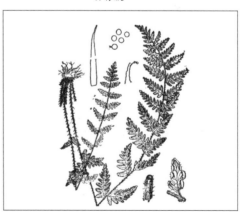

毛轴碎米蕨(舟山碎米蕨)

野雉尾(畲药名:高骨青柏、阴地柏)

【学名】 *Onychium japonicum*（Thunb.）Kuntze

【药用部位】 全草或叶。

【生态环境】 生于海拔1000m以下的林缘、路边、地边。

【采收季节】 夏、秋季采收全草或取叶片,鲜用或干燥。

【药材性状】 根茎细长,略弯曲,直径2～4mm,黄棕色或棕褐色,两侧着生向上弯的叶柄残基和细根。叶柄细长,略呈方柱形,表面浅棕黄色,具纵沟。叶片卷缩,展开后卵状披针形或三角状披针形,25～35cm,宽6～13cm,浅黄色或棕褐色,三回羽状分裂,营养叶的小叶片有刺;孢子叶末回裂片短线形,下面边缘生有孢子囊群,囊群盖膜质,与中脉平行,向内开口。质脆,易折断。气微,味苦。

【分布】 丽水市各地。

【性味】 味苦,性寒。

【功效】 清热解毒,利湿,止血。

【主治】 风热感冒,咳嗽,咽痛,泄泻,痢疾,小便淋痛,湿热黄疸,吐血,咳血,便血,痔血,尿血,疮毒,跌打损伤,毒蛇咬伤,烫火伤。

【用法用量】 内服煎汤,15～30g,鲜品加倍;外用适量,研末调敷或鲜品捣敷。

【注意】 虚寒证慎服。

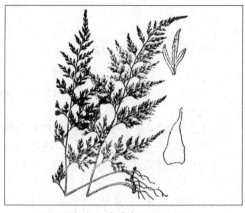

野雉尾(畲药名:高骨青柏、阴地柏)

栗柄金粉蕨

【学名】 *Onychium lucidum*（Don）Spring

【药用部位】 全草或根状茎。

【生态环境】 生于海拔200～1000m林下、林缘的石砾堆中。

【采收季节】 全年可采,洗净,干燥。

【分布】 遂昌、龙泉、庆元。

【性味】 味苦、涩,性凉。

【功效】 清热解毒,祛风除湿。

【主治】 黄疸性肝炎,流感,咳嗽,腮腺炎,扁桃体炎,乳腺炎,肠炎,痢疾,跌打损伤,外伤出血。

【用法用量】 内服煎汤,9～15g。

铁线蕨科 Adiantaceae

铁线蕨

【学名】 *Adiantum capillus–veneris* L.

【药用部位】 全草。

【生态环境】 生于海拔400m以下风化的岩石上。

【采收季节】 夏、秋季采收,洗净,鲜用或干燥。

【分布】 遂昌。

【性味】 味苦,性凉。

【功效】 清热解毒,利水通淋。

【主治】 感冒发热,肺热咳嗽,湿热泄泻,痢疾,淋浊,带下,乳痈,瘰疬,疔毒,烫伤,毒蛇咬伤。

【用法用量】 内服煎汤,15～30g,或浸酒;外用适量,煎汤熏洗或研末调敷。

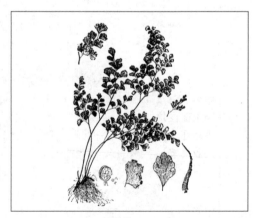

铁线蕨

扇叶铁线蕨(过坛龙)

【学名】 *Adiantum flabellulatum* L.

【药用部位】 全草。

【生态环境】 生于海拔500m以下的疏林下或林缘灌丛中。

【采收季节】 全年可采,洗净,鲜用或干燥。

【分布】 龙泉、莲都、青田、云和。

【性味】 味苦、辛,性凉。

【功效】 清热利湿,解毒散结。

【主治】 流感发热,泄泻,痢疾,黄疸,石淋,痈肿,瘰疬,毒蛇咬伤,跌打肿痛。

【用法用量】 内服煎汤,15～30g,鲜品加倍或捣汁;外用适量,捣敷或研末调敷。

【注意】 皮肤溃破不能外用。

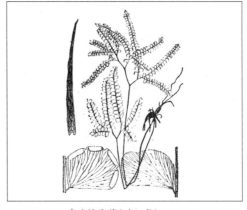

扇叶铁线蕨(过坛龙)

裸子蕨科 Hemionitidaceae

普通凤丫蕨

【学名】 *Coniogramme intermedia* Hieron.

【药用部位】 根状茎。

【生态环境】 生于海拔650～800m的林缘水边。

【采收季节】 秋季挖取根状茎,洗净,干燥。

【药材性状】 根茎类圆柱形,表面被疏生黄棕色或棕色的披针形鳞片,具突起的根痕。质硬稍韧,可折断。气微,味微苦。

【分布】 庆元、龙泉、遂昌。

【性味】 味甘、淡,性平。

【功效】 清热利湿,祛风活血。

【主治】 小便淋涩,痢疾,泄泻,带下,风湿痹痛,疮毒,跌打损伤。

【用法用量】 内服煎汤,10～15g。

【注意】 孕妇慎服。

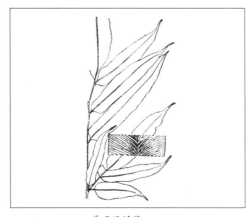

普通凤丫蕨

65

凤丫蕨

【学名】 *Coniogramme japonica* (Thunb.) Diels

【药用部位】 全草或根状茎。

【生态环境】 生于海拔1000m以下的近水处山地。

【采收季节】 全年或秋季采收,洗净,鲜用或干燥。

【药材性状】 根茎类圆柱形,疏生棕色鳞片,长短不一,直径约2mm。叶柄黄棕色,基部疏生棕色披针形鳞片;叶片黄绿色至灰绿色,卷曲,展开后矩圆三角形,下部二回羽状,上部一回羽状;小羽片狭长披针形,先端渐尖,基部楔形,边缘有细锯齿,长10～20cm,宽2～3cm;叶脉网状,在主脉两侧各形成2～3行网眼,网眼外的小部分离先端有纺锤形水囊,伸到锯齿基部。孢子囊群沿叶脉分布,无盖。气微,味苦。

【分布】 丽水市山区各地。

【性味】 味辛、微苦,性凉。

【功效】 祛风除湿,清热解毒,散血止痛。

【主治】 风湿关节痛,瘀血腹痛,闭经,跌打损伤,目赤肿痛,乳痈及各种肿毒初起。

【用法用量】 内服煎汤,15～30g,或泡酒。

【注意】 孕妇慎服。

书带蕨科 Vittariaceae

细柄书带蕨

【学名】 *Vittaria filipes* Christ

【药用部位】 全草。

【生态环境】 生于海拔1600m以下的林下岩石上。

【采收季节】 全年可采,洗净,鲜用或干燥。

【药材性状】 根茎密生钻状条形鳞片;鳞片灰褐色而有虹色光彩,边缘有疏锯齿。叶柄短而纤细;叶片纸质,条形,宽1.5～3mm,长10～20cm,基部下延于叶柄,主脉上面略凹,下面隆起,侧脉斜上和边脉连成网眼。孢子囊群生于叶缘,多离开中脉。气微,味微涩。

【分布】 遂昌、龙泉、庆元、景宁。

【性味】 味辛,性微温。

【功效】 活血祛风,理气止痛。

【主治】 跌打损伤,筋骨疼痛麻木,胃气痛,小儿惊风。

【用法用量】 内服煎汤,9～15g;外用适量,鲜品捣敷。

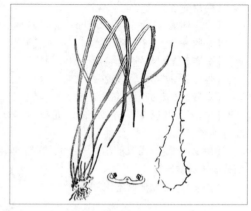

细柄书带蕨

书带蕨

【学名】 *Vittaria flexuosa* Fée

【药用部位】 全草。

【生态环境】 生于海拔1200m以下的林下岩石上。

【采收季节】 夏、秋季采收,洗净,鲜用或干燥。

【药材性状】 根茎圆柱形,细长,表面灰棕色,被黑褐色鳞片;鳞片钻状披针形,先端纤维状;上面有圆柱状突起的叶痕,下面有棕色的须根;质坚脆,易折断。叶柄极短或几无;叶片革质,条形,长15～35cm,宽4～8mm,黄绿色,叶缘反卷,中脉上面下凹,两面均具纵棱,有的下面纵棱边缘上有棕色孢子囊群。气微,味淡。

【分布】 遂昌、龙泉、庆元。

【性味】 味苦、涩,性凉。

【功效】 清热熄风,舒筋活络,健脾消疳,止痛。

【主治】 小儿惊风,目翳,跌打损伤,风湿痹痛,,小儿疳积,妇女干血痨,咯血,吐血。

【用法用量】 内服煎汤,9～30g,鲜品可用至60～90g,研末或泡酒。

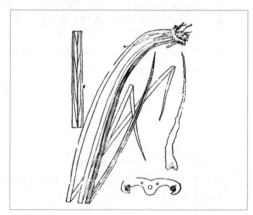

书带蕨

平肋书带蕨(畲药名:树上草浦)

【学名】 *Vittaria fudzinoi* Makino

【药用部位】 全草。

【生态环境】 生于海拔900～1200m的林下岩石或树干上。

【采收季节】 全年可采,洗净,鲜用或干燥。

【药材性状】 根茎短,基部生有灰褐色鳞片。叶簇生,几无柄,叶片革质,线形,长30～50cm,宽3～5mm,先端尖,基部狭窄,有鳞片,上面中央有2行纵沟,下面中脉平坦。孢子囊群沿叶近边缘着生。气微,味苦、涩。

【分布】 遂昌、龙泉、庆元、景宁。

【性味】 味微苦,性微温。

【功效】 活血、理气、止痛。

【主治】 筋骨疼痛,跌打损伤,劳作伤,胃气痛,小儿惊风,疳积,目翳,干血痨。

【用法用量】 内服煎汤,15～30g,大剂量可用至90g,或泡酒;外用适量,鲜品捣敷。

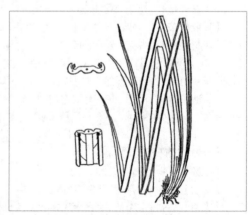

平肋书带蕨(畲药名:树上草浦)

小叶书带蕨（矮叶书带蕨）

【学名】 *Vittaria modesta* Hand. – Mazz.

【药用部位】 全草。

【生态环境】 生于海拔 600m 以下的林缘岩石上。

【采收季节】 全年可采,洗净,鲜用或干燥。

【药材性状】 根茎细弱,有鳞片;鳞片披针形至长钻形,灰褐色而有虹色光彩,边缘有疏锯齿。叶柄短,叶片纸质,线状披针形,长 8 ~ 23cm,宽 1 ~ 3mm,先端钝,基部长渐狭,上面中脉凹下,下面中脉隆起。孢子囊群沿叶近边缘着生,常被反卷的叶缘所包被。气微,味苦、涩。

【分布】 遂昌、松阳、庆元。

【性味】 味苦、涩,性平。

【功效】 舒筋活络,接骨止痛。

【主治】 跌打损伤,骨折。

【用法用量】 内服煎汤,10 ~ 15g;外用适量,鲜品捣敷。

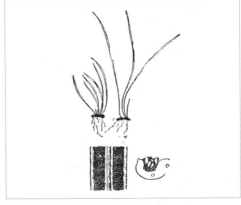

小叶书带蕨（矮叶书带蕨）

蹄盖蕨科 Athyriaceae

中华短肠蕨

【学名】 *Allantodia chinensis*（Bak.）Ching

【药用部位】 根状茎。

【生态环境】 生于海拔 350m 以下的山谷林下。

【采收季节】 秋季采收,洗净,干燥。

【分布】 莲都、青田。

【性味】 味微苦、涩,性凉。

【功效】 清热、祛湿。

【主治】 黄疸性肝炎,流感。

【用法用量】 内服煎汤,15 ~ 30g。

中华短肠蕨

假蹄盖蕨

【学名】 *Athyriopsis japonica*（Thunb.）Ching

【药用部位】 全草或根状茎。

【生态环境】 生于海拔 1500m 以下的湿润地或有遮阴物处。

【采收季节】 秋季采收,洗净,鲜用或干燥。

【分布】 丽水市各地。

【性味】 味微苦、涩,性凉。

【功效】 清热解毒。

【主治】 疮疡肿毒,乳痈,目赤肿痛。

【用法用量】 内服煎汤,15 ~ 30g;外用适量,鲜品捣敷。

假蹄盖蕨

羽叶假蹄盖蕨

【学名】 *Athyriopsis japonica*（Thunb.）Ching var. *oshimensis*（Christ）Ching

【药用部位】 全草。

【生态环境】 生于海拔 800m 以下的沼泽地。

【采收季节】 全年可采,洗净,干燥。

【分布】 遂昌。

67

【性味】 味微苦、涩,性凉。

【功效】 清热消肿。

【主治】 目赤胀痛,疮疡肿毒。

【用法用量】 内服煎汤,15~30g;外用适量,鲜品捣敷。

长江蹄盖蕨

【学名】 *Athyrium iseanum* Ros.

【药用部位】 全草。

【生态环境】 生于海拔1500m以下的林下湿地。

【采收季节】 夏、秋季采收,洗净,鲜用或干燥。

【分布】 遂昌、龙泉、松阳、庆元等。

【性味】 味苦,性凉。

【功效】 清热解毒,凉血止血。

【主治】 疮疡肿毒,痢疾,鼻衄,外伤出血。

【用法用量】 内服煎汤,10~30g;外用适量,鲜品捣敷或干品研末调敷。

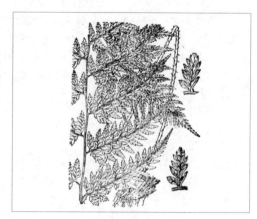

长江蹄盖蕨

华东蹄盖蕨

【学名】 *Athyrium nipponicum*（Mett.）Hance

【药用部位】 全草。

【生态环境】 生于海拔1200m以下中山林下。

【采收季节】 夏、秋季采收,洗净,鲜用或干燥。

【分布】 遂昌、龙泉、松阳等地。

【性味】 味苦,性凉。

【功效】 清热解毒,消肿、驱虫、止血。

【主治】 疮毒疔肿,痢疾,衄血,蛔虫病。

【用法用量】 内服煎汤,10~30g;外用适量,鲜叶捣敷。

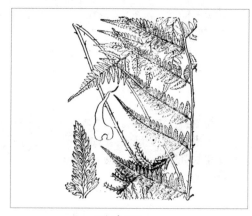

华东蹄盖蕨

华中蹄盖蕨(畲药名:鸡尾巴)

【学名】 *Athyrium wardii*（Hook.）Makino

【药用部位】 全草及根状茎。

【生态环境】 生于海拔700~1300m的山谷林下。

【采收季节】 夏、秋季采收,洗净,鲜用或干燥。

【药材性状】 根茎短,直立,先端及叶柄基部密被深棕色鳞片。叶簇生,叶柄具沟,基部黑褐色,向上浅黄色,光滑,长20~30cm;叶片皱缩,展平后卵状三角形或卵状长圆形,长20~35cm,基部宽22~25cm,二回羽状,羽片4~8对,互生,基部羽片阔披针形,先端渐尖,基部稍狭并为截形,对称;顶部羽片长圆形,尖头至钝头,上侧截形至圆楔形,下侧稍下延,有的下部羽片互生,稍斜,基部偏斜,叶脉下面明显。孢子囊群长圆形至线形,每小羽片约5对,不接近主脉,囊群盖长形,浅棕色。气微,味微苦。

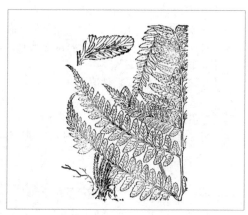

华中蹄盖蕨(畲药名:鸡尾巴)

【分布】 遂昌、龙泉、松阳、庆元、景宁。

【功效】 清热解毒。

【主治】 畲医用于治疗无名肿毒,毒蛇咬伤。

【用法用量】 外用适量,鲜品捣敷或干品研末调敷。

禾秆蹄盖蕨

【学名】 *Athyrium yokoscense*（Franch. et Sav.）Christ
【药用部位】 根状茎。
【生态环境】 多生于海拔900~1870m山顶灌草丛的岩石缝中。
【采收季节】 秋季采收,除去须根,洗净,干燥。
【分布】 遂昌、缙云等地。
【性味】 味微苦,性凉。
【功效】 驱虫、止血。
【主治】 蛔虫病,外伤出血。
【用法用量】 内服煎汤,10~15g;外用适量,研末捣敷。

华中介蕨

【学名】 *Dryoathyrium okuboanum*（Makino）Ching
【药用部位】 全草。
【生态环境】 生于海拔1000m以下的灌丛边、林下、林缘水边。
【采收季节】 夏、秋季采收,洗净,鲜用或干燥。
【分布】 遂昌、龙泉、松阳、庆元、缙云。
【性味】 味淡、涩,性凉。
【功效】 清热消肿。
【主治】 疮疖,肿毒。
【用法用量】 内服煎汤,10~15g;外用适量,鲜品捣敷。

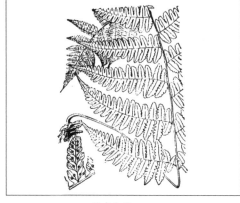

华中介蕨

假双盖蕨

【学名】 *Triblemma lancea*（Thunb.）Ching
【药用部位】 全草。
【生态环境】 生于海拔650m以下的林缘或林下沟边陡峭湿处。
【采收季节】 夏、秋季采收,洗净,鲜用或干燥。
【分布】 丽水市山区各地。
【性味】 味苦、涩,性微寒。
【功效】 止血通淋,清热解毒。
【主治】 咳血,淋证,尿血,目赤肿痛,感冒发热,烧烫伤,蛇虫咬伤。
【用法用量】 内服煎汤,15~30g;外用适量,捣敷。

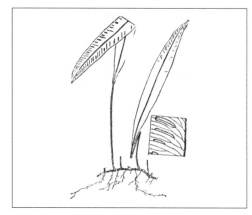

假双盖蕨

金星蕨科 Thelypteridaceae

渐尖毛蕨

【学名】 *Cyclosorus acuminatus*（Houtt.）Nakai
【药用部位】 全草或根状茎。
【生态环境】 生于海拔600m以下的山地或平地。
【采收季节】 夏季采收,洗净,干燥。
【分布】 丽水市各地。
【性味】 味微苦,性平。
【功效】 清热解毒,祛风除湿,健脾。
【主治】 泄泻,痢疾,热淋,咽喉肿痛,风湿痹痛,小儿疳积,狂犬咬伤,烧烫伤。
【用法用量】 内服煎汤,15~30g,大剂量150~180g。

渐尖毛蕨

干旱毛蕨

【学名】 *Cyclosorus aridus*（Don）Tagawa

【药用部位】 全草。

【生态环境】 生于海拔600m以下的水沟边或林下。

【采收季节】 全年可采,干燥。

【分布】 庆元等地。

【性味】 味微苦,性凉。

【功效】 清热解毒。

【主治】 痢疾,乳蛾,狂犬咬伤。

【用法用量】 内服煎汤,9~15g。

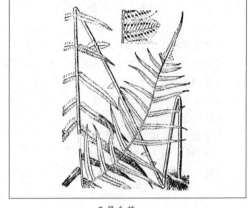

干旱毛蕨

齿牙毛蕨

【学名】 *Cyclosorus dentatus*（Frosk.）Ching

【药用部位】 根茎。

【生态环境】 生于海拔650m以下的田边、水边。

【采收季节】 春、秋季采收,洗净,干燥。

【分布】 庆元等地。

【性味】 味微苦,性平。

【功效】 舒筋活络,消肿散结。

【主治】 风湿筋骨痛,手指麻木,跌打损伤,瘰疬,痞块。

【用法用量】 内服煎汤,15~30g、炖肉或浸酒。

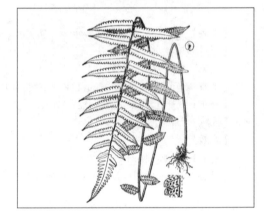

齿牙毛蕨

雅致针毛蕨

【学名】 *Macrothelypteris oligophlebia*（Bak.）Ching var. *elegans*（Koidz.）Ching

【药用部位】 根茎。

【生态环境】 多生于海拔500m以下的林下或林缘。

【采收季节】 夏、秋季采收,洗净,鲜用或干燥。

【分布】 丽水市山区各地。

【性味】 味微苦,性凉。

【功效】 清热解毒,利水消肿,止血,杀虫。

【主治】 水肿,疮疖,烫火伤,外伤出血,蛔虫病。

【用法用量】 内服煎汤,15~30g;外用适量,研末或捣敷。

金星蕨

【学名】 *Parathelypteris glanduligera*（Kunze）Ching

【药用部位】 全草。

【生态环境】 生于海拔1000m以下的平地、山地林下或林缘、旱地边。

【采收季节】 夏季采收,洗净,鲜用或干燥。

【分布】 丽水市山区各地。

【性味】 味苦,性寒。

【功效】 清热解毒,利尿、止血。

【主治】 痢疾,小便不利,吐血,外伤出血,烫伤。

【用法用量】 内服煎汤,15~30g;外用适量,捣敷。

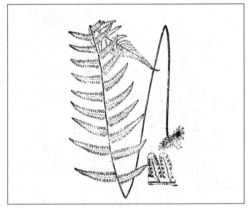

金星蕨

中日金星蕨

【学名】 *Parathelypteris nipponica*（Franch. et Sav.）Ching

【药用部位】 全草。

【生态环境】 生于海拔1400m 林下湿地。

【采收季节】 夏、秋季采收,洗净,鲜用或干燥。

【性味】 味苦,性寒。

【分布】 庆元。

【功效】 止血消炎。

【主治】 外伤出血。

【用法用量】 内服煎汤,15～30g;外用适量,捣敷。

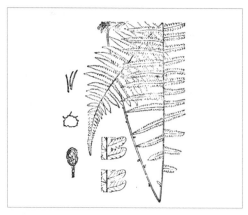

中日金星蕨

延羽卵果蕨

【学名】 *Phegopteris decursve - pinnata*（van Hall）Fée

【药用部位】 全草。

【生态环境】 生于海拔 900m 以下平原或山地中的湿地。

【采收季节】 夏、秋季采收,洗净,鲜用或干燥。

【分布】 丽水市各地。

【性味】 味微苦,性平。

【功效】 利水消肿,解毒敛疮。

【主治】 水肿,腹水,疮毒溃烂久收口,外伤出血。

【用法用量】 内服煎汤,15～30g;外用适量,鲜品捣敷。

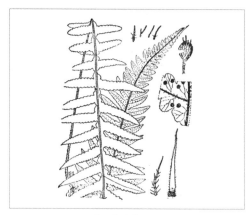

延羽卵果蕨

片假毛蕨（镰形假毛蕨）

【学名】 *Pseudocyclosorus falcilobus*（Hook.）Ching

【药用部位】 叶。

【生态环境】 生于海拔 100～1000m 的水沟边。

【采收季节】 夏、秋季采收,干燥。

【分布】 遂昌、松阳、龙泉、庆元、景宁。

【性味】 味苦,性凉。

【功效】 清热解毒,生肌敛疮。

【主治】 痢疾,肠炎,烧烫伤。

【用法用量】 内服煎汤,10～20g;外用适量,煎浓汁涂。

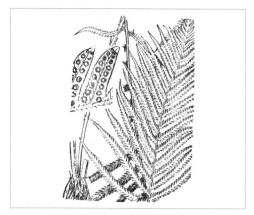

片假毛蕨（镰形假毛蕨）

铁角蕨科 Aspleniaceae

华南铁角蕨

【学名】 *Asplenium austrochinense* Ching

【药用部位】 全草。

【生态环境】 生于海拔 700m 以下的林下岩石上。

【采收季节】 夏、秋季采收,洗净,干燥。

【分布】 遂昌等地。

【性味】 味甘、微苦,性平。

【功效】 利湿化浊,止血。

【主治】 白浊,前列腺炎,肾炎,刀伤出血。

【用法用量】 内服煎汤,9～15g;外用适量,研末撒。

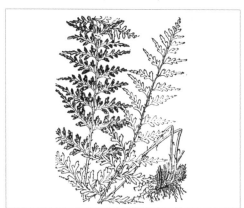

华南铁角蕨

剑叶铁角蕨

【学名】 *Asplenium ensiforme* Wall. ex Hook.

【药用部位】 全草。

【生态环境】 生于海拔 1000m 林下石砾堆上苔藓丛中。

【采收季节】 夏、秋季采收,洗净,干燥。

【分布】 龙泉。

【性味】 味甘,性温。

【功效】 活血祛瘀,舒筋止痛。

【主治】 闭经,跌打损伤,腰痛,风湿麻木。

【用法用量】 内服煎汤,15~30g。

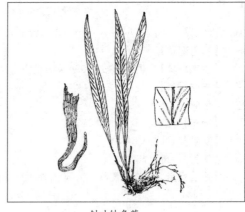

剑叶铁角蕨

虎尾铁角蕨(岩春草 畲药名:鹅口药)

【学名】 *Asplenium incisum* Thunb.

【药用部位】 全草。

【生态环境】 生于海拔 700m 以下石缝缝隙中。

【采收季节】 夏、秋季采收,洗净,鲜用或干燥。

【药材性状】 根茎短,表面被黑褐色鳞片,下面有须根及极细的须根。叶簇生,叶柄长 1~3cm,上面有 1 条纵沟,棕黄色或基部棕色;叶二回羽状,小羽片黄棕色至黄褐色,多皱缩、破碎,完整者展平后,阔披针形或倒披针形,边缘具粗齿。孢子囊群长圆形,着生于小脉上侧分枝近基部,靠近中脉。气微,味苦。

【分布】 丽水市山区各地。

【性味】 味苦、甘,性凉。

【功效】 清热解毒,平肝镇惊,止血利尿。

【主治】 急性黄疸型传染性肝炎,肺热咳嗽,小儿惊风,小便不利,指头炎,毒蛇咬伤。

【用法用量】 内服煎汤,15~30g;外用适量,捣敷。

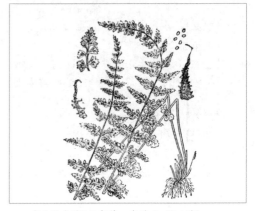

虎尾铁角蕨(岩春草 畲药名:鹅口药)

倒挂铁角蕨

【学名】 *Asplenium normale* Don.

【药用部位】 全草。

【生态环境】 生于海拔 400m 以下的岩石上。

【采收季节】 全年可采,洗净,鲜用或干燥。

【分布】 遂昌、龙泉、庆元、景宁等地。

【性味】 味微苦,性平。

【功效】 清热解毒,止血。

【主治】 肝炎,痢疾,外伤出血,蜈蚣咬伤。

【用法用量】 内服煎汤,9~15g;外用适量,研末或捣敷。

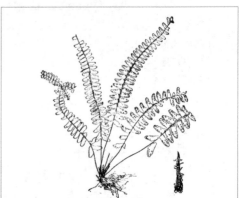

倒挂铁角蕨

北京铁角蕨

【学名】 *Asplenium pekinense* Hance

【药用部位】 全草。

【生态环境】 生于海拔 500m 以下的石块上或石缝缝隙中。

【采收季节】 春季挖取带根的全草,洗净,鲜用或干燥。

【分布】 丽水市山区各地。

【性味】 味甘,微辛,性平。

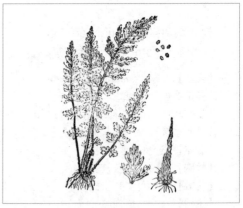

北京铁角蕨

【功效】 化痰止咳,清热解毒,止血。
【主治】 感冒咳嗽,瘰疬,痢疾,腹泻,热痹,肿毒,疮痈,跌打损伤,外伤出血。
【用法用量】 内服煎汤,15~30g;外用适量,捣敷或研末撒。

长生铁角蕨

【学名】 *Asplenium prolongatum* Hook.
【药用部位】 全草或叶。
【生态环境】 生于海拔 700m 以下的林下、林缘岩石壁上薄嘴唇墙缝隙中。
【采收季节】 秋季采收,洗净,鲜用或干燥。
【药材性状】 根茎短,顶端密生披针形中间褐色边缘浅棕色的鳞片,具多数须根。叶柄黄绿色,上面有 1 条纵沟,长 8~15cm。叶片条状披针形,长 15~20cm,宽 3~4cm,二回深羽状,羽片矩圆形,长 1.5~2.5cm,宽 0.8~1.2cm,裂片狭条形,钝头,全缘,有 1 条小脉,先端有小囊,表面皱缩;叶轴先端延伸成鞭状。孢子囊群沿叶脉上侧着生,囊群盖长圆形,膜质。质稍韧。气微,味微苦。
【分布】 遂昌、松阳、龙泉、庆元、缙云等地。
【性味】 味辛、微苦,性凉。
【功效】 清热除湿,化瘀止血。
【主治】 咳嗽痰多,风湿痹痛,尿路感染,乳腺炎,吐血,外伤出血,跌打损伤,烧烫伤。
【用法用量】 内服煎汤,9~30g,或泡酒;外用适量,鲜品捣敷或研末撒。

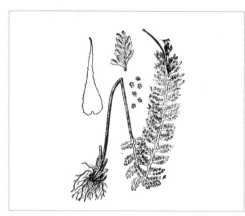

长生铁角蕨

华中铁角蕨

【学名】 *Asplenium sarelii* Hook.
【药用部位】 全草或根状茎。
【生态环境】 生于海拔 900m 以下的石隙缝隙中。
【采收季节】 全年可采,除去须根,洗净,鲜用或干燥。
【分布】 遂昌、庆元、景宁。
【性味】 味苦、微甘,性凉。
【功效】 清热解毒,利湿,止血,生肌。
【主治】 流感,目赤肿痛,扁桃体炎,咳嗽,黄疸,肠炎,痢疾,肠胃出血,跌打损伤,疮肿疔毒,烧烫伤。
【用法用量】 内服煎汤,15~30g;外用适量,煎汤洗或捣敷。

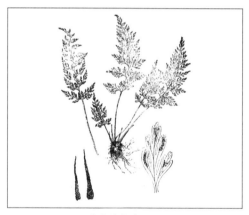

华中铁角蕨

铁角蕨(畲药名:墙串、吓草)

【学名】 *Asplenium trichomanes* L.
【药用部位】 全草。
【生态环境】 生于海拔 150~1400m 的岩石上。
【采收季节】 全年可采,干燥。
【药材性状】 全草拉直后长 5~30cm。根茎短,被有多数黑褐色鳞片,下部丛生极细的须根。叶簇生;叶柄与叶轴呈细长扁圆柱形,直径约 1mm,棕褐色而显光泽,有纵沟,上面两侧常可见全缘的膜质狭翅,质脆,易折断,断面常中空;叶片条状披针形,小羽片黄棕色,多皱缩、破碎,完整者展平后呈斜卵形或扇状椭圆形,两侧边缘有小锯齿。孢子囊群长圆形,着生于小脉上侧分枝中部。气微,味淡、微苦。
【分布】 遂昌、松阳、龙泉、庆元、缙云。
【性味】 味淡,性凉。

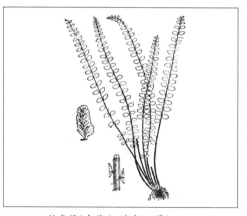

铁角蕨(畲药名:墙串、吓草)

73

【功效】 清热利湿,解毒消肿,调经止血。

【主治】 小儿高热惊风,肾炎水肿,食积腹泻,痢疾,咳嗽,咯血,月经不调,白带,疮疖肿毒,毒蛇咬伤,水火烫伤,外伤出血。

【用法用量】 内服煎汤,10~30g;外用适量,鲜品捣敷。

三翅铁角蕨

【学名】 *Asplenium tripteropus* Nakai

【药用部位】 全草。

【生态环境】 生于海拔800m以下山坡林下岩石上。

【采收季节】 夏、秋季采收,洗净,干燥。

【分布】 遂昌、庆元等地。

【性味】 味微苦,性平。

【功效】 舒筋活络,利水通淋。

【主治】 跌打损伤,腰痛,小便淋痛。

【用法用量】 内服煎汤,10~20g,或浸酒。

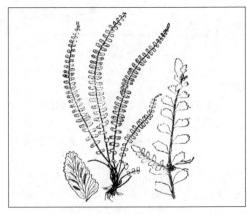

三翅铁角蕨

胎生铁角蕨

【学名】 *Asplenium yoshinagae* Makino

【药用部位】 全草。

【生态环境】 生于海拔500~1000m的林下岩石上。

【采收季节】 夏、秋季采收,洗净,干燥。

【分布】 遂昌、松阳、龙泉、庆元。

【性味】 味淡,性凉。

【功效】 舒筋活血。

【主治】 腰痛。

【用法用量】 内服适量,浸酒。

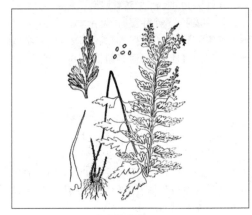

胎生铁角蕨

球子蕨科 Onocleaceae

东方荚果蕨

【学名】 *Matteuccia orientalis*(Hook.)Trev.

【药用部位】 根茎或茎叶。

【生态环境】 生于海拔260~1500m林缘或林下。

【采收季节】 全年可采,洗净,鲜用或干燥。

【分布】 遂昌、龙泉、庆元等地。

【性味】 味苦,性凉。

【功效】 祛风,止血。

【主治】 风湿痹痛,外伤出血。

【用法用量】 内服煎汤,15~30g;外用适量,捣敷。

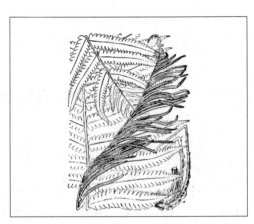

东方荚果蕨

乌毛蕨科 Blechnaceae

乌毛蕨

【学名】 *Blechnum orientale* L.

【药用部位】 根茎、嫩叶。

【生态环境】 生于山坡林下、林缘水沟边或农田田边。

【采收季节】 深秋挖取根状茎,干燥;春季采收嫩叶,鲜用或干燥。

【药材性状】 根茎圆柱形或棱柱形,上端稍大,长 10~20cm,直径 5~6cm;棕褐色或黑褐色;根茎密被有空洞的叶柄残基及细根和鳞片。叶柄残基扁圆柱形,表面被黑褐色伏生鳞片,脱落处呈小突起,粗糙。质坚硬,横断面多呈空洞状,皮部薄有 10 余个点状维管束,环列,内面 2 个稍大;叶柄基部外侧面有一瘤状突起,簇生 10 余条须根。气弱而特异,味微涩。

【分布】 遂昌等地。

【性味】 根茎:味苦,性凉。

嫩叶:味苦,性凉。

【功效】 根茎:清热解毒,活血止血,驱虫。

嫩叶:清热解毒。

【主治】 根茎:感冒,头痛,腮腺炎,痈肿,跌打损伤,鼻衄,吐血,血崩,带下,肠道寄生虫。

嫩叶:痈肿疮疖。

【用法用量】 根茎内服煎汤,6~15g,大剂量可用至60g;外用适量,捣敷或研末调敷。嫩叶外用适量,鲜品捣敷。

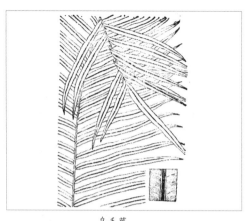

乌毛蕨

狗脊贯众(狗脊、狗脊蕨)

【学名】 *Woodwardia japonica*（L. f.）Smith

【药用部位】 根茎(贯众)。

【生态环境】 生于疏林、灌丛的山地。

【采收季节】 深秋挖取根状茎,削去叶柄、须根,洗净,干燥。

【药材性状】 根茎圆柱形或四方形,挺直或稍弯曲。上端较粗钝,下端较细,长 6~26cm,直径 2~7cm,红棕色或黑棕色。根茎粗壮,密被粗短的叶柄残基、棕红色鳞片和棕黑色细根,叶柄残基近半圆柱形,镰刀状弯曲,背面呈肋骨状排列,腹面呈短柱状密集排列。质坚硬,难折断,横切面可见黄白色小点 2~4 个(分体中柱),内面的 1 对呈"八"字形排列。气微,味微苦、涩。

【分布】 丽水市山区各地。

【性味】 味苦,性凉。

【功效】 清热解毒,杀虫,止血,祛风湿。

【主治】 风热感冒,时行瘟疫,恶疮痈肿,虫积腹痛,小儿疳积,痢疾,便血,崩漏,外伤出血,风湿痹痛。

【用法用量】 内服煎汤,9~15g,大剂量30g或浸酒;外用适量,捣敷或研末调敷。

【注意】 素体虚寒者及孕妇禁服。

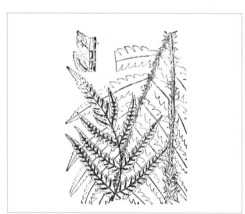

狗脊贯众(狗脊、狗脊蕨)

东方狗脊

【学名】 *Woodwardia orientalis* Sw.

【药用部位】 根茎。

【生态环境】 生于疏林、灌丛的山地。

【采收季节】 深秋挖取根状茎,削去叶柄、须根,洗净,干燥。

【药材性状】 根茎圆柱形,长 10~30cm,直径 3~10cm。表面密被棕色鳞毛、叶柄残基和须根。质坚硬,不易折断,断面红棕色或棕褐色,有 3~5 个大小不等黄白色维管束小点,排列成环,其中,2 个较大,呈"八"字形排列。气微,味微苦。

【分布】 云和。

【性味】 味甘,性微温。

【功效】 祛风湿,补肝肾,强腰膝,解毒,杀虫。

【主治】 腰背酸痛,膝痛脚软,痢疾,崩漏,白带,小儿疳积,瘰疬,蛇伤。

【用法用量】 内服煎汤,4.5~9g;外用适量,磨汁或炒黑研末调敷。

【注意】 孕妇禁服。

胎生狗脊(胎生狗脊蕨　畲药名:贯众花)

【学名】　*Woodwardia prolifera* Hook. et Arn.

【药用部位】　根茎。

【生态环境】　生于海拔较低的山地丘陵。

【采收季节】　深秋挖取根状茎,削去叶柄、须根,洗净,干燥。

【药材性状】　根茎圆锥形,稍弯曲,密被紫棕色至红棕色鳞片,鳞片脱落处表面红棕色至棕褐色;具黑色须根。叶柄残基半圆形,浅棕色。质硬。气微,味微苦。

【分布】　丽水市山区各地。

【性味】　味甘,性微温。

【功效】　祛风湿,补肝肾,强腰膝,除风湿。

【主治】　风湿痹痛,肾虚腰痛。

【用法用量】　内服煎汤,15～30g。

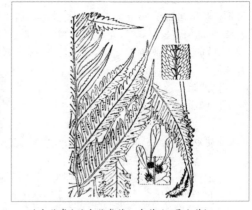

胎生狗脊(胎生狗脊蕨　畲药名:贯众花)

鳞毛蕨科 Dryopteridaceae

美丽复叶耳蕨

【学名】　*Arachniodes amoena* (Ching) Ching

【药用部位】　全草。

【生态环境】　生于海拔500～1350m 的林下。

【采收季节】　夏季采收,洗净,干燥。

【分布】　遂昌、龙泉、庆元、景宁、缙云。

【主治】　治疗风湿关节痛。

【用法用量】　内服煎汤,9～15g。

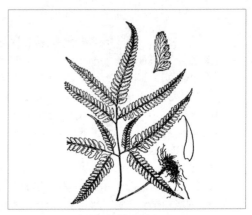

美丽复叶耳蕨

刺头复叶耳蕨

【学名】　*Arachniodes exilis* (Hance) Ching

【药用部位】　根茎。

【生态环境】　生于海拔900m 以下的林下。

【采收季节】　全年可采挖,除去须根、叶柄,洗净,干燥。

【分布】　遂昌、龙泉等地。

【性味】　味微苦,涩。性凉。

【功效】　清热利湿,消炎止痛。

【主治】　痢疾,烧烫伤。

【用法用量】　内服煎汤,9～15g;外用适量,研末捣敷。

【注意】　久服可致宫寒不孕。

刺头复叶耳蕨

斜方复叶耳蕨

【学名】　*Arachniodes rhomboidea* (Wall. ex Mett.) Ching

【药用部位】　根茎。

【生态环境】　生于海拔800m 以下的林下。

【采收季节】　全年可采挖,除去须根、叶柄,洗净,鲜用或干燥。

【分布】　丽水市山区各地。

【性味】　味微苦,性温。

【功效】　祛风止痛,益肺止咳。

【主治】 关节痛,肺痨咳嗽。

【用法用量】 内服煎汤,9~15g,鲜品30~60g。

长尾复叶耳蕨

【学名】 *Arachniodes simplicior* (Makino) Ohwi

【药用部位】 根茎。

【生态环境】 生于海拔1350m以下的林下。

【采收季节】 全年可采挖,除去须根、叶柄,洗净,干燥。

【药材性状】 根茎圆柱形,表面具棕色叶柄残基,并有棕褐色鳞片,鳞片披针或条状钻形,长3~13mm。质较硬。气微,味淡。

【分布】 遂昌、龙泉、庆元、松阳、缙云、景宁。

【性味】 味苦,性寒。

【功效】 清热解毒。

【主治】 内热腹痛。

【用法用量】 内服煎汤,10~15g。

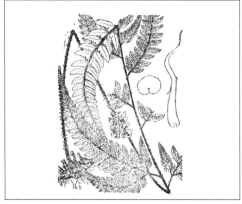

长尾复叶耳蕨

镰羽贯众

【学名】 *Cyrtomium balansae* (Christ) C. Chr.

【药用部位】 根茎。

【生态环境】 生于海拔900m以下的林下岩石边。

【采收季节】 全年可采挖,除去须根、叶柄,洗净,干燥。

【分布】 遂昌、龙泉、庆元、景宁等。

【性味】 味微苦,性寒。

【功效】 清热解毒,驱虫。

【主治】 流感,肠道寄生虫。

【用法用量】 内服煎汤,15~30g。

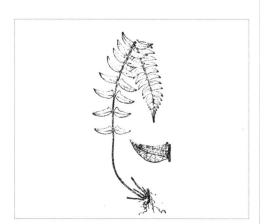

镰羽贯众

无齿镰羽贯众

【学名】 *Cyrtomium balansae* (Christ) C. Chr. f. *edentatum* Ching

【药用部位】 根茎。

【生态环境】 生于海拔600m以下的林下岩石边。

【采收季节】 全年可采挖,除去须根、叶柄,洗净,干燥。

【分布】 遂昌、庆元。

【性味】 味微苦,性寒。

【功效】 清热解毒,驱虫。

【主治】 流感,肠道寄生虫。

【用法用量】 内服煎汤,15~30g。

贯众(墙蕨 畲药名:鸡公吊)

【学名】 *Cyrtomium fortunei* J. Smith

【药用部位】 根茎、叶。

【生态环境】 生于海拔1000m以下的林下。

【采收季节】 全年可采挖,除去须根、叶柄,洗净,干燥。

【药材性状】 根茎块状、圆柱形或圆锥形,稍弯曲,长8~25cm,直径2~6cm。表面棕褐色,具多数残存短叶柄,并有红棕色膜质半透明的鳞片;下部须根较硬,黑色。叶柄残基表面棕黑色,有不规则的纵棱;折

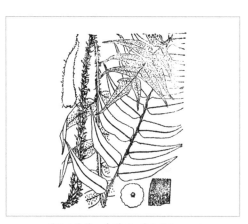

贯众(墙蕨 畲药名:鸡公吊)

断面红棕色,有4~8个类白色小点,排列成环。气微,味淡、微涩,易引起恶心。

【分布】 全市山地丘陵。

【性味】 根茎:味苦、涩,性寒。

叶:味苦,性微寒。

【功效】 根茎:清热解毒,凉血祛瘀,驱虫。

叶:凉血止血,清热利湿。

【主治】 根茎:感冒,热病斑疹,白喉,乳痈,瘰疬,痢疾,黄疸,吐血,便血,崩漏,痔血,带下,跌打损伤,肠道寄生虫。

叶:崩漏,白带,刀伤出血,烫火伤。

【用法用量】 根茎内服煎汤,9~15g;外用:适量,捣敷或研末调敷。叶内服煎汤,9~15g,研末3~6g;外用适量,捣绒敷或研末调敷。

【注意】 根茎:孕妇慎服。

两色鳞毛蕨

【学名】 *Dryopteris bissetiana*（Bak.）C. Chr.

【药用部位】 根茎。

【生态环境】 生于海拔900m以下的林下。

【采收季节】 全年可采挖,除去须根、叶柄,洗净,干燥。

【分布】 丽水市山区各地。

【性味】 味苦,性寒。

【功效】 清热解毒。

【主治】 预防流行性感冒。

【用法用量】 内服煎汤,5~15g。

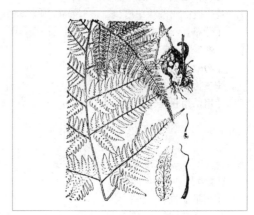

两色鳞毛蕨

阔鳞鳞毛蕨

【学名】 *Dryopteris championii*（Benth.）C. Chr. ex Ching

【药用部位】 根茎。

【生态环境】 生于海拔1000m以下的林缘或林下。

【采收季节】 夏、秋季采收,洗净,除去须根、叶柄,干燥。

【分布】 丽水市山区各地。

【性味】 味苦、性寒。

【功效】 清热解毒,平喘,止血敛疮,驱虫。

【主治】 感冒,目赤肿痛,气喘,便血,疮毒溃烂,烫伤,钩虫病。

【用法用量】 内服煎汤,15~30g;外用适量,捣敷。

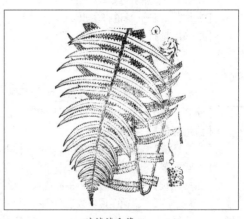

阔鳞鳞毛蕨

暗鳞鳞毛蕨

【学名】 *Dryopteris cycadina*（Franch. et Sav.）C. Chr.

【药用部位】 根茎。

【生态环境】 生于海拔500~1200m的林下。

【采收季节】 全年可采挖,除去须根、叶柄,洗净,鲜用或干燥。

【分布】 遂昌等地。

【性味】 味苦,性寒。

【功效】 凉血止血,驱虫。

【主治】 功能性子宫出血,蛔虫病。

【用法用量】 内服煎汤,9~15g。

暗鳞鳞毛蕨

黑足鳞毛蕨

【学名】 *Dryopteris fuscipes* C. Chr.

【药用部位】 根茎。

【生态环境】 生于林下或灌丛下(低海拔较多)。

【采收季节】 全年可采挖,除去须根、叶柄,洗净,鲜用或干燥。

【分布】 丽水市山区各地。

【功效】 清热解毒。

【主治】 目赤肿痛,疮疡溃烂,久不收口。

【用法用量】 内服煎汤,3~9g;外用适量,捣敷。

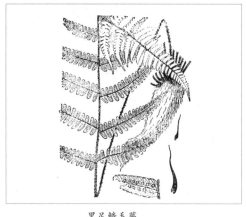

黑足鳞毛蕨

深裂鳞毛蕨

【学名】 *Dryopteris fuscipes* C. Chr. *var. diplazioides* (Christ) Ching

【药用部位】 根茎。

【生态环境】 生于林下或灌丛下(低海拔较多)。

【采收季节】 全年可采挖,除去须根、叶柄,洗净,干燥。

【分布】 丽水市山区各地。

【功效】 清热解毒。

【主治】 目赤肿痛,疮疡溃烂,久不收口。

【用法用量】 内服煎汤,3~9g;外用适量,捣敷。

黄山鳞毛蕨

【学名】 *Dryopteris huangshanensis* Ching

【药用部位】 根茎。

【生态环境】 生于海拔500~1550m有风化岩石堆的林下或树桩上。

【采收季节】 全年可采挖,除去须根、叶柄,洗净,干燥。

【分布】 遂昌等地。

【性味】 味微苦,性凉。

【功效】 清热明目。

【主治】 目赤肿痛。

【用法用量】 内服煎汤,10~15g。

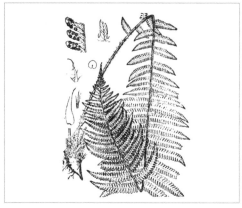

黄山鳞毛蕨

齿头鳞毛蕨

【学名】 *Dryopteris labordei* (Christ) C. Chr.

【药用部位】 根茎。

【生态环境】 生于海拔1400m以下的林下。

【采收季节】 全年可采挖,除去须根、叶柄,洗净,鲜用或干燥。

【分布】 遂昌、龙泉、庆元、景宁等地。

【性味】 味微苦,性凉。

【功效】 清热利湿,活血调经。

【主治】 肠炎,痢疾,痛经,月经不调。

【用法用量】 内服煎汤,10~15g。

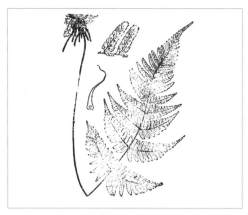

齿头鳞毛蕨

狭顶鳞毛蕨

【学名】　*Dryopteris lacera*（Thunb.）O. Ktze.

【药用部位】　根茎或叶。

【生态环境】　生于海拔 150～1350m 多砾石的林下。

【采收季节】　根茎全年可采挖,除去须根、叶柄,洗净,干燥;叶幼嫩时采摘,鲜用或干燥。

【分布】　遂昌、龙泉、庆元、缙云等地。

【性味】　味微苦,性凉。

【功效】　清热,活血,杀虫。

【主治】　痢疾,跌打损伤,绦虫病。

【用法用量】　内服煎汤,5～10g 或研末。

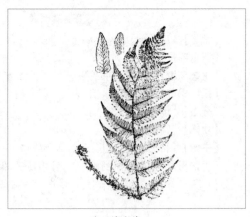

狭顶鳞毛蕨

半岛鳞毛蕨

【学名】　*Dryopteris peninsulae* Kitagawa

【药用部位】　根茎。

【生态环境】　生于海拔 200～1200m 的林下或林缘。

【采收季节】　全年可采挖,除去须根、叶柄,洗净,鲜用或干燥。

【分布】　遂昌、龙泉、庆元、景宁。

【性味】　味苦,性凉。

【功效】　清热解毒,止血,杀虫。

【主治】　防治流感,乙脑,吐血,衄血,崩漏,产后便血,肠道寄生虫病。

【用法用量】　内服煎汤,9～15g。

同形鳞毛蕨

【学名】　*Dryopteris uniformis* Mak.

【药用部位】　根茎。

【生态环境】　生于海拔 1200m 以下的林下或林缘。

【采收季节】　夏、秋季采挖,除去须根、叶柄,洗净,干燥。

【分布】　遂昌、龙泉、庆元等地。

【性味】　味微苦,性寒。

【功效】　凉血止血,驱虫。

【主治】　吐血,崩漏,蛔虫及绦虫病。

【用法用量】　内服煎汤,10～15g。

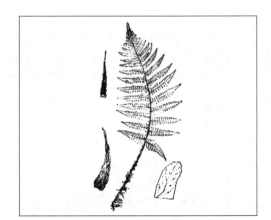

同形鳞毛蕨

变异鳞毛蕨

【学名】　*Dryopteris varia*（L. ）O. Ktze.

【药用部位】　根茎。

【生态环境】　生于林下或岩石缝中。

【采收季节】　全年可采挖,除去须根、叶柄,洗净,鲜用或干燥。

【分布】　丽水市山区各地。

【性味】　味微涩,性凉。

【功效】　清热,止痛。

【主治】　内热腹痛,肺结核。

【用法用量】　内服煎汤,9～15g。

小三叶耳蕨

【学名】　*Polystichum hancockii*（Hance）Diels

【药用部位】　全草。

【生态环境】　生于海拔 600m 的林下。

【采收季节】　全年可采挖,洗净,鲜用或干燥。

【分布】　遂昌。

【性味】　味微苦,性凉。

【功效】　清热解毒。

【主治】　毒蛇咬伤,外伤。

【用法用量】　内服煎汤,9～15g;外用适量,研末敷或鲜品捣敷。

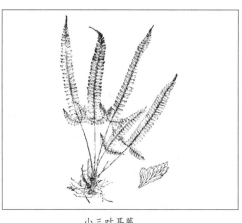

小三叶耳蕨

黑鳞耳蕨（黑鳞大耳蕨）

【学名】　*Polystichum makinoi*（Tagawa）Tagawa

【药用部位】　根茎或嫩叶。

【生态环境】　生于海拔 700～1100m 的林下。

【采收季节】　根茎全年可采挖,鲜用或干燥;嫩叶春季采收,鲜用或干燥。

【分布】　遂昌。

【主治】　味苦,性凉。

【功效】　清热解毒。

【主治】　痈肿疮疖,泄泻痢疾。

【用法用量】　内服煎汤,10～15g;外用适量,捣敷。

81

对马耳蕨（马祖耳蕨）

【学名】　*Polystichum tsus－simense*（Hook.）J. Smith

【药用部位】　根茎或嫩叶。

【生态环境】　生于海拔 600m 的林下。

【采收季节】　根茎全年可采挖,除去须根、叶柄,洗净,干燥;嫩叶春季采收,鲜用。

【分布】　丽水市山区各地。

【性味】　味苦,性凉。

【功效】　清热解毒,凉血散瘀。

【主治】　痢疾,目赤肿痛,乳痈,疮疖肿毒,痔疮出血,烫火伤。

【用法用量】　内服煎汤,10～15g;外用适量,捣敷。

三叉耳蕨

【学名】　*Polystichum tripteron*（Kunze）Presl

【药用部位】　根茎。

【生态环境】　生于海拔 400～1500m 的林下石砾堆中或岩石边。

【采收季节】　全年可采挖,除去须根、叶柄,洗净,干燥。

【分布】　遂昌、龙泉。

【性味】　味苦,性凉。

【功效】　清热解毒。

【主治】　目赤肿痛,乳痈,疮疖肿毒。

【用法用量】　内服煎汤,10～15g;外用适量,捣敷。

舌蕨科 Elaphoglossaceae

华南舌蕨

【学名】 *Elaphoglossum yoshinagae* (Yatabe) Makino

【药用部位】 根状茎及根。

【生态环境】 生于海拔 250 ~ 800m 的岩石壁上。

【采收季节】 夏、秋季采挖,除去叶柄,洗净,干燥。

【分布】 遂昌、龙泉、松阳、庆元。

【性味】 味微苦、辛,性凉。

【功效】 清热利湿。

【主治】 小便淋涩疼痛。

【用法用量】 内服煎汤,6 ~ 15g。

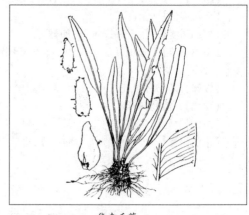

华南舌蕨

肾蕨科 Nephrolepidaceae

肾蕨(畲药名:带脚郎衣)

【学名】 *Nephrolepis auriculata* (L.) Trimen

【药用部位】 根茎或全草。

【生态环境】 生于海拔 500m 以下的向阳山坡林下。

【采收季节】 夏、秋季采收,洗净,鲜用或干燥。

【药材性状】 根茎球形或扁球形,直径 1 ~ 1.5cm。表面密生蓬松的黄棕色绒毛状鳞片,可见自根部脱落后的圆形疤痕,除去鳞片后,表面显亮黄色,有明显的不规则皱纹;质坚硬。叶簇生,叶柄稍扭曲,长 6 ~ 30cm,下部有亮棕色鳞片;叶轴棕黄色,叶片皱缩,展平后呈线状披针形,长 30 ~ 80cm,宽 3 ~ 6cm,一回羽状分裂;羽片无柄,互生,披针形,长约 2cm,宽约 6 ~ 8mm,边缘有疏浅的钝锯齿;两边的侧脉先端各有1 行孢子囊群。气微,味苦。

【分布】 庆元、景宁。

【性味】 味甘、淡、微涩,性凉。

【功效】 清热利湿,通淋,止咳,消肿解毒。

【主治】 感冒发热,肺热咳嗽,黄疸,淋浊,小便涩痛,泄泻,痢疾,带下,疝气,乳痈,瘰疬,烫伤,刀伤,淋巴结炎,体癣,睾丸炎。

【用法用量】 内服煎汤,6 ~ 15g,鲜品 30 ~ 60g;外用适量,鲜全草或根茎捣敷。

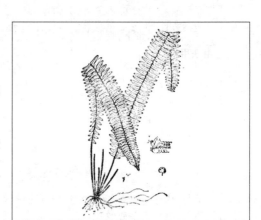

肾蕨(畲药名:带脚郎衣)

骨碎补科 Davalliaceae

阴石蕨(畲药名:石差豆)

【学名】 *Humata repens* (L. f.) Diels

【药用部位】 根茎。

【生态环境】 生于低海拔溪沟边树上或岩石上。

【采收季节】 全年可采挖,除去须根、叶柄,洗净,鲜用或干燥。

【药材性状】 根茎类圆柱形,表面具紫棕色的膜质鳞片,盾状着生,长短不一,直径 1 ~ 3mm。叶片皱缩,完整者展平后斜卵状三角形,长 4 ~ 9cm,宽 3 ~ 5cm,先端渐尖,基部不缩狭,多二回羽状分裂,羽片6 ~ 8 对,无柄,基部下延于叶轴两侧形成狭翅,基部 1 对最大,不对称,叶革质,两面无毛或沿叶轴有极稀疏棕色鳞片。孢子囊群近叶缘生。气微,味淡、微甘。

【分布】 景宁等地。

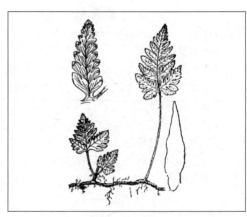

阴石蕨(畲药名:石差豆)

【性味】 味甘、淡,性平。

【功效】 活血止痛,清热利湿,续筋接骨。

【主治】 风湿痹痛,腰肌劳损,跌打损伤,牙痛,吐血,便血,尿路感染,白带,痈疮肿毒。

【用法用量】 内服煎汤,30～60g;外用适量,鲜品捣敷。

圆盖阴石蕨(畲药名:老鼠尾巴)

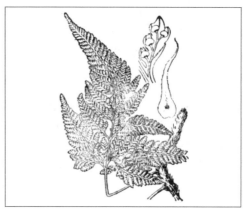

【学名】 *Humata tyermanni* Moore

【药用部位】 根茎(毛石蚕)。

【生态环境】 生于低海拔溪沟边树上或岩石上。

【采收季节】 秋季采挖,洗净,鲜用或干燥。

【药材性状】 根茎扁圆柱形,稍扭曲或有分枝,长短不一,直径3～9mm。表面灰白色,密被线状披针形的鳞片,有的可见圆形叶痕。质硬,易折断,断面平坦,黄绿色,维管束点状,散生。气微,味微苦。

【分布】 景宁。

【性味】 味微苦、甘,性凉。

【功效】 清热解毒,祛风除湿,活血通络。

【主治】 肺热咳嗽,咽喉肿痛,风火牙痛,疖肿,带状疱疹,风湿痹痛,湿热黄疸,淋浊,带下,腰肌劳损,跌打骨折。

【用法用量】 内服煎汤,10～30g,研末或浸酒;外用适量,鲜品捣敷。

【注意】 脾胃虚寒者慎服。

圆盖阴石蕨(畲药名:老鼠尾巴)

83

水龙骨科 Polypodiaceae

节肢蕨

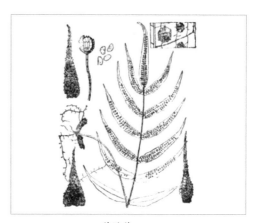

【学名】 *Arthromeris lehmannii* (Mett.) Ching

【药用部位】 根茎及全草。

【生态环境】 生于海拔1200～1300m的林下岩石上。

【采收季节】 秋季采收,洗净,鲜用或干燥。

【分布】 松阳、庆元。

【功效】 活血散瘀,解毒。

【主治】 瘀血肿痛,跌打损伤,痈疽疮疡,狂犬咬伤。

【用法用量】 内服煎汤,3～10g;外用适量,鲜品捣敷或研末调敷。

节肢蕨

龙头节肢蕨

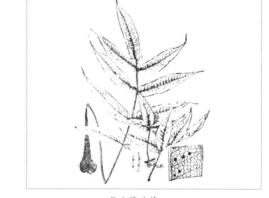

【学名】 *Arthromeris lungtauensis* Ching

【药用部位】 根状茎。

【生态环境】 生于海拔900～1300m的林下岩石上。

【采收季节】 秋、冬季采挖,洗净,鲜用或干燥。

【分布】 遂昌、松阳、庆元、景宁。

【性味】 味苦、涩,性平。

【功效】 清热利湿,止痛。

【主治】 小便不利,骨折。

【用法用量】 内服煎汤,15～30g;外用适量,鲜品捣敷。

龙头节肢蕨

线蕨

【学名】 *Colysis elliptica*（Thunb.）Ching

【药用部位】 全草。

【生态环境】 生于海拔 800m 以下林下或林缘近水处的岩石上。

【采收季节】 全年可采,洗净,鲜用或干燥。

【分布】 遂昌、龙泉、庆元、景宁等地。

【性味】 味微苦,性凉。

【功效】 活血散瘀,清热利尿。

【主治】 跌打损伤,尿路感染,肺结核。

【用法用量】 内服煎汤,9~15g;外用适量,鲜品捣敷。

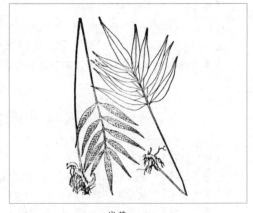

线蕨

断线蕨

【学名】 *Colysis hemionitidea*（Wall.）Presl

【药用部位】 叶。

【生态环境】 生于林下湿地。

【采收季节】 全年可采,洗净,鲜用或干燥。

【分布】 青田。

【性味】 味淡、涩,性凉。

【功效】 清热利尿,解毒。

【主治】 小便短赤淋痛,发痧,毒蛇咬伤。

【用法用量】 内服煎汤,15~30g;外用适量,鲜品捣敷。

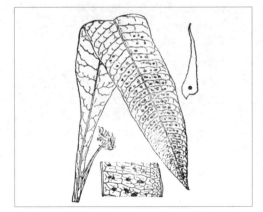

断线蕨

矩圆线蕨

【学名】 *Colysis henryi*（Bak.）Ching

【药用部位】 全草。

【生态环境】 生于海拔 400m 以下的林下。

【采收季节】 全年可采,洗净,鲜用或干燥。

【分布】 龙泉。

【性味】 味甘,性微寒。

【功效】 凉血止血,利湿解毒。

【主治】 肺热咳血,尿血,小便淋浊,痈疮肿毒,毒蛇咬伤,风湿痹痛。

【用法用量】 内服煎汤,15~30g,鲜品 30~120g;外用适量,捣敷。

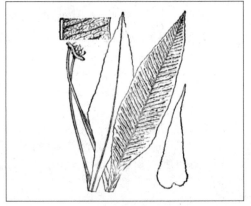

矩圆线蕨

丝带蕨

【学名】 *Drymotaenium miyoshianum*（Makino）Makino

【药用部位】 全草。

【生态环境】 生于海拔 330~1300m 的树干上。

【采收季节】 全年可采,洗净,干燥。

【分布】 龙泉、遂昌、庆元。

【性味】 味甘,性凉。

【功效】 清热熄风,活血。

【主治】 小儿高热惊风,劳伤。

【用法用量】 内服煎汤,9~18g,或浸酒。

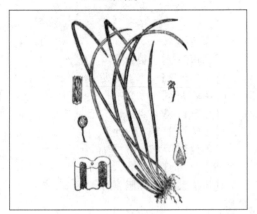

丝带蕨

84

披针骨牌蕨

【学名】 *Lepidogrammitis diversa*（Rosenst.）Ching

【药用部位】 全草。

【生态环境】 生于海拔 700～1200m 林下岩石上。

【采收季节】 全年可采,洗净,鲜用或干燥。

【分布】 龙泉、遂昌、庆元。

【性味】 味微苦、涩,性凉。

【功效】 清热止咳,祛风除湿。

【主治】 小儿高热,肺痨咳嗽,风湿性关节炎,外伤出血。

【用法用量】 内服煎汤,6～15g;外用适量,鲜品捣敷。

抱石莲(畲药名:岩石藤儿、仙人指甲、豆爿草)

【学名】 *Lepidogrammitis drymoglossoides*（Bak.）Ching

【药用部位】 全草(抱石莲)。

【生态环境】 生于海拔 700m 以下的林下岩石上。

【采收季节】 全年可采,洗净,鲜用或干燥。

【药材性状】 全草为不规则团状。根茎圆柱形,表面散生淡棕色膜质鳞片,长短不一,直径约 3mm。叶二;营养叶卵圆形或长椭圆形,长1～2cm;孢子叶倒卵形或倒卵状披针形,宽约 1cm;孢子囊群圆形,黄褐色,分两行沿叶背中脉左右排列。气微,味淡。

【分布】 丽水市山区各地。

【性味】 味微苦,性平。

【功效】 清热解毒,利水通淋,消瘀止血。

【主治】 小儿高热,疹腮,风火牙痛,痞块,膨胀,淋浊,咯血,吐血,衄血,便血,尿血,崩漏,外伤出血,疔疮痈肿,瘰疬,跌打损伤,高血压,鼻炎,气管炎。

【用法用量】 内服煎汤,9～30g;外用适量,鲜品捣敷。

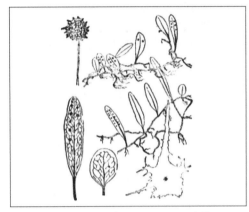

抱石莲(畲药名:岩石藤儿、仙人指甲、豆爿草)

中间骨牌蕨

【学名】 *Lepidogrammitis intermedia* Ching

【药用部位】 全草。

【生态环境】 生于海拔 400～700m 林下岩石上。

【采收季节】 全年可采,洗净,干燥。

【药材性状】 全草为不规则团状。根茎圆柱形,表面散生棕色膜质鳞片,长短不一,直径约 3mm。叶二型;营养叶长圆形至长圆披针形,长 3～6cm;孢子叶狭披针形至线状披针形,宽约 0.6cm;孢子囊群近圆形,黄褐色,分两行沿叶背中脉左右排列,成熟者布满叶背面。气微,味淡。

【分布】 遂昌等地。

【性味】 味甘、苦,性平。

【功效】 益气补脾。

【主治】 脾虚食积,消化不良,小儿疳积。

【用法用量】 内服煎汤,15～30g。

骨牌蕨

【学名】 *Lepidogrammitis rostrata*（Bedd.）Ching

【药用部位】 全草。

【生态环境】 生于海拔 700m 林下岩石上。

【采收季节】 全年可采,洗净,干燥。

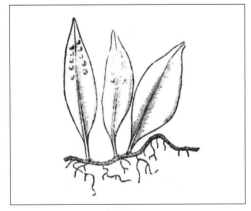

骨牌蕨

【分布】 遂昌、庆元。

【性味】 味甘、微苦,性平。

【功效】 清热利尿,止咳,除烦,解毒消肿。

【主治】 小便癃闭,淋沥涩痛,热咳,心烦,疮疡肿毒,跌打损伤。

【用法用量】 内服煎汤,15~24g。

黄瓦韦

【学名】 *Lepisorus asterlepis*（Bak.）Ching

【药用部位】 全草。

【生态环境】 生于海拔500~1600m的林下岩石上。

【采收季节】 全年可采,洗净,鲜用或干燥。

【分布】 庆元、遂昌。

【性味】 味苦,性微寒。

【功效】 清热解毒,利尿,止血。

【主治】 发热咳嗽,咽喉肿痛,小便淋痛,便秘,疮痈肿毒,外伤出血。

【用法用量】 内服煎汤,9~15g或鲜品捣汁;外用适量,研末撒。

【注意】 服本品时禁服性燥、辛辣食物。

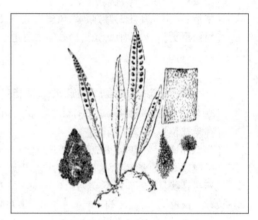

黄瓦韦

扭瓦韦

【学名】 *Lepisorus contortus*（Christ）Ching

【药用部位】 全草。

【生态环境】 生于海拔600m以下的林下岩石上或树干上。

【采收季节】 夏季采收,洗净,干燥。

【分布】 遂昌、庆元。

【性味】 味微苦,性微寒。

【功效】 清热解毒,活血止痛。

【主治】 烫火伤,化脓感染,热淋涩痛,咽喉肿痛,跌打损伤,外伤出血。

【用法用量】 内服煎汤,9~15g;外用适量,捣敷。

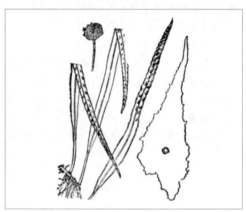

扭瓦韦

庐山瓦韦

【学名】 *Lepisorus lewisii*（Bak.）Ching

【药用部位】 全草。

【生态环境】 生于海拔300~900m的林下岩石上。

【采收季节】 全年可采,洗净,干燥。

【分布】 丽水市山区各地。

【性味】 味苦,性平。

【功效】 清热解毒,利湿消肿。

【主治】 感冒咳嗽,腹泻,小便淋痛,跌打损伤。

【用法用量】 内服煎汤,9~15g;外用适量,捣敷。

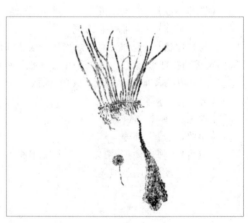

庐山瓦韦

粤瓦韦

【学名】 *Lepisorus obscure – venulosus*（Hayata）Ching

【药用部位】 全草。

【生态环境】 生于海拔600~1400m的林下岩石上或树干上。

【采收季节】 夏季采收,洗净,干燥。

【分布】 丽水市山区各地。

【性味】 味苦,性凉。

【功效】 清热解毒,利尿通淋,止血。

【主治】 咽喉肿痛,痈肿疮疡,烫火伤,蛇咬伤,小儿惊风,呕吐腹泻,热淋,吐血。

【用法用量】 内服煎汤,10~60g;外用适量,捣敷。

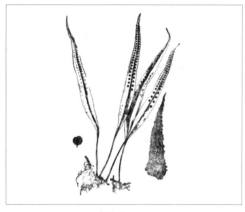

粤瓦韦

鳞瓦韦(多鳞瓦韦)

【学名】 *Lepisorus oligolepidus*(Bak.)Ching

【药用部位】 全草。

【生态环境】 生于海拔300~1100m的林下岩石上。

【采收季节】 夏季采收,洗净,干燥。

【分布】 遂昌、庆元、龙泉、缙云、景宁。

【性味】 味苦、涩,性平。

【功效】 清肺止咳。健脾消疳,止痛,止血。

【主治】 肺热咳嗽,头痛,腹痛,风湿病,小儿疳积,外伤出血。

【用法用量】 内服煎汤,9~15g;外用适量,捣敷。

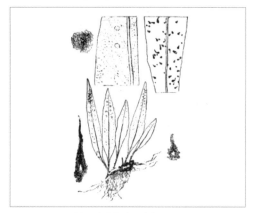

鳞瓦韦(多鳞瓦韦)

瓦韦

【学名】 *Lepisorus thunbergianus*(Kaulf.)Ching

【药用部位】 全草(七星草)。

【生态环境】 生于海拔1200m以下的岩石或树干上。

【采收季节】 夏、秋季采收带根茎全草,洗净,干燥。

【分布】 丽水市山区各地。

【性味】 味苦,性寒。

【功效】 清热解毒,利尿通淋,止血。

【主治】 小儿高热惊风,咽喉肿痛,痈肿疮疡,毒蛇咬伤,小便淋沥涩痛,尿血,咳嗽咳血。

【用法用量】 内服煎汤,9~15g;外用适量,捣敷或炒炭存性研末撒。

【注意】 中寒泄泻者慎服。

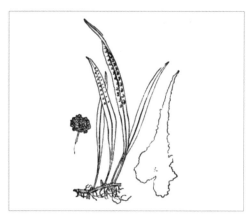

瓦韦

乌苏里瓦韦

【学名】 *Lepisorus ussuriensis*(Regel et Maack)Ching

【药用部位】 全草。

【生态环境】 生于海拔600~1600m的林下岩石上。

【采收季节】 夏季采收,洗净,干燥。

【分布】 遂昌、庆元、龙泉。

【性味】 味苦,性平。

【功效】 清热解毒,利尿,止咳,止血。

【主治】 小便不利,小便淋痛,水肿,尿血,湿热痢疾,肺热咳嗽,哮喘,咽喉肿痛,疮疡肿毒,风湿痹痛,月经不调,跌打损伤,刀伤出血。

【用法用量】 内服煎汤,9~15g;外用适量,捣敷。

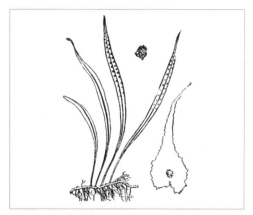

乌苏里瓦韦

浙江丽水药物志
Zhejiang Lishui Yaowuzhi

攀缘星蕨

【学名】 *Microsorium brachylepis*（Bak.）Nakaike［*M. buergerianum*（Miq.）Ching］

【药用部位】 全草。

【生态环境】 生于海拔1100m以下林中攀缘于树干上或岩石上。

【采收季节】 全年可采,洗净,鲜用或干燥。

【分布】 遂昌、庆元、龙泉、景宁等。

【性味】 味微苦、涩,性凉。

【功效】 清热利湿。

【主治】 尿路感染,小便不利,黄疸。

【用法用量】 内服煎汤,9~15g。

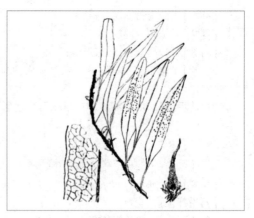

攀缘星蕨

江南星蕨(畲药名:山海带、七星剑)

【学名】 *Microsorium henyi*（Christ）Kuo

【药用部位】 全草(七星剑)。

【生态环境】 生于海拔700m以下林下湿润地的岩石上。

【采收季节】 全年可采,洗净,鲜用或干燥。

【药材性状】 根茎圆柱形,顶端被稀疏棕色鳞片,无鳞片处表面绿白色至黄白色,直径约2mm。叶片线状披针形,厚纸质,灰绿色,长25~60cm,宽2.5~5cm,先端长渐尖,基部渐狭,下延于叶柄形成狭翅,全缘,边缘骨质,两面无毛。孢子囊群大,圆形,棕黄色,沿中脉两侧排成较整齐的1行或有时为不规则的2行。气微,味淡。

【分布】 丽水市山区各地。

【性味】 味苦,性寒。

【功效】 清热利湿,凉血解毒。

【主治】 热淋,小便不利,赤白带下,痢疾,黄疸,咳血,衄血,痔疮出血,瘰疬结核,痈肿疮毒,毒蛇咬伤,风湿疼痛,跌打骨折。

【用法用量】 内服煎汤,15~30g,或捣汁;外用适量,鲜品捣敷。

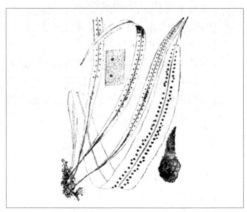

江南星蕨(畲药名:山海带、七星剑)

盾蕨

【学名】 *Neolepisorus ovatus*（Bedd.）Ching

【药用部位】 全草。

【生态环境】 生于海拔700m以下林下多石砾的阴湿处。

【采收季节】 全年可采,洗净,鲜用或干燥。

【分布】 丽水市山区各地。

【性味】 味苦,性凉。

【功效】 清热利湿,止血,解毒。

【主治】 热淋,小便不利,尿血,肺痨咯血,吐血,外伤出血,痈肿,水火烫伤。

【用法用量】 内服煎汤,15~30g。

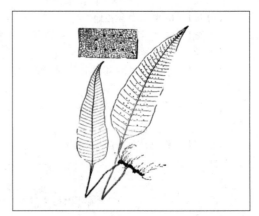

盾蕨

恩氏假瘤蕨(波缘假瘤蕨)

【学名】 *Phymatopsis engleri*（Luerss.）H. Ito.

【药用部位】 全草。

【生态环境】 生于海拔550~800m的林下岩石上。

【采收季节】 全年可采,洗净,鲜用或干燥。

【分布】 遂昌、庆元、龙泉、景宁、缙云。

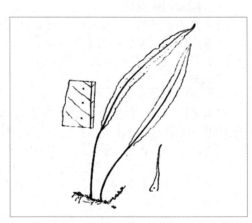

恩氏假瘤蕨(波缘假瘤蕨)

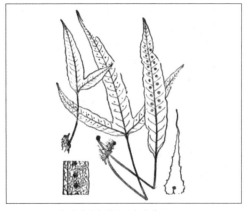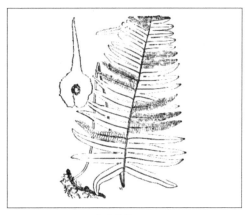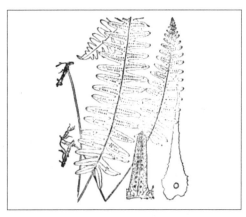

【功效】 清热解毒,止咳,散瘀。

【主治】 感冒,小儿惊风,咳嗽,跌打损伤,蛇虫咬伤。

【用法用量】 内服煎汤,9~15g;外用适量,鲜品捣敷。

金鸡脚(畲药名:金鸡脚)

【学名】 *Phymatopsis hastate*(Thnub.)Kitag. ex H. Ito

【药用部位】 全草(金鸡脚)。

【生态环境】 生于低海拔的林缘湿地。

【采收季节】 全年可采,洗净,鲜用或干燥。

【药材性状】 根茎圆柱形,长短不一,直径 2~3mm,表面密生棕红色或棕褐色的鳞片。叶多皱缩,表面黄绿色至灰绿色,展平后多数掌状三裂,少数 1~5 裂,叶片和裂片披针形,先端渐尖,全缘或略波状,或有细钝锯齿。孢子囊群圆形,沿中脉两侧各排列成 1 行,位于中脉与叶缘之间。气微,味淡。

【分布】 丽水市山区各地。

【性味】 味甘、微苦、微辛,性凉。

【功效】 清热解毒,驱风镇惊,利水通淋。

【主治】 外感热病,肺热咳嗽,咽喉肿痛,小儿惊风,痈肿疮毒,蛇虫咬伤,水火烫伤,痢疾,泄泻,小便淋浊。

【用法用量】 内服煎汤,15~30g,鲜品加倍,大剂量可用至120g;外用适量,鲜品捣敷或研末调敷。

金鸡脚(畲药名:金鸡脚)

友水龙骨

【学名】 *Polypodiodes amoena*(Wall..ex Hook)Ching

【药用部位】 根状茎。

【生态环境】 生于海拔 900~1550m 林下湿润的岩石上。

【采收季节】 全年可采,洗净,鲜用或干燥。

【药材性状】 根茎圆柱形,有的有分枝,长短不一,直径 3~4mm。表面密被棕褐色鳞片,可见叶痕及须根质脆,易折断,断面黑褐色,中间散生黄色点状维管束。气微,味微苦。

【分布】 遂昌、龙泉、庆元、景宁。

【性味】 味微苦,性凉。

【功效】 清热解毒,舒筋活血,消肿止痛。

【主治】 风湿痹痛,跌打损伤,痈肿疮毒。

【用法用量】 内服煎汤,6~15g;外用适量,研末调敷或鲜品捣敷。

友水龙骨

水龙骨(畲药名:石缸头)

【学名】 *Polypodiodes nipponica*(Mett.)Ching

【药用部位】 根状茎(青石蚕)。

【生态环境】 生于海拔 200~800m 林下、林缘、山沟水边岩石上,或树干上。

【采收季节】 全年可采,洗净,鲜用或干燥。

【药材性状】 根茎圆柱形,有的有分枝,长短不一,直径 3~4mm。表面青灰色,具纵皱纹,被白银粉霜,可见叶痕及须根,质脆,易折断,断面黑褐色,中间散生黄色点状维管束。气微,味微苦。

【分布】 丽水市山区各地。

【性味】 味苦,性凉。

水龙骨(畲药名:石缸头)

【功效】 清热利湿,活血通络。

【主治】 小便淋浊,泄泻,痢疾,风湿痹痛,跌打损伤。

【用法用量】 内服煎汤,15～30g;外用适量,鲜品捣敷或煎汤熏洗。

相异石韦

【学名】 *Pyrrosia assimilis* (Bak.) Ching

【药用部位】 全草。

【生态环境】 生于海拔 400m 以下的林下岩石上。

【采收季节】 全年可采,洗净,鲜用或干燥。

【药材性状】 根茎密生棕褐色披针形鳞片。叶皱缩,展平后披针形,革质,长 8～20cm,宽 3～9mm;基部下延,无柄或仅有短柄,有鳞片;幼叶上面被灰色星状长柔毛,老叶无毛,可见凹点;下面疏生细长灰色星毛。气微,味淡。

【分布】 龙泉等地。

【性味】 味苦、涩,性凉。

【功效】 清热利尿,通淋。

【主治】 肺热咳嗽,尿路感染,刀伤。

【用法用量】 内服煎汤,15～30g。

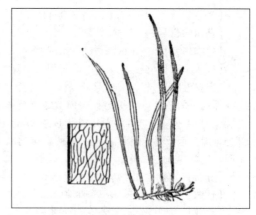

相异石韦

光石韦

【学名】 *Pyrrosia clavata* (Bak.) Ching

【药用部位】 全草。

【生态环境】 生于海拔 100～700m 林下、林缘岩石上、树干上或砾石堆中。

【采收季节】 全年可采,洗净,鲜用或干燥。

【药材性状】 叶多卷曲呈管状。展平后长披针形,革质,先端渐尖,基部渐狭,全缘,长 20～60cm,宽 2～5cm,上面黄绿色或黄棕色,有小凹点,下面有星状毛或细绒毛;孢子囊群密布叶下表面中部以上。叶柄长 5～12cm,略四棱形,棕黄色。气微,味淡。

【分布】 庆元、景宁等地。

【性味】 味苦、酸,性凉。

【功效】 清热,利尿,止咳,止血。

【主治】 肺热咳嗽,痰中带血,小便不利,热淋,沙淋瘰疬,烧烫伤,外伤出血。

【用法用量】 内服煎汤,15～30g;外用适量,研末撒或捣敷。

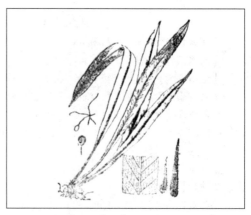

光石韦

石韦

【学名】 *Pyrrosia lingua* (Thunb.) Farwell

【药用部位】 全草(石韦)。

【生态环境】 生于海拔 1200m 以下岩石上或残垣上。

【采收季节】 全年可采,洗净,鲜用或干燥。

【药材性状】 叶边缘稍向内卷曲或平展,展平后披针形或长圆披针形,长 8～12cm,宽 1～3cm。基部宽楔形,对称,上表面黄棕色,下表面主、侧脉明显,具浅棕色的星状毛;孢子囊群在侧脉间,排列紧密而整齐。叶柄长 5～10cm,直径 1.5mm。气微,味微涩苦。

【分布】 丽水市山区各地。

【性味】 味苦、甘,性寒。

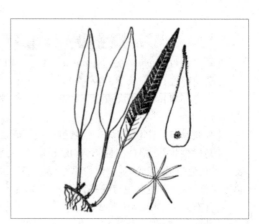

石韦

【功效】 利水通淋,清肺化痰,凉血止血。
【主治】 淋病,水肿,小便不利,痰热咳喘,咯血,吐血,衄血,血崩,外伤出血。
【用法用量】 内服煎汤,6~15g,或研末;外用适量,研末涂敷。

有柄石韦

【学名】 *Pyrrosia petiolosa* (Christ) Ching
【药用部位】 全草(石韦)。
【生态环境】 生于海拔 1000m 以下的岩石上或树干上。
【采收季节】 全年可采,洗净,鲜用或干燥。
【药材性状】 叶多卷曲呈筒状,展平后呈长圆形或卵状长圆形,长 3~8cm,宽 1~2.5cm。基部楔形,对称;下表面侧脉不明显,布满孢子囊群。叶柄长 3~12cm,直径约 1mm。
【分布】 丽水市山区各地。
【性味】 味苦、甘,性寒。
【功效】 利水通淋,清肺化痰,凉血止血。
【主治】 淋病,水肿,小便不利,痰热咳喘,咯血,吐血,衄血,血崩,外伤出血。
【用法用量】 内服煎汤,6~15g,或研末;外用适量,研末涂敷。

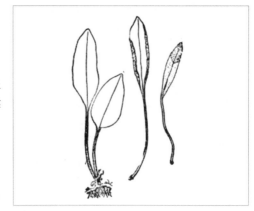

有柄石韦

庐山石韦(畲药名:石刀)

【学名】 *Pyrrosia sheareri* (Bak.) Ching
【药用部位】 全草(石韦)。
【生态环境】 生于海拔 450~1550m 的林下岩石上或树干上。
【采收季节】 全年可采,洗净,鲜用或干燥。
【药材性状】 叶片略皱缩,展平后呈披针形,长 10~20cm,宽 3~5cm。先端渐尖,基部耳状偏斜,全缘,边缘常向内卷曲;上表面黄绿色或灰绿色,散布有黑色圆形小凹点;下表面密生红棕色星状毛,有的侧脉间布满棕色圆点状的孢子囊群。叶柄具四棱,长 10~20cm,直径 1.5~3mm,略扭曲,有纵槽。叶片革质。气微,味微涩苦。
【分布】 丽水市山区各地。
【性味】 味苦、甘,性寒。
【功效】 利水通淋,清肺化痰,凉血止血。
【主治】 淋病,水肿,小便不利,痰热咳喘,咯血,吐血,衄血,血崩,外伤出血。
【用法用量】 内服煎汤,6~15g,或研末;外用适量,研末涂敷。

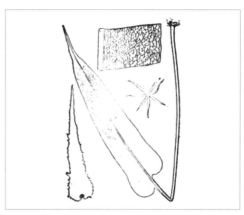

庐山石韦(畲药名:石刀)

石蕨(畲药名:石壁蓬)

【学名】 *Saxiglossum angustissimum* (Gies.) Ching
【药用部位】 全草。
【生态环境】 生于海拔 900m 以下的岩石上或树干上。
【采收季节】 全年可采,洗净,鲜用或干燥。
【药材性状】 根茎密被棕红色鳞片,直径约 1.5mm。叶片线形,长 2~9cm,宽 2~5mm,先端钝尖,基部渐缩狭,边缘反曲;上表面黄绿色至灰绿色,中脉下凹,下表面密被黄色星状毛。孢子囊群线形,沿中脉两侧各排列成一行。叶革质。气微,味微苦。
【分布】 丽水市山区各地。
【性味】 味微苦,性凉。

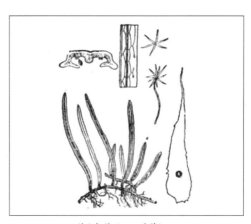

石蕨(畲药名:石壁蓬)

【功效】 清热,利湿,明目。

【主治】 肺热咳嗽,咽喉肿痛,目赤羞明,小儿惊风,小便不利,带下。

【用法用量】 内服煎汤,15～30g。

槲蕨科 Drynariaceae

槲蕨（骨碎补　畲药名：猢狲姜、猴姜）

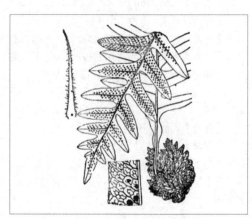

槲蕨（骨碎补　畲药名：猢狲姜、猴姜）

【学名】 *Drynaria fortunei*（Kunze）J. Smith

【药用部位】 根状茎（骨碎补）。

【生态环境】 生于海拔300m以下的岩石上或树干上。

【采收季节】 全年可采,洗净,燎去毛状鳞片,鲜用或干燥。

【药材性状】 扁平长条状,多弯曲,有分枝,长5～15cm,宽1～1.5cm,厚2～5mm。表面密被深棕色至暗棕色的小鳞片,柔软如毛,两侧及上表面均具突起或凹下的圆形叶痕,少数有叶柄残基和须根残基。体轻,质脆,易折断,断面红棕色,维管束呈黄色点状,排列成环。气微,味淡、微涩。

【分布】 丽水市各地。

【性味】 味苦,性温。

【功效】 补肾强骨,续伤止痛。

【主治】 肾虚腰痛,足膝痿弱,耳鸣耳聋,牙痛,久泄,遗尿,跌打骨折,斑秃。

【用法用量】 内服煎汤,10～20g;外用适量,鲜品捣敷或干品研末调敷。

【注意】 阴虚内热及无瘀血者慎服。

剑蕨科 Loxogrammaceae

中华剑蕨

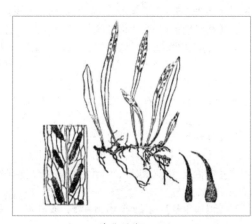

中华剑蕨

【学名】 *Loxogramme chinensis* Ching

【药用部位】 根状茎或全草。

【生态环境】 生于海拔600～1400m林下岩石上。

【采收季节】 全年可采,洗净,鲜用或干燥。

【分布】 遂昌、庆元、龙泉、景宁等地。

【性味】 味苦,性寒。

【功效】 清热解毒,利尿。

【主治】 尿路感染,乳腺炎,狂犬咬伤。

【用法用量】 内服煎汤,15～30g。

柳叶剑蕨

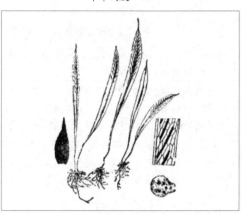

柳叶剑蕨

【学名】 *Loxogramme salicifolia*（Makino）Makino

【药用部位】 根状茎或全草。

【生态环境】 生于海拔1300m以下的林下阴湿岩石上。

【采收季节】 夏、秋季采收,洗净,去除须根、叶柄,干燥。

【分布】 遂昌、庆元、龙泉。

【性味】 味苦,性凉。

【功效】 止咳,清热解毒,利尿。

【主治】 尿路感染,咽喉肿痛,胃肠炎,狂犬咬伤。

【用法用量】 内服煎汤,15～30g。

蘋科 Marsileaceae

蘋(四叶蘋　畲药名:水铜钱)

【学名】　*Marsilea quadrifolia* L.

【药用部位】　全草。

【生态环境】　生于水田、水塘边、季节性干旱的浅水沟或低洼地。

【采收季节】　除冬季外均可采收,洗净,鲜用或干燥。

【药材性状】　全体卷缩成团。根茎细长,多分枝。叶柄纤细,长3~18cm,光滑,棕绿色;小叶4片,卷缩,展开后呈田字形,小叶片倒三角形,长宽1~2cm,上面绿色,下面黄绿色。气微,味淡。

【分布】　丽水市各地。

【性味】　味甘,性寒。

【功效】　利水消肿,清热解毒,止血,除烦安神。

【主治】　水肿,热淋,小便不利,黄疸,吐血,衄血,尿血,崩漏,白带,月经量多,心烦不眠,消渴,感冒,小儿夏季热,痈肿疮毒,瘰疬,乳腺炎,咽喉肿痛,急性结膜炎,毒蛇咬伤。

【用法用量】　内服煎汤,15~30g,鲜品60~90g或捣汁;外用适量,鲜品捣敷。

【注意】　服甘草者忌之。

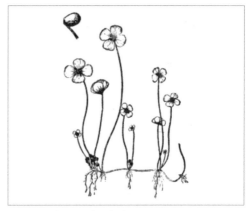

蘋(四叶蘋　畲药名:水铜钱)

槐叶蘋科 Salviniaceae

槐叶蘋(畲药名:水蜈蚣)

【学名】　*Salvinia natans*(L.)All.

【药用部位】　全草。

【生态环境】　生于水田、水塘边或流速较稳定的浅水水域。

【采收季节】　夏、秋季采收,洗净,鲜用或干燥。

【药材性状】　茎细长,有毛。叶二型,一种细长如根;一种羽状排列于茎两侧,叶片矩圆形,长8~12mm,宽5~8mm,先端钝圆,基部圆形或略呈心形,全缘,上面淡绿色,在侧脉间有5~9个突起,其上生一簇粗短毛,下面灰褐色,生有节的粗短毛。根状叶基生出短小枝,枝上集生有大孢子果4~8枚。气微,味辛。

【分布】　丽水市各地。

【性味】　味辛、苦,性寒。

【功效】　清热解表,利水消肿,解毒。

【主治】　风热感冒,麻疹不透,浮肿,热淋,小便不利,热痢,痔疮,痈肿疔疮,丹毒,腮腺炎,湿疹,烫火伤。

【用法用量】　内服煎汤,15~30g;外用适量,鲜品捣敷或煎汤熏洗。

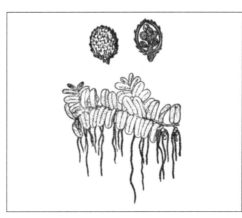

槐叶蘋(畲药名:水蜈蚣)

满江红科 Azollaceae

满江红(畲药名:红萍、天女散花、仙女散花)

【学名】　*Azolla imbricata*(Roxb.)Nakai

【药用部位】　叶、根。

【生态环境】　生于水田、水塘、水池或流速较稳定的浅水水域。

【采收季节】　夏、秋季捞取,洗净,干燥。

【药材性状】　叶小,三角形,密生于细枝上,皱缩成粒片状,长约4mm,上面黄绿色,下面紫褐色或红褐色;须根多数,泥灰色。质轻,气微。

【分布】　丽水市各地。

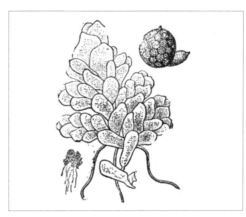

满江红(畲药名:红萍、天女散花、仙女散花)

【性味】　叶:味辛,性凉。

　　　　　根:味辛,性凉。

【功效】　叶:解表透疹,祛风除湿,解毒。

　　　　　根:润肺,止咳。

【主治】　叶:感冒咳嗽,麻疹不透,风湿疼痛,小便不利,水肿,荨麻疹,皮肤瘙痒,疮疡,丹毒,烫火伤。

　　　　　根:肺痨咳嗽。

【用法用量】　叶内服煎汤,3～15g,大剂量可用30g;外用适量,煎水洗、热熨或炒炭存性研末,调油敷。根内服煎汤,9～15g。

【注意】　叶:表虚自者汗禁服。

种子植物－裸子植物

苏铁科 Cycadaceae

苏铁(铁树)

【学名】　*Cycas revoluta* Thunb.

【药用部位】　根、种子、花、叶(铁树叶)。

【生态环境】　栽培于公园、庭园等处。

【采收季节】　根全年可采挖,干燥;种子冬季采收,干燥;花夏季采摘,阴干;叶全年可采,鲜用或干燥。

【药材性状】　根细长圆柱形,略弯曲,长10～35cm,直径约2mm。表面灰黄色至灰棕色,具瘤状突起;外皮易断成环状裂纹。质稍韧,不易折断,断面皮部灰褐色,木部黄白色。气微,味淡。

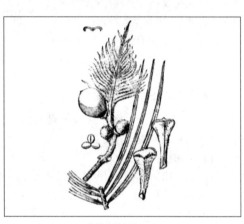

苏铁(铁树)

　　花的大孢子叶略呈匙状,上部扁宽,下部圆柱形,长10～20cm,宽5～8cm。全体密被褐黄色绒毛,扁宽部分两侧羽状深裂为细条形,下部圆柱部分两侧各生1～5枚近球形的胚珠。气微,味淡。

　　叶大型,一回羽状,叶轴扁圆柱形,叶柄基部两侧具刺,黄褐色。质硬,断面纤维性。羽片线状披针形,长9～18cm,宽4～6mm,黄色或黄褐色,边缘向背面反卷,背面疏生褐色柔毛。脆,易折断,断面平坦。气微,味淡。

【分布】　丽水市各地。

【性味】　根:味甘、淡,性平,小毒。

　　　　　种子:味苦、涩,性平,有毒。

　　　　　花:味甘,性平。

　　　　　叶:味甘、淡,性平,小毒。

【功效】　根:祛风通络,活血止血。

　　　　　种子:平肝降压,镇咳祛痰,收敛固涩。

　　　　　花:理气,祛湿,活血止血,益眼固精。

　　　　　叶:理气止痛,散瘀止血,消肿解毒。

【主治】　根:风湿麻木,筋骨疼痛,跌打损伤,劳伤吐血,腰痛,白带,口疮。

　　　　　种子:高血压,慢性肝炎,咳嗽痰多,痢疾,遗精,白带,跌打,刀伤。

　　　　　花:胃痛,慢性肝炎,风湿痛,跌打损伤,咳血,吐血,痛经,遗精,带下。

　　　　　叶:肝胃气滞疼痛,经闭,吐血,便血,痢疾,肿毒,外伤出血,跌打损伤。

【用法用量】　根:内服煎汤,10～15g,或研末;外用适量,水煎含漱。种子:内服煎汤,9～15g或研末;外用适量,研末敷。花:内服煎汤,15～60g。叶:内服煎汤,9～15g或烧炭存性,研末;外用适量,烧灰或煅存性研末敷。

【注意】　种子有毒性和较强的致癌作用不宜多服、久服;根、花和叶均能致癌。

银杏科 Ginkgoaceae

银杏(白果树　畲药名:公孙树)

【学名】　*Ginkgo biloba* L.

【药用部位】　种子(白果)、叶(银杏叶)、根。

【生态环境】　栽培。

【采收季节】　深秋种子成熟时采收,除去肉质外种皮,洗净,干燥;叶7~8月采摘干燥;根深秋后采挖,洗净,切片,干燥。

【药材性状】　种子略呈椭圆形,一端稍尖,另端钝,长 1.5 ~ 2.5cm,宽 1 ~ 2cm,厚约 1cm。表面黄白色或淡棕黄色,平滑,具 2 ~ 3 条棱线。中种皮(壳)骨质,坚硬。内种皮膜质,种仁宽卵球形或椭圆形,一端淡棕色,另一端金黄色,断面外层黄色,胶质样,内层淡黄色或淡绿色,粉性,中间有空隙,气微,味甘、微苦。

叶多皱褶或破碎,完整者呈扇形,长 3 ~ 12cm,宽 5 ~ 15cm。黄绿色或浅棕黄色,上缘呈不规则的波状弯曲,有的中间凹入,深者可达叶长的4/5。具二叉状平行叶脉,细而密,光滑无毛,易纵向撕裂。叶基楔形,叶柄长 2 ~ 8cm。体轻。气微,味微苦。

根圆柱形,稍弯曲,有分枝,长可达 1m,直径 0.5 ~ 3cm。表面灰黄色,有纵皱纹、横向皮孔及侧根痕。质硬,断面黄白色,有菊花心,呈放射状环。皮部带纤维性。气微,味淡。

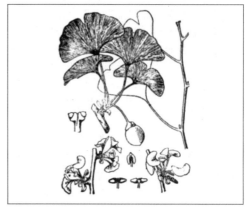

银杏(白果树　畲药名:公孙树)

【分布】　丽水市各地。

【性味】　种子:味甘、苦、涩,性平,小毒。

　　　　　叶:味甘、苦、涩,性平,小毒。

　　　　　根:味甘,性温。

【功效】　种子:敛肺定喘,止带缩尿。

　　　　　叶:活血养心,敛肺涩肠。

　　　　　根:益气补虚。

【主治】　种子:哮喘痰咳,白带,白浊,遗精,尿频,无名肿毒,皲鼻,癣疮。

　　　　　叶:胸痹心痛,喘咳痰嗽,泄泻痢疾,白带。

　　　　　根:遗精,遗尿,夜尿频多,白带,石淋。

【用法用量】　种子内服:煎汤 5 ~ 10g。外用:适量,捣敷。叶内服:煎汤 9 ~ 12g。外用:适量,捣敷;或煎汤熏洗。根内服:煎汤 15 ~ 60g。

【注意】　种子有小毒,多服易中毒。儿童慎服。实邪者禁服。

　　　　　根:有实邪者禁服。

松科 Pinaceae

雪松

【学名】　*Cedrus deodara* (Roxb.) G. Don

【药用部位】　叶和木材。

【生态环境】　栽培。

【分布】　本市的公园,部分机关、企事业单位作观赏树种植。

【采收季节】　全年可采,干燥。

【性味】　味苦。

【功效】　清热利湿,散瘀止血。

【主治】　痢疾,肠风便血,水肿,风湿痹痛,麻风病。

【用法用量】　内服煎汤,10 ~ 15g。

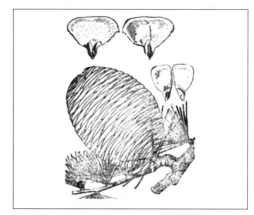

雪松

华山松

【学名】 *Pinus armandii* Franch.

【药用部位】 叶。

【生态环境】 栽培。

【采收季节】 12 月采收,鲜用或干燥。

【药材性状】 叶针状,长 8～15cm,直径约 1mm。叶 5 针一束,基部有长约 5mm 的鞘;叶深绿色或枯绿色,表面光滑,中央有一细沟。质脆。气微香,味微苦涩。

【分布】 遂昌(牛头山、神龙谷)、庆元(荷地)。

【性味】 味苦,性温。

【功效】 祛风燥湿,杀虫止痒,活血安神。

【主治】 风湿痹痛,脚气,湿疮,癣,风疹瘙痒,跌打损伤,神经衰弱,慢性肾炎,高血压症,预防乙脑、流感。

【用法用量】 内服,煎汤 6～15g,鲜品 30～60g 或浸酒;外用适量,鲜品捣敷或煎汤熏洗。

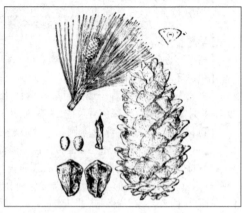

华山松

马尾松(畲药名:苍柏子树)

【学名】 *Pinus massoniana* Lamb.

【药用部位】 叶、花粉(松花粉)、根、油树脂(松香)、球果、枝干结节(松节)、嫩枝尖端。

【生态环境】 生于山地、土坡、溪滩边等。

【采收季节】 12 月采摘叶,鲜用或干燥;春季开花时采收雄花穗,晾干,搓下花粉,干燥;秋季挖取根,洗净,切片,干燥;春末夏初采集球果,干燥;春季采收嫩枝尖端,鲜用或干燥。

【药材性状】 叶针状,长 10～20cm,直径约 1mm。叶 2 针一束,基部有长约 5mm 褐色至灰黑色的鞘;叶深绿色或枯绿色,表面光滑,中央有一细沟。质脆。气微香,味微苦涩。

花粉为淡黄色的细粉,质轻易飞扬,手捻有滑润感,不沉于水。气微香,味有油腻感。

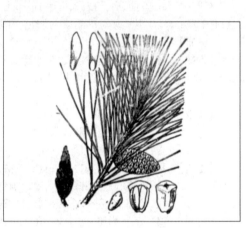

马尾松(畲药名:苍柏子树)

松香为不规则半透明的块状或碎粒,大小不一。黄色或棕黄色至黄褐色,有黄白色粉霜。质脆易碎,断面似玻璃样。加热则软化,进而溶化,燃烧时产生棕色浓烟。有松节油香气,味苦。

松节为类圆形球状,大小不一。表面黄棕色。纵切面具直或斜的纹理,横切面可见年轮。质坚硬,富油性,遇火易燃,并冒黑烟。具松节油气,味微辛。

【分布】 丽水市各地。

【性味】 叶:味苦,性温。

花粉:味甘,性微温。

根:味苦,性温。

松香:味苦、甘,性温。

球果:味甘、苦,性温。

松节:味苦,性温。

嫩枝尖端:味苦、涩,性凉。

【功效】 叶:祛风燥湿,杀虫止痒,活血安神。

花粉:祛风,益气,收敛,止血。

根:祛风除湿,活血止血。

松香:祛风燥湿,排脓拔毒,生肌止痛。

球果:祛风除痹,化痰,止咳平喘,利尿,通便。

松节:祛风燥湿,舒经通络,活血止痛。

嫩枝尖端:祛风利湿,活血消肿,清热解毒。

【主治】 叶:风湿痹痛,脚气,湿疮,癣,风疹瘙痒,跌打损伤,神经衰弱,慢性肾炎,高血压症,预防乙脑、流感。

花粉:头痛眩晕,泄泻下痢,湿疹湿疮,创伤出血。

根:风湿痹痛,风疹瘙痒,白带,咳嗽,跌打吐血,风虫牙痛。

松香:痈疽恶疮,瘰疬,瘘症,疥癣,白秃,疠风,痹症,金疮,扭伤,白带,血栓闭塞性脉管炎。

球果:风湿痹痛,化痰止咳,平喘,白癜风,慢性气管炎,淋浊,便秘,痔疮。

松节:风寒湿痹,历节风痛,脚痿痪软,跌打伤痛。

嫩枝尖端:风湿痹痛,淋证,尿浊,跌打损伤,乳痈,动物咬伤,夜盲症。

【用法用量】 叶内服煎汤,6～15g,鲜品30～60g或浸酒;外用适量,鲜品捣敷或煎汤熏洗。花粉内服煎汤,3～9g或冲服;外用适量,干撒或调敷。根内服煎汤,30～60g;外用适量,鲜品捣敷或煎汤熏洗。松香内服(需严格炮制)煎汤,3～5g,亦可浸酒;外用适量,研末干掺或调敷。球果内服煎汤,9～15g;外用适量,水煎洗。松节内服煎汤,10～15g;或浸酒、醋等;外用适量,浸酒涂擦。嫩枝尖端内服煎汤,10～30g;外用适量,捣敷。

【注意】 血虚、内热者禁用花粉。血虚、内火实热者禁用松香。阴虚血燥者禁用松节。

黄山松

【学名】 *Pinus taiwanensis* Hayata

【药用部位】 叶。

【生态环境】 生于海拔800m以上山地。

【采收季节】 12月采收叶,鲜用或干燥。

【药材性状】 叶针状,长7～11cm,直径约1mm。叶2针一束,基部有长约5mm的鞘;叶深绿色或枯绿色,表面光滑,中央有一细沟。质脆。气微香,味微苦涩。

【分布】 丽水市山区各地。

【性味】 味苦,性温。

【功效】 祛风燥湿,杀虫止痒,活血安神。

【主治】 风湿痹痛,脚气,湿疮,癣,风疹瘙痒,跌打损伤,神经衰弱,慢性肾炎,高血压症,预防乙脑、流感。

【用法用量】 内服煎汤,6～15g,鲜品30～60g或浸酒;外用适量,鲜品捣敷或煎汤熏洗。

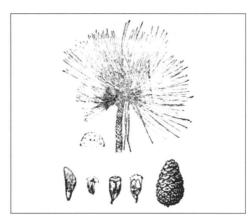

黄山松

金钱松

【学名】 *Pseudolarix kaempferi* (Lindl.) Gord.

【药用部位】 根皮(土荆皮)、叶。

【生态环境】 栽培。

【采收季节】 深秋采挖根,剥取皮,除去外粗皮,洗净,干燥;全年可采叶,随采随用。

【药材性状】 根皮为长条状或不规则片块状,扭曲而稍卷,大小不一,厚2～5mm。外表面灰黄色,粗糙,有皱纹及灰白色横向皮孔样突起,粗皮常呈鳞片状剥落,剥落处红棕色;内表面黄棕色至红棕色,平坦,有细致的纵向纹理。质韧,折断面呈撕裂状,可层层剥离。气微,味苦而涩。

【分布】 全市各林场和单位庭园等。

【性味】 根皮:味辛、苦,性温,有毒。

叶:味苦,性微温,有毒。

【功效】 根皮:祛风除湿,杀虫止痒。

叶:祛风,利湿,止痒。

【主治】 根皮:疥癣,湿疹,神经性皮炎。

叶:风湿痹痛,湿疹瘙痒。

【用法用量】 根皮外用适量,醋浸或酒浸涂擦。叶外用适量,捣敷或煎汤熏洗。

【注意】 根皮和叶均有毒,只能外用,不可内服。

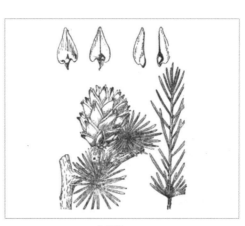

金钱松

杉科 Taxodiaceae

柳杉(温柳)

【学名】　*Cryptomeria fortunei* Hooibrenk ex Otto et Dietr

【药用部位】　根皮或树皮、叶。

【生态环境】　多栽培。遂昌(九龙山)、庆元(百山祖)有野生。

【采收季节】　全年可采根皮或树皮,除去栓皮,鲜用或干燥;春秋采摘叶,鲜用或干燥。

【分布】　全市各林场、山区村庄路边或农村"风水"山上。

【性味】　根皮或树皮:味苦、辛,性寒。

【功效】　根皮或树皮:解毒,杀虫,止痒。

　　　　　叶:清热解毒。

【主治】　根皮或树皮:癣疮,鹅掌风、烫伤。

　　　　　叶:痈疽疮毒。

【用法用量】　外用适量,捣敷或煎汤熏洗。

【注意】　根皮或树皮和叶,均外用,不可内服。

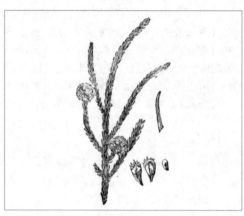

柳杉(温柳)

杉木(杉树)

【学名】　*Cunninghamia lanceolata*（Lamb.）Hook.

【药用部位】　心材、根、结节、树皮、叶、球果、种子。

【生态环境】　多栽培。

【采收季节】　全年可采木材、根、结节、树皮、叶,鲜用或干燥;7~8月采摘球果或种子,干燥。

【分布】　丽水市山区各地。

【性味】　心材:味辛、性微温。

　　　　　根:味辛,性微温。

　　　　　结节:味辛,性微温。

　　　　　树皮:味辛,性微温。

　　　　　叶:味辛,性微温。

　　　　　球果:味辛,性微温。

　　　　　种子:味辛,性微温。

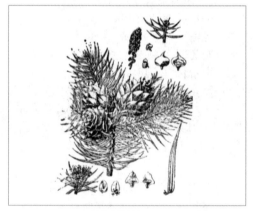

杉木(杉树)

【功效】　心材:辟恶除秽,除湿散毒,降逆气,活血止痛。

　　　　　根:祛风利湿,行气止痛,理伤接骨。

　　　　　结节:祛风止痛,散湿毒。

　　　　　树皮:利湿,消肿解毒。

　　　　　叶:祛风,化痰,活血,解毒。

　　　　　球果:温肾壮阳,杀虫解毒,宁心,止咳。

　　　　　种子:理气散寒,止痛。

【主治】　心材:脚气肿满,奔豚,霍乱,心腹胀痛,风湿毒疮,跌打肿痛,创伤出血,烧烫伤。

　　　　　根:风湿痹痛,胃痛,疝气痛,淋病,白带,血瘀崩漏,痔疮,骨折脱臼,刀伤。

　　　　　结节:风湿骨节疼痛,胃痛,脚气肿痛,带下,跌打损伤,臁疮。

　　　　　树皮:水肿,脚气,漆疮,流火烫伤,金疮出血,毒虫咬伤。

　　　　　叶:半身不遂初起,风疹,咳嗽,牙痛,天疱疮,鹅掌风,跌打损伤,毒虫咬伤。

　　　　　球果:遗精,阳痿,白癜风乳痈,心悸,咳嗽。

　　　　　种子:疝气疼痛。

【用法用量】　心材内服煎汤,15~30g;外用适量,煎水熏洗或烧炭存性研末调敷。根内服煎汤,30~60g;外用适量,捣敷或烧炭存性研末调敷。结节内服煎汤,10~30g及浸酒;外用适量,煎水浸泡或烧炭存性研末调敷。树皮内服煎汤,10~30g;外用适量,煎水熏洗或烧炭存性研末调敷。叶内服煎汤,15~30g;外用适量,煎水含漱、捣汁搽或研末调敷。球果内服煎汤,10~90g;外用适量,研末调敷。种子内服煎汤,5~10g。

【注意】　心材不可久服和过量;虚人禁服。

柏科 Cupressaceae

柏木

【学名】 *Cupressus funebris* Endl.

【药用部位】 球果、枝叶、根。

【生态环境】 栽培。

【采收季节】 秋季采摘长大而未开裂球果,干燥;全年可采叶或根,干燥。

【药材性状】 成熟球果圆球形,直径8~12mm,暗褐色;种鳞4对,顶端为不规则五角形或方形,能育鳞有种子5~6粒。种子宽倒卵状菱形或近圆形,略扁,淡褐色,有光泽,长约2.5mm,边缘具窄翅。气微,味涩。

枝叶扁平,棕褐色。叶细小,鳞片形,交互对生在小枝上,叶片先端锐尖,不紧贴生于枝上,而呈刺状突起,手触时有刺感,叶面黄绿色或灰绿色。质脆,易碎。气微,味涩。

【分布】 丽水市各地有栽培。

【性味】 球果:味苦、甘,性平。

枝叶:味苦、涩,性平。

根:味苦、辛,性凉。

【功效】 球果:祛风,和中,安神,止血。

枝叶:凉血止血,敛疮生肌。

根:清热解毒。

【主治】 球果:感冒发热,胃痛呕吐,烦躁,失眠,劳伤吐血。

枝叶:吐血,血痢,痔疮,癞疮,烫伤,刀伤,毒蛇咬伤。

根:麻疹身热不退。

【用法用量】 球果内服煎汤,10~15g;或研末。枝叶内服煎汤,9~15g或研末;外用适量,捣敷或研末调敷。根内服煎汤,6~15g。

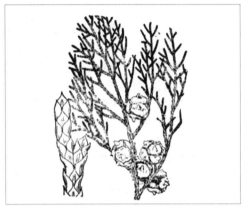

柏木

福建柏

【学名】 *Fokienia hodginsii*（Dunn）Henry et Thomas

【药用部位】 心材。

【生态环境】 生于海拔600~1200m山地杂木林中。

【采收季节】 全年可采,取心材,切片,干燥。

【分布】 遂昌、龙泉、庆元、景宁、云和。

【性味】 味苦、辛,性温。

【功效】 行气止痛,降逆止呕。

【主治】 脘腹疼痛,噎膈,呃逆,恶心呕吐。

【用法用量】 内服煎汤,6~15g。

【注意】 国家二级保护植物。

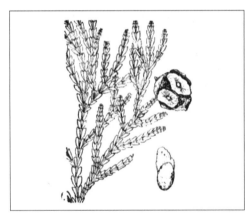

福建柏

刺柏

【学名】 *Juniperus formosana* Hayata

【药用部位】 根及根皮或树枝。

【生态环境】 生于干燥瘠薄的山岗和山坡疏林地。

【采收季节】 秋、冬季采收根或根皮,洗净,干燥;全年可采树枝,干燥。

【分布】 丽水市山区各地。

【性味】 味苦,性寒。

【功效】 清热解毒,燥湿止痒。

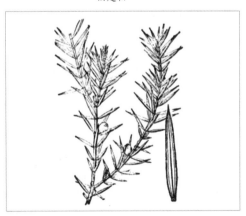

刺柏

【主治】 麻疹高热,湿疹,癣疮。

【用法用量】 内服煎汤,6～15g;外用适量,煎水洗。

侧柏(畲药名:常青柏)

【学名】 *Platycladus orientalis*（L.）Franco

【药用部位】 枝梢及叶(侧柏叶)、种仁(柏子仁)、根皮、枝条。

【生态环境】 栽培。

【采收季节】 全年可采枝梢及叶,阴干;秋、冬季采收成熟果实,干燥,收集种子碾去种皮簸净;冬季采挖根,刮去栓皮,除去木心,干燥;全年可采枝条,干燥。

【药材性状】 枝梢及叶长短不一,多分枝,小枝扁平。叶细小,鳞片状,交互对生,贴伏于枝上,黄绿色或深绿色;先端钝,背面中部有脉槽。质脆。气清香,味苦涩、微辛。

种仁呈长卵圆形或长椭圆形,长4～7mm,直径1.5～3mm。表面黄白色至淡黄棕色,油润,外包膜质的内种皮。顶端略尖,有深褐色的小点,基部钝圆。质软,断面黄白色,富油性。气微香,味淡。

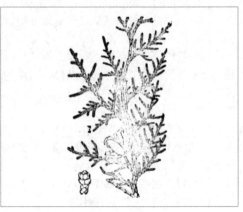
侧柏(畲药名:常青柏)

【分布】 丽水市各地有栽培。

【性味】 枝梢及叶:味苦、涩,性微寒。

　　　　 种仁:味甘,性平。

　　　　 根皮:味苦,性平。

　　　　 枝条:味苦、辛,性温。

【功效】 枝梢及叶:凉血止血,止咳祛痰,祛除湿,散肿毒。

　　　　 柏子仁:养心安神,敛汗,润肠通便。

　　　　 根皮:凉血,解毒,敛疮,生发。

　　　　 枝条:驱风,除湿,解毒疗疮。

【主治】 枝梢及叶:咯血,吐血,衄血,尿血,血痢,肠风下血,崩漏不止,咳嗽痰多,风湿痹痛,丹毒,痄腮,烫伤。

　　　　 种仁:心悸怔忡,失眠健忘,盗汗,肠燥便秘。

　　　　 根皮:烫伤,灸疮,疮疡溃烂,毛发脱落。

　　　　 枝条:风寒湿痹,历节风,霍乱转筋,牙齿肿痛,恶疮,疥癣。

【用法用量】 枝梢及叶内服煎汤,6～12g;外用适量,煎水洗、捣敷或研末调敷。种仁内服煎汤,3～9g;外用适量,研末调敷或鲜品捣敷。根皮内服煎汤,6～12g;外用适量,用猪油或犬油内煎枯去渣,涂搽。枝条内服研末,3～6g;外用适量,捣敷、研末调敷或煎汤熏洗。

【注意】 枝梢及叶:多服、久服,易致胃脘不适及食欲减退。

　　　　 种仁:便溏及痰多者慎服。

圆柏(桧柏)

【学名】 *Sabina chinensis*（L.）Ant.

【药用部位】 枝叶。

【生态环境】 栽培。

【采收季节】 全年可采,洗净,鲜用或干燥。

【药材性状】 生鳞叶的枝近圆柱形。叶二型,即刺状叶及鳞叶,生于不同枝上,鳞叶3叶轮生,直伸而紧密,近披针形,先端渐尖,长2.5～5mm;刺生叶3叶交互轮生,斜展,疏松,披针形,长6～12mm。气微香,味微涩。

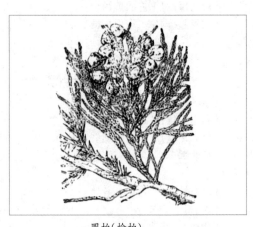
圆柏(桧柏)

【分布】 丽水市各地有零星栽培。

【性味】 味辛、苦,性温,小毒。

【功效】 祛风除湿,解毒消肿。

【主治】 风寒感冒,风湿关节痛,荨麻疹,阴疽肿毒初起,尿路感染。

【用法用量】 内服煎汤,鲜品 15～30g;外用适量,捣敷、煎水熏洗或烧烟熏。

高山柏(翠柏)

【学名】 *Sabina squamata* (Buch.－Hami.) Ant.

【药用部位】 枝叶或球果。

【生态环境】 零星散生于海拔 1200m 以上山地。

【采收季节】 秋季采枝叶,阴干;10 月采摘球果,干燥。

【药材性状】 枝叶呈树枝状,叶全为刺状,3 叶交互轮生,披针形,长 5～10mm,宽 1～1.5mm,先端急尖为刺尖状,基部下延。气微香,味微涩。

【分布】 龙泉、庆元。

【性味】 味苦,性平。

【功效】 祛风除湿,解毒消肿。

【主治】 风湿痹痛,肾炎水肿,尿路感染,痈疮肿毒。

【用法用量】 内服煎汤,9～15g 或熬膏。

罗汉松科 Podocarpaceae

罗汉松

【学名】 *Podocarpus macrophyllus* (Thunb.) D. Don

【药用部位】 种子及花托、根皮、叶。

【生态环境】 生于海拔 170～600m 路旁与阔叶林中。多栽培。

【采收季节】 秋季种子成熟时连同花托一起采收,干燥;全年可采根皮或叶,干燥。

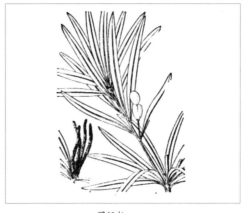

罗汉松

【药材性状】 种子椭圆形、类圆形或斜卵圆形,长 8～11mm,直径 7～9mm。外表面灰白色或棕褐色,多数被白霜,具突起的网纹,基部着生于倒钟形的肉质花托上。质硬,不易破碎,断面种皮厚,中心粉白色。气微,味淡。

【分布】 松阳、遂昌、龙泉、景宁。丽水市各地有零星种植。

【性味】 种子及花托:味甘,性微温。

　　　　　根皮:味甘、微苦,性微温。

　　　　　叶:味淡,性平。

【功效】 种子及花托:行气止痛,温中补血。

　　　　　根皮:活血祛瘀,祛风除湿,杀虫止痒。

　　　　　叶:止血。

【主治】 种子及花托:胃脘疼痛,血虚面色萎黄。

　　　　　根皮:跌打损伤,风湿痹痛,癣疾。

　　　　　叶:吐血,咯血。

【用法用量】 种子及花托内服煎汤,10～20g。根皮内服煎汤,9～15g;外用适量,捣敷或煎汤熏洗。叶内服煎汤,10～30g。

短叶罗汉松

【学名】 *Podocarpus macrophyllus* (Thunb.) D. Don var. *maki* Endl.

【药用部位】 种子及花托、根皮、叶。

【生态环境】 栽培于公园、庭院、阳台花盆中。

【采收季节】 秋季种子成熟时连同花托一起采收,干燥;全年可采根皮或叶,干燥。

【分布】 丽水市各地有作观赏树种植。

【性味】 种子及花托:味甘,性微温。

　　　　　　根皮:味甘、微苦,性微温。

　　　　　　叶:味淡,性平。

【功效】　种子及花托:行气止痛,温中补血。

　　　　　　根皮:活血祛瘀,祛风除湿,杀虫止痒。

　　　　　　叶:止血。

【主治】　种子及花托:胃脘疼痛,血虚面色萎黄。

　　　　　　根皮:跌打损伤,风湿痹痛,癣疾。

　　　　　　叶:吐血,咯血。

【用法用量】　种子及花托内服煎汤,10~20g。根皮内服煎汤,9~15g;外用适量,捣敷或煎汤熏洗。叶内服煎汤,10~30g。

竹柏

【学名】　*Nageia nagi* Kuntze

【药用部位】　叶、根或树皮。

【生态环境】　生于海拔200~500m的溪边、路旁与山坡常绿阔叶林中。有栽培。

【采收季节】　全年可采,叶鲜用或干燥;根或树皮,切段,干燥。

【分布】　龙泉、云和、遂昌。

【性味】　根或树皮:味淡,性平。

【功效】　叶:止血,接骨。

　　　　　　根或树皮:祛风除湿。

【主治】　叶:外伤出血,骨折。

　　　　　　根或树皮:风湿痹痛。

【用法用量】　叶外用适量,鲜品捣敷或干品研末调敷。根或根皮外用适量,捣敷。

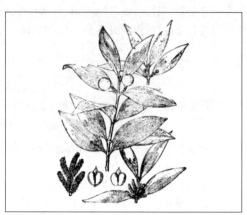

竹柏

三尖杉科 Cephalotaxaceae

三尖杉(畲药名:水竹柴)

【学名】　*Cephalotaxus fortunei* Hook. f.

【药用部位】　枝叶、根、种子。

【生态环境】　生于海拔1000m以下的山谷、溪边潮湿的阔叶混交林中。

【采收季节】　夏、秋季采收枝叶,干燥;全年可采根,洗净,干燥;秋季采摘成熟种子,干燥。

【分布】　龙泉、云和、遂昌、庆元、景宁、莲都、缙云、松阳。

【性味】　枝叶:味苦、涩,性寒,有毒。

　　　　　　根:味苦、涩,性平。

　　　　　　种子:味苦、涩,性平。

【功效】　枝叶:抗肿瘤。

　　　　　　根:抗肿瘤,活血,止痛。

　　　　　　种子:驱虫消积,润肺止咳。

【主治】　枝叶:恶性淋巴瘤,白血病,肺癌,胃癌,食道癌,直肠癌。

　　　　　　根:直肠癌,跌打损伤。

　　　　　　种子:食积腹胀,小儿疳积,虫积,肺燥咳嗽。

【用法用量】　枝叶一般提取生物碱,制成注射剂用。根内服煎汤,10~60g。种子内服煎汤,6~15g或炒熟食。

【注意】　枝叶:有毒,不宜久用。

　　　　　　种子:便溏者慎服。

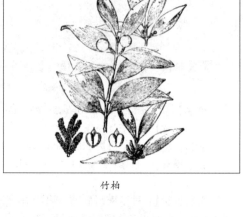

三尖杉(畲药名:水竹柴)

粗榧(木榧、野榧)

【学名】 *Cephalotaxus sinensis*(Rehd. et Wils.)Li

【药用部位】 枝叶、根。

【生态环境】 生于海拔 600m 以下山坡或溪沟杂木林中。有栽培。

【采收季节】 夏、秋季采摘枝叶,干燥;全年可采根,洗净切片,干燥。

【分布】 龙泉、庆元、景宁、遂昌、松阳、缙云等。

【性味】 枝叶:味苦、涩,性寒。
　　　　 根:味淡、涩,性平。

【功效】 枝叶:抗肿瘤。
　　　　 根:祛风除湿。

【主治】 枝叶:白血病,恶性淋巴瘤。
　　　　 根:风湿痹痛。

【用法用量】 枝叶一般提取生物碱,制成注射剂用。根内服煎汤,15~30g。

【注意】 枝叶:有小毒。

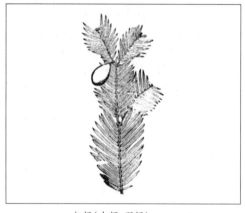

粗榧(木榧、野榧)

红豆杉科 Taxaceae

红豆杉

【学名】 *Taxus chinensis*(Pilger)Rehd.

【药用部位】 种子、树皮。

【生态环境】 生于海拔 1000~1500m 山坡混交林中。

【采收季节】 11 月种子成熟时采收,干燥;夏天采收树皮,干燥。

【分布】 龙泉、遂昌。

【功效】 种子:消积食,驱蛔虫。
　　　　 树皮:抗肿瘤。

【用法用量】 种子内服:炒熟 15~18g,水煎服。枝叶一般提取有效成分,制成注射剂用。

【注意】 国家一级保护植物。

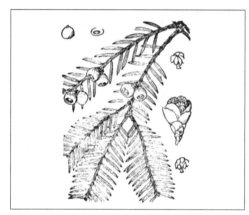

红豆杉

103

南方红豆杉(美丽红豆杉)

【学名】 *Taxus mairei*(Lemee et Lenl.)S. Y. Hu ex Liu

【药用部位】 种子、枝叶。

【生态环境】 生于海拔 450~1500m 山坡常绿阔叶林或混交林中。有栽培。

【采收季节】 11 月种子成熟时采收,干燥;夏天采收树皮,干燥。

【分布】 丽水市山区各地。

【功效】 种子:消食、驱虫。
　　　　 枝叶:清热解毒。

【用法用量】 种子内服:炒熟,15~18g,水煎服。枝叶一般提取有效成分,制成注射剂用。

【注意】 国家一级保护植物。

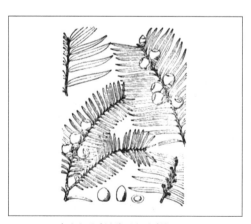

南方红豆杉(美丽红豆杉)

榧树(野杉、糙榧)

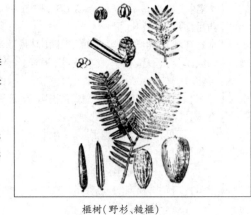

【学名】 *Torreya grandis* Fort. ex Lindl.

【药用部位】 种子(榧子)、根皮、花、枝叶。

【生态环境】 生于海拔400~800m温凉湿润的山坡。有栽培。

【采收季节】 深秋种子成熟时采收,除去肉质外种皮,干燥;冬季挖取根,剥取根皮,洗净,干燥;春季球花将开放前采收,干燥;全年可采枝叶,干燥。

【药材性状】 种子为卵圆形或长卵形,长2~3.5cm,直径1.3~2cm。表面灰黄色或淡黄棕色,有纵皱纹。一端钝圆,可见椭圆形种脐;另端稍尖。种皮质硬,厚约1mm;种仁表面皱缩;外胚乳灰褐色,膜质;内胚乳黄白色,肥大,富油性。气微,味微甘而涩。

【分布】 丽水市山区各地。

【性味】 种子:味甘,涩,性平。

花:味苦,性平。

【功效】 种子:杀虫,消积,润燥。

根皮:祛风除湿。

花:利水,杀虫。

枝叶:祛风除湿。

【主治】 种子:肠道寄生虫病,小儿疳积,肺燥咳嗽,肠燥便秘,痔疮。

根皮:风湿痹痛。

花:水气肿满,蛔虫病。

枝叶:风湿疮毒。

【用法用量】 种子内服煎汤,9~15g,或炒熟食10~40粒;驱虫可用至50g。根皮内服煎汤,9~15g。花内服煎汤,6~9g。枝叶外用适量,煎汤熏洗。

【注意】 种子:脾虚泄泻及肠滑大便不实者慎服。

花:不可久服。

榧树(野杉、糙榧)

种子植物 – 双子叶植物

三白草科 Saururaceae

鱼腥草(蕺菜 畲药名:田鲜臭菜、臭节)

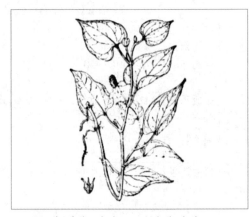

【学名】 *Houttuynia cordata* Thunb.

【药用部位】 全草(鱼腥草)。

【生态环境】 生于背阴湿地、林缘路边、田塍、沟边草坡或草丛中。有栽培。

【采收季节】 夏、秋季采收带根的全草,鲜用或干燥。

【药材性状】 茎扁圆柱形,扭曲,表面黄绿色,具纵棱数条;质脆,易折断。叶片卷曲皱缩,展平后呈心形,上表面暗黄绿色至暗棕色,下表面灰绿色至灰棕色,密生褐色腺点。叶柄基部与托叶合生成鞘状。穗状花序黄棕色,顶生。搓碎有鱼腥气,味微涩。

【分布】 丽水市各地。

【性味】 味辛,性微寒。

【功效】 清热解毒,消痈排脓,利尿通淋。

【主治】 肺痈吐脓,痰热喘咳,喉蛾,热痢,痈肿疮毒,热淋。

【用法用量】 内服煎汤,15~25g,鲜品用量加倍或捣汁服;外用适量,捣敷或煎汤熏洗。

【注意】 虚寒证慎服。

鱼腥草(蕺菜 畲药名:田鲜臭菜、臭节)

三白草(畲药名:插田白、补田白)

【学名】 *Saururus chinensis* (Lour.) Baill.

【药用部位】 全草、根茎。

【生态环境】 生于低湿沟边,水塘边、溪边或常年积水腐殖质较多的沼泽地。

【采收季节】 夏季采收全草,干燥;深秋采挖根茎,洗净,鲜用或干燥。

【药材性状】 茎圆柱形,有4条纵沟,1条较宽;断面黄色,纤维性,中空。叶多皱缩互生,展平后叶片卵形或卵状披针形,长4~15cm,宽2~6cm;先端尖,基部心形,全缘,基出脉5条;叶柄长1~3cm,有纵皱纹。有的可见总状花序或果序,棕褐色。果实近球形。气微,味淡。

根茎圆柱形,稍弯曲,有分枝,长短不一。表面灰褐色,粗糙,有纵皱纹及环状节,节上有须根,节间长2cm。质硬而脆,易折断,断面类白色,粉性。气微,味淡。

【分布】 丽水市各地。

【性味】 全草:味甘、辛,性寒。

　　　　根茎:味甘、辛,性寒。

【功效】 全草:清热利水,解毒消肿。

　　　　根茎:利水除湿,清热解毒。

【主治】 全草:热淋,血淋,水肿,脚气,黄疸,痢疾,带下,痈肿疮毒,湿疹,蛇咬伤。

　　　　根茎:脚气,水肿,淋浊,带下,痈肿,流火,疔疮疥癣,风湿热痹。

【用法用量】 全草内服煎汤,10~30g,鲜品用量加倍;外用适量,鲜品捣烂外敷或捣汁涂。根茎内服煎汤,9~15g,鲜品30~90g或捣汁;外用适量,煎水洗、研末调敷或鲜品捣烂外敷。

【注意】 全草:脾胃虚寒者慎服。

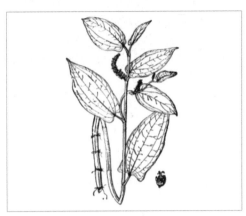

三白草(畲药名:插田白、补田白)

105

胡椒科 Piperaceae

山蒟(畲药名:满山香、满坑香)

【学名】 *Piper hancei* Maxim.

【药用部位】 茎叶或根。

【生态环境】 生于密林或疏林中,常攀援于树干上或岩石上。

【采收季节】 秋季采收,切段,鲜用或干燥。

【药材性状】 茎圆柱形,细长,直径1~3mm;表面灰褐色,有纵棱,节膨大,有不定根,节间长2~10cm;质脆,易断,断面皮部灰褐色,较薄,木部灰白色,有许多小孔。叶多皱缩,有的破碎,完整者展平后呈狭椭圆形或卵状披针形,长4~12cm,宽2~5cm;先端渐尖,基部近楔形,常偏斜;上表面墨绿色,下表面灰绿色;质脆。气清香,味微苦、辛,有麻舌感。

【分布】 丽水市山区各地。

【性味】 味辛,性温。

【功效】 祛风除湿,活血消肿,行气止痛,化痰止咳。

【主治】 风寒湿痹,胃痛,痛经,跌打损伤,风寒咳嗽,疝气痛。

【用法用量】 内服:煎汤9~15g,鲜品用量加倍;或浸酒。外用:适量,煎水洗或鲜品捣烂外敷。

【注意】 孕妇及阴虚火旺者禁服。

山蒟(畲药名:满山香、满坑香)

风藤(海风藤)

【学名】 *Piper kadsura* (Choisy) Ohwi

【药用部位】 藤茎(海风藤)。

【生态环境】　生于密林或疏林中,攀援于树干上或阴山岩石上。
【采收季节】　秋季采收,切段,鲜用或干燥。
【药材性状】　茎扁圆柱形,微弯曲,长15~60cm,直径0.3~2cm。表面灰褐色或褐色,粗糙,有纵向棱状纹理及明显的节,节间长3~12cm,节部膨大,上生不定根。体轻,质脆,易折断,断面不整齐,皮部窄,木部宽广,灰黄色,导管孔多数,射线灰白色,放射状排列,皮部与木部交界处常有裂隙,中心有灰褐色髓。气香,味微苦、辛。
【分布】　云和、遂昌。
【性味】　味辛、苦,性微温。
【功效】　祛风湿,通经络,止痹痛。
【主治】　风湿痹痛,通经络,筋脉拘挛,脘腹冷痛,水肿。
【用法用量】　内服煎汤,6~12g,或浸酒。

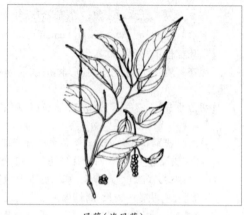

风藤(海风藤)

金粟兰科 Chloranthaceae

丝穗金粟兰(畲药名:四叶对)

【学名】　*Chloranthus fortunei*(A. Gray)Solms – Lamb.
【药用部位】　全草或根。
【生态环境】　生于阴湿的低山坡、溪沟旁林下草丛中。
【采收季节】　全年可采收,切段,鲜用或干燥。
【药材性状】　根茎呈团块状,节间较密,须根细长弯曲,直径0.5~1.5mm;表面灰黄色或灰棕色,具明显纵皱纹,有支根痕;质脆易断,皮部与木部剥离而露出木心。茎具纵棱;表面浅棕色,节处棕黑色,具残存托叶,节间长4~10cm。叶对生,顶两对密集,常似4叶轮生;叶皱缩,展平后椭圆形或倒卵状椭圆形,长4~10cm,宽2.5~6cm,边缘具圆锯齿,灰绿色;叶柄长0.5~1.5cm。有的顶端可见单一顶生的穗状花序(或果序)。气香,味苦、辛。
【分布】　丽水市山区各地。
【性味】　味辛、苦,性平,有毒。
【功效】　祛风活血,解毒消肿。
【主治】　风湿痹痛,跌打损伤,疮疖癣疥,毒蛇咬伤。
【用法用量】　内服煎汤,3~6g;外用适量,鲜品捣敷。
【注意】　有毒。内服不可过量,孕妇禁用。

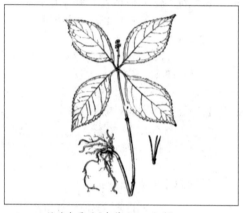

丝穗金粟兰(畲药名:四叶对)

宽叶金粟兰

【学名】　*Chloranthus henryi* Hemsl.
【药用部位】　全草或根。
【生态环境】　生于背阴山坡、溪谷林下的灌草丛中。
【采收季节】　夏、秋季采收全草或根,分别干燥。
【药材性状】　根茎粗短,不规则短圆柱形,顶端有多数圆形凹窝状茎痕或残留茎基;表面黑褐色,四周密生长而弯曲的细根。根直径约1mm;表面灰褐色或灰黄色。质脆,易折断,断面可抽出黄白色木心。气微,味微辛。
【分布】　丽水市山区各地。
【性味】　味辛,性温,有毒。
【功效】　祛风除湿,活血散瘀,解毒。
【主治】　风湿痹痛,肢体麻木,风寒咳嗽,跌打损伤,疮肿,毒蛇咬伤。
【用法用量】　内服煎汤,3~10g或浸酒;外用适量,捣敷。
【注意】　有毒。内服不可过量。孕妇禁用。

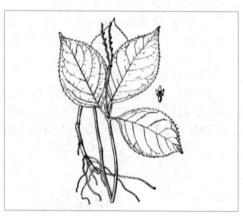

宽叶金粟兰

及已

【学名】 *Chloranthus serratus*（Thunb.）Roem. et Schult.

【药用部位】 茎叶、根。

【生态环境】 生于较阴湿的东南向山坡林下或山谷沟边林下。

【采收季节】 除冬季外均可采收茎叶,鲜用或干燥;春季开花前挖取根,洗净,阴干。

【药材性状】 根茎短,直径约 3mm;上端有残留茎基,下端着生多数须状根。根细长圆柱形,长 10cm,直径 0.5～2mm;表面土黄色,有支根痕。质脆,易折断,断面平坦,皮部灰黄色,木部淡黄色。气微,味淡。

【分布】 丽水市山区各地。

【性味】 茎叶:味辛,性平,有毒。

　　　　根:味苦,性平,有毒。

【功效】 茎叶:祛风活血,解毒止痒。

　　　　根:活血散瘀,祛风止痛,解毒杀虫。

【主治】 茎叶:感冒,咳嗽,风湿疼痛,跌打损伤,痈疽疮疖,月经不调。

　　　　根:跌打损伤,骨折,经闭,风湿痹痛,疔疮疖肿,疥癣,皮肤瘙痒,毒虫咬伤。

【用法用量】 茎叶内服煎汤,6～9g,捣汁或浸酒;外用适量,捣敷或浸汁涂擦。根内服煎汤,1.5～3g 或浸酒;外用适量,捣敷或煎汤熏洗。

【注意】 根、茎、叶有毒。孕妇禁服。

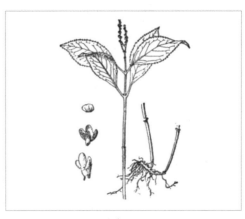

及已

金粟兰（珠兰、米兰）

【学名】 *Chloranthus spicatus*（Thunb.）Makino

【药用部位】 带根的全草。

【生态环境】 栽培。

【采收季节】 夏季采收,洗净,干燥。

【药材性状】 茎圆柱形,表面棕褐色,长 30～60cm;质脆,易折断,断面淡棕色,纤维性。叶棕黄色,椭圆形或倒卵状椭圆形,长 4～10cm,宽 2～5cm;先端稍钝,边缘具钝齿,齿间有一腺体,基部楔形;叶柄长约 1cm。花穗芳香。气微,味微苦涩。

【分布】 常作花卉栽培于庭院。

【性味】 味辛、甘,性温。

【功效】 祛风湿,活血止痛,杀虫。

【主治】 风湿痹痛,跌打损伤,偏头痛,顽癣。

【用法用量】 内服煎汤,15～30g;外用适量,捣敷或研末调敷。

【注意】 根有小毒。孕妇禁服。

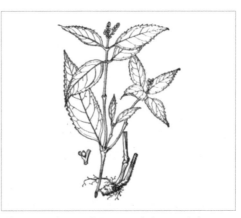

金粟兰（珠兰、米兰）

草珊瑚（肿节风、接骨金粟兰　畲药名:九节茶）

【学名】 *Sarcandra glabra*（Thunb.）Nakai

【药用部位】 带根的全草（肿节风）。

【生态环境】 生于较阴湿的山沟、溪谷草丛中。龙泉有栽培。

【采收季节】 全年可采,鲜用或干燥。

【药材性状】 长 50～120cm。根茎较粗大,密生细根。茎圆柱形,多分枝,直径 3～13mm;表面暗绿色至暗褐色,有明显细纵纹,散有纵向皮孔,节膨大;质脆,易折断,断面有髓或中空。叶对生,叶片卵状披针形至卵状椭圆形,长 5～15cm,宽 3～6cm;表面绿色、绿褐色至棕褐色或棕红色,光滑,边缘有粗锯齿,齿间腺体黑褐色;叶柄长约 1cm;近革质。穗状花序顶生,常分枝。气微香,味微辛。

【分布】 遂昌、龙泉、庆元、景宁。

草珊瑚（肿节风、接骨金粟兰　畲药名:九节茶）

【性味】 味辛、苦,性平。

【功效】 祛风除湿,活血散瘀,清热解毒。

【主治】 风湿痹痛,活血散瘀,跌打损伤,骨折,痛经,产后瘀滞腹痛,肺炎,急性阑尾炎,急性胃肠炎,痢疾,胆囊炎,脓肿,口腔炎。

【用法用量】 内服煎汤,9~30g 或浸酒;外用适量,捣敷、研末调敷或煎汤熏洗。

【注意】 阴虚火旺及孕妇禁用。

杨柳科 Salicaceae

响叶杨

【学名】 *Populus adenopoda* Maxim.

【药用部位】 树皮或根皮及叶。

【生态环境】 生于向阳山坡林或山谷沟边灌丛、杂木林中。

【采收季节】 冬、春季采收,鲜用或干燥。

【分布】 遂昌、景宁、庆元。

【性味】 味苦,性平。

【功效】 祛风止痛,活血通络。

【主治】 风湿痹痛,四肢不遂,龋齿疼痛,损伤瘀血肿痛。

【用法用量】 内服煎汤,9~15g 或浸酒;外用适量,煎水洗或鲜品捣敷。

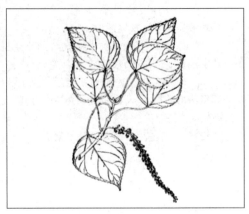

响叶杨

加杨(加拿大杨)

【学名】 *Populus canadensis* Moench

【药用部位】 雄花序。

【生态环境】 栽培。

【采收季节】 春季现蕾开花时,分批采摘雄花穗,干燥。

【药材性状】 雄花序条状圆柱形,长 7~15cm。表面黄绿色或黄棕色。芽鳞片常分离成梭形,单个鳞片长卵形,长可达 2.5cm,光滑,无毛。花盘黄棕色或深黄棕色;雄蕊 15~25 枚,棕色或黑棕色,有的脱落。苞片宽卵圆形或扇形,边缘呈条片状或丝状分裂,无毛。气微,味微苦。

【分布】 丽水市各地有种植。

【性味】 味苦,性寒。

【功效】 清热解毒,化湿止痢。

【主治】 菌痢,肠炎。

【用法用量】 内服煎汤,9~15g;外用适量,热熨。

【注意】 脾胃虚寒者慎服。

垂柳(畲药名:杨柳)

【学名】 *Salix babylonica* L.

【药用部位】 枝条、树皮或根皮、根、带毛种子、叶、花序。

【生态环境】 遂昌有野生。多栽培。

【采收季节】 春季采收嫩枝条或花序,鲜用或干燥;冬、春季采收树皮或根皮,洗净,干燥;秋季挖取根,洗净,鲜用或干燥;春季果实成熟时采收,干燥;夏季采收叶,鲜用或干燥。

【药材性状】 嫩枝圆柱形,直径 5~10mm,表面微有纵皱纹,黄色。节间长 0.5~5cm,上有交叉排列的芽或残留的三角形瘢痕。质脆易断,断面不平坦,皮部薄而浅棕色,木部宽而黄白色,中央有黄白色髓部。气微,味微苦、涩。

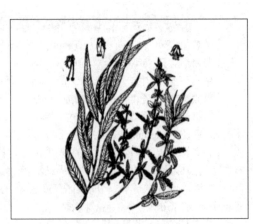

垂柳(畲药名:杨柳)

树皮呈槽状或扭曲的卷筒状,或片状。厚0.5~1.5mm,外表面淡黄色或灰褐色,有残留的棕黄色木栓,粗糙,具纵向皱纹及长圆形结节状疤痕;内表面灰黄色,有纵皱纹,易纵向撕裂。体轻,不易折断,断面裂片状。气微,味微苦、涩。根皮表面深褐色,粗糙,有纵沟纹,栓皮剥落后露出浅棕色韧皮部。质脆,易折断,断面纤维性。气微,味涩。

根呈尾巴状,须根众多细长,多弯曲,有分枝,表面紫棕色至深褐色,较粗糙,有纵沟及根毛,外皮剥落后露出浅棕色内皮和木部。质脆,易折断,断面纤维性。气微,味涩。

种子细小,倒披针形,长1~2mm,黄褐色或淡灰黑色。表面有纵沟,顶端簇生白色丝状绒毛,长2~4mm,成团状包围在种子外部。

叶狭披针形,长8~16cm,宽5~15mm,先端长渐尖,基部楔形,两面无毛,边缘有锯齿,全体灰绿色或淡绿棕色;叶柄长0.5~1cm。质地柔软。气微,味微苦、涩。

【分布】 丽水市各地。

【性味】 枝条:味苦,性寒。

　　　　树皮或根皮:味苦,性寒。

　　　　根:味苦,性寒。

　　　　带毛种子:味苦,性凉。

　　　　叶:味苦,性寒。

　　　　花序:味苦,性寒。

【功效】 枝条:祛风利湿,解毒消肿。

　　　　树皮或根皮:祛风利湿,解毒消肿。

　　　　根:利水通淋,祛风除湿,泻火解毒。

　　　　带毛种子:凉血止血,解毒消痈。

　　　　叶:清热,解毒,利尿,平肝,止痛,透疹。

　　　　花序:祛风利湿,止血散瘀。

【主治】 枝条:风湿痹痛,小便淋浊,黄疸,风疹瘙痒,疔疮,丹毒,龋齿,龈肿。

　　　　树皮或根皮:风湿痹痛,风肿瘙痒,黄疸,淋浊,白带,乳痈,疔疮,牙痛,烫火伤。

　　　　根:淋证,白浊,水肿,黄疸,痢疾,白带,风湿疼痛,黄水疮,牙痛,烫伤,乳痈。

　　　　带毛种子:创伤出血,痈疽,恶疮。

　　　　叶:慢性气管炎,尿道炎,膀胱炎,膀胱结石,白浊,高血压,痈疽肿毒,烫火伤,关节肿痛,牙痛,瘰疬,皮肤瘙痒。

　　　　花序:风水,黄疸,咳血,吐血,便血,血淋,经闭,疮疥,齿痛。

【用法用量】 枝条内服煎汤,15~30g;外用适量,煎水含漱或熏洗。树皮或根皮内服煎汤,15~30g;外用适量,煎水洗、酒煮或炒热温熨。根内服煎汤,15~30g;外用适量,煎水熏洗或酒煮温熨。带毛种子内服研末,3g或浸汁;外用适量,敷贴、研末调敷或烧成灰撒。叶内服煎汤,15~30g,鲜品30~60g;外用适量,煎水洗、捣敷、研末调敷或熬膏涂。花序内服煎汤,6~12g,研末3~6g或捣汁;外用适量,烧炭存性研末撒。

银叶柳

【学名】 *Salix chienii* Cheng

【药用部位】 枝条或根。

【生态环境】 生于海拔500m以下的山溪河流边。

【采收季节】 夏、秋季采收根,洗净,鲜用或干燥;枝条夏季采收,鲜用或干燥。

【分布】 丽水市山区各地。

【性味】 味辛、苦,性寒。

【功效】 清热解毒,祛风止痒,止痛。

【主治】 感冒发热,咽喉肿痛,皮肤瘙痒,膀胱炎,尿道炎,跌打伤痛。

【用法用量】 内服煎汤,9~15g;外用适量,煎水洗。

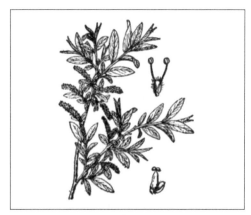

银叶柳

杨梅科 Myricaceae

杨梅（山杨梅）

【学名】 *Myrica rubra*（Lour.）Sieb. et Zucc.

【药用部位】 果实、种仁、根或树皮、叶。

【生态环境】 混生于向阳山坡杂木林中。有栽培。

【采收季节】 6月采收成熟果实、采摘果实剥取种仁,鲜用或干燥;全年可采收根或树皮、叶,鲜用或干燥。

【分布】 丽水市山区各地。青田、莲都、遂昌等有大面积种植。

【性味】 果实:味酸、甘,性温。

　　　　种仁:味辛、苦,性微温。

　　　　根或树皮:味辛、苦、微涩,性温。

　　　　叶:味苦、微辛,性温。

【功效】 果实:生津除烦,和中消食,解酒,涩肠,止血。

　　　　种仁:利水消肿,敛疮。

　　　　根或树皮:行气活血,止痛,止血,解毒消肿。

　　　　叶:燥湿祛风,止痒。

【主治】 果实:烦渴,呕吐,呃逆,胃痛,食欲不振,食积腹痛,饮酒过度,腹泻,痢疾,衄血,头痛,跌打损伤,骨折,烫火伤。

　　　　种仁:脚气,牙疳。

　　　　根或树皮:脘腹疼痛,胁痛,牙痛,疝气,跌打损伤,骨折,吐血,衄血,痔疮出血,崩漏,外伤出血,疮疡肿痛,痄腮,牙疳,烫火伤,臁疮,湿疹,疥癣,感冒,泄泻,痢疾。

　　　　叶:皮肤湿疹。

【用法用量】 果实内服煎汤,15～30g 或烧灰;外用适量,烧灰涂敷。种仁内服煎汤,6～9g;外用适量,烧灰涂敷。根或树皮内服煎汤,9～15g 或浸酒;外用适量,煎汤熏洗、漱口、研末调敷或吹鼻。叶外用适量,煎汤熏洗。

【注意】 果实:多食损齿。

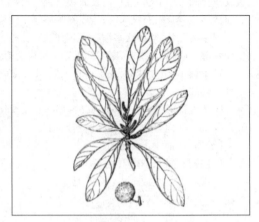

杨梅（山杨梅）

110

胡桃科 Juglandaceae

山核桃（小核桃）

【学名】 *Carya cathayensis* Sarg.

【药用部位】 种仁、叶、根皮或果皮。

【生态环境】 栽培。

【采收季节】 秋季果实成熟时采收,干燥,临用时剥取种仁;夏、秋季采收叶,鲜用;全年可采根皮,秋季采集果皮,干燥。

【分布】 遂昌。

【性味】 种仁:味甘,性平。

　　　　叶:味苦、涩,性凉。

根皮或果皮:味苦、涩,性凉。

【功效】 种仁:补肝益肾,纳气平喘。

　　　　叶:清热解毒,杀虫止痒。

　　　　根皮及果皮:清热解毒,杀虫止痒。

【主治】 种仁:腰膝酸软、隐痛,虚喘久咳。

　　　　叶:脚趾湿疹,皮肤癣证。

　　　　根皮或果皮:脚趾湿疹,皮肤癣证。

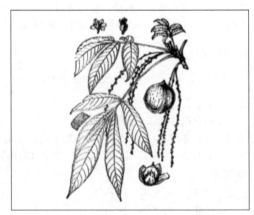

山核桃（小核桃）

【用法用量】 种仁内服煎汤,9～15g 或研末,3～5g。叶外用适量,煎汤熏洗或捣汁涂。根皮或果皮外用适量,煎汤浸洗或捣汁涂搽。

青钱柳（摇钱树）

【学名】 *Cyclocarya paliurus*（Batal.）Iljinsk.

【药用部位】 叶。

【生态环境】 生于海拔400～1300m的山坡、沟谷、林缘或散生于潮湿森林中。有栽培。

【采收季节】 春、夏季采收，洗净，鲜用。

【药材性状】 叶多皱缩，破碎，完整者展平后宽披针形，长3～15cm，宽1.5～6cm，先端渐尖，基部偏斜，边缘有锯齿，上面灰绿色，下面黄绿色或褐色，有盾状腺体，革质。气清香，味淡。

【分布】 丽水市山区各地。

【性味】 味辛、微苦，性平。

【功效】 祛风止痒。

【主治】 皮肤癣疾。

【用法用量】 外用适量，鲜品捣烂，取汁涂搽。

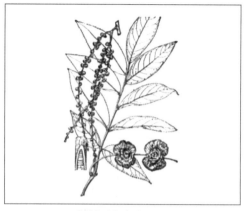

青钱柳（摇钱树）

华东野核桃

【学名】 *Juglans cathayensis* Dode var. *formosana*（Hayata）A. M. Lu et R. H. Chang

【药用部位】 种仁。

【生态环境】 生于海拔300～1400m的阔叶林中。

【采收季节】 10月果实成熟时采摘，堆积6～7天，待果皮霉烂后，擦去果皮，洗净，晒至半干，再击碎果核，取出种仁，干燥。

【分布】 遂昌、松阳、庆元、龙泉、景宁。

【性味】 味甘，性温。

【功效】 补气养血，润燥化痰，温肺润肠。

【主治】 燥咳无痰，虚喘，腰膝酸软，肠燥便秘，皮肤干裂。

【用法用量】 内服煎汤，30～50g，嚼10～30g或捣烂冲酒；外用适量，捣烂搽。

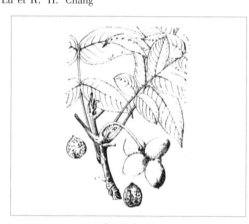

华东野核桃

化香树（畲药名：水火香）

【学名】 *Platycarya strobilacea* Sieb. et Zucc.

【药用部位】 叶、果实。

【生态环境】 生于低山坡疏林或灌木林中。

【采收季节】 夏、秋季采收叶，鲜用或干燥；秋季果实近成熟时采收，干燥。

【药材性状】 小叶多皱缩破碎，完整者展平后呈宽披针形，不等边，略呈镰状弯曲。长4～11cm，宽2～4cm。上表面灰绿色，下表面黄绿色，边缘有重锯齿，薄革质。气微清香，味淡。

【分布】 丽水市山区各地。

【性味】 叶：味辛，性温，有毒。
果实：味辛，性温。

【功效】 叶：解毒疗疮，杀虫止痒。
果实：活血行气，止痛，杀虫止痒。

【主治】 叶：疮痈肿毒，骨痛流脓，顽癣，阴囊湿疹，癞头疮。
果实：内伤胸腹胀痛，跌打损伤，筋骨疼痛，痈肿，湿疮，疥癣。

【用法用量】 叶外用适量，捣烂敷或浸水洗。果实内服煎汤，10～20g；外用适量，煎水洗或研末调敷。

【注意】 叶：有毒，外用，不可内服。

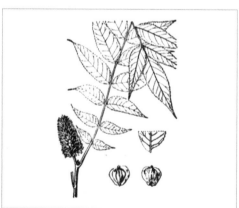

化香树（畲药名：水火香）

枫杨(苍蝇树)

【学名】 *Pterocarya stenoptera* C. DC.

【药用部位】 树皮、果实、根或根皮、叶。

【生态环境】 生于溪间河滩两旁、阴湿山地杂木林中,或栽培于道路两旁。

【采收季节】 夏、秋季剥取树皮、摘取成熟果实、叶,鲜用或干燥;全年可采挖根或趁鲜剥取根皮,干燥。

【药材性状】 果实卵形,鲜品黄绿色,干品棕褐色,长约0.6cm,顶端宿存花柱二分叉。果翅2,着生于果实顶端背面,翅长圆形至长圆状披针形,平行或顶端稍外展,具纵纹。质坚,不易破碎,断面白色。气微清香,味淡。

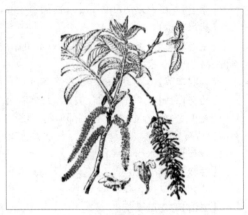

枫杨(苍蝇树)

主根圆柱形,粗细不一,质地坚硬,不易折断,断面木部淡棕白色。根皮呈向内卷曲的半筒状或不规则槽状,厚2～3mm。外表面灰褐色,有细长椭圆形皮孔及纵纹;内表面棕黄色至棕黑色,有较细密的纵向纹理。体轻,质脆,易折断,断面不平整,强纤维性。气微,味苦涩而微辣。

小叶多皱缩或破碎,完整者展平长椭圆形至长椭圆状披针形,长4～12cm,宽2～4cm,全体绿褐色,上面略粗糙,中脉、侧脉及下面有极稀疏毛;叶柄极短或几无。质脆。气微,味淡。

【分布】 丽水市各地。

【性味】 树皮:味辛、苦,性温,小毒。

果实:味苦,性温。

根或根皮:味苦、辛,性热,有毒。

叶:味辛、苦,性温,有毒。

【功效】 树皮:祛风止痛,杀虫,敛疮。

果实:温肺止咳,解毒敛疮。

根或根皮:祛风止痛,杀虫止痒,解毒敛疮。

叶:祛风止痛,杀虫止痒,解毒敛疮。

【主治】 树皮:风湿麻木,寒湿骨痛,头颅伤痛,齿痛,疥癣,浮肿,痔疮,烫伤,溃疡日久不敛。

果实:风寒咳嗽,疮疡肿毒,天泡疮。

根或根皮:风湿痹痛,牙痛,疥癣,疮疡肿毒,溃疡久不敛,烫火伤,咳嗽。

叶:风湿痹痛,牙痛,膝关节痛,疥癣,湿疹,阴道滴虫,烫伤,创伤,溃疡不敛,血吸虫病,咳嗽气喘。

【用法用量】 树皮外用适量,煎水含漱、熏洗或50度以上烧酒浸搽。果实内服煎汤,9～25g;外用适量,煎水洗。叶内服煎汤,6～15g;外用适量,煎水洗、捣敷或乙醇浸搽。

【注意】 树皮、根或根皮有毒,不可内服,只能外用。

果实:体虚者内服不宜过量。

叶:孕妇禁服。

桦木科 Betulaceae

桤木

【学名】 *Ainus cremastogyne* Burk.

【药用部位】 树皮、嫩枝叶。

【生态环境】 多栽培于公路两旁。

【采收季节】 全年可采树皮,鲜用或干燥;春、夏季采收嫩枝叶,鲜用或干燥。

【分布】 全市部分公路两旁。

【性味】 树皮:味苦、涩,性凉。

嫩枝叶:味苦、涩,性凉。

【功效】 树皮:凉血止血,清热解毒。

嫩枝叶:清热凉血,解毒。

【主治】 树皮:吐血,衄血,崩漏,肠炎,痢疾,风火赤眼,黄水疮。

嫩枝叶:腹泻,痢疾,吐血,衄血,黄水疮,毒蛇咬伤。

【用法用量】 树皮内服煎汤,10～15g。外用适量,鲜品捣敷或煎汤熏洗。嫩枝叶内服煎汤,9～15g;外用适量,鲜品捣敷。

【注意】 嫩枝叶:服本品期间禁食酸、冷、油荤食物。

江南桤木

【学名】 *Ainus trabeculosa* Hamd. – Mazz.

【药用部位】 茎或叶。

【生态环境】 生于海拔 200～1320m 的山谷与河谷阴湿地段、岸边、村旁或湿地。

【采收季节】 全年可采,鲜用或阴干。

【分布】 遂昌、龙泉、庆元、景宁、云和等地。

【性味】 味苦,性寒。

【功效】 清热解毒。

【主治】 湿疹,荨麻疹。

【用法用量】 外用适量,煎水洗。

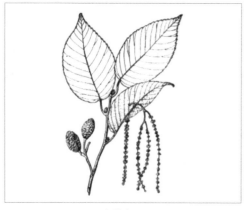

江南桤木

亮叶桦(畲药名:手指柴)

【学名】 *Betula luminifera* H. Winkl.

【药用部位】 根、树皮、叶。

【生态环境】 生于海拔 400～1000m 的向阳山谷、山坡、溪沟及杂木林中。

【采收季节】 全年可采挖根,夏秋季剥取树皮,春、夏季采摘叶,鲜用或干燥。

【分布】 遂昌、龙泉、庆元、景宁、云和、缙云、松阳。

【性味】 根:味甘、微辛,性凉。
树皮:味甘、辛,性微温。
叶:味甘、辛,性凉。

【功效】 根:清热利尿。
树皮:祛湿散寒,消滞和中,解毒。
叶:清热利尿,解毒。

【主治】 根:小便不利,水肿。
树皮:感冒,风湿痹痛,食积饱胀,小便短赤,乳痈,疮毒,风疹。
叶:水肿,疔毒。

【用法用量】 根内服煎汤,10～15g。树皮内服煎汤,15～30g;外用适量,捣敷。叶内服煎汤,10～15g;外用适量,鲜叶捣敷。

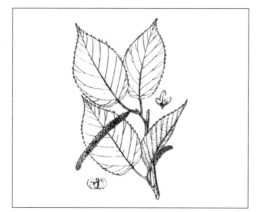

亮叶桦(畲药名:手指柴)

113

多脉鹅耳枥

【学名】 *Carpinus polyneura* Franch.

【药用部位】 根皮。

【生态环境】 生于海拔 200～500m 的山坡林中。

【采收季节】 秋季采挖,剥取根皮,洗净,鲜用或干燥。

【分布】 遂昌、龙泉。

【性味】 味淡,性平。

【功效】 活血散瘀,利湿通淋。

【主治】 跌打损伤,痈肿,淋证。

【用法用量】 内服煎汤,10～15g;外用适量,捣敷。

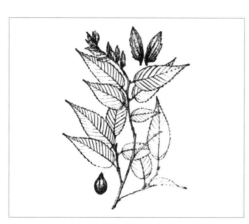

多脉鹅耳枥

壳斗科 Fagaceae

板栗(大栗)

【学名】　*Castanea mollissima* Blume

【药用部位】　种仁、花或花序、外果皮、总苞(板栗壳)、树皮、根或根皮、叶、内果皮。

【生态环境】　多栽培于低山丘陵。

【采收季节】　秋季总苞由青转黄时采收,剥取种仁、外果皮、总苞、内果皮,干燥;春季开花时采集花或花序,阴干;全年可采树皮、根或根皮,鲜用或干燥;夏季采收叶,鲜用。

【分布】　丽水市山区各地均有栽培。

【药材性状】　种仁半球形、扁圆形或类球形,先端短尖,直径 1.5～3cm。外表面黄白色或淡棕黄色,多数具浅纵沟纹。质实稍重,碎断后内部富粉性。气微,味微甜。

总苞球形,直径 3～5cm,外面有尖锐被毛的刺。气微,味微苦、涩。

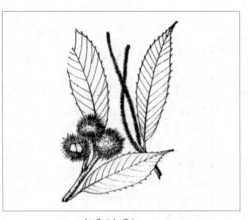

板栗(大栗)

【性味】　种仁:味甘、微咸,性平。

花或花序:味微苦、涩,性平。

外果皮:味甘、涩,性平。

总苞:味微甘、涩,性平。

树皮:味微苦、涩,性平。

根或根皮:味微苦,性平。

叶:味微甘,性平。

内果皮:味甘、涩,性平。

【功效】　种仁:益气健脾,补肾强筋,活血消肿,止血。

花或花序:清热燥湿,止血,散结。

外果皮:降逆生津,化痰止咳,清热散结,止血。

总苞:清热散结,化痰,止血。

树皮:解毒消肿,收敛止血。

根或根皮:行气止痛,止痒。

叶:清肺止咳,解毒消肿。

内果皮:散结下气,养颜。

【主治】　种仁:脾虚泄泻,反胃呕吐,脚膝酸软,筋骨折伤肿痛,瘰疬,吐血,衄血,便血。

花或花序:泄泻,痢疾,带下,便血,瘰疬,瘿瘤。

外果皮:反胃,呕哕,消渴,咳嗽痰多,百日咳,痄腮,瘰疬,衄血,便血。

总苞:丹毒,瘰疬痰核,百日咳,中风不语,便血鼻衄。

树皮:癞疮,丹毒,口疮,漆疮,便血,鼻衄,创伤出血,跌仆伤痛。

根或根皮:疝气偏坠,牙痛,风湿关节痛,月经不调。

叶:百日咳,肺结核,咽喉肿痛,肿毒。

【用法用量】　种仁内服适量,生食、煮食或炒存性研末服 30～60g;外用适量,捣敷。花或花序内服煎汤,9～15g 或研末。外果皮内服煎汤,30～60g 煅炭研末,3～6g;外用适量,研末调敷。总苞内服煎汤,9～30g;外适量,煎水洗;或研末调敷。树皮内服煎汤,5～10g;外用适量,煎水洗或烧灰调敷。根或根皮内服煎汤,15～30g 或浸酒。叶内服煎汤,9～15g;外用适量,煎水洗或烧炭存性研末调敷。内果皮内服煎汤,3～5g;外用适量,研末吹咽喉或外敷。

【注意】　种仁:食积停滞、脘腹胀满痞闷者禁服。

茅栗

【学名】　*Castanea seguinii* Dode

【药用部位】　根、种仁、叶。

【生态环境】　生于海拔 300m 以上向阳开阔的山坡或山冈上。

【采收季节】　全年可采挖根,洗净,干燥;秋季总苞由青转黄,微裂时采收,剥出种子,干燥;夏季采摘叶,鲜用或干燥。

【药材性状】　种仁扁球形或类球形,直径 0.5～1.3cm,黄白色,粉性。气微,味微甜。

【分布】　丽水市山区各地。
【性味】　根:味苦,性寒。
　　　　　种仁:味甘,性平。
【功效】　根:清热解毒,消食。
　　　　　种仁:安神。
　　　　　叶:消食健胃。
【主治】　根:肺炎,肺结核,消化不良。
　　　　　种仁:失眠。
　　　　　叶:消化不良。
【用法用量】　根内服煎汤,15～30g;外用适量,煎水洗。种仁内服炖服,15～30g。叶内服煎汤,15～30g。

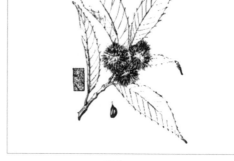

芽栗

苦槠

【学名】　*Castanopsis sclerophylla*（Lindl.）Schott
【药用部位】　种仁、树皮或叶。
【生态环境】　生于海拔 1000m 以下山地。
【采收季节】　秋季果实成熟时采摘,干燥,剥取种仁;全年可采树皮或叶,鲜用或干燥。
【分布】　丽水市山区各地。
【性味】　种仁:味甘、苦、涩,性平。
【功效】　种仁:涩肠止泻,生津止喝。
　　　　　树皮或叶:止血,敛疮。
【主治】　种仁:泄泻,痢疾,津伤口渴,伤酒。
　　　　　树皮或叶:产妇血崩,臁疮。
【用法用量】　种仁内服煎汤,10～15g。树皮或叶内服煎汤,9～15g;外用适量,嫩叶贴敷。
【注意】　种仁:肠燥便秘者禁服。

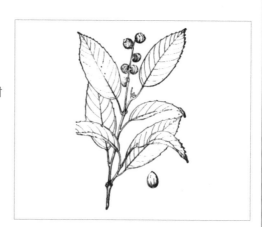

苦槠

钩栗（钩栲）

【学名】　*Castanopsis tibetana* Hance
【药用部位】　果实中的淀粉。
【生态环境】　生于海拔 800m 以下较阴湿的山谷、山坡阔叶林中。
【采收季节】　秋季果实成熟时采摘,去壳,种子干燥,研粉。
【分布】　丽水市山区各地。
【性味】　味甘、性平。
【功效】　厚肠止泻。
【主治】　痢疾。
【用法用量】　内服研粉,15～30g,沸水冲。

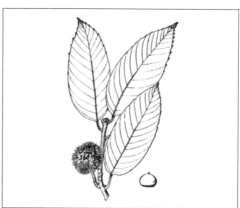

钩栗（钩栲）

青冈栎（青冈）

【学名】　*Cyclobalanopsis glauca*（Thunb.）Oerst.
【药用部位】　种仁、树皮或叶。
【生态环境】　生于海拔 900m 以下山坡溪沟边阔叶林中。
【采收季节】　秋季果实成熟时采摘,干燥,剥取种仁;全年可采树皮或叶,鲜用或干燥。
【分布】　丽水市山区各地。
【性味】　种仁:味甘、苦、涩,性平。

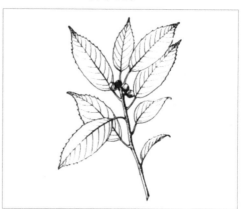

青冈栎（青冈）

115

【功效】 种仁:涩肠止泻,生津止喝。

　　　　树皮或叶:止血,敛疮。

【主治】 种仁:泄泻,痢疾,津伤口渴,伤酒。

　　　　树皮或叶:产妇血崩,臁疮。

【用法用量】 种仁内服煎汤,10~15g。树皮或叶内服煎汤,9~15g;外用适量,嫩叶贴敷。

【注意】 种仁:肠燥便秘者禁服。

小叶青冈

【学名】 *Cyclobalanopsis gracilis*(Rshd. Et Wils.)Cheng et T. Hong

【药用部位】 种仁、树皮或叶。

【生态环境】 生于海拔700m以上山地森林中。

【采收季节】 秋季果实成熟时采摘,干燥,剥取种仁;全年可采树皮或叶,鲜用或干燥。

【分布】 丽水市山区各地。

【性味】 种仁:味甘、苦、涩,性平。

【功效】 种仁:涩肠止泻,生津止喝。

　　　　树皮或叶:止血,敛疮。

【主治】 种仁:泄泻,痢疾,津伤口渴,伤酒。

　　　　树皮或叶:产妇血崩,臁疮。

【用法用量】 种仁内服煎汤,10~15g。树皮或叶内服煎汤,9~15g。外用适量,嫩叶贴敷。

【注意】 种仁:肠燥便秘者禁服。

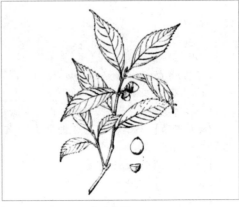

小叶青冈

石栎(柯树)

【学名】 *Lithocarpus glaber*(Thunb.)Nakai

【药用部位】 树皮。

【生态环境】 生于海拔900m以下的杂木林中。

【采收季节】 全年可采,刮去栓皮,鲜用或干燥。

【分布】 丽水市山区各地。

【性味】 味辛,性平,小毒。

【功效】 行气,利水。

【主治】 腹水肿胀。

【用法用量】 内服煎汤,15~30g。

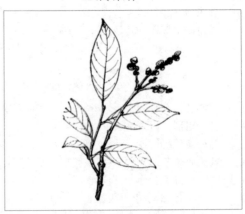

石栎(柯树)

多穗石栎

【学名】 *Lithocarpus polystachyus*(DC.)Rehd.

【药用部位】 根、叶、果实、茎枝。

【生态环境】 生于海拔300~1200m山地杂木林中。

【采收季节】 全年可采根、茎枝,干燥;夏、秋季采摘叶,鲜用或干燥;秋季果实成熟时采摘,鲜用或干燥。

【药材性状】 叶革质,多皱缩卷曲、破碎,完整者展平倒卵状椭圆形,背面叶脉突出,行端渐尖或尾尖,基部楔形,全缘。质脆。气微,味甜。

【分布】 遂昌、龙泉、庆元、景宁、云和、莲都。

【性味】 根:味甘、涩,性平。

　　　　叶:味甘、微苦,性平。

　　　　果实:味苦、涩,性平。

多穗石栎

116

【功效】　根:补肝肾,祛风湿。

　　　　　叶:清热解毒,化痰,祛风,降压。

　　　　　果实:和胃降逆。

　　　　　茎枝:祛风湿,活血止痛。

【主治】　根:肾虚腰痛,风湿痹痛。

　　　　　叶:湿热泻痢,肺热咳嗽,痈疽疮疡,皮肤瘙痒,湿热痢疾。

　　　　　果实:呃逆,噎膈。

　　　　　茎枝:风湿痹痛,损伤骨折。

【用法用量】　根内服煎汤,15～30g。叶内服煎汤,10～15g;外用适量,捣敷或煎水洗。果实内服煎汤,15～30g。茎枝内服煎汤,10～15g。

麻栎(栎树)

【学名】　*Quercus acutissima* Carr.

【药用部位】　果实、壳斗、根皮或树皮。

【生态环境】　多人工栽培于低山或丘陵地带。

【采收季节】　深秋采摘果实、壳斗,干燥;全年可采根皮或树皮,洗净,切片,干燥。

【药材性状】　果实卵状球形至长卵形,长约2cm,直径1.5～2cm。表面淡褐色,果脐突起,种仁白色。气微。味淡、微涩。

　　壳斗杯状,直径1.5～2cm。外面鳞片状苞片狭披针形,呈覆瓦状排列,反曲,被灰白色柔毛;内面棕色,平滑。气微,味苦、涩。

　　树皮表面灰黑色,粗糙,具不规则纵裂,软木质,内面类白色。气微,味稍苦、涩。

【分布】　丽水市山区各地均有少量栽培。

【性味】　果实:味苦、涩,性微温。

　　　　　壳斗:味涩,性温。

　　　　　茎皮或树皮:味苦、涩,性平。

【功效】　果实:收敛固涩,止血,解毒。

　　　　　壳斗:涩肠止泻,止带,止血,敛疮。

　　　　　根皮或树皮:解毒利湿,涩肠止泻。

【主治】　果实:泄泻痢疾,便血,痔血,脱肛,小儿疝气,疮痈久溃不敛,乳腺炎,睾丸炎,面黯。

　　　　　壳斗:赤白下痢,肠风下血,脱肛,带下,崩中,牙疳,疮疡。

　　　　　根皮或树皮:泄泻,痢疾,疮疡,瘰疬。

【用法用量】　果实内服煎汤,3～10g;外用适量,炒焦研末调敷。壳斗内服煎汤,3～10g或炒焦研末,每次3～6g;外用适量,烧炭存性研末调敷或煎水洗。根皮或树皮内服煎汤,3～10g;外用适量,煎汤或加盐浸洗。

【注意】　果实:湿热初泻初痢者禁服。

　　　　　根皮或树皮:孕妇慎服。

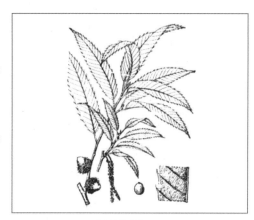

麻栎(栎树)

白栎(畲药名:白头菇)

【学名】　*Quercus fabri* Hance

【药用部位】　带虫瘿的果实或总苞或根。

【生态环境】　生于海拔700m以下丘陵低山的杂木林中。

【采收季节】　秋季采集带虫瘿的果实或总苞,干燥;深秋采挖根,鲜用或干燥。

【分布】　丽水市山区各地。

【性味】　味苦、涩,性平。

【功效】　理气消积,明目解毒。

【主治】　疳积,疝气,泄泻,痢疾,火眼赤痛,疮疖。

【用法用量】　内服煎汤,15～21g;外用适量,煅炭研末调敷。

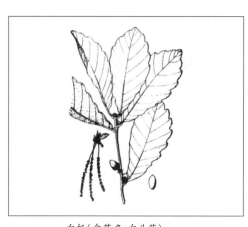

白栎(畲药名:白头菇)

榆科 Ulmaceae

糙叶树

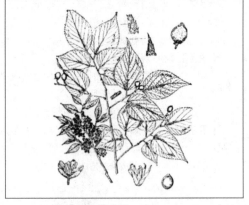

【学名】 *Aphananthe aspera*（Thunb.）Planch.

【药用部位】 根皮或树皮。

【生态环境】 生于路边、河边低山、平地,常于朴树、枫香、栎树等混生。

【采收季节】 春、秋季采收根皮或树皮,洗净,干燥。

【分布】 丽水市各地。

【主治】 腰肌劳损疼痛。

【用法用量】 内服煎汤,10~20g。

糙叶树

紫弹树（黄果朴）

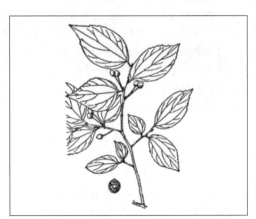

【学名】 *Celtis biondii* Pamp.

【药用部位】 叶、茎枝、根皮。

【生态环境】 生于低山、丘陵山坡、山沟边杂木林中。

【采收季节】 春、夏季采收叶,鲜用或干燥;全年可采茎枝;切片,干燥;春初、深秋二季采挖根,剥取根皮,洗净,干燥。

【药材性状】 叶片多破碎、皱缩,完整者展平卵形或卵状椭圆形,长2.5~8cm,宽2~3.5cm,先端渐尖,基部宽楔形,不对称,中上部边缘有锯齿,稀全缘;上表面暗黄绿色;幼叶两面被散生毛,脉上的毛较多,脉腋毛较密,老叶无毛;叶柄长3~7cm,具细软毛。质脆,易碎。气微,味淡。

【分布】 丽水市山区各地。

【性味】 叶:味甘,性寒。

茎枝:味甘,性寒。

根皮:味甘,性寒。

【功效】 叶:清热解毒。

茎枝:通络止痛。

根皮:解毒消肿,祛痰止咳。

【主治】 叶:疮毒溃烂。

茎枝:腰背酸痛。

根皮:乳痈肿痛,痰多咳喘。

【用法用量】 叶外用适量,捣敷或研末调敷。茎枝内服煎汤,15~30g。根皮内服煎汤,10~30g;外用适量,捣敷。

紫弹树（黄果朴）

118

朴树（沙朴）

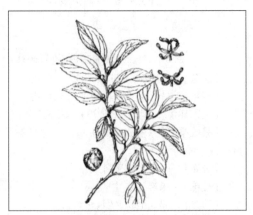

【学名】 *Celtis tetrandra* Roxb. *ssp. sinensis*（Pers.）Y. C. Tang

【药用部位】 树皮、叶、果实、根皮。

【生态环境】 生于路边、村落郊野、溪边、河岸等处。

【采收季节】 全年可采树皮、根皮,洗净,干燥;冬季果实成熟时采摘,干燥;夏季采摘叶,鲜用或干燥。

【药材性状】 树皮呈板块状,表面棕灰色,粗糙而不开裂,有白色皮孔;内表面棕褐色。气微,味淡。

叶多皱缩,完整者展平后卵形或卵状椭圆形,长3.5~10cm,宽2~5cm,先端急尖,基部圆形偏斜,边缘中部以上具疏锯齿,上面无毛,棕褐色,下面叶脉及脉腋疏生毛,棕黄色;叶柄长0.5~1cm,有毛。气微,味淡。

【分布】 丽水市各地。

【性味】 树皮:味辛、苦,性平。

朴树（沙朴）

叶:味微苦,性凉。

果实:味苦、涩,性平。

树皮:味苦、辛,性平。

【功效】 树皮:祛风透疹,消食化滞。

叶:清热,凉血,解毒。

果实:清热利咽。

根皮:祛风透疹,消食止泻。

【主治】 树皮:麻疹透发不畅,消化不良。

叶:漆疮,荨麻疹。

果实:感冒咳嗽音哑。

树皮:麻疹透发不畅,消化不良,食积泻痢,跌打损伤。

【用法用量】 树皮内服煎汤,15～60g。叶外用适量,鲜品捣敷或捣烂取汁涂搽。果实内服煎汤,3～6g。根皮内服煎汤,15～30g;外用适量,鲜品捣敷。

刺榆

【学名】 *Hemiptelea davidii*（Hance）Planch.

【药用部位】 树皮或根皮、叶。

【生态环境】 生于山麓、山坡路旁。

【采收季节】 全年可采树皮或根皮,洗净,鲜用;春、夏季采摘叶,鲜用或干燥。

【药材性状】 树皮或根皮呈扁平板块状或两边稍向内卷曲的块片。厚2～7mm。外表面暗灰色,粗糙,具条状深沟裂;内表面灰褐色,光滑。易折断,断面纤维性。气微。味淡、微涩。

【分布】 龙泉。

【性味】 树皮或根皮:味苦、辛,性微寒。

叶:味淡,性微寒。

【功效】 树皮或根皮:清热解毒。

叶:利水消肿,解毒。

【主治】 树皮或根皮:疮痈肿毒,毒蛇咬伤。

叶:水肿,疮疡肿毒,毒蛇咬伤。

【用法用量】 树皮或根皮内服煎汤,3～6g;外用适量,鲜品捣敷。叶内服:煎汤3～6g。外用:适量,鲜叶捣敷。

山油麻

【学名】 *Trema cannabina* Lour. var. *dielsiana*（Hand. – Mazz.）C. J. Chen

【药用部位】 叶或根。

【生态环境】 生于海拔100～700m的向阳山坡、山谷、溪边灌丛中。

【采收季节】 春夏季采摘叶,根全年可采挖,鲜用或干燥。

【药材性状】 叶多皱缩,完整叶卵状披针形至椭圆状披针形,2～7cm,宽1～3cm,先端渐尖,基部宽楔形,边缘有圆锯齿,两面有短粗毛;叶柄长3～9mm,被毛。气微,味甘、微苦。

【分布】 遂昌、龙泉、庆元、景宁、莲都。

【性味】 味甘、微苦,性微寒。

【功效】 解毒消肿,止血。

【主治】 疮疖肿痛,外伤出血。

【用法用量】 外用适量,鲜品捣敷或干品研末调敷。

榔榆（畲药名:伤药、伤皮树）

【学名】 *Ulmus parvifolia* Jacq.

【药用部位】 树皮或根皮(榔榆根)、叶、茎。

【生态环境】 生于海拔600m以下的山溪河流边、山林路边等地。

【采收季节】 全年可采树皮或根皮,洗净,干燥;夏、秋季采收叶、茎,鲜用。

【药材性状】 树皮呈长卷曲状。外表面灰褐色,成不规则鳞片状脱落,有突起的横向皮孔;内表面黄白色。质柔韧,不易折断,断面外侧棕红色,内侧黄白色。气特异,味淡,嚼之有黏液感。

【分布】 丽水市山区各地。

【性味】 树皮或根皮:味甘、微苦,性寒。

叶:味甘、微苦,性寒。

茎:味甘、微苦,性寒。

【功效】 树皮或根皮:清热利水,解毒消肿,凉血止血。

叶:清热解毒,消肿止痛。

茎:通络止痛。

【主治】 树皮或根皮:热淋,小便不利,疮疡肿毒,乳痈,水火烫伤,痢疾,胃肠出血,尿血,痔血,腰背酸痛,外伤出血。

叶:热毒疮疡,牙痛。

茎:腰背酸痛。

【用法用量】 树皮或根皮内服煎汤,15～30g;外用适量,鲜品捣敷或研末水调敷。叶外用适量,鲜叶捣;或煎汤含漱。茎内服煎汤,10～15g。

【注意】 树皮或根皮:脾胃虚寒者慎服。

榉树

【学名】 *Zelkova schneideriana* Hand. – Mazz.

【药用部位】 树皮、叶。

【生态环境】 散生于山坡、路边。

【采收季节】 全年可采树皮鲜用或干燥;夏、秋季采摘叶,鲜用或干燥。

【药材性状】 叶多皱缩,展平后卵形、卵状拔针形或椭圆状卵形,大小变化大,长一般为3.5～10cm,宽一般为1.3～3.7cm,上面绿褐色,粗糙,有脱落性硬毛,下面色稍浅,密生淡灰色毛,侧脉8～14对,直伸齿尖,叶缘具波状单锯齿;叶柄长1～4mm,有毛。纸质,脆而易碎。

【分布】 遂昌、龙泉等地。

【性味】 树皮:味苦,性寒。

叶:味苦,性寒。

【功效】 树皮:清热解毒,止血,利水,安胎。

叶:清热解毒,凉血。

【主治】 树皮:感冒发热,血痢,便血,水肿,妊娠腹痛,目赤肿痛,烫伤,疮疡肿毒。

叶:疮疡肿毒,崩中带下。

【用法用量】 树皮内服煎汤,3～10g;外用适量,煎水洗。叶内服煎汤,6～10g。外用适量,捣敷。

【注意】 树皮:脾胃虚寒者慎服。

桑科 Moraceae

藤葡蟠(畲药名:大料谷皮树、黄皮绳)

【学名】 *Broussonetia kaempferi* Sieb. et Zucc.

【药用部位】 全株或根或根皮。

【生态环境】 生于山坡、溪谷、路边,常攀援于它物上。

【采收季节】 4～11月采收,洗净,切片,鲜用或干燥。

【药材性状】 枝条细长,弯曲,长短不一,直径1～6mm,表面褐紫色。叶卷曲或皱缩,展平后卵形或椭圆装卵形,长4～7cm,宽2～2.5cm,先端长渐尖,基部浅心形,稍不对称,边缘具细锯齿,上面有疏毛;叶柄长5～10mm,被毛。气微香,味微甜。

【分布】 丽水市山区各地。

【性味】 味微甘,性平。

【功效】 清热利湿,活血消肿。

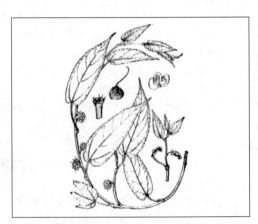

藤葡蟠(畲药名:大料谷皮树、黄皮绳)

【主治】 肺热咳嗽,砂石淋,黄疸,跌打损伤。
【用法用量】 内服煎汤,30~60g;外用适量,捣敷。

小构树(畲药名:谷皮柴、构皮树)

【学名】 *Broussonetia kazinoki* Sieb. et Zucc.
【药用部位】 全株或根或根皮、叶、树汁。
【生态环境】 生于山坡路边、山谷溪边及原野田梗上。
【采收季节】 全年可采全株或根或根皮、叶、树汁,鲜用或干燥。
【药材性状】 叶多皱缩,破碎,完整叶展平后卵形或长卵形,长 6~12cm,宽 4~6cm,先端长渐尖,基部圆,具 2~3 个乳头状腺体,边缘有锯齿,不裂,或 2~3 裂,表面黄绿色或灰绿色,上面具糙毛,下面具细柔毛。气微,味淡微甜。
【分布】 丽水市山区各地。
【性味】 全株或根或根皮:味甘、淡,性平。
　　　　 叶:味淡,性凉。
　　　　 树汁:味涩,性凉。

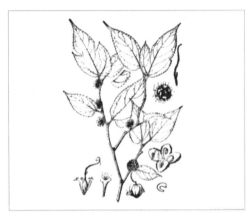

小沟树(畲药名:谷皮柴、构皮树)

【功效】 全株或根或根皮:祛风除湿,散瘀消肿。
　　　　 叶:清热解毒,祛风止痒,敛疮止血。
　　　　 树汁:祛风止痒,清热解毒。
【主治】 全株或根或根皮:风湿痹痛,泄泻,痢疾,黄疸,浮肿,痈疖,跌打损伤。
　　　　 叶:痢疾。神经性皮炎,疥癣,疖肿,刀伤出血。
　　　　 树汁:皮炎,疥癣,蛇犬咬伤。
【用法用量】 全株或根或根皮内服煎汤,30~60g。叶内服煎汤,30~60g 或捣汁饮;外用适量,捣烂敷或绞汁搽。树汁外用适量,涂搽。

构树

【学名】 *Broussonetia papyrifera* (L.) L'Her. ex Vent.
【药用部位】 果实(楮实子)、枝条、树内白皮、嫩根或根皮、叶。
【生态环境】 生于溪边两旁的坡地,山坡疏林中、田野、路边,有的墙头、屋顶可见小树生长。部分地区有栽培。
【采收季节】 秋季果实变红时采收,除去灰白色宿萼,干燥;春季采收枝条,干燥;春季剥取树皮,除去外皮,干燥;春季采挖嫩根、深秋挖根,剥取根皮鲜用或干燥。全年可采叶,鲜用或干燥。
【药材性状】 果实略呈球形或卵圆形,稍扁,直径约 1.5mm。表面红棕色,有皱纹或颗粒状突起,一侧有棱,另一侧有凹沟,有的具果柄或灰白色膜质的宿萼。胚乳类白色,富油性。质硬而脆。气微,味淡。
【分布】 丽水市山区各地。
【性味】 果实:味甘,性寒。
　　　　 树内白皮:味甘,性平。
　　　　 嫩根或根皮:味甘,性微寒。
　　　　 叶:味甘,性凉。

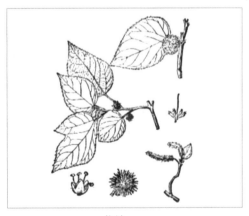

构树

【功效】 果实:滋肾益阴,清肝明目,健脾利水。
　　　　 枝条:祛风,明目,利尿。
　　　　 树内白皮:利水,止血。
　　　　 嫩根或根皮:凉血散瘀,清热利湿。
　　　　 叶:凉血止血,利尿,解毒。
【主治】 果实:肾虚腰膝酸软,阳痿,目昏,目翳,水肿,尿少。
　　　　 枝条:风疹,目赤肿痛,小便不利。
　　　　 树内白皮:小便不利,水肿胀满,便血,崩漏。

嫩根或根皮:咳嗽吐血,崩漏,水肿,跌打损伤。

　　　叶:吐血,衄血,崩漏,金疮出血,水肿,疝气,痢疾,毒疮。

　　【用法用量】　果实内服煎汤,6~12g;外用适量,捣敷。枝条内服煎汤,6~9g或捣汁饮;外用适量,煎水洗。树内白皮内服煎汤,6~9g;外用适量,煎水洗。嫩根或根皮内服煎汤,30~60g。叶内服煎汤,3~6g;外用适量,捣敷。

　　【注意】　果实:脾胃虚寒,大便溏泻者慎服。

大麻

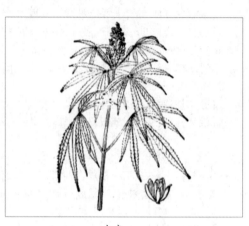

大麻

　　【学名】　*Cannabis sativa* L.

　　【药用部位】　果实(火麻仁)、根、茎皮部纤维、叶、雄花、雌花序及幼果序。

　　【生态环境】　栽培。

　　【采收季节】　秋季果实成熟时采摘,干燥;秋季挖取根或剥取茎皮纤维,干燥;夏、秋季枝叶茂盛时采叶,鲜用或干燥;5~6月花期采收雄花,鲜用或干燥;夏季采收雌花序及幼果,鲜用或干燥。

　　【药材性状】　果实呈卵球形,长4~5.5mm,直径2.5~4mm。表面灰绿色或灰黄色,有微细的白色或棕色网纹。两边有棱,顶端略尖,基部有一圆形果柄痕。果皮薄而脆,易破碎。种皮绿色,子2叶,乳白色,富油性。气微,味淡。

　　【分布】　缙云等地。

　　【性味】　果实:味甘,性平。

　　　根:味苦,性平。

　　　茎皮部纤维:味甘,性平。

　　　叶:味苦、辛,性平,有毒。

　　　雄花:味苦、辛,性温,有毒。

　　　雌花序及幼果序:味辛,性平,有毒。

　　【功效】　果实:祛风,活血,生发。

　　　根:散瘀,止血,利尿。

　　　茎皮部纤维:活血,利尿。

　　　叶:截疟,驱蛔,定喘。

　　　雄花:祛风,活血,生发。

　　　雌花序及幼果序:祛风镇痛,定惊安神。

　　【主治】　果实:肠燥便秘,风痹,消渴,风水,脚气,热淋,痢疾,月经不调,疮癣,丹毒。

　　　根:跌打损伤,难产,胞衣不下,血崩,淋证,带下。

　　　茎皮部纤维:跌打损伤,热淋胀痛。

　　　叶:疟疾,蛔虫病,气喘。

　　　雄花:风病肢体麻木,遍身瘙痒,眉发脱落,经闭。

　　　雌花序及幼果序:痛风,痹证,癫狂,失眠,咳喘。

　　【用法用量】　果实内服煎汤,9~15g;外用适量,捣敷或煎水洗。根内服煎汤,9~15g。茎皮部纤维内服煎汤,9~15g或研末冲服。叶内服捣汁,0.2~1.5g;外用适量,捣敷。雄花内服煎汤,1~3g;外用适量,研末敷。雌花序及幼果序内服煎汤,0.3~0.6g;外用适量,捣敷。

　　【注意】　果实:脾肾不足之便溏、阳痿、遗精、带下者慎服。

　　　叶:有毒,多外用,内服宜慎。

　　　雄花:有毒,内服宜慎。

　　　雌花序及幼果序:有毒。体虚及孕妇禁服。

蔓芝(畲药名:黄鸡母、担米刺)

　　【学名】　*Cudrania cochinchinensis* (Lour.) Kudo et Masam.

　　【药用部位】　根(穿破石)、棘刺、果实。

　　【生态环境】　生于山坡溪边灌丛中或山谷阴湿林下。

【采收季节】 全年可采根、棘刺,洗净,干燥;秋季果实近成熟时采收,鲜用或干燥。

【药材性状】 根圆柱形,长短不一,直径 0.5～3cm。表面橙红色,具纵皱纹,有分枝,外皮纸质,易薄纸状脱落,脱落处显棕红色。质坚硬,不易折断,断面皮部薄,灰黄色,纤维性,易与木部分离,木部导管孔明显,有的可见年轮。气微,味微苦。

棘刺粗针状,长 5～15mm,直立或略弯。表面灰褐色,光滑。体轻质硬,略带韧性,不易折断,断面黄色。气微,味淡。

果实球形,直径 3～5cm。鲜品橙红色,具毛茸,有乳黄色浆汁;干品棕红色,皱缩。剖开后,果皮内层着生多数瘦果,每一瘦果包裹在肉质的花被和苞筒中。基部有极短的果柄。气微,味微甜。

【分布】 丽水市山区各地。

【性味】 根:味淡、微苦,性凉。
棘刺:味苦,性微温。
果实:味微甘,性温。

【功效】 根:祛风通络,清热除湿,解毒消肿。
棘刺:化瘀消积。
果实:理气,消食,利尿。

【主治】 根:风湿痹痛,跌打损伤,黄疸,腮腺炎,肺结核,胃和十二指肠溃疡,淋浊,蛊胀,闭经,劳伤咳血,疔疮痈肿。
棘刺:腹中积聚,痞块。
果实:疝气,食积,小便不利。

【用法用量】 根内服煎汤,15～30g,鲜品可用至120g或浸酒;外用适量,捣敷。棘刺内服煎汤,6～12g。果实内服煎汤,15～30g。

【注意】 根:孕妇慎服。

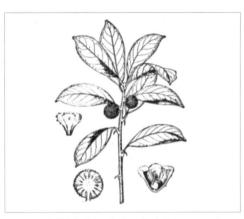

葨芝(畲药名:黄鸡母、担米刺)

123

柘树

【学名】 *Cudrania tricuspidata* (Carr.) Bur. ex Lavall.

【药用部位】 根(穿破石)、木材、树内或根内白皮、果实、枝叶。

【生态环境】 多生于山脊石缝、山坡、路旁、溪谷两岸灌丛、田野、村庄。

【采收季节】 全年可采挖根,洗净,干燥;全年可采木材、树内或根内白皮,趁鲜去外皮或栓皮,切片,干燥;秋季果实成熟时采摘,切开,干燥;夏、秋季采收枝叶,鲜用或干燥。

【药材性状】 根圆柱形,长短不一,直径 1～4cm。表面鲜黄色,具纵皱纹,有分枝,外皮纸质,易薄纸状脱落,脱落处显淡黄色。质坚硬,不易折断,断面皮部薄,黄色,纤维性,易与木部分离,木部导管孔明显,有的可见年轮。气微,味微苦。

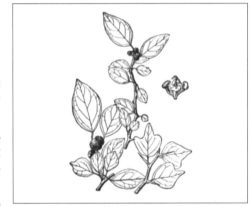

柘树

木材圆柱形,较粗壮,全体黄色或淡黄棕色。表面较光滑。质硬,难折断,断面不平坦,黄色至黄棕色,中央具小髓。气微,味淡。

完整果实近球形,直径约2.5cm,鲜品肉质,橙黄色。干品多对半切开,呈皱缩的半圆形,全体橘黄色或棕红色,果皮内层着生多数瘦果,瘦果被干缩的肉质花被包裹。长约0.5cm,内含种子1枚,棕黑色。气微。味微甜。

茎圆柱形,直径 0.5～2cm;表面灰褐色或灰黄色,可见灰白色小点状皮孔;茎节上有粗针状棘刺,有的略弯曲,刺长 0.5～3.5cm。单叶互生,易脱落,叶痕明显,叶片为倒卵状椭圆形、椭圆形或长椭圆形,长 2.5～11cm,宽 2～7cm,先端尖或钝,基部楔形,全缘或有时 3 裂,两面无毛,深绿色或绿棕色。气微,味淡。

【分布】 丽水市山区各地。

【性味】 根:味淡、微苦,性凉。
木材:味甘,性温。
树内或根内白皮:味甘、微苦,性平。
果实:味苦,性平。
枝叶:味甘、微苦,性凉。

【功效】 根:祛风通络,清热除湿,解毒消肿。

树内或根内白皮:补肾固精,利湿解毒,止血,化瘀。

果实:清热凉血,舒筋活络。

枝叶:清热解毒,舒筋活络。

【主治】 根:风湿痹痛,跌打损伤,黄疸,腮腺炎,肺结核,胃和十二指肠溃疡,淋浊,蛊胀,闭经,劳伤咳血,疔疮痈肿。

木材:治虚损,妇女崩中血结,疟疾。

树内或根内白皮:肾虚耳鸣,腰膝冷痛,遗精,带下,黄疸,疮疖,呕血,咯血,崩漏,跌打损伤。

果实:跌打损伤。

枝叶:痄腮,痈肿,隐疹,湿疹,跌打损伤,腰腿痛。

【用法用量】 根内服煎汤,15～30g;外用适量,捣敷。木材内服煎汤,15～60g;外用适量,煎水洗。树或根内白皮内服煎汤,15～30g,大剂量可用至60g;外用适量,捣敷。果实内服煎汤,15～30g或研末。枝叶内服煎汤,9～15g;外用适量,煎水洗或捣敷。

【注意】 根:孕妇慎服。

树内或根内白皮:孕妇禁服。

无花果

【学名】 *Ficus carica* L.

【药用部位】 果实(无花果)、叶、根。

【生态环境】 栽培。

【采收季节】 秋季果实呈绿色时分批采摘,鲜用或开水烫过干燥;夏、秋季采摘叶,鲜用或干燥;全年可采挖根,洗净,鲜用或干燥。

【药材性状】 干燥的花序托(果实)扁圆形、类圆形、梨状或挤压成不规则形,直径2.5～4.5cm,厚0.5～2cm。顶端脐状突起,并有孔隙,基部微凸起,有花序托梗痕。表面淡黄棕色、黄棕色、暗紫色或青黑色,有微隆起的纵纹和脉纹。质坚硬,横切面黄白色,内壁着生多数瘦果,有的壁上部尚见枯萎的雄花。瘦果长约1～2mm。质硬。气微,嚼之微甜而黏滑感。

【分布】 丽水市各地有栽培。

【性味】 果实:味甘,性凉。

叶:味甘、微辛、性平,小毒。

根:味甘,性平。

【功效】 果实:清热生津,健脾开胃,解毒消肿。

叶:清湿热,解疮毒,消肿止痛。

根:清热解毒,散瘀消肿。

【主治】 果实:咽喉肿痛,燥咳声嘶,乳汁稀少,肠热便秘,食欲不振,消化不良,泄泻,痢疾,痈肿,癣疾。

叶:湿热泄泻,带下,痔疮,痈肿疼痛,瘰疬。

根:肺热咳嗽,咽喉肿痛,痔疮,痈疽,瘰疬,筋骨疼痛。

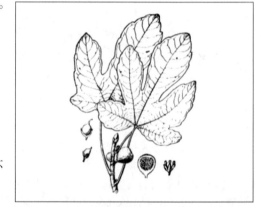

无花果

【用法用量】 果实内服煎汤,20～50g或生食鲜品1～2枚;外用适量,煎水洗、研末调敷或吹喉。叶内服煎汤,9～15g;外用适量,煎汤熏洗。根内服煎汤,9～15g;外用适量,煎水洗。

【注意】 果实:脾胃虚寒者慎服。

天仙果

【学名】 *Ficus erecta* Thunb. var. *beecheyana* (Hook. et Arn.) King

【药用部位】 果实、根、茎叶。

【生态环境】 生于山坡林下阴湿处、山谷、溪边灌丛和田野沟边。

【采收季节】 夏季拾取被风吹落的幼果及未成熟的果实,鲜用或干燥;全年可采挖根,洗净,鲜用或干燥;夏、秋季采收茎叶,洗净,干燥。

【药材性状】 果卵圆形或梨形,直径约1.5cm。表面黄红色或紫黑色,顶端脐状突起,有的具极短的果梗及残存的苞片。质坚硬,横切面内壁着生多数瘦果及枯萎的雄花。气微,味甜,略酸。

【分布】 丽水市山区各地。

124

【性味】 根:味甘、辛,性温。
【功效】 果实:润肠通便,解毒消肿。
　　　　根:益气健脾,活血通络,祛风除湿。
　　　　茎叶:补气健脾,祛风湿,活血通络。
【主治】 果实:便秘,痔疮肿痛。
　　　　根:劳倦乏力,食少,乳汁不下,脾虚白带,脱肛,月经不调,头风疼痛,跌打损伤,风湿性关节炎。
　　　　茎叶:气虚之力,四肢酸软,风湿痹痛,筋骨不利,跌打损伤,经闭,乳汁不通。
【用法用量】 果实内服煎汤,15～30g。根内服煎汤,30～60g;外用适量,捣敷。茎叶内服煎汤,30～60g。

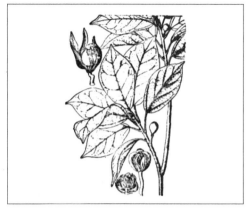

天仙果

台湾榕

【学名】 *Ficus formosana* Maxim.
【药用部位】 全株。
【生态环境】 喜生于溪沟边湿润处。
【采收季节】 全年可采,鲜用或干燥。
【分布】 遂昌、龙泉、庆元、景宁、云和等地。
【性味】 味甘、微涩,性平。
【功效】 活血补血,催乳,止咳,祛风除湿,清热解毒。
【主治】 月经不调,产后或病后虚弱,乳汁不下,咳嗽,风湿痹痛,跌打损伤,背痈,乳痈,毒蛇咬伤,湿热黄疸,急性肾炎,尿路感染。
【用法用量】 内服煎汤,10～30g;外用适量,捣敷。

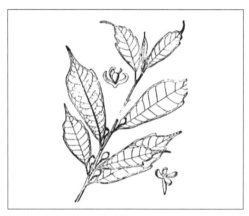

台湾榕

125

狭叶台湾榕

【学名】 *Ficus formosana* Maxim. f. *shimadai* Hayata
【药用部位】 根及叶。
【生态环境】 生于山坡疏林下、灌丛中。
【采收季节】 全年可采,鲜用或干燥。
【分布】 遂昌、云和等地。
【性味】 味辛、微涩,性平。
【功效】 祛风除湿,清热解毒。
【主治】 风湿痹痛,黄疸,疟疾,背痈,乳痈,齿龈炎,毒蛇咬伤。
【用法用量】 内服:煎汤9～15g。外用:适量,捣敷。

异叶榕

【学名】 *Ficus heteromorpha* Hemsl.
【药用部位】 果实、根或全株。
【生态环境】 生于山谷、坡地林中湿地、水边。
【采收季节】 秋季采摘果实,采收根或全株,洗净,鲜用或干燥。
【药材性状】 果近球形,直径约1cm。表面淡棕色至深棕色,顶端突起。剖开后花序托肉质,内壁上着生多数瘦果,包藏于花被内;瘦果细小,长约3mm,先端尖而略弯,基部圆钝,表面黄棕色,光滑。气微,味微甜。
【分布】 遂昌、云和、龙泉、庆元、景宁、松阳、莲都。
【性味】 果实:味甘、酸,性温。
　　　　根或全株:味微苦、涩,性凉。

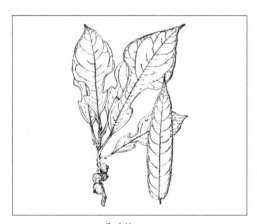

异叶榕

【功效】 果实:补血,下乳。

　　　　　根或全株:祛风除湿,化痰止咳,活血,解毒。

【主治】 果实:脾胃虚弱,缺乳。

　　　　　根或全株:风湿痹痛,咳嗽,跌打损伤,毒蛇咬伤。

【用法用量】 果实内服炖肉,30～60g,鲜品250～500g。根或全株内服煎汤,15～30g,或浸酒;外用适量,煎水洗。

琴叶榕

【学名】 *Ficus pandurata* Hance

【药用部位】 根及叶。

【生态环境】 生于山地灌丛、疏林、村旁。

【采收季节】 深秋采挖根;夏季采摘叶;鲜用或干燥。

【分布】 遂昌、龙泉、松阳、莲都。

【性味】 味甘、微辛,性平。

【功效】 祛风除湿,解毒消肿,活血通络。

【主治】 风湿痹痛,黄疸,疟疾,百日咳,乳汁不通,乳痈,痛经,闭经,痈疖肿痛,跌打损伤,毒蛇咬伤。

【用法用量】 内服煎汤,30～60g;外用适量,捣敷。

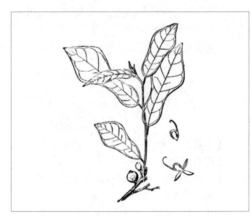

琴叶榕

条叶榕(畲药名:小香勾、小康补)

【学名】 *Ficus pandurata* Hance var. *angustifolia* Cheng

【药用部位】 根及茎(小香勾)。

【生态环境】 生于山沟水边,田梗石缝,山坡路边旷野处。

【采收季节】 夏、秋季采收带根的全株,鲜用或干燥。

【药材性状】 根长圆柱形,有分枝并具须状细根。表面绿黄色至褐色,具纵皱。质坚,稍韧,折断后断面皮部浅黄棕色,木部黄白色。具特异香气,味淡。茎表面灰棕色至棕褐色,有的具灰白色地衣斑,气孔红紫色,圆点状。气微,味淡。

【分布】 遂昌、龙泉、松阳、莲都、庆元、景宁、云和。

【功效】 祛风除湿,健脾开胃。

【主治】 畲医用于治疗前列腺炎,风湿痹痛,食欲不振。

【用法用量】 内服煎汤,10～30g,鲜品30～60g。

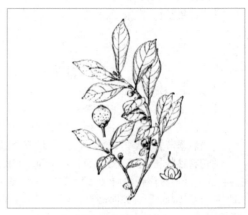

条叶榕(畲药名:小香勾、小康补)

全叶榕(畲药名:小香勾)

【学名】 *Ficus pandurata* Hance var. *holophylla* Migo

【药用部位】 根(小香勾)、叶。

【生态环境】 生于山沟水边、田梗石缝、疏林下。

【采收季节】 深秋采挖根,洗净,鲜用或干燥;夏季采摘叶,鲜用或干燥。

【分布】 丽水市山区各地。

【性味】 根:味辛,性温。

　　　　　叶:味辛,性温。

【功效】 根:祛风湿,解毒消肿。

【主治】 根:风湿痹痛,风寒感冒,血淋,带下,乳少,乳痈初起,痈疽溃疡,跌打损伤,毒蛇咬伤。

　　　　　叶:治浮肿初起,乳痈。

【用法用量】 根内服煎汤,15～30g,鲜品30～60g;外用适量,捣敷。叶内服煎汤,15～30g,鲜品30～60g;外用适量,捣敷。

薜荔(畲药名:攀蓬、墙络藤)

【学名】 *Ficus pumila* L.

【药用部位】 茎叶(络石藤)、果实(薜荔果)、根、汁。

【生态环境】 攀援于树干上、溪边岩石上、墙上。

【采收季节】 全年可采带叶的茎枝、根,鲜用或干燥;秋季采收成熟果实,开水烫过,鲜用或干燥;随采随用割破树皮流出的液汁。

【药材性状】 茎圆柱形,粗细不一;表面棕褐色至灰褐色,粗糙,具气生根;质稍韧,断面木部宽广,浅棕色。叶互生;叶片灰绿色至黄棕色,椭圆形,长2~3cm,全缘,基部偏斜,上表面光滑,下表面主、侧脉隆起,细脉网状微凸。具托叶。气微,味淡。

果实呈梨形,长4~6cm,直径3~5cm。表面黄褐色至黑褐色,先端近截形,中央有一稍突出的小孔,孔内有膜质小苞片充塞,孔外常有褐色细密绒毛;下端渐狭;具短果柄或点状果柄痕。质坚硬而轻,剖开后断面黄白色至红棕色,厚2~4mm,内有众多细小黄棕色圆球状瘦果。气微,味甘、涩。

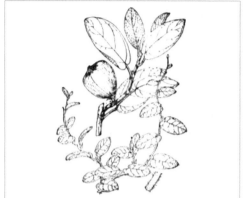

薜荔(畲药名:攀蓬、墙络藤)

【分布】 丽水市山区各地。

【性味】 茎叶:味酸,性凉。

果实:味甘,性平。

根:味苦,性寒。

【功效】 茎叶:祛风除湿,活血通络,解毒消肿。

果实:补肾固精,清热利湿,活血通经,催乳,解毒消肿。

根:祛风除湿,舒筋通络。

汁:祛风,杀虫,止痒,壮阳固精。

【主治】 茎叶:风湿痹痛,坐骨神经痛,泻痢,尿淋,水肿,疟疾,闭经,产后瘀血腹痛,咽喉肿痛,睾丸炎,漆疮,痈疮肿毒,跌打损伤。

果实:肾虚遗精,阳痿,小便淋浊,久痢,痔血,肠风下血,久痢脱肛,闭经,疝气,乳汁不下,咽喉痛,痄腮,痈肿,疥癣。

根:坐骨神经痛,腰肌劳损,水肿,疟疾,闭经,产后瘀血腹痛,慢性肾炎,慢性肠炎,跌打损伤。

汁:白癜风,病疡,疥癣瘙痒,疣赘,阳痿,遗精。

【用法用量】 茎叶内服煎汤,9~15g,鲜品60~90g;外用鲜品适量,捣敷或煎水洗。果实内服煎汤,6~15g;外用适量,煎水洗。根内服煎汤,9~15g,鲜品加倍。汁外用适量,涂搽。

珍珠莲 (畲药名:风落树)

【学名】 *Ficus sarmentosa* Buch. – Ham. ex J. E. Sm. var. *henryi* (King ex D. Oliv.) Corner

【药用部位】 果实、根或茎。

【生态环境】 生于山坡、低山疏林山谷溪边树丛中,攀援于它树、岩石或墙上。

【采收季节】 秋季采收果实、根或茎,干燥。

【药材性状】 果实倒圆锥形,直径约1cm,顶端明显突起,基部有短柄,表面暗灰色,有疣状突起和黄色毛茸。质坚硬,不易碎,击碎后,内含多数黄色卵状瘦果,包藏于红色花被内。气微,味甘、涩。

根或茎圆柱形,稍弯曲,长短不一,直径2~8mm。表面灰褐色,具纵皱。质坚硬而脆,断面纤维性,不易断离。气微,味淡。

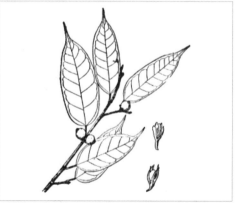

珍珠莲 (畲药名:风落树)

【分布】 丽水市山区各地。

【性味】 果实:味甘、涩,性平。

根或茎:味微辛,性平。

【功效】 果实:消肿止痛,止血。

根或茎:祛风除湿,消肿止痛,解毒杀虫。

【主治】 果实:睾丸偏坠,跌打损伤,内痔出血。

根或茎:风湿关节痛,脱臼,乳痈,疮疖,癣症。

【用法用量】 果实内服煎汤,9~15g。根或茎内服煎汤,30~60g;外用适量,捣敷或和米汤磨汁敷。

爬藤榕

【学名】 *Ficus sarmentosa* Buch. – Ham. exJ. E. Sm. var. *impressa*（Champ. ex Benth.）Corner

【药用部位】 根或茎。

【生态环境】 常攀援在岩石陡坡、树上、墙壁上。

【采收季节】 全年可采,鲜用或干燥。

【分布】 丽水市山区各地。

【性味】 味辛、甘,性温。

【功效】 祛风除湿,行气活血,消肿止痛。

【主治】 风湿痹痛,神经性头痛,小儿惊风,胃痛,跌打损伤。

【用法用量】 内服煎汤或炖肉,30~60g。

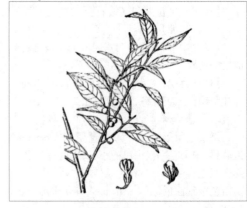

爬藤榕

笔管榕

【学名】 *Ficus virens* Ait.

【药用部位】 根、叶。

【生态环境】 栽培。

【采收季节】 全年可采,鲜用。

【分布】 青田（温溪）。

【性味】 根:味甘、微苦,性平。

叶:味甘、微苦,性平。

【功效】 根:清热解毒。

叶:清热解毒,除湿止痒。

【主治】 根:乳痈肿痛。

叶:漆过敏,湿疹,鹅口疮。

【用法用量】 根内服煎汤,9~15g,鲜品加倍。叶外用适量,捣敷、煎水洗或绞汁涂。

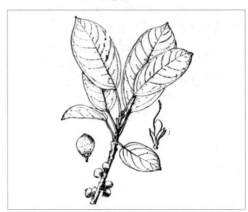

笔管榕

啤酒花

【学名】 *Humulus lupulus* L.

【药用部位】 未成熟带花果穗。

【生态环境】 栽培。

【采收季节】 当果穗由绿转黄时采收,45℃以下干燥。

【药材性状】 为压扁的球形体。全体淡黄白色。膜质苞片覆瓦状排列,椭圆形或卵形,长0.5~1.2cm,宽0.3~0.8cm,半透明,对光视之可见棕黄色腺点。苞片腋部有细小的雄花2朵或扁平的瘦果1~2枚。气微芳香,味微甘苦。

【分布】 缙云、遂昌。

【性味】 味苦,性微凉。

【功效】 健胃消食,利尿安神,抗痨消炎。

【主治】 消化不良,腹胀,浮肿,膀胱炎,肺结核,咳嗽,失眠,麻风病。

【用法用量】 内服煎汤,3~9g。

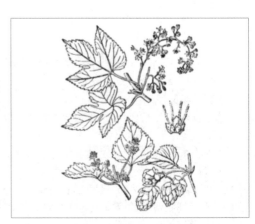

啤酒花

葎草（畲药名:五爪金龙）

【学名】 *Humulus scandens*（Lour.）Merr.

【药用部位】 全草（葎草）。

【生态环境】 生于山坡路边、沟边、田野荒地或垃圾堆上。

【药材性状】 全草皱缩成不规则团状。茎、叶柄均有倒生皮刺及纵棱。完整叶展平后,掌状深裂,裂片5~7,边缘有粗锯齿,两面有短糙毛。质脆易碎,茎断面中空,不平坦,皮、木部易分离。瘦果扁圆形,黄棕色,直径约4mm。气微,味淡。

【采收季节】 深秋采收,干燥。

【分布】　丽水市各地。

【性味】　味甘、苦,性寒。

【功效】　清热解毒,利尿通淋。

【主治】　肺热咳嗽。肺痈,虚热烦渴,热淋,水肿,小便不利,湿热泻痢,热毒疮疡,皮肤瘙痒。

【用法用量】　内服煎汤,15～30g,鲜品加倍或捣汁;外用适量,捣敷或煎水熏洗。

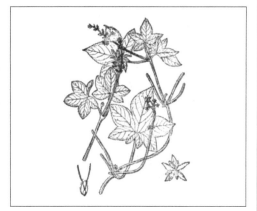

葎草(畲药名:五爪金龙)

桑（畲药名：蚕桑、桑叶树）

【学名】　*Morus alba* L.

【药用部位】　叶(桑叶)、叶的蒸馏液、鲜叶乳汁、根皮(桑白皮)、茎枝炭、根、枝条烧灼沥出的汁、树皮液汁、柴灰汁过滤后蒸发所得的结晶物、嫩枝(桑枝)、果穗(桑椹)、老树上的结节。

【采收季节】　深秋或初冬经过霜的叶,干燥;收集叶片白色乳汁,鲜用;深秋采挖根、或剥取根皮,除去外皮,干燥;春末、夏初,采收嫩枝,切片,干燥;夏初果序变红时采摘,蒸后干燥;冬季采收老树结节,切片,干燥。

【生态环境】　栽培。

【药材性状】　叶多皱缩,破碎。完整者有柄,叶片展平后呈卵形或宽卵形,长8～15cm,宽7～13cm。先端渐尖,基部截形、圆形或心形,边缘有锯齿或钝锯齿,有的不规则分裂,上表面黄绿色或浅黄棕色,有的有小疣状突起;下表面颜色稍浅,叶脉突出,小脉网状,脉上被疏毛。质脆。气微,味淡、微苦涩。

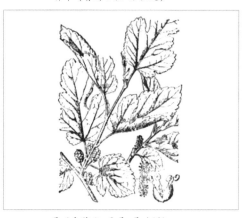

桑(畲药名:蚕桑、桑叶树)

129

叶的蒸馏液为无色液体,透明,气微香,味淡。

鲜叶乳汁为白色乳汁,略有黏稠性。气微,味微甘、淡。

根皮呈扭曲的卷筒状、槽状或板块状,长短宽窄不一,厚1～4mm。外表面白色或淡黄白色,较平坦,有残留橙黄色或棕黄色鳞片状粗皮;内表面黄白色或灰黄色,有细纵纹。体轻,质韧,纤维性强,难折断,易纵向撕裂,撕裂时有粉尘飞扬。气微,味微甘。

茎枝炭呈粉末状,常夹杂未完全炭化的炭棒,灰白色。体较轻,具吸水性。加入水中,绝大部分沉于水的底部,水液略呈灰白色,显碱性。气微,味微咸。

根圆柱形,粗细不一,直径通常2～4cm。外皮黄褐色或橙黄色,粗皮易鳞片状裂开或脱落,可见横长皮孔。质地坚韧难折断。切面皮部白色或淡黄白色,纤维性强,木部占绝大部分,淡棕色,木纹细密。气微,味微甘、苦。

枝条烧灼沥出的汁为淡黄棕色的澄明液体,略带黏稠性。气清香,味微苦、甘。

树皮液汁为白色乳汁,半透明,略带黏稠感。气微,味微甘。

柴灰汁过滤后蒸发所得的结晶物为块状结晶,棕褐色,半透明或不透明。质脆。气微,味微苦、咸。

嫩枝长圆柱形,少有分枝,长短不一,直径0.5～1.5cm。表面灰黄色或黄褐色,有多数黄褐色点头皮孔及细纵纹,并有灰白色略呈半圆形的叶痕和黄棕色的腋芽。质坚韧,不易折断,断面纤维性,皮部较薄,木部黄白色,射线放射状,髓部白色或黄白色。气微,味淡。

果穗为聚花果,由多数小瘦果集合而成,呈长圆形,长1～2cm,直径0.5～0.8cm。黄棕色、棕红色或暗紫色,有短果序梗。小瘦果卵圆形,稍扁,长约2mm,宽约1mm,外具肉质花被片4枚。气微,味微酸而甜。

老树上的结节为不规则块片,大小不一。外表面灰棕色,有浅棕色点状突起的皮孔。质坚韧,不易折断,劈开面黄白色,木纹较细密,有的髓部中空或为朽木状,棕褐色。气微,味淡。

【分布】　丽水市各地均有种植。

【性味】　叶:味苦、甘,性寒。

叶的蒸馏液:味苦,性微寒。

鲜叶乳汁:味苦,性微寒。

根皮:味甘、辛,性寒。

茎枝炭:味辛,性寒。

根:味微苦,性寒。

枝条烧灼沥出的汁:味甘,性凉。

树皮液汁:味苦,性微寒。

柴灰汁过滤后蒸发的结晶物:味甘,性凉。

嫩枝:味苦,性平。

果穗:味甘、酸,性寒。

老树上结节:味甘,性平。

【功效】 叶:疏散风热,清肺、明目。

叶的蒸馏液:清热明目 。

鲜叶乳汁:清肝明目,消肿解毒。

根皮:泻肺平喘,利水消肿。

茎枝炭:利水、止血、蚀恶肉。

根:清热定惊,祛风通络。

枝条烧灼沥出的汁:祛风止痉,清热解毒。

树皮液汁:清热解毒,止血。

柴灰汁过滤后蒸发的结晶物:清热消肿,散积。

嫩枝:祛风湿,通经络,行水气。

果穗:滋阴养血,生津,润肠。

老树上的结节:祛风除湿,止痛,消肿。

【主治】 叶:风热感冒,风温初起,发热头痛,汗出恶风,咳嗽胸痛;或肺热干咳嗽无痰,咽干口渴;风热及肝阳上扰,目赤肿痛。

叶的蒸馏液:目赤肿痛。

鲜叶乳汁:目赤肿痛,痈疖,瘿瘤,蜈蚣咬伤。

根皮:肺热喘咳,水饮停肺,胀满喘急,水肿,脚气,小便不利。

茎枝炭:水肿,金疮出血,面上瘢疵。

根:惊痫,目赤,牙痛,筋骨疼痛。

枝条烧灼沥出的汁:破伤风,皮肤疮疥。

树皮液汁:口舌生疮,外伤出血,蛇虫咬伤。

柴灰汁过滤后蒸发所得的结晶物:痈疽疔疮,噎食积块。

嫩枝:风湿痹痛,中风半身不遂,水肿脚气,肌体风痒。

果穗:肝肾不足和血虚精亏的头晕目眩,腰酸耳鸣,须发早白,失眠多梦,津伤口渴,消渴,肠燥便秘。

老树上的结节:风湿痹痛,胃痛,鹤膝风。

【用法用量】 叶内服煎汤,5~10g;外用适量,煎水洗或捣敷。叶的蒸馏液内服,15~30ml。鲜叶乳汁外用适量,涂敷或点眼。树皮内服煎汤,6~12g;外用适量,捣汁涂或煎水洗。茎枝炭内服,淋汁代水煎药;外用适量,研末敷或以沸水淋汁浸洗。根内服煎汤,15~30g;外用适量,煎水洗。枝条烧灼沥出的汁内服,5~10ml;外用适量,涂搽。树皮液汁外用适量,涂搽。柴灰汁过滤后蒸发所得的结晶物内服,3~6g;外用适量,涂敷。嫩枝内服煎汤,15~30g;外用适量,煎水熏洗。果穗内服煎汤,10~15g或浸酒;外用适量,浸水洗。老树上的结节内服煎汤,3~9g,或酒浸、醋磨服。

【注意】 叶:肝燥者禁服。

根皮:肺寒无火及风寒咳嗽者禁服。

果穗:脾胃虚寒便溏者禁服。

鸡桑（畲药名:山桑）

【学名】 *Morus australis* Poir.

【药用部位】 叶、根或根皮(桑白皮)。

【生态环境】 生于山坡、悬崖上。

【采收季节】 夏季采收叶,鲜用或干燥;秋、冬季采收根或根皮,洗净,干燥。

【分布】 丽水市山区各地。

【性味】 叶:味甘、辛,性寒。

根或根皮:味甘、辛,性寒。

【功效】 叶:清热解表,宣肺止咳。

根或根皮:清肺,凉血,利湿。

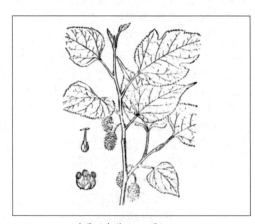

鸡桑（畲药名:山桑）

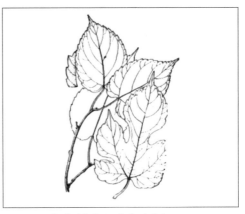

【主治】 叶:风热感冒,肺热咳嗽,头痛,咽痛。

根或根皮:肺热咳嗽,鼻衄,水肿,腹泻,黄疸。

【用法用量】 叶内服煎汤,3～9g。根或根皮内服煎汤,6～15g。

华桑 (畲药名:水桑、水松)

【学名】 *Morus cathayana* Hemsl.

【药用部位】 根皮(桑白皮)。

【生态环境】 生于山地沟边。

【采收季节】 深秋采挖根,趁鲜剥取根皮,洗净,干燥。

【分布】 遂昌、缙云等地。

【主治】 痢疾,扭伤、外伤出血。

【用法用量】 内服煎汤,6～12g;外用适量,捣敷。

华桑 (畲药名:水桑、水松)

荨麻科 Urticaceae

序叶苎麻

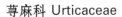

【学名】 *Boehmeria clidemioides* Miq. var. *diffusa* (Wedd.) Hand. ‒ Mazz.

【药用部位】 全草。

【生态环境】 生于山谷、溪沟边或岩缝等阴湿处。

【采收季节】 秋季采收,鲜用或干燥。

【分布】 遂昌、龙泉、莲都等地。

【性味】 味辛,性温。

【功效】 祛风除湿。

【主治】 风湿痹痛。

【用法用量】 内服煎汤,3～9g或研末服。

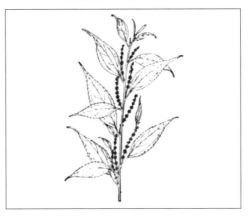

序叶苎麻

海岛苎麻

【学名】 *Boehmeria formosana* Hayata

【药用部位】 叶。

【生态环境】 生于山坡、路旁草丛或溪边阴湿处。

【采收季节】 夏季采摘叶,鲜用。

【分布】 龙泉、庆元等地。

【功效】 活血散瘀,消肿止痛。

【主治】 跌打损伤,瘀血肿痛。

【用法用量】 外用适量,捣敷或煎汤洗。

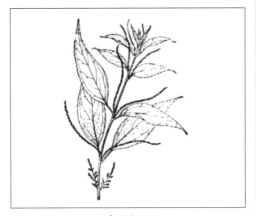

海岛苎麻

大叶苎麻 (长叶苎麻)

【学名】 *Boehmeria longispica* Steud.

【药用部位】 根或全草。

【生态环境】 生于山坡草丛或路边乱石处。

【采收季节】 夏、秋季采收,鲜用或干燥。

【药材性状】 根较粗壮,直径约1cm。表面淡棕黄色,有点状突起和须根痕。质地较硬,断面淡棕色有放射状纹。茎细,长1～1.5m,茎上部带四棱形,具白色短柔毛。叶对生,多皱缩,展平后宽卵形,长7～

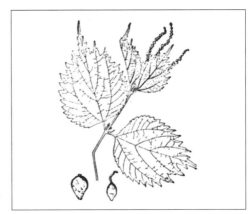

大叶苎麻 (长叶苎麻)

19cm,宽5~13cm,先端渐尖或尾尖,基部近圆形或宽楔形,边缘有粗锯齿,上部常具重锯齿,两面有毛;叶柄长2~8cm。茎上部叶腋有穗状果序。果实狭倒卵形,表面有白色细毛。气微,味淡。

【分布】 遂昌、龙泉。

【性味】 味甘、辛,性平。

【功效】 清热祛风,解毒杀虫,化瘀消肿。

【主治】 风热感冒,麻疹,痈肿,毒蛇咬伤,皮肤瘙痒,疥疮,风湿痹痛,跌打损伤,骨折。

【用法用量】 内服煎汤,6~15g;外用适量,捣敷或煎汤洗。

【注意】 服本品时禁服生冷食物。

苎麻(畲药名:青麻)

【学名】 *Boehmeria nivea* (L.) Gaud.

【药用部位】 根和根茎(苎麻根)、茎皮、叶、花、茎或带叶嫩茎。

【生态环境】 多栽培,亦有逸生,常成片生于山坡、路边、水沟边或林下杂草丛中。

【采收季节】 冬季采挖根和根茎,洗净,干燥;夏、秋季采收茎皮、叶,鲜用或干燥;春季花盛开时采收,鲜用或干燥;初夏采收茎或带叶嫩茎,鲜用或干燥。

【药材性状】 根茎为不规则圆柱形,稍弯曲,长4~30cm,直径0.4~2.5cm;表面灰棕色,有纵皱纹及皮孔、疣状突起或残留的须根或须根痕;质坚硬,不易折断,断面纤维性,皮部灰褐色,木部淡棕色,有的中间有数个同心环纹,中央有髓或中空。根略呈纺锤形,长约10cm,直径1~1.3cm;表面灰棕色,有纵皱纹及横长皮孔;断面粉性。气微,味淡,有黏性。

茎皮为长短不一的条片,皮甚薄,粗皮易脱落或有少量残留,粗皮绿棕色,内皮白色或淡灰白色。质地软,韧性强,曲而不断。气微,味淡。

叶多皱缩,全体绿棕色,有毛,叶展平后宽卵形,长5~16cm,宽3.5~13cm。先端渐尖,基部近圆形或宽楔形,边缘有粗齿,基出脉3条,上面微凹,下面微隆起;叶柄长达7cm。气微,味微辛、微苦。

雄花序为圆锥花序,多干缩成条状,花小,淡黄色,花被片4,雄蕊4;雌花序簇成球形,淡绿黄色,花小,花被片4,紧抱子房,花柱1。质地柔软。气微香,味微辛、微苦。茎或带叶嫩茎为茎圆柱形,有粗毛,体较轻而韧,皮易纵向撕裂,韧性足,断面淡黄色,中央为髓。叶对生,多皱缩或破碎,灰绿色,完整者展平后为宽卵形。气微,味微辛、微苦。

【分布】 丽水市各地。

【性味】 根和根茎:味甘,性寒。

茎皮:味甘,性寒。

叶:味甘、微苦,性寒。

花:味甘,性寒。

茎或带叶嫩茎:味甘,性寒。

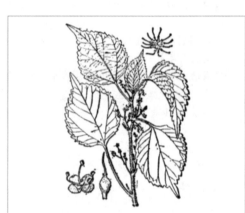

苎麻(畲药名:青麻)

【功效】 根和根茎:凉血止血,清热安胎,利尿,解毒。

茎皮:清热凉血,散瘀止痛,解毒利尿,安胎回乳。

叶:凉血止血,散瘀消肿,解毒。

花:清心除烦,凉血透疹。

茎或带叶嫩茎:散瘀,解毒。

【主治】 根和根茎:血热妄行所致的咯血,吐血,衄血,血淋,便血,崩漏,紫癜,胎动不安,胎漏下血,小便淋沥,痈疮肿毒,虫蛇咬伤。

茎皮:瘀热心烦,天行热病,产后血晕,腹痛,跌打损伤,创伤出血,血淋,小便不利,肛门肿痛,胎动不安,乳房胀痛。

叶:咯血,吐血,血淋,尿血,月经过多,外伤出血,跌仆肿痛,脱肛不收,丹毒,疮肿,乳痈,湿疹,蛇虫咬伤。

花:心烦失眠,口舌生疮,麻疹透发不畅,风疹瘙痒。

茎或带叶嫩茎:金疮折损,痘疮,痈肿,丹毒。

【用法用量】 根及根茎内服煎汤,9~30g或捣汁;外用适量,鲜品捣敷或煎汤熏洗。茎皮内服煎汤,3~15g或酒煎;外用适量,捣敷。叶内服煎汤,10~30g;研末或鲜品捣汁;外用适量,研末掺或鲜品捣敷。花内服煎汤,6~15g。茎或带叶嫩茎内服煎汤,6~15g;外用适量,研末调敷或鲜品捣敷。

【注意】 根和根茎:无实热者慎服。

叶:脾胃虚寒者慎服。

伏毛苎麻

【学名】 *Boehmeria nivea*（L.）Gaud. var. *nipononivea*（Koidz.）W. T. Wang

【药用部位】 根。

【生态环境】 栽培。

【采收季节】 深秋采挖,洗净,鲜用或干燥。

【分布】 丽水市各地均有栽培。

【主治】 诸骨鲠喉。

【用法用量】 内服煎汤含咽,10~30g。

青叶苎麻

【学名】 *Boehmeria nivea*（L.）Gaud. var. *tenacissima*（Gaud.）Miq.

【药用部位】 根。

【生态环境】 栽培。

【采收季节】 深秋采挖,洗净,干燥。

【分布】 丽水市各地均有栽培。

【功效】 止泻。

【主治】 腹泻。

【用法用量】 内服煎汤,6~15g。

小赤麻

【学名】 *Boehmeria spicata*（Thunb.）Thunb.

【药用部位】 全草或叶、根。

【生态环境】 生于山沟水边湿润处。

【采收季节】 夏、秋季采收全草或;深秋采挖根。鲜用或干燥。

【分布】 龙泉。

【性味】 全草或叶:味淡、辛,性凉。
        根:味辛、微苦,性凉。

【功效】 全草或叶:利尿消肿,解毒透疹。
        根:活血消肿,止痛。

【主治】 全草或叶:水肿腹胀,麻疹。
        根:跌打损伤,痔疮肿痛。

【用法用量】 全草或叶内服煎汤,6~15g;外用适量,鲜品捣敷或煎汤熏洗。根外用适量,鲜品捣敷或煎汤熏洗。

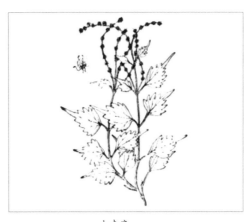

小赤麻

悬铃木叶苎麻（畲药名:野麻）

【学名】 *Boehmeria tricuspis*（Hance）Makino［*B. platanifolia* Fr. et Sev.］

【药用部位】 嫩茎叶、根。

【生态环境】 生于山坡、路边、沟边阴湿处。

【采收季节】 夏季采收嫩茎叶;深秋采挖根,洗净;鲜用或干燥。

【药材性状】 根圆柱形,略弯曲,直径1~2cm。表面暗赤色,有较多的点状突起及须根痕,质硬,断面棕白色,有较细密的放射状纹理。水浸略有黏性。气微,味微辛、微苦、涩。

【分布】 丽水市山区各地。

【性味】 嫩茎叶:味涩、微苦,性平。
        根:味微苦、辛,性平。

【功效】 嫩茎叶:收敛止血,清热解毒。

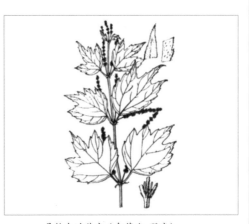

悬铃木叶苎麻（畲药名:野麻）

根:活血止血,解毒消肿。

【主治】　嫩茎叶:咯血,衄血,尿血,便血,崩漏,跌打损伤,无名肿毒,疮疡。

根:跌打损伤,胎漏下血,痔疮肿痛,疖肿。

【用法用量】　嫩茎叶内服煎汤,6～15g;外用适量,捣敷或研末调敷。根内服煎汤,6～15g 或浸酒;外用适量,鲜品捣敷或煎水洗。

狭叶楼梯草

【学名】　*Elatostema lineolatum* Wight var. *majus* Wedd.

【药用部位】　全草。

【生态环境】　生于海拔 1000～1300m 山谷林下岩石上。

【采收季节】　夏、秋季采收,鲜用或干燥。

【药材性状】　全草长约40cm。茎上密被短毛。叶皱缩,展平后斜倒卵形,长5～11cm,宽1.5～3.5cm,先端长渐尖,基部狭楔形,边缘上部有疏锯齿,上面有毛或无,下面沿脉有毛;托叶钻形。雄花序托圆形;苞片多数。雌花序近球形。果实小,卵形。

【分布】　遂昌(九龙山)。

【性味】　味苦,性寒。

【功效】　活血通络,消肿止痛,清热解毒。

【主治】　风湿痹痛,跌打损伤,骨折,外伤出血,痈疽肿痛。

【用法用量】　内服煎汤,6～15g;外用适量,鲜品捣敷或干品研末调敷。

庐山楼梯草

【学名】　*Elatostema stewardii* Merr.

【药用部位】　全草。

【生态环境】　生于山谷、林下、溪谷阴湿处。

【采收季节】　夏、秋季采收,鲜用。

【药材性状】　根茎为不规则圆柱形,多分枝,长3～10cm。表面淡紫红色,有结节,并有多数须根痕。断面暗紫红色,具6～7个维管束。气微,味辛而苦。

【分布】　龙泉、遂昌、莲都等地。

【性味】　味苦、辛,性温。

【功效】　活血祛瘀,解毒消肿,止咳。

【主治】　跌打扭伤,骨折,闭经,风湿痹痛,痄腮,带状疱疹,疮肿,毒蛇咬伤,咳嗽。

【用法用量】　内服煎汤,鲜品 10～30g;外用适量,鲜品捣敷。

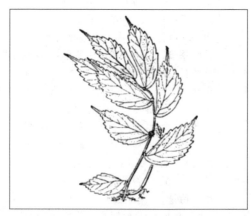

庐山楼梯草

糯米团(畲药名:官做媒、冷饭团)

【学名】　*Gonostegia hirta* (Blume) Miq.

【药用部位】　带根全草。

【生态环境】　生于山坡、溪旁或林下阴湿处。

【采收季节】　全年可采收,洗净,鲜用或干燥。

【药材性状】　根粗壮,肉质,圆锥形,有支根;表面浅红棕色;不易折断,断面略粗糙,浅棕黄色。茎黄褐色。叶多破碎,暗绿色,粗糙有毛,展平后3条基脉明显,背面网脉明显。有的可见簇生的花或瘦果,果实卵形,顶端尖,约有10条细纵棱。气微,味淡。

【分布】　丽水市山区各地。

【性味】　味甘、微苦,性凉。

【功效】　清热解毒,健脾消积,利湿消肿,散瘀止痛。

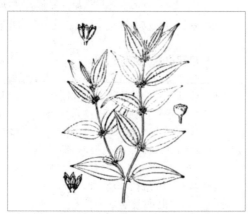

糯米团(畲药名:官做媒、冷饭团)

【主治】 乳痈,肿毒,痢疾,消化不良,食积腹痛,疳积,带下,水肿,小便不利,痛经,跌打损伤,咳血,吐血,外伤出血。

【用法用量】 内服煎汤,10~30g,鲜品加倍;外用适量,捣敷。

珠芽艾麻（畲药名:山麻）

【学名】 *Laportea bulbifera*（Sieb. et Zucc.）Wedd.

【药用部位】 根茎及根、全草。

【生态环境】 生于山坡林缘、林下阴湿处。

【采收季节】 秋季挖根,洗净,干燥;夏、秋季采收全草,洗净,鲜用或干燥。

【药材性状】 根茎连接成团块状,大小不一;表面灰棕色或棕褐色,上面有多数茎残基和孔洞,根簇生于根茎周围,呈长圆锥形或细长纺锤形,扭曲,长6~20cm,直径3~6mm;表面灰棕色至红棕色,具细纵皱纹,有纤维状须根或须根痕。质坚硬,不易折断,断面纤维性,浅红棕色。气微,味微苦、涩。

【分布】 遂昌（黄沙腰）。

【性味】 根茎及根:味辛,性温。

【功效】 根:祛风除湿,活血止痛。

全草:健脾消积。

【主治】 根茎及根:风湿痹痛,肢体麻木,跌打损伤,骨折疼痛,月经不调,劳伤乏力,肾炎水肿。

全草:小儿疳积。

【用法用量】 根茎及根内服煎汤,9~15g,鲜品30g或浸酒;外用适量,煎水洗。全草内服泡水服,9~15g,鲜品30g,严重者加鸡肝或猪肝同煮服。

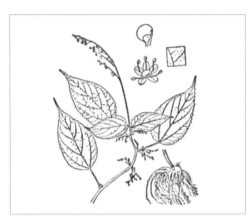

珠芽艾麻（畲药名:山麻）

艾麻

【学名】 *Laportea macrostachya*（Maxim.）Ohwi

【药用部位】 根。

【生态环境】 生于山坡石隙或林下阴湿处。

【采收季节】 深秋采挖根,洗净,鲜用或干燥。

【分布】 龙泉等地。

【性味】 味辛、苦,性寒,小毒。

【功效】 祛风除湿,通络活络,消肿,解毒。

【主治】 风湿痹痛,肢体麻木,腰腿疼痛,虚肿水肿,淋巴结结核,蛇咬伤。

【用法用量】 内服煎汤,6~12g或浸酒;外用适量,捣敷或煎水洗。

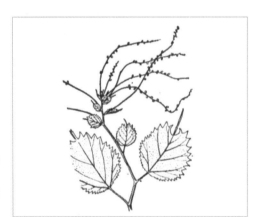

艾麻

毛点花草

【学名】 *Nanocnide lobata* Wedd.［N. *pilosa* Migo］

【药用部位】 全草。

【生态环境】 生于山地或平地阴湿处。

【采收季节】 春、夏季采收,鲜用或干燥。

【药材性状】 全草皱缩成团。根细长,棕黄色。茎纤细,多扭曲,直径约1mm,枯绿色或灰白色,被有白色柔毛。叶皱缩卷摺,多脱落,完整的叶三角状卵形或扇形,枯绿色。有的可见圆球状淡棕绿色花序。气微,味淡。

【分布】 遂昌等地。

【性味】 味苦,性凉。

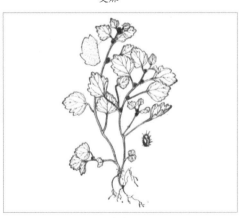

毛点花草

【功效】 清热解毒,消肿散结,止血。

【主治】 肺热咳嗽,瘰疬,咯血,烧烫伤,痈肿,跌打损伤,蛇咬伤,外伤出血。

【用法用量】 内服煎汤,15~30g;外用适量,鲜品捣敷或浸菜油、麻油外搽。

紫麻

【学名】 *Oreocnide frutescens* (Thunb.) Miq.

【药用部位】 全草。

【生态环境】 生于山坡阴湿处、沟边湿地。

【采收季节】 夏、秋季采收,洗净,鲜用或干燥。

【药材性状】 全株有毛,长达1m。茎上有棱槽。叶皱缩,展平后卵状长圆形或卵状披针形,长4~12cm,宽1.5~5cm,先端渐尖,基部楔形,边缘有锯齿;叶柄1~4cm。果实卵形。气微,味微甜。

【分布】 龙泉、遂昌。

【性味】 味甘,性凉。

【功效】 清热解毒,行气活血,透疹。

【主治】 感冒发热,跌打损伤,牙痛,麻疹透发不畅,肿疡。

【用法用量】 内服煎汤,30~60g;外用适量,捣敷或水煎含漱。

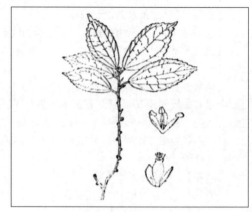

紫麻

山椒草(小赤车)

【学名】 *Pellionia minima* Makino

【药用部位】 全草。

【生态环境】 生于林下、崖壁、溪沟边阴湿处。

【采收季节】 夏、秋季采收,洗净,鲜用或干燥。

【药材性状】 多缠绕成团。茎细长圆柱形,表面绿褐色至褐色,有较多灰白色须状不定根。叶皱缩,展平后歪倒卵形,先端钝圆,边缘有疏锯齿,基部楔形,外侧耳状圆形,叶腋可见球形花序。质脆。气微,味微苦。

【分布】 龙泉、遂昌、缙云、云和、景宁。

【性味】 味辛、苦,性温。

【功效】 舒筋活血,解毒消肿。

【主治】 扭伤,跌打损伤,疮疖肿毒,蛇伤,鸡眼。

【用法用量】 外用适量,捣敷。

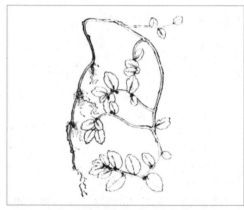

山椒草(小赤车)

赤车(畲药名:冷水草)

【学名】 *Pellionia radicans* (Sieb. et Zucc.) Wedd.

【药用部位】 带根的全草。

【生态环境】 生于林下、溪沟边阴湿处。

【采收季节】 夏、秋季采收,洗净,鲜用或干燥。

【药材性状】 根茎圆柱形,细长,长短不一,直径约1mm,表面棕褐色。叶互生,皱缩或破碎,完整叶展平后呈狭卵形或卵形,基部不对称,上表面绿色,下表面灰绿色;质脆易碎,有的可见小花序。气微,味微苦、涩。

【分布】 丽水市山区各地。

【性味】 味辛、苦,性温,小毒。

【功效】 祛风胜湿,活血行瘀,解毒止痛。

【主治】 风湿骨痛,跌打肿痛,骨折,疮疖,牙痛,骨髓炎,丝虫病引起的淋巴管炎,肝炎,支气管炎,毒蛇咬伤,烧烫伤。

【用法用量】 内服煎汤,15~30g;外用适量,鲜品捣敷或干品研末调敷。

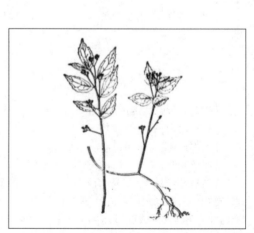

赤车(畲药名:冷水草)

136

蔓赤车

【学名】 *Pellionia scabra* Benth.

【药用部位】 全草。

【生态环境】 生于林下阴湿处,溪沟边。

【采收季节】 全年可采收,洗净,鲜用。

【分布】 遂昌、云和等地。

【性味】 味淡,性凉。

【功效】 清热解毒,散瘀消肿,凉血止血。

【主治】 目赤肿痛,痄腮,蛇缠疮,牙痛,扭挫伤,闭经,疮疖肿毒,烧烫伤,毒蛇咬伤,外伤出血。

【用法用量】 内服煎汤,30～60g;外用适量,鲜品捣敷或捣汁涂搽。

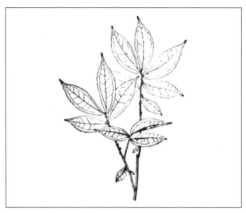

蔓赤车

波缘冷水花

【学名】 *Pilea cavaleriei* Lèvl.

【药用部位】 全草。

【生态环境】 生于林下阴湿的石隙中。

【采收季节】 全年可采收,洗净,鲜用或干燥。

【分布】 龙泉、遂昌等地。

【性味】 味苦,性凉。

【功效】 清热解毒,消肿。

【主治】 肺热咳嗽。肺结核,肾炎水肿,烧烫伤,跌打损伤,疮疖肿毒。

【用法用量】 内服煎汤,15～30g,鲜品加倍;外用适量,捣敷。

【注意】 痰饮咳嗽及寒证禁服。

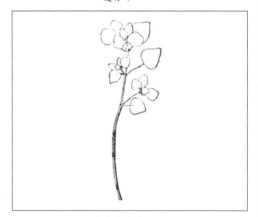

波缘冷水花

小叶冷水花

【学名】 *Pilea microphylla*（L.）Liebm.

【药用部位】 全草。

【生态环境】 逸生湿墙基、村舍旁、山地石板路缝隙中。原产南美。

【采收季节】 夏、秋季采收,洗净,鲜用或干燥。

【分布】 莲都、缙云等地。

【性味】 味淡、涩,性凉。

【功效】 清热解毒。

【主治】 痈疮肿毒,丹毒,无名肿毒,烧烫伤,毒蛇咬伤。

【用法用量】 内服煎汤,5～15g;外用适量,鲜品捣敷或绞汁涂。

【注意】 孕妇慎服。

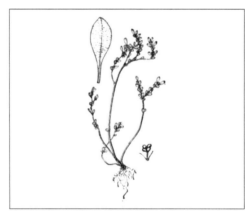

小叶冷水花

137

冷水花

【学名】 *Pilea notata* C. H. Wright

【药用部位】 全草。

【生态环境】 生于竹园、山沟边、林下阴湿处。

【采收季节】 夏、秋季采收,洗净,鲜用或干燥。

【分布】 遂昌、龙泉、庆元、景宁等地。

【性味】 味淡、微苦,性凉。

【功效】 清热利湿,退黄,消肿散结,健脾和胃。

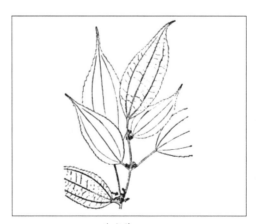

冷水花

【主治】 湿热黄疸,赤白带下,淋浊,尿血,小儿夏季热,疟母,消化不良,跌打损伤,外伤感染。

【用法用量】 内服煎汤,15～30g,或浸酒;外用适量,捣敷。

【注意】 孕妇慎服。

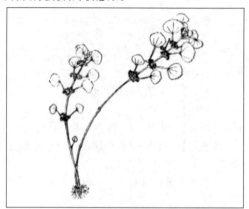

齿叶矮冷水花

齿叶矮冷水花

【学名】 *Pilea peploides* (Gand.) Hook. et Arn. var. *major* Wedd.

【药用部位】 带根的全草。

【生态环境】 生于阔叶林下石隙、岩缝、墙边、山谷草地阴湿处。

【采收季节】 夏、秋季采收,洗净,鲜用或干燥。

【分布】 丽水市山区各地。

【性味】 味淡、微辛,性微寒。

【功效】 清热解毒,化痰止咳,祛风除湿,祛瘀止痛。

【主治】 咳嗽,哮喘,风湿痹痛,水肿,跌打损伤,骨折,痈疖肿毒,皮肤瘙痒,毒蛇咬伤。

【用法用量】 内服煎汤,6～9g,鲜品可用至 30～60g,或浸酒;外用适量,鲜品捣敷或浸酒涂。

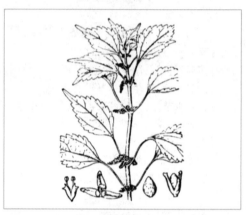

透茎冷水花

透茎冷水花

【学名】 *Pilea pumila* (L.) A. Gray

【药用部位】 全草。

【生态环境】 生于山坡林下阴湿处、溪沟边、山地路边湿润处。

【采收季节】 夏、秋季采收,洗净,鲜用或干燥。

【分布】 遂昌、龙泉等地。

【性味】 味甘,性寒。

【功效】 清热,利尿,解毒。

【主治】 尿路感染,急性肾炎,子宫内膜炎,子宫脱垂,赤白带下,跌打损伤,痈肿初起,虫蛇咬伤。

【用法用量】 内服:煎汤 15～30g。外用:适量,捣敷。

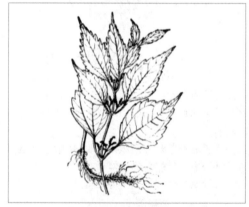

粗齿冷水花

粗齿冷水花

【学名】 *Pilea sinofasciata* C. J. Chen

【药用部位】 全草。

【生态环境】 生于山坡路边草丛中或溪沟旁。

【采收季节】 夏、秋季采收,洗净,鲜用或干燥。

【分布】 遂昌、景宁等地。

【性味】 味辛,性平。

【功效】 清热解毒,活血祛风,理气止痛。

【主治】 高热,喉蛾肿痛,鹅口疮,跌打损伤,骨折,风湿痹痛。

【用法用量】 内服煎汤,5～15g;外用适量,捣敷。

三角叶冷水花

【学名】 *Pilea swinglei* Merr.

【药用部位】 全草。

【生态环境】 生于山坡林下阴湿处、山谷、路边湿润处。

【采收季节】 全年可采收,洗净,鲜用或干燥。

【分布】 丽水市山区各地。

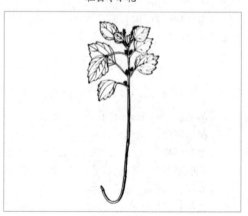

三角叶冷水花

【性味】 味淡、微甘,性凉。

【功效】 清热解毒,祛瘀止痛。

【主治】 疔肿痈毒,毒蛇咬伤,跌打损伤。

【用法用量】 内服煎汤,9~30g;外用适量,鲜品捣敷。

雾水葛

【学名】 *Pouzolzia zeylanica*(L.)Benn.

【药用部位】 带根的全草。

【生态环境】 生于湿润的山地、沟边、路旁。

【采收季节】 全年可采收,洗净,鲜用或干燥。

【药材性状】 根系细小,主茎短,分枝多,疏被毛,红棕色。叶膜质而脆,易碎,叶柄纤细。气微,味淡。

【分布】 龙泉。

【性味】 味甘、淡,性寒。

【功效】 清热解毒,消肿排脓,利水通淋。

【主治】 疮疡痈疖,乳痈,风火牙痛,痢疾,腹泻,小便淋痛,白浊。

【用法用量】 内服煎汤,15~30g,鲜品加倍;外用适量,捣敷或捣汁含漱。

【注意】 疮疡无脓者勿用之,以免增痛。

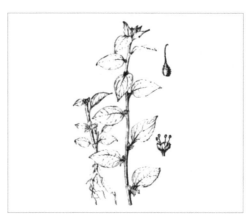

雾水葛

山龙眼科 Proteaceae

红叶树

【学名】 *Helicia cochinchinensis* Lour.

【药用部位】 根或叶、种子。

【生态环境】 生于海拔500~600m山地沟谷阔叶林中。

【采收季节】 冬季采挖根、采收成熟种子,干燥;夏、秋季采收叶,鲜用或干燥。

【分布】 丽水市山区各地。

【性味】 根或叶:味辛、苦,性凉。

种子:有毒。

【功效】 根或叶:祛风止痛,活血消肿,收敛止血。

种子:解毒敛疮。

【主治】 根或叶:风湿骨痛,跌打瘀肿,外伤出血。

种子:烧烫伤。

【用法用量】 根或叶内服煎汤,15~30g;外用适量,鲜品捣烂取;或干叶研粉,冷开水调敷。种子外用适量,研末调敷。

【注意】 根或叶:孕妇禁服。

种子:有毒,禁止内服。

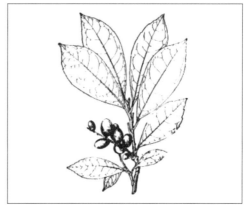

红叶树

铁青树科 Olacaceae

青皮木(畲药名:青皮柴)

【学名】 *Schoepfia jasminodora* Sieb. et Zucc.

【药用部位】 全株。

【生态环境】 生于海拔1000m以下低山丘陵、向阳山坡、沟谷的疏林中或林缘。

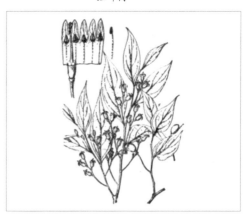

青皮木(畲药名:青皮柴)

【采收季节】 全年可采收,鲜用或干燥。

【分布】 丽水市山区各地。

【性味】 味甘、微涩,性平。

【功效】 祛风除湿,散瘀止痛。

【主治】 风湿痹痛,腰痛,产后腹痛,跌打损伤。

【用法用量】 内服煎汤,30~60g;外用适量,鲜叶捣敷。

檀香科 Santalaceae

百蕊草 (畲药名:黄根草)

【学名】 *Thesium chinense* Turcz.

【药用部位】 全草、根。

【生态环境】 生于海拔 1000m 以下的山坡、旷地、草丛中或田野阴湿处。

【采收季节】 春、夏季拔取全草,洗净,干燥;秋季挖取根,洗净,干燥。

【药材性状】 全草为扭曲成团状的不规则体。多分枝,长 15~35cm。根圆锥形,直径 1~2.5mm,表面棕黄色,有纵皱纹,具须很。茎丛生,纤细,表面黄绿色有纵条纹;质脆,易折断,断面中空。叶互生,线形,近无梗;坚果近球形,直径约1.5mm,表面灰黄色。气微,味淡。

【分布】 丽水市山区各地。

【性味】 全草:味辛、微苦,性寒。

　　　　 根:味微苦、辛,性平。

【功效】 全草:清热,利湿,解毒。

　　　　 根:行气活血,通乳。

【主治】 全草:风热感冒,中暑,肺痈,乳蛾,淋巴结结核,乳痈,疖肿,淋证,黄疸,腰痛,遗精。

　　　　 根:月经不调,乳汁不下。

【用法用量】 全草内服:煎汤 9~30g、研末或浸酒;外用适量,研末调敷。根内服煎汤,3~10g。

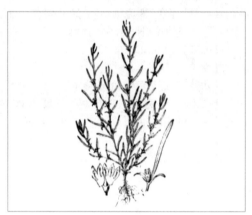

百蕊草 (畲药名:黄根草)

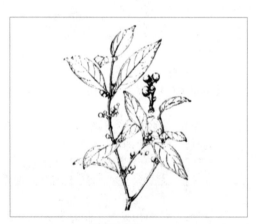

桐树桑寄生

桑寄生科 Loranthaceae

桐树桑寄生

【学名】 *Loranthus delavayi* Van Tiegh.

【药用部位】 带叶茎枝。

【生态环境】 生于海拔 700m 左右的杂木林中,常寄生于云山青冈、青冈栎等树上。

【采收季节】 夏、秋季采收,扎成小把,晾干。

【分布】 遂昌、龙泉、庆元、景宁、松阳等地。

【性味】 味苦、甘,性微温。

【功效】 祛风湿,补肝肾,续骨。

【主治】 风湿痹痛,腰膝疼痛,骨折。

【用法用量】 内服煎汤,15~30g。

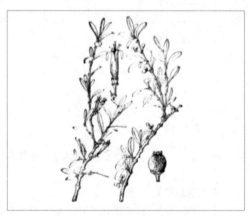

华东松寄生

华东松寄生

【学名】 *Taxillus kaempferi* (DC.) Danser

【药用部位】 带叶茎枝。
【生态环境】 寄生于黄山松及马尾松树上。
【采收季节】 全年可采收,扎成小把,晾干。
【分布】 遂昌、龙泉、庆元、景宁、缙云等地。
【功效】 民间用于祛风除湿。
【用法用量】 内服煎汤,9～15g。

锈毛寄生

【学名】 *Taxillus levinei*（Merr.）H. S. Kiu
【药用部位】 带叶茎枝。
【生态环境】 寄生于青冈栎、甜槠、鹅耳枥、蚊母树等树上。
【采收季节】 全年可采收,扎成小把,晾干。
【药材性状】 茎枝圆柱形,灰褐色或暗褐色,皮孔多纵裂,嫩枝、幼叶和花被有锈色毛茸。叶片长椭圆形长 4～9cm,宽 1.5～3.5cm;中脉在下面突起,侧脉不显著,密被锈色毛茸。革质。有的可见卵球形浆果,黄色,表面皱缩,具颗粒,密被毛茸。气微,味微苦、涩。
【分布】 遂昌、龙泉、松阳、莲都等地。
【性味】 味苦,性凉。
【功效】 清肺止咳,祛风湿。
【主治】 肺热咳嗽,风湿腰腿痛,皮肤疮疖。
【用法用量】 内服煎汤,10～15g,或浸酒;外用适量,捣敷。

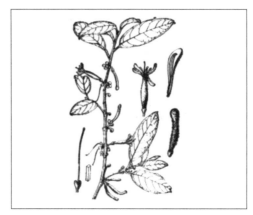

锈毛寄生

四川寄生

【学名】 *Taxillus sutchuenensis*（Lecomte）Danser
【药用部位】 带叶茎枝（桑寄生）。
【生态环境】 寄生于白栎、板栗、油茶、浙江红花油茶、柿树上。
【采收季节】 冬季至次年春季采收,切段,干燥。
【药材性状】 茎枝圆柱形,有分枝,长 20～30cm,直径 0.2～1cm。表面黑褐色或灰褐色,粗糙,有纵向细皱纹、裂纹和点状的黄褐色皮孔;小枝和枝梢上密被黄褐色或红褐色绒毛。质坚硬,易折断,断面不平坦,皮部薄,棕褐色,易于木部分离;木部宽广,黄褐色或黄白色;髓射线明显。叶多脱落,皱缩或破碎,茶褐色或黄褐色,下面密被黄褐色至红褐色毡毛。气微,味淡而涩。
【分布】 遂昌、松阳、莲都、景宁、庆元、缙云。
【性味】 味苦、甘,性平。
【功效】 补肝肾,强筋骨,祛风湿、安胎。
【主治】 腰膝酸痛,筋骨痿弱,肢体偏枯,风湿痹痛,头昏目眩,胎动不安,崩漏。
【用法用量】 内服煎汤,10～15g,或浸酒;外用适量,捣敷。

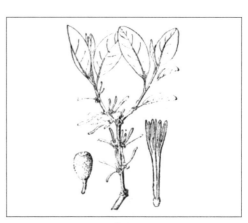

四川寄生

槲寄生（畲药名:枫寄生）

【学名】 *Viscum coloratum*（Kom.）Nakai
【药用部位】 带叶茎枝（槲寄生）。
【生态环境】 寄生于枫树、枫香、苦槠、青冈、板栗、朴树等枝上。
【采收季节】 冬季采收,扎成小把,开水烫过,晾干。
【药材性状】 茎枝圆柱形,2～5 叉状分枝,长约 20cm,直径 0.3～1cm;表面黄绿色、金黄色或黄棕色,有纵皱纹;节膨大,节上有分枝或枝

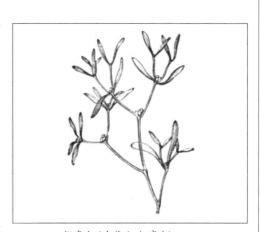

槲寄生（畲药名:枫寄生）

痕;体轻,质脆,易折断,断面不平坦,皮部黄色,木部色较浅,射线放射状,髓部常偏向一边。叶对生于枝梢,易脱落,无柄;叶片呈长椭圆状拔针形,长2~7cm,宽0.5~1.5cm;先端钝圆,基部楔形,全缘;表面黄绿色,有细皱纹,主脉5出,中间3条明显;革质。气微,味微苦,嚼之有黏性。

【分布】 丽水市山区各地。

【性味】 味苦、甘,性平。

【功效】 补肝肾,强筋骨,祛风湿、安胎、降压。

【主治】 腰膝酸痛,风湿痹痛,胎动不安,崩漏下血。

【用法用量】 内服煎汤,9~15g;外用适量,捣敷。

棱枝槲寄生

【学名】 *Viscum diospyrosicolum* Hayata

【药用部位】 带叶茎枝。

【生态环境】 寄生于青冈、牛奶子树上。

【采收季节】 夏、秋季采收,扎成小把,晾干。

【分布】 遂昌、龙泉、庆元、景宁、缙云。

【性味】 味苦,性平。

【功效】 祛风湿,强筋骨,止咳,消肿,降压。

【主治】 风湿痹痛,腰腿酸痛,咳嗽,咯血,胃痛,胎动不安,疮疖,高血压。

【用法用量】 内服煎汤,9~15g,大剂量可用至60g或浸酒;外用适量,研末调敷。

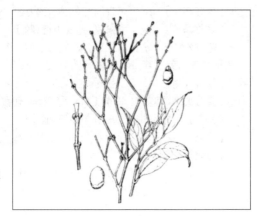

棱枝槲寄生

142

马兜铃科 Aristolochiaceae

马兜铃（畲药名:白一条根、疹药）

【学名】 *Aristolochia debilis* Sied. et Zucc.

【药用部位】 根、果实(马兜铃)、茎叶(天仙藤)。

【采收季节】 深秋采挖根,除去须根,洗净,干燥;9~10月采摘果实,干燥;深秋末落叶前采收茎叶,干燥。

【生态环境】 生于山坡、路边灌丛中。

【药材性状】 根圆柱形或扁圆柱形,略弯曲,长2~15cm,直径0.2~1.5cm。表面黄褐色或灰棕色,粗糙不平,有纵皱纹及须根痕。质脆,易折断,断面不平坦,皮部淡黄色,有类白色与黄棕色相间排列的放射状纹理,皮部与木部间有1明显的黄棕色环纹,导管孔明显。气香特异,味苦。

果实呈卵圆形,长3~7cm,直径2~4cm。表面黄绿色、灰绿色或棕褐色,有纵棱线12条,由棱线分出多数横向平行的细脉纹。顶端平钝,基部有细长果梗。果皮轻而脆,易裂为6瓣,果梗也分为6条。果皮内表面平滑而带光泽,有较密的横向脉纹。果实分6室,每室种子多数,平叠整齐排列。种子扁而薄,钝三角形或扇形,长6~10mm,宽8~12mm,边缘有翅,淡棕色。气特异,味微苦。

茎呈细长圆柱形,略扭曲,直径1~3mm;表面黄绿色或淡黄褐色,有纵棱及节,节间不等长;质脆,易折断,断面有数个大小不等的维管束。叶互生,多皱缩、破碎,完整叶展平后呈三角状狭卵形或三角状宽卵形,基部心形,暗绿色或淡黄褐色,基生叶脉明显,叶柄细长。气清香,味淡。

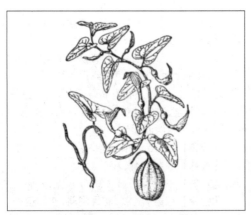

马兜铃（畲药名:白一条根、疹药）

【分布】 丽水市山区各地。

【性味】 根:味辛、苦,性寒,小毒。

果实:味苦、微辛,性寒。

茎叶:味苦,性温。

【功效】 根:行气止痛,解毒消肿,平肝降压。

果实:清肺降气,止咳平喘,清泄大肠。

茎叶:行气活血,利水消肿,解毒。

【主治】 根:胸胁脘腹疼痛,疝气痛,肠炎,下痢腹痛,咳嗽痰喘,蛇虫咬伤,肿疔疮,湿疹,皮肤瘙痒,高血压病。

果实:肺热咳嗽,痰壅气促,肺虚久咳,肠热痔血,痔疮肿痛,水肿。

茎叶:疝气痛,胃痛,产后血气腹痛,风湿痹痛,妊娠水肿,蛇虫咬伤。

【用法用量】 根内服煎汤,3～9g,研末1.5～2g;外用适量,研末调敷或磨汁涂。果实内服煎汤,3～9g。茎叶内服煎汤,6～10g;外用适量,煎水洗或捣敷。

【注意】 根:脾胃虚寒者慎服。服用不宜过量。

果实:内服过量,可致呕吐。虚寒喘咳及脾虚便溏者禁服,胃弱者慎服。

茎叶:体虚者慎服。

马兜铃含一种对肾脏有毒性的"马兜铃酸"成分;不可多服久服。

大叶马兜铃

【学名】 *Aristolochia kaempferi* Willd.

【药用部位】 根茎及根。

【生态环境】 生于山坡林缘灌丛中。

【采收季节】 深秋采挖根茎及根,洗净,切段,粗者纵切,干燥。

【分布】 遂昌等地。

【性味】 味苦、辛,性微寒。

【功效】 行气止痛,清热解毒,降压。

【主治】 气滞脘胀,胃痛,腹痛,风湿关节痛,暑湿下痢,痈疽疔肿,毒蛇咬伤,高血压病。

【用法用量】 内服煎汤,6～15g,研末0.3～0.5g;外用适量,捣敷。

【注意】 本品含有对肾脏有毒性的"马兜铃酸"成分;不可多服久服。体虚者慎服。

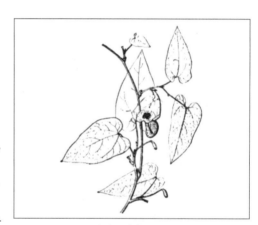

大叶马兜铃

143

木香马兜铃

【学名】 *Aristolochia moupinensis* Franch.

【药用部位】 根或茎藤。

【生态环境】 生于山坡林下阴湿处。

【药材性状】 茎长圆柱形,稍弯曲,长短不一,直径0.2～0.8cm。表面除去栓皮显灰黄色,较粗糙,可见纵向稍弯曲的维管束;节处不膨大,分枝痕互生。体轻,质硬,不易折断,断面不平坦,呈放射状不整齐的层片状,髓部小,一字形,类白色或颓废呈黑色的空洞。气微香,味微辛、苦。

【分布】 丽水市山区各地。

【性味】 味苦、辛,性寒。

【功效】 清热利湿,祛风止痛。

【主治】 泻痢腹痛,湿热身肿,小便赤涩,风湿热痹,痈肿恶疮,湿疹,毒蛇咬伤。

【用法用量】 内服煎汤,6～9g。

【注意】 含对肾脏有毒性的"马兜铃酸"成分;不可多服久服。

木香马兜铃

管花马兜铃

【学名】 *Aristolochia tubiflora* Dunn

【药用部位】 根或全草。

【生态环境】 生于山坡林下灌丛中。

管花马兜铃

【采收季节】 秋、冬季采收,洗净,切段,鲜用或干燥。

【药材性状】 根类圆柱形,常弯曲,直径1~5mm,有须根。表面灰色或灰棕色,弯曲处皮部常半裂或环裂裸露出木部。质硬脆,易折断,断面不平坦,皮部灰白色,木部淡黄色。气香,味苦。

【分布】 丽水市山区各地。

【性味】 味辛、苦,性寒。

【功效】 清热解毒,行气止痛。

【主治】 疮疡疖肿,毒蛇咬伤,胃脘疼痛,肠炎痢疾,腹泻,风湿关节疼痛,痛经,跌打损伤。

【用法用量】 内服煎汤,3~6g,研末1.5~3g;外用适量,鲜品捣敷。

【注意】 含对肾脏有毒性的"马兜铃酸"成分;不可多服久服。孕妇慎服。

尾花细辛（畲药名：马蹄香）

【学名】 *Asarum caudigerum* Hance

【药用部位】 带根全草。

【生态环境】 生于山坡林下阴湿处、山沟边灌草丛中。

【采收季节】 全年可采,除去泥土,阴干。

【药材性状】 根茎呈不规则圆柱形,具短分枝,长3~12cm,直径2~6mm;表面灰棕色,粗糙,有环形的节;节间长0.3~1.2cm。根细长,密生节上,直径1mm;表面浅灰色,有纵皱纹。质脆,易折断,断面灰黄色。叶多皱缩,展平后宽卵形、三角状卵形或卵状心形,上面深绿色,疏生长柔毛,下面毛较密。气芳香,味麻辣,略有麻舌感。

【分布】 遂昌、龙泉、庆元、云和、青田、莲都。

【性味】 味辛、微苦,性温,小毒。

【功效】 温经散寒,化痰止咳,消肿解毒。

【主治】 风寒感冒,头痛,咳嗽哮喘,风湿痹痛,跌打损伤,口舌生疮,毒蛇咬伤,疮疡肿毒。

【用法用量】 内服煎汤,3~6g;外用适量,鲜品捣敷。

【注意】 阴虚头痛,肺热咳嗽及孕妇禁用。

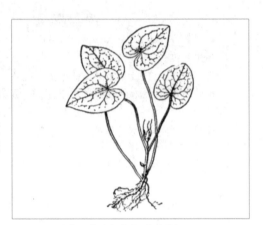

尾花细辛（畲药名：马蹄香）

福建细辛

【学名】 *Asarum fukienense* C. Y. Cheng et C. S. Yang

【药用部位】 带根全草。

【生态环境】 生于山坡或沟谷林下阴湿处。

【采收季节】 夏、秋季采收,除去泥土,阴干。

【药材性状】 常卷曲成团。根茎短,节间长0.2~0.4cm;表面灰棕色。根粗状,直径约3mm;表面灰黄色。质脆,易折断,断面黄白色。叶片近革质,三角状卵形或长卵形,上面有的有白色云斑,下面密生黄棕色柔毛。有的可见绿紫色花或果实。气芳香,味辛辣,略有麻舌感。

【分布】 遂昌、龙泉、庆元、景宁、云和。

【性味】 味辛,性温。

【功效】 祛风散寒,止痛,温肺化饮。

【主治】 风寒感冒,头痛,牙痛,风湿痹痛,痰饮喘咳。

【用法用量】 内服煎汤,1~3g;外用适量,研末或煎汤嗽口。

【注意】 阴虚阳亢及气虚有汗者、孕妇禁服。

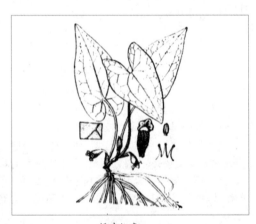

福建细辛

马蹄细辛（宜昌细辛、小叶马蹄香　畲药名：红马蹄香）

【学名】 *Asarum ichangense* C. Y. Cheng et C. S. Yang

【药用部位】 带根全草（杜衡）。

【生态环境】 生于山坡林下阴湿处。

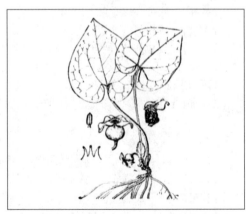

蹄细辛（宜昌细辛、小叶马蹄香　畲药名：红马蹄香）

【采收季节】 4~6月采收,除去泥土,阴干。

【药材性状】 常卷曲成团。根茎短,节间长 1~9mm,下部着生多数须根。根直径 1~2mm,表面灰黄色,断面灰白色。完整叶展平后呈卵状心形或心形,长 4~9cm,宽 3~8cm,先端圆钝或急尖,基部心形,上面有的有白色云斑,脉上及边缘有短毛;叶柄长 3~15cm。气芳香,味麻辣,略有麻舌感。

【分布】 丽水市山区各地。

【性味】 味辛,性温,小毒。

【功效】 祛风散寒,消痰行水,活血止痛,解毒。

【主治】 风寒感冒,痰饮咳喘,水肿,风寒湿痹,跌打损伤,头痛,齿痛,胃痛,痧气腹痛,瘰疬,肿毒,蛇咬伤。

【用法用量】 内服煎汤,1.5~6g;外用适量,捣敷。

【注意】 体虚多汗,咳嗽咯血及孕妇禁用;不可多服久服,严重中毒可引起呼吸麻痹而死亡。

祁阳细辛

【学名】 *Asarum magnificum* Tsiang ex C. S. Yang

【药用部位】 带根全草。

【生态环境】 生于山坡林下阴湿处。

【采收季节】 春、夏季采挖,洗净,阴干。

【药材性状】 根茎短,节间长 1.5~7mm。根丛生,直径 2~4mm;表面灰黄色,断面黄白色。叶片近革质,有光泽,展平后戟状卵形,长 6~19cm,宽 4.5~10cm,先端急尖,上面中脉两侧可见白色云斑。气芳香,味辛辣,略有麻舌感。

【分布】 遂昌(柘岱口)。

【性味】 味辛,性温。

【功效】 祛风散寒,止咳祛痰,活血解毒,止痛。

【主治】 风寒感冒,咳喘,牙痛,中暑腹痛,肠炎,痢疾,风湿关节疼痛,跌打损伤,痈疮肿毒,蛇咬伤。

【用法用量】 内服煎汤,3~6g或研末 1g。

【注意】 体虚多汗,咳嗽咯血及孕妇禁用;不可多服久服。

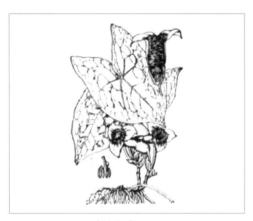

祁阳细辛

长毛细辛

【学名】 *Asarum pulchellum* Hemsl.

【药用部位】 带根全草。

【生态环境】 生于山坡林下阴湿处。

【采收季节】 夏季采挖带根的全草,除去泥土,阴干。

【药材性状】 根茎略呈圆柱形,长短不一,直径约 3mm,多分枝;灰棕色,有扭曲的细皱纹,节间长 0.5~2cm,断面黄白色,有多条纤维根。叶片展平后卵状心形,长 5~8cm,宽 4.5~7cm 先端急尖,基部心形,两面有黑棕色多细胞毛;叶柄长 10~20cm。有毛,有的具紫褐色花。气微香,味淡、微苦。

【分布】 遂昌(应村)。

【性味】 味辛,性温。

【功效】 温肺祛痰,祛风除湿,理气止痛。

【主治】 风寒咳嗽,风湿性关节痛,胃痛,腹痛,牙痛。

【用法用量】 内服煎汤,1~5g。

【注意】 不可多服久服。

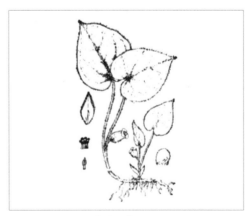

长毛细辛

细辛(华细辛)

【学名】 *Asarum sieboldii* Miq.

【药用部位】 根茎及根(细辛)。

【生态环境】　生于海拔1200m以上山坡、沟谷林下阴湿处。

【采收季节】　深秋采挖，除去泥土，阴干。

【药材性状】　根茎为不规则圆柱形，长5～20cm，直径1～2mm；表面灰棕色，粗糙，有环形的节，节间长0.2～1cm。根细长，密生节上，长5～20cm，直径约1mm；表面灰黄色，有细皱纹，断面黄白色或白色。气辛香，味辛辣、麻舌。

【分布】　遂昌、龙泉。

【性味】　味辛、性温，小毒。

【功效】　祛风散寒，止痛，温肺化饮，通窍。

【主治】　风寒表证，头痛，牙痛，风湿痹痛，痰饮咳喘，鼻塞，鼻渊，口疮。

【用法用量】　内服煎汤，1～3g或研末0.5～1g；外用适量，研末吹鼻、塞耳、敷脐或煎水含漱。

【注意】　阴虚、血虚、气虚多汗及火升炎上者禁服；不可过量及多服久服。

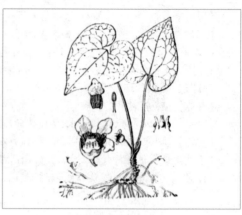

细辛（华细辛）

蛇菰科 Balanophoraceae

穗花蛇菰

【学名】　*Balanophora spicata* Hayata

【药用部位】　全草。

【生态环境】　生于海拔1000～1500m林下阴湿处。

【采收季节】　秋季采挖，除去泥土，鲜用或干燥。

【分布】　遂昌、龙泉、庆元。

【性味】　味苦、微涩，性凉。

【功效】　凉血止血，清热解毒。

【主治】　肺热咳嗽，吐血，肠风下血，血崩，风热斑疹，腰痛，小儿阴茎肿，痔疮，疔疮肿毒。

【用法用量】　内服煎汤，9～15g；外用适量，捣敷。

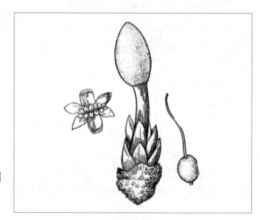

穗花蛇菰

杯茎蛇菰（畲药名：蛇头）

【学名】　*Balanophora subcupularis* Tam

【药用部位】　全草。

【生态环境】　生于海拔700～900m常绿林的密林阴湿处。

【采收季节】　秋季采挖，除去泥土，鲜用或干燥。

【分布】　遂昌、龙泉、庆元、景宁。

【性味】　味苦、涩，性寒。

【功效】　清热解毒，止血止痛。

【主治】　咳嗽咯血，血崩，痔疮肿痛，肠风下血。

【用法用量】　内服煎汤，9～18g。

杯茎蛇菰（畲药名：蛇头）

蓼科 polygonaceae

金线草（畲药名：铁丁头、大叶蓼）

【学名】　*Antenoron filiforme*（*Thunb.*）Roberty et Vautier

【药用部位】　全草（金线草）、根茎。

【生态环境】　生于山坡林下阴湿处、沟谷溪边草丛中。

【采收季节】　夏、秋季采收全草、根茎，洗净，鲜用或干燥。

【药材性状】　茎圆柱形，不分枝或上部分枝，具细纵皱纹，有长糙伏毛。叶多卷曲，具柄，完整叶展平后呈椭圆形或倒卵形,先端急尖或短渐尖,基部宽楔形,托叶鞘膜质,筒状,顶端截形,有条纹,具短缘毛,叶两面及托叶鞘均被长糙伏毛。气微,味涩、微苦。

根茎为不规则结节状条块,长2~12cm,节部略膨大,表面红褐色,有细纵皱纹,并具多数根痕及须根,顶端有茎痕或残留茎基。质坚硬,不易折断,断面不平坦,粉红色,髓部色稍深。气微,味涩、微苦。

【分布】 丽水市山区各地。

【性味】 全草:味辛、苦,性凉,小毒。
　　　　根茎:味苦、辛,性微寒。

【功效】 全草:凉血止血,清热利湿,散瘀止痛。
　　　　根茎:凉血止血,散瘀止痛,清热解毒。

【主治】 全草:咳血、吐血、便血、血崩、泄泻、痢疾、胃痛、经期腹痛,产后血瘀腹痛,跌打损伤,风湿痹痛,瘰疬,痈肿。
　　　　根茎:咳嗽咯血、吐血、崩漏、月经不调、痛经、脘腹疼痛、泄泻、痢疾,跌打损伤,风湿痹痛,瘰疬,痈疽肿毒,烫火伤,毒蛇咬伤。

【用法用量】 全草内服煎汤,9~30g;外用适量,煎水洗或捣敷。根茎内服煎汤,15~30g,亦可浸酒或炖肉服;外用适量,捣敷或磨汁涂。

【注意】 全草及根茎:孕妇慎服。

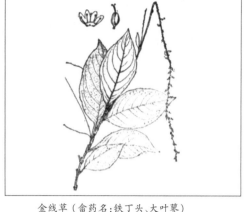

金线草(畲药名:铁丁头、大叶蓼)

短毛金线草(畲药名:铁丁头、大叶蓼)

【学名】 *Antenoron neofiliforme* (Nakai) Hara

【药用部位】 全草(金线草)、根茎。

【生态环境】 生于山坡林下阴湿处、沟谷溪边草丛中。

【采收季节】 夏、秋季采收全草、根茎,洗净,鲜用或干燥。

【药材性状】 茎圆柱形,不分枝或上部分枝,具细纵皱纹,有短伏毛或无毛。叶多卷曲,具柄,完整叶展平后呈椭圆形或长椭圆形,先端长渐尖,基部楔形,托叶鞘膜质,筒状,顶端截形,有条纹,具短缘毛,叶两面被疏毛或无毛。气微,味涩、微苦。

根茎为不规则结节状条块,长2~12cm,节部略膨大,表面红褐色,有细纵皱纹,并具多数根痕及须根,顶端有茎痕或残留茎基。质坚硬,不易折断,断面不平坦,粉红色,髓部色稍深。气微,味涩、微苦。

【分布】 丽水市山区各地。

【性味】 全草:味辛、苦,性凉,小毒。
　　　　根茎:味苦、辛,性微寒。

【功效】 全草:凉血止血,清热利湿,散瘀止痛。
　　　　根茎:凉血止血,散瘀止痛,清热解毒。

【主治】 全草:咳血、吐血、便血、血崩、泄泻、痢疾、胃痛、经期腹痛,产后血瘀腹痛,跌打损伤,风湿痹痛,瘰疬,痈肿。
　　　　根茎:咳嗽咯血、吐血、崩漏、月经不调、痛经、脘腹疼痛、泄泻、痢疾,跌打损伤,风湿痹痛,瘰疬,痈疽肿毒,烫火伤,毒蛇咬伤。

【用法用量】 全草内服煎汤,9~30g;外用适量,煎水洗或捣敷。根茎内服煎汤,15~30g,亦可浸酒或炖肉服;外用适量,捣敷或磨汁涂。

【注意】 全草及根茎:孕妇慎服。

短毛金线草(畲药名:铁丁头、大叶蓼)

野荞麦(畲药名:山花麦、假花麦)

【学名】 *Fagopyrum dibotrys* (D. Don) Hara

【药用部位】 根茎(金荞麦)、茎叶。

【生态环境】 生于山坡荒地、旷野路边、水沟边。

【采收季节】 秋季地上部分枯萎时采挖根茎,洗净,干燥;夏季采集茎叶,鲜用或干燥。

【药材性状】 根茎呈不规则团块状,常具瘤状分枝,长短、大小不一,直径1~4cm。表面棕褐色至灰褐色,有紧密的环节及不规则的纵皱纹,以及众多的须根或须根痕;顶端有茎的残基。质坚硬,不易折断,切面淡黄白色至黄棕色,有放射状纹理,中央有髓。气微,味微涩。

茎圆柱形,具纵棱,枯绿色或微带淡红紫色,节明显,可见灰白色膜质叶鞘,断面多中空。叶互生,多皱缩,完整叶展平后戟状三角形,长宽相等,先端渐尖,基部心状戟形,基出脉7条,全缘;质脆易碎。气微,味微苦涩。

【分布】 丽水市山区各地。

【性味】 根茎:味酸、苦,性寒。

　　　　茎叶:味苦、辛,性凉。

【功效】 根茎:清热解毒,活血消肿,祛风除湿。

　　　　茎叶:清热解毒,健脾利湿,祛风通络。

【主治】 根茎:肺痈,肺热咳嗽,咽喉肿痛,痢疾,风湿痹证,跌打损伤,痈肿疮毒,蛇虫咬伤。

　　　　茎叶:肺痈,咽喉肿痛,肝炎腹胀,消化不良,痢疾,痈疽肿毒,瘰疬,蛇虫咬伤,风湿痹痛,头风痛。

【用法用量】 根茎内服煎汤,15~30g 或研末;外用适量,捣敷或磨汁涂。茎叶内服煎汤,9~15g,鲜品30~60g;外用适量,捣敷或研末调敷。

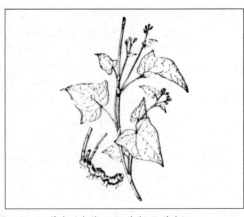

野荞麦(畲药名:山花麦、假花麦)

荞麦(花麦)

【学名】 *Fagopyrum esculentum* Moench

【药用部位】 种子(荞麦)、茎叶、叶。

【生态环境】 栽培。

【分布】 丽水市山区各地有零星种植。

【采收季节】 果实成熟时采摘,打下种子,干燥;夏、秋季采收茎叶、叶,洗净,鲜用或干燥。

【性味】 种子:味甘。微酸,性寒。

　　　　茎叶:味酸,性寒。

　　　　叶:味酸,性寒。

【功效】 种子:健脾消积,下气宽肠,解毒敛疮。

　　　　茎叶:下气消积,清热解毒,止血,降压。

　　　　叶:利耳目,下气,止血,降压。

【主治】 种子:肠胃积滞,泄泻,痢疾,绞肠痧,白浊,带下,自汗,盗汗,疱疹,丹毒,痈疽,发背,瘰疬,烫火伤。

　　　　茎叶:噎食,消化不良,痢疾,白带,痈肿,烫伤,咯血,紫癜,高血压,糖尿病并发视网膜炎。

　　　　叶:眼目昏糊,耳鸣重听,暖气,紫癜,高血压。

【用法用量】 种子内服,制面食服;外用适量,研末调敷。茎叶内服煎汤,10~15g;外用适量,烧灰淋汁熬膏涂或研末调敷。叶内服煎汤,5~10g,鲜品30~60g。

【注意】 种子:脾胃虚寒者禁服;不宜生食、久食、多食。

　　　　茎叶:脾胃虚寒者慎服。

　　　　叶:不宜生食、多食。脾胃虚寒者慎服。

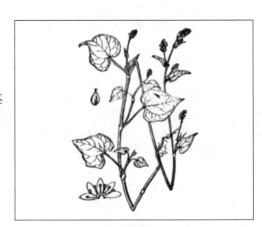

荞麦(花麦)

萹蓄(畲药名:日头花草、泻肚药)

【学名】 *Polygonum aviculare* L.

【药用部位】 全草(萹蓄)。

【生态环境】 生于路边、草地、荒田草丛中、沙地上,喜湿润,常成片丛生。

【采收季节】 夏季生长茂盛时采收,除去杂质,鲜用或干燥。

【药材性状】 茎呈圆柱形而略扁,有分枝,长15~40cm,直径2~3mm。表面灰绿色或棕红色,有细密微突起的纵纹;节部稍膨大,有浅棕色膜质托叶鞘,节间长约3cm;质硬,易折断,断面髓部白色。叶互生,近

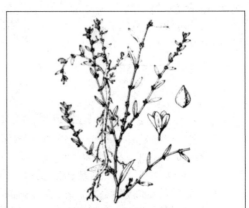

萹蓄(畲药名:日头花草、泻肚药)

无柄或具短柄,叶片多脱落或皱缩、破碎,完整者展平后呈披针形,全缘,两面均呈棕绿色或灰绿色。气微,味微苦。

【分布】 丽水市各地。

【性味】 味苦,性微寒。

【功效】 利水通淋,杀虫止痒。

【主治】 淋证,小便不利,黄疸,带下,泻痢,蛔虫病,蛲虫病,妇女阴蚀皮肤湿疮,疥疮,痔疾。

【用法用量】 内服煎汤,9～15g,杀虫单用30～60g,鲜品捣汁饮50～100g;外用适量,煎水洗,捣敷或捣汁搽。

细齿毛蓼(毛蓼)

【学名】 *Polygonum barbatum P. barbatum* [L. var. *gracile* (Dans.) Steward]

【药用部位】 全草。

【生态环境】 生于海拔1000m以下的山坡路边。

【采收季节】 初花期采收,鲜用或干燥。

【药材性状】 茎枝圆柱形,粗壮,黄褐色,密被伏毛,断面中空,节部稍膨大。叶多卷曲,易破碎,完整者展平后呈披针形或狭披针形,长8～15cm,宽1～2cm,先端长渐尖,基部楔形,并下延至叶柄,两面被短伏毛,褐色,草质;托叶鞘长筒状,长1.5～2cm,密被粗伏毛,膜质,先端有粗状的长睫毛。总状花序顶生或腋生。气微,味微涩。

【分布】 遂昌(九龙山)。

【性味】 味辛,性温。

【功效】 清热解毒,排脓生肌,活血,透疹。

【主治】 外感发热,喉蛾,久疟,痢疾,泄泻,痈肿,疔,瘘,瘰疬溃破不敛,蛇虫咬伤,跌打损伤,风湿痹痛,麻疹不透。

【用法用量】 内服煎汤,9～15g;外用适量,捣敷或煎水洗。

火炭母草（赤地利）

【学名】 *Polygonum chinense* L.

【药用部位】 地上部分、根。

【生态环境】 生于溪谷两岸石缝中,水沟边、山坡路旁灌丛中。

【采收季节】 夏、秋间采收,鲜用或干燥。

【药材性状】 茎扁圆柱形,有分枝,长20～80cm,节部稍膨大,下部节上有须根;表面淡绿色或紫褐色,无毛,有细棱;质脆易折断,断面灰黄色,多中空。叶互生,多卷缩、破碎,完整者展平后呈卵状长圆形,长2.5～8cm,宽1～5cm,先端急尖或渐尖,基部截形或宽楔形,全缘,上表面暗绿色,下表面颜色稍浅,两面近无毛;托叶鞘筒状,膜质,先端偏斜。气微,味酸、微涩。

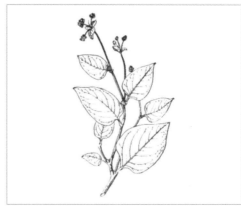

火炭母草（赤地利）

【分布】 丽水市山区各地。

【性味】 地上部分:味辛、苦,性凉,有毒。

根:味辛、甘,性平。

【功效】 地上部分:清热利湿,凉血解毒,平肝明目,活血舒筋。

根:补益脾肾,平降肝阳,清热解毒,活血消肿。

【主治】 地上部分:痢疾,泄泻,咽喉肿痛,白喉,肺热咳嗽,百日咳,肝炎,带下,痈肿,中耳炎,湿疹,眩晕耳鸣,角膜云翳,跌打损伤。

根:体虚乏力,耳鸣耳聋,头目眩晕,白带,乳痈,肺痈,跌打损伤。

【用法用量】 地上部分内服煎汤,9～15g,鲜品30～60g;外用适量,捣敷或煎水洗。根内服:煎汤9～15g。外用:适量,研末调敷。

蓼子草

【学名】 *Polygonum criopolitanum* Hance

【药用部位】 全草。

【生态环境】 生于稻田边、田塍上、溪边、较阴湿的荒草丛中。

【采收季节】 夏。秋季采收,鲜用或干燥。
【分布】 丽水市各地。
【性味】 味微苦、辛,性平。
【功效】 祛风解表,清热解毒。
【主治】 感冒发热,毒蛇咬伤。
【用法用量】 内服煎汤,15～30g;外用适量,鲜品捣敷。

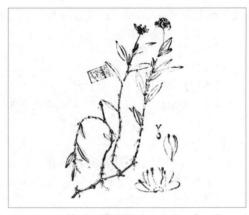
蓼子草

虎杖（畲药名:虎枪、斑竹）

【学名】 *Polygonum cuspidatum* Sieb. et Zucc.
【药用部位】 根茎及根(虎杖)、叶。
【生态环境】 生于山谷沟边、路边草丛中、小溪边等地。
【采收季节】 秋季挖取根状茎及根,洗净,干燥;夏、秋季采收叶,鲜用或干燥。
【药材性状】 根茎及根长圆柱形,长短不一,直径0.5～2.5cm。外皮棕褐色,有纵皱纹和须根痕,断面皮部较薄,木部宽广,棕黄色,射线放射状,皮部与木部较易分离。根茎髓中有隔或呈空洞状。质坚硬。气微,味微苦、涩。
【分布】 丽水市各地。
【性味】 根茎及根:味苦、酸,性微寒。
　　　　　 叶:味苦,性平。
【功效】 根茎及根:活血散瘀,祛风通络,清热利湿,解毒。
　　　　　 叶:祛风湿,解热毒。
【主治】 根茎及根:经闭,经痛,产后恶露不下,癥瘕积聚,跌仆损伤,风湿痹痛,淋浊带下,疮疡肿毒,毒蛇咬伤,水火烫伤。
　　　　　 叶:风湿关节疼痛,蛇咬伤,漆疮。
【用法用量】 根茎及根内服煎汤,9～15g;外用适量,研末调敷或煎浓汁湿敷。叶内服煎汤,9～15g;外用适量,捣敷或煎水浸渍。
【注意】 根茎及根:孕妇禁服。

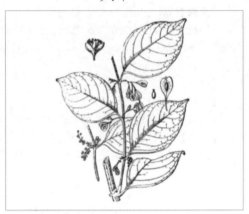
虎杖（畲药名:虎枪、斑竹）

稀花蓼

【学名】 *Polygonum dissitiflorum* Hemsl.
【药用部位】 全草。
【生态环境】 生于山谷沟边、溪边草丛中、山地林下湿地。
【采收季节】 花期采收,鲜用或干燥。
【分布】 遂昌、云和、庆元等地。
【功效】 清热解毒,利湿。
【主治】 急慢性肝炎,小便淋痛,毒蛇咬伤。
【用法用量】 内服煎汤,30～60g;外用适量,捣敷。

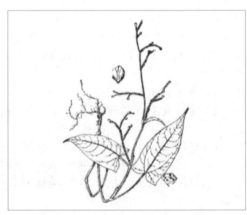
稀花蓼

水蓼（辣蓼　畲药名:水辣蓼）

【学名】 *Polygonum hydropiper* L.
【药用部位】 地上部分(辣蓼)、果实、根。
【生态环境】 喜生于土壤较瘠薄的溪边、沟边、沙滩旁及湿地中。
【采收季节】 花期采收地上部分,鲜用或干燥;秋季果实成熟时采摘,阴干;秋季开花时采挖根,洗净,鲜用或干燥。
【药材性状】 茎圆柱形,有分枝,无毛,长20～80cm;表面灰绿色或棕红色,有细棱线,节稍膨大;质脆,易折断,断面浅黄色。叶互生,有短柄;完整叶展平后披针形或卵状披针形,全缘,上面棕褐色,下面褐绿色,两面密被腺点;托叶鞘筒状膜质,紫灰色,顶端有细长稀疏的缘毛。花小,排列成稀疏间断的穗状花序;花被片密被腺点。果小,坚硬,双凸镜状,稀三棱形,暗褐色。气微,味辛辣。

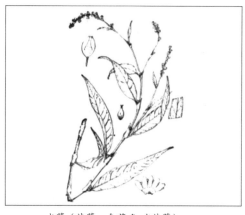

【分布】　丽水市各地。

【性味】　地上部分:味辛、苦,性平。

　　　　　果实:味辛,性温。

　　　　　根:味辛,性温。

【功效】　地上部分:行滞化湿,散瘀止血,祛风止痒,解毒。

　　　　　果实:化湿利水,破瘀散结,解毒。

　　　　　根:活血调经,健脾利湿,解毒消肿。

【主治】　地上部分:湿滞内阻,脘闷腹痛,泄泻,痢疾,小儿疳积,崩漏,滞经闭,痛经,跌打损伤,风湿痹痛,便血,外伤出血,皮肤瘙痒,湿疹,风疹,足癣,痈肿,毒蛇咬伤。

　　　　　果实:吐泻腹痛,水肿,小便不利,癥积痞胀,痈肿疮疡,瘰疬。

　　　　　根:月经不调,小儿疳积,痢疾,肠炎,疟疾,跌打肿痛,蛇虫咬伤。

【用法用量】　地上部分内服煎汤,15～30g,鲜品30～60g或捣汁;外用适量,煎水浸洗或捣敷。果实内服煎汤,6～15g或研末;外用适量,煎水浸洗或研末调敷。根内服:煎汤15～20g;或泡酒。外用:适量,鲜品捣敷;或煎水洗。

【注意】　果实:体虚气弱及孕妇禁服。

水蓼(辣蓼　畲药名:水辣蓼)

蚕茧草

【学名】　*Polygonum japonicum* Meisn.

【药用部位】　全草。

【生态环境】　生于塘边、沟边、沼泽地、路旁草丛中。

【采收季节】　花期采收,鲜用或干燥。

【药材性状】　茎圆柱形,上部有分枝,下部节上有须根;表面棕褐色,无毛,节稍膨大,断面中空。叶多卷曲或破碎,完整叶展平后长椭圆状披针形或披针形,长6～15cm,宽1～2cm,先端渐尖,基部楔形,两面密被糙伏毛;托叶鞘筒状,膜质,先端截形,有长缘毛。穗状花序顶生,常2～3条并出,花被白色或黄白色,长3～6mm。气微,味微涩。

【分布】　丽水市各地。

【性味】　味辛,性温。

【功效】　解毒,止痛,透疹。

【主治】　疮疡肿毒,诸虫咬伤,腹泻,痢疾,腰膝寒痛,麻疹透发不畅。

【用法用量】　内服煎汤,9～15g;外用适量,捣敷。

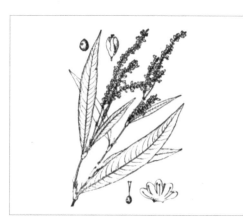

蚕茧草

酸模叶蓼(旱苗蓼)

【学名】　*Polygonum lapathifolium* L.

【药用部位】　全草。

【生态环境】　生于旷野荒田、路边、水田中、沟边、沼泽地、浅水中。

【采收季节】　夏、秋间采收,干燥。

【药材性状】　茎圆柱形,长20～80cm。表面褐色或浅绿色,无毛,常具紫色斑点,节部膨大。叶卷曲,展平后披针形或长圆状披针形,长3～15cm,宽0.5～4.5cm,先端急尖或渐尖至尾尖,基部楔形,边缘及中脉具硬糙毛;托叶鞘筒状,膜质,被硬伏毛,顶端截形,无毛。穗状花序密花,圆柱形,常分枝;果实卵圆形,侧扁,两面微凹,黑褐色,有光泽。气微,味微涩。

【分布】　丽水市各地。

【性味】　味辛、苦,性微温。

【功效】　解毒,除湿,活血。

【主治】　疮疡肿毒,瘰疬,腹泻,痢疾,湿疹,疳积,风湿痹痛,跌打损伤,月经不调。

【用法用量】　内服煎汤,3～10g;外用适量,捣敷或煎水洗。

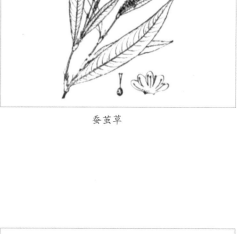

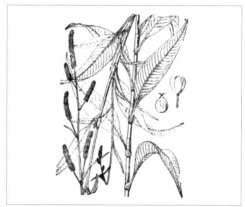

酸模叶蓼(旱苗蓼)

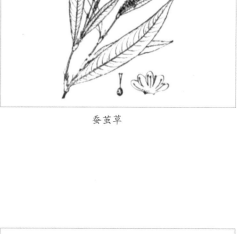

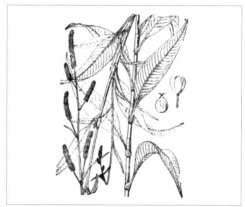

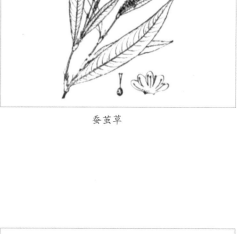

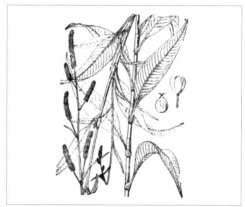

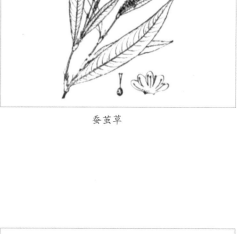

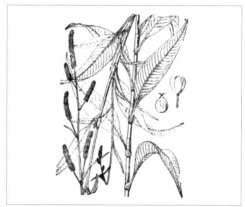

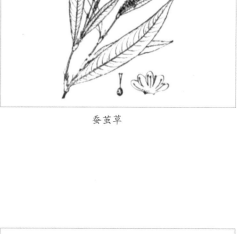

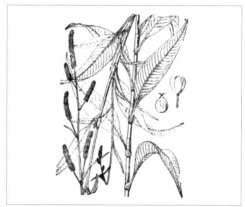

绵毛酸模叶蓼（柳叶蓼）

【学名】 *Polygonum lapathifolium* L. var. *salioifolium* Sibth.

【药用部位】 全草。

【生态环境】 生于旷野荒田、路边、水田中、沟边、沼泽地、浅水中。

【采收季节】 夏、秋间采收,干燥。

【药材性状】 茎圆柱形,直径约至6mm;表面有紫红色斑点。叶上面中央常有黑褐色新月形斑,无毛或被稀疏白色绵毛,下面密被白色绵毛,有腺点;托叶鞘无缘毛。气微,味辛辣。

【分布】 丽水市各地。

【性味】 味辛,性温。

【功效】 解毒,健脾,化湿,活血,截疟。

【主治】 疮疡肿毒,暑湿腹泻,肠炎痢疾,小儿疳积,跌打伤痛,疟疾。

【用法用量】 内服煎汤,10~20g。

马蓼（长鬃蓼）

【学名】 *Polygonum longisetum* De Bruyu

【药用部位】 全草。

【生态环境】 生于路边、湿地、山坡林缘。

【采收季节】 夏、秋间采收,干燥。

【分布】 丽水市各地。

【性味】 味辛,性温。

【功效】 解毒,除湿。

【主治】 肠炎,痢疾,无名肿毒,阴疳,瘰疬,毒蛇咬伤,风湿痹痛。

【用法用量】 内服煎汤,9~30g;外用适量,捣敷或煎水洗。

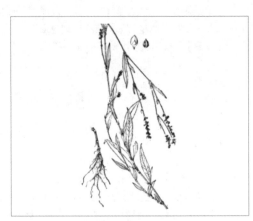

马蓼（长鬃蓼）

何首乌（畲药名:乌发药）

【学名】 *Polygonum multiflorum* Thunb.

【药用部位】 块根(何首乌)、叶、茎(夜交藤)。

【生态环境】 生于山野石隙、灌丛中、住宅旁断墙残垣之间,常缠绕于墙上、岩石上及树木上。

【采收季节】 秋季落叶后挖取块根,洗净,切片,干燥;夏、秋季采收叶,鲜用;秋、冬季割取茎,干燥。

【药材性状】 块根呈团块状或不规则纺锤形,长6~15cm,直径4~12cm。表面红棕色或红褐色,皱缩不平,有浅沟,并有横长皮孔样突起和细根痕。体重,质坚实,不易折断,断面浅黄棕色或浅红棕色,显粉性;皮部有4~11个类圆形异型维管束环列,形成云锦状花纹,中央木部较大,有的呈木心。气微,味微苦而后甘涩。

茎长圆柱形,稍扭曲,具分枝,长短不一,直径4~7mm。表面紫红色或紫褐色,粗糙,具扭曲的纵皱纹,节部略膨大,有侧枝痕,外皮菲薄,可剥离。质脆,易折断,断面皮部紫红色,木部黄白色或淡棕色,导管孔明显,髓部疏松,类白色。气微,味微苦涩。

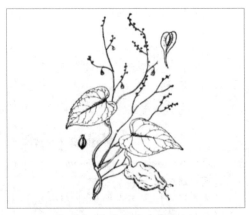

何首乌（畲药名:乌发药）

【分布】 丽水市各地。

【性味】 块根:味苦、甘、涩,性微温。

　　　　叶:味微苦,性平。

　　　　茎:味甘,微苦,性平。

【功效】 块根:养血滋阴,润肠通便,截疟,祛风,解毒。

　　　　叶:解毒散结,杀虫止痒。

　　　　茎:养心安神,祛风,通络。

【主治】 块根:血虚头昏目眩,心悸,失眠,肝肾阴虚之腰膝酸软,须发早白,耳鸣,遗精,肠燥便秘,久疟体虚,风疹瘙痒,疮痈,瘰疬,痔疮。

　　　　叶:疮疡,瘰疬,疥癣。

152

茎:失眠,多梦,血虚身痛,肌肤麻木,风湿痹痛,风疹瘙痒。

【用法用量】 块根内服煎汤,3~6g;外用适量,煎水洗或研末调敷。叶外用适量,捣敷或煎水洗。茎内服煎汤,9~15g;外用适量,煎水洗。

【注意】 块根:大便溏泄及有湿痰者慎服。忌铁器。

尼泊尔蓼

【学名】 *Polygonum nepalense* Meissn.

【药用部位】 全草。

【生态环境】 生于湿地、沟边、茶地及山顶路边草丛中。

【采收季节】 夏、秋季采收,干燥。

【分布】 丽水市各地。

【性味】 味苦、酸,性寒。

【功效】 清热解毒,除湿通络。

【主治】 咽喉肿痛,目赤,牙齿肿痛,赤白痢疾,风湿痹痛。

【用法用量】 内服煎汤,9~15g。

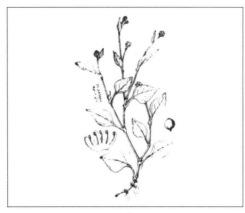

尼泊尔蓼

荭草（畲药名:天蓼、大水蓼）

【学名】 *Polygonum orientale* L.

【药用部位】 茎叶(荭草)、果实(水红花子)、根、花序。

【生态环境】 生于村旁宅边、路边、荒田湿地上。有零星种植或逸为野生。

【采收季节】 秋经霜后采收茎叶,切段,干燥;秋季果实成熟时采摘,干燥;秋季挖取根,洗净,鲜用或干燥;夏季开花时采收,鲜用或干燥。

【药材性状】 果实扁圆形直径2~3.5mm,厚1~1.5mm。表面棕黑色,有的红棕色,有光泽,两面微凹,中部略有纵向隆起。顶部有突起的柱基,基部有浅棕色略突起的果梗痕,有的有膜质花被残留。质硬。气微,味淡。

【分布】 丽水市各地。

【性味】 茎叶:味辛,性平,小毒。

果实:味咸,性凉。

根:味辛,性凉,有毒。

花序:味辛,性温。

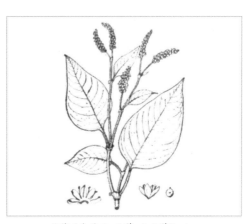

荭草（畲药名:天蓼、大水蓼）

【功效】 茎叶:祛风除湿,清热解毒,活血,截疟。(农村作土农药)

果实:活血消积,健脾利湿,清热解毒,明目。

根:清热解毒,除湿通络,生肌敛疮。

花序:行气活血,消积,止痛。

【主治】 茎叶:风湿痹痛,痢疾,腹泻,吐泻转筋,水肿,脚气,痈疮疔疖,蛇虫咬伤,小儿疳积,疝气,跌打损伤,疟疾。

果实:胁腹癥积,水臌,胃脘痛,食少腹胀,火眼,疮肿,瘰疬。

根:痢疾,肠炎,水肿,脚气,风湿痹痛,跌打损伤,荨麻疹,疮痈肿毒或久溃不敛。

花序:头痛,心胃气痛,腹中痞积,痢疾,小儿疳积,横痃。

【用法用量】 茎叶:内服煎汤,9~15g或浸酒或研末;外用适量,研末调敷或煎水洗。

果实内服:煎汤,15~30g,研末;或浸酒。外用:适量,捣敷。根内服煎汤,9~15g;外用适量,煎水洗。花序内服煎汤,3~6g或研末。外用适量,熬膏涂。

【注意】 茎叶:内服量不宜过大,孕妇禁服。

果实:血分无瘀滞及脾胃虚寒者慎服。

扛板归（畲药名：咬虱药、野麦刺）

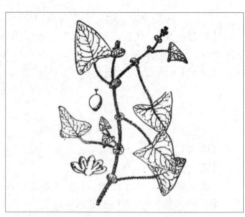

扛板归（畲药名：咬虱药、野麦刺）

【学名】 *Polygonum perfoliatum* L.

【药用部位】 全草（扛板归）、根。

【生态环境】 生于田野沟边、路边、荒地灌丛或柑橘园中。

【采收季节】 夏、秋季采收全草，鲜用或干燥；秋季挖取根，洗净，鲜用或干燥。

【药材性状】 茎略呈方柱形，有棱角，多分枝，直径可达2mm；表面紫红色或紫棕色，棱角上倒生钩刺，节略膨大，节间长2～6cm，断面纤维性，黄白色，有髓或中空。叶互生，有长柄，盾状着生；叶片多皱缩，展平后呈等边三角形，灰绿色至红棕色，下面叶脉和叶柄均有倒生钩刺；托叶鞘包于茎节上或脱落。短穗状花序顶生或生于上部叶腋，苞片圆形，花小，多萎缩或脱落。气微，茎味淡，叶味酸。

【分布】 丽水市各地。

【性味】 全草：味酸、苦，性平。

　　　　根：味酸、苦，性平。

【功效】 全草：清热解毒，利湿消肿，散瘀止血。

　　　　根：解毒消肿。

【主治】 全草：疔疮痈肿，丹毒，痄腮，乳腺炎，瘰耳，喉蛾，感冒发热，肺热咳嗽，百日咳，瘰疬，痔瘘，鱼口便毒，泻痢，黄疸，臌胀，水肿，淋浊，带下，疟疾，风火赤眼，跌打肿痛，吐血，便血，蛇虫咬伤。

　　　　根：对口疮，痔疮，肛瘘。

【用法用量】 全草内服煎汤，15～30g；外用适量，煎汤熏洗。根内服：煎汤9～15g；鲜品15～30g。外用适量，捣敷。

【注意】 全草：体质虚弱及孕妇慎服。

春蓼（桃叶蓼）

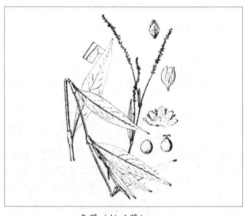

春蓼（桃叶蓼）

【学名】 *Polygonum persicaria* L.

【药用部位】 全草。

【生态环境】 生于海拔1500m以下的沟边、林缘及路边湿地上。

【采收季节】 6～9月花期采收，鲜用或干燥。

【分布】 龙泉、遂昌等地。

【性味】 味辛、苦，性温。

【功效】 发汗除湿，消食，杀虫。

【主治】 风寒感冒，风寒湿痹，伤食泄泻及肠道寄生虫病。

【用法用量】 内服煎汤，6～12g，鲜品加倍。

习见蓼（腋花蓼）

【学名】 *Polygonum plebeium* R. Br.

【药用部位】 全草。

【生态环境】 生于向阳山坡、原野、路边及沙地河岸等处。

【采收季节】 开花时采收，干燥。

【分布】 丽水市各地。

【性味】 味苦，性凉。

【功效】 利尿通淋，清热解毒，化湿杀虫。

【主治】 热淋，石淋，黄疸，痢疾，恶疮疥癣，外阴湿痒，蛔虫病。

【用法用量】 内服煎汤，9～15g，鲜品30～60g或捣汁；外用适量，捣敷或煎水洗。

无辣蓼

【学名】 *Polygonum pubescens* Blume

【药用部位】 全草。

【生态环境】 生于湿地、沟边或浅水中。

【采收季节】 开花时采收,干燥。

【分布】 丽水市各地。

【性味】 味辛,性温。

【功效】 解毒,除湿,散瘀,止血。

【主治】 痢疾、泄泻、乳蛾、疟疾、风湿痹痛、跌打肿痛、崩漏、痈肿疔疮、瘰疬、毒蛇咬伤、湿疹、脚癣、外伤出血。

【用法用量】 内服煎汤,9～15g;外用适量,煎水洗。

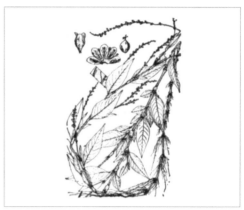

无辣蓼

丛枝蓼

【学名】 *Polygonum posumbu* Buch. – Ham. ex D. Don ［*P. caespitosum* Bl.］

【药用部位】 全草。

【生态环境】 生于较阴湿的林下草丛中、溪沟边及林缘路旁。

【采收季节】 6～9月花期采收,鲜用或干燥。

【分布】 丽水市各地。

【性味】 味辛,性平。

【功效】 清热燥湿,健脾消疳,活血调经,解毒消肿。

【主治】 泄泻、痢疾、疳疾、月经不调、湿疹、脚癣、毒蛇咬伤。

【用法用量】 内服煎汤,15～30g;外用适量,捣敷或煎水洗。

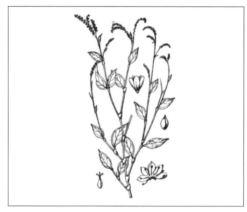

丛枝蓼

箭叶蓼（雀翘）

【学名】 *Polygonum sagittatum* L.［*P. sieboldii* Meisn.］

【药用部位】 全草、果实。

【生态环境】 生于路边湿地、河岸旁、水沟边。

【采收季节】 夏、秋季采收全草,鲜用或干燥。

【分布】 遂昌、龙泉、庆元、景宁、缙云。

【性味】 全草:味辛、苦,性平。

　　　　　果实:味咸,性平。

【功效】 全草:祛风除湿,清热解毒。

　　　　　果实:益气,明目。

【主治】 全草:风湿关节疼痛、疮痈疔肿、泄泻、痢疾、毒蛇咬伤。

　　　　　果实:气虚视物不清。

【用法用量】 全草内服煎汤,6～15g,鲜品15～30g或捣汁饮;外用适量,煎水洗或鲜品捣敷。果实内服煎汤,3～9g。

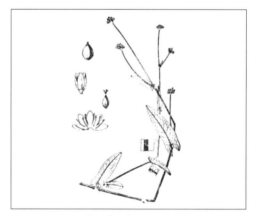

箭叶蓼（雀翘）

刺蓼（廊茵）

【学名】 *Polygonum senticosum*（Meisn.）Franch. et Savat.

【药用部位】 全草。

【生态环境】 生于路边草丛、沟边及山谷灌丛中。

【采收季节】 夏、秋季采收全草,鲜用或干燥。

【分布】 丽水市各地。

【性味】 味苦、酸、微辛,性平。

【功效】 清热解毒,利湿止痒,散瘀消肿。

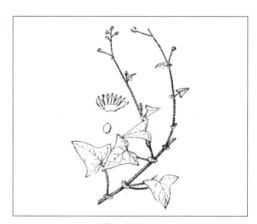

刺蓼（廊茵）

【主治】 痈疽疔疖,毒蛇咬伤,湿疹,黄水疮,带状疱疹,跌打损伤,内痔外痔。
【用法用量】 内服煎汤,15～30g,研末 1.5～3g;外用适量,鲜品捣敷、榨汁涂或煎水洗。

支持蓼（支柱蓼、紫参）

【学名】 *Polygonum suffultum* Maxim.
【药用部位】 根茎。
【生态环境】 生于海拔 1400～1550m 山谷林下阴湿处及水沟边。
【采收季节】 秋季挖取根状茎,除去须根,洗净,干燥。
【药材性状】 根茎呈结节状,平直或稍弯曲,长 2～7cm,直径 0.5～1.5cm。表面紫褐色或棕褐色,有 6～10 节每节呈扁球形,外被残存叶鞘,并有残留须根或须根痕。质硬,易折断,断面近圆形,浅粉红色或灰黄色,近边缘处 12～30 个黄白色维管束,排成断续的环状。气微,味涩。
【分布】 遂昌、莲都。
【性味】 味苦、涩,性凉。
【功效】 止血止痛,活血调经,除湿清热。
【主治】 跌打伤痛,外伤出血,吐血,便血,崩漏,月经不调,赤白带下,湿热下痢,痈疮。
【用法用量】 内服煎汤,9～15g,研末 6～9g 或浸酒;外用适量,研末调敷。

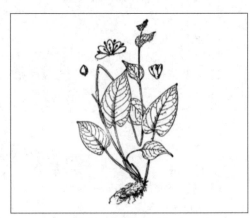

支持蓼（支柱蓼、紫参）

戟叶蓼

【学名】 *Polygonum thunbergii* Sieb. et Zucc.
【药用部位】 全草。
【生态环境】 生于山腰沟谷、低湿地草丛中。
【采收季节】 夏季采收,鲜用或干燥。
【分布】 遂昌等地。
【性味】 味苦、辛,性寒。
【功效】 祛风清热,活血止痛。
【主治】 风热头痛,咳嗽,瘰疬,痢疾,跌打损伤,干血痨。
【用法用量】 内服煎汤,9～15g;外用适量,研末调敷。

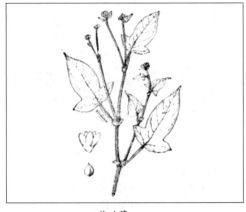

戟叶蓼

蓼蓝

【学名】 *Polygonum tinctorium* Ait
【药用部位】 果实、叶(蓼大青叶)。
【生态环境】 栽培。
【采收季节】 秋季果实成熟时采摘,干燥;夏、秋季枝叶茂盛时采叶,鲜用或干燥。
【药材性状】 叶皱缩或破碎,表面蓝绿色或蓝黑色,中脉土黄色至淡黄棕色。完整叶展平后椭圆形,长 3～8cm,宽 2～5cm,先端钝,基部宽楔形或楔形,全缘,叶脉背面较突出,侧脉明显,色较浅;叶柄扁平,长约 1cm,基部抱茎,具膜质托叶鞘。质脆,易碎。气微,味淡微苦。
【分布】 遂昌等地。
【性味】 果实:味甘、苦,性寒。
　　　　 叶:味苦,性寒。
【功效】 果实:清热,凉血,解毒。
　　　　 叶:清热解毒,凉血消斑。
【主治】 果实:温病高热,吐血,发斑,咽喉肿痛,疖肿,无名肿毒,

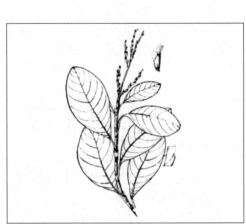

蓼蓝

疳蚀疮,蜂虫蜇伤。

　　叶:温病发热,发斑发疹,吐血衄血,喉痹,热痢,黄疸,丹毒,痄腮,口疮,痈肿。

　　【用法用量】　果实内服煎汤,3～10g;外用适量,研末调敷。叶内服煎汤,9～15g,鲜品15～30g或捣汁饮;外用适量,捣敷或捣汁涂。

　　【注意】　果实:脾胃虚寒者禁服。

粘毛蓼（香蓼）

　　【学名】　*Polygonum viscosum* Buch. – Ham. ex D. Don
　　【药用部位】　茎叶。
　　【生态环境】　生于荒地、田野路边、沟边、塘边及湿地中。
　　【采收季节】　花期采收,扎成小把,干燥。
　　【分布】　丽水市各地。
　　【性味】　味辛,性平。
　　【功效】　理气除湿,健胃消食。
　　【主治】　胃气痛,消化不良,小儿疳积,风湿疼痛。
　　【用法用量】　内服煎汤,6～15g。

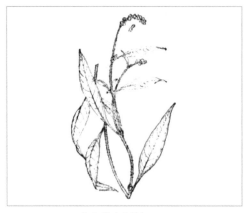

粘毛蓼（香蓼）

酸模（畲药名:癣黄头、羊舌头草）

　　【学名】　*Rumex acetosa* L.
　　【药用部位】　根(酸模)、叶。
　　【生态环境】　生于山地林缘、阴湿山沟、路边荒地中。
　　【采收季节】　夏季采挖根,或摘取叶,洗净,鲜用或干燥。
　　【药材性状】　根茎粗短,顶端有残留茎基,常数条根相聚簇生,根稍肥厚,长3～7cm,直径1～6mm。表面棕紫色或棕色,有细纵皱纹。质脆,易折断,断面棕黄色,粗糙,纤维性。气微,味微苦。
　　【分布】　丽水市各地。
　　【性味】　根:味酸,微苦,性寒。
　　　　　　　叶:味酸、微苦,性寒。
　　【功效】　根:凉血止血,泄热通便,利尿,杀虫。
　　　　　　　叶:泄热通秘,利尿,凉血止血,解毒。
　　【主治】　根:吐血,便血,月经过多,热痢,目赤,便秘,小便不通,淋浊,恶疮,疥癣,湿疹。
　　　　　　　叶:便秘,小便不利,内痔出血,疮疡,丹毒,疥癣,湿疹,烫伤。
　　【用法用量】　根内服煎适,9～15g或捣汁;外用适量,捣敷。叶内服煎汤,15～30g;外用适量,捣敷或研末调敷。

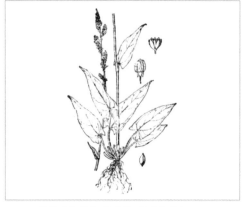

酸模（畲药名:癣黄头、羊舌头草）

齿果酸模

　　【学名】　*Rumex dentatus* L.
　　【药用部位】　叶。
　　【生态环境】　生于海拔1000m以下路边湿地或沟边。
　　【采收季节】　4～5月采摘叶,鲜用或干燥。
　　【药材性状】　叶皱缩,枯绿色,展平后基生叶具短柄,叶片矩圆形或宽披针形,如牛舌状,长4～12cm,宽1.5～6cm,先端钝或急尖,基部圆形或截形,全缘;茎生叶小,披针形或长披针形;托叶鞘膜质,筒状。气微,味苦、涩。
　　【分布】　丽水市山区各地。
　　【性味】　味苦,性寒。
　　【功效】　清热解毒,杀虫止痒。

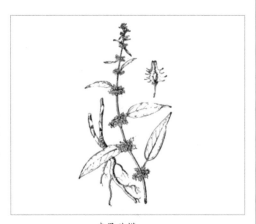

齿果酸模

【主治】 感冒,头痛,风湿关节痛,咳喘,跌打损伤,崩漏。
【用法用量】 内服煎汤,3～10g;外用适量,捣敷。

羊蹄（畲药名:癣黄头、羊舌头草）

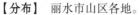

【学名】 *Rumex japonicus* Houtt
【药用部位】 根(羊蹄)、叶、果实。
【生态环境】 生于低山疏林边、沟边、溪边、路旁阴湿地及沙地上。
【采收季节】 秋季叶变黄时挖取根,洗净,鲜用或切片干燥;夏、秋季采摘叶,鲜用或干燥;春季果实成熟时采收,干燥。
【药材性状】 根类圆锥形,长6～15cm,直径0.8～1.8cm。根头部有残留茎基及支根痕。根表面棕灰色,具纵皱纹及横向突起的皮孔样疤痕。质硬,易折断,断面灰黄色颗粒状。气特异,味微苦涩。

叶皱缩,枯绿色。展平后基生叶具长柄,叶片长圆形至圆状披针形,长3～15cm,宽4～12cm,先端稍钝,基部圆形或稍心形,边缘微波状皱褶;茎生叶较小,披针形或长圆状披针形。气微,味苦涩。

果实宽卵形,有3棱,为增大的内轮花被所包。花被宽卵状心形,长5mm,宽6mm,边缘有锯齿,各具一卵形小瘤;干燥果实表面棕色。气微,味微苦。

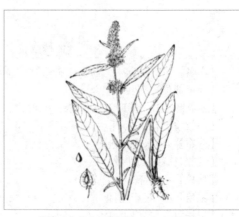

羊蹄（畲药名:癣黄头、羊舌头草）

【分布】 丽水市山区各地。
【性味】 根:味苦,性寒。
　　　　　叶:味甘,性寒。
　　　　　果实:味苦,性平。
【功效】 根:清热通便,凉血止血,杀虫止痒。
　　　　　叶:凉血止血,通便,解毒消肿。
　　　　　果实:凉血止血,通便。
【主治】 根:大便秘结,吐血衄血,痔血,崩漏,疥癣,白秃,痈疮肿毒,跌打损伤。
　　　　　叶:肠风便血,便秘,小儿疳积,痈疮肿毒,疥癣。
　　　　　果实:赤白痢疾,漏下,便秘。
【用法用量】 根内服煎汤,9～15g;捣汁或熬膏;外用适量,捣敷、磨汁涂或煎水洗。叶内服煎汤,10～15g;外用适量,捣敷或煎水含漱。果实内服煎汤,3～6g。
【注意】 根:脾胃虚寒者禁服。
　　　　　叶:脾虚泄泻者禁服。

钝叶酸模（金不换　畲药名:土大黄、鲜大黄）

【学名】 *Rumex obtusifolius* L.
【药用部位】 根、叶。
【生态环境】 多栽培于房前屋后潮湿肥沃处。
【采收季节】 深秋采挖根,洗净,鲜用或切片干燥;春、夏季摘取叶,鲜用或干燥。
【用法用量】 叶皱缩,展平后基生叶有长柄;托叶鞘膜质,多脱落;叶片卵形至卵状长椭圆形,长20～30cm,先端钝或钝圆,基部心形或歪心形,叶下面有明显的小瘤状突起。茎生叶较小,卵状披针形。

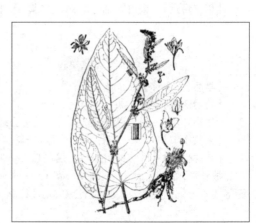

钝叶酸模（金不换　畲药名:土大黄、鲜大黄）

【分布】 丽水市各地有零星种植。
【性味】 根:味苦、辛,性凉。
　　　　　叶:味苦、酸,性平。
【功效】 根:清热解毒,凉血止血,祛瘀消肿,通便,杀虫。
　　　　　叶:清热解毒,凉血止血,祛瘀消肿。
【主治】 根:肺痨咳血,肺痈,吐血,瘀滞腹痛,跌打损伤,大便秘结,痄腮,痈疮肿毒,烫伤,疥癣,湿疹。
　　　　　叶:肺痈,肺结核咯血,痈疮肿毒,痄腮,咽喉肿痛,跌打损伤。

【用法用量】 根内服煎汤,10~15g;外用适量,捣敷或磨汁涂。叶内服煎汤,9~15g,鲜品 30~60g,或捣汁;外用适量,捣敷。

藜科 Chenopodiaceae

厚皮菜（莙荙菜、牛皮菜）

【学名】 *Beta vulgaris* L. var. *cicla* L.
【药用部位】 茎叶、果实。
【生态环境】 栽培。
【采收季节】 夏、秋季采收茎叶,鲜用或干燥;果实成熟时采收,干燥。
【分布】 丽水市各地有栽培。叶称"莙荙菜"供蔬菜用。
【性味】 茎叶:味甘、苦,性寒。
　　　　 果实:味甘、苦,性寒。
【功效】 茎叶:清热解毒,行瘀止血。
　　　　 果实:清热解毒,凉血止血。
【主治】 茎叶:时行热病,痔疮,麻疹透发不畅,吐血,热毒下痢,闭经,淋浊,痈肿,跌打损伤,蛇虫咬伤。
　　　　 果实:小儿发热,痔瘘下血。
【用法用量】 茎叶内服煎汤,15~30g,鲜品 60~120g 或捣汁;外用适量,捣敷。果实内服煎汤,6~9g,或研末;外用适量,醋浸涂搽。
【注意】 茎叶:脾虚泄泻者禁服。

藜（灰菜）

【学名】 *Chenopodium album* L.
【药用部位】 幼嫩全草、果实。
【生态环境】 生于荒地、路边、村旁、低山林缘。
【采收季节】 春季采收幼嫩全草,鲜用或干燥;秋季果实成熟时采收,干燥。
【药材性状】 茎圆柱形,表面黄绿色,有条棱,长 10~20cm,有分枝。叶片皱缩破碎,完整叶展平后棱状卵形至宽披针形,边缘具波状牙齿。叶片上面平滑,下面有粉而呈灰绿色。
　　果实五角状扁球形,直径 1~1.5mm,花被紧包果外,黄绿色,顶端 5 裂。裂片三角形稍反曲,背面有 5 棱线,呈放射状;无翅;内有果实 1 枚果皮膜质,贴生于种子。种子半球形,有光泽,表面具浅沟纹。

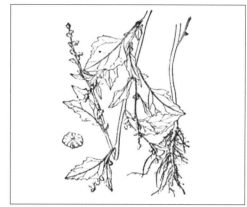

藜（灰菜）

【分布】 丽水市各地。
【性味】 细嫩全草:味甘,性平,小毒。
　　　　 果实:味苦、微甘,性寒,小毒。
【功效】 幼嫩全草:清热祛湿,解毒消肿,杀虫止痒。
　　　　 果实:清热祛湿,杀虫止痒。
【主治】 幼嫩全草:发热,咳嗽,痢疾,腹泻,腹痛,疝气,龋齿痛,湿疹,疥癣,白癜风,疮疡肿毒,毒蛇咬伤。
　　　　 果实:小便不利,水肿,皮肤湿疮,头疮,耳聋。
【用法用量】 幼嫩全草内服煎汤,15~30g;外用适量,煎水含漱、熏洗或捣敷。果实内服煎汤,10~15g;外用适量,水煎洗或烧灰调敷。

土荆芥（白马兰）

【学名】 *Chenopodium ambrosioides* L.
【药用部位】 带果穗全草。
【生态环境】 生于村旁、旷野、路边、河岸。

【采收季节】 9月采收,捆成小把,悬挂阴干。

【药材性状】 全草黄绿色,茎有纵棱,具柔毛。叶皱缩破碎,叶缘具稀疏不整齐的钝锯齿;上面光滑,下面可见散生油点;叶脉有毛。花着生于叶脉。胞果扁球形,外被一薄层囊状而有腺毛的宿萼。种子黑色或暗红色,平滑,直径约0.7mm。具强烈而特殊的香气,味辣而微苦。

【分布】 丽水市各地。

【性味】 味辛、苦,性微温,大毒。

【功效】 祛风除湿,杀虫止痒,活血消肿。

【主治】 钩虫病、蛔虫病、蛲虫病,头虱,皮肤湿疹,疥癣,风湿痹痛,经闭,痛经,口舌生疮,咽喉肿痛,跌打损伤,蛇虫咬伤。

【用法用量】 内服煎汤,3~9g,鲜品15~24g;外用适量,煎水洗或捣敷。

【注意】 有大毒。不宜多服、久服、空腹服,服前不宜用泻药;孕妇及有肾、心、肝功能不良或消化道溃疡者禁服。

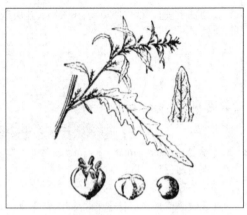

土荆芥(白马兰)

小藜

【学名】 *Chenopodium serotinum* L.

【药用部位】 全草、种子。

【生态环境】 生于田边、路旁、荒地、河岸、沟谷,系普通的田间杂草。

【采收季节】 春季采收全草,鲜用或干燥;夏季果实成熟时采摘,干燥,打下种子。

【分布】 丽水市各地。

【性味】 全草:味苦、甘,性平。
种子:味甘,性平。

【功效】 全草:疏风清热,解毒祛湿,杀虫。
种子:杀虫。

【主治】 全草:风热感冒,腹泻痢疾,荨麻疹,疮疡肿毒,疥癣,湿疮,白癜风,虫咬伤。
种子:蛔虫、绦虫、蛲虫病。

【用法用量】 全草内服煎汤,9~15g;外用适量,煎水洗、捣敷或烧灰调敷。种子内服煎汤,9~15g。

【注意】 有胃病者慎服。

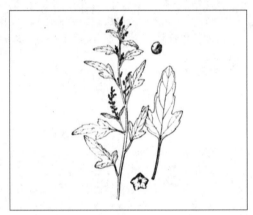

小藜

地肤

【学名】 *Kochia scoparia*(L.)Schrad.

【药用部位】 果实(地肤子)、嫩茎叶。

【生态环境】 生于荒野、路边、宅旁。

【采收季节】 秋季割取地上部分,干燥,打下果实;春季采收茎叶,洗净,鲜用或干燥。

【药材性状】 果实扁球形五角星状,直径1~3mm。外被宿存花被,表面灰绿色或浅棕色,周围具膜质小翅5枚,背面中心有微突起的点状果梗痕及放射状脉纹5~10条;剥离花被,可见膜质果皮,半透明。种子扁卵形,长约1mm,黑色。气微,味微苦。

【分布】 丽水市各地。

【性味】 果实:味苦,性寒。
嫩茎叶:味苦,性寒。

【功效】 果实:清热利湿,祛风止痒。
嫩茎叶:清热解毒,利尿通淋。

【主治】 果实:小便不利,淋浊,带下,血痢,风疹,湿疹,疥癣,皮肤瘙痒,疮毒。

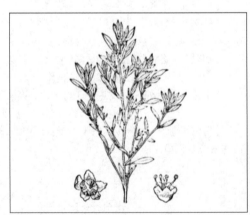

地肤

嫩茎叶:赤白痢疾,泄泻,小便淋痛,目赤涩痛,雀盲,皮肤风热赤肿,恶疮疥癣。

【用法用量】 果实内服煎汤,9～15g;外用适量,煎汤熏洗。嫩茎叶内服煎汤,30～90g;外用适量,煎水洗或捣汁涂。

【注意】 果实:内无湿热,小便过多者禁服。

菠菜(菠薐菜)

【学名】 *Spinacia oleracea* L.

【药用部位】 全草、种子。

【生态环境】 栽培。

【采收季节】 根据栽培时间不同,视生长情况采收,洗净,鲜用;夏季种子成熟时,采收,鲜用或干燥。

【分布】 丽水市各地有栽培,系常用蔬菜。

【性味】 全草:味甘,性平。

【功效】 全草:养血,活血,平肝,润燥。

种子:清肝明目,止咳平喘。

【主治】 全草:衄血,便血,头痛,目眩,目赤,夜盲症,消渴引饮,便闭,痔疮。

种子:风火目赤肿痛,咳喘。

【用法用量】 全草内服适量,煮食或捣汁。种子内服煎汤,3～9g或研末。

【注意】 全草:不可多服。

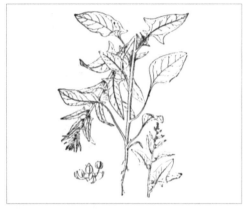

菠菜(菠薐菜)

苋科 Amaranthaceae

土牛膝(倒扣草　畲药名:鸡骨草)

【学名】 *Achyranthes aspera* L.

【药用部位】 全草。

【生态环境】 生于山坡林缘、路旁、沟边或村庄附近。

【采收季节】 夏、秋季采收,洗净,鲜用或干燥。

【药材性状】 根圆柱形,稍弯曲,长5～20cm,直径2～4cm;表面灰黄色,具细顺纹及侧根痕;质韧柔,不易折断,断面纤维性,小点状维管束排成数个年轮。茎类圆柱形,嫩枝略方柱形,有分枝,长25～50cm,直径2～5mm,表面褐绿色,被柔毛,节膨大如膝状;质脆,易折断,断面黄绿色。叶对生,多皱缩或破碎,两面密生贴伏柔毛。穗状花序细长,花反折如倒钩。胞果卵形,黑色,气微,味甘。

【分布】 龙泉、庆元、景宁、云和、遂昌等地。

【性味】 味苦、酸,性微寒。

【功效】 活血化瘀,利尿通淋,清热解毒。

【主治】 经闭,经痛,月经不调,跌打损伤,风湿关节痛,淋病,水肿,湿热带下,外感发热,疟疾,痢疾,咽痛,疔疮痈肿。

【用法用量】 内服煎汤,10～15g;外用适量,捣敷或研末吹喉。

【注意】 孕妇禁服。

土牛膝(倒扣草　畲药名:鸡骨草)

牛膝(鼓槌草　畲药名:白鸡骨草)

【学名】 *Achyranthes bidentata* Blume

【药用部位】 根(土牛膝)、茎叶。

【生态环境】 生于山坡疏林下、沟边、路旁阴湿处。亦有零星栽培。

【采收季节】 11月采挖根,洗净,干燥;夏、秋季采收茎叶,洗净,鲜用。

【药材性状】 根类圆柱形,长5~20cm,直径2~6mm。表面灰棕色,具纵皱纹,有的可见横向皮孔。质硬稍韧,易折断,断面稍平坦,黄棕色,异型维管束点状,排列成2~4轮。气微。味微甘。

【分布】 丽水市各地。

【性味】 味苦、酸,性平。

【功效】 根:补肝肾,强筋骨,活血通经引血(火)下行,利尿通淋。

茎叶:祛寒湿,强筋骨,活血利尿。

【主治】 根:腰膝酸软,下肢痿软,血滞经闭,痛经,产后血瘀腹痛,癥瘕,胞衣不下,热淋,血淋,跌打损伤,疮肿恶疮,咽喉肿痛。

茎叶:寒湿痿痹,腰膝疼痛,淋闭,久疟。

【用法用量】 根内服煎汤,5~15g或浸酒;外用适量,捣敷、捣汁滴鼻或研末撒入牙缝。

茎叶内服煎汤,3~9g或浸酒;外用适量,捣敷或捣汁点眼。

【注意】 根:中气下陷,脾虚泄泻,下元不固,梦遗滑精,月经过多及孕妇禁服。

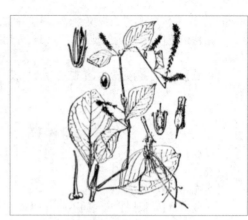

牛膝(鼓槌草　畲药名:白鸡骨草)

柳叶牛膝(长叶牛膝、白土牛膝　畲药名:白鸡脚橙)

【学名】 *Achyranthes longifolia* (Makino) Makino

【药用部位】 根及根茎。

【生态环境】 生于阴湿山坡蔬林下、路边草丛中。有栽培。

【采收季节】 全年可采收,洗净,鲜用或干燥。

【药材性状】 根茎粗短,长2~5cm,直径5~8mm,灰棕色,上部有残留茎基,周围着生3~9条扭曲的根,根长短不一,直径2~10mm。向下渐细。表面灰黄褐色,具细密的纵皱纹及须根痕。质硬稍韧,易折断,断面皮部淡灰褐色,略光亮,可见多数点状散布的维管束。气微,味初微甜后涩。

【分布】 丽水市各地,亦有零星栽培。

【性味】 味甘、味苦、微酸,性寒。

【功效】 活血祛瘀,泻火解毒,利尿通淋。

【主治】 闭经,跌打损伤,风湿痹痛,痢疾,白喉,咽喉肿痛,疮痈,淋证,水肿。

【用法用量】 内服煎汤,9~15g,鲜品30~60g;外用适量,捣敷、捣汁滴耳或研末吹喉。

【注意】 孕妇禁服。

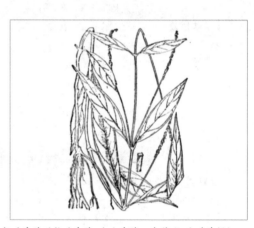

柳叶牛膝(长叶牛膝、白土牛膝　畲药名:白鸡脚橙)

红柳叶牛膝(畲药名:狗骨草)

【学名】 *Achyranthes longifolia* (Makino) Makino f. *rubra* Ho

【药用部位】 根。

【生态环境】 栽培。

【采收季节】 全年可采收,洗净,鲜用或干燥。

【分布】 丽水市各地有零星栽培。

【功效】 同"柳叶牛膝",但认为活血祛瘀功效长于前者;泻火解毒不如前者。

【主治】 同"柳叶牛膝"。

【用法用量】 内服煎汤,9~15g,鲜品30~60g;外用适量,捣敷、捣汁滴耳或研末吹喉。

【注意】 孕妇禁服。

锦锈苋（五色草）

【学名】 *Alternanthera bettzickiana* (Regel) Nichols.

【药用部位】 全草。

【生态环境】 栽培。

【采收季节】 夏季采收,鲜用或干燥。

【药材性状】 茎多分枝,上部方柱形,下部圆柱形,两侧各有一纵沟,在顶部及节上均有毛部。叶长圆形、长圆状倒卵形或匙形,绿色或红色,或部分绿色杂以红色或黄色斑纹,干后色泽不太明显。头状花序 2 ~ 5 个丛生于茎顶或叶腋。气微,味微甘酸。

【分布】 全市各公园或花坛作观赏植物栽培。

【性味】 味甘、微酸,性凉。

【功效】 清热解毒,凉血止血,散瘀。

【主治】 吐血,咯血,便血,跌打损伤,结膜炎,痢疾。

【用法用量】 内服煎汤,9 ~ 15g 或捣汁服;外用适量,捣敷。

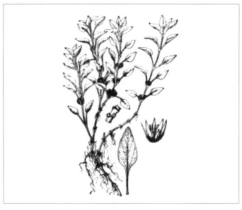

锦锈苋（五色草）

喜旱莲子草（水花生、革命菜、空心莲子草）

【学名】 *Alternanthera philoxeroides* (Mart.) Griseb.

【药用部位】 全草。

【生态环境】 生于水沟边、沼泽地、浅水池塘边及湿地。

【采收季节】 除冬季外均可采收,洗净,鲜用或干燥。

【药材性状】 全草长短不一。茎扁圆柱形,直径 1 ~ 4mm。表面灰绿色微带紫红色,有纵直条纹,有的节处簇生棕褐色须根;断面中空。叶对生,皱缩,展平后叶片长圆形、长圆状倒卵形或倒卵状披针形。长 2.5 ~ 5cm,宽 7 ~ 15mm,全缘,绿黑色,两面均疏生短毛。偶见头状花序单生于叶腋。气微,味微苦涩。

【分布】 丽水市各地。

【性味】 味苦、甘,性寒。

【功效】 清热凉血,解毒,利尿。

【主治】 咳血,尿血,感冒发热,麻疹,乙型脑炎,黄疸,淋浊,痄腮,湿疹,痈肿疔疮,毒蛇咬伤。

【用法用量】 内服煎汤,30 ~ 60g,鲜品加倍或捣汁;外用适量,捣敷或捣汁涂。

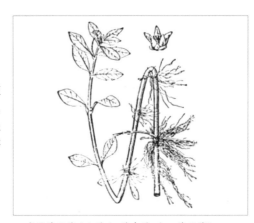

喜旱莲子草（水花生、革命菜、空心莲子草）

莲子草

【学名】 *Alternanthera sessilis* (L.) DC.

【药用部位】 全草。

【生态环境】 生于水沟边、池塘边、田埂及湿地。

【采收季节】 夏、秋季采收,洗净,鲜用或干燥。

【分布】 丽水市各地。

【性味】 味甘,性寒。

【功效】 清热凉血,拔毒止痒,除湿通淋。

【主治】 咳血,吐血,便血,湿热黄疸,痢疾,泄泻,牙龈肿痛,咽喉肿痛,肠痈,乳痈,痄腮,痈疽肿毒,湿疹,淋证,跌打损伤,毒蛇咬伤。

【用法用量】 内服煎汤,10 ~ 15g,鲜品 30 ~ 60g 或捣汁炖服;外用适量,捣敷或煎水洗。

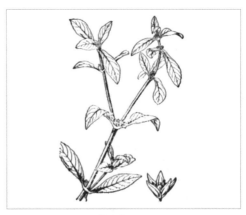

莲子草

尾穗苋

【学名】 *Amaranthus caudatus* L.

【药用部位】 根、叶、种子。

【生态环境】 栽培,有时逸为野生。

【采收季节】 夏、秋季采挖根,洗净,鲜用或干燥;夏、秋季采摘叶,鲜用;秋季种子成熟时采收,干燥。

【分布】 遂昌、龙泉、莲都。

【性味】 根:味甘,性平。

种子:味辛,性凉。

【功效】 根:健脾,消疳。

叶:解毒消肿。

种子:清热透表。

【主治】 根:脾胃虚弱之倦怠乏力,食少,小儿疳积。

叶:疔疮疖肿,风疹瘙痒,脂肪肝。

种子:小儿水痘,麻疹。

【用法用量】 根内服煎汤,10~30g。叶外用适量,鲜品捣敷。种子内服煎汤,3~6g。

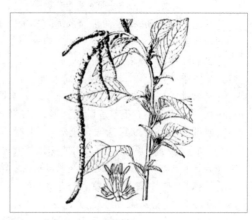

尾穗苋

凹头苋(野苋)

【学名】 *Amaranthus lividus* L.

【药用部位】 全草或根、种子。

【生态环境】 生于田野、村庄附近草丛、菜园等。

【采收季节】 除冬季外均可采收全草或根,洗净,鲜用;秋季果实成熟时,割取全草,晒干,搓取种子,干燥。

【药材性状】 主根较直。茎长10~30cm,基部分枝,表面淡绿色至暗红色。叶片皱缩,展平后卵形或菱状卵形,长1.5~4cm,宽1~2.5cm,先端凹缺或微2裂,具1芒尖,或不明显,基部宽楔形;叶柄与叶片近等长。穗状花序。胞果扁卵形,不裂近平滑。气微,味淡。

种子环形,直径0.8~1.5mm。表面红黑色至黑褐色,边缘具环状边。气微,味淡。

【分布】 丽水市各地。

【性味】 全草或根:味甘,性微寒。

种子:味甘,性凉。

【功效】 带根全草:清热解毒,利尿。

种子:清肝明目,利尿。

【主治】 全草或根:痢疾,腹泻,疔疮肿毒,毒蛇咬伤,蜂蜇伤,小便不利,水肿。

种子:肝热目赤,翳障,小便不利。

【用法用量】 全草或根内服煎汤,9~30g或捣汁。外用适量,捣敷。种子内服煎汤,6~12g。

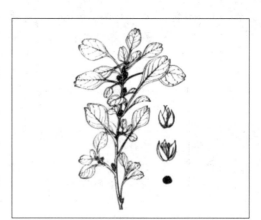

凹头苋(野苋)

刺苋(畲药名:野苋菜)

【学名】 *Amaranthus spinosus* L.

【药用部位】 带根全草。

【生态环境】 生于田野、荒地、路边、屋旁,系常见的杂草。

【采收季节】 除冬季外均可采收,洗净,鲜用或干燥。

【药材性状】 主根长圆锥形,有的具分枝,稍木质。茎圆柱形,多分枝,表面棕红色或棕绿色。叶互生,皱缩,展平后呈菱状卵形或卵状披针形,长3~8cm,宽1.5~4cm,先端有细刺,全缘或微波状;叶柄长1.5~6cm,叶腋有硬刺1对。胞果近球形,盖裂。气微,味淡。

【分布】 丽水市各地。

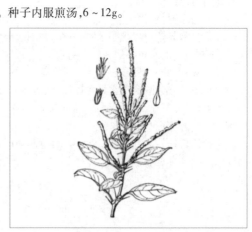

刺苋(畲药名:野苋菜)

【性味】 味甘,性微寒。

【功效】 凉血止血,清热利湿,解毒消痈。

【主治】 胃出血,便血,痔血,胆囊炎,胆石症,痢疾,湿热泄泻,带下,小便涩痛,咽喉肿痛,湿疹,痈肿,牙龈糜烂,蛇咬伤。

【用法用量】 内服煎汤,9～15g,鲜品30～60g;外用适量,捣敷或煎汤熏洗。

【注意】 腹泻、经期、孕妇禁服。

苋 (苋菜)

【学名】 *Amaranthus tricolor* L.

【药用部位】 茎叶、种子、根。

【生态环境】 栽培。

【采收季节】 夏、秋季采收茎叶、根,洗净,鲜用或干燥;秋季割取地上部分,晒干,搓取种子,干燥。

【药材性状】 茎长10～50cm,有分枝,表面绿色或紫红色。叶互生,皱缩,展平后卵状椭圆形、菱状卵形或披针形,4～10cm,宽2～6cm,先端钝或尖凹,基部楔形,表面绿色、红色、紫色、黄色或绿色带有彩斑。气微,味淡。

种子扁球形,凸镜状,平滑而带光泽,黑褐色,直径约1mm。气微,味淡。

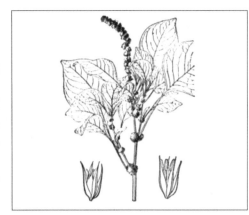

苋 (苋菜)

【分布】 丽水市各地均有作蔬菜种植。

【性味】 茎叶:味甘,性微寒。

种子:味甘,性寒。

根:味辛,性微寒。

【功效】 茎叶:清热解毒,通利二便。

种子:清肝明目,通利二便。

根:清热解毒,散瘀止痛。

【主治】 茎叶:痢疾,二便不通,蛇虫蜇伤,疮毒。

种子:青盲翳障,视物昏暗,白浊血尿,二便不利。

根:痢疾,泄泻,痔疮,牙痛,漆疮,阴囊肿痛,跌打损伤,崩漏,带下。

【用法用量】 茎叶内服煎汤,30～60g或煮粥;外用适量,捣敷或煎汤熏洗。种子内服煎汤,6～9g或研末。根内服煎汤,9～15g,鲜品15～30g;外用适量,捣敷、煎汤熏洗或烧炭存性研末干撒或调敷。

【注意】 茎叶:脾虚便溏者慎服。

皱果苋

【学名】 *Amaranthus viridis* L.

【药用部位】 带根全草。

【生态环境】 生于田野、路边、屋旁等。

【采收季节】 除冬季外均可采收,洗净,鲜用或干燥。

【药材性状】 主根圆锥形,全体紫红色或棕红色。茎长30～80cm,分枝少。叶互生,皱缩,展平后卵形或卵状椭圆形,长3～7cm,宽2～5cm,先端凹缺,少数圆钝,具芒尖,基部近楔形。穗状花序腋生;胞果扁球形,种子细小,褐色或黑褐色,略有光泽。气微,味淡。

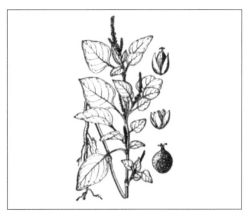

皱果苋

【分布】 丽水市各地。

【性味】 味甘、淡,性寒。

【功效】 清热,利湿,解毒。

【主治】 痢疾,泄泻,小便赤涩,疮肿,蛇虫蜇伤,牙疳。

【用法用量】 内服煎汤,15～30g,鲜品加倍捣汁;外用适量,捣敷或煎水洗。

青葙（野鸡冠花）

【学名】 *Celosia argentea* L.

【药用部位】 种子(青葙子)、茎叶或根、花序。

【生态环境】 生于田埂、山坡、路边及较干燥的向阳处。

【采收季节】 秋季种子成熟时,割取地上部分晒干,搓下种子,干燥;夏季采收茎叶或根,洗净,鲜用或干燥;花期采收花序,干燥。

【药材性状】 种子扁圆形,少数呈圆肾形,直径 1 ～ 1.5mm。表面黑色或红黑色,光亮,中间微隆起,侧边凹处有种脐。种皮薄而脆。偶见胞果上残留花柱,长 4 ～ 5mm。气微,味淡。

【分布】 丽水市各地。

【性味】 种子:味苦,性寒。

茎叶或根:味苦,性寒。

花序:味苦,性凉。

【功效】 种子:祛风热,清肝火,明目退翳。

茎叶或根:燥湿清热,杀虫止痒,凉血止血。

花序:凉血止血,清肝除湿,明目。

【主治】 种子:目赤肿痛,眼生翳膜,视物昏花,高血压病,鼻衄,皮肤风热瘙痒,疥癣。

茎叶或根:湿热带下,小便不利,尿浊,泄泻,阴痒,疮疥,风瘙身痒,痔疮,衄血,创伤出血。

花序:吐血,衄血,崩漏,赤痢,血淋,热淋,白带,目赤肿痛,目生翳障。

【用法用量】 种子内服煎汤,9 ～ 15g;外用适量,研末调敷。茎叶或根内服煎汤,10 ～ 15g;外用适量,捣敷或煎水熏洗。花序内服煎汤,15 ～ 30g 或炖肉服;外用适量,煎水洗。

【注意】 种子:瞳孔散大、青光眼患者禁服。

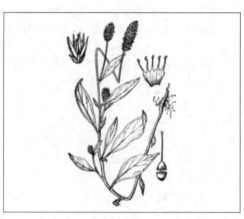

青葙（野鸡冠花）

鸡冠花（畲药名:鸡冠花）

【学名】 *Celosia cristata* L.

【药用部位】 种子、茎叶或全草、花序(鸡冠花)。

【生态环境】 栽培。

【采收季节】 夏、秋季种子成熟时割取果序,晒干,搓取种子,干燥;夏季采收茎叶或全草,鲜用或干燥;8 ～ 9 月采收花序,干燥。

【药材性状】 种子扁圆形,直径约 1.5mm。表面棕褐色至黑色,有光泽,侧边凹处有种脐。种皮薄而脆,易破裂。偶见胞果上残留花柱,长 2 ～ 3mm。气微,味淡。

【分布】 丽水市各地普遍栽培。

【性味】 种子:味甘,性凉。

茎叶或全草:味甘,性凉。

花序:味甘、涩,性凉。

【功效】 种子:凉血止血,清肝明目。

茎叶或全草:清热凉血,解毒。

花序:凉血止血,止带,止泻。

【主治】 种子:便血,崩漏,赤白痢,目赤肿痛。

茎叶或全草:吐血,衄血,崩漏,痔疮,痢疾,荨麻疹。

花序:诸出血证,带下,泄泻,痢疾。

【用法用量】 种子内服煎汤,4.5 ～ 9g。茎叶或全草内服煎汤,9 ～ 15g;外用适量,捣敷或煎水洗。花序内服煎汤,9 ～ 15g;外用适量,煎水洗或研末调敷。

【注意】 种子:服药期间禁食鱼腥猪肉;湿滞未尽者不宜早用。

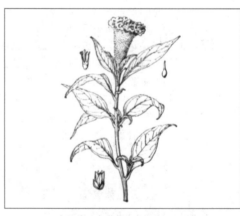

鸡冠花（畲药名:鸡冠花）

川牛膝

【学名】 *Cyathula officinalis* Kuan

【药用部位】 根(川牛膝)。

【生态环境】 栽培于海拔 700m 以上的山区。

【采收季节】 深秋植株枯萎时采挖,洗净,微火坑至半干,堆积回润后,干燥。

【药材性状】 根圆柱形,略扭曲,向下渐细,少数有分枝,长 10～25cm,直径 0.5～1.5cm。表面黄棕色或灰褐色,具纵皱纹、支根痕和多数横长的皮孔样突起。质韧,不易折断,断面浅黄色或棕黄色,维管束点状,排列成数轮同心环。气微,味甜。

【分布】 龙泉。

【性味】 味甘、微苦,性平。

【功效】 活血祛瘀,祛风利湿。

【主治】 血瘀经闭,难产,胞衣不下,产后瘀血腹痛,热淋,石淋,痛经,风湿腰膝疼痛,跌打损伤。

【用法用量】 内服煎汤,5～10g 或泡酒。

【注意】 孕妇及月经过多者禁服。

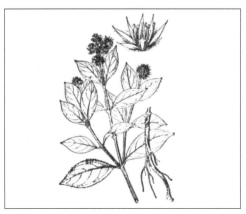

川牛膝

千日红(百日红)

【学名】 *Gomphrena globosa* L.

【药用部位】 花序(千日红)或全草。

【生态环境】 栽培于庭院、花盆等。

【采收季节】 夏、秋季采摘花序或割取全草,鲜用或干燥。

【药材性状】 花序圆球形或长圆球形,由多数稠密排列的花集合而成,长 2～2.5cm,直径 1.5～2cm。基部有绿色、背面密被细长柔毛的总苞片 2 枚。每朵花下面有膜质苞片 1,小苞片 2;花被片 5。具绒毛。有的可见近球形的胞果,内有细小棕黑色具光泽的种子 1 粒。气微,味淡。

【分布】 丽水市各地。

【性味】 味甘、微咸,性平。

【功效】 止咳平喘,清肝明目,解毒。

【主治】 咳嗽,哮喘,百日咳,小儿夜啼,目赤肿痛,肝热头晕,头痛痢疾,疮疖。

【用法用量】 内服煎汤,花序 3～9g,全草 15～30g;外用适量,捣敷或煎水洗。

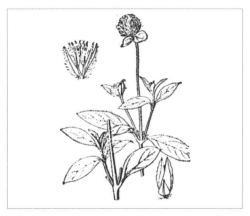

千日红(百日红)

紫茉莉科 Nyctaginaceae

光叶子花

【学名】 *Bougainvillea glabra* Choisy

【药用部位】 花。

【生态环境】 温室栽培。

【采收季节】 冬、春季采收,干燥。

【药材性状】 花通常 3 朵簇生于 3 片苞片内,花柄与苞片的中脉合生。苞片叶状,暗红色或紫色,椭圆形,长 3～3.5cm,纸质。花被管长 1.5～2cm,淡绿色,疏生柔毛,有棱,雄蕊 6～8,子房具 5 棱。

【分布】 本市部分公园和家庭。

【性味】 味苦、涩,性温。

【功效】 活血调经,化湿止带。

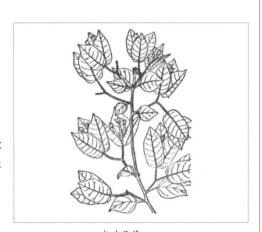

光叶子花

【主治】 血瘀经闭,月经不调,赤白带下。

【用法用量】 内服煎汤,9～15g。

紫茉莉（胭脂花、娃子花）

【学名】 *Mirabilis jalapa* L.

【药用部位】 根、叶、果实、花。

【生态环境】 多栽培于房前屋后、庭院,有时逸为野生。

【采收季节】 冬季采挖根,洗净,鲜用,或去芦头及须根,刮去外皮,切片,立即干燥;叶生长茂盛花末开时采收,鲜用;深秋果实成熟时采收,干燥;夏、秋季花盛开时采收,鲜用或干燥。

【药材性状】 根长圆锥形或圆柱形,有的压扁,有的可见支根,长3～10cm,直径1～3cm。表面灰黄色至褐色,有纵皱纹及须根痕,顶端茎基痕。质坚硬,不易折断,断面不整齐,可见环纹。气微,味淡,有刺喉感。

叶多卷曲,完整叶展平后卵形或三角形,长4～12cm,宽2.5～7cm。先端渐尖,基部截形或心形,边缘微波状,上表面暗绿色,下表面灰绿色;叶柄长2～6cm,具毛茸。气微,味微甜。

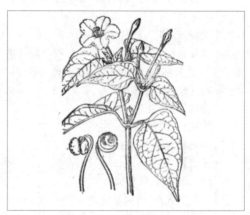

紫茉莉（胭脂花、娃子花）

【分布】 丽水市各地。

【性味】 根:味甘、淡,性微寒。

　　　　叶:味甘、淡,性微寒。

　　　　果实:味甘,性微寒。

　　　　花:味微甘,性凉。

【功效】 根:清热利湿,解毒活血。

　　　　叶:清热解毒,祛风渗湿,活血。

　　　　果实:清热化斑,利湿解毒,

　　　　花:润肺,凉血。

【主治】 根:热淋,白浊,水肿,赤白带下,关节肿痛,痈疮肿毒,乳痈,跌打损伤。

　　　　叶:痈肿疮毒,疥癣,跌打损伤。

　　　　果实:面生斑痣,脓疱疮。

　　　　花:咯血。

【用法用量】 根内服煎汤,15～30g,鲜品30～60g;外用适量,鲜品捣敷。叶外用适量,鲜品捣敷或取汁外搽。果实外用适量,去外壳研末搽或煎水洗。花内服煎汤,60～120g或鲜品捣汁。

【注意】 根:脾胃虚寒者慎服,孕妇禁服。

商陆科 Phytolaccaceae

商陆（土别直　畲药名:土人参）

【学名】 *Phytolacca acinosa* Roxb.

【药用部位】 根（商陆）、花、叶。

【生态环境】 生于海拔1100m以下的山坡疏林下、林缘及沟边阴湿处,亦有零星栽培。

【采收季节】 深秋采挖根,除去须根,洗净,切片,干燥;7～8月花期采收花,阴干;枝叶茂盛花末开时采叶,干燥。

【药材性状】 根为横切或纵切的不规则块片,厚薄不等。外表面灰黄色或灰棕色。横切面弯曲不平,边缘皱缩,直径1～8cm,切面浅黄棕色或黄白色,木部隆起,形成数个突起的同心性环轮,纵切面弯曲或卷曲,木部平行,条状突起。质硬。气微,味稍甜,久嚼麻舌。

【分布】 遂昌、龙泉、青田、缙云、莲都。

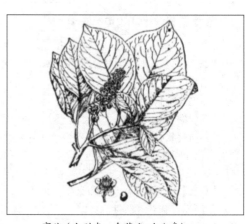

商陆（土别直　畲药名:土人参）

168

【性味】 根:味苦,性寒,有毒。
【功效】 根:逐水消肿,通利二便,解毒散结。
　　　　花:化痰开窍。
　　　　叶:清热解毒。
【主治】 根:水肿胀满,二便不通,癥瘕,疝癖,瘰疬,疮毒。
　　　　花:痰湿上蒙,健忘,嗜睡,耳目不聪。
　　　　叶:痈肿疮毒。
【用法用量】 根内服煎汤,3~9g;外用适量,煎汤熏洗。花内服研末,1~2g。叶外用适量,捣敷或研末撒。
【注意】 根:有毒。内服宜醋制或久蒸后用;孕妇禁服,体虚水肿慎服。
　　　　花:孕妇禁服。

美洲商陆(垂序商陆、土别直　畲药名:土人参)

【学名】 *Phytolacca americana* L.
【药用部位】 根(商陆)、叶、种子。
【生态环境】 原产北美洲,现常逸生于山麓林缘、路边、小溪边及村旁阴湿处。
【采收季节】 深秋采挖根,除去须根,洗净,切片,干燥;7~8月花期采收花,阴干;枝叶茂盛花末开时采叶,干燥。
【药材性状】 根同"商陆"。
　　叶皱缩破碎,长椭圆形或长椭圆装披针形,8~20cm,宽3.5~10cm。表面黄绿色至浅棕色,羽状网脉下面明显突出,主脉粗壮;叶柄长3~4cm,上面具浅槽。纸质。体轻,质脆。气微,味淡。
【分布】 丽水市各地。
【性味】 根:味苦、性寒,有毒。
【功效】 根:逐水消肿,通利二便,解毒散结。
　　　　叶:清热。
　　　　种子:利水消肿。
【主治】 根:水肿胀满,二便不通,癥瘕,疝癖,瘰疬,疮毒。
　　　　叶:脚气。
　　　　种子:水肿,小便不利。
【用法用量】 根内服煎汤,3~9g;外用适量,煎汤熏洗。叶内服煎汤,3~6g。种子内服煎汤,1~3g。
【注意】 根:有毒。内服宜醋制或久蒸后用;孕妇禁服,体虚水肿慎服。

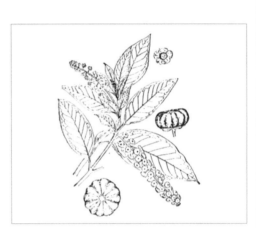

美洲商陆(垂序商陆、土别直　畲药名:土人参)

169

浙江商陆

【学名】 *Phytolacca zhejiangensis* W. T. Fan
【药用部位】 根。
【生态环境】 生于海拔600~1250m的山坡疏林、林缘路旁、沟谷草丛中。
【采收季节】 深秋采挖根,除去须根,洗净,切片,干燥。
【分布】 龙泉、庆元。
【功效】 水肿胀满,二便不通,癥瘕,疝癖,瘰疬,疮毒。
【用法用量】 根内服煎汤,3~9g;外用适量,煎汤熏洗。
【注意】 有毒。内服宜醋制或久蒸后用;孕妇禁服,体虚水肿慎服。

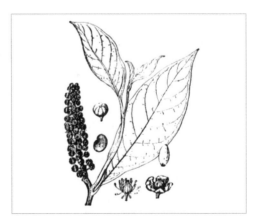

浙江商陆

番杏科 Aizoaceae

粟米草（拔脓草　畲药名：黄瓜草）

【学名】　*Mollugo pentaphylla* L.

【药用部位】　全草。

【生态环境】　生于山野路旁、田埂、菜园等。

【采收季节】　秋季采收，洗净，鲜用或干燥。

【药材性状】　全草缠绕交错成团状，多分枝，长 10～20cm。表面淡红棕色或黄绿色。基生叶莲座状，展平后长圆状披针形至匙形，茎生叶 3～5 片成假轮生，或对生，展平后披针形或线状披针形，长 1.5～3.5cm，宽 2～8mm。先端急尖或渐尖，基部渐狭成柄。花小顶生或与叶对生的二歧聚伞花序。气微，味微苦。

【分布】　丽水市各地。

【性味】　味淡、涩，性凉。

【功效】　清热化湿，解毒消肿。

【主治】　腹痛泄泻，痢疾，感冒咳嗽，中暑，皮肤热疹，目赤肿痛，疮疖肿毒，毒蛇咬伤，烧烫伤。

【用法用量】　内服煎汤，10～30g；外用适量，鲜品捣敷或塞鼻。

【注意】　忌辣椒、烧酒及姜、葱。

马齿苋科 Portulacaceae

大花马齿苋（太阳花、死不了）

【学名】　*Portulaca grandiflora* Hook.

【药用部位】　全草。

【生态环境】　栽培于公园、花圃、阳台花盆中。

【采收季节】　夏、秋季采收，洗净，鲜用，或略蒸烫后干燥。

【药材性状】　全草缠绕交错成团状。茎圆柱形，有分枝，长 10～25cm，直径 1～2mm，表面淡棕绿色或浅棕黄色，有细密微隆起的纵皱纹，叶腋处常有一撮白长柔毛。叶皱缩破碎，展平后线形，暗绿色，长 1～2.5cm，宽约 1mm。花顶生，皱缩成帽尖状，深紫红色。果实帽状圆锥形，内含多数直径不及 1mm 的深灰黑色种子。气微香，味酸。

【分布】　丽水市各地。

【性味】　味淡、微苦，性寒。

【功效】　清热解毒，散瘀止血。

【主治】　咽喉肿痛，疮疖，湿疹，跌打肿痛，烫火伤，外伤出血。

【用法用量】　内服煎汤，9～15g，鲜品加倍；外用适量，捣汁含漱或捣敷。

【注意】　孕妇禁服。

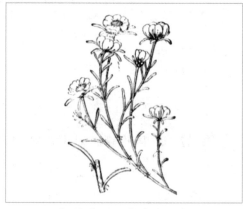

大花马齿苋（太阳花、死不了）

马齿苋（和尚菜　畲药名：五色草、猪母菜、铜钱草、酸草）

【学名】　*Portulaca oleracea* L.

【药用部位】　全草（马齿苋）、种子。

【生态环境】　生于田间、菜园、路旁，亦有栽培零星。

【采收季节】　夏、秋季采收全草，鲜用，或略蒸烫后干燥；秋季果实成熟时采收地上部分，收集种子，干燥。

【药材性状】　全草多皱缩卷曲成团。茎圆柱形，长可达 30cm，直径 1～2mm，表面黄褐色，有明显纵沟纹。叶对生或互生，易破碎，完整叶片倒卵形，长 1～2.5cm，宽 0.5～1.5cm；绿褐色，先端钝平或微缺，全缘。花小，3～5 朵生于枝端，花瓣 5，黄色。蒴果圆锥形，长约 5mm，内含多数细小种子。气微，味微酸。

种子扁圆形或类三角形，长约 1mm，宽约 0.8mm，厚约 0.4mm。表面黑色，扩大镜下可见密布细小疣状突起。一端有凹陷，凹陷旁有一白

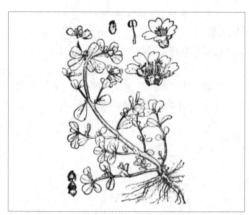

马齿苋（和尚菜　畲药名：五色草、猪母菜、铜钱草、酸草）

色种脐。质坚硬,难破碎。气微,味微酸。

【分布】 丽水市各地。

【性味】 全草:味酸,性寒。

种子:味甘,性寒。

【功效】 全草:清热解毒,凉血止痢,除湿通淋。

种子:清肝、化湿、明目。

【主治】 全草:热毒泻痢,热淋,尿闭,赤白带下,崩漏,痔血,疮疡痈疖,丹毒,瘰疬,湿癣,白秃。

种子:青盲白翳,泪囊炎。

【用法用量】 全草内服煎汤,10～15g,鲜品30～60g;外用适量,捣敷、烧灰研末撒或煎水洗。种子内服煎汤,9～15g;
外用适量,煎汤熏洗。

【注意】 全草:脾虚便溏者及孕妇慎服。

土人参（栌兰）

【学名】 *Talinum paniculatum*（Jacq.）Gaertn.

【药用部位】 根、叶。

【生态环境】 栽培,常见逸为野生在墙角、路边及菜园。

【采收季节】 秋季挖取根,洗净,略蒸烫后干燥;夏季采收叶,洗
净,鲜用或干燥。

【药材性状】 根圆锥形或长纺锤形,分枝或不分枝,长7～15cm,直
径0.5～1.5cm。顶端具木质残留茎基。表面灰黑色,有纵皱纹及点状
突起的须根痕。除去栓皮略烫后,表面灰黄色,半透明,隐约可见内部纵
走的维管束。质坚硬,难折断,平坦或角质样。气微,味淡,微有黏滑感。

叶皱缩破碎,墨绿色或黑褐色,完整叶倒卵形或倒卵状披针形,长
5～7cm,宽2～3.5cm,全缘,表面光滑。气微,味淡。

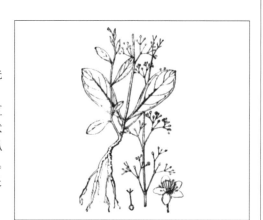

土人参（栌兰）

171

【分布】 丽水市各地。

【性味】 根:味甘、淡,性平。

叶:味甘,性平。

【功效】 根:补气润肺,止咳,调经。

叶:通乳汁,消肿毒。

【主治】 根:气虚劳倦,食少,泄泻,肺痨咳嗽,眩晕,潮热,盗汗,自汗,月经不调,带下,产后乳汁不足。

叶:乳汁不足,痈肿疔毒。

【用法用量】 根内服煎汤,30～60g;外用适量,捣敷。叶内服煎汤,15～30g;外用适量,捣敷。

【注意】 根:中阳衰微,寒湿困脾才者慎服。

落葵科 Basellaceae

细枝落葵薯（藤三七）

【学名】 *Anredera cordifolia*（Tenore）Steen.

【药用部位】 瘤块状珠芽。

【生态环境】 栽培在庭院、土墙边。

【采收季节】 珠芽形成后采收,鲜用或干燥。

【药材性状】 珠芽瘤状,少数圆柱形,直径0.5～3cm。表面灰棕色,具突起。质坚实而脆,易碎裂,断面灰黄色或灰
白色,略显粉性。气微,味微苦。

【分布】 丽水市各地有零星种植。

【性味】 味微苦,性温。

【功效】 补肾强腰,散瘀消肿。

【主治】 腰膝痹痛,病后体弱,跌打损伤,骨折。

【用法用量】 内服煎汤,30～60g 或炖肉服;外用适量,捣敷。

落葵（木耳菜）

【学名】 *Basella rubra* pL.

【药用部位】 茎叶、果实、花。

【生态环境】 栽培在庭院、土墙边或菜地。

【采收季节】 夏、秋季采收茎叶，鲜用或干燥；7～10月果实成熟时采摘，干燥；春、夏季开花时采收，鲜用。

【药材性状】 茎圆柱形，稍弯曲，有分枝，绿色或淡紫色；质脆，易断，断面鲜绿色。叶微皱缩，展平后宽卵形、心形，长3～12cm，宽3～10cm，先端急尖，基部心形或圆形；叶柄长1～2cm。气微，味甜，有黏性。

【分布】 丽水市各地有种植。

【性味】 茎叶：味甘、酸，性寒。
花：味苦，性寒。

【功效】 茎叶：润肠通便，清热利湿，凉血解毒，活血。
果实：润泽肌肤。
花：凉血解毒。

【主治】 茎叶：大便秘结，小便短涩，痢疾，热毒疮疡，跌打损伤。
果实：美容。
花：痘疹，乳状破裂。

【用法用量】 茎叶内服煎汤，10～15g，鲜品30～60g；外用适量，鲜品捣敷或捣汁涂。果实外用适量，研末调敷，作面脂。花外用适量，鲜品捣敷。

【注意】 茎叶：脾胃虚寒者慎服。

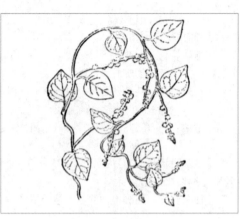

落葵（木耳菜）

172

石竹科 Caryophyllaceae

蚤缀（无心菜）

【学名】 *Arenaria serpyllifolia* L.

【药用部位】 全草。

【生态环境】 生于路旁荒地、山坡草丛中、田野。

【采收季节】 初夏采收，鲜用或干燥。

【药材性状】 全草长10～20cm，根具细长须根。茎纤细，簇生，密被白色短柔毛。叶对生。完整叶卵形，无柄，长8～12mm，宽2～3mm，两面有稀疏毛茸。茎顶白色小花。气微，味淡。

【分布】 丽水市各地。

【性味】 味苦、辛，性凉。

【功效】 清热，明目，止咳。

【主治】 肝热目赤，翳膜遮睛，肺痨咳嗽，咽喉肿痛，牙龈炎。

【用法用量】 内服煎汤，15～30g或浸酒；外用适量，捣敷或塞鼻孔。

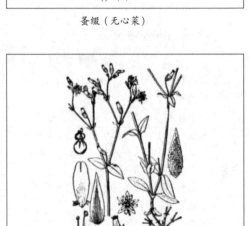

蚤缀（无心菜）

簇生卷耳

【学名】 *Cerastium caespitosum* Gilib.

【药用部位】 全草。

【生态环境】 生于山地林缘、田边路旁。

【采收季节】 夏季采收，鲜用或干燥。

【分布】 遂昌等地。

【性味】 味苦，性微寒。

【功效】 清热，解毒，消肿。

【主治】 感冒发热，小儿高热惊风，痢疾，乳痈初起，疔疮肿毒。

【用法用量】 内服煎汤，15～30g；外用适量，鲜品捣敷。

簇生卷耳

球序卷耳

【学名】 *Cerastium glomeratum* Thuill.

【药用部位】 全草。

【生态环境】 生于路边荒坡、山坡草丛中。

【采收季节】 春、夏采收,鲜用或干燥。

【药材性状】 全草长 10～25cm,密被白色长柔毛。茎纤细,下部红褐色,上部绿色。叶对生,上部叶卵形或长圆形,下部叶倒卵形匙形,长1～2cm,宽 5～12mm,主脉突出。茎顶端有二叉式聚伞花序,花小,白色。用手触摸有粗糙感。气微,味淡。

【分布】 丽水市各地。

【性味】 味甘、微苦,性凉。

【功效】 清热,利湿,凉血解毒。

【主治】 感冒发热,湿热泄泻,肠风下血,乳痈,疔疮,高血压病。

【用法用量】 内服煎汤,15～30g;外用适量,鲜品捣敷或煎水洗。

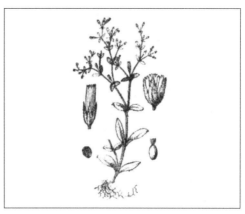

球序卷耳

石竹（洛阳花）

【学名】 *Dianthus chinensis* L.

【药用部位】 全草(瞿麦)。

【生态环境】 栽培,或逸生于田边、路旁、山坡石隙中。

【采收季节】 夏、秋二季花果期采收,洗净,干燥。

【药材性状】 茎圆柱形,上部有分枝,长 30～60cm。表面淡绿色或黄绿色,光滑无毛,节明显,略膨大,断面中空。叶对生,多皱缩,完整叶条形至条状披针形,长 3～7cm,宽 4～8mm。枝端具花果,花萼筒长 1.4～1.8cm,苞片长约为萼筒和 1/4,花瓣先端裂成丝状。气微,味淡。

【分布】 丽水市各地。

【性味】 味苦,性寒。

【功效】 清热利湿,活血通淋。

【主治】 小便不通,热淋,血淋,石淋,闭经,目赤肿痛,痈肿疮毒,湿疮瘙痒。

【用法用量】 内服煎汤,9～15g;外用适量,煎水洗或研末撒。

【注意】 下焦虚寒,小便不利,孕妇、新生儿禁用。

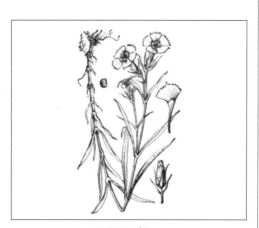

石竹（洛阳花）

173

长萼瞿麦

【学名】 *Dianthus longicalyx* Miq.

【药用部位】 全草(瞿麦)。

【生态环境】 生于山地林下、山地草丛中。

【采收季节】 夏、秋二季花果期采收,洗净,干燥。

【药材性状】 茎圆柱形,上部二歧分枝,长 30～50cm。表面淡绿色或黄绿色,光滑无毛,节明显,略膨大,断面中空。叶对生,多皱缩,完整叶条形至条状披针形,长 5～10cm,宽 5～8mm。枝端具花果,花萼筒长3～4cm,苞片长约为萼筒和 1/4,花瓣先端线形小裂片。气微,味淡。

【分布】 遂昌、龙泉、庆元、缙云。

【性味】 味苦,性寒。

【功效】 清热利湿,活血通淋。

【主治】 小便不通,热淋,血淋,石淋,闭经,目赤肿痛,痈肿疮毒,湿疮瘙痒。

【用法用量】 内服煎汤,9～15g;外用适量,煎水洗或研末撒。

【注意】 下焦虚寒,小便不利,孕妇、新生儿禁用。

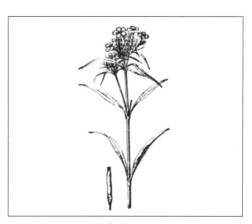

长萼瞿麦

瞿麦（畲药名：韭菜冬）

【学名】 *Dianthus superbus* L.

【药用部位】 全草（瞿麦）。

【生态环境】 生于路边石隙、山坡草丛中。

【采收季节】 夏、秋二季花果期采收，洗净，干燥。

【药材性状】 茎圆柱形，有分枝，长 30～50cm。表面淡绿色或黄绿色，光滑无毛，节明显，略膨大，断面中空。叶对生，多皱缩，完整叶条形至条状披针形，长 3～7cm，宽 4～8mm。枝端具花果，花萼筒长 2.7～3.7cm，苞片长约为萼筒和 1/2，花瓣先端浅齿裂。气微，味淡。

【分布】 丽水市各地。

【性味】 味苦，性寒。

【功效】 清热利湿，利小便，活血通经。

【主治】 小便不通，热淋，血淋，石淋，闭经，目赤肿痛，痈肿疮毒，湿疮瘙痒。

【用法用量】 内服煎汤，9～15g；外用适量，煎水洗或研末撒。

【注意】 下焦虚寒，小便不利，孕妇、新生儿禁用。

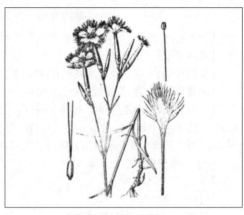

瞿麦（畲药名：韭菜冬）

剪夏罗

【学名】 *Lychins coronata* Thunb.

【药用部位】 根或全草。

【生态环境】 生于山坡疏林、林缘路旁、草丛中，亦有栽培零星。

【采收季节】 春季采收，鲜用或干燥。

【药材性状】 全草长 30～60cm。根条状，根茎竹节状，表面黄色，断面白色。茎近方形，节膨大。单叶对生，完整者卵状椭圆形，长 5～13cm，宽 2～5cm，先端渐尖，基部渐狭，边缘具细锯齿。花 1～5 朵排成聚散花序，花萼长筒形，具脉 10 条，先端 5 裂，花瓣 5，先端有不规则浅裂。气微，味淡。

【分布】 遂昌、缙云，青田（栽培）。

【性味】 味甘、微苦，性寒。

【功效】 清热除湿，泻火解毒。

【主治】 感冒发热，缠腰火丹，风湿痹痛，泄泻。

【用法用量】 内服煎汤，根及根茎 9～15g，全草 15～30g；外用适量，鲜花或叶捣敷，根或根茎研末调敷。

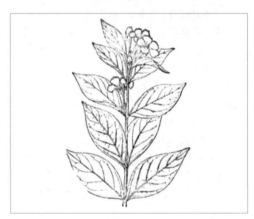

剪夏罗

剪秋罗

【学名】 *Lychins senno* Sieb. et Zucc.

【药用部位】 带根的全草。

【生态环境】 生于山谷沟旁草地阴湿处。有栽培。

【采收季节】 初秋采收，鲜用或干燥。

【药材性状】 全草长 50～80cm，密被细柔毛。根茎结节状。茎圆柱形，单生，有纵沟纹。叶对生，完整叶卵状披针形或卵状长圆形，长 4～10cm，宽 1～3cm，先端渐尖，基部楔形，两面有毛。花 1～3 朵成聚散花序疏生于枝端，花萼长棒形，具脉 10 条，先端 5 裂，边缘膜质，暗紫色，花瓣 5，边缘不整齐深裂，暗红色。气微，味淡。

【分布】 遂昌。市内有作花卉种植。

【性味】 味甘、淡，性寒。

【功效】 清热利尿，散瘀止痛。

【主治】 外感发热，热淋，泄泻，缠腰火丹，风湿痹痛，跌打损伤。

【用法用量】 内服煎汤，根 9～15g，全草 15～30g；外用适量，研末调敷。

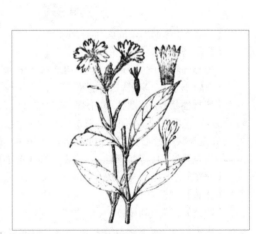

剪秋罗

牛繁缕

【学名】 *Malachium aquaticum*（L.）Fries

【药用部位】 全草。

【生态环境】 生于荒地、路边、屋旁沟边阴湿处。

【采收季节】 春季生长茂盛时采收，鲜用或干燥。

【分布】 丽水市各地。

【性味】 味甘、酸，性平。

【功效】 清热解毒，散瘀消肿。

【主治】 肺热喘嗽，痢疾，痈疽，痔疮，牙痛，月经不调，小儿疳积。

【用法用量】 内服煎汤，15～30g 或鲜品 60g 捣汁；外用适量，鲜品捣敷或煎汤熏洗。

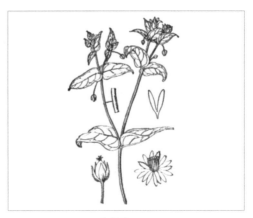

牛繁缕

孩儿参（太子参）

【学名】 *Pseudostellaria heterophylla*（Miq.）Pax

【药用部位】 块根（太子参）。

【生态环境】 生于海拔 1500～1580m 的山坡阔叶林下沟边阴湿处。亦有栽培。

【采收季节】 夏季茎叶大多枯萎根呈黄色时采挖，洗净，用 100℃ 开水烫 3 分钟，捞出，干燥。

【药材性状】 栽培者细长纺锤形或细长条形，稍弯曲，长 3～10cm，直径 2～6mm。表面黄白色，较光滑，微有纵皱纹，凹陷处有须根痕。顶端有茎基。质硬而脆，断面平坦，淡黄白色，角质样；或类白色，有粉性。气微，味微甘。

野生者圆锥形或长纺锤形，长 0.5～5cm，直径 2～3mm。表面淡黄色至灰色，稍粗糙，中上部有细环纹。断面白色，粉性。

【分布】 遂昌。庆元、景宁（栽培）。

【性味】 味甘、微苦，性微寒。

【功效】 益气生津，补脾润肺。

【主治】 脾胃虚弱，食欲不振，倦怠无力，气阴两伤，干咳痰少，自汗气短，以及温病后期气虚津伤，内热口渴，或神经衰弱，心悸失眠，头昏健忘，小儿夏季热。

【用法用量】 内服煎汤，9～30g。

【注意】 凡邪实之证禁服。

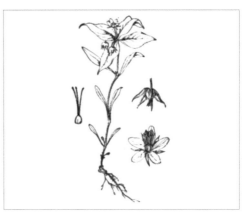

孩儿参（太子参）

175

漆姑草

【学名】 *Sagina japonica*（Sw.）Ohwi

【药用部位】 全草。

【生态环境】 生于田间、路旁、水沟（塘）边、阴湿的山地。

【采收季节】 4～5 月采收，洗净，鲜用或干燥。

【药材性状】 全草长 5～15cm，基部分枝，上部疏生短细毛。叶对生，完整者线形，长 0.5～1.5cm，宽约 1mm。先端尖，基部有薄膜。花小，白色，生于枝端或叶腋。种子细小，褐色，圆肾形，表面密生瘤状突起。气微，味淡。

【分布】 丽水市各地。

【性味】 味苦、辛，性凉。

【功效】 凉血解毒，杀虫止痒。

【主治】 漆疮，秃疮，湿疹，丹毒，瘰疬，无名肿毒，毒蛇咬伤，鼻渊，龋齿痛，跌打内伤。

【用法用量】 内服煎汤，10～30g、研末或绞汁；外用适量，捣敷或绞汁涂。

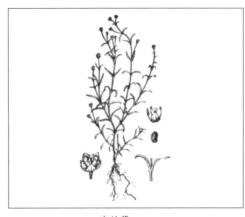

漆姑草

女娄菜

【学名】 *Silene aprica* Turcz. ex Fisch. et Mey.

【药用部位】 全草、根。

【生态环境】 生于山坡路旁草丛中。

【采收季节】 夏、秋季采收全草或根,洗净,鲜用或干燥。

【药材性状】 全草长 15～60cm。根细长纺锤形,木质化。茎基部多分枝。完整叶线形至披针形,长 3～6cm,宽 1～2cm,先端急尖,基部渐窄成柄,花紫红色或黄白色。种子肾形,黑褐色,边缘具瘤状小突起。气微,味淡。

【分布】 遂昌、青田等地。

【性味】 全草:味辛、苦,性平。

根:味苦、甘,性平。

【功效】 全草:活血调经,下乳,健脾,利湿,解毒。

根:利尿,催乳。

【主治】 全草:月经不调,乳少,小儿疳积,脾虚浮肿,疔疮肿毒。

根:小便短赤,乳少。

【用法用量】 全草内服煎汤,9～15g,大剂量可用至 30g,或研末;外用适量,鲜品捣敷。根内服煎汤,9～15g。

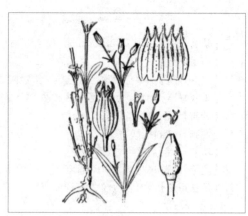

女娄菜

麦瓶草

【学名】 *Silene conoidea* L.

【药用部位】 全草、种子。

【生态环境】 生于田间、路旁、旷野。

【采收季节】 夏、秋季采收,洗净,干燥。

【药材性状】 全草密被腺毛,长 15～60cm。茎基部分枝。完整叶基生者匙形,茎生者长卵形或披针形,长 5～7cm,宽 3～8mm,先端尖,基部抱茎,两面具腺毛。花紫红色,生于分枝顶端。种子多数,肾形,具成行的疣状突起。气微,味淡。

【分布】 丽水市各地。

【性味】 全草:味甘、微苦,性凉。

种子:味甘,性平。

【功效】 全草:养阴,清热,止血,调经。

种子:止血,催乳。

【主治】 全草:吐血,衄血,虚痨咳嗽,咯血,尿血,月经不调。

种子:鼻衄,尿血,乳汁不下。

【用法用量】 全草内服煎汤,9～15g。种子内服煎汤,10～20g。

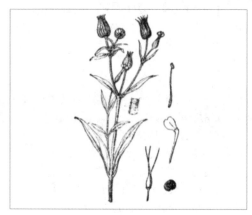

麦瓶草

蝇子草（野蚊子草、沙参 畲药名:土沙参）

【学名】 *Silene fortunei* Vis.

【药用部位】 全草、根。

【生态环境】 生于小溪边、林下、山坡草丛中。

【采收季节】 夏、秋季采收全草或根,洗净,鲜用或干燥。

【药材性状】 根圆锥形或圆柱形,长 5～20cm,直径 1～2cm。表面浅黄色,具纵皱纹,纵纹上有稍突起的横纹。质坚硬,折断面平坦、致密。气微,味微甘、后涩。

【分布】 丽水市各地。

【性味】 全草:味辛、涩,性凉。

根:味辛、涩、微苦,性凉。

【功效】 全草:清热利湿,活血解毒。

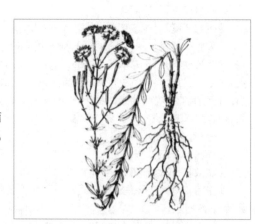

绳子草（野蚊子草、沙参 畲药名:土沙参）

根:清热解表,活血散瘀,生肌长骨,止血止痛。

【主治】 全草:痢疾,肠炎,热淋,带下,虚痨发热,小儿疳积,咽喉肿痛,扁桃体炎。

根:全身浮肿,跌打损伤,关节肌肉酸痛,毒蛇咬伤引起的肿胀疼痛。

【用法用量】 全草内服煎汤,15～60g;外用适量,鲜品捣敷。根内服煎汤,15～30g。

繁缕(万里年　畲药名:鸡娘草)

【学名】 *Stellaria media* (L.) Cyrill.

【药用部位】 全草。

【生态环境】 生于田间、路旁、溪沟边草地。

【采收季节】 开花时采收,洗净,干燥。

【药材性状】 全草扭曲成团。茎细长圆柱形,直径约2mm,表面黄绿色,多分枝,有纵棱,一侧具短柔毛,节处具须根。叶表面灰绿色,对生,无柄,完整叶卵形或圆卵形,长0.5～2.5cm,宽0.5～1.8cm,先端渐尖或急尖,基部渐狭。质脆,易碎。花小,生枝顶或叶腋,淡棕色。有的可见种子,表面黑褐色,具疣状小突点。气微,味淡。

【分布】 丽水市各地。

【性味】 味微苦、甘、酸,性凉。

【功效】 清热解毒,凉血消痈,活血止痛,下乳。

【主治】 痢疾,肠痈,肺痈,乳痈,疔疮肿毒,痔疮肿痛,出血,跌打伤痛,产后瘀滞腹痛,乳汁不下。

【用法用量】 内服煎汤,15～30g,鲜品30～60g或捣汁;外用适量,捣敷、烧炭存性研末干撒或调敷。

【注意】 孕妇慎服。

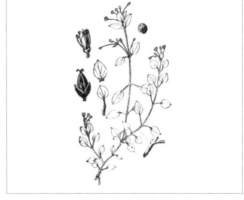

繁缕(万里年　畲药名:鸡娘草)

雀舌草

【学名】 *Stellaria uliginosa* Murr.

【药用部位】 全草。

【生态环境】 生于田间、路旁、山脚溪边阴湿处。

【采收季节】 春至秋初采收,洗净,鲜用或干燥。

【药材性状】 全草扭曲成团,长10～20cm。表面污绿色,叶对生,完整叶匙状长卵形或卵状披针形,长0.5～1.5cm,宽3～6mm,先端渐尖,全缘或浅波状,质脆,易碎。花顶生或腋生。气微,味淡。

【分布】 丽水市各地。

【性味】 味辛,性平。

【功效】 祛风除湿,活血消肿,解毒止血。

【主治】 伤风感冒,泄泻,痢疾,风湿骨痛,跌打损伤,骨折,痈疮肿毒,痔漏,毒蛇咬伤,吐血,衄血,外伤出血。

【用法用量】 内服煎汤,30～60g;外用适量,捣敷或研末调敷。

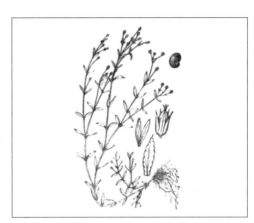

雀舌草

睡莲科 Nymphaeaceae

莼菜

【学名】 *Brasenia schrebari* J. F. Gmel.

【药用部位】 茎叶。

【生态环境】 庆元有野生。栽培于池塘。

【采收季节】 5～7月采收,洗净,鲜用或晾干。

【药材性状】 根茎横生。茎细长,叶互生,叶柄细长,叶片卵形至椭圆形盾状,长5～12cm,宽3～6cm,全缘,上表面绿色,下表面暗紫色,

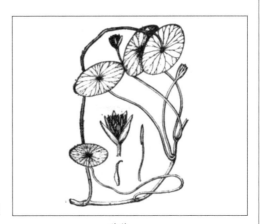

莼菜

叶脉放射状。花梗由叶脉抽出,梗长 6～10cm,有柔毛。气微,味淡,嚼之有黏滑感。

【分布】 市内有零星种植。

【性味】 味甘,性寒。

【功效】 利水消肿,清热解毒。

【主治】 湿热痢疾,黄疸,水肿,小便不利,热毒痈肿。

【用法用量】 内服煎汤,15～30g 或作羹;外用适量,捣敷患处。

【注意】 脾胃虚寒者慎服。

芡

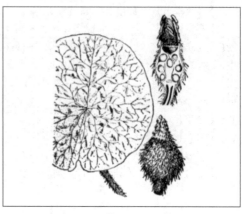

芡

【学名】 *Euryale ferox* Salisb.

【药用部位】 种仁(芡实)、根、花茎、叶。

【生态环境】 生于池塘。

【采收季节】 9～10 月分批采摘,用棒击破带刺外皮,取出种仁,阴干;秋季采挖根,洗净,干燥;6 月采收叶,干燥;7～8 月采收花茎,干燥。

【药材性状】 种仁类球形,多为破粒,完整者直径 5～8mm。表面有棕红色内种皮,一端黄白色,约点全体 1/3,有凹点状的种脐痕,除去内种皮显白色。质较硬,断面白色,粉性。气微,味淡。

【分布】 缙云、莲都、松阳。

【性味】 种仁:味甘、涩,性平。

　　　　根:味咸、甘,性平。

　　　　花茎:味咸、甘,性平。

　　　　叶:味苦、甘,性平。

【功效】 种仁:固肾涩精,补脾止泻。

　　　　根:散结止痛,止带。

　　　　花茎:清虚热,生津液。

　　　　叶:行气各血,祛瘀止血。

【主治】 种仁:遗精,白浊,带下,小便不禁,大便泄泻。

　　　　根:疝气疼痛,无名肿毒,白带。

　　　　花茎:虚热烦渴,口干咽燥。

　　　　叶:吐血,便血,产后胞衣不下。

【用法用量】 种仁内服煎汤,9～15g,亦可适量煮粥食。根内服煎汤,30～60g 或煮食;外用适量,捣敷。叶内服煎汤,9～15g 或烧炭存性研末冲服。

【注意】 种仁:大小便不利者禁服,食滞不化者慎服。

莲(藕、荷花)

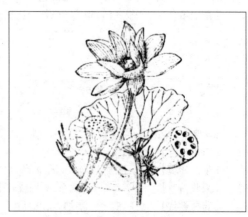

莲(藕、荷花)

【学名】 *Nelumbo nucifera* Gaertn.

【药用部位】 种子(莲子)、果实(石莲子)、种皮、胚芽及胚根、花蕾、雄蕊(莲须)、花托(莲房)、叶柄或花柄(荷梗)、叶(荷叶)、叶基部(荷蒂)、根茎、根茎的节部(藕节)。

【生态环境】 栽培于池塘。

【采收季节】 秋季采收种子、果实、种皮、胚芽及胚根、花托、根茎、根茎的节部,洗净干燥;夏季采收花蕾、雄蕊,阴干;夏、秋季采收叶柄或花柄、叶、叶基部,洗净,鲜用或干燥。

【药材性状】 种子椭圆形或类球形,长 1.2～1.8cm,直径 0.8～1.4cm。表面浅黄棕色至红棕色,有细纵纹和较宽的脉纹。一端中心呈乳头状突起,深棕色,多有裂口,其周边略下陷。质硬,种皮薄,不易剥离。子叶 2,黄白色,肥厚,中有空隙,具绿色莲子心。气微,味甜、微涩。莲子心味苦。

果实卵圆形或椭圆形,两端略尖,长1.5~2cm,直径0.8~1.5cm。表面灰棕色或灰黑色,被白霜。顶端有圆孔状花柱痕,基部有果柄痕。果皮极坚硬,内有种子1粒。种皮红棕色或黄棕色;子叶黄白色,肥厚,粉性,内有绿色胚芽。气微,味微甘、微涩。

胚芽及胚根细圆柱形,长1~1.4cm直径约2mm。幼叶绿色,一长一短,卷成箭形,先端向下反曲,两幼叶间可见小胚芽。胚根圆柱形,长约3mm,黄白色。质脆,易折断,断面有数个小孔。气微,味苦。

花蕾圆锥形,长2.5~5cm,直径2~3cm。表面灰棕色,花瓣多层。散落的花瓣卵形或椭圆形,皱缩或折摺,表面具多数细脉,光滑柔软。去掉花瓣,中心有幼小的莲蓬,顶端平坦,上有小孔十余个,基部渐窄,周围着生多数雄蕊。气香,味微涩。

雄蕊线形。花药扭转,纵裂,长1.2~1.5cm,直径约1mm,淡黄色或棕黄色;花丝纤细,稍弯曲,长1.5~1.8cm,淡紫色。气微香,味涩。

花托倒圆锥状或漏斗状,多裂隙,直径5~8cm,高4.5~6cm。表面灰棕色至紫棕色,具细纵纹或皱纹,顶面有多数圆形孔穴,基部有花梗残基。质疏松,破碎面海绵样,棕色。气微,味微涩。

叶柄或花柄近圆柱形,长20~60cm,直径0.8~1.5cm。表面棕黄色至黄褐色,有数条深浅不等的纵沟和细小的刺状突起。体轻,质脆,断面有大小不等的孔道。气微,味淡。

叶多摺成半圆形或扇形,展开后类圆盾形,直径25~50cm,全缘或稍波状。上表面深绿色或黄绿色,较粗糙,下表面淡灰棕色,叶脉突起,脉间有致密的网状纹理。质柔软,易破碎。气清香,味涩、微苦。

根茎的节部短圆柱形,长2~4cm,直径约2cm。表面灰黄色至灰棕色,皱缩,有纵纹,节上有须根痕。切面有多数类圆形孔。质硬。气微,味微甘、涩。

【分布】丽水市各地。

【性味】种子(莲子):味甘、涩,性平。
果实(经霜老熟果实):味甘、涩、微苦,性寒。
种皮(莲衣):味涩、微苦,性平。
胚芽及胚根(莲子心):味苦,性寒。
花蕾(莲花):味苦、甘,性平。
雄蕊(莲须):味甘、涩,性平。
花托(莲房):味苦、涩,性平。
叶柄或花柄(荷梗):味苦,性平。
叶(荷叶):味苦、涩,性平。
叶基部(荷叶蒂):味苦、涩,性平。
根茎(藕):味甘,性寒。
根茎的节部(藕节):味甘、涩,性平。

【功效】种子(莲子):补脾止泻,益肾固精,养心安神。
果实(经霜老熟果实):清心开胃,健脾止泻。
种皮(莲衣):收涩止血。
胚芽及胚根(莲子心):清心火,平肝火,止血,固精。
花蕾(莲花):散瘀止血,祛湿消风。
雄蕊(莲须):清心益肾,涩精止血。
花托(莲房):散瘀止血。
叶柄或花柄(荷梗):解暑清热,理气化湿。
叶(荷叶):清热解毒,升发清阳,散瘀止血。
叶基部(荷叶蒂):解暑祛湿,祛瘀止血,安胎。
根茎(藕):清热生津,凉血,散瘀,止血。
根茎的节部(藕节):散瘀止血。

【主治】种子(莲子):脾虚久泻,久痢,肾虚遗精,滑泄,小便不禁,崩漏带下,心神不宁,惊悸,不眠。
果实(经霜老熟果实):噤口痢,呕吐不食,心烦失眠,遗精,尿浊,带下。
种皮(莲衣):吐血,衄血,下血。
胚芽及胚根(莲子心):神昏谵语,烦燥不眠,眩晕目赤,吐血,遗精。
花蕾(莲花):跌伤呕血,血淋,崩漏下血,天泡湿疮,疥疮瘙痒。
雄蕊(莲须):遗精,尿频,遗尿,带下,吐血,崩漏。
花托(莲房):崩漏月经过多,便血,尿血。
叶柄或花柄(荷梗):暑湿胸闷不舒,泄泻,痢疾,淋病,带下。
叶(荷叶):暑热烦渴,头痛眩晕,脾虚腹胀,大便泄泻,吐血下血,产后恶露不尽。

叶基部(荷叶蒂):暑湿泄泻,血痢,崩漏下血,妊娠胎动不安。

根茎(藕):热病烦泻,吐衄,下血。

根茎的节部(藕节):吐血,咯血,尿血,便血,血痢,血崩。

【用法用量】 种子内服煎汤,6～15g。果实内服煎汤,6～12g。种皮内服煎汤,1～2g。胚芽及胚根内服煎汤,2～5g。花蕾内服煎汤,6～9g,研末1～1.5g;外用,鲜品贴敷患处。雄蕊内服煎汤,3～5g。花托内服煎汤,5～10g;外用适量,研末调敷或煎汤熏洗。叶柄或花柄内服煎汤,9～15g。叶内服煎汤,3～9g,鲜品15～30g,炒炭3～6g。叶基部内服煎汤,5～10g。根茎内服适量,生食、捣汁或煮食;外用适量,捣敷。根茎的节部内服煎汤,9～15g。

【注意】 种子(莲子):中满痞胀、大便燥结者禁服。

果实(经霜老熟果实):寒虚久痢者禁服。

胚芽及胚根:脾胃虚寒者禁服。

花蕾(莲花):忌地黄、葱、蒜。

叶(荷叶):气血虚寒者禁服。

金鱼藻科 Ceratophyllaceae

金鱼藻

【学名】 *Ceratophyllum demersum* L.

【药用部位】 全草。

【生态环境】 生于池塘、水沟、水库中。

【采收季节】 全年可采,洗净,干燥。

【药材性状】 全草为不规则丝团状,长短不一,具1～2回二叉分枝。表面绿褐色,叶常破碎,轮生,每轮4～12片,丝状或条状,边缘一侧有数个细锯齿。有的可见暗红色小花,腋生,总苞片钻状。小坚果宽椭圆形,具3刺,基部2刺向下斜伸,比果体长。

【分布】 丽水市各地。

【性味】 味甘、淡,性凉。

【功效】 凉血止血,清热利水。

【主治】 血热吐血,咳血,热淋涩痛。

【用法用量】 内服:煎汤3～6g。

【注意】 虚寒性出血,大便溏泄地者禁服。

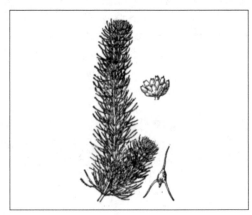

金鱼藻

连香树科 Cercidiphyllaceae

连香树

【学名】 *Cercidiphyllum japonicaum* Sieb. et Zucc.

【药用部位】 成熟果实。

【生态环境】 生于山谷沟旁杂木林中。

【采收季节】 深秋采摘果实,干燥。

【分布】 遂昌。

【功效】 祛风定惊止痉。

【主治】 小儿惊风,抽搐肢冷。

【用法用量】 内服煎汤,10～15g,鲜品可用至30g。

【注意】 国家二级保护植物。

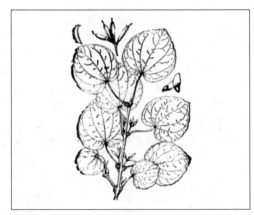

连香树

毛茛科 Ranunculaceae

乌头

【学名】　*Aconitum carmichaeli* Debx.

【药用部位】　块根(川乌)。

【生态环境】　生于山坡草丛或灌丛中。

【采收季节】　6~8月采挖,除去子根,洗净,干燥。

【药材性状】　块根呈不规则的圆锥形,稍弯曲,顶端常有残茎,中部多向一侧膨大,长2~7cm,直径1.2~2.5cm。表面棕褐色至灰棕色,皱缩,有小瘤状侧根及子根脱落后的痕迹。质坚实,断面类白色或浅灰黄色,形成层环纹呈多角形。气微,味辛辣、麻舌。

【分布】　遂昌、缙云、莲都、景宁等地。

【性味】　味辛、苦,发热,大毒。

【功效】　祛风除湿,温经散寒,消肿止痛。

【主治】　风寒湿痹,关节疼痛,肢体麻木,半身不遂,头风头痛,心腹冷痛,寒疝作痛,跌打瘀痛,阴疽肿毒,并可用于麻醉止痛。

【用法用量】　炮制后内服煎汤,1.5~3g,先煎1~2小时。

【注意】　有大毒。生品禁内服。阴虚阳亢,热证疼痛及孕妇禁服。

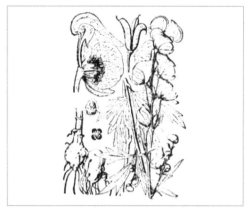

乌头

黄山乌头

【学名】　*Aconitum carmichaeli* Debx. var. *hwangshanicum* W. T. Wang et Hsiao

【药用部位】　块根(草乌)。

【生态环境】　生于山坡草地、路边林缘或灌丛中。

【采收季节】　秋季茎叶枯萎时采挖,洗净,干燥。

【药材性状】　块根呈不规则的圆锥形,稍弯曲,顶端常有残茎,中部多向一侧膨大,长2~7cm,直径0.6~1.8cm。表面灰褐色或黑色,皱缩,有小瘤状侧根。质坚实,断面灰白色或暗灰色,形成层环纹呈多角形。气微,味辛辣、麻舌。

【分布】　云和、遂昌。

【性味】　味辛、苦,发热,大毒。

【功效】　祛风湿,散寒,止痛。

【主治】　风寒湿痹,关节疼痛,肢体麻木,半身不遂,头风头痛,心腹冷痛,寒疝作痛,跌打瘀痛,阴疽肿毒,并可用于麻醉止痛。

【用法用量】　炮制后内服煎汤,1.5~3g,先煎1~2小时。

【注意】　有大毒。生品禁内服。阴虚阳亢,热证疼痛及孕妇禁服。

赣皖乌头

【学名】　*Aconitum finetianum* Hand. – Mazz.

【药用部位】　根。

【生态环境】　生于海拔1200~1600m的山地阴湿处。

【采收季节】　秋季茎叶枯萎时采挖,洗净,干燥。

【药材性状】　根圆柱形或倒长圆锥形,下部有分枝,长3~15cm,直径3~4mm。表面棕褐色至棕黑色,粗糙,有时因后生皮层脱落而露出中柱,扭曲成辫子状或网状。质轻而松脆。气微,味辛辣、麻舌。

【分布】　遂昌、缙云。

【性味】　味辛、苦,性微温,大毒。

【功效】　祛风止痛,和血败毒。

【主治】　风湿痹痛,跌打损伤,肠炎,细菌性痢疾。

【用法用量】　炮制后内服煎汤,3~9g,先煎1~2小时。

【注意】　有大毒。生品禁内服。

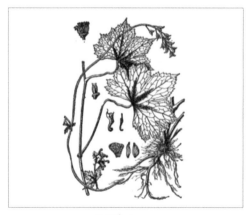

赣皖乌头

鹅掌草(林荫银莲花)

【学名】 *Anemone flaccida* Fr. Schmidt

【药用部位】 根茎。

【生态环境】 生于山地林缘、路边、沟边草丛中。

【采收季节】 春、夏季采收,洗净,切段,干燥。

【药材性状】 根茎近圆柱形或长圆形块状,长2~8cm,直径2~5mm。表面棕褐色至褐色,粗糙,节间短,可见根痕及少数细长须根,顶端有残留茎基及叶基。质坚,断面黄棕色。气微,味辛、苦。

【分布】 遂昌。

【性味】 味辛、微苦,性温,小毒。

【功效】 祛风湿,利筋骨。

【主治】 风湿疼痛,跌打损伤。

【用法用量】 内服煎汤,9~15g或浸酒。

【注意】 有小毒,孕妇禁服。

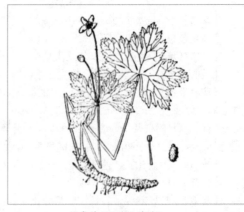

鹅掌草(林荫银莲花)

秋牡丹

【学名】 *Anemone hupehensis* Lem. var. *japonica* (Thunb.) Bowles et Stearn

【药用部位】 根

【生态环境】 生于山坡草地、路边或沟边草丛中。

【采收季节】 秋季采挖,洗净干燥。

【药材性状】 根长圆柱形,稍扭曲,长10~16cm,直径1~1.5cm。表面灰棕色或棕褐色,粗糙,有纵纹,根头部有分枝,其上有白色绒毛及未去尽叶基。质脆,易折断,断面平坦,中间具白心。气微,味苦、微涩。

【分布】 遂昌、龙泉、莲都。

【性味】 味苦,性寒,有毒。

【功效】 杀虫,清热解毒。

【主治】 蛔虫病,蛲虫病,体癣,股癣,中暑发热。

【用法用量】 内服煎汤,3~9g或研末0.6~1.5g;外用适量,捣汁涂或研末搽。

【注意】 有毒,孕妇禁服。

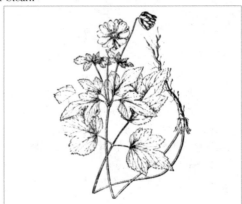

秋牡丹

小升麻(金龟草)

【学名】 *Cimicifuga acerina* (Sieb. et Zucc.) Tanaka

【药用部位】 根茎。

【生态环境】 生于海拔800m以上的山地阴湿草丛中,沟边石砾上。

【采收季节】 秋季采挖,洗净,干燥。

【药材性状】 根茎呈不规则块状,分枝多,呈结节样,长4~10cm,直径5~12mm。表面灰褐色或灰黄色,较平坦,上面有圆洞状稍凹陷茎基痕,下面有坚硬的残存须根。体实、质坚韧,不易折断,断面稍平坦,稀中空,粉性,木部灰褐色或黄褐色,髓部黄绿色。气微香,味微苦而涩。

【分布】 遂昌(九龙山)。

【性味】 味甘、苦,性寒,小毒。

【功效】 清热解毒,疏风透疹,活血止痛,降血压。

【主治】 咽痛,疔肿,斑疹不透,劳伤,腰腿痛及跌打损伤,高血压。

【用法用量】 内服煎汤,3~9g或浸酒;外用适量,捣敷。

【注意】 有小毒,反乌头。

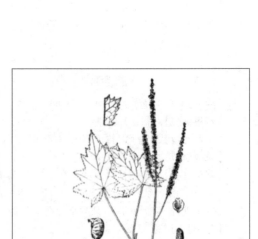

小升麻(金龟草)

女萎(一把抓 畲药名:鸡母绳)

【学名】 *Clematis apiifolia* DC.

【药用部位】 全株及根。

【生态环境】 生于海拔1000m以下的向阳山坡、路边、溪边灌丛或林缘。

【采收季节】 秋季开花采收,洗净,干燥或鲜用。

【药材性状】 全株缠绕交错成团状。茎类方形,长可达数米,直径1~5mm。表面灰绿色或棕绿色,有6条较明显的纵棱,被白色柔毛;质脆,易折断,断面不平坦,木部黄白色,可见多数细小的导管孔,髓部疏松。叶对生,三出复叶,完整小叶卵形或宽卵形,顶生小叶较两侧叶大,具3浅裂,边缘有缺刻状粗锯齿或牙齿,暗绿色,两面有短柔毛;总叶柄长2~9cm,常扭曲。有的带花。气微,味微苦涩。

【分布】 丽水市山区各地。

【性味】 味辛,性温,小毒。

【功效】 祛风除湿,温中理气,利尿,消食。

【主治】 风湿痹痛,吐泻,痢疾,腹痛肠鸣,小便不利,水肿。

【用法用量】 内服煎汤,15~30g;外用适量,鲜品捣敷或煎汤熏洗。

【注意】 本品内服不宜超过30g,否则可引起胃部不适,呕吐,腹泻,食欲大减,头痛,胸闷,四肢无力或面部浮肿等。

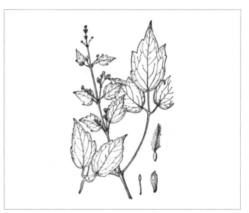

女萎(一把抓 畲药名:鸡母绳)

钝齿铁线莲

【学名】 *Clematis apiifolia* DC. var. *obtusidentata* Rehd. et Wils.

【药用部位】 藤茎。

【生态环境】 生于山坡杂木林中或水沟边、山谷灌丛。

【采收季节】 秋季采收,刮去外皮,切片干燥。

【药材性状】 藤茎细长圆柱形,略扭曲,直径1~4mm。表面黄绿色或绿褐色,有纵棱及节,质脆,易折断。叶对生,三出复叶,具长柄;小叶片黄绿色或灰绿色,密被柔毛,边缘有疏锯齿。气微,味微苦。

【分布】 遂昌、龙泉、莲都、云和。

【性味】 味苦,性凉,小毒。

【功效】 消食止痢,利尿消肿,通经下乳。

【主治】 食滞腹胀,泄泻痢疾,湿热淋证,水肿,闭经,乳汁不通。

【用法用量】 内服煎汤,6~15g。

【注意】 有小毒,孕妇慎服。

粗齿铁线莲(大木通)

【学名】 *Clematis argentilucida* (Levl. et Vant.) W. T. Wang

【药用部位】 藤茎。

【生态环境】 生于海拔1200m左右的山坡林中,或山谷、溪边、路边疏林下,常攀援其他植物及裸岩上。

【采收季节】 秋季采收,刮去外皮,切片干燥。

【药材性状】 藤茎圆柱形,直径3~25mm。表面黑褐色或棕褐色,有6个粗大的纵棱和6个纵槽,每个大纵棱有多个细纵棱,每个槽中有2个细纵棱。粗皮呈长片状层层纵向脱落。横切面皮部有6处内陷,木部黄白色,导管孔大;鲜品横切面有灰黑色或灰黄色胶质物。气微,味微苦。

【分布】 遂昌。

【性味】 味微苦,性平。

【功效】 利尿,解毒,祛风湿。

【主治】 小便不利,淋病,乳汁不通,疮疖肿毒;亦治风湿关节疼痛,肢体麻木。

【用法用量】 内服煎汤,6~12g;外用适量,捣敷或煎汤熏洗。

【注意】 孕妇慎服。

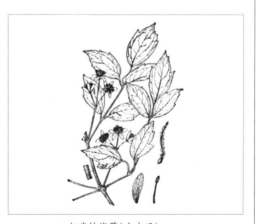

粗齿铁线莲(大木通)

小木通

【学名】 *Clematis armandii* Franch.

【药用部位】 全株及根(川木通)。

【生态环境】 生于海拔300m的山坡、路边灌丛中。

【采收季节】 春、秋二季采收,除去粗皮,切片,干燥。

【药材性状】 茎圆柱形,长短不一,略扭曲,直径3~15mm。表面黄棕色或黄褐色有纵向凹沟及棱线;节处多膨大,有叶痕及侧枝痕。残留皮部易撕裂。质坚硬,不易折断。切面边缘不整齐,残留皮部黄棕色,木部浅黄棕色或淡黄色,有黄白放射状纹理及裂隙,期间布满导管孔,髓部较小,类白色或黄棕色,偶有空腔。气微,味淡。

【分布】 云和。

【性味】 味淡、苦,性寒。

【功效】 利尿,解毒,活血祛瘀。

【主治】 小便不利,尿路感染,关节酸痛,乳汁不通。

【用法用量】 内服煎汤,3~6g。

【注意】 孕妇慎服。

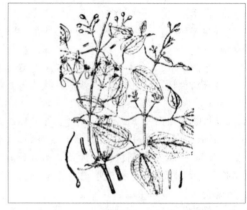

小木通

威灵仙(老虎须 畲药名:九里火)

【学名】 *Clematis chinensis* Osbeck

【药用部位】 根茎及根(威灵仙)、叶。

【生态环境】 生于杂木林缘、山谷沟边灌丛中。

【采收季节】 秋季采挖,洗净,干燥。

【药材性状】 根茎呈柱状,长1.5~10cm,直径0.3~1.5cm;表面淡棕黄色;顶端残留茎基;质较坚韧,断面纤维性;下侧着生多数细根。根细长圆柱形,稍弯曲,长7~15cm,直径1~3mm;表面黑褐色,有细纵纹,有的皮部脱落,露出白色木部;质坚硬,易折断,断面皮部宽广,木部淡黄色,略呈方形,皮部与木部常有裂隙。气微,味淡。

【分布】 丽水市山区各地。

【性味】 根茎及根:味辛、咸、微苦,性温,小毒。

　　　　 叶:味辛、苦,性平。

【功效】 根茎及根:祛风除湿,通络止痛。

　　　　 叶:利咽,解毒,活血消肿。

【主治】 根茎及根:风湿痹痛,肢体麻木,筋脉拘挛,屈伸不利,脚气肿痛,疟疾,骨哽咽喉;并治痰饮积聚。

　　　　 叶:咽喉肿痛,喉痹,鹤膝风,麦粒肿,结膜炎。

【用法用量】 根及根茎内服煎汤,6~10g,治骨哽咽喉可用至30g;外用适量,捣敷或煎汤熏洗。叶内服煎汤,15~30g或浸酒;外用发泡,取鲜叶适量,捣烂贴敷于一定穴位,30分钟左右,局部有轻度辣感时去掉药物,约1小时后局部起小水泡。

【注意】 根茎及根:气血亏虚及孕妇慎服。

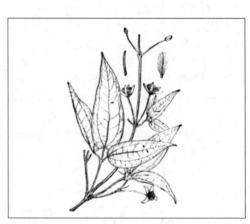

威灵仙(老虎须 畲药名:九里火)

山木通

【学名】 *Clematis finetiana* Lévl. et Vant.

【药用部位】 根(威灵仙)、茎及叶。

【生态环境】 生于海拔1200m以下的向阳山坡、丘陵、荒坡灌丛中。

【采收季节】 秋季采挖,洗净,干燥。

【药材性状】 根细长圆柱形,稍弯曲,长10~15cm,直径2~4mm。表面黑褐色,质坚硬,断面不甚平坦,木部近圆形,导管小孔明显。气微,味微咸。

山木通

　　茎圆柱形,长短不一。表面红褐色,有纵条纹。叶对生,三出复叶,基部有时为单叶,叶柄旋卷;小叶片卵状披针形、狭卵形或卵形,长3~9cm,宽1.5~3.5cm,先端急尖或渐尖,基部圆形、稍心形或斜肾形,全缘,无毛。稍革质,易碎。气微,味苦。

【分布】　丽水市山区各地。

【性味】　根:味辛、苦,性温。
　　　　　　茎及叶:味辛、苦,性温。

【功效】　根:祛风除湿,活络止痛,解毒。
　　　　　　茎及叶:祛风活血,利尿通淋。

【主治】　根:风湿痹痛,跌打损伤,骨鲠咽喉,走马牙疳,目生星翳。
　　　　　　茎及叶:关节肿痛,跌打损伤,小便不利,乳汁不通。

【用法用量】　根内服煎汤,3~15g;外用适量,鲜品捣敷。茎及叶内服煎汤,15~30g,鲜品可用至60g;外用适量,鲜品捣敷发泡。

重瓣铁线莲

【学名】　*Clematis florida* Thunb. var. *plena* D. Don

【药用部位】　全株及根。

【生态环境】　生于海拔1700m左右的阴山坡、溪沟边灌丛中。

【采收季节】　秋季采收,洗净,切段,鲜用或干燥。

【药材性状】　茎细长圆柱形,常缠绕。表面黄棕色或紫棕色,有6条纵棱,节膨大。叶对生二回三出复叶;花黄白色,雄蕊花瓣状。气微,味微苦。根长圆柱形,长5~15cm,直径2~3mm。表面棕褐色,有明显纵纹。折断面木部较大,纤维性,可见导管孔。气微,味淡。

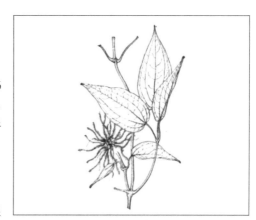
重瓣铁线莲

【分布】　庆元。

【性味】　味苦、微辛,性温,小毒。

【功效】　利尿,通络,理气通便,解毒。

【主治】　风湿性关节炎,小便不利,闭经,便秘腹胀,风火牙痛,眼起星翳,虫蛇咬伤,黄疸。

【用法用量】　内服煎汤,15~30g,研末吞服3~5g。外用适量,鲜品加酒或食盐捣烂敷。

【注意】　孕妇禁服。

单叶铁线莲(雪里开花　畲药名:地雷根、雪里开)

【学名】　*Clematis henryi* Oliv.

【药用部位】　根或叶。

【生态环境】　生于海拔400-1200m的山坡林缘、路边灌丛或沟谷石缝中。

【采收季节】　秋、冬季采挖根部,取块根,洗净,鲜用或干燥。

【药材性状】　块根纺锤形,弯曲不直,长3~12cm,直径4~15mm。表面黄褐色,有纵皱纹。质硬,不易折断,断面白色,粉性,具稀疏的放射状纹理。气微,味微甘。

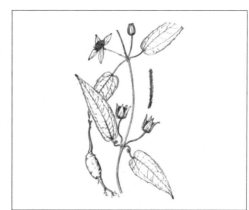
单叶铁线莲(雪里开花　畲药名:地雷根、雪里开)

【分布】　丽水市山区各地。

【性味】　味辛、苦,性凉。

【功效】　清热解毒,祛痰镇咳,行气活血,止痛。

【主治】　小儿高热惊风,咳嗽,咽喉肿痛,头痛,胃痛,腹痛,跌打损伤腮腺炎,疔毒疔疮,蛇伤。

【用法用量】　内服煎汤,9~15g,研末1~3g;外用适量,磨汁涂或鲜品捣敷。

毛蕊铁线莲

【学名】 *Clematis lasiandra* Maxim.

【药用部位】 全株及根。

【生态环境】 生于山地沟边、坡地及灌丛中。

【采收季节】 秋季采收,切段,鲜用或干燥。

【药材性状】 茎细长缠绕;表面黄绿色或绿褐色,有细棱;叶对生,完整叶一至二回三出复叶,少数羽状复叶,小叶片卵状披针形,先端渐尖,基部阔楔形而偏斜,边缘具整齐的锯齿;叶柄长 4～5cm,基部隆起。气微,味淡。根长圆柱形,长 3～15cm,直径 1～2mm;表面褐色至棕褐色,有细皱纹;质坚脆,易折断,断面皮部灰白色,木部类方形,淡黄色;气微,味微苦。

【分布】 遂昌、云和、景宁。

【性味】 味甘、淡、辛,性寒。

【功效】 舒经活络,清热利尿。

【主治】 风湿关节疼痛,跌打损伤,水肿,热淋,小便不利,痈疡肿毒。

【用法用量】 内服煎汤,15～30g;外用适量,煎汤熏洗。

【注意】 孕妇禁服。

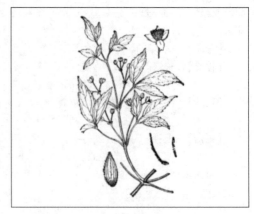

毛蕊铁线莲

毛柱铁线莲

【学名】 *Clematis meyeniana* Walp.

【药用部位】 全株。

【生态环境】 生于海拔约440m的向阳山坡、路边灌丛及疏林中。

【采收季节】 秋季采收,洗净,干燥。

【分布】 遂昌、龙泉等地。

【性味】 味辛、咸、微苦,性温,小毒。

【功效】 破血通经,活络止痛。

【主治】 风寒感冒,胃痛,闭经,跌打瘀肿,风湿麻木,腹痛。

【用法用量】 内服煎汤,6～9g或浸酒;外用适量,捣敷。

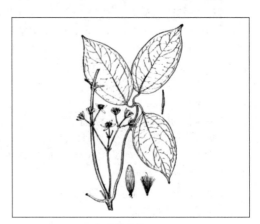

毛柱铁线莲

绣球藤

【学名】 *Clematis montana* Buch. – Ham. ex DC.

【药用部位】 藤茎(川木通)。

【生态环境】 生于山坡、沟谷灌丛中。

【采收季节】 春、秋二季采收,除去粗皮,切片,干燥。

【药材性状】 藤茎长圆柱形,长短不一,直径 1～3cm。表面黄绿色至暗紫棕色,具纵沟及棱脊,残存外皮易纵向撕裂,节部膨大,有叶痕及侧枝痕。质硬脆,易折断,断面纤维状,有放射状纹理及导管孔,髓部黄白色或黄绿色,有空隙。气微,味微苦。

【分布】 龙泉(凤阳山)。

【性味】 味淡、微苦,性寒。

【功效】 清热利尿,通经下乳。

【主治】 湿热癃闭,水肿,淋证,心火上炎之口舌生疮,湿热痹痛,关节不利,妇人闭经,乳汁不通。

【用法用量】 内服煎汤,3～6g。

【注意】 精滑遗尿,气弱伤津,小便过多及孕妇禁服。

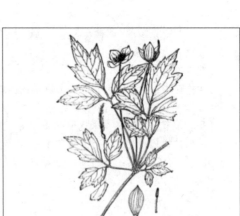

绣球藤

圆锥铁线莲(铜脚威灵仙)

【学名】 *Clematis terniflora* D C.

【药用部位】 根。

【生态环境】 生于海拔 400m 以下的山地、丘陵林缘或路边草丛中。

【采收季节】 全年可采挖,洗净,鲜用或干燥。

【分布】 丽水市山区各地。

【性味】 味苦、辛,性平,小毒。

【功效】 祛风除湿,解毒消肿,凉血止血。

【主治】 风湿痹痛,疔疮肿毒,恶肿疮瘘,喉痹,蛇犬咬伤,吐血,咯血,崩漏下血。

【用法用量】 内服煎汤,9~15g;外用适量,捣敷。

【注意】 有小毒,一次内服不宜超过 24g,米泔水可解毒。孕妇禁服。

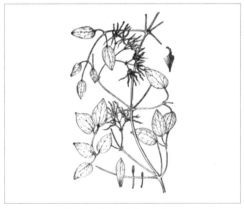

圆锥铁线莲(铜脚威灵仙)

柱果铁线莲

【学名】 *Clematis uncinata* Champ.

【药用部位】 根及叶。

【生态环境】 生于旷野、山地、山谷、沟边灌丛中或林缘。

【采收季节】 秋季采挖,洗净,干燥。

【药材性状】 根长圆柱形,长 5~15cm,直径 1~3mm。表面淡棕色,有明显的纵皱纹。质硬脆,易折断,断面角质样。气微,味淡。

【分布】 丽水市山区各地。

【性味】 味辛、咸、微苦,性温,小毒。

【功效】 利尿,祛风除湿,舒筋活络,祛瘀止痛。

【主治】 风湿痹痛,肢体麻木,筋脉拘挛,脚气肿痛,疮疖,目赤肿痛。

【用法用量】 内服煎汤,6~9g;外用适量,煎汤熏洗。

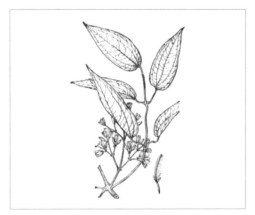

柱果铁线莲

187

短萼黄连(畲药名:黄连)

【学名】 *Coptis chinensis* Franch. var. *brevisepala* W. T. Wang et Hsiao

【药用部位】 全草及根茎和根。

【生态环境】 生于海拔 700-1200m 的沟谷林下阴湿处。

【采收季节】 深秋采挖,除去泥土,鲜用或干燥。

【药材性状】 根茎多单枝,略带连珠状的圆柱形,多弯曲,无"过桥",长 1.5~5cm,直径 2~3mm。表面灰褐色,具多数长短不一,直径约 1mm 的须根,有的带有 3~5cm 的叶柄或全草。气微,味苦。

【分布】 遂昌、云和、景宁、龙泉、庆元、莲都、松阳。

【性味】 味苦,性寒。

【功效】 清热燥湿,泻火解毒。

【主治】 病邪入心经之高热,烦燥,谵妄或热盛迫血妄行之吐衄,湿热胸痹痞,泄泻,痢疾,心火亢盛之心烦失眠,胃热呕吐或消谷善饥,肝火目赤肿痛,以及热毒疮疡,疔毒走黄,牙龈肿痛,口舌生疮,聤耳,阴肿,痔血,湿疹,烫伤。

【用法用量】 内服煎汤,2~6g;外用适量,研末调敷或煎汤熏洗。

【注意】 胃虚呕恶,脾虚泄泻,五更肾泻,均应慎服。

国家二级保护植物。

还亮草(鱼灯苏)

【学名】 *Delphinium anthriscifolium* Hance

【药用部位】 全草。

【生态环境】 生于海拔1200m以下的山麓林缘、沟边、阴湿山坡或草丛中。

【采收季节】 夏、秋季采收,洗净,鲜用或干燥。

【药材性状】 根长圆锥形,长2~9cm,直径1~5mm。表面棕黄色至黑褐色,具细密皱纹。支根多;断面黄色。茎断面中空,纤维性。叶灰绿色,完整叶展平后二至三回羽状复叶,叶片菱状卵形或三角状卵形,两面疏被短柔毛。总状花序有花2~15朵,紫色。种子扁球形,有横膜翅。气微,味辛、苦。

【分布】 丽水市山地各地。

【性味】 味辛、苦,性温,有毒。

【功效】 祛风除湿,通络止痛,化食,解毒。

【主治】 风湿痹痛,半身不遂,食积腹胀,荨麻疹,痈疮癣癞。

【用法用量】 内服煎汤,3~6g;外用适量,捣敷或煎汤熏洗。

【注意】 有毒。内服不宜超过9g。

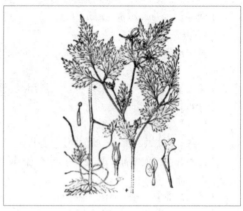

还亮草(鱼灯苏)

蕨叶人字果

【学名】 *Dichocarpum dalzielii* (Drumm. et Hutch.) W. T. Wang et Hsiao

【药用部位】 根及根茎。

【生态环境】 生于山地林下阴湿处。

【采收季节】 冬季采挖,洗净,鲜用或干燥。

【分布】 庆元(菊隆)。

【性味】 味辛、微苦,性寒。

【功效】 清热解毒,消肿止痛。

【主治】 痈疮肿毒,外伤肿痛,跌打疼痛。

【用法用量】 外用适量,捣敷。

【注意】 外用。

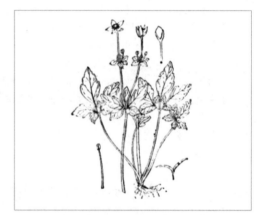

蕨叶人字果

人字果

【学名】 *Dichocarpum sutchuenense* (Franch.) W. T. Wang et Hsiao

【药用部位】 根及根茎。

【生态环境】 生于山坡竹林下阴湿处或沟边。

【采收季节】 秋季采挖,洗净,干燥。

【分布】 龙泉(凤阳山)。

【功效】 清热解毒,消肿。

【主治】 痈疮肿毒,跌打损伤。

【用法用量】 外用适量,捣敷。

【注意】 外用。

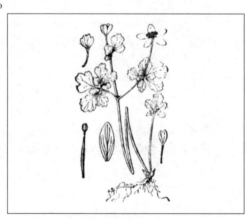

人字果

芍药(白芍)

【学名】 *Paeonia lactiflora* Pall.

【药用部位】 根(白芍)。

【生态环境】 栽培。

【采收季节】 夏、秋季采挖,洗净,沸水中煮后去皮,干燥。

【分布】 丽水市各地有零星栽培,亦有作花卉栽培。

【性味】 味苦、酸,性微寒。

【功效】 养血和营,缓急止痛,敛阴平肝。

【主治】 月经不调,经行腹痛,崩漏,自汗,盗汗,胁肋脘腹疼痛,四肢挛痛,头痛,眩晕。

【用法用量】 内服:煎汤 5 ~ 12g,大剂量可用至 30g。

【注意】 过去认为"浙八味"白芍的主要品种是"芍药",经调查浙江、安徽白芍的主要品种为"毛果芍药"。虚寒之证不宜单独使用。反藜芦。

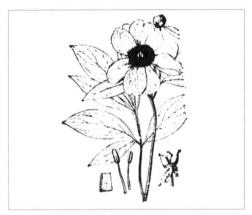

芍药(白芍)

毛果芍药(白芍)

【学名】 *Paeonia lactiflora* Pall. var. *trichocarpa*（Bunge）Stern

【药用部位】 根。

【生态环境】 栽培。

【分布】 丽水市各地有栽培,其中缙云栽培量较大。

【采收季节】 夏、秋季采挖,洗净,沸水中煮后去皮,干燥。

【药材性状】 根圆柱形,稍弯曲,两端平截,长 5 ~ 18cm,直径 0.8 ~ 2.5cm。表面淡棕红色,光洁,有细根痕。质坚硬,不易折断,断面较平坦,微带棕红色,形成层环明显,射线放射状。气微,味微苦、酸。

【性味】 味苦、酸,性微寒。

【功效】 养血和营,缓急止痛,敛阴平肝。

【主治】 月经不调,经行腹痛,崩漏,自汗,盗汗,胁肋脘腹疼痛,四肢挛痛,头痛,眩晕。

【用法用量】 内服煎汤,6 ~ 15g。

【注意】 是"浙八味"白芍的栽培品种。虚寒之证不宜单独使用。反藜芦。

189

牡丹

【学名】 *Paeonia suffruticosa* Andr.

【药用部位】 根皮(牡丹皮)、花。

【生态环境】 栽培。

【采收季节】 秋季挖取根部,剥取根皮,洗净,干燥。

【药材性状】 根皮筒状或半筒状,有纵剖开的裂缝,略向内卷曲或张开,长 3 ~ 20cm,直径 3 ~ 10mm,厚 1 ~ 4mm。外表面灰褐色或黄褐色,有多数横长皮孔样突起和细根痕,栓皮脱落处粉红色;内表面淡黄色或浅黄色,有明显的细纵纹,常见发亮的结晶。质硬而脆,易折断,断面较平坦,淡粉红色,粉性。气芳香,味微苦而涩。

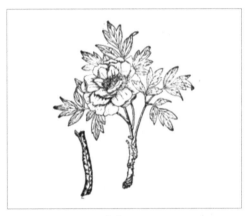

牡丹

【分布】 丽水市各地有零星栽培,其中缙云栽培量较大。

【性味】 根皮:味苦、辛,性微寒。

　　　　　花:味苦、淡,性平。

【功效】 根皮:清热凉血,活血散瘀。

　　　　　花:活血调经。

【主治】 根皮:温热病热入血分,发斑,吐衄,热病后期热伏阴分发热,阴虚骨蒸潮热,血滞经闭,痛经,癥瘕,痈肿疮毒,跌仆损伤,风湿热痹。

　　　　　花:月经不调,经行腹痛。

【用法用量】 根内服煎汤,6 ~ 12g。花内服煎汤,3 ~ 6g。

【注意】 根皮:血虚、虚寒诸证,月经过多及孕妇禁服。

禺毛茛

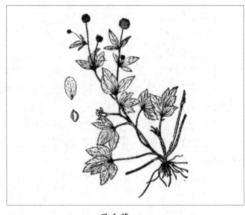

禺毛茛

【学名】 *Ranunculus cantoniensis* DC.

【药用部位】 全草。

【生态环境】 生于平原、丘陵的沟边、路旁水湿地。

【采收季节】 春末夏初采收,洗净,鲜用或干燥。

【药材性状】 全草皱缩成团,拉直后长15~60cm,须根簇生,茎与叶柄密被黄白色糙毛。完整叶展平后为三出复叶,叶形变异较大,黄绿色,基生叶柄较长。花生于茎和分枝顶端,萼片卵形,长约3mm。聚合果球形,直径约1cm,瘦果扁,狭倒卵形,长约3mm,宽约2mm。气微,味微苦。

【分布】 丽水市各地。

【性味】 味微苦,辛,性温,有毒。

【功效】 清肝明目、除湿解毒、截疟。

【主治】 眼翳,目赤,黄疸,痈肿,风湿性关节炎,疟疾。

【用法用量】 外用适量,捣敷发泡或捣汁涂。

【注意】 有毒和刺激性,不能内服。

茴茴蒜

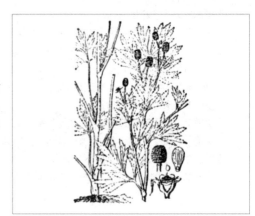

茴茴蒜

【学名】 *Ranunculus chinensis* Bunge

【药用部位】 全草、果实。

【生态环境】 生于溪沟边或湿地。

【采收季节】 夏、秋季采收,洗净,鲜用或干燥。

【药材性状】 全草皱缩成团,拉直后长15~45cm。茎与叶柄具淡黄色糙毛。完整叶展平后为三出复叶,黄绿色,叶片宽卵形,长2.5~7.5cm,先端尖,小叶2~3深裂,两面被糙毛。花序有较多疏生的花,聚合果长圆形,直径6~10mm;瘦果扁平,长3~3.5mm,无毛。气微,味淡。

【分布】 丽水市各地。

【性味】 全草:味辛、苦,性温,有毒。
果实:味苦,性微温。

【功效】 全草:解毒退黄、截疟、定喘、镇痛。
果实:明目、截疟。

【主治】 全草:肝炎,黄疸,肝硬化腹水,疮癞,牛皮癣,疟疾,哮喘,牙痛,胃痛,风湿痛。
果实:夜盲,疟疾。

【用法用量】 全草外用适量,捣敷,先在患处涂凡士林再敷药。果实内服煎汤,3~9g。外用适量,捣敷。

【注意】 全草:有毒和刺激性,一般不内服。内服宜慎,并需久煎。外用对皮肤刺激性大,用时局部要隔凡士林或纱布。

毛茛(畲药名:老虎脚迹)

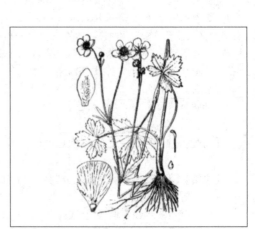

毛茛(畲药名:老虎脚迹)

【学名】 *Ranunculus japonicus* Thunb.

【药用部位】 全草及根、果实。

【生态环境】 生于路边、田边、沟边及向阳山坡草丛中。

【采收季节】 夏、秋季采挖,洗净,沸水中煮后去皮,干燥。

【药材性状】 全草皱缩成团。茎与叶柄均有伸展的柔毛。完整叶展平后三角状肾圆形或五角形,长达6cm,宽约7cm,基部心形或截形。萼片5,船状椭圆形,长4~6mm,有白柔毛;花瓣5。倒卵形,长6~11mm。骨突果卵状长椭圆形,直径4~5mm。

【分布】 丽水市各地。

【性味】 全草及根味辛,性温,有毒。

果实:味辛,性温,有毒。

【功效】 全草及根:退黄,定喘,截疟,镇痛,消翳。

果实:祛寒,止血,截疟。

【主治】 全草及根:黄疸,哮喘,疟疾,偏头痛,牙痛,鹤膝风,风湿关节痛,目生翳膜,瘰疬,痈疮肿毒。

果实:肚腹冷痛,外伤出血,疟疾。

【用法用量】 全草及根外用捣烂,敷患处或穴位,使局部发红起泡时取去或煎汤熏洗。果实内服煎汤,3～9g或泡酒;外用适量,捣敷。

【注意】 有毒,不作内服。皮肤过敏、皮肤破损者和孕妇禁用。

石龙芮

【学名】 *Ranunculus sceleratus* L.

【药用部位】 全草、果实。

【生态环境】 生于田边、沟边、池边湿地或稻田中。

【采收季节】 夏季采收,洗净,鲜用或干燥。

【药材性状】 全草长15～45cm,无毛或几无毛。基生叶及下部叶具长柄;叶片肾状圆形至宽卵形,表面棕绿色,长1～3cm,宽1～3.5cm,3深裂,中部3浅裂,上部叶渐小。聚散花序多数小花,花托被毛;聚合果长圆形,;瘦果多数,倒卵形,稍扁,长1～1.2mm,放大镜下可见两侧有皱纹,喙极短,近点状。气微,味苦、辛,有毒。

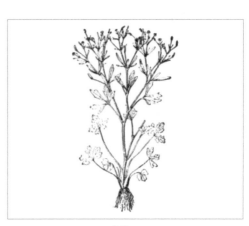

石龙芮

【分布】 丽水市各地。

【性味】 全草:味苦、辛,性寒,有毒。

果实:味苦,性平。

【功效】 全草:清热解毒,消肿散结,止痛,截疟。

果实:和胃,益肾,明目,祛风湿。

【主治】 全草:痈疖肿毒,毒蛇咬伤,痰核瘰疬,风湿关节肿痛,牙痛,疟疾。

果实:心腹烦满,肾虚遗精,阳痿阴冷,不育无子,风寒湿痹。

【用法用量】 全草外用适量,捣敷患处或穴位;果实内服煎汤,3～9g。

【注意】 全草:有毒,一般不作内服。

杨子毛茛(西氏毛茛)

【学名】 *Ranunculus sieboldii* Miq.

【药用部位】 全草。

【生态环境】 生于平原至山地林缘的湿草地。

【采收季节】 夏、秋季采收,洗净,鲜用或干燥。

【药材性状】 茎下部节常生根。表面密生伸展的白色或淡黄色柔毛。叶片圆肾形至宽卵形,长2～5cm,宽3～6cm,下面疏生柔毛;叶柄长2～7cm。花与叶对生。气微,味辛、微苦。

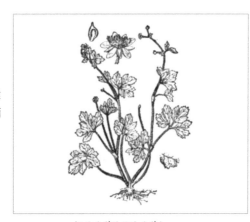

杨子毛茛(西氏毛茛)

【分布】 丽水市各地。

【性味】 味辛、苦,性热,有毒。

【功效】 除痰截疟,解毒消肿。

【主治】 疟疾,瘰肿,毒疮,跌打损伤。

【用法用量】 外用适量,捣敷。

【注意】 有毒,一般不作内服。

猫爪草(小毛茛)

【学名】 *Ranunculus ternatus* Thumb.

【药用部位】 根(猫爪草)或全草。

【生态环境】 生于平原湿地、路边潮湿地草丛中、水田边。

【采收季节】 春、秋两季采收根或全草,除去须根,洗净,干燥。

【药材性状】 块根纺锤形,常 5 ~ 6 个簇生,形似猫爪,长 3 ~ 10mm,簇生根直径 2 ~ 8mm,顶端有黄褐色残留茎基。表面黄褐色或灰黄色,久存色泽变深,微有纵皱纹,并有点状须根痕和残留须根。质坚实,断面类白色或黄白色,粉性,有的中空。气微,味微甘。

【分布】 丽水市各地。

【性味】 根或全草:味甘、辛,性温。

【功效】 解毒,化痰散结。

【主治】 瘰疬、结核、咽炎、疔疮、蛇咬伤、疟疾、偏头痛、牙痛。

【用法用量】 内服煎汤,15 ~ 30g,根单味可用至 120g;外用适量,研末撒。

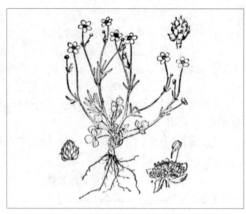

猫爪草(小毛茛)

天葵(畲药名:老鼠屎)

【学名】 *Semiaquilegia adoxoides*（DC.）Makino

【药用部位】 全草(天葵草)、块根(天葵子)、种子。

【生态环境】 生于山坡林缘、疏林下、路边、沟边草丛或阴湿处。

【采收季节】 秋季采收全草,洗净,干燥;夏季采挖块根,洗净,干燥,除去须根;春末,种子成熟时采收,干燥。

【药材性状】 茎纤细,叶为三出复叶;小叶片呈扇状菱形或倒卵状菱形,常深 3 裂或近全裂,裂片顶端有缺刻状钝齿,上表面灰绿色,下表面紫色。蓇葖果 3 ~ 5 个,长 5 ~ 7mm,多已开裂。种子细小,倒卵形。气微,味淡。

块根呈不规则的短柱状,略弯曲,长 1 ~ 3cm,直径 5 ~ 10mm。表面暗褐色至灰黑色,具不规则的皱纹及须根痕。质较软,易折断,断面皮部类白色,木部黄白色或黄棕色,略具放射状纹理。气微,味甘、微苦辛。

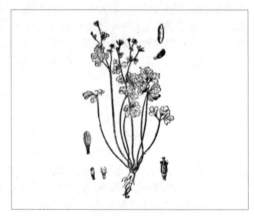

天葵(畲药名:老鼠屎)

【分布】 丽水市各地。

【性味】 全草:味甘,性微寒。

块根:味甘、微苦、微辛,性寒,小毒。

种子:味甘,性寒。

【功效】 全草:解毒消肿,利水通淋。

块根:清热解毒,消肿散结,利水通淋。

种子:解毒,散结。

【主治】 全草:瘰疬痈肿,毒虫咬伤,疝气,小便淋痛。

块根:小儿高热,癫痫,痈肿,疔疮,乳痈,瘰疬,皮肤漆疮,目赤肿痛,咽痛,蛇虫咬伤热淋,砂淋。

种子:乳痈肿痛,疮毒,瘰疬,血崩,带下,小儿惊风。

【用法用量】 全草内服煎汤,9 ~ 15g;外用适量,捣敷。块根内服煎汤克,9 ~ 15g。种子内服煎汤,9 ~ 15g;外用适量,捣敷。

【注意】 块根:脾胃虚寒者禁服。

尖叶唐松草

【学名】 *Thalictrum acutifolium*（Hand. – Mazz.）Boivin

【药用部位】 根及根茎。

【生态环境】 山地沟边、路旁、林缘及湿润草丛中。

【采收季节】 春季至秋季采收,剪去地上茎叶,洗净,鲜用或干燥。

【分布】 遂昌、松阳、云和、景宁。

【性味】 味苦,性寒。

【功效】 解毒消肿,明目,止泻,润肠,凉血。

【主治】 痢疾,腹泻,目赤肿痛,湿热黄疸。

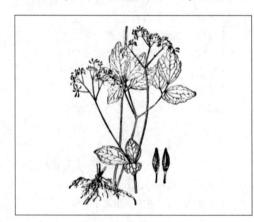

尖叶唐松草

【用法用量】 内服煎汤,3~10g;外用适量,研末调敷。

【注意】 脾胃虚寒者慎服。

大叶唐松草

【学名】 *Thalictrum faberi* Ulbr.

【药用部位】 根及根茎。

【生态环境】 生于海拔600~1300m的山地林下、湿润的溪谷疏林及阴湿草丛中。

【采收季节】 春季至秋季采收,剪去地上茎叶,洗净,鲜用或干燥。

【药材性状】 根茎短,下部密生数十条细根,细根长3~10cm,直径约1mm。表面棕褐色,较疏松;质硬而脆,易折断。气微,味苦。

【分布】 遂昌、龙泉。

【性味】 味苦,性寒。

【功效】 清热,泻火,解毒。

【主治】 痢疾,腹泻,目赤肿痛,湿热黄疸。

【用法用量】 内服煎汤,3~10g;外用适量,研末调敷。

【注意】 脾胃虚寒者慎服。

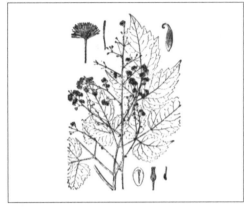

大叶唐松草

华东唐松草

【学名】 *Thalictrum fortunei* S. Moore

【药用部位】 根及根茎。

【生态环境】 生于1500m以下的山坡、林下阴湿处。

【采收季节】 春季至秋季采收,剪去地上茎叶,洗净,鲜用或干燥。

【分布】 遂昌。

【性味】 味苦,性寒。

【功效】 解毒消肿,清湿热,杀虫。

【主治】 痢疾,腹泻,目赤肿痛,湿热黄疸。

【用法用量】 内服煎汤,3~10g;外用适量,研末调敷。

【注意】 脾胃虚寒者慎服。

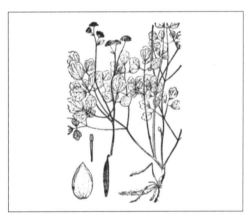

华东唐松草

193

盾叶唐松草

【学名】 *Thalictrum ichangense* Lecoy ex Oliv.

【药用部位】 根及全草。

【生态环境】 生于山坡路边、沟边或林下阴湿处。

【采收季节】 秋采根或全草,洗净,分别干燥。

【药材性状】 根细长,长3~10cm,直径0.3~0.5mm。表面棕褐色,质脆,易折断;气微,味微涩。茎紫褐色,有细纵纹;羽状复叶,多皱缩,展平后小叶片宽椭圆形至近圆形,盾状着生,叶上面绿色,下面暗红或淡绿色。花序梗细长,无花瓣。气微,味微苦。

【分布】 景宁。

【性味】 味苦,性寒。

【功效】 清热解毒,燥湿。

【主治】 湿热黄疸、痢疾,小儿惊风,目赤肿痛,丹毒游风,鹅口疮,跌打损伤。

【用法用量】 内服煎汤,10~15g,研末吞服1.5~2g;外用适量,煎汤熏洗。

【注意】 虚寒证者慎服。

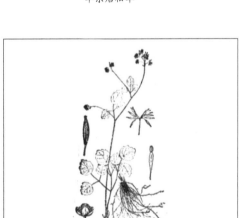

盾叶唐松草

爪哇唐松草

【学名】 *Thalictrum javanicum* Blume

【药用部位】 根及根茎。

【生态环境】 生于海拔1000m左右的山地林下、沟边悬崖边阴湿处。

【采收季节】 秋季采挖,洗净,干燥。

【分布】 遂昌(九龙山)。

【性味】 味苦,性寒。

【功效】 清热解毒,燥湿。

【主治】 痢疾,关节炎,跌打损伤。

【用法用量】 内服煎汤,3~10g。

【注意】 虚寒证慎服。

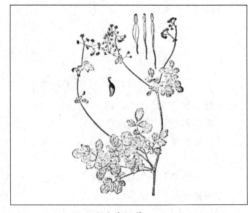

爪哇唐松草

木通科 Lardizabalaceae

木通(畲药名:小叶拿)

【学名】 *Akebia quinata*(Thunb.)Decne.

【药用部位】 茎藤(木通)、根、果实(预知子)。

【生态环境】 生于山坡路边、溪边疏林中。

【采收季节】 秋季采收茎藤、根,洗净,阴干;夏、秋二季果实黄绿时采摘,沸水中略烫后干燥。

【药材性状】 茎圆柱形,长短不一,直径2~8mm。表面灰棕色,有光泽,具浅纵沟纹和突起的圆形或横向长圆形皮孔,有枝痕。质坚硬,较易折断,断面较平坦,皮部薄,易剥离,木部灰白色,导管孔排列紧密而无规则,射线细,不明显,中央髓部圆形,明显。气微,味淡而微辛。

果实肾形或长椭圆形,长3~9cm,直径1.5~3.5cm。表面黄棕色,有不规则的深皱纹,先端钝圆,基部有果梗痕。质坚硬而重,破开后,果瓤白色,粉性,种子多数,略三角形,紫褐色,表面略平坦。气微香,味苦。

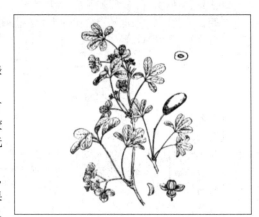

木通(畲药名:小叶拿)

【分布】 丽水市山区各地。

【性味】 茎藤:味苦,性寒。

根:味苦,性平。

果实:味微苦,性平。

【功效】 茎藤:清热利尿,活血通淋。

根:祛风除湿,活血行气,利尿,解毒。

果实:疏肝和胃,活血止痛,软坚散结,利小便。

【主治】 茎藤:小便短赤,淋浊,水肿,胸中烦热,咽喉疼痛,口舌生疮,风湿痹痛,乳汁不通,经闭,痛经。

根:风湿痹痛,跌打损伤,经闭,疝气,睾丸肿痛,脘腹胀满,小便不利,带下,虫蛇咬伤。

果实:肝胃气滞,脘腹、胁肋胀痛,饮食不消,下痢便泄,疝气疼痛,腰痛,经闭痛经,瘿瘤瘰疬,恶性肿瘤。

【用法用量】 茎藤内服煎汤,3~6g。根内服煎汤,9~15g;外用适量,鲜品捣敷。果实内服煎汤,9~15g;大剂量可用至30~60g。

【注意】 茎藤:滑精、气弱、伤津口渴及孕妇慎服。

根:脾虚作泻者禁服。

果实:孕妇禁服。

三叶木通(畲药名:三叶拿)

【学名】 *Akebia trifoliata*(Thunb.)Koidz.

【药用部位】 茎藤(木通)、根、果实(预知子)。

【生态环境】 生于山坡疏林中。

【采收季节】 秋季采收茎藤、根,洗净,阴干;夏、秋二季果实黄绿时采摘,沸水中略烫后干燥。

【药材性状】　茎圆柱形,扭曲,长短不一,直径2～15mm。表面灰棕色至灰褐色,颜色不均匀,有许多不规则的裂纹,具突起的棕色皮孔,皮部与木部易分离,去皮处表面棕黄色,射线处有深棕色纵沟。质坚韧,难折断,断面木部黄白色,导管孔排列紧密而无规则,射线浅棕色,髓部圆形而大。气微,味微苦。

果实肾形或长椭圆形,秒弯曲,长3～8cm,直径2～3cm。表面黄棕色至黑褐色,有不规则纵向网状纹理,基部具稍内凹的果梗痕,果皮革质,较厚。破开后,果瓤淡黄棕色,种子多数,扁长卵形,具光泽,有密布细网纹。气微香,味苦。

【分布】　丽水市山区各地。

【性味】　茎藤:味苦,性寒。

　　　　　根:味苦,性平。

　　　　　果实:味微苦,性平。

【功效】　茎藤:清热利尿,活血通淋。

　　　　　根:祛风除湿,活血行气,利尿,解毒。

　　　　　果实:疏肝和胃,活血止痛,软坚散结,利小便。

【主治】　茎藤:小便短赤,淋浊,水肿,胸中烦热,咽喉疼痛,口舌生疮,风湿痹痛,乳汁不通,经闭,痛经。

　　　　　根:风湿痹痛,跌打损伤,经闭,疝气,睾丸肿痛,脘腹胀满,小便不利,带下,虫蛇咬伤。

　　　　　果实:肝胃气滞,脘腹、胁肋胀痛,饮食不消,下痢便泄,疝气疼痛,腰痛,经闭痛经,瘿瘤瘰疬,恶性肿瘤。

【用法用量】　茎藤内服:煎汤3～6g。根内服:煎汤9～15g;外用:适量,鲜品捣敷。果实内服:煎汤9～15g;大剂量可用至30～60g。

【注意】　茎藤:滑精、气弱、伤津口渴及孕妇禁用。

　　　　　根:脾虚作泻者禁服。

　　　　　果实:孕妇禁服。

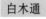

三叶木通(畲药名:三叶拿)

195

白木通

【学名】　*Akebia trifoliata* (Thunb.) Decne. var. *australis* (Diels.) Rehd.

【药用部位】　茎藤(木通)、根、果实(预知子)。

【生态环境】　生于山坡疏林中。

【采收季节】　秋季采收茎藤、根,洗净,阴干;夏、秋二季果实黄绿时采摘,沸水中略烫后干燥。

【药材性状】　茎圆柱形,扭曲,长短不一,直径5～8mm。表面黄棕色至灰褐色,有许多不规则的纵裂纹。质坚韧,难折断,断面木部淡黄色,导管孔排列紧密而无规则,射线约13条,浅黄色放射状,髓部类圆形。气微,味微苦。

果实肾形或椭圆形,秒弯曲,长3～8cm,直径3～3.5cm。表面黄棕色至黑褐色,有不规则粗纵网状纹,多细小龟裂。破开后,果瓤灰棕色,种子多数,扁长三角形,紫红色,有密布细纵纹。气微香,味苦。

【分布】　遂昌。

【性味】　茎藤:味苦,性寒。

　　　　　根:味苦,性平。

　　　　　果实:味微苦,性平。

【功效】　茎藤:清热利尿,活血通淋。

　　　　　根:祛风除湿,活血行气,利尿,解毒。

　　　　　果实:疏肝和胃,活血止痛,软坚散结,利小便。

【主治】　茎藤:小便短赤,淋浊,水肿,胸中烦热,咽喉疼痛,口舌生疮,风湿痹痛,乳汁不通,经闭,痛经。

　　　　　根:风湿痹痛,跌打损伤,经闭,疝气,睾丸肿痛,脘腹胀满,小便不利,带下,虫蛇咬伤。

　　　　　果实:肝胃气滞,脘腹、胁肋胀痛,饮食不消,下痢便泄,疝气疼痛,腰痛,经闭痛经,瘿瘤瘰疬,恶性肿瘤。

【用法用量】　茎藤内服煎汤,3～6g。根内服煎汤,9～15g;外用适量,鲜品捣敷。果实内服煎汤,9～15g,大剂量可用至30～60g。

【注意】　茎藤:滑精、气弱、伤津口渴及孕妇禁用。

　　　　　根:脾虚作泻者禁服。

　　　　　果实:孕妇禁服。

猫儿屎

【学名】 *Decaisnea fargesii* Franch.

【药用部位】 根或果实。

【生态环境】 生于山坡沟旁阴湿地带。

【采收季节】 根全年可采挖,洗净,干燥;夏、秋季采收果实,干燥。

【分布】 遂昌。

【性味】 味甘、辛,性平。

【功效】 祛风除湿,清肺止咳。

【主治】 风湿痹痛,肛门溃烂,阴痒,肺痨咳嗽。

【用法用量】 内服煎汤,15～30g;外用适量,煎水洗或取浓汁搽患处。

鹰爪枫

【学名】 *Holboellia coriacea* Diels.

【药用部位】 根。

【生态环境】 生于林内或路旁灌丛中。

【采收季节】 全年可采挖,洗净,切片,干燥。

【分布】 遂昌、松阳、龙泉等地。

【性味】 味微苦,性寒。

【功效】 祛风除湿,活血通络。

【主治】 风湿痹痛,跌打损伤。

【用法用量】 内服煎汤,15～30g,浸酒或研末。

【注意】 孕妇慎服。

大血藤(畲药名:八卦藤、黄省藤、黄柏藤)

【学名】 *Sargentodoxa cuneata* (Oliv.) Rehd. et Wils.

【药用部位】 茎藤(大血藤、红藤)。

【生态环境】 生于山坡或山沟疏林中。

【采收季节】 秋、冬季采收,切片,干燥。

【药材性状】 呈圆柱形,略弯曲,长20cm以上,直径0.5～3cm。表面灰棕色,粗糙,外皮常鳞片状剥落,剥落处显暗红棕色,有时可见膨大的节和略凹陷的枝痕或叶痕。质硬,断面皮部红棕色,有6处向内陷的木部,木部黄白色,有多数细孔状导管,射线呈放射状排列。气微,味微涩。

【分布】 丽水市山区各地。

【性味】 味苦,性平。

【功效】 解毒消痈,活血止痛,祛风除湿,杀虫。

【主治】 肠痈,痢疾,乳痈,痛经,经闭,跌打损伤,风湿痹痛,虫积腹痛。

【用法用量】 内服煎汤,9～15g;外用适量,捣烂敷患处。

【注意】 孕妇慎服。

五指挪藤(野木瓜)

【学名】 *Stauntonia hexaphylla* (Thunb.) Decne f. *intermedia* Wu

【药用部位】 根或根皮及茎叶。

【生态环境】 生于山路边、山谷沟边、湿润通风的杂木林中。

【采收季节】 秋季采收,洗净,切片,干燥。

【分布】 丽水市山区各地。

【性味】 味苦,性凉。

【功效】 止痛。

【主治】 风湿痹痛,跌打伤痛,各种神经性疼痛。

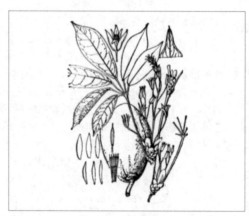

五指挪藤(野木瓜)

【用法用量】 内服煎汤,9～15g,或浸酒;外用适量,捣敷。
【注意】 孕妇禁服。

小檗科 Berberidaceae

长柱小檗(畲药名:细叶黄柏)

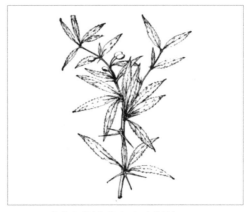

长柱小檗(畲药名:细叶黄柏)

【学名】 *Berberis lempergiana* Ahrendt
【药用部位】 根(小檗根)。
【生态环境】 生于海拔1200m左右的山坡林下灌丛中。
【采收季节】 秋季采收,洗净,干燥。
【分布】 丽水市山区各地。
【性味】 味苦,性寒。
【功效】 清热燥湿。
【主治】 湿热泻痢,黄疸,胆囊炎,口疮,咽喉肿痛,火眼目赤,湿热淋浊,湿疹,丹毒,疮疡肿毒,烫火伤。
畲民用于治疗甲肝、痢疾。
【用法用量】 内服煎汤,9～15g;外用适量,煎水洗。

日本小檗

【学名】 *Berberis thunbergii* DC.
【药用部位】 根及全株。
【生态环境】 栽培。
【采收季节】 秋季采收,洗净,干燥。
【药材性状】 根圆锥形或圆柱形,稍扭曲,有分枝,直径2～15mm;表面棕色至灰棕色,粗糙,具纵棱,老根外皮部分开裂或剥落;质硬,老根较难折断,断面纤维性,横切面可见年轮环,皮部棕色至黄棕色,木部黄色,中央呈枯朽状。茎枝圆柱形,长短不一,老枝暗红色,嫩枝淡红绿色,有纵棱和针刺,针刺单一,长5～18mm,质脆。气微,味苦。
【分布】 市内公园或家庭有零星种植。
【性味】 味苦,性寒。
【功效】 清热燥湿,泻火解毒。
【主治】 湿热泄泻,痢疾,胃热疼痛,目赤肿痛,口疮,咽喉肿痛,急性湿疹,烫伤。
【用法用量】 内服煎汤,15～20g;外用适量,煎水洗眼。

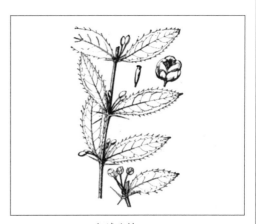

日本小檗

拟蠔猪刺

【学名】 *Berberis soulieana* Schneid.
【药用部位】 根(三颗针)及茎或树皮。
【生态环境】 生于海拔500～1500m山坡林下。
【采收季节】 秋季采收,洗净,干燥。
【药材性状】 根圆锥形或圆柱形,稍扭曲,有分枝,长短不一,直径5～15mm;表面灰棕色,具细皱纹,易剥落;质坚硬,不易折断,断面不平坦,鲜黄色;切面稍显放射状纹理,髓部棕黄色。气微,味苦。
【分布】 遂昌。
【性味】 味苦,性寒。
【功效】 清热,燥湿,泻火解毒。
【主治】 湿热痢疾,腹泻,黄疸,湿疹,疮疡,口疮,目赤,咽痛。
【用法用量】 内服煎汤,15～30g。外用适量,研末调敷。

拟蠔猪刺

庐山小檗(畲药名:土黄连)

【学名】 *Berberis virgetorum* Schneid.

【药用部位】 茎及根(小檗根)。

【生态环境】 生于海拔700~1500m的山坡林下或灌丛中。

【采收季节】 秋季采收,洗净,干燥。

【药材性状】 茎圆柱形,直径5mm;表面灰棕色,有不整齐略弯曲的沟纹,上部多分枝,枝直径2~4mm,针刺较多,单一或2~3分叉。主根圆柱形,直径4~5mm,侧根及支根扭曲;表面土黄色至灰棕色,栓皮易呈片状剥落而露出棕黄色的皮部;质坚硬,断面强纤维性,鲜黄色。气微,味极苦。

【分布】 丽水市山区各地。

【性味】 味苦,性寒。

【功效】 清湿热,解毒。

【主治】 湿热泻痢,黄疸,胆囊炎,口疮,咽喉肿痛,火眼目赤,湿热淋浊,湿疹,丹毒,疮疡肿毒,烫火伤。

【用法用量】 内服煎汤,9~15g。外用适量,煎水洗。

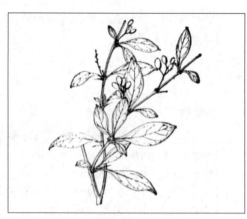

庐山小檗(畲药名:土黄连)

六角莲(畲药名:八角金盘)

【学名】 *Dysosma pleiantha* (Hance) Woodson

【药用部位】 根茎(八角莲)。

【生态环境】 生于海拔1550m以下山坡沟谷杂木林下湿润处或阴湿沟边草丛中。

【采收季节】 深秋采挖,洗净,干燥,切忌受潮。

【药材性状】 根茎结节状,结节类圆球形,直径4~8mm。表面黄棕色,上面有凹陷茎痕或突起芽痕,周围环节同心圆状排列,有的可见残留鳞叶、芽痕,下面有须根或须根痕。质硬,折断面纤维性,有裂隙,横切面皮部狭窄,黄白色,木部黄色,髓部大,约为直径的1/2,黄白色。气微,味苦。

【分布】 丽水市山区各地。

【性味】 味苦、辛,性凉,有毒。

【功效】 化痰散结,祛瘀止痛,清热解毒。

【主治】 咳嗽,咽喉肿痛,瘰疬,瘿瘤,痈肿,疔疮,毒蛇咬伤,跌打损伤,痹证。

【用法用量】 外用适量,磨汁或浸酒、醋涂搽,捣敷或研末调敷。

【注意】 有毒。一般不作内服,孕妇禁服。

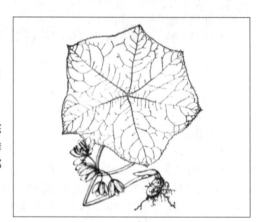

六角莲(畲药名:八角金盘)

八角莲(畲药名:八角金盘)

【学名】 *Dysosma versipellis* (Hance) M. Cheng ex Ying

【药用部位】 根茎(八角莲)。

【生态环境】 生于海拔500~800m山坡林下。

【采收季节】 深秋采挖,洗净,干燥,切忌受潮。

【药材性状】 根茎由数个至十数个结节组成,每个结节圆盘状,大小不一,直径0.6~2cm。表面黄棕色,上面具大型圆凹状茎痕,周围环节明显,同心圆状排列,色较浅,下面有环节及不规则皱纹或裂纹;可见圆点状须根痕和残留须根,须根直径约1mm,浅棕黄色。质极硬,不易折断,断面略平坦,维管束点状环列。气微,味苦。

【分布】 遂昌、龙泉。

【性味】 味苦、辛,性凉,有毒。

【功效】 化痰散结,祛瘀止痛,清热解毒。

【主治】 咳嗽,咽喉肿痛,瘰疬,瘿瘤,痈肿,疔疮,毒蛇咬伤,跌打损伤,痹证。

【用法用量】 外用适量,磨汁或浸酒、醋涂搽,捣敷或研末调敷。

【注意】 有毒。一般不作内服,孕妇禁服。

国家二级保护植物。

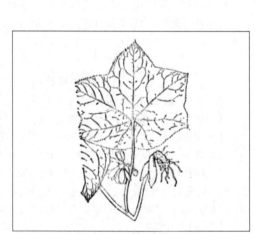

八角莲(畲药名:八角金盘)

淫羊藿(畲药名:山羊角、铁棱角)

【学名】 *Epimedium grandiflorum* Morr.

【药用部位】 茎和叶(淫羊藿)、根及根茎(仙灵脾)。

【生态环境】 生于海拔 400～1300m 的山地林下灌草丛中或山坡沟旁阴湿地。

【采收季节】 夏、秋季采收,洗净干燥。

【药材性状】 叶三出复叶;小叶片卵圆形,长 3～8cm,宽 2～6cm;先端微尖,顶生小叶基部心形,两侧小叶较小,偏心形,外侧较大,呈耳状,边缘具黄色刺毛状细锯齿;上表面黄绿色,下表面灰绿色,主脉 7～9 条,基部有稀疏细长毛,细脉两面突起,网脉明显,;小叶柄长 1～5cm。叶片近革质。气微,味微苦。

【分布】 遂昌、龙泉、莲都(峰源)、云和。

【性味】 茎叶:味辛、甘,性温。

根及根茎:味辛、甘,性温。

【功效】 茎和叶:补肾壮阳,强经健骨,祛风除湿。

根及根茎:补肾助阳,祛风除湿。

【主治】 茎叶:阳痿遗精,虚冷不育,尿频失禁,肾虚喘咳,腰膝酸软,风湿痹痛,半身不遂,四肢麻木。

根及根茎:肾虚阳痿,小便淋沥,喘咳,风湿痹痛。

【用法用量】 茎和叶内服煎汤,6～10g,大剂量可用至15g;外用适量,煎汤含漱。根及根茎内服煎汤,3～9g 或研末为散。

【注意】 茎叶:阴虚而相火易动者禁服。

根及根茎:阴虚及相火易动者禁服。

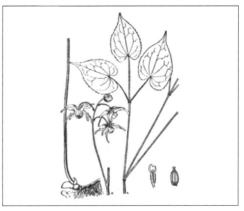

淫羊藿(畲药名:山羊角、铁棱角)

箭叶淫羊藿(畲药名:八山羊角、铁棱角)

【学名】 *Epimedium sagittatum*(Sieb. et Zucc.)Maxim.

【药用部位】 茎和叶(淫羊藿)、根及根茎(仙灵脾)。

【生态环境】 生于海拔 600～1500m 的山地林下灌草丛中。

【采收季节】 夏、秋季采收,洗净,干燥。

【药材性状】 三出复叶,小叶片长卵形至卵状披针形,长 4～12cm,宽 2.5～5cm;先端渐尖,两侧小叶较小,基部明显偏斜,外侧呈箭形。下表面疏被疏短伏毛或近无毛。叶片革质。

【分布】 遂昌、龙泉、云和、景宁、莲都、庆元、松阳。

【性味】 茎叶:味辛、甘,性温。

根及根茎:味辛、甘,性温。

【功效】 茎和叶:补肾壮阳,强经健骨,祛风除湿。

根及根茎:补肾助阳,祛风除湿。

【主治】 茎叶:阳痿遗精,虚冷不育,尿频失禁,肾虚喘咳,腰膝酸软,风湿痹痛,半身不遂,四肢麻木。

根及根茎:肾虚阳痿,小便淋沥,喘咳,风湿痹痛。

【用法用量】 茎和叶内服煎汤,6～10g,大剂量可用至15g;外用适量,煎汤含漱。根及根茎内服煎汤,3～9g 或研末为散。

【注意】 茎叶:阴虚而相火易动者禁服。

根及根茎:阴虚及相火易动者禁服。

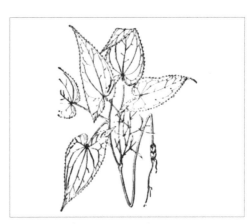

箭叶淫羊藿(畲药名:八山羊角、铁棱角)

阔叶十大功劳(畲药名:大叶黄柏)

【学名】 *Mahonia bealei*(Fort.)Carr.

【药用部位】 茎(功劳木)、根、叶(功劳叶)、果实。

【生态环境】 生于海拔 500～1500m 的山地林下阴凉湿润处。

【采收季节】 全年可采茎、根、叶,洗净,干燥;6 月采摘果实,干燥。

【药材性状】 茎圆柱形,长20~50cm,直径0.5~5cm。表面棕褐色至灰褐色,有明显的纵沟和横向细裂纹,有的外皮较光滑,有光泽,或有叶柄残基。质硬,切面皮部薄,棕褐色,木部黄色,可见数个同心性环轮及排列紧密的放射状纹理,髓部色较深。气微,味苦。

叶厚革质,卵形,大小不等,叶缘反曲,每边具2~8个刺状锯齿,上表面绿色,具光泽,下表面黄绿色,叶柄短或无。气微,味苦。

果实椭圆形,直径4~9mm。表面蓝黑色,被蜡状白粉,皱缩,基部有圆形果柄痕。剥去果皮可见种子二枚。气微,味苦。

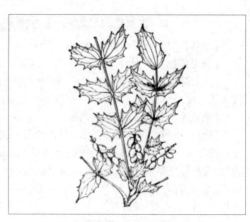
阔叶十大功劳(畲药名:大叶黄柏)

【分布】 丽水市山区各地。亦有零星作花卉栽培。

【性味】 茎:味苦,性寒。

　　　　　根:味苦,性寒。

　　　　　叶:味苦,性寒。

　　　　　果实:味苦,性凉。

【功效】 茎:清热,燥湿,解毒。

　　　　　根:清热,燥湿,消肿,解毒。

　　　　　叶:清虚热,燥湿,解毒。

　　　　　果实:清虚热,补肾,燥湿。

【主治】 茎:肺热咳嗽,黄疸,泄泻,痢疾,目赤肿痛,疮疡,湿疹,烫伤。

　　　　　根:湿热痢疾,腹泻,黄疸,肺痨咳血,咽喉痛,目赤肿痛,疮疡,湿疹。

　　　　　叶:肺痨咳血,骨蒸潮热,头晕耳鸣,腰膝酸软,湿热黄疸,带下,痢疾,风热感冒,目赤肿痛,痈肿疮疡。

　　　　　果实:骨蒸潮热,腰膝酸软,头晕耳鸣,湿热腹泻,带下,淋浊。

【用法用量】 茎内服煎汤,9~15g;外用适量,煎水洗或研末调敷。根内服煎汤,10~15g;外用适量,捣烂或研末调敷。叶内服煎汤,6~9g;外用适量,研末调敷。果实内服煎汤,6~9g或泡茶。

【注意】 茎:体质虚寒者慎服。

　　　　　根:脾胃虚寒者慎服。

小果十大功劳

【学名】 *Mahonia bodinieri* Gagnep.

【药用部位】 茎、根、叶、果实。

【生态环境】 山地灌丛中。

【采收季节】 全年可采茎、根、叶,洗净,干燥;6月采摘果实,干燥。

【分布】 遂昌、龙泉。

【性味】 茎:味苦,性寒。

　　　　　根:味苦,性寒。

　　　　　叶:味苦,性寒。

　　　　　果实:味苦,性凉。

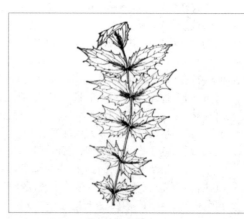
小果十大功劳

【功效】 茎:清热,燥湿,解毒。

　　　　　根:清热,燥湿,消肿,解毒。

　　　　　叶:清虚热,燥湿,解毒。

　　　　　果实:清虚热,补肾,燥湿。

【主治】 茎:肺热咳嗽,黄疸,泄泻,痢疾,目赤肿痛,疮疡,湿疹,烫伤。

　　　　　根:湿热痢疾,腹泻,黄疸,肺痨咳血,咽喉痛,目赤肿痛,疮疡,湿疹。

　　　　　叶:肺痨咳血,骨蒸潮热,头晕耳鸣,腰膝酸软,湿热黄疸,带下,痢疾,风热感冒,目赤肿痛,痈肿疮疡。

　　　　　果实:骨蒸潮热,腰膝酸软,头晕耳鸣,湿热腹泻,带下,淋浊。

【用法用量】 茎内服煎汤,9~15g;外用适量,煎水洗或研末调敷。根内服煎汤,10~15g;外用适量,捣烂或研末调敷。叶内服煎汤,6~9g;外用适量,研末调敷。果实内服煎汤,6~9g或泡茶。

【注意】 茎和根:脾胃虚寒者禁服。

十大功劳(畲药名:十大灰功劳)

【学名】 *Mahonia fortunei*(Lindl.)Fedde

【药用部位】 茎(功劳木)、根、叶、果实。

【生态环境】 生于海拔 1400m 以下的山坡沟谷林中。亦有作花卉栽培。

【采收季节】 全年可采茎、根、叶,洗净,干燥;6 月采摘果实,干燥。

【分布】 莲都、庆元、青田、景宁。

【性味】 茎:味苦,性寒。

　　　　 根:味苦,性寒。

　　　　 叶:味苦,性寒。

　　　　 果实:味苦,性凉。

【功效】 茎:清热,燥湿,解毒。

　　　　 根:清热,燥湿,消肿,解毒。

　　　　 叶:清虚热,燥湿,解毒。

　　　　 果实:清虚热,补肾,燥湿。

【主治】 茎:肺热咳嗽,黄疸,泄泻,痢疾,目赤肿痛,疮疡,湿疹,烫伤。

　　　　 根:湿热痢疾,腹泻,黄疸,肺痨咳血,咽喉痛,目赤肿痛,疮疡,湿疹。

　　　　 叶:肺痨咳血,骨蒸潮热,头晕耳鸣,腰膝酸软,湿热黄疸,带下,痢疾,风热感冒,目赤肿痛,痈肿疮疡。

　　　　 果实:骨蒸潮热,腰膝酸软,头晕耳鸣,湿热腹泻,带下,淋浊。

【用法用量】 茎内服煎汤,9~15g;外用适量,煎水洗或研末调敷。根内服煎汤,10~15g;外用适量,捣烂或研末调敷。叶内服煎汤,6~9g;外用适量,研末调敷。果实内服煎汤,6~9g 或泡茶。

【注意】 茎和根:脾胃虚寒者禁服。

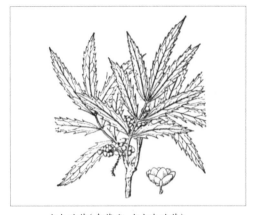

十大功劳(畲药名:十大灰功劳)

安坪十大功劳(密叶十大功劳)

【学名】 *Mahonia ganpinensis*(Levl.)Fedde

【药用部位】 茎和根。

【生态环境】 栽培。

【采收季节】 全年可采茎、根,干燥。

【分布】 市内公园或部分住宅小区。

【性味】 味苦,性寒。

【功效】 清热燥湿,泻火解毒。

【主治】 湿热痢疾,腹泻,黄疸,目赤肿痛,风湿热痹,除劳热骨蒸,咯血,头晕。

【用法用量】 内服煎汤,10~15g;外用适量,研末调敷。

201

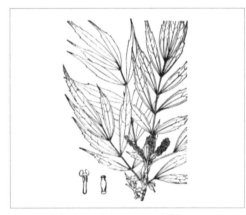

安坪十大功劳(密叶十大功劳)

南天竹

【学名】 *Nandina domestica* Thunb.

【药用部位】 果实、根、茎、叶、果实(天竹子)。

【生态环境】 生于海拔 1000m 以下山地林下或谷地灌丛中。亦有作观赏植物栽培。

【采收季节】 深秋至初春采收成熟果实、根,干燥;全年可采茎、叶,干燥。

【分布】 丽水市山区各地。各住宅小区或公园有作花卉种植。

【药材性状】 果实球形,直径 7~9mm。表面黄红色或红紫色,光滑,微具光泽,有时稍凹陷。顶端宿存微突起的花柱基,基部具果梗或果梗痕。果皮质脆易碎。种子 2 粒,略呈半球形,内面凹陷,黄棕色。气微,味酸、涩。

叶二至三回羽状复叶,最末的小羽片有小叶 3~5 枚;小叶椭圆状披

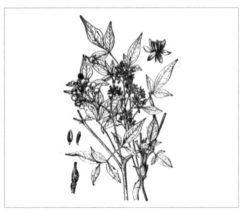

南天竹

针形,长 5~10mm,先端渐尖,基部楔形,全缘,表面深绿色或红色。革质。气微,味苦。

【性味】 果实:味酸、甘,性平,有毒。

根:味苦,性寒,小毒。

茎:味苦,性寒。

叶:味苦,性寒。

果实:味苦、涩、微甘,性平,有小毒。

【功效】 果实:敛肺止咳,平喘。

根:清热,止咳,除湿,解毒。

茎:清湿热,降逆气。

叶:清热利湿,泻火,解毒。

果实:止咳化痰。

【主治】 果实:久咳,气喘,百日咳。

根:肺热咳嗽,湿热黄疸,腹泻,风湿痹痛,疮疡,瘰疬。

茎:湿热黄疸,泻痢,热淋,目赤肿痛,咳嗽,膈食。

叶:肺热咳嗽,百日咳,热淋,尿血,目赤肿痛,疮痈,瘰疬。

果实:咳嗽,痰多气喘,百日咳。

【用法用量】 果实内服煎汤,3~6g 或研末。根内服煎汤,9~15g 或浸酒;外用适量,煎水洗或点眼。茎内服煎汤,10~15g。叶内服煎汤,9~15g;外用适量,捣敷。果实内服煎汤 3~6g。

【注意】 果实:有毒,内服宜慎。外感咳嗽初起慎服。过量服用能使中枢神经兴奋,产生痉挛,严重时,可导致呼吸中枢麻痹,心力衰竭而死亡。

根:孕妇禁服。

防己科 Menispermaceae

木防己(畲药名:蟹龙、一条鞭)

【学名】 *Cocculus orbiculatus*(L.）DC.

【药用部位】 根(木防己)、茎、花。

【生态环境】 生于丘陵、路边,缠绕于灌木或草丛中。

【采收季节】 深秋采挖根、茎,洗净,干燥;5~6 月采花,干燥。

【药材性状】 根圆柱形而扭曲,稍呈连珠状突起,长 5~20cm,直径 1~2cm。表面棕褐色,有弯曲的纵沟和支根痕,质硬,断面黄白色至黄棕色,粉性,皮部薄,木部具稀疏的通常不达中心的放射状纹理,有细小的导管孔。气微,味微苦。

【分布】 丽水市山区各地。

【性味】 根:味苦、辛,性寒。

茎:味苦,性平。

【功效】 根:祛风除湿,通经活络,解毒消肿。

茎:祛风除湿,调气止痛,利水消肿。

花:解毒化痰。

【主治】 根:风湿痹痛,水肿,小便淋痛,闭经,跌打损伤,咽喉肿痛,疮疡肿毒,湿疹,毒蛇咬伤。

茎:风湿痹痛,跌打损伤,胃痛,腹痛,水肿,淋证。

花:慢性骨髓炎。

【用法用量】 根内服煎汤,9~15g;外用适量,煎水熏洗或捣敷。茎内服煎汤,9~15g;外用适量,煎水洗。花内服煎汤,5~10g,鲜品加倍或炖鸡服。

【注意】 根:阴虚,无湿热者及孕妇慎服。

木防己(畲药名:蟹龙、一条鞭)

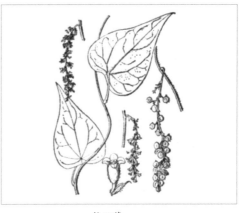

轮环藤

【学名】 *Cyclea racemosa* Oliv.

【药用部位】 根。

【生态环境】 生于山地林中。

【采收季节】 秋季采挖,洗净,切段,鲜用或干燥。

【药材性状】 根长圆柱形,稍弯曲,直径 5 ~ 20mm。表面淡棕色至棕色,有纵向沟纹及突起的支根痕,弯曲处有横向裂纹。质坚,断面有放射状纹理。气微,味苦。

【分布】 龙泉、庆元。

【性味】 味辛、苦,性微温。

【功效】 理气止痛,除湿解毒。

【主治】 脘胀痛,腹痛吐泻,风湿疼痛,咽喉肿痛,毒蛇咬伤,狗咬伤,痈疽肿毒,外伤出血。

【用法用量】 内服煎汤,6 ~ 10g,研末 1.5 ~ 3g;外用适量,研末调敷。

轮环藤

秤钩枫(青枫藤)

【学名】 *Diploclisia affinis* (Oliv.) Diels

【药用部位】 根和茎。

【生态环境】 生于山地林中。

【采收季节】 深秋采收,切成小段,鲜用或干燥。

【药材性状】 根为不规则圆柱形,直径 1 ~ 6cm。表面灰棕色至深棕色,有不规则沟纹和横裂纹,皮孔明显。质硬,不易折断,断面散布多数小孔,有 2 ~ 7 轮偏心性环纹和放射状纹理。气微,味微苦。茎表面灰棕色,有不规则沟纹、裂隙和枝痕。质硬,不易折断,断面有 2 ~ 7 轮偏心性环纹和放射状纹理,髓小。气微,味微苦。

【分布】 青田、莲都。

【性味】 味苦,性凉。

【功效】 清热解毒,利尿通淋,祛风止痛。

【主治】 风湿痹痛,跌仆损伤,小便淋沥,毒蛇咬伤。

【用法用量】 内服煎汤,9 ~ 15g;外用适量,鲜品捣敷。

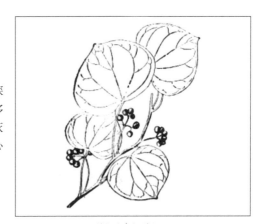

秤钩枫(青枫藤)

蝙蝠葛

【学名】 *Menispermum dauricum* DC.

【药用部位】 根茎(北豆根)、茎藤、叶。

【生态环境】 生于山坡沟谷两旁灌木丛中,常攀援于岩石上。

【采收季节】 秋季采收根茎、茎藤、叶,洗净,干燥。

【药材性状】 根茎细长圆柱形,弯曲,有分枝,长可达 50cm,直径 3 ~ 8mm。表面黄棕色至暗棕色,多有弯曲的细根,并可见突起的根痕和纵皱纹,外皮易剥落。质韧,不易折断,断面不整齐,纤维细,木部淡黄色,呈放射状排列,中心有髓。气微,味苦。

【分布】 丽水市山区各地。

【性味】 根茎:味苦,性温,小毒。

　　　　 茎藤:味苦,性寒。

【功效】 根茎:清热解毒,消肿止痛,利湿。

　　　　 茎藤:清热解毒,消肿止痛。

　　　　 叶:散结消肿,祛风止痛。

【主治】 根茎:咽喉肿痛,肺热咳嗽,疟腮,泻痢,黄疸,风湿痹痛,痔疮肿痛,蛇虫咬伤。

　　　　 茎藤:腰痛,瘰疬,咽喉肿痛,腹泻痢疾,痔疮肿痛。

　　　　 叶:瘰疬,风湿痹痛。

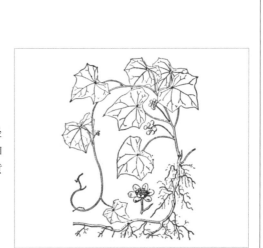

蝙蝠葛

【用法用量】　根茎内服煎汤,3～9g;外用适量,捣敷。茎藤内服煎汤,9～15g;外用适量,捣敷。叶外用适量,捣敷或水煎加酒熏洗。

【注意】　根茎:有小毒,内服剂量不宜过大。脾虚便溏者禁服。

细圆藤

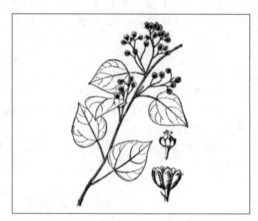

细圆藤

【学名】　*Pericampylus glaucus*（Lam.）Merr.

【药用部位】　茎叶、根。

【生态环境】　生于林缘、密林或灌木林中。

【采收季节】　全年可采茎叶,干燥;秋季采挖根,洗净,干燥。

【药材性状】　茎叶缠绕成束。茎细圆柱形,直径2～4mm。表面黄棕色至灰棕色,具细纵棱,节部有分枝痕,嫩枝被白色绒毛。质脆,断面不平,木部黄白色,髓部白色或中空,皮部往往撕裂相连。气微,味辛。叶多破碎或折叠。完整叶展平三角状卵形至阔卵形,上面棕绿色,下面灰绿色,被白色绒毛,掌状脉多为5条,两面突出,下面较明显;叶柄近盾状着生,被白色绒毛。纸质,易碎。气微,味苦。

【分布】　景宁、龙泉、庆元。

【性味】　茎叶:味苦、辛,性凉。

　　　　　根:味辛,性平。

【功效】　茎叶:清热解毒,熄风止痉,祛风除湿。

　　　　　根:清热解毒,利咽,止咳。

【主治】　茎叶:疮疡肿毒,咽喉肿痛,惊风抽搐,风湿痹痛,跌打损伤,毒蛇咬伤。

　　　　　根:疮疖痈痛,咽喉肿痛,咳嗽,毒蛇咬伤。

【用法用量】　茎叶内服煎汤,9～15g;外用适量,捣敷。根内服煎汤,9～15g;外用适量,鲜品捣敷。

204

防己(畲药名:青绳、青藤)

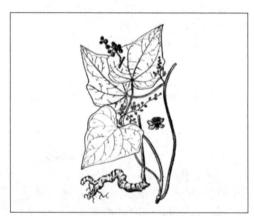

防己(畲药名:青绳、青藤)

【学名】　*Sinomenium acutum*（Thunb.）Rehd. et Wils.

【药用部位】　茎藤(青风藤)。

【生态环境】　生于山地路旁、山坡林缘、沟边。

【采收季节】　秋末冬初采收,切段或切片,干燥。

【药材性状】　茎长圆柱形,常微弯曲,长20cm以上,直径0.5～2cm。表面绿褐色至棕褐色,有的灰褐色,有细纵纹及皮孔。节稍膨大,有分枝。体轻,质硬而脆,易折断,断面不平坦,灰黄色或灰棕色,皮部窄,木部射线呈放射状排列,髓部淡黄白色或黄棕色。气微,味苦。

【分布】　丽水市山区各地。

【性味】　味苦、辛,性平。

【功效】　祛风通络,除湿止痛。

【主治】　风湿痹痛,历节风,鹤膝风,脚气肿痛。

【用法用量】　内服煎汤,6～12g。

【注意】　可出现皮肤过敏,血小板或白细胞减少等不良反应。

金线吊乌龟(头花千金藤、白首乌　畲药名:千斤压)

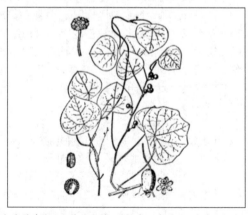

金线吊乌龟(头花千金藤、白首乌　畲药名:千斤压)

【学名】　*Stephania cephalantha* Hayata

【药用部位】　块根(白药脂)。

【生态环境】　生于阴湿山坡、林缘、路旁或溪沟边。

【采收季节】　秋季采挖,洗净,切片,干燥。

【药材性状】　块根呈不规则的块状或短柱状,其下常有几个短圆柱形的根相连,稍弯曲,直径2～7cm。表面棕色至暗褐色,有皱纹及须根痕,顶端有根茎残基。质硬而脆,易折断,断面黄白色,粉性,维管束色较深,排列成稀疏的放射状。气微,味苦。

【分布】 丽水市山区各地。

【性味】 味苦、辛,性凉,小毒。

【功效】 清热解毒,祛风止痛,凉血止血。

【主治】 咽喉肿痛,热毒痈肿,风湿痹痛,腹痛,腮腺炎,吐血,衄血,外伤出血。

【用法用量】 内服煎汤,9~15g,或泡酒;外用适量,研末调敷。

【注意】 脾虚便溏者禁服。

千金藤

【学名】 *Stephania japonica* (Thunb.) Miers

【药用部位】 根和茎叶。

【生态环境】 生于山坡沟谷、路旁矮林缘或草丛中。

【采收季节】 秋季采收,洗净,干燥。

【分布】 丽水市山区各地。

【性味】 味苦、辛,性寒。

【功效】 清热解毒,祛风止痛,利水消肿。

【主治】 咽喉肿痛,痈肿疮疖,毒蛇咬伤,风湿痹痛,胃痛,脚气水肿。

【用法用量】 内服煎汤,9~15g;外用适量,研末调敷。

【注意】 内服过量,可致呕吐。

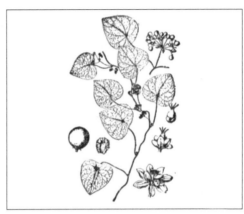

千金藤

石蟾蜍(粉防己　畲药名:猎屎藤、大号青绳)

【学名】 *Stephania tetrandra* S. Moore

【药用部位】 块根(防己)。

【生态环境】 生于山坡、丘陵草丛或灌木丛边缘。

【采收季节】 深秋采挖,洗净,除去粗皮,晒至半干,切段,干燥。

【药材性状】 块根呈不规则圆柱形、半圆柱形或块状,多弯曲,长5~10cm,直径1~5cm。表面淡灰黄色,在弯曲处常有深陷横沟而成结节状的瘤块样。体重,质坚实,断面平坦,灰白色,富粉性,有排列较稀疏的放射状纹理。气微,味苦。

【分布】 丽水市山区各地。

【性味】 味苦、辛,性寒。

【功效】 利水消肿,祛风止痛。

【主治】 小便不利,风湿痹痛,脚气肿痛,疥癣疮肿,高血压病。

【用法用量】 内服煎汤,5~10g。

【注意】 食欲不振及阴虚无湿热者禁服。

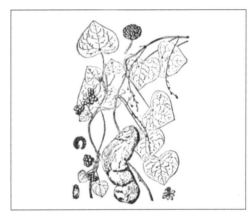

石蟾蜍(粉防己　畲药名:猎屎藤、大号青绳)

木兰科 Magnoliaceae

披针叶茴香(莽草　畲药名:梦幢香)

【学名】 *Illicium lanceolatum* A. C. Smith

【药用部位】 叶、根皮或茎皮(红茴香)。

【生态环境】 生于阴湿的溪沟两旁杂木林中。

【采收季节】 夏季采收叶,鲜用或干燥;全年可采挖根或根皮,洗净,干燥。

【药材性状】 叶多皱缩或破碎,完整叶展平后倒披针形、披针形或椭圆状披针形,长4~11cm,宽2~7cm,基部窄楔形。表面绿色,下面稍

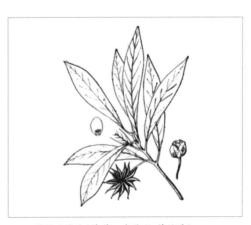

披针叶茴香(莽草　畲药名:梦幢香)

浅;叶柄长 5 ~ 17mm。气香烈,味辛。

根皮或茎皮为不规则片块状、条状或槽状,长短不一,厚 1 ~ 5mm。外表面棕褐色,有的可见皮孔及裂隙;内表面棕黄色,可见纵向小裂隙,质坚脆,易折断,断面红棕色或紫红色,纤维性,可见白色结晶状物。气香,味苦、涩。

【分布】 丽水市山区各地。

【性味】 叶:味辛,性温,有毒。

　　　　 根皮或茎皮:味苦、辛,性温,有毒。

【功效】 叶:祛风止痛,消肿散结,杀虫止痒。

　　　　 根皮或茎皮:通经活血,散瘀止痛。

【主治】 叶:头风,皮肤麻痹,痈肿,乳痈,瘰疬,喉痹,疝瘕,癣疥,秃疮,风虫牙痛,狐臭。

　　　　 根皮或茎皮:风湿痹痛,跌打损伤。

【用法用量】 叶外用适量,捣敷或煎水熏洗。根皮或茎皮内服煎汤,0.9 ~ 1.5g;外用适量,捣敷或浸酒搽。

【注意】 叶:有毒。禁止内服,不可入目。

　　　　 根皮或茎皮:孕妇禁服;阴虚无瘀滞者慎服。

南五味子(长梗南五味子　畲药名:糯米藤)

【学名】 *Kadsura longipedunculata* Finet et Gagnep.

【药用部位】 根或根皮(红木香)。

【生态环境】 生于海拔 1000m 以下山坡、沟谷两岸的灌木林中。

【采收季节】 全年可采挖,洗净,切片,干燥。

【药材性状】 根长圆柱形,长短不一,直径 5 ~ 25mm。表面紫褐色、灰棕色或暗棕色,有纵皱纹及横裂沟,并有支根痕。质硬,不易折断,断面粗纤维性,皮部与木部易分离,皮部宽,棕褐色,木部黄棕色,密布导管小孔。气微香而特异,味苦、辛。根皮为卷筒状、槽状或板块状,厚 1 ~ 4mm。外表面栓皮大多脱落而露出紫色的内皮,内表面暗棕色至灰棕色。质坚而脆。气香,味微苦而辛。

【分布】 丽水市山区各地。

【性味】 辛、苦,性温。

【功效】 理气止痛,祛风通络,活血消肿。

【主治】 胃痛,腹痛,风湿痹痛,痛经,月经不调,产后腹痛,咽喉肿痛,痔疮,无名肿毒,跌打损伤。

【用法用量】 内服煎汤,9 ~ 15g;外用适量,煎水洗或研末调敷。

鹅掌楸(马卦木)

【学名】 *Liriodendron chinense* (Hemsl.) Sarg.

【药用部位】 树皮、根。

【生态环境】 生于海拔 700 ~ 1300m 的常绿阔叶或落叶林内。有栽培。

【采收季节】 夏季采收树皮,干燥;秋季采挖根,洗净,鲜用或干燥。

【分布】 遂昌、龙泉、庆元、景宁。丽水市各地亦有作观赏树栽培。

【性味】 树皮:味辛,性温。

　　　　 根:味辛,性温。

【功效】 树皮:祛风除湿,散寒止咳。

　　　　 根:祛风湿,强筋骨。

【主治】 树皮:风湿痹痛,风寒咳嗽。

　　　　 根:风湿关节痛,肌肉痿软。

【用法用量】 树皮内服煎汤,9 ~ 15g。根内服煎汤,15 ~ 30g 或浸酒。

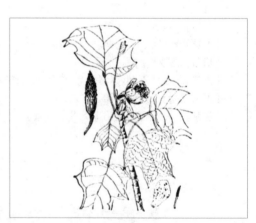

鹅掌楸(马卦木)

天目木兰

【学名】　*Magnolia amoena* Cheng

【药用部位】　花蕾。

【生态环境】　生于海拔 1200 以下阴坡或沟谷阔叶林中。

【采收季节】　春季采收末开放花蕾,阴干。

【药材性状】　为毛笔头形,长 1.5 ~ 2.5cm,基部具带毛茸的短花梗。表面紫棕色,密被灰白色长柔毛,花被片 9,萼片与花瓣同形;雄蕊多数花丝紫红色,花药线形,黄色。雌蕊多心皮,离生。气微香,味微辛。

【分布】　龙泉。

【性味】　味苦,性寒。

【功效】　利尿消肿,润肺止咳。

【主治】　肺虚咳嗽,痰中带血,酒疸,重舌,痈肿。

【用法用量】　内服煎汤,15 ~ 30g。

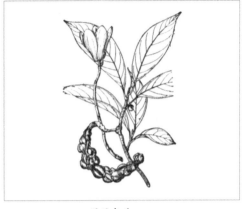

天目木兰

望春花

【学名】　*Magnolia biondii* Pamp.

【药用部位】　花蕾(辛夷)。

【生态环境】　栽培。

【采收季节】　春季采收末开放花蕾,阴干。

【药材性状】　呈长卵形,似毛笔头,长 1.2 ~ 2.5cm,直径 8 ~ 15mm,基部常具短梗,长约 5mm,梗上有类白色点状皮孔。苞片 2 ~ 3 层,每层 2 片,两层苞片间有小鳞芽,苞片外表面密被灰白色或灰绿色茸毛,内表面类棕色。花被片 9,棕色,外轮花被片 3,条形,约为内轮花被片 1/4,呈萼片状,内两轮花被片 6,每轮 3,轮状排列。雄蕊和雌蕊多数,螺旋状排列。体轻,质脆。气芳香,味辛凉而稍苦。

【分布】　遂昌(湖山)。

【性味】　味辛,性温。

【功效】　散风寒,通鼻窍。

【主治】　鼻渊,风寒感冒之头痛,鼻塞,流涕。

【用法用量】　内服煎汤,3 ~ 10g。

【注意】　阴虚火旺者慎服。

黄山木兰

【学名】　*Magnolia cylindrica* Wils.

【药用部位】　花蕾。

【生态环境】　生于海拔 700 ~ 1100m 山地杂木林中。

【采收季节】　春季采收末开放花蕾,阴干。

【药材性状】　呈长卵形,似毛笔头,长 1.5 ~ 3.5cm,直径 8 ~ 15mm,基部常具短梗。苞片外表面密被黄白色或灰黄色茸毛,茸毛脱落处紫褐色,花被片 9,外轮 3 枚较小,卵状披针形或三角形,长约为内轮花被片 1/4,内两轮卵形。雄蕊多数,黄白色,细长条;雌蕊多数,分离。气清香,味辛微辣。

【分布】　遂昌、松阳、龙泉、庆元、景宁、缙云、云和。

【性味】　味苦,性寒。

【功效】　利尿消肿,润肺止咳。

【主治】　肺虚咳嗽,痰中带血,酒疸,重舌,痈肿。

【用法用量】　内服煎汤,15 ~ 30g。

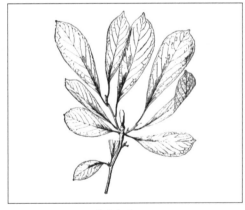

黄山木兰

玉兰(畲药名:野厚朴)

【学名】 *Magnolia denudata* Desr.

【药用部位】 花蕾(辛夷)。

【生态环境】 于海拔1000m以下山坡林中。有栽培。

【采收季节】 春季采收未开放花蕾,阴干。

【药材性状】 呈长卵形,似毛笔头,长1.5～3cm,直径1～1.5cm,基部常具较粗壮短梗,皮孔浅棕色。苞片外表面密被灰白色或灰绿色茸毛。花被片9,内外轮同型。气清香,味辛微辣。

【分布】 遂昌、云和。丽水市各地有作观赏树栽培。

【性味】 味辛,性温。

【功效】 散风寒,通鼻窍。

【主治】 鼻渊,风寒感冒之头痛,鼻塞,流涕。

【用法用量】 内服煎汤,3～10g。

【注意】 阴虚火旺者慎服。

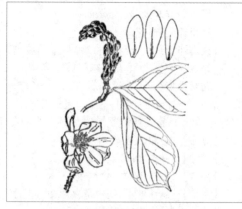

玉兰(畲药名:野厚朴)

广玉兰(荷花玉兰)

【学名】 *Magnolia grandiflora* L.

【药用部位】 树皮和花。

【生态环境】 栽培。

【采收季节】 春季采收未开放花蕾,阴干;全年可采树皮,干燥。

【分布】 丽水市各地均有栽培。

【性味】 味辛,性温。

【功效】 祛风散寒,行气止痛。

【主治】 外感风寒,头痛鼻塞,脘腹胀痛,呕吐腹泻,高血压,偏头痛。

【用法用量】 内服煎汤,树皮6～12g,花3～10g;外用适量,捣敷。

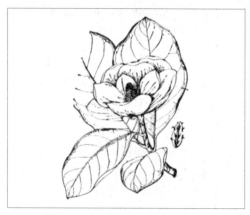

广玉兰(荷花玉兰)

紫玉兰

【学名】 *Magnolia liliflora* Desr.

【药用部位】 花蕾。

【生态环境】 栽培。

【采收季节】 春季采收未开放花蕾,阴干。

【分布】 丽水市各地均有栽培。

【性味】 味辛,性温。

【功效】 散风寒,醒脑,通鼻窍。

【主治】 鼻渊,风寒感冒之头痛,鼻塞,流涕。

【用法用量】 内服煎汤,3～10g。

【注意】 阴虚火旺者慎服。

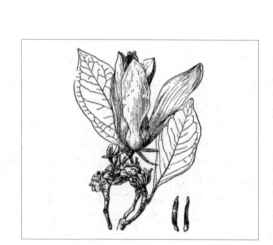

紫玉兰

厚朴

【学名】 *Magnolia officinalis* Rehd. et Wils.

【药用部位】 树皮或根皮(厚朴)、花蕾(厚朴花)、果实。

【生态环境】 生于海拔500～1400m的常绿阔叶或落叶林内。有栽培。

【采收季节】 夏季采收树皮或根皮,阴干;春季采收花蕾,阴干;秋季采收果实,干燥。

【药材性状】 树皮呈卷筒状或双卷筒状,长30～35cm,厚2～7mm,近根部的干皮一端展开如喇叭。外表面灰棕色或灰褐色,粗糙,有时呈鳞片状,较易剥落,有明显椭圆形皮孔和纵皱纹,刮去粗皮显黄棕色。内表面紫棕色或深紫褐色,较平滑,具细密纵纹,划之显油痕。质坚硬,不易折断,断面颗粒,外层灰棕色,内层紫褐色或棕色,有油性,有的可见红棕色小亮星。根皮呈单筒或不规则块片;有的弯曲似"鸡肠"。质硬,较易折断,断面纤维性。气香,味辛辣、微苦。

花蕾呈长圆锥形,长 4~7cm,基部直径 1.5~2.5cm。红棕色至棕褐色。花被多为 12 片,肉质,外层的呈长方倒卵形,内层的呈匙形。雄蕊多数,花药条形,淡黄棕色,花丝宽而短。心皮多数,分离,螺旋状排列于圆锥形的花托上。梗长 0.5~2cm,密被灰黄色绒毛,偶无毛。质脆,易破碎。气香,味淡。

【分布】 遂昌。遂昌、景宁有零星种植。

【性味】 茎皮或根皮:味苦、辛,性温。

花蕾:味辛、微苦,性温。

果实:味甘,性温。

【功效】 树皮或根皮:行气消积,燥湿除满,降逆平喘。

花蕾:行气宽中,开郁化痰。

果实:消食、理气、散结。

【主治】 树皮或根皮:食积气滞,腹胀便秘,湿阻中焦,脘痞吐泻,痰壅气逆,胸满喘咳。

花蕾:肝胃气滞,胸脘胀闷,食欲不振,纳谷不香,感冒咳嗽。

果实:消化不良,胸脘胀闷,鼠瘘。

【用法用量】 茎皮或根皮内服煎汤,3~10g。花蕾内服煎汤,3~9g。果实内服煎汤,2~5g。

【注意】 树皮或根皮:气虚、津伤血枯者及孕妇禁用。

花蕾:阴虚津亏者慎服。

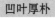

厚朴

凹叶厚朴

【学名】 *Magnolia officinalis* Rehd. et Wils. ssp. *biloba* (Rehd. et Wils.) Law

【药用部位】 树皮或根皮(厚朴)、花蕾(厚朴花)。

【生态环境】 生于海拔 500-1400m 的常绿阔叶或落叶林内。有栽培。

【采收季节】 夏季采收树皮或根皮,阴干;春季采收花蕾,阴干。

【药材性状】 树皮呈卷筒状或双卷筒状,长 30~35cm,厚 2~7mm,近根部的干皮一端展开如喇叭。外表面灰白色、灰棕色或灰褐色,稍粗糙,有的呈鳞片状,较易剥落,有明显椭圆形皮孔和纵皱纹,刮去粗皮显红棕色或黄棕色。内表面紫棕色或深紫褐色,较平滑,具细密纵纹,划之显油痕。质坚硬,不易折断,断面颗粒,外层灰棕色,内层紫褐色或棕色,有油性,有的可见红棕色小亮星。根皮呈单筒或不规则块片;有的弯曲似"鸡肠"。质硬,较易折断,断面纤维性。气香,味辛辣、微苦。

花蕾呈长圆锥形,长 4~7cm,基部直径 1.5~2.5cm。红棕色至棕褐色。花被多为 12 片,肉质,外层的呈长方倒卵形,内层的呈匙形。雄蕊多数,花药条形,淡黄棕色,花丝宽而短。心皮多数,分离,螺旋状排列于圆锥形的花托上。梗长 0.5~2cm,密被灰黄色绒毛,偶无毛。质脆,易破碎。气香,味淡。

【分布】 丽水市山区各地。有大面积人工种植。

【性味】 茎皮或根皮:味苦、辛,性温。

花蕾:味辛、微苦,性温。

【功效】 树皮或根皮:行气消积,燥湿除满,降逆平喘。

花蕾:行气宽中,开郁化痰。

【主治】 树皮或根皮:食积气滞,腹胀便秘,湿阻中焦,脘痞吐泻,痰壅气逆,胸满喘咳。

花蕾:肝胃气滞,胸脘胀闷,食欲不振,纳谷不香,感冒咳嗽。

【用法用量】 茎皮或根皮内服煎汤,3~10g。花蕾内服煎汤,3~9g。

【注意】 树皮或根皮:气虚、津伤血枯者及孕妇禁用。

花蕾:阴虚津亏者慎服。

209

天女花

【学名】　*Magnolia sieboldii* K. Koch

【药用部位】　花蕾。

【生态环境】　生于山地沟谷或阴坡较湿润的矮林、灌丛中。

【采收季节】　春季采收,阴干。

【药材性状】　花蕾似毛笔头,长 1～1.5cm,直径 5～8mm。花被片 9,外轮 3,长圆形,其余 6 片倒卵形。外表面紫棕色,具短毛茸,内表面黄棕色。雄蕊多数,花丝紫褐色;雌蕊心皮少数,离生,紫褐色。气清香,味淡。

【分布】　龙泉、庆元。

【性味】　味苦,性寒。

【功效】　润肺止咳,消肿,解毒。

【主治】　肺虚咳嗽,痰中带血,酒疸,重舌,痈肿。

【用法用量】　内服煎汤,15～30g。

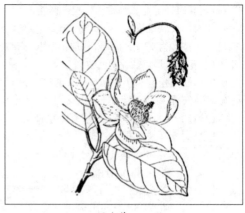

天女花

木莲

【学名】　*Manglietia fordiana* Oliv.

【药用部位】　果实。

【生态环境】　生于山坡阔叶林中。

【采收季节】　处暑前后果实成熟末开裂前摘取,剪除果柄,干燥。

【药材性状】　聚合果形如松球,长 4cm,直径 3～4cm,基部膨大。外表面紫褐色,内侧棕褐色。蓇葖果开裂后,可见暗红色种子 2 枚。剥开种皮,有灰白色而富有油质的子叶 1 枚。气香,味淡。

【分布】　遂昌(九龙山)。

【性味】　味辛,性凉。

【功效】　通便,止咳。

【主治】　实热便秘,老人咳嗽。

【用法用量】　内服煎汤,9～30g。

乳源木莲

【学名】　*Manglietia yuyuanensis* Law

【药用部位】　果实(木莲果)。

【生态环境】　生于山地阔叶林中。

【采收季节】　秋后果实成熟末开裂前摘取,剪除果柄,干燥。

【药材性状】　聚合蓇葖果卵形,似松球,木质,长 2.5～3.5cm,直径 2～3cm。表面棕褐色,有小瘤状突起,基部具红棕色的短梗,直径约 5mm,梗上密布黄色圆点状雄蕊脱落后的痕迹。蓇葖果大部分已裂,内表面棕色,末开裂者背面有 1 条纵棱隆起,侧面黄棕色,具 4～6 条棱。剥去果皮,内有 1～4 枚种子。气芳香,味辛辣。

【分布】　龙泉、庆元、遂昌、缙云。

【性味】　味淡,性平。

【功效】　疏肝理气,通便,止咳。

【主治】　肝胃气痛,胁肋胀痛,老年便秘,咳嗽。

【用法用量】　内服煎汤,9～15g。

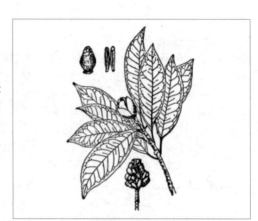

乳源木莲

白兰花

【学名】　*Michelia alba* DC.

【药用部位】　花、叶。

【生态环境】　栽培。

【采收季节】 夏、秋季采收,鲜用或阴干。

【药材性状】 花狭钟形,长 2~3cm。表面红棕色至棕褐色,花被片多为 12,外轮狭披针形,内轮较小;雄蕊多数,花药条形,淡黄棕色,花丝短,易脱落;心皮多数,分离,柱头褐色,外弯,花柱密被灰黄色细绒毛。质脆,易破碎。气芳香,味淡。

【分布】 市内公园、部分住宅庭院及宾馆有栽培。

【性味】 花:味苦、辛,性微温。

　　　　 叶:味苦、辛,性平。

【功效】 花:化湿,行气,止咳。

　　　　 叶:清热利尿,止咳化痰。

【主治】 花:胸闷腹胀,中暑,咳嗽,前列腺炎,白带。

　　　　 叶:泌尿系统感染,小便不利,支气管炎。

【用法用量】 花内服煎汤,6~15g。叶内服煎汤,9~30g;外用适量,鲜品捣敷。

深山含笑

【学名】 *Michelia maudiae* Dunn

【药用部位】 根或花。

【生态环境】 生于海拔 500~1100m 的常绿阔叶林内。有栽培。

【采收季节】 深秋采挖,洗净,干燥;春季采收未开放花蕾,阴干。

【分布】 龙泉、庆元、遂昌、缙云、景宁、莲都、松阳、云和。各地有作花卉种植。

【性味】 味苦,性寒,有毒。

【功效】 清热解毒,行气化浊,止咳。

【主治】 水肿胀满,二便不通,瘰疬,疮毒。

【用法用量】 内服煎汤,3~9g;外用适量,捣敷。

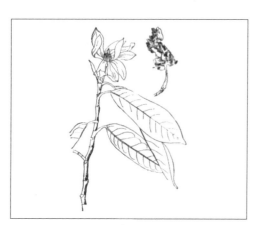

深山含笑

粉背五味子(翼梗五味子)

【学名】 *Schisandra henryi* Clarke

【药用部位】 茎藤。

【生态环境】 生于海拔 1100m 山坡沟边林下。

【采收季节】 秋季采收,切片,干燥。

【药材性状】 茎藤长圆柱形,少分枝,长短不一,直径 1~3cm。表面棕褐色或黑褐色,具深浅不等的纵沟和黄色点状皮孔,幼枝表面具棱翅。质坚实,皮具韧性;横断面皮部棕褐色,有的易于木部分离,木部淡棕黄色,导管小孔排列成放射状,髓部深棕色,常破裂或呈空洞。气微,味微涩、辛。

【分布】 遂昌、龙泉、云和、缙云。

【性味】 味辛、涩,性温。

【功效】 祛风除湿,行气止痛,活血止血。

【主治】 风湿痹痛,心胃气痛,痨伤吐血,闭经,月经不调,跌打损伤,金疮肿毒。

【用法用量】 内服煎汤,15~30g 或浸酒。

【注意】 孕妇禁服。

粉背五味子(翼梗五味子)

华中五味子(畲药名:白五味子)

【学名】 *Schisandra sphenanthera* Rehd. et Wils.

【药用部位】 果实(南五味子)。

【生态环境】 生于海拔 350~1250m 的山坡林缘或灌丛中。

【采收季节】 秋季果实红色时采摘,干燥。

华中五味子(畲药名:白五味子)

【药材性状】 果实呈球形或扁球形,直径4~6mm。表面棕红色至暗棕色,干瘪,皱缩,果肉常紧贴于种子上,种子1~2,肾形,表面棕黄色,有光泽及具疣状突起点,种皮薄而脆。气微。味微酸。

【分布】 丽水市山区各地。

【性味】 味酸,性温。

【功效】 收敛固涩,益气生津,宁心安神。

【主治】 久咳虚喘,梦遗滑精,尿频遗尿,久泻不止,自汗盗汗,津伤口渴,心悸失眠。

【用法用量】 内服煎汤,2~6g。

【注意】 外有表邪、内有实热、咳嗽初起、麻疹初发者禁用。

绿叶五味子

【学名】 *Schisandra viridis* A. C. Smith

【药用部位】 茎藤或根。

【生态环境】 生于山坡林缘或灌丛中。

【采收季节】 全年可采收,洗净,切片,鲜用或干燥。

【分布】 缙云。

【性味】 味辛,性温。

【功效】 祛风活血,行气止痛。

【主治】 风湿骨痛,胃痛,疝气痛,月经不调,荨麻疹,带状疱疹。

【用法用量】 内服煎汤,15~30g;外用适量,煎水洗、捣敷或绞汁搽。

蜡梅科 Calycanthaceae

蜡梅

【学名】 *Chimonanthus praecox*(L.)Link

【药用部位】 花蕾(蜡梅花)、根。

【生态环境】 栽培。

【采收季节】 冬季花初开或未开放时采摘,微火或低温干燥;全年可采根,洗净,干燥。

【药材性状】 花蕾圆形或倒卵形,长0.8~1.2cm,直径4~7mm。表面棕黄色,花被片叠合,下半部被多数膜质鳞片,鳞片黄褐色,三角形,有微毛。气香,味微甜后苦,稍有油腻感。

根圆柱形或圆锥形,长短不一,直径2~10mm。表面黑褐色,具纵皱纹,有细须根及须根痕。质坚韧,不易折断,断面皮部棕褐色,木部浅黄色,有放射状纹理。气芳香,味辛辣、苦。

【分布】 丽水市各地均有栽培。

【性味】 花蕾:味辛、甘、微苦,性凉,小毒。

根:味辛,性温,有毒。

【功效】 花蕾:解暑清热,理气开郁。

根:祛风止痛,理气活血,止咳平喘。

【主治】 花蕾:暑热烦渴,头晕,胸闷脘痞,梅核气,咽喉肿痛,百日咳,小儿麻疹,烫火伤。

根:风湿痹痛,风寒感冒,跌打损伤,脘腹疼痛,哮喘,劳伤咳嗽,疔疮肿毒。

【用法用量】 花蕾内服煎汤,3~9g;外用适量,浸油涂或滴耳。根内服煎汤,6~9g;外用适量,研末撒。

【注意】 花蕾:孕妇慎服。

根:有毒。孕妇禁服。

蜡梅

柳叶蜡梅(畲药名:食凉茶)

【学名】 *Chimonanthus salicifolius* S. Y. Hu

212

【药用部位】　叶（食凉茶）或根。

【生态环境】　生于海拔 600m 以下乱石山坡疏林下、灌木丛中。

【采收季节】　夏、秋季采收叶，低温干燥；秋季采挖根，洗净，切片，干燥。

【药材性状】　叶多皱缩，纸质或薄革质。完整叶展平后呈长卵状披针形或三角形、长椭圆形或线状披针形，长 2.5～14cm，宽 1～4.5cm。表面灰绿色、黄绿色或浅棕绿色，先端钝尖或渐尖，基部楔形，全缘，两面粗糙，下面具白粉，叶脉及叶柄被短毛。质脆，搓之易碎。气清香，味微苦而辛凉。

【分布】　莲都、松阳、遂昌、云和、景宁、缙云、青田。

【性味】　味微苦、辛，性凉。

【功效】　祛风解表，清热解毒，理气健脾，消导止泻。

【主治】　风热表证，脾虚食滞，泄泻，胃脘痛，嘈杂，吞酸。

【用法用量】　叶内服煎汤，6～15g。根内服煎汤，15～30g。

【注意】　用量过大，偶有恶心、上腹不适等副作用。

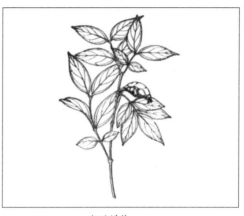

柳叶蜡梅

浙江蜡梅（畲药名：食凉茶、食凉青）

【学名】　*Chimonanthus zhejiangensis* M. C. Liu

【药用部位】　叶或根。

【生态环境】　生于海拔 900m 以下山坡灌木丛中。

【采收季节】　夏、秋季采收叶，低温干燥；秋季采挖根，洗净地，切片，干燥。

【药材性状】　叶多卷曲革质或薄革质，完整叶展平后卵状椭圆形或椭圆形，长 3～16cm，宽 1.2～7cm。深绿色、黄绿色或浅棕绿色，先端细长渐尖，基部楔形或宽楔形，全缘，上面具光泽，下面无白或微具白粉，无毛。质脆。气清香，味辛凉、微涩。

【分布】　遂昌、云和、龙泉、庆元、青田。

【性味】　味微苦、辛，性凉。

【功效】　祛风解表，清热解毒，理气健脾，消导止泻。

【主治】　风热表证，脾虚食滞，泄泻，胃脘痛，嘈杂，吞酸。

【用法用量】　叶内服煎汤，6～15g。根内服煎汤，15～30g。

【注意】　用量过大，偶有恶心、上腹不适等副作用。

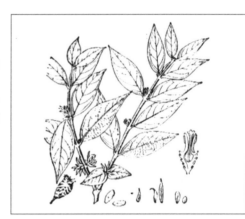

浙江蜡梅（畲药名：食凉茶、食凉青）

樟科 Lauraceae

华南樟（华南桂）

【学名】　*Cinnamomum austro-sinense* H. T. Chang

【药用部位】　树皮。

【生态环境】　生于海拔 900m 以下溪沟边或山坡的常绿阔叶中。

【采收季节】　全年可采，洗净，切丝，干燥。

【药材性状】　树皮呈卷筒状或板片状。表面灰褐色，有少量突起的横纹及疤痕，并附有地衣斑。质硬。气微香味辛辣、微甜。

【分布】　遂昌、龙泉、庆元、景宁等地。

【性味】　味辛，性温。

【功效】　散寒，温中，止痛。

【主治】　风湿骨痛，胃寒疼痛，疥癣。

【用法用量】　内服煎汤，3～6g；外用适量，研末调敷。

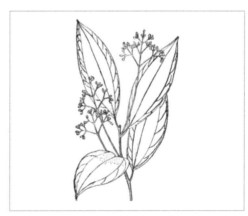

华南樟（华南桂）

樟树(畲药名:水里樟、樟树)

【学名】 *Cinnamomum camphora*（L.）Presl

【药用部位】 木材、根、树皮、叶、果实、病态果实(樟梨子)、枝叶提取物(天然冰片)。

【生态环境】 栽培。

【采收季节】 冬季采收木材、根,切片,阴干;全年可采树皮,切段,鲜用或干燥;3月20日前或6月初后采摘叶,鲜用或晾干;11~12月采收果实或病态果实,干燥。

【药材性状】 木材为不规则的段或块。外表面红棕色至暗棕色,横断面淡黄色或黄白色,可见年轮。质重而硬。有强烈的樟脑香气,味辛有清凉感。

病态果实呈不规则圆球形,直径5~15mm。表面土黄色,凹凸不平,基部有杯状果托。质坚硬,砸碎后断面红棕色,无种子及核。香气特异,味辛、涩。

【分布】 丽水市各地均有栽培。

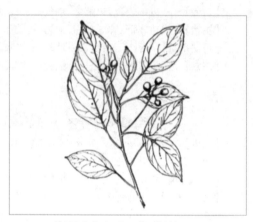

【性味】 木材:味辛,性温。

根:味辛,性温。

树皮:味辛、苦,性温。

叶:味辛,性温。

果实:味辛,性温。

病态果实:味辛,性温。

枝叶提取物:味辛,性热,小毒。

【功效】 木材:祛风散寒,温中理气,活血通络。

根:温中止痛,辟秽和中,祛风除湿。

树皮:祛风除湿,暖胃和中,杀虫疗疮。

叶:祛风,除湿,杀虫,解毒。

果实:祛风散寒,温胃和中,理气止痛。

病态果实:健胃温中,理气止痛。

枝叶提取物:通关窍,利滞气,辟秽浊,杀虫止痒,消肿止痛。

樟树(畲药名:水里樟、樟树)

【主治】 木材:风寒感冒,胃寒胀痛,寒湿吐泻,风湿痹痛,脚气,跌打伤痛,疥癣风痒。

根:胃脘疼痛,霍乱吐泻,风湿痹痛,皮肤瘙痒。

树皮:风湿痹痛,胃脘疼痛,呕吐泄泻,脚气肿痛,跌打损伤,疥癣疮毒,毒虫蜇伤。

叶:风湿痹痛,胃痛,水火烫伤,疮疡肿毒,慢性下肢溃疡,疥癣,皮肤瘙痒,毒虫咬伤。

果实:脘腹冷痛,寒湿吐泻,气滞腹胀,脚气。

病态果实:胃寒脘腹疼痛,食滞腹胀,呕吐腹泻;外用治疮肿。

枝叶提取物:热病神昏,中恶猝倒,痧胀吐泻腹痛,寒湿脚气,疥疮顽癣,秃疮,冻疮,臁疮,水火烫伤,跌打伤痛,牙痛,风火赤眼。

【用法用量】 木材内服煎汤,10~20g;外用适量,煎水洗。根内服煎汤,3~10g;外用适量,煎水洗。树皮内服煎汤,10~15g;外用适量,煎水洗。叶内服煎汤,3~9g或捣汁;外用适量,煎水洗或捣敷。果实内服煎汤,10~15g;外用适量,煎水洗。病态果实内服煎汤,6~12g;外用适量,磨汁涂患处。枝叶提取物外用适量,研末调敷。

【注意】 木材:孕妇禁服。

根:气虚内热者及孕妇禁服。

叶:孕妇禁服。

枝叶提取物:内服不宜过量,气虚及孕妇禁服。皮肤过敏者慎用。

浙江樟(桂皮 畲药名:青皮香)

【学名】 *Cinnamomum chekiangense* Nakai

【药用部位】 根皮或树皮。

【生态环境】 生于海拔600m以下山坡沟谷杂木林中。

【采收季节】 冬季剥取根皮或树皮,阴干。

【分布】 丽水市山区各地。

【性味】 味辛、甘,性温。

【功效】 理气健脾,祛寒止痛。

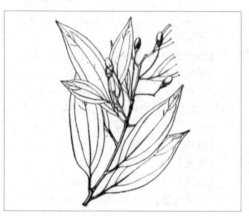

浙江樟(桂皮 畲药名:青皮香)

【主治】 脘腹冷痛,呕吐泄泻,腰膝酸软,寒疝腹痛,寒湿痹痛,瘀滞痛经,血痢,肠风,跌打肿痛。
【用法用量】 内服煎汤,6~12g;外用适量,研末调敷。

细叶香桂(桂皮、香桂 畲药名:臭树柴)

【学名】 *Cinnamomum subavenium* Miq.
【药用部位】 根皮或树皮。
【生态环境】 生于海拔900m以下沟谷、山坡常绿阔叶林中。
【采收季节】 立夏前后采收,干燥。
【药材性状】 呈不规则板片状,横向边缘翘起,长短宽窄不一,厚1~3mm。外表面灰棕色,散有大小不等的地衣斑及不明显的皮孔;内表面红棕色,光滑,具细纵纹。质坚硬,较易折断,断面较平坦,可见细纵纹。香气特异,味辛而微苦。
【分布】 丽水市山区各地。
【性味】 味辛,性温。
【功效】 温中散寒,理气止痛,活血通脉。
【主治】 胃寒疼痛,胸满腹胀,呕吐泄泻,疝气疼痛,跌打损伤,风湿痹痛,血痢肠风。
【用法用量】 内服煎汤,5~10g;外用适量,捣敷或研末外敷。

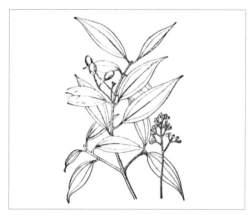

细叶香桂(桂皮、香桂 畲药名:臭树柴)

乌药(畲药名:脚郎头、鸡蛋衣)

【学名】 *Lindera aggregata*(Sims)Kosterm.
【药用部位】 块根(乌药)、叶、果实。
【生态环境】 生于海拔1000m以下山坡、谷地林下灌丛中。
【采收季节】 冬季挖取块根,洗净,刮去外皮,切片,干燥;夏、秋季采摘叶,洗净,鲜用或干噪;10月采收果实,干燥。
【药材性状】 块根多切成类圆形的片,直径1~3cm。表面黄棕色或黄褐色,切面黄白色至淡黄棕色,有细密的放射状纹理及年轮,中心色稍深。质脆易碎。气香,味微苦、辛,有清凉感。
【分布】 丽水市山区各地。
【性味】 块根:味辛,性温。
　　　　 叶:味辛,性温。
　　　　 果实:味辛,性温。
【功效】 块根:行气止痛,温肾散寒。
　　　　 叶:温中理气,消肿止痛。
　　　　 果实:散寒回阳,温中和胃。
【主治】 块根:胸胁满闷,脘腹胀痛,头痛,寒疝疼痛,痛经及产后腹痛,尿频,遗尿。
　　　　 叶:脘腹冷痛,小便频数风湿痹痛,跌打伤痛,烫伤。
　　　　 果实:阴毒伤寒,寒性吐泻,疝气腹痛。
【用法用量】 块根内服煎汤,3~9g;外用适量,研末调敷。叶内服煎汤,3~10g;外用适量,鲜品捣敷。果实内服煎汤,3~10g。
【注意】 块根:气虚及内热证禁服,孕妇及体虚慎服。

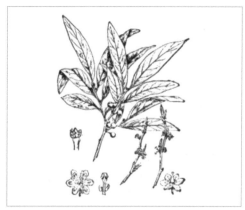

乌药(畲药名:脚郎头、鸡蛋衣)

狭叶山胡椒

【学名】 *Lindera angustifolia* Cheng
【药用部位】 根或枝叶。
【生态环境】 生于山坡疏林或灌丛中。
【采收季节】 秋季采收,洗净,干燥。

狭叶山胡椒

【分布】 遂昌等地。

【性味】 味辛,性温。

【功效】 祛风,除湿,行气散寒,解毒消肿。

【主治】 寒感冒,头痛,风湿痹痛,四肢麻木,痢疾,肠炎,跌打损伤,疮疡肿毒,荨麻疹,淋巴结结核。

【用法用量】 内服煎汤,10~15g;外用适量,根研末调敷、鲜叶捣敷。

香叶树

【学名】 *Lindera communis* Hemsl.

【药用部位】 枝叶或茎皮。

【生态环境】 生于海拔 500m 以下山坡常绿阔叶林中。

【采收季节】 全年可采收,茎皮刮去粗皮,干燥。

【分布】 丽水市山区各地。

【性味】 味涩、微辛,性微寒。

【功效】 解毒消肿,散瘀止痛。

【主治】 跌打肿痛,外伤出血,疮痈疖肿。

【用法用量】 内服煎汤或开水泡,3~9g;外用适量,鲜叶捣敷或干叶研粉敷。

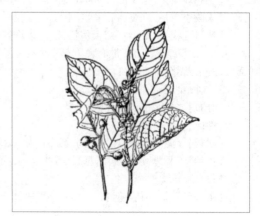

香叶树

红果钓樟

【学名】 *Lindera erythrocarpa* Makino

【药用部位】 根皮、枝叶。

【生态环境】 生于海拔 1200m 以下山地的杂木林中。

【采收季节】 全年可采根皮,洗净,干燥;除冬季外均可采收枝叶,洗净,鲜用或干燥。

【分布】 丽水市山区各地。

【性味】 根皮:味辛,性温。

　　　　 枝叶:味辛,性温。

【功效】 根皮:暖胃温中,行气止痛,祛风除湿。

　　　　 枝叶:祛风杀虫,敛疮止血。

【主治】 根皮:胃寒吐泻,腹痛腹胀,水肿脚气,风湿痹痛,疥癣湿疮,跌打损伤。

　　　　 枝叶:疥癣痒疮,外伤出血,手足皲裂。

【用法用量】 根皮内服煎汤,3~9g;外用适量,煎水洗浴。枝叶内服煎汤,6~15g;外用适量,捣敷或煎水洗。

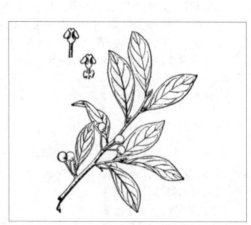

红果钓樟

山胡椒(畲药名:黄叶老)

【学名】 *Lindera glauca* (Sieb. et Zucc.) Blume

【药用部位】 果实、根、叶(山胡椒叶)。

【生态环境】 生于海拔 900m 以下山坡灌丛或杂木林中。

【采收季节】 秋季采收果实、根、叶,洗净,干燥。

【分布】 丽水市山区各地。

【性味】 果实:味辛,性温。

　　　　 根:味辛、苦,性温。

　　　　 叶:味苦、辛,性微寒。

【功效】 果实:温中散寒,行气止痛,平喘。

　　　　 根:祛风通络,理气活血,利湿消肿,化痰止咳。

　　　　 叶:解毒消疮,祛风止痛,止痒,止血。

【主治】 果实:脘腹冷痛,胸满痞闷,哮喘。

山胡椒(畲药名:黄叶老)

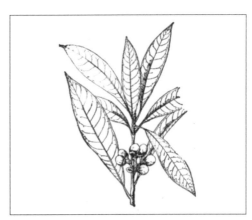

根:风湿痹痛,跌打损伤,胃脘疼痛,脱力劳伤,支气管炎,水肿;外用治疮疡肿毒,水火烫伤。

叶:疮疡肿毒,风湿痹痛,跌打损伤,外伤出血,皮肤瘙痒,蛇虫咬伤。

【用法用量】 果实内服煎汤,3～15g。根内服煎汤,15～30g;外用适量,煎汤熏洗或鲜品磨汁涂患处。叶内服煎汤,10～15g;外用适量,捣敷或研末敷。

黑壳楠

【学名】 *Lindera megaphylla* Hemsl.

【药用部位】 根或树皮(朱卷皮)或枝。

【生态环境】 生于海拔720m以下的山坡沟谷阔叶林中。

【采收季节】 全年可采,洗净,鲜用或干燥。

【药材性状】 树皮呈槽状、卷筒状或片块状,长短不一,厚2～5mm。表面灰棕色或灰黑色,较粗糙,嫩皮具纵皱纹,有突起的椭圆形皮孔;内表面棕红色或淡黄棕色,较平滑。质硬而脆,易折断,断面平坦,黄白色。枝长圆柱形,有分枝,直径2～10mm。表面灰棕色或黑色,有纵皱纹和疏点状突起的皮孔。质硬而脆,易折断,断面皮部薄,棕褐色,木部黄白色或灰黄色,髓部小。气微香,味微辛。

【分布】 缙云、莲都等地。

【性味】 味辛、微苦,性温。

【功效】 祛风除湿,温中行气,消肿止痛。

【主治】 风湿痹痛,肢体麻木疼痛,脘腹冷痛,疝气疼痛;外用治咽喉肿痛,癣疥瘙痒。

【用法用量】 内服煎汤,3～9g;外用适量,炒热外敷或煎水洗。

黑壳楠

三桠乌药

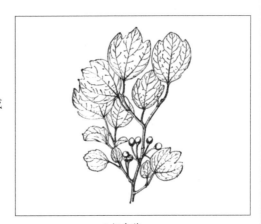

【学名】 *Lindera obtusiloba* Blume

【药用部位】 树皮、叶。

【生态环境】 生于海拔1000m以上山坡沟谷杂木林或灌丛中。

【采收季节】 全年可采树皮,鲜用或干燥;夏季采收叶,鲜用或干燥。

【分布】 遂昌、龙泉、庆元等地。

【性味】 树皮:味辛,性温。

【功效】 树皮:温中行气,活血散瘀。

叶:清热解毒。

【主治】 树皮:心腹疼痛,跌打损伤,瘀血肿痛,疮毒。

叶:疮毒。

【用法用量】 树皮内服煎汤,5～10g;外用适量,捣敷。叶外用适量,捣敷。

三桠乌药

山橿(畲药名:山木通、木橿)

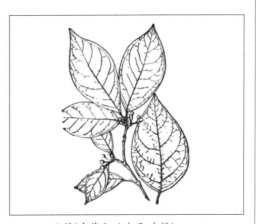

【学名】 *Lindera reflexa* Hemsl.

【药用部位】 根皮或根、果实、嫩枝。

【生态环境】 生于海拔1000m以下山坡沟谷林下、林缘或灌丛中。

【采收季节】 全年可采根或根,鲜用或干燥;深秋季采收果实,干燥。

【药材性状】 嫩枝长圆柱形,直径5～10mm。表面绿黄色,具黑褐色斑块,平滑,无皮孔。质坚硬,较易折断,断面髓部宽广,海绵状,黄白色,木部淡黄色,皮部薄。气香,味微辛。

【分布】 丽水市山区各地。

【性味】 树皮或根:味辛,性温。

山橿(畲药名:山木通、木橿)

【功效】　根皮或根:理气止痛,祛风解表,杀虫止血。

　　　　　果实:止痛,消肿。

【主治】　根皮或根:胃痛,腹痛,风寒感冒,风疹疥癣;外用治刀伤出血。

　　　　　果实:跌打损伤。

　　　　　嫩枝:中暑,胃痛,跌打损伤。

【用法用量】　根皮或根内服煎汤,6～15g;外用适量,鲜根捣敷。果实内服煎汤,3～9g。嫩枝内服煎汤,9～15g。

豹皮樟

【学名】　*Litsea coreana* Levl. var. *sinensis*（Allen）Yang et P. H. Huang

【药用部位】　根及茎皮。

【生态环境】　生于海拔1000m以下山坡沟谷杂木林中。

【采收季节】　全年可采,洗净,干燥。

【分布】　丽水市山区各地。

【性味】　味辛、苦,性温。

【功效】　温中止痛,理气行水。

【主治】　胃脘胀痛,水肿。

【用法用量】　内服煎汤,9～30g。

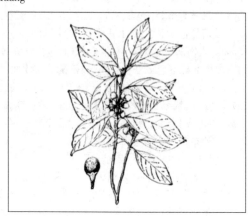

豹皮樟

山鸡椒(山苍子　畲药名:姜母柴、山苍子)

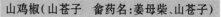

【学名】　*Litsea cubeba*（Lour.）Pers.

【药用部位】　果实(荜澄茄)、根、叶。

【生态环境】　生于海拔1200m以下向阳山坡、旷地、疏林内、采伐迹地、火烧迹地。

【采收季节】　7～8月当果实青色布有白色斑点,用手捻碎有强烈生姜味时,采收,干燥;深秋采挖根,抖尽泥土,干燥;夏、秋季采收叶,鲜用或干燥。

【药材性状】　果实类球形,直径4～6mm。表面棕褐色或黑褐色,有网状皱纹。基部偶有宿萼及果梗。除去外皮可见硬脆的果核,种子1;子叶2,黄棕色,富油性,气芳香,味微辛、微苦。

　　根圆锥形,长短直径不一。表面棕色至棕褐色,有皱纹及颗粒装突起。质轻泡,易折断,断面灰褐色,横切面有导管孔。气香,味辛辣。

　　叶多卷曲或皱缩,易破碎。完整叶展平后披针形或长椭圆形,表面棕色或棕绿色,长4～11cm,宽1.5～3cm,先端渐尖,基部楔形,全缘,羽状网脉下面稍突起。质硬脆。气芳香,味辛凉。

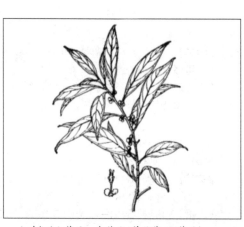

山鸡椒(山苍子　畲药名:姜母柴、山苍子)

【分布】　丽水市山区各地。

【性味】　果实:味辛、微苦,性温。

　　　　　根:味辛、微苦,性温。

　　　　　叶:味辛、微苦,性温。

【功效】　果实:温中止痛,行气活血,平喘,利尿。

　　　　　根:祛风散寒,除湿,温中,理气止痛。

　　　　　叶:理气散结,解毒消肿,止血。

【主治】　果实:脘腹冷痛,食积气胀,反胃呕吐,中暑吐泻,泄泻痢疾,寒疝腹痛,哮喘,寒湿水臌,小便不利,疮疡肿毒,牙痛,寒湿痹痛,跌打损伤。

　　　　　根:感冒头痛,心胃冷痛,腹痛吐泻,脚气,孕妇水肿,风湿痹痛,跌打损伤。近用于脑血栓形成。

　　　　　叶:痈疽肿毒痛,乳痈,蛇虫咬伤,外伤出血,脚肿。

【用法用量】　果实内服煎汤,1.5～3g;外用适量,研末调敷。根内服煎汤,15～30g;外用适量,煎水洗。叶外用适量,鲜品捣敷或煎水洗。

【注意】　果实:实热及阴虚火旺者禁服。

木姜子

【学名】 *Litsea pungens* Hemsl.

【药用部位】 果实、根、茎、叶。

【生态环境】 生于海拔800～1600m山坡沟谷杂木林中。

【采收季节】 深秋采收果实,阴干;夏、秋季挖根,洗净,干燥;春、夏季采收茎、叶,鲜用或干燥。

【分布】 遂昌(九龙山)。

【性味】 果实:味辛、苦,性温。

根:味辛,性温。

茎:味辛,性温。

叶:味苦、辛,性温。

【功效】 果实:温中行气止痛,燥湿健脾消食,解毒消肿。

根:温中理气,散寒止痛。

茎:散寒止痛,行气消食,透疹。

叶:祛风行气,健脾利湿;外用解毒。

【主治】 果实:胃寒腹痛,暑湿吐泻,食滞胀饱,痛经,疝痛,疟疾,疮疡肿毒。

根:胃脘冷痛,风湿关节酸痛,疟疾,痛经。

茎:胃寒腹痛,食积腹胀,麻疹透发不畅。

叶:腹痛腹胀,暑湿吐泻,关节疼痛,水肿,无名肿毒。

【用法用量】 果实内服煎汤,3～9g;外用适量,捣敷或研末敷。根内服煎汤,3～10g。茎内服煎汤,3～10g;外用适量,煎汤熏洗。叶内服煎汤,10～15g;外用适量,煎水洗或捣敷。

【注意】 果实:热证禁服。

根:热证禁服。

木姜子

219

黄绒润楠

【学名】 *Machilus grijsii* Hance

【药用部位】 枝叶或茎皮。

【生态环境】 生于海拔500m以下山坡灌丛、林缘或密林中。

【采收季节】 全年可采,鲜用或干燥。

【分布】 除缙云外丽水市山区各地。

【性味】 味甘、微苦,性凉。

【功效】 散瘀、止痛、清热解毒。

【主治】 跌打损伤,瘀肿疼痛,口腔炎,扁桃体炎为。

【用法用量】 内服煎汤,15～30g;外用适量,捣敷。

【注意】 孕妇慎服。

黄绒润楠

薄叶润楠(落叶桢楠、华东楠)

【学名】 *Machilus leptophylla* Hand. – Mazz.

【药用部位】 茎皮、根。

【生态环境】 生于海拔1200m以下阴坡沟谷、溪边杂木林中。

【采收季节】 4月下旬采收茎皮,阴干;全年可采挖根,切段,干燥。

【药材性状】 茎皮卷筒状、槽状或片块状,长短不一,直径1.5～3mm。外表面灰黄色至灰褐色,具细纵皱纹及类圆形皮孔,栓皮脱落处呈棕色,幼枝栓皮粗糙,呈鳞片状剥落;内表面淡棕色,有细密纵纹和小型泡状凸起。质硬脆,易折断,断面纤维性,黄白色。有樟木样香气。

【分布】 丽水市山区各地。

【性味】 茎皮:味辛、苦,性微温。

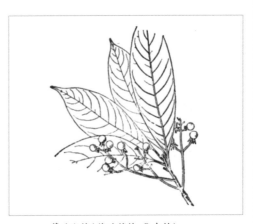

薄叶润楠(落叶桢楠、华东楠)

根:味辛、苦,性微温。

【功效】 茎皮:活血,散瘀,止痢。

　　　　根:解毒,消肿。

【主治】 茎皮:跌打损伤,细菌性痢疾。

　　　　根:痈肿疮疖。

【用法用量】 茎皮内服煎汤,3~9g;外用适量,研末调敷。根外用适量,研末酒调敷或鲜品捣敷。

【注意】 茎皮:孕妇慎服。

刨花楠(刨花润楠　畲药名:油柴)

【学名】 *Machilus pauhoi* Kanehira

【药用部位】 茎。

【生态环境】 生于海拔700m以下山坡沟谷杂木林中。

【采收季节】 全年可采,刨成薄片,鲜用或干燥。

【分布】 遂昌、龙泉、松阳、景宁、缙云等地。

【性味】 味甘、微辛,性凉。

【功效】 清热解毒,润燥通便。

【主治】 烫伤,大便秘结。

【用法用量】 外用适量,冷开水浸泡,取液涂或用浸液灌肠通便。

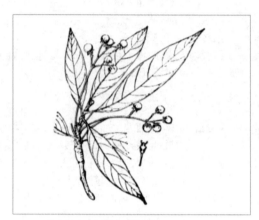

刨花楠(刨花润楠　畲药名:油柴)

红楠

【学名】 *Machilus thunbergii* Sieb. et Zucc.

【药用部位】 茎皮或根皮。

【生态环境】 生于海拔1300m以下的丘陵阔叶林中。

【采收季节】 全年可采,刮去外粗皮,洗净,切段,鲜用或干燥。

【分布】 丽水市山区各地。

【性味】 味辛、苦,性温。

【功效】 温中顺气,舒筋活血,消肿止痛。

【主治】 呕吐腹泻,小儿吐乳,胃呆食少,扭挫伤,转筋,足肿。

【用法用量】 内服煎汤,9~15g;外用适量,捣敷或煎汤熏洗。

【注意】 孕妇禁服。

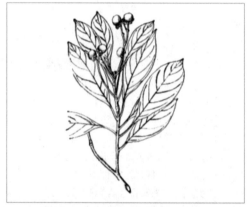

红楠

绒毛润楠(绒毛桢楠、绒楠)

【学名】 *Machilus velutina* Champ. ex Benth.

【药用部位】 根或叶。

【生态环境】 生于海拔500m以下山坡沟谷杂木林中。

【采收季节】 全年可采,洗净,鲜用或干燥。

【分布】 丽水市山区各地。

【性味】 味苦、辛,性凉。

【功效】 化痰止咳,消肿止痛,止血。

【主治】 咳嗽痰多,痈疖疮肿,骨折,烧烫伤,外伤出血。

【用法用量】 内服煎汤,叶6~9g,根9~12g;外用适量,研末调敷或煎汤熏洗。

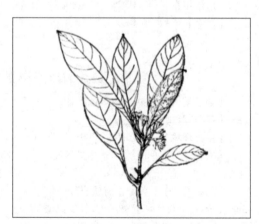

绒毛润楠(绒毛桢楠、绒楠)

浙江新木姜子

【学名】 *Neolitsea aurata* (Hayata) Koidz. var. *chekiangensis* (Nakai) Yang et P. H. Hnang

【药用部位】 茎皮或根。

【生态环境】 生于海拔 1100m 以下山坡杂木林中。

【采收季节】 全年可采收,洗净,切段,鲜用或干燥。

【分布】 丽水市山区各地。

【性味】 味辛,性温。

【功效】 行气止痛,利水消肿。

【主治】 脘腹胀痛,水肿。

【用法用量】 内服煎汤,茎皮 9～12g,根 9～30g。

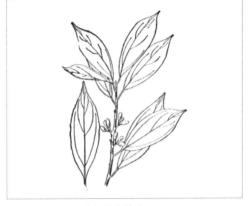

浙江新木姜子

紫楠(野枇杷　畲药名:山枇杷)

【学名】 *Phoebe sheareri* (Hemsl.) Gamble

【药用部位】 叶、根。

【生态环境】 生于海拔 800m 以下山坡阔叶林中。

【采收季节】 全年可采叶、根,洗净,干燥。

【分布】 丽水市山区各地。

【性味】 叶:味辛,性微温。
　　　　 根:味辛,性温。

【功效】 叶:顺气,暖胃,祛湿,散瘀。
　　　　 根:活血祛瘀,行气消肿,催产。

【主治】 叶:气滞胃脘胀痛,脚气浮肿,转筋。
　　　　 根:跌打损伤,水肿腹胀,孕妇过月不产。

【用法用量】 叶内服煎汤,15～30g;外用适量,煎水熏洗。根内服煎汤,10～15g,鲜品 30～60g。

【注意】 叶:孕妇慎服。
　　　　 根:孕妇禁服。

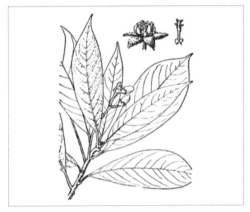

紫楠(野枇杷　畲药名:山枇杷)

221

檫木(檫树　畲药名:鸭掌柴)

【学名】 *Sassafras tzumu* (Hemsl.) Hemsl.

【药用部位】 全株。

【生态环境】 生于海拔 1000m 以下山坡沟谷的落叶常绿阔叶林中散生。

【采收季节】 秋季采收,切段,干燥。

【分布】 丽水市山区各地。亦有人工栽培林。

【性味】 味辛、甘,性温。

【功效】 祛风除湿,活血散瘀,止血。

【主治】 风湿痹痛,跌打损伤,腰肌劳损,半身不遂,外伤出血。

【用法用量】 内服煎汤,5～15g;外用适量,煎汤洗足或烧研粉棉裹塞耳。

【注意】 孕妇禁服。

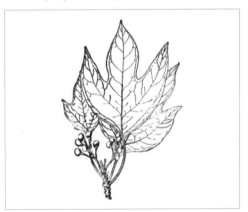

檫木(檫树　畲药名:鸭掌柴)

罂粟科 Papaveraceae

台湾黄堇

【学名】 *Corydalis balansae* Prain

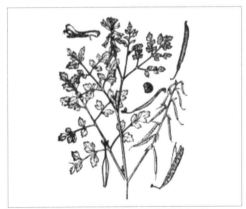

台湾黄堇

【药用部位】　全草。

【生态环境】　生于路边或低海拔山坡林下。

【采收季节】　春、夏季采收,洗净,鲜用。

【分布】　遂昌、龙泉、庆元。

【性味】　味苦,性凉。

【功效】　清热解毒,消肿止痛。

【主治】　痈疮肿毒,顽癣,跌打损伤。

【用法用量】　外用适量,捣敷。

伏生紫堇(夏天无)

【学名】　*Corydalis decumbens*（Thunb.）Pers.

【药用部位】　块茎(夏天无)。

【生态环境】　生于山坡林缘、山谷阴湿草丛中、山脚溪沟边。

【采收季节】　春末待茎叶变黄时挖取,除去须根,洗净,鲜用或干燥。

【药材性状】　块茎类球形、长圆形或不规则块状,长0.5~3cm,直径0.5~2.5cm。表面灰黄色、暗绿色或灰褐色,有瘤状突起和不明显的细纵纹,顶端钝圆,可见茎痕,四周有淡黄色点状叶痕及须根痕。质硬,断面黄白色或黄色,颗粒状或角质样,有的略带粉性。气微,味苦。

【分布】　遂昌、龙泉。

【性味】　味苦、微辛,性凉。

【功效】　祛风除湿,舒筋活血,通络止痛,降血压。

【主治】　湿性关节炎,中风偏瘫,坐骨神经痛,小儿麻痹后遗症,腰肌劳损,跌仆损伤,高血压。

【用法用量】　内服煎汤6~12g或研末分3次服。

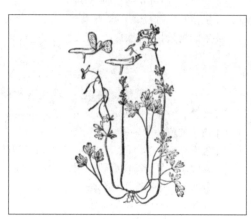

伏生紫堇(夏天无)

刻叶紫堇(粪缸草)

【学名】　*Corydalis incisa*（Thunb.）Pers.

【药用部位】　全草及根。

【生态环境】　生于山坡林下、沟边草丛中、石缝、墙脚边。

【采收季节】　花期采收,洗净,鲜用或干燥。

【分布】　丽水市各地。

【性味】　味苦、辛,性寒,有毒。

【功效】　解毒,杀虫。

【主治】　疮疡肿毒,疥癞顽癣,湿疹,毒蛇咬伤。

【用法用量】　外用适量,捣敷或煎汤熏洗。

【注意】　有毒。内服需久煎。

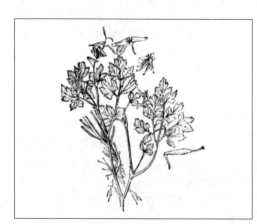

刻叶紫堇(粪缸草)

蛇果黄堇(弯果紫堇)

【学名】　*Corydalis ophiocarpa* Hook. f. et Thoms.

【药用部位】　全草。

【生态环境】　生于海拔800m以下山坡路边。

【采收季节】　春、夏季采收,洗净,鲜用或干燥。

【分布】　龙泉。

【性味】　味苦、辛,性温,有毒。

【功效】　活血止痛,祛风止痒。

【主治】　跌打损伤,皮肤瘙痒。

【用法用量】　内服煎汤,6~9g;外用适量,捣敷。

【注意】　有毒。内服需久煎。

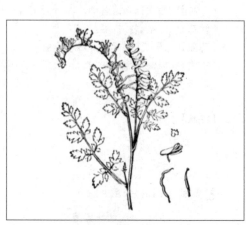

蛇果黄堇(弯果紫堇)

黄堇(深山黄堇)

【学名】 *Corydalis pallida*（Thunb.）Pers.

【药用部位】 全草。

【生态环境】 生于海拔 550～1000m 林间、林缘、石砾缝间或沟边阴湿处。

【采收季节】 春、夏季采收,洗净,鲜用或干燥。

【药材性状】 茎叶皱缩,无毛,全长 20～50cm。表面灰绿色至绿褐色,叶二至三回羽状全裂。总状花序长达 15cm,花大,距圆筒形,长 5～7mm。蒴果串珠状。种子黑色,扁球形,表面密生圆锥形小突起。

【分布】 丽水市各地。

【性味】 味微苦,性凉,有毒。

【功效】 清热利湿,解毒。

【主治】 湿热泄泻,赤白痢疾,带下,痈疮热疖,丹毒,风火赤眼。

【用法用量】 内服煎汤,3～9g,鲜品 30g 或捣烂绞汁服;外用适量,捣敷。

【注意】 有毒。

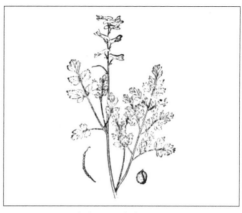

黄堇(深山黄堇)

小花黄堇(粪桶草　畲药名:半缸草)

【学名】 *Corydalis racemosa*（Thunb.）Pers.

【药用部位】 全草。

【生态环境】 生于海拔 1100m 以下山坡上、路边石缝、墙缝中或沟边阴湿林下。

【采收季节】 春、夏季采收,洗净,鲜用或干燥。

【药材性状】 茎叶皱缩,无毛,全长 5～45cm。叶二至三回羽状全裂,末回裂片近卵形,浅裂至深裂。总状花序:花黄棕色,上花瓣延伸成距,末端圆形。蒴果条形。种子黑色,扁球形。味苦。

【分布】 丽水市各地。

【性味】 味苦,性寒,有毒。

【功效】 清热利湿,解毒杀虫。

【主治】 湿热泄泻,痢疾,黄疸,目赤肿痛,聤耳流脓,疮毒,疥癣,毒蛇咬伤。

【用法用量】 内服煎汤,3～6g,鲜品 15～30g 或捣汁;外用适量,捣敷。

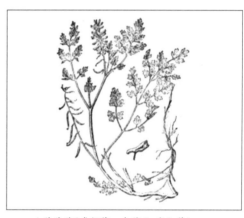

小花黄堇(粪桶草　畲药名:半缸草)

延胡索(元胡、玄胡索)

【学名】 *Corydalis yanhusuo* W. T. Wang ex Z. Y. Su et C. Y. Wu

【药用部位】 块茎(延胡索)。

【生态环境】 栽培。

【采收季节】 5 月上旬至下旬采挖,洗净,沸水中略蒸后干燥。

【药材性状】 块茎为不规则的扁球形,直径 0.5～1.5cm。表面黄色或黄褐色,有不规则网状皱纹。顶端有略凹陷的茎痕,底部常有疙瘩状突起。质硬而脆,断面黄色,角质样,有蜡样光泽。气微,味苦。

【分布】 市各地有栽培。

【性味】 味辛、苦,性温。

【功效】 活血散瘀,行气止痛。

【主治】 胸痹心痛,脘腹疼痛,腰痛,疝气痛,痛经,经闭,癥瘕,产后瘀滞腹痛,跌打损伤。

【用法用量】 内服煎汤,3～10g 或研末吞服,一次 1.5～3g。

【注意】 孕妇禁服,体虚者慎服。

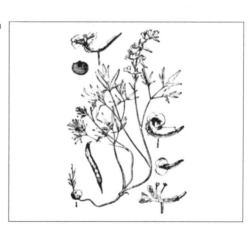

延胡索(元胡、玄胡索)

血水草(畲药名:马蹄莲)

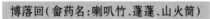

【学名】 *Eomecon chionantha* Hance

【药用部位】 全草、根茎及根。

【生态环境】 生于林下、路边阴处,常成片生长。

【采收季节】 秋季采收,洗净,鲜用或干燥。

【药材性状】 根茎细圆柱形,弯曲或扭曲,长 2～3cm,直径 3～5mm。表面红棕色或灰棕色,节上生纤细的须状根。质脆,断面不平坦,皮部红棕色,中柱淡棕色,有棕色小点状维管束。气微,味微苦。

【分布】 丽水市山区各地。

【性味】 全草:味苦,性寒,小毒。
根:味苦、辛,性凉,小毒。

【功效】 全草:清热解毒,活血止痛,止血。
根茎及根:清热解毒,散瘀止痛。

【主治】 全草:目赤肿痛,咽喉疼痛,口腔溃疡,疔疮肿毒,毒蛇咬伤,癣疮,湿疹,跌打损伤,腰痛。咳血。
根茎及根:风热目赤肿痛,咽喉疼痛,尿路感染,疮疡疖肿,毒蛇咬伤,产后小腹瘀痛,跌打损伤,湿疹,疥癣。

【用法用量】 全草内服煎汤,6～30g;外用适量,鲜品捣敷或研末调敷。根茎及根内服煎汤,5～15g;外用适量,捣敷或研末敷。

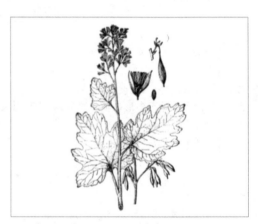

血水草(畲药名:马蹄莲)

博落回(畲药名:喇叭竹、蓬蓬、山火筒)

【学名】 *Macleaya cordata* (Willd.) R. Br.

【药用部位】 全草或根。

【生态环境】 生于低山草地、采伐迹地、火烧迹地、郊野荒地。

【采收季节】 秋、冬季采收,洗净,鲜用或干燥。

【药材性状】 根及根茎肥壮。茎圆柱形,中空,表面有白粉,易折断,新鲜断面有黄色乳汁流出。单叶互生,有柄,柄基部略抱茎;完整叶片展平后广卵形或近圆形,长 5～30cm,宽 5～25cm,7～9 掌状浅裂,边缘波状或波状牙齿。花序圆锥状。蒴果狭倒卵形或倒披针形。种子 4～6 粒。

【分布】 丽水市山区各地。

【性味】 味苦、辛,性寒,大毒。

【功效】 散瘀,祛风,解毒,止痛,杀虫。

【主治】 疮疔肿,臁疮,痔疮,湿疹,蛇虫咬伤,跌打肿痛,风湿关节痛,龋齿痛,顽癣,滴虫性阴道炎,酒皶鼻。

【用法用量】 外用适量,捣敷、煎水熏洗或研末调敷。

【注意】 有大毒,禁止内服。

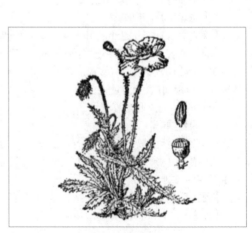

博落回(畲药名:喇叭竹、蓬蓬、山火筒)

虞美人(丽春花)

【学名】 *Papaver rhoeas* L.

【药用部位】 全草或花。

【生态环境】 栽培。

【采收季节】 夏、秋季采收全草,阴干。

【分布】 丽水市各地有作花卉栽培。

【性味】 味苦、涩,性微寒,有毒。

【功效】 镇咳,镇痛,止泻。

【主治】 咳嗽,偏头痛,腹痛,痢疾。

【用法用量】 内服煎汤,花 1.5～3g,全草 3～6g。

【注意】 有毒。

虞美人(丽春花)

罂粟(乌烟)

【学名】 *Papaver somniferum* L.

【药用部位】 种子、嫩茎叶、果壳(罂粟壳)、果实的乳汁。

【生态环境】 栽培。

【采收季节】 6~8月采收种子、果壳,干燥;初春采收嫩茎叶,洗净,干燥。

【药材性状】 种子细小,略呈肾形,直径0.5~1mm。表面蓝黑色或灰褐色,有网状隆起的纹理及黄色种脐。剥去种皮有白色内胚乳及弯曲的胚,油性。气微,味甘。

果壳呈椭圆形或瓶状卵形,多已破碎成片状,直径1.5~5cm,长3~7cm。外表面黄白色、浅棕色至淡紫色,平滑,略有光泽;,无割痕或有纵向或横向的割痕;顶端有6~14条放射状排列呈圆盘状的残留柱头;基部有短柄。内表面淡黄色,微有光泽;有纵向排列的假隔膜,棕黄色,上有密布略突起的棕褐色小点。体轻,质脆。气微清香,味微苦。

果实的乳汁(鸦片)形状不一,圆球形、饼形、砖块状或不规则形。表面棕色或黑色,带有蜡质,外面往往覆有罂粟叶或纸片。新鲜时质软,具有可塑性,贮藏日久,则渐变硬而脆。内部呈颗粒状或平滑状,红褐色,常缀有色较淡的部分,稍有光泽。气特异,带麻醉性,味极苦而特异。

【分布】 市内偶有非法栽培。

【性味】 种子:味甘,性平。

嫩茎叶:味甘,性平。

果壳:味酸、涩,性微寒。

果实的乳汁:味苦,性温,有毒。

【功效】 种子:健脾开胃,清热利水。

嫩茎叶:除热燥湿,开胃厚肠。

果壳:敛肺,涩肠,固肾,止痛。

果实的乳汁:止痛,涩肠,镇咳。

【主治】 种子:泄泻,痢疾,反胃。

嫩茎叶:泻痢。

果壳:久咳劳嗽,喘息,泄泻,痢疾,脱肛,遗精,白带,心腹及筋骨疼痛。

果实的乳汁:心腹痛,久泻,久痢,咳嗽无痰。

【用法用量】 种子内服煎汤,3~6g。嫩茎叶内服煎汤,10~15g。果壳内服煎汤,3~6g。果实的乳汁入丸、散剂,0.15~0.3g。

【注意】 种子:脾胃虚寒者禁服。

果壳:不宜过量或持续长期服用。

果实的乳汁:有毒。易成瘾,禁止长期服用。儿童、孕妇及心肺疾病患者禁服。

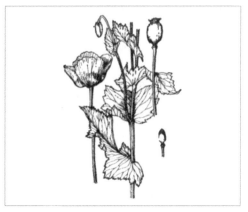

罂粟(乌烟)

225

白花菜科 Capparidaceae

白花菜

【学名】 *Cleome gynandra* L.

【药用部位】 全草、种子、根。

【生态环境】 生于旷野或栽培于花园、房舍旁。

【采收季节】 夏季采收全草,洗净,鲜用或干燥;夏、秋季采收种子、根,洗净,干燥。

【药材性状】 茎多分枝,密被黏性腺毛。完整叶掌状复叶互生,小叶5,倒卵形或菱状倒卵形,全缘或稍有小齿;具长叶柄。总状花序顶生,萼片4,花瓣4,倒卵形,有长爪;雄蕊6,雌蕊子房具长柄。蒴果长角状。有恶臭气。

种子扁圆形,直径1~1.5mm,厚约1mm,边缘有一深沟。表面棕色

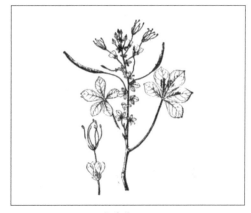

白花菜

或棕黑色,粗糙不平,在放大镜下可见突起的细密网纹,网孔方形或多角形,排列较规则或呈同心环状。纵切面可见"U"字形弯曲的胚,胚根深棕色,子叶与胚根等长,淡棕色,胚乳包于胚外,淡黄色,油质。气微,味苦。

【分布】 丽水市各地。

【性味】 全草:味辛、甘,性平。

种子:味苦、辛,性温,小毒。

根:味苦、辛,性平。

【功效】 全草:祛风除湿,清热解毒。

种子:祛风散寒,活血止痛。

根:祛风止痛,利湿通淋。

【主治】 全草:风湿痹痛,跌打损伤,淋浊,白带,痔疮,疟疾,痢疾,蛇虫咬伤。

种子:风寒筋骨麻木,肩背酸痛,腰痛,腿寒,外伤瘀肿疼痛,骨结核,痔疮漏管。

根:跌打骨折,小便淋痛。

【用法用量】 全草内服煎汤,9～15g;外用适量,煎水洗或捣敷。种子内服煎汤,9～15g;外用适量,煎水熏洗。根内服煎汤,9～15g。

【注意】 全草:内服不宜过量。皮肤破溃者禁止外用。

种子:有小毒。

黄醉蝶花(黄花菜)

【学名】 *Cleome viscosa* L.

【药用部位】 全草、种子。

【生态环境】 生于山坡、路旁。

【采收季节】 夏、秋季采收,干燥。

【分布】 莲都。

226

【性味】 全草:味苦、辛,性温,有毒。

【功效】 全草:散瘀消肿,祛风止痛,生肌疗疮。

种子:驱虫消疳。

【主治】 全草:跌打肿痛,劳作腰痛,疝气疼痛,头痛,痢疾,疮疡溃烂,耳尖流脓,眼红痒痛,白带淋浊。

种子:肠道寄生虫病,小儿疳积。

【用法用量】 全草内服煎汤,6～9g;外用适量,煎水洗、捣敷或研末撒敷。种子内服煎汤,9～15g。

【注意】 全草:有毒。

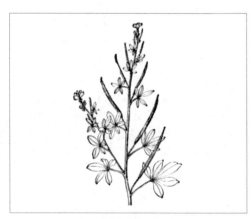

黄醉蝶花(黄花菜)

十字花科 Cruciferae

芥蓝

【学名】 *Brassica alboglabra* Bailey

【药用部位】 带根的全草。

【生态环境】 栽培于菜地。

【采收季节】 春季采收,洗净,鲜用或干燥。

【分布】 丽水市各地有零星作蔬菜种植。

【性味】 味甘、辛,性凉。

【功效】 解毒利咽,顺气化痰,平喘。

【主治】 风热感冒,咽喉痛,气喘;并能预防白喉。

【用法用量】 内服煎汤,9～15g。

【注意】 体虚及痘疮患者禁服。

芸薹(油菜)

【学名】 *Brassica campestris* L.

【药用部位】 全株、种子(芸薹子)、油。

【生态环境】 栽培农田或菜地。

【采收季节】 初春采收全株,鲜用;初夏采收种子,干燥。

【药材性状】 种子近球形,直径 1.5～2mm。表面红褐色或黑褐色,具致密的网状纹理。种脐圆点状,褐色,近胚根端处有一小突起。气微,味淡,有油腻感。

【分布】 全市各山区农村有零星栽培。

【性味】 全株:味辛、甘,性平。

种子:味辛、甘,性平。

油:味辛、甘,性平。

【功效】 全株:凉血散血,解毒消肿。

种子:活血化瘀,消肿散结,润肠通便。

油:解毒消肿,润肠。

【主治】 全株:血痢,丹毒,热毒疮肿,乳痈,风疹,吐血。

种子:产后恶露不尽,瘀血腹痛,痛经,肠风下血,血痢,风湿关节肿痛,痈肿丹毒,乳痈,便秘,粘连性肠梗阻。

油:风疮,痈肿,汤火灼伤,便秘。

【用法用量】 全株内服煮食,30～300g,捣汁服 20～100ml;外用适量,煎水洗或捣敷。种子内服煎汤,4.5～9g;外用适量,研末调敷或榨油涂患处。油内服,10～15ml;外用适量,涂搽。

【注意】 全株:麻疹后、疥疮、目疾患者禁止内服。

种子:阴血虚。大便溏者禁服。

油:便溏者禁服。

芸薹(油菜)

擘蓝(球茎甘蓝)

【学名】 *Brassica caulorapa* Pasq.

【药用部位】 球茎及叶和种子。

【生态环境】 栽培于菜地。

【采收季节】 夏、秋季采收,洗净,鲜用或干燥。

【分布】 市内有零星作蔬菜栽培。

【性味】 味甘、辛,性凉。

【功效】 健脾利湿,解毒。

【主治】 脾虚水肿,小便淋浊,大肠下血,湿热疮毒。

【用法用量】 内服煎汤,30～60g;外用适量,捣敷或研末敷。

擘蓝(球茎甘蓝)

227

青茶(油冬菜、白菜、小白菜)

【学名】 *Brassica chinensis* L.

【药用部位】 叶、种子。

【生态环境】 栽培于农田或菜地。

【采收季节】 秋、冬季采收叶;春末、夏初采收种子,干燥。

【分布】 丽水市各地常见的栽培蔬菜。

【性味】 叶:味甘,性凉。

种子:味甘,性平。

【功效】 叶:解热除烦,生津止咳,清肺消痰,通利肠胃。

种子:清肺化痰,消食醒酒。

【主治】 叶:肺热咳嗽,消渴,便秘,食积,丹毒,漆疮。

种子:痰热咳嗽,食积,醉酒。

【用法用量】 叶内服适量,煮食或捣汁饮;外用适量,捣敷。种子

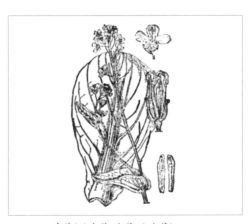

青茶(油冬菜、白菜、小白菜)

内服煎汤,5~10g。

　　【注意】　叶:脾胃虚寒、大便溏薄者慎服。

芥菜

　　【学名】　*Brassica juncea*（L.）Czern. et Coss.

　　【药用部位】　嫩茎叶、种子（芥子）、陈年卤汁。

　　【生态环境】　栽培于农田或菜地。

　　【采收季节】　秋、冬季采收叶;夏初采收种子,干燥。

　　【药材性状】　种子球形,直径1~2mm,表面黄色至棕黄色,少数呈暗红棕色。种脐条状,褐色,下端有一白色颗粒状突起。研碎后加水浸湿,具强烈的特异臭气。气微,味辛辣。

　　【分布】　丽水市各地常见的栽培蔬菜。

　　【性味】　嫩茎叶:味辛,性温。

　　　　　　　种子:味辛,发热,小毒。

　　　　　　　陈年卤汁:味咸,性寒。

　　【功效】　嫩茎叶:利肺豁痰,消肿散结。

　　　　　　　种子:温中散寒,豁痰利窍,通络消肿。

　　　　　　　陈年卤汁:清肺利咽,祛痰排脓。

　　【主治】　嫩茎叶:寒饮咳嗽,痰滞气逆,胸膈满闷,砂淋,石淋,牙龈肿烂,乳痈,痔肿,冻疮,漆疮。

　　　　　　　种子:胃寒呕吐,心腹冷痛,咳喘痰多,口噤,耳聋,喉痹,风湿痹痛,肢体麻木,经闭,痈肿,瘰疬。

　　　　　　　陈年卤汁:肺痈喘胀,咳痰脓血腥臭,咽喉肿痛。

　　【用法用量】　嫩茎叶内服煎汤,10~15g;外用适量,煎水熏洗。种子内服煎汤,3~9g;外用适量研末调敷。陈年卤汁内服,每次30~100ml,每日3~4次。

　　【注意】　嫩茎叶:目疾、疮疡、便血及阴虚火旺者禁服。

　　　　　　　种子:肺虚咳嗽、阴虚火旺者禁服。内服过量可致呕吐。外敷超过15分钟易起泡化脓。

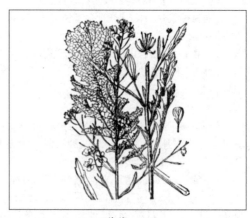

芥菜

芜菁甘蓝（洋大头菜）

　　【学名】　*Brassica napobrassica*（L.）Mill.

　　【药用部位】　种子。

　　【生态环境】　栽培于农田或菜地。

　　【采收季节】　夏季采收,除去杂质,干燥。

　　【分布】　丽水市各地有零星栽培。

　　【性味】　味辛、甘、苦,性平。

　　【功效】　清湿热,散热毒,消食下气。

　　【主治】　湿热黄疸,便秘腹胀,热毒乳痈,小儿头疮,无名肿毒,骨疽。

　　【用法用量】　内服研末,6~9g。

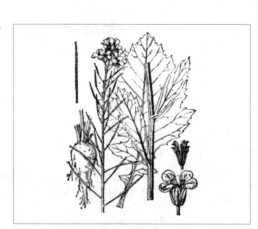

芜菁甘蓝（洋大头菜）

欧洲油菜（胜利油菜、洋油菜）

　　【学名】　*Brassica napus* L.

　　【药用部位】　种子（芸薹子）。

　　【生态环境】　栽培于农田。

　　【采收季节】　初夏采收种子,干燥。

　　【药材性状】　种子球形,直径1.7~2.7mm。表面灰褐色,具众多小孔穴,一侧有2条微凹陷的浅沟。种脐区呈圆形的圈,灰白色;脐小,褐色。近脐处有一小突起。子叶2,折叠,黄白色,富油性。气微,味淡,

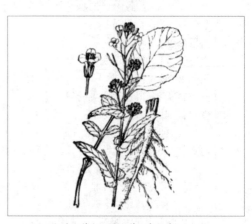

欧洲油菜（胜利油菜、洋油菜）

228

有油腻感。

　　【分布】　丽水市各地都有栽培。

　　【性味】　味辛、甘,性平。

　　【功效】　种子:活血化瘀,消肿散结,润肠通便。

　　【主治】　种子:产后恶露不尽,瘀血腹痛,痛经,肠风下血,血痢,风湿关节肿痛,痈肿丹毒,乳痈,便秘,粘连性肠梗阻。

　　【用法用量】　内服煎汤,4.5~9g;外用适量,研末调敷。

塌棵菜(塌菜)

　　【学名】　*Brassica narinosa* Bailey

　　【药用部位】　茎叶。

　　【生态环境】　栽培于菜地。

　　【采收季节】　2月至次年3月采收,鲜用。

　　【分布】　丽水市各地常见的栽培蔬菜。

　　【性味】　味甘,性平。

　　【功效】　疏肝健脾,滑肠通便。

　　【主治】　肝脾不和,饮食积滞,脘腹痞胀,纳呆,便秘。

　　【用法用量】　内服适量,炒、煮食。

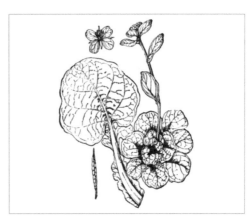

塌棵菜(塌菜)

甘蓝(包心菜)

　　【学名】　*Brassica oleracea* L. var. *capitata* L.

　　【药用部位】　叶。

　　【生态环境】　栽培农田或菜地。

　　【采收季节】　夏、秋季采收,鲜用。

　　【分布】　丽水市各地常见的栽培蔬菜。

　　【性味】　味甘,性平。

　　【功效】　清利湿热,散结止痛,益肾补虚。

　　【主治】　湿热黄疸,消化道溃疡疼痛,关节不利,虚损。

　　【用法用量】　内服绞汁,200~300ml 或适量拌食、煮食。

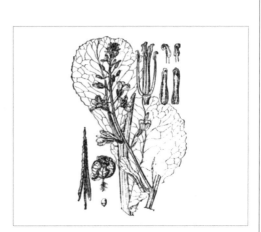

甘蓝(包心菜)

白菜(大白菜、黄芽菜)

　　【学名】　*Brassica pekinensis* (Lour.) Rupr.

　　【药用部位】　叶和根。

　　【生态环境】　栽培于农田或菜地。

　　【采收季节】　秋、冬季采收,鲜用。

　　【分布】　丽水市各地常见的栽培蔬菜。

　　【性味】　味甘,性平。

　　【功效】　通利肠胃,养胃和中,利小便。

　　【主治】　除烦热,解酒毒,消食下气,止咳和中。

　　【用法用量】　内服适量,煮食或捣汁饮。

　　【注意】　脾胃虚寒者慎服。

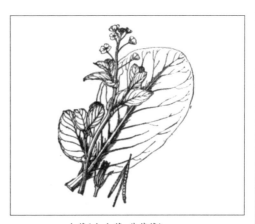

白菜(大白菜、黄芽菜)

芜菁(盘菜、温州盘菜)

　　【学名】　*Brassica rapa* L.

　　【药用部位】　叶和根、花、种子。

　　【生态环境】　栽培。

【采收季节】 季至次年春季采收叶和根,洗净,鲜用或干燥;春季开花时采收花,鲜用或干燥;夏季采收种子,干燥。

【分布】 丽水市各地有零星作蔬菜栽培。

【性味】 叶和根:味辛、甘、苦,性温。
花:味辛,性平。
种子:味苦、辛,性寒。

【功效】 叶和根:消食下气,解毒消肿。
花:补肝明目,敛疮。
种子:养肝明目,行气利水,清热解毒。

【主治】 叶和根:宿食不化,心腹冷痛,咳嗽,疔毒痈肿。
花:虚劳目暗,久疮不愈。
种子:青盲目暗,黄疸便秘,小便不利,癥积,疮痈,面黯。

【用法用量】 叶和根内服适量,煮食或捣汁饮;外用适量,捣敷。花内服研末,3 ~ 6g,外用适量,研末调敷。种子内服煎汤,3 ~ 9g;外用适量,研末调敷。

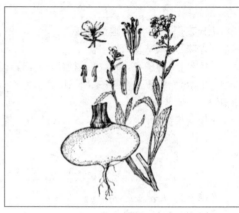

芜菁(盘菜、温州盘菜)

荠(荠菜　畲药名:香菜)

【学名】 *Capsella bursa - pastoris*(L.)Medic.

【药用部位】 全草(荠菜花)、花序、种子。

【生态环境】 生于路边、宅旁、山坡、荒地。

【采收季节】 3 ~ 5 月采收带根全草,洗净,干燥;4 ~ 5 月采收花序,干燥;6 月采收种子,干燥。

【药材性状】 全草多卷曲。主根圆柱形或圆锥形,长 2 ~ 6cm;表面类白色至淡褐色,具多数须根。茎纤细,黄绿色,易折断。基出叶羽状分裂,展平后披针形,顶端裂片较大,边缘有粗齿;表面灰绿色至枯黄色,有的棕褐色;茎生叶长圆形或线状披针形,基部耳状抱茎。果实倒三角形,扁平,顶端微凹,具残存短花柱。搓之有清香气,味淡。

种子类球形、倒卵形或椭圆形长约 1mm。表面黄棕色或棕褐色,具细小凹点,一端可见类白色小脐点。种皮薄,易压碎。气微香,味淡。

【分布】 丽水市各地。

【性味】 全草:味甘、淡,性凉。
花序:味甘,性凉。
种子:味甘,性平。

【功效】 全草:凉肝止血。平肝明目,清热利湿。
花序:凉血止血,清热利湿。
种子:祛风明目。

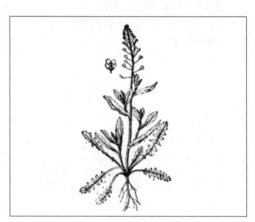

荠(荠菜　畲药名:香菜)

【主治】 全草:吐血,衄血,咯血,尿血,崩漏,目赤肿痛,眼底出血,高血压病,赤白痢疾,肾炎水肿,乳糜尿。
花序:崩漏,尿血,咯血,衄血,小儿乳积,痢疾,赤白带下。
种子:目痛,青盲翳障。

【用法用量】 全草内服煎汤,15 ~ 30g,鲜品 60 ~ 120g;外用适量,捣汁点眼。花序内服煎汤,10 ~ 15g。种子内服煎汤,10 ~ 30g。

弯曲碎米荠

【学名】 *Cardamine flexuosa* With.

【药用部位】 全草。

【生态环境】 生于山野荒地、田边、路旁。

【采收季节】 春季采收,洗净,鲜用或干燥。

【分布】 丽水市各地。

【性味】 味甘、淡,性凉。

【功效】 清热利湿,养心安神,收敛止带。

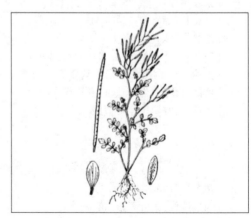

弯曲碎米荠

【主治】 湿热泻痢,热淋,白带,失眠,虚火牙痛,小儿疳积,吐血,便血,疔疮。
【用法用量】 内服煎汤,15～30g;外用适量,捣敷。

碎米荠

【学名】 *Cardamine hirsuta* L.
【药用部位】 全草。
【生态环境】 生于山坡路旁阴湿处。
【采收季节】 春季采收,洗净,鲜用或干燥。
【分布】 丽水市各地。
【性味】 味甘、淡,性凉。
【功效】 清热利湿,安神,止血。
【主治】 湿热泻痢,热淋,白带,失眠,虚火牙痛,小儿疳积,吐血,便血,疔疮。
【用法用量】 内服煎汤,15～30g;外用适量,捣敷。

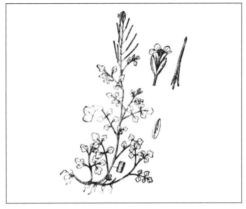

碎米荠

弹裂碎米荠

【学名】 *Cardamine impatiens* L.
【药用部位】 全草。
【生态环境】 生于海拔1500m以下山坡、路边、沟谷,水边阴湿处。
【采收季节】 春季采收,洗净,鲜用或干燥。
【药材性状】 全草皱缩或卷曲呈不规则形。茎单一或上部分枝,长20～40cm;表面黄绿色,具浅沟;奇数羽状复叶,展平后基生叶叶柄基部稍扩大,两侧呈披针形耳状抱茎,小叶2～8对,茎生叶叶柄基部两侧线形裂片抱茎,小叶5～8对。总状花序;种子棕黄色,椭圆形,长约1.5mm,边缘有狭翅。气微清香,味淡。
【分布】 遂昌、龙泉等地。
【性味】 味淡,性平。
【功效】 活血调经,清热解毒,利尿通淋。
【主治】 月经不调,疮肿,淋证。
【用法用量】 内服煎汤,15～30g;外用适量,捣敷。

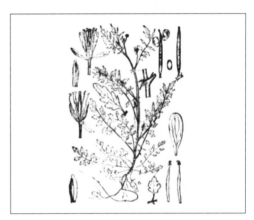

弹裂碎米荠

臭荠

【学名】 *Coronopus didymus* (L.) J. E. Smith
【药用部位】 全草。
【生态环境】 生于路边、荒地、墙脚边。
【采收季节】 夏季采收,洗净,鲜用或干燥。
【分布】 丽水市各地。
【主治】 民间用于治疗单纯性骨折。
【用法用量】 外用适量,捣敷或研末敷。

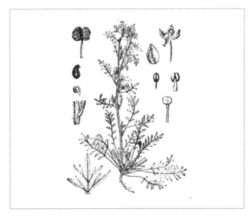

臭荠

菘蓝(板蓝根)

【学名】 *Isatis indigotica* Fortune
【药用部位】 根(板蓝根)、叶(大青叶)。
【生态环境】 栽培。
【采收季节】 秋季挖根、采叶,洗净,干燥。

【药材性状】 根圆柱形,稍扭曲,长 5～15cm,直径 0.5～1cm。表面淡灰黄色或淡棕黄色,有纵皱纹、横长皮孔样突起和支根痕。根头部略膨大,可见暗绿色或暗棕色轮状排列的叶柄残基和密集的疣状突起。体实,质略软,断面皮部黄白色,木部黄色。气微,味微甜后苦涩。

叶多皱缩卷曲,有的破碎。完整叶展平后呈长椭圆形至长圆状倒披针形,长 5～20cm,宽 2～6cm;上表面暗灰绿色,有的可见色较深稍突起的小点;先端钝,全缘或微波状,基部狭窄下延至叶柄呈翼状;叶柄长 4～10cm,淡棕黄色。质脆。气微,味微酸、苦、涩。

【分布】 缙云、莲都等有零星栽培。

【性味】 根:味苦,性寒。

叶:味苦,性寒。

【功效】 根:清热,解毒,凉血,利咽。

叶:清热解毒,凉血消斑。

【主治】 根:温病发斑,高热头痛,大头瘟疫,烂喉丹痧,丹毒,痄腮,疮肿,水痘,麻疹,肝炎,流行性感冒。

叶:温热病高热烦渴,神昏,斑疹,吐血,衄血;黄疸,泻痢;丹毒,喉痹,口疮,痄腮。

【用法用量】 根内服煎汤,9～15g,大剂量可用至 60～120g;外用适量,煎汤熏洗。叶内服煎汤,9～15g;外用适量,捣敷或煎水洗。

【注意】 根:脾胃虚寒、无实火热毒者慎服。

叶:脾胃虚寒者禁服。

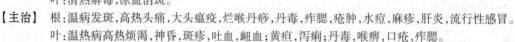

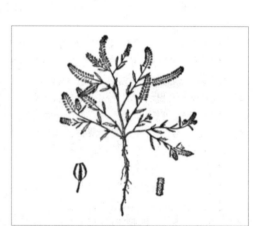

菘蓝(板蓝根)

独行菜

【学名】 *Lepidium apetalum* Willd.

【药用部位】 种子(葶苈子)。

【生态环境】 生于山坡路旁、沟边、村庄附近、田间。

【药材性状】 种子扁卵形,长 1～1.5mm,宽 0.5～1mm。表面棕色或棕红色,微有光泽,具纵沟 2 条,其中一条明显。一端钝圆,另端尖而微凹,类白色。种脐位于凹入端。气微,味微辛辣,黏性较强。

【采收季节】 夏季种子成熟时采收,干燥。

【分布】 丽水市各地。

【性味】 味辛、苦,性寒。

【功效】 泻肺降气,祛痰平喘,利水消肿,泄热逐邪。

【主治】 涎壅肺之喘咳痰多,肺痈,水肿,胸腹积水,小便不利,慢性肺源性心脏病,心力衰竭之喘肿。

【用法用量】 内服煎汤,3～9g;外用适量,煎水洗或研末调敷。

【注意】 肺虚喘咳,脾虚肿满者慎服;不宜久服。

独行菜

北美独行菜

【学名】 *Lepidium virginicum* L.

【药用部位】 种子、全草。

【生态环境】 生于路边、田间、荒野屋旁。

【采收季节】 夏季果实成熟时采收种子,干燥;春季采收全草,洗净,干燥。

【分布】 遂昌。

【性味】 种子:味辛、苦,性寒。

全草:味甘,性平。

【功效】 种子:清肺定喘,行水消肿。

全草:驱虫消积。

【主治】 种子:肺源性心脏病,心力衰竭之喘肿,胸腹积水,小便不利。

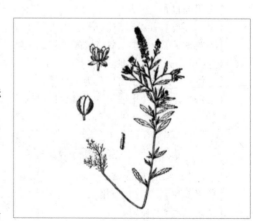

北美独行菜

全草:小儿虫积腹胀。

【用法用量】 种子内服煎汤,3～9g。全草内服煎汤,9～15g。

【注意】 种子:肺虚喘咳,脾虚肿满者慎服;不宜久服。

萝卜(莱菔、菜头)

【学名】 *Raphanus sativus* L.

【药用部位】 鲜根、老根(地骷髅)、叶(莱菔缨)、种子(莱菔子)。

【生态环境】 栽培于农田或菜地。

【采收季节】 秋、冬季采挖根,洗净,鲜用;夏季采挖老根或采收种子,洗净,干燥;秋、冬季采收叶,洗净,干燥。

【药材性状】 老根圆柱形,长 10～20cm,直径 2～4cm。表面灰黄色、黄褐色或稍带紫色,具网状皱纹及细根痕;顶端具中空的茎基。质轻,质松,折断面类白色,皮部薄,木部外侧具排列紧密略呈栅栏状的木化组织,内侧具多数大小不等的裂隙。气微,味微甘。

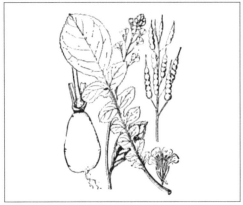

萝卜(莱菔、菜头)

叶皱缩卷曲成团,展平后叶片琴形羽状分裂,长可达 35cm。两面黄绿色至黄棕色,疏生粗毛,叶柄黄白色。质柔易碎。气微。味微苦、咸。

种子卵圆形或椭圆形,稍扁,长 2.5～4mm,宽 2～3mm。表面黄棕色、红棕色或灰棕色,有细小的网纹。一端有深棕色圆形的种脐,一侧有数条浅纵沟。种皮薄而脆;子叶 2,黄白色,折叠,有油性。气微,味微苦、辛。

【分布】 丽水市各地常见的栽培蔬菜。

【性味】 鲜根:味辛、甘,性凉。熟味甘,性温。

　　　　老根:味甘、微辛,性平。

　　　　叶:味辛、苦,性平。

　　　　种子:味辛、甘,性平。

【功效】 鲜根:消食,下气,化痰,止血,解渴,利尿。

　　　　老根:行气消积,化痰,解渴,利水消肿。

　　　　叶:消食理气,清肺利咽,散瘀消肿。

　　　　种子:消食导滞,降气化痰。

【主治】 鲜根:消化不良,食积胀满,吞酸,吐食,腹泻,痢疾,便秘,痰热咳嗽,咽喉不利,咳血,吐血,衄血,便血,消渴,淋浊;外治疮疡,损伤瘀肿,烫伤及冻伤。

　　　　老根:食积气滞,腹胀痞满,痢疾,咳嗽痰多,消渴,脚气,水肿。

　　　　叶:食积气滞,脘腹痞满,呃逆,吐酸,泄泻,痢疾,咳痰,音哑,咽喉肿痛,妇女乳房肿痛,乳汁不通;外治损伤瘀肿。

　　　　种子:食积气滞,脘腹胀满,腹泻,下痢后重,咳嗽多痰,气逆喘满。

【用法用量】 鲜根内服生食、捣汁或煮食,30～100g;外用适量,捣敷或煎水洗、滴鼻,捣汁涂。老根内服煎汤,10～30g。叶内服煎汤,10～15g。种子内服煎汤,4.5～9g;外用适量,研末调敷。

【注意】 鲜根:脾胃虚寒者不宜生食。

　　　　叶:气虚者慎服。

　　　　种子:无食积痰滞及中气虚弱者慎服。

无瓣蔊菜

【学名】 *Rorippa dubia* (Pers.) Hara

【药用部位】 全草。

【生态环境】 生于山坡路旁、屋边墙角及田野潮湿处。

【采收季节】 5～7 月采收,洗净,鲜用或干燥。

【分布】 遂昌、青田、莲都。

【性味】 味辛、苦,性微温。

【功效】 祛痰止咳,解表散寒,活血解毒,利湿退黄。

【主治】 咳嗽痰喘,感冒发热,麻疹透发不畅,风湿痹痛,咽喉肿

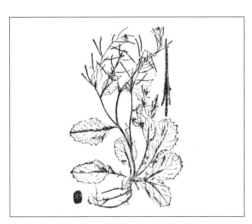

无瓣蔊菜

痛,疔疮痈肿,漆疮,经闭,跌打损伤,黄疸,水肿。民间治老年慢性支气管炎。

【用法用量】　内服煎汤,10～30g,鲜品加倍或捣绞汁服;外用适量,捣敷。

【注意】　过量服用可出现口干、胃部不适等副作用。

蔊菜(畲药名:野芥菜、蟛蜞菊、野萝卜)

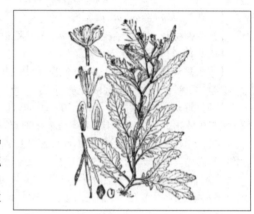

蔊菜(畲药名:野芥菜、蟛蜞菊、野萝卜)

【学名】　*Rorippa indica*（L.）Hiern

【药用部位】　全草。

【生态环境】　生于路旁、屋边墙脚及田边潮湿处。

【采收季节】　5～7月采收,洗净,鲜用或干燥。

【分布】　丽水市各地。

【性味】　味辛、苦,性微温。

【功效】　祛痰止咳,解表散寒,活血解毒,利湿退黄。

【主治】　咳嗽痰喘,感冒发热,麻疹透发不畅,风湿痹痛,咽喉肿痛,疔疮痈肿,漆疮,经闭,跌打损伤,黄疸,水肿。民间治老年慢性支气管炎。

【用法用量】　内服:煎汤 10～30g,鲜品加倍或捣绞汁服;外用适量,捣敷。

【注意】　过量服用可出现口干、胃部不适等副作用。

钟萼木科 Bretschneideraceae

钟萼木(伯乐树)

234

【学名】　*Bretschneidera sinensis* Hemsl.

【药用部位】　树皮。

【生态环境】　生于海拔 500～1500m 的阔叶林内。

【采收季节】　6月采收,干燥。

【分布】　遂昌、龙泉、庆元、云和、景宁、缙云、莲都。

【性味】　味甘、辛,性平。

【功效】　活血祛风。

【主治】　筋骨疼痛。

【用法用量】　内服煎汤,6～9g;外用适量,鲜品捣敷。

【注意】　为我国特有。国家二级保护植物。

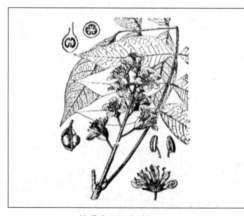

钟萼木(伯乐树)

茅膏菜科 Droseraceae

光萼膏菜

【学名】　*Drosera peltata* Smith var. *glabrata* Y. Z. Ruan

【药用部位】　全草、球茎。

【生态环境】　生于海拔 1600m 以下的向阳山坡草丛中。

【采收季节】　5～6月采收,洗净,鲜用或干燥。

【分布】　丽水市山区各地。

【性味】　全草:味甘、辛,性平,有毒。

　　　　球茎:味甘、微苦,性平,小毒。

【功效】　全草:祛风止痛,活血、解毒。

　　　　球茎:祛风除湿,活血止痛,散结解毒。

【主治】　全草:风湿痹痛,跌打损伤,腰肌劳损,胃痛,感冒,咽喉肿痛,痢疾,疟疾,小儿疳积,目翳,瘰疬,湿疹,疥疮。

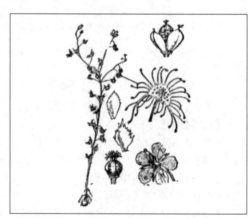

光萼膏菜

球茎:筋骨疼痛,腰痛,偏头痛,跌打损伤,疟疾,瘰疬,肿毒,目赤,翳障,疥疮;亦可用于小儿破伤风,肺炎,感冒。

【用法用量】 全草内服煎汤,3~9g;外用适量,捣敷或贴穴位。球茎内服研粉,0.5~1.5g;外用适量,捣敷或贴穴位作发泡剂。

【注意】 全草:有毒。内服宜慎,孕妇禁服。叶的水浸液接触皮肤可引起灼痛、发炎。

球茎:有小毒,内服或外用均不得过量,内服过量有头晕、思睡现象。孕妇禁服。

圆叶茅膏菜

【学名】 *Drosera rotundifolia* L.

【药用部位】 全草。

【生态环境】 生于海拔 1100~1200m 的山坡、林缘、路边湿草丛中。

【采收季节】 5~6 月采收,洗净,鲜用或干燥。

【药材性状】 全草皱缩或卷曲呈团状。茎极短,基部有较粗壮的根;叶基生,叶片展平后圆形或扁圆形,长 4~8mm,宽 5~10mm,叶缘密生头状黏腺毛;叶柄扁平,长 1~3cm。气微。

【分布】 遂昌、龙泉。

【性味】 味辛、甘,性平。

【功效】 祛痰,镇咳,平喘,止痢。

【主治】 咳嗽,哮喘,百日咳,痢疾。

【用法用量】 内服煎汤,10~15g。

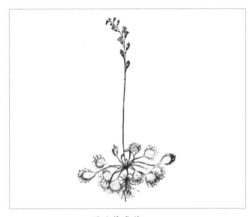

圆叶茅膏菜

景天科 Crassulaceae

落地生根

【学名】 *Bryophyllum pinnatum*（L. f.）Okon

【药用部位】 根及全草。

【生态环境】 栽培。

【采收季节】 全年可采,洗净,鲜用。

【分布】 市内部分家庭及宾馆有栽培。

【性味】 味苦、酸,性寒。

【功效】 凉血止血,清热解毒。

【主治】 吐血,外伤出血,跌打损伤,疔疮痈肿,乳痈,乳岩,丹毒,溃疡,烫伤,胃痛,关节痛,咽喉肿痛,肺热咳嗽。

【用法用量】 内服煎汤,鲜全草 30~60g,根 3~6g;外用适量,捣敷、晒干研粉撒或捣汁含漱。

【注意】 脾胃虚寒者慎服。

八宝(景天)

【学名】 *Hylotelephium erythrostictum*（Miq.）H. Ohba

【药用部位】 根及全草、花。

【生态环境】 栽培。

【采收季节】 夏、秋季采收根及全草,沸水中略烫后干燥;7~8 月花期采收花,干燥。

【药材性状】 根圆锥形,表面粗糙,密生多数细根。茎圆柱形,长 30~60cm,直径 2~8mm,表面淡黄绿色、淡紫色或黑棕色,有的可见褐色斑点;叶多对生,多已碎落,无柄。聚伞状伞房花序顶生,或黄白色果实。气微,味甘淡。

【分布】 市内部分草药医有栽培。

【性味】 根及全草:味苦、酸,性寒。

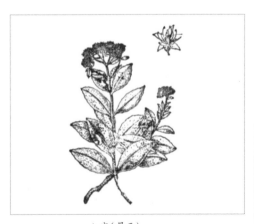

八宝(景天)

花:味苦,性寒。

【功效】 根及全草:清热解毒,止血。

花:清热利湿,明目,止痒。

【主治】 根及全草:赤游丹毒,疔疮痈疖,火眼目翳,烦热惊狂,风疹,漆疮,烧烫伤,蛇虫咬伤,吐血,咯血,月经量多,外伤出血。

花:赤白带下,火眼赤肿,风疹瘙痒。

【用法用量】 根及全草内服煎汤,15~30g,鲜品50~100g;外用适量,捣敷、研末调敷或煎水外洗。花内服煎汤,3~6g。

【注意】 根及全草:脾胃虚寒者慎服。

紫花八宝

【学名】 *Hylotelephium mingjinianum* (S. H. Fu) H. Ohba

【药用部位】 全草。

【生态环境】 栽培。

【采收季节】 7~8月采收,鲜用或干燥。

【分布】 市内部分草药医有栽培。

【性味】 味甘、涩、微苦,性平。

【功效】 活血止血,清热解毒。

【主治】 疡痈疽,瘰疬,痔核,感冒头痛,风寒痹痛,痛风,肺炎,肺结核,心悸,虚劳,阳痿,妇女不孕,癫痫,神经障碍,便秘,虫积,食积,腱鞘炎。

【用法用量】 内服煎汤,10~15g,鲜品30~90g;外用适量,捣敷或研末调敷。

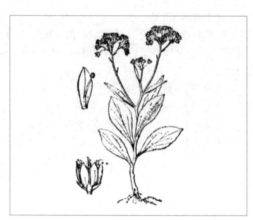

紫花八宝

晚红瓦松

【学名】 *Orostachys erubescens* (Maxim.) Ohwi

【药用部位】 全草(瓦松)。

【生态环境】 生于石隙或旧屋顶瓦缝中。

【采收季节】 夏、秋季采收,洗净,鲜用或开水烫过干燥。

【分布】 丽水市各地。

【性味】 味酸、苦,性凉,有毒。

【功效】 凉血止血,清热解毒,收湿敛疮。

【主治】 血,鼻衄,便血,血痢,热淋,月经不调,疔疮痈肿,痔疮,湿疹,烫伤,肺炎,肝炎,宫颈糜烂,乳糜尿。

【用法用量】 内服煎汤,10~15g;外用适量,捣敷、研末调敷或煎水洗。

【注意】 有毒,内服不宜过量。脾胃虚寒者慎服。

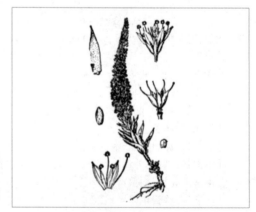

晚红瓦松

费菜(景天三七　畲药名:轮叶脚底叶)

【学名】 *Sedum aizoon* L.

【药用部位】 根及全草(景天三七)。

【生态环境】 生于山坡岩石上或屋基荒地。

【采收季节】 秋季采收,洗净,鲜用或干燥。

【药材性状】 根茎短小,略呈块状;表面灰棕色,根数条,粗细不一;质硬,断面暗棕色或类灰白色。茎圆柱形,长20~40cm,直径2~5mm;表面暗棕色或紫棕色,有纵棱;质脆,易折断,断面中空;叶互生,几无柄,展平后宽卵形、披针形或倒卵状披针形,长2.5~5cm,宽1~2cm;表面灰绿色或棕褐色,先端渐尖,基部楔形,边缘上部有锯齿,下部全缘。

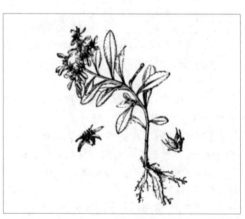

费菜(景天三七　畲药名:轮叶脚底叶)

聚伞花序顶生,花黄色。气微,味微涩。

【分布】 丽水市各地。

【性味】 味甘、微酸,性平。

【功效】 散瘀,止血,宁心安神,解毒。

【主治】 吐血,衄血,咯血,尿血,崩漏,紫斑,外伤出血,跌打损伤,心悸,失眠,疮疖痈肿,烫火伤,毒虫螫伤。

【用法用量】 内服煎汤,15～30g,鲜品30～60g或绞汁;外用适量,鲜品捣敷或研末调敷。

【注意】 脾胃虚寒者禁服。

东南景天(畲药名:岩皮脚底叶)

【学名】 *Sedum alfredii* Hance

【药用部位】 全草。

【生态环境】 生于山地林下湿处或岩石上。

【采收季节】 全年可采,鲜用或开水烫过干燥。

【分布】 丽水市山区各地。

【性味】 味甘,性寒。

【功效】 清热凉血,消肿解毒。

【主治】 血热吐血,衄血,热毒痈肿。

【用法用量】 内服煎汤,9～15g;外用适量,鲜品捣敷。

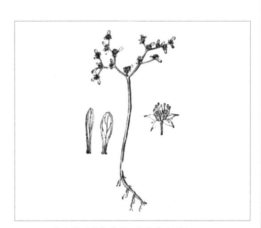

东南景天(畲药名:岩皮脚底叶)

珠芽景天

【学名】 *Sedum bulbiferum* Makino

【药用部位】 全草。

【生态环境】 生于海拔1000m以下山坡、沟边阴湿处。

【采收季节】 夏季采收,鲜用或干燥。

【分布】 丽水市山区各地。

【性味】 味酸、涩,性凉。

【功效】 清热解毒,凉血止血,截疟。

【主治】 热毒痈肿,牙龈肿痛,毒蛇咬伤,血热出血,外伤出血,疟疾。

【用法用量】 内服煎汤,10～25g或浸酒。

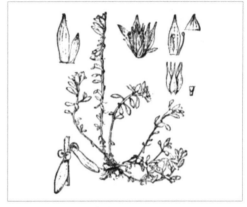

珠芽景天

大叶火焰草

【学名】 *Sedum drymarioides* Hance

【药用部位】 全草。

【生态环境】 生于低山阴湿的岩石上。

【采收季节】 夏季采收,洗净,鲜用或开水烫过干燥。

【分布】 遂昌、龙泉。

【性味】 味苦,性平。

【功效】 凉血止血,清热解毒。

【主治】 吐血,咯血,外伤出血,肺热咳嗽。

【用法用量】 内服煎汤,20～30g,鲜品绞汁60～90g;外用适量,鲜品捣敷。

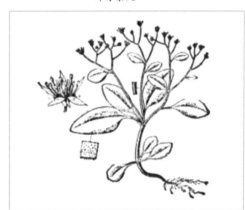

大叶火焰草

凹叶景天

【学名】 *Sedum emarginatum* Migo

【药用部位】 全草。

【生态环境】　生于山坡阴湿的林下或石缝中。

【采收季节】　夏、秋季采收，洗净，鲜用或开水烫过干燥。

【分布】　遂昌、龙泉。

【性味】　味苦、酸，性凉。

【功效】　清热解毒，凉血止血，利湿。

【主治】　痈疖，疔疮，带状疱疹，瘰疬，咯血、吐血、衄血、便血、痢疾，淋病，黄疸，崩漏，带下。

【用法用量】　内服煎汤，15～30g，鲜品50～100g捣汁；外用适量，捣敷。

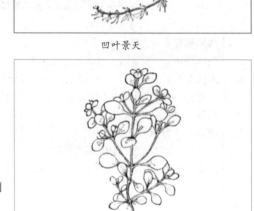

四叶景天

圆叶景天

【学名】　*Sedum makinoi* Maxim.

【药用部位】　全草。

【生态环境】　生于低山山谷林下阴湿处及沟边岩石上。

【采收季节】　夏、秋季采收，洗净，鲜用或开水烫过干燥。

【分布】　缙云（大洋山）、遂昌（九龙山）。

【性味】　味苦、酸，性凉。

【功效】　清热解毒，凉血止血，利湿。

【主治】　痈疖，疔疮，带状疱疹，瘰疬，咯血、吐血、衄血、便血、痢疾，淋病，黄疸，崩漏，带下。

【用法用量】　内服煎汤，15～30g，鲜品50～100g捣汁；外用适量，捣敷。

圆叶景天

238

垂盆草（畲药名：黄瓜碎、狗屎牙）

【学名】　*Sedum sarmentosum* Bunge

【药用部位】　全草（垂盆草）。

【生态环境】　生于向阳山坡岩石上、石隙、沟边或路旁湿润处。

【采收季节】　全年可采，洗净，鲜用或干燥。

【药材性状】　茎纤细，长可达20cm以上，部分节上可见纤细的不定根。3叶轮生，叶片倒披针形至矩圆形，绿色，肉质，长1.5～2.8cm，宽3～7mm，先端近急尖，基部急狭，有距。气微，味微苦。

【分布】　丽水市山区各地。

【性味】　味甘、淡、微酸，性凉。

【功效】　清热利湿，解毒消肿。

【主治】　湿热黄疸，淋病，泻痢，肺痈，肠痈，疮疖肿毒，蛇虫咬伤，水火烫伤，咽喉肿痛，口腔溃疡及湿疹，带状疱疹。

【用法用量】　内服煎汤，15～30g，鲜品50～100g；外用适量，捣敷或绞汁。

【注意】　脾胃虚寒者慎服。

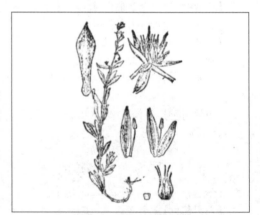

垂盆草（畲药名：黄瓜碎、狗屎牙）

虎耳草科 Saxifragaceae

落新妇（畲药名：山鸡脚、天师毛）

【学名】　*Astilbe chinensis* (Maxim.) Maxim. ex Franch. et Sav.

【药用部位】　全草、根茎（落新妇）。

【生态环境】　生于山谷溪沟边。

【采收季节】　秋季采收，洗净，鲜用或干燥。

落新妇（畲药名：山鸡脚、天师毛）

【药材性状】 全草皱缩。茎圆柱形,直径 1～3mm,表面棕黄色,基部具有褐色膜质鳞片状毛或长柔毛。基生叶二至三回三出复叶,完整小叶呈卵状长圆形、菱状卵形或卵形,长 2～8.5cm,宽 1.5～5cm,先端渐尖,基部楔形,边缘有重锯齿,两面叶脉疏生锈色伏毛。茎生叶较小棕红色。圆锥花序密被褐色卷曲长柔毛,花密集,几无梗,有的可见枯黄色果实。气微,味辛、苦。

根茎呈不规则长块状,长约7cm,直径 5～10mm。表面棕褐色或黑褐色,凹凸不平,有多数须根痕,有时可见鳞片状苞片。残留茎基生有棕黄色长柔毛。质硬,不易折断,断面粉性,黄白色,略带红色或红棕色。气微,味苦、辛。

【分布】 丽水市山区各地。

【性味】 全草:味苦,性凉。

　　　　 根茎:味辛、苦,性温。

【功效】 全草:祛风,清热,止咳。

　　　　 根茎:活血止痛,祛风除湿,强筋健骨,解毒。

【主治】 全草:风热感冒,头身疼痛,咳嗽。

　　　　 根茎:跌打损伤,风湿痹痛,劳倦乏力,毒蛇咬伤。

【用法用量】 全草内服煎汤,6～9g,鲜品 10～20g。根茎内服煎汤,10～15g,鲜品加倍或鲜品捣汁对酒;外用适量,捣敷。

大叶落新妇(华南落新妇)

【学名】 *Astilbe grandis* Stapf ex Wils.

【药用部位】 全草、根茎(落新妇)。

【生态环境】 生于林下、灌丛中或沟谷阴湿地。

【采收季节】 秋季采收,洗净,鲜用或干燥。

【药材性状】 全草皱缩。茎直径 1～6mm。表面被褐色长柔毛。基生叶为复叶,完整小叶宽卵形或卵状披针形,长 3～10cm,宽 2～7cm,先端渐尖或长渐尖,基部浅心形、圆形或宽楔形,边缘有锐重锯齿,两面叶脉上有短硬毛,茎生叶较小。圆锥花序密生褐色柔毛和腺毛。有的可见长约 5mm 的果实。气微,味苦。

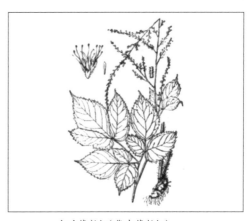

大叶落新妇(华南落新妇)

根茎块状,长约6cm。表面棕褐色至黑褐色,有多数须根痕,有的可见鳞片状苞片。残留茎基有褐色膜质鳞片。质脆,易折断,断面粉性,红棕色。气微味苦。

【分布】 遂昌、龙泉、景宁。

【性味】 全草:味苦,性凉。

　　　　 根茎:味辛、苦,性温。

【功效】 全草:祛风,清热,止咳。

　　　　 根茎:活血止痛,祛风除湿,强筋健骨,解毒。

【主治】 全草:风热感冒,头身疼痛,咳嗽。

　　　　 根茎:跌打损伤,风湿痹痛,劳倦乏力,毒蛇咬伤。

【用法用量】 全草内服煎汤,6～9g,鲜品 10～20g。根茎内服煎汤,10～15g,鲜品加倍或鲜品捣汁对酒;外用适量,捣敷。

人心药(草绣球)

【学名】 *Cardiandra moellendorffii* (Hance) Migo

【药用部位】 根茎。

【生态环境】 生于海拔 800～1200m 的山坡林下及沟谷阴湿处。

【采收季节】 夏、秋季采收,洗净,切片,鲜用。

【药材性状】 呈不规则块状,长 2～8cm,直径 1～2cm。表面棕红色,稍被小绒毛,生有细根。残留茎基有小绒毛及少数不定根。质脆,易折断,断面较平坦,淡黄色,显粉性。气微,味苦。

【分布】 莲都、遂昌等地。

【性味】 味苦、性微温。

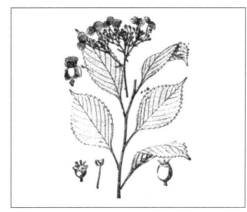

人心药(草绣球)

【功效】 活血祛瘀。

【主治】 跌打损伤。

【用法用量】 内服隔水炖汁,鲜品 12～15g。

大叶金腰

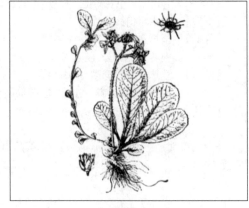

大叶金腰

【学名】 *Chrysosplenium macrophyllum* Oliv.

【药用部位】 全草。

【生态环境】 生于林下、溪谷沟边或岩缝中等阴湿处。

【采收季节】 夏季采收,洗净,鲜用或干燥。

【分布】 遂昌、景宁。

【性味】 味苦、涩,性寒。

【功效】 清热解毒,止咳,止带,收敛生肌。

【主治】 小儿惊风,无名肿毒,咳嗽,带下,臁疮,烫火伤。

【用法用量】 内服煎汤,30～60g;外用适量,捣敷或捣汁涂。

宁波溲疏

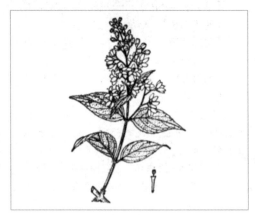

宁波溲疏

【学名】 *Deutzia ningpoensis* Rehd.

【药用部位】 叶或根。

【生态环境】 生于谷地沟边、林缘、山坡灌丛中。

【采收季节】 夏、秋季采收,鲜用或干燥。

【药材性状】 叶多皱缩破碎。完整者狭卵形或披针形,长 2.5～7cm,宽 1.3～3.3cm,先端渐尖,基部圆形或宽楔形,边缘疏生不明显细锯齿,上面灰绿色,疏生星状毛,下面浅灰绿色,密生灰白色星状毡毛。质脆。气微,味辛。根圆柱形,扭曲,长约 15cm,直径 1～4mm,分枝较多,淡棕褐色。质硬,不易折断,断面黄白色,纤维性。气微,味辛。

【分布】 丽水市山区各地。

【性味】 味辛,性寒。

【功效】 清热利尿。

【主治】 感冒发热,小便不利,疟疾,疥疮,骨折。

【用法用量】 内服煎汤,9～15g;外用适量,根捣敷,叶煎水洗。

伞形绣球

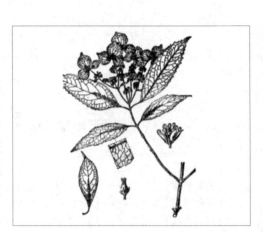

伞形绣球

【学名】 *Hydrangea angustipetala* Hayata

【药用部位】 根、嫩叶(甜茶)。

【生态环境】 生于山坡林下、灌丛中或沟边。

【采收季节】 冬季采挖根,洗净,切片,鲜用或干燥;立夏前后采收嫩叶,揉搓使其"出汗",干燥。

【药材性状】 根不规则圆柱形,长短不一,多分枝,直径 0.5～2cm。表面黄棕色或棕褐色,具细纵皱纹及支根痕,有的栓皮脱落露出淡黄色木部。质坚硬,折断面黄白色,有菊花状纹理,粉性。气微,味微苦。

嫩叶呈皱缩扭曲的小团状,叶片黄绿色至暗紫色,长椭圆形或倒卵形披针形;先端渐尖,基部楔形,边缘具细锯齿;两面疏生柔毛,脉上尤密,脉腋有簇毛。质脆易碎。气微,味微甜。

【分布】 遂昌、龙泉、庆元、景宁。

【性味】 根:味辛、酸,性凉。

嫩叶:味甘,性凉。

【功效】 根:截疟,消食,清热解毒,祛痰散结。

嫩叶:截疟,利尿降压。

【主治】　根:疟疾,食积腹胀,咽喉肿痛,皮肤癣癞,疮疖肿毒,瘿瘤。

嫩叶:疟疾,高血压病。

【用法用量】　根内服煎汤,6~12g;外用适量,捣敷或煎水洗。嫩叶内服煎汤,10~30g。

冠盖绣球

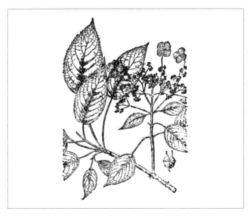
冠盖绣球

【学名】　*Hydrangea anomala* D. Don

【药用部位】　根、叶。

【生态环境】　生于沟谷、林下、林缘、攀援于林中树上或平卧于岩石上。

【采收季节】　夏、秋季采收,根、叶,洗净,干燥。

【分布】　遂昌、龙泉、庆元。

【性味】　根:味辛、性凉、小毒。

【功效】　根:祛痰,截疟,解毒,散瘀。

叶:清热,截疟。

【主治】　根:久疟痞块,消渴,痢疾,泄泻。

叶:疟疾,胸腹胀痛,消渴,皮肤疥癣。

【用法用量】　根内服煎汤,3~9g。叶内服煎汤,3~6g;外用适量,捣敷。

绣球

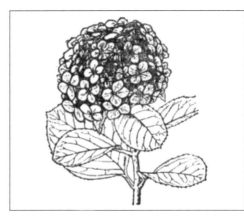
绣球

【学名】　*Hydrangea macrophylla* (Thunb.) Ser.

【药用部位】　根及叶或花。

【生态环境】　栽培。

【采收季节】　秋季挖根,洗净,切片,干燥;夏季采叶,干燥;初夏至深秋采花,干燥。

【分布】　市内公园或部分庭院及宾馆有栽培。

【性味】　味苦、微辛、性寒、小毒。

【功效】　抗疟,清热,解毒,杀虫。

【主治】　疟疾,心热惊悸,烦躁,喉痹,阴囊湿疹,疥癣。

【用法用量】　内服煎汤,9~12g;外用适量,煎水洗或研末调敷。

【注意】　有小毒。

圆锥绣球(畲药名:白蝴蝶)

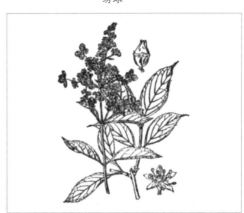
圆锥绣球(畲药名:白蝴蝶)

【学名】　*Hydrangea paniculata* Sieb.

【药用部位】　根及叶。

【生态环境】　生于山谷溪沟边、山坡灌丛中或林缘。

【采收季节】　夏、秋季采收根及叶,洗净,鲜用或干燥。

【分布】　丽水市山区各地。

【性味】　味苦、微酸、性平。

【功效】　截疟,解毒,散瘀止血。

【主治】　疟疾,咽喉肿痛,皮肤溃烂,跌打损伤,外伤出血。

【用法用量】　内服煎汤根,15~30g,叶30~60g;外用适量,鲜品捣敷。

腊莲绣球

【学名】　*Hydrangea strigosa* Rehd.

【药用部位】　根、嫩叶。

【生态环境】 生于海拔 1000m 以下林下、山坡沟边、林缘或灌丛中。

【采收季节】 冬季采挖根,洗净,切片,鲜用或干燥;立夏前后采收嫩叶,揉搓使其"出汗",干燥。

【药材性状】 根圆柱形,略弯曲,长短不一,直径 0.5~1.5cm。表面黄白色至淡黄色,外皮极薄,易脱落,脱落处露出黄色木部。质坚硬,不易折断,断面黄白色,纤维性。气微,味辛、酸,有小毒。

嫩叶多皱缩扭曲呈条状或小团块状,黄绿色或暗绿色。少数连于小枝上。完整叶展平后呈卵状披针形至矩圆形,先端渐尖,基部楔形边缘有小锯齿,齿尖带有角质突起的小点。下面脉上被毛。质脆,易碎。气微,味微甜。

【分布】 丽水市山区各地。

【性味】 根:味辛、酸,性凉。
　　　　嫩叶:味甘,性凉。

【功效】 根:截疟,消食,清热解毒,祛痰散结。
　　　　嫩叶:截疟,利尿降压。

【主治】 根:疟疾,食积腹胀,咽喉肿痛,皮肤癣癞,疮疖肿毒,瘰疬。
　　　　嫩叶:疟疾,高血压病。

【用法用量】 内服煎汤,根 6~12g,嫩叶 10~30g;外用根适量,捣敷、煎水洗或研末调敷。

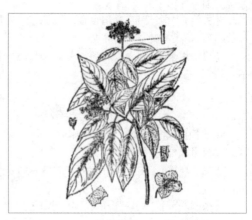

腊莲绣球

矩形叶鼠刺(牛皮桐　畲药名:鸡骨柴)

【学名】 *Itea chinensis* Hook. et Arn. var. *oblonga*(Hand. – Mazz.)Wu.

【药用部位】 根或花、叶。

【生态环境】 生于海拔 800m 以下山坡林下、沟谷灌丛、岩石旁或林缘路边。

【采收季节】 秋季挖根,洗净,切片,干燥;夏季采花,干燥;夏、秋季采叶,洗净,鲜用。

【分布】 丽水市山区各地。

【性味】 根或花:味苦,性温。
　　　　叶:味苦,性温。

【功效】 根或花:滋补强壮,祛风除湿,止咳,解毒,消肿。
　　　　叶:止血。

【主治】 根或花:身体虚弱,劳伤乏力,咳嗽,咽痛,产后关节痛,腰痛,白带,咳嗽,咽喉肿痛。
　　　　叶:外伤出血。

【用法用量】 根或花内服煎汤,根 60~90g,花 18~21g。叶外用适量,捣敷。

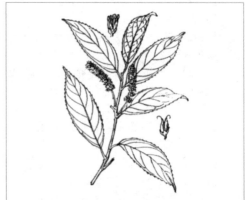

矩形叶鼠刺(牛皮桐　畲药名:鸡骨柴)

绢毛山梅花

【学名】 *Philadelphus sericanthus* Koenne

【药用部位】 根皮。

【生态环境】 生于海拔 500~800m 的山地溪沟边及山坡灌丛中。

【采收季节】 夏、秋季采收,洗净,鲜用或干燥。

【分布】 遂昌。

【性味】 味苦,性平。

【功效】 活血、止痛、截疟。

【主治】 扭挫伤,腰胁疼痛,胃痛,头痛,疟疾。

【用法用量】 内服煎汤,9~24g,或炖肉;外用适量,捣敷。

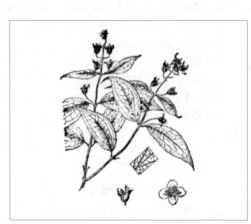

绢毛山梅花

冠盖藤(畲药名:棉花藤)

【学名】 *Pileostegia viburnoides* Hook. f. et Thoms.

【药用部位】 根、枝叶。

【生态环境】 于海拔800m以下的山谷溪沟边灌丛中、林下。常攀附树上入峭壁上或匍匐于岩石旁。

【采收季节】 全年可采根、枝叶,洗净,切片,鲜用或干燥。

【分布】 丽水市山区各地。

【性味】 根:味辛、微苦,性温。

枝叶:味辛、微苦,性温。

【功效】 根:祛风除湿,散瘀止痛,消肿解毒。

叶:解毒消肿,敛疮止血。

【主治】 根:腰腿酸痛,风湿麻木,跌打损伤,骨折,外伤出血,痈肿疮毒。

枝叶:脓肿,疮疡溃烂,外伤出血。

【用法用量】 根内服煎汤,15~30g;外用适量,捣敷或研末敷。枝叶外用适量,鲜品捣敷或研末调敷。

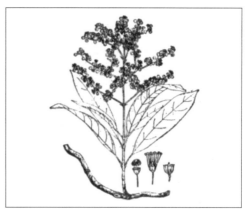

冠盖藤(畲药名:棉花藤)

虎儿草(畲药名:耳朵草)

【学名】 *Saxifraga stolonifera* Meerb.

【药用部位】 全草。

【生态环境】 生于山地阴湿处、溪沟边石缝及林下。亦有作观赏植物栽培。

【采收季节】 全年可采,洗净,鲜用或干燥。

【分布】 丽水市山区各地。

【性味】 味苦、辛,性寒,小毒。

【功效】 疏风,清热,凉血,解毒。

【主治】 风热咳嗽,肺痈,吐血,聤耳流脓,风火牙痛,风疹瘙痒,痈肿丹毒,痔疮肿痛,毒虫咬伤,烫伤,外伤出血。

【用法用量】 内服煎汤,10~15g;外用适量,煎水洗、鲜品捣敷或绞汁滴耳。

【注意】 有小毒,孕妇慎服。

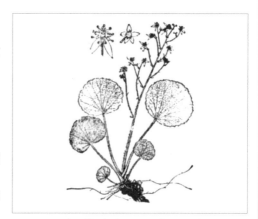

虎儿草(畲药名:耳朵草)

钻地风

【学名】 *Schizophragma integrifolium* (Franch.) Oliv.

【药用部位】 根及茎藤。

【生态环境】 生于海拔350~1200m山坡疏林中、或溪流边岩石上,常攀援于石壁或树上。

【采收季节】 全年可采,洗净,切片,干燥。

【分布】 莲都等地。

【性味】 味淡,性凉。

【功效】 舒筋活络,祛风活血。

【主治】 风湿痹痛,四肢关节酸痛。

【用法用量】 内服煎汤,9~15g;外用适量,煎水洗。

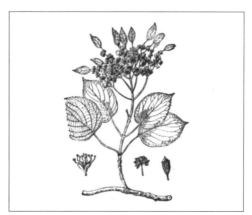

钻地风

小齿钻地风

【学名】 *Schizophragma integrifolium* (Franch.) Oliv. f. *denticulatum* (Rehd.) Chun

【药用部位】 根及茎藤。

【生态环境】 生于海拔380~1150m阴湿山坡杂木林内或溪谷边,常攀援于石壁或树上。

【采收季节】 全年可采,洗净,切片,干燥。

【分布】 遂昌、龙泉、庆元。

【性味】 味淡,性凉。

【功效】 舒筋活络,祛风活血。

【主治】 风湿痹痛,四肢关节酸痛。

【用法用量】 内服煎汤,9~15g;外用适量,煎水洗。

黄水枝

【学名】 *Tiarella polyphylla* D. Don

【药用部位】 全草。

【生态环境】 生于山地沟谷溪涧边、林下、岩隙等阴湿处。

【采收季节】 夏、秋季采收,洗净,鲜用或干燥。

【药材性状】 根茎细圆柱形,直径3~6mm;表面褐色,具多数黄褐色鳞片及须根。茎细,圆柱形,有纵沟纹,长10~60cm,直径3~6mm;表面灰绿色,被白色柔毛。叶多破碎,完整者宽卵形或五角形,常3~5浅裂,长2.5~8.5cm,宽2.5~8cm,先端急尖,基部心形,边缘有浅牙齿,两面均疏被伏毛,叶柄被长柔毛和腺毛。有的枝端有总状花序,密生腺毛,有的可见蒴果,具2角。气微,味苦。

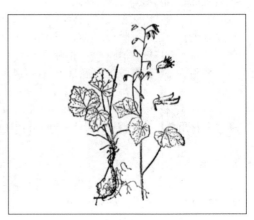

黄水枝

【分布】 遂昌、龙泉、庆元。

【性味】 味苦、辛,性寒。

【功效】 清热解毒,活血祛瘀,消肿止痛。

【主治】 疮疖,无名肿毒,咳嗽,气喘,肝炎,跌打损伤。

【用法用量】 内服煎汤,9~15g;外用适量,鲜品捣敷。

244

海桐花科 Pittosporaceae

崖花海桐(海金子 畲药名:山江子、山桐子)

【学名】 *Pittosporum illicioides* Makino

【药用部位】 根或根皮、叶、种子。

【生态环境】 生于山沟溪坑边、林下岩石旁。

【采收季节】 全年可采根或根皮,洗净,切段,鲜用或干燥;夏季采摘叶,鲜用或干燥;11月种子成熟时采收,干燥。

【药材性状】 根圆柱形,略扭曲,长10~20cm,直径1~3cm;表面灰黄色至黑褐色,较粗糙,顶端有茎基。质硬,不易折断,切面木心常偏向一侧,木部黄白色,皮部较木部深,易剥离,韧皮部呈棕褐色环状,气微,味苦、涩。根皮呈条片状或卷筒状,厚1~3mm;表面棕黄色,内表面黄色或浅黄色,光滑,有棕色条纹;体轻质韧,可向外表面方向折断,内有一薄层相连,断面较平坦,层状,顺内表面可剥下1~2层,层间黄白色;气香,味苦涩。

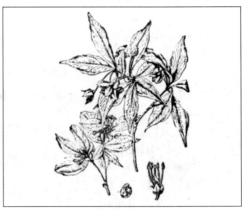

崖花海桐(海金子 畲药名:山江子、山桐子)

【分布】 丽水市山区各地。

【性味】 根或根皮:味苦、辛,性温。

　　　　 叶:味苦,性微温。

　　　　 种子:味苦,性寒。

【功效】 根或根皮:活络止痛,宁心益肾,解毒。

　　　　 叶:消肿解毒,止血。

　　　　 种子:清利咽喉,涩肠固精。

【主治】 根或根皮:风湿痹痛,骨折,胃痛,失眠,遗精,毒蛇咬伤。

　　　　 叶:疮疖肿毒,皮肤湿痒,毒蛇咬伤,外伤出血。

　　　　 种子:咽痛,肠炎,白带,遗精。

【用法用量】 根或树皮内服煎汤,15~30g或浸酒;外用适量,鲜品捣敷。叶外用适量,鲜品捣毁敷或干品研末撒。种子内服煎汤,4.5～9g。

　　【注意】　根或根皮:孕妇禁服。

海桐

　　【学名】　*Pittosporum tobira*（Thunb.）Ait.

　　【药用部位】　枝叶。

　　【生态环境】　栽培。

　　【采收季节】　全年可采,鲜用或干燥。

　　【分布】　丽水市各地公园、住宅小区作观赏植物栽培。

　　【功效】　解毒,杀虫。

　　【主治】　疥疮,肿毒。

　　【用法用量】　外用适量,煎水洗或捣碎涂敷。

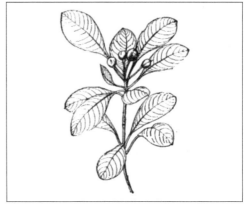

海桐

金缕梅科 Hamamelidaceae

蕈树

　　【学名】　*Altingia chinensis*（Champ.）Oliv. ex Hance

　　【药用部位】　根。

　　【生态环境】　生于山坡路边。

　　【采收季节】　秋季采挖,除去须根,洗净,切片,干燥。

　　【药材性状】　根圆柱形,大小长短不一。表面灰白色,光滑。质坚硬,断面纤维性。气微,味淡。

　　【分布】　龙泉。

　　【性味】　味辛,性温。

　　【功效】　祛风湿,通经络。

　　【主治】　风湿痹痛,四肢麻木,跌打损伤。

　　【用法用量】　内服煎汤,5～10g。

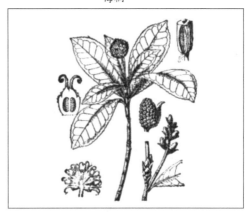

蕈树

245

蜡瓣花(中华蜡瓣花)

　　【学名】　*Corylopsis sinensis* Hemsl.

　　【药用部位】　根或根皮。

　　【生态环境】　生于肥沃山地灌丛或溪沟边。

　　【采收季节】　夏季采收根皮、秋季采收根,洗净,干燥。

　　【分布】　龙泉、庆元。

　　【性味】　味甘,性平。

　　【功效】　疏风和胃,宁心安神。

　　【主治】　外感风邪,头痛,恶心呕吐,心悸,烦躁不安。

　　【用法用量】　内服煎汤,3～10g。

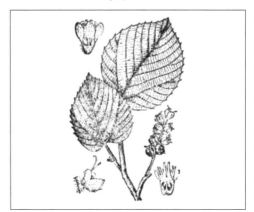

蜡瓣花(中华蜡瓣花)

杨梅叶蚊母树

　　【学名】　*Distylium myricoides* Hemsl.

　　【药用部位】　根。

　　【生态环境】　生于山谷、溪边和林中。

　　【采收季节】　全年可采,洗净,切片,干燥。

　　【分布】　龙泉、庆元、遂昌、云和、景宁等地。

　　【性味】　味辛、微苦,性平。

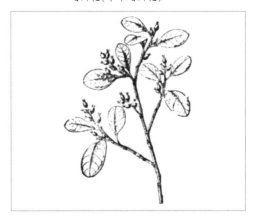

杨梅叶蚊母树

【功效】 利水渗湿,祛风活络。
【主治】 水肿,手足浮肿,风湿骨节疼痛,跌打损伤。
【用法用量】 内服煎汤,6～12g。

缺萼枫香(畲药名:白枫树)

【学名】 *Liquidambar acalycina* H. T. Chang
【药用部位】 根。
【生态环境】 生于海拔600～1000m的山坡林中。
【采收季节】 秋季采挖,洗净,切片,鲜用或干燥。
【分布】 龙泉、庆元、遂昌、景宁等地。
【主治】 畲族民间用于治疗中暑。
【用法用量】 内服煎汤,10～30g。

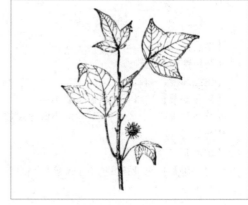

缺萼枫香(畲药名:白枫树)

枫香树(畲药名:枫树)

【学名】 *Liquidambar formosana* Hance
【药用部位】 树脂(枫香脂)、根、树皮、叶、果序(路路通)。
【生态环境】 生于山地林中、村落附近、古山道路旁。
【采收季节】 秋、冬季采收根,洗净,除去粗皮,切片,干燥;全年可采树皮,洗净,干燥;春、夏季采摘叶,鲜用或干燥;冬季采收果实,干燥。

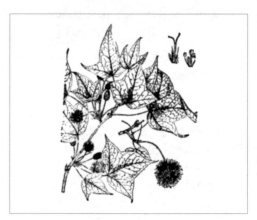

枫香树(畲药名:枫树)

【药材性状】 树脂呈不规则块状或类圆形颗粒状,大小不等,直径多在0.5～1cm;表面淡黄色至黄棕色,半透明或不透明。质松脆,易碎,断面似玻璃样。气香,燃烧时香气更浓,味淡。

根圆锥形,稍弯曲,长短不一,直径2～6cm。表面灰棕色至灰黑色,外皮剥落处显黄白色。质坚硬,不易折断,断面纤维性,皮部黑棕色,木部黄白色。气清香,味辛、微苦涩。

干皮呈板片状,长短不一,厚3～10mm。外表面灰黑色,栓皮易呈长方块状剥落,有纵槽及横裂纹;内表面浅黄棕色,较平滑。质硬脆,易折断,断面纤维性。气清香,味辛、微苦涩。

叶多皱缩或破碎,完整叶宽卵形,掌状3裂,中央裂片较长且先端尾状渐尖,上面灰绿色,下面浅棕色,掌状脉3～5条在下面明显突起。质脆,易破碎。揉之有清香气,味辛、微苦涩。

果序呈球形,直径2～3cm。基部有总果梗。表面灰棕色或灰褐色,有多数尖刺和喙状小钝刺,长0.5～1cm,常折断,小蒴果顶部开裂,呈蜂窝状小孔。体轻,质硬,不易破开。气微,味淡。

【分布】 丽水市各地。
【性味】 树脂:味辛、苦,性平。
　　　　 根:味辛、苦,性平。
　　　　 树皮:味辛、微涩,性平。
　　　　 叶:味辛、苦,性平。
　　　　 果序:味苦,性平。
【功效】 树脂:祛风活血,解毒止痛,止血,生肌。
　　　　 根:解毒消肿,祛风止痛。
　　　　 树皮:除湿止泻,祛风止痒。
　　　　 叶:行气止痛,解毒,止血。
　　　　 果序:祛风除湿,疏肝活络,利水。
【主治】 树脂:痈疽,疮疹,瘰疬,齿痛,痹痛,瘫痪,吐血,衄血,咯血,外伤出血,皮肤皲裂。
　　　　 根:痈疽疔疮,风湿痹痛,牙痛,湿热泄痢,痢疾,小儿消化不良。
　　　　 树皮:痢疾,泄泻,大风癞疾,痒疹。
　　　　 叶:胃脘疼痛,伤暑腹痛,痢疾,泄泻,痈肿疮疡,湿疹,吐血,咳血,创伤出血。
　　　　 果序:风湿痹痛,肢体麻木,手足拘挛,脘腹疼痛,经闭,乳汁不通,水肿胀满,湿疹。
【用法用量】 树脂内服煎汤,3～6g;外用适量,研末撒或调敷。根内服煎汤,15～30g;外用适量,捣敷。树皮内服煎汤,鲜品 30~60g;外用适量,煎水洗或研末调敷。叶内服煎汤,15~30g 或鲜品捣汁;外用适量,捣烂敷。果序内服煎汤,5~10g。

【注意】　树脂:孕妇禁服。
　　　　　果序:孕妇禁服。

檵木(畬药名:坚七扭、七七扭)

【学名】　*Loropetalum chinensis*（R. Br.）Oliv.
【药用部位】　花(檵木花)、根、叶(檵木叶)。
【生态环境】　生于向阳山坡灌丛中。亦有作盆景种植。
【采收季节】　清明前后采花,阴干;全年可采挖根,洗净,切片,干燥;全年可采摘叶,鲜用或干燥。

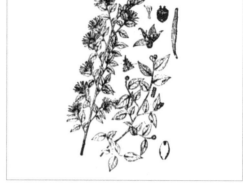

檵木(畬药名:坚七扭、七七扭)

【药材性状】　花多 3~8 朵簇生,基部有短花梗;脱落的单朵花常皱缩呈条带状,淡黄色或浅棕色,展平后,花萼筒杯状,萼齿卵形,表面有灰白色星状毛。花瓣 4,淡黄色,有明显的棕色羽状脉纹,雄蕊 4,花丝极短,与鳞片状退化雄蕊互生,子房下位,花柱极短,柱头 2 裂。气清香,味淡微苦。

根多圆柱形,弯曲,有的切成块状,长短粗细不一。表面灰褐色或黑褐色,具浅纵纹,有圆形的茎痕及支根痕;栓皮易呈片状剥落而露出棕红色的皮部。体重,质坚硬,不易折断,断面灰黄色或棕红色,纤维性。气微,味淡、微苦涩。

【分布】　丽水市山区各地。
【性味】　花:味甘、涩,性平。
　　　　　根:味苦、涩,性微温。
　　　　　叶:味苦、涩,性凉。
【功效】　花:清热止咳,收敛止血。
　　　　　根:止血,活血,收敛固涩。
　　　　　叶:收敛止血,清热解毒。
【主治】　花:肺热咳嗽,咯血,鼻衄,便血,痢疾,泄泻,崩漏。
　　　　　根:咯血,咯血,便血,外伤出血,崩漏,产后恶露不尽,风湿关节疼痛,跌打损伤,泄泻,痢疾,白带,脱肛。
　　　　　叶:咯血,吐血,便血,崩漏,产后恶露不尽,紫癜,暑热泻痢,跌打损伤,创伤出血,肝热目赤,喉痛。
【用法用量】　花内服煎汤,6~10g;外用适量,研末撒或鲜品揉团塞鼻。根内服煎汤,15~30g;外用适量,研末撒。叶内服煎汤,15~30g;外用适量,捣敷或煎水洗。

杜仲科 Eucommiaceae

杜仲

【学名】　*Eucommia ulmoides* Oliv.
【药用部位】　树皮(杜仲)、嫩叶、叶(杜仲叶)。
【生态环境】　栽培。
【采收季节】　6 月采收树皮,刮去外粗皮,洗净,堆置"发汗"至内皮变紫褐色,干燥;春季嫩叶初生时采摘,鲜用或干燥;秋季采收叶,低温干燥。

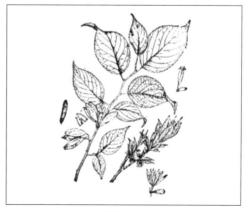

杜仲

【药材性状】　树皮呈板片状或两边稍向内卷,大小不一,厚 2~7mm。外表面现象淡棕色或灰褐色,有明显的皱纹或纵裂槽纹,有的树皮较薄,未去粗皮,可见明显的皮孔。内表面暗紫色,光滑。质脆,易折断,断面有细密、银白色、富弹性的橡胶丝相连。气微,味稍苦。

叶多破碎,完整叶展平后呈椭圆形或卵形,长 7~15cm,宽 3.5~7cm。表面黄绿色或黄褐色,微有光泽,征先端渐尖,基部圆形或广楔形,边缘有锯齿,具短叶柄。质脆,搓之易碎,折断面有少量银白色橡胶丝相连。气微,味微苦。

【分布】 丽水市各地有栽培。

【性味】 树皮:味甘、微辛,性温。

　　　　嫩叶:味甘,性平。

　　　　叶:味微辛,性温。

【功效】 树皮:补肝肾,强筋骨,安胎。

　　　　嫩叶:补虚生津,解毒,止血,

　　　　叶:补肝肾,强筋骨,降血压。

【主治】 树皮:腰膝酸痛,阳痿,尿频,小便余沥,风湿痹痛,胎动不安,习惯性流产。

　　　　嫩叶:身体虚弱,口渴,脚气,痔疮肿痛,便血。

　　　　叶:腰背酸痛,足膝酸软乏力,高血压病。

【用法用量】 树皮内服煎汤,6～15g。嫩叶内服煎汤,3～10g。叶内服煎汤,10～30g。

【注意】 树皮:阴虚火旺者慎服。

蔷薇科 Rosacaeae

龙芽草(仙鹤草　畲药名:龙芽草、牙骨草)

【学名】 *Agrimonia pilosa* Ledeb.

【药用部位】 地上部分(仙鹤草)、带短小根茎的冬芽(鹤草芽)、根。

【生态环境】 生于海拔1 300m以下的山坡、沟谷、路边山麓林缘草丛、灌丛或疏林下。

【采收季节】 开花前枝叶茂盛时采收地上部分,洗净,鲜用或干燥;冬季挖取带小根茎的幼芽,洗净,低温干燥;秋季采挖根,洗净,干燥。

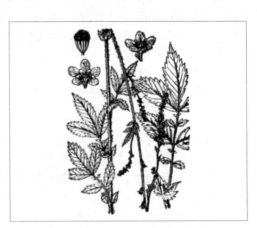

龙芽草(仙鹤草　畲药名:龙芽草、牙骨草)

【药材性状】 地上部分长30～100cm,全体被白色柔毛。茎下部圆柱形,直径4～6mm,红棕色,上部方柱形,四面略凹陷,绿褐色,有纵沟和棱线,有节;体轻,质硬,易折断,断面中空。单数羽状复叶互生,暗绿色,皱缩卷曲,质脆,易碎;叶片有大小2种,相间生于叶轴上,顶端小叶较大,完整小叶片展平后,呈卵形或长椭圆形,先端尖,基部楔形,边缘有锯齿;托叶2,抱茎,斜卵形。总状花序细长,花萼下部呈筒状,萼筒上部有钩刺,先端5裂,花瓣黄色。气微,味微苦。

带短小根茎的冬芽呈圆锥形,中上部常用弯曲,长2～6cm,直径0.5～1cm,顶部包以数枚浅棕色膜质芽鳞。根茎短缩,圆柱形,长1～3cm,表面棕褐色,有紧密环状节,节上生有棕黑色退化鳞叶,根茎下部有时残存小数不定根。根芽质脆,易碎,折断后断面平坦,黄白色。气微,味先微甜而后涩苦。

【分布】 丽水市山区各地。

【性味】 地上部分:味苦、涩,性平。

　　　　带短小根茎的冬芽:味苦、涩,性凉。

　　　　根:味辛、涩,温。

【功效】 地上部分:收敛止血,止痢,杀虫。

　　　　带短小根茎的冬芽:驱虫,解毒消肿。

　　　　根:解毒,驱虫。

【主治】 地上部分:咯血、吐血、衄血、尿血,便血,崩漏及外伤出血,腹泻,痢疾,脱力劳伤,疟疾,滴虫性阴道炎。

　　　　带短小根茎的冬芽:绦虫病,阴道滴虫病,疮疡疥癣,疖肿,赤白痢疾。

　　　　根:赤白痢疾,疮疡,肿毒,疟疾,绦虫病,闭经。

【用法用量】 地上部分内服煎汤,10～15g,大剂量可用至60g;外用适量,捣敷。带短小根茎的冬芽内服煎汤,10～30g,研末15～30g,小儿每千克体重0.7～0.8g;外用适量,煎水洗或鲜品捣敷。根内服煎汤,9～15g;外用适量,捣烂敷。

【注意】 地上部分:感冒初起、泄泻发热者禁服。

　　　　带短小根茎的冬芽:治绦虫病须研末吞服,水煎无效。内服有恶心、呕吐、头昏等副作用,停药后即可恢复。

黄龙尾

【学名】 *Agrimonia pilosa* Ledeb. var. *nepalensis*（D. Don）Nakai

【药用部位】 地上部分。

【生态环境】 生于海拔 1 150m 以下的山坡沟边、路旁、草地及疏林下。

【采收季节】 夏、秋季末开花前采收,洗净,扎成小把,干燥。

【药材性状】 与龙芽草相似,但茎下部密被粗硬毛,叶片上面脉上被长硬毛或微硬毛,脉间密被柔毛或绒毛状柔毛。

【分布】 遂昌、缙云。

【性味】 味苦、涩,性平。

【功效】 收敛止血,调经止带。

【主治】 吐血,尿血,便血,月经不调,崩漏,赤白带下,腰腹疼痛,痢疾。

【用法用量】 内服煎汤,6~9g。

东亚唐棣

【学名】 *Amelanchier asiatica*（Sieb. et Zucc.）Endl. ex Walp.

【药用部位】 树皮及根皮。

【生态环境】 生于海拔 1 000m 以下的山坡、溪沟边、路旁和混交林中。

【采收季节】 全年可采,鲜用或切片干燥。

【分布】 遂昌、缙云。

【性味】 味苦,性平,小毒。

【功效】 益肾,活血。

【主治】 肾虚白带,跌打瘀痛。

【用法用量】 内服煎汤,9~15g。

【注意】 有小毒。

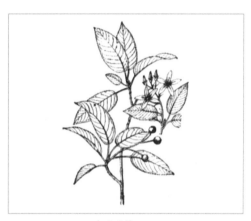

东亚唐棣

249

假升麻

【学名】 *Aruncus dioicus*（Walt.）Fernald. ［*A. syluester* Kostel.］

【药用部位】 带根的全草。

【生态环境】 生于海拔 700~1200m 的山沟林缘和山坡杂木林下。

【采收季节】 秋季采收带根的全草,洗净。干燥。

【分布】 遂昌、龙泉、庆元。

【功效】 补虚,止痛。

【主治】 损伤或劳伤筋骨疼痛。

【用法用量】 内服煎汤,5~10g。

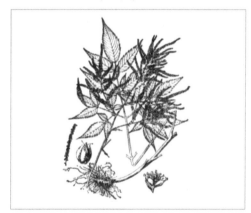

假升麻

木桃（毛叶木瓜）

【学名】 *Chaenomeles cathayensis*（Hemsl.）Schneid.

【药用部位】 果实(木瓜)。

【生态环境】 生于海拔 1000m 左右的山坡、山岗、路旁、林缘或林中。

【采收季节】 夏、秋二季果实绿黄时采摘,沸水中烫至外皮灰白色时,纵切两片,干燥。

【药材性状】 果实多纵切两片呈半圆形,长 6~10cm,直径 3.5~6cm。表面棕色或棕黑色,残留花柱基有毛。纵切面果肉厚约0.5cm,棕红色,中央凹陷,每室有种子 20~30 粒,多数脱落,红棕色,扁三角形。气微,味酸涩。

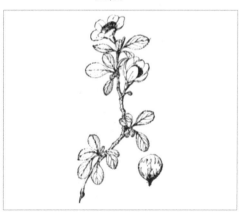

木桃(毛叶木瓜)

【分布】 遂昌、龙泉等地。
【性味】 味酸、涩,性平。
【功效】 和胃化湿,舒筋活络。
【主治】 呕吐腹泻,腰膝酸软,脚气肿痛,腓肠肌痉挛。
【用法用量】 内服煎汤,5~10g。

日本木瓜

【学名】 *Chaenomeles japonica*（Thunb.）Lindl.
【药用部位】 果实。
【生态环境】 栽培。
【采收季节】 秋季采摘成熟果实,烫后干燥。
【分布】 市内有部分庭院作观赏植物栽培。
【性味】 味酸,性温。
【功效】 祛湿和胃,镇静,止咳,利尿。
【主治】 霍乱,中暑,心烦失眠,咳嗽,水肿。
【用法用量】 内服煎汤,5~10g;外用适量,煎水洗浴。

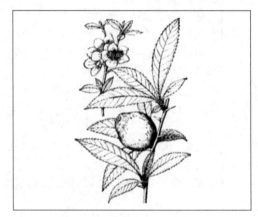

日本木瓜

木瓜(光皮木瓜)

【学名】 *Chaenomeles sinensis*（Thouin）Koehne
【药用部位】 果实。
【生态环境】 栽培。
【采收季节】 秋季果实绿黄时采摘,沸水中烫至外皮灰白色时,纵切两片,干燥。
【药材性状】 多纵切两片,长4~9cm,宽3.5~4.5cm。外表面红棕色或棕褐色,光滑或稍粗糙,无皱纹,切面果肉粗糙,显颗粒性。种子多数,扁平三角形。气微,味酸涩,嚼之有沙粒感。
【分布】 市内农村庭院作观赏植物栽培。
【性味】 味酸、涩,性平。
【功效】 和胃舒经,祛风湿,消痰止咳。
【主治】 吐泻转筋,风湿痹痛,咳嗽多痰,泄泻,痢疾,跌仆伤痛,脚气水肿。
【用法用量】 内服煎汤,3~10g。

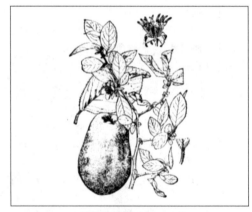

木瓜(光皮木瓜)

贴梗海棠(皱皮木瓜)

【学名】 *Chaenomeles speciosa*（Sweet）Nakai
【药用部位】 果实(木瓜)、种子、花、根、枝叶、树皮。
【生态环境】 栽培。
【采收季节】 夏、秋二季果实绿黄时采摘,沸水中烫至外皮灰白色时,纵切两片,干燥。
【药材性状】 果实长圆形,多纵切两片,长4~9cm,宽2~5cm,厚1~2.5cm。外表面紫红色或红棕色,有不规则的深皱纹;切面边缘向内卷曲,果肉红棕色,中心部分凹陷,棕黄色。种子扁长三角形,多脱落。质坚硬。气微清香,味酸。
【分布】 丽水市各地有零星栽培。
【性味】 果实:味酸,性温。
　　　　　根:味酸、涩,性温。
　　　　　枝叶:味酸、涩,性温。

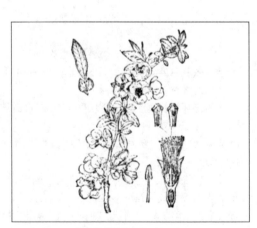

贴梗海棠(皱皮木瓜)

树皮:味酸、涩,性温。

【功效】　果实:舒经活血,和胃化湿。

种子:祛湿舒筋。

花:养颜润肤。

根:祛湿舒筋。

枝叶:祛湿舒筋。

树皮:祛湿舒筋。

【主治】　果实:风湿痹痛,肢体酸重,筋脉拘挛,吐泻转筋,脚气水肿。

种子:霍乱。

花:面黑粉滓。

根:霍乱,脚气,风湿痹痛,肢体麻木。

枝叶:霍乱吐下,腹痛转筋。

树皮:霍乱转经,脚气。

【用法用量】　果实内服煎汤,6～9g;外用适量,煎水熏洗。种子内服适量,生嚼。花外用适量,研末盥洗手面。根内服煎汤,10～15g;外用适量,煎水洗。枝叶内服煎汤,10～15g。树皮内服煎汤,10～15g。

野山楂(畲药名:山枣、不哩)

【学名】　*Crataegus cuneata* Sieb. et Zucc.

【药用部位】　果实(南山楂)、根(山楂根)、叶、种子、木材。

【生态环境】　生于海拔1500m以下的山谷、多石湿地或灌丛中。

【采收季节】　秋季果实成熟时采摘果实、种子,干燥;全年可采挖根,洗净,切片,干燥;夏、秋季采摘叶,干燥;全年可采木材,去皮,切片,干燥。

【药材性状】　果实呈类球形,直径0.8～1.5cm。表面棕色至棕红色,具细密皱纹。顶端凹陷,有花萼残痕,基部有短果梗或果梗痕。果肉薄。气微,味微酸涩。

【分布】　丽水市山区各地。

【性味】　果实:味酸、甘,性微温。

根:味甘,性平。

叶:味酸,性平。

种子:味苦,性平。

木材:味苦,性寒。

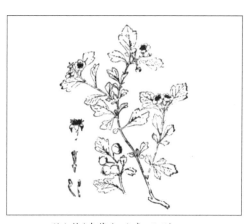

野山楂(畲药名:山枣、不哩)

【功效】　果实:健脾消食,活血化瘀。

根:消积和胃,祛风,止血,消肿。

叶:止痒,敛疮,降血压。

种子:消食,散结,催生。

木材:祛风燥湿,止痒。

【主治】　果实:食滞肉积,脘腹胀痛,产后瘀痛,漆疮,冻疮。

根:食积,反胃,痢疾,风湿痹痛,咯血,痔漏,水肿。

叶:漆疮,溃疡不敛,高血压病。

种子:食积不化,疝气,睾丸偏坠,难产。

木材:痢疾,头风,身痒。

【用法用量】　果实内服煎汤,9～12g;外用适量,煎水洗擦。根内服煎汤,10～15g;外用适量,煎水熏洗。叶内服煎汤,3～10g或泡茶饮;外用适量,煎水熏洗。种子内服煎汤,3～10g或研末吞。木材内服煎汤,3～10g;外用适量,煎水洗。

湖北山楂

【学名】 *Crataegus hupehensis* Sarg.

【药用部位】 果实。

【生态环境】 生于山坡灌丛中。

【采收季节】 秋季果实成熟时采摘,干燥。

【分布】 遂昌。

【性味】 味酸、甘,性微温。

【功效】 破气散瘀,消积,化痰。

【主治】 食滞肉积,脘腹胀痛,产后瘀痛,漆疮,冻疮。

【用法用量】 果实内服煎汤,9～12g;外用适量,煎水洗擦。

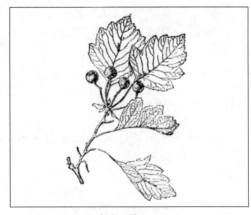

湖北山楂

蛇莓(畲药名:三叶蛇扭、蛇泡)

【学名】 *Duchesnea indica*(Andr.)Focke

【药用部位】 全草(蛇莓)、根。

【生态环境】 生于海拔 700m 以下的山坡、河岸、平原草地、耕地旁或路旁潮湿处。

【药材性状】 全草多缠绕皱缩成团,被白色毛茸,具匍匐茎,叶互生。完整叶展平后三出复叶,小叶长 1.5～4cm,宽 1～3cm,基部偏斜,边缘有钝齿,表面黄绿色,上面近无毛,下面被疏毛。花单生于叶腋,具长柄。聚合果棕红色,瘦果小,花萼宿存。气微,味微涩。

【采收季节】 夏、秋季采收全草、根,洗净,鲜用或干燥。

【分布】 丽水市各地。

【性味】 全草:味甘、苦,性寒。

根:味苦、微甘,性寒,小毒。

【功效】 全草:清热解毒,凉血止血,散瘀消肿。

根:清热泻火,解毒消肿。

【主治】 全草:热病,惊痫,感冒,痢疾,黄疸,目赤,口疮,咽痛,痄腮,疖肿,毒蛇咬伤,吐血,崩漏,月经不调,烫火伤,跌打肿痛。

根:热病,小儿惊风,目赤红肿,痄腮,牙龈肿痛,咽喉肿痛,热毒疮疡。

【用法用量】 全草内服煎汤,9～15g,鲜品 30～60g;外用适量,捣敷或研末撒。根内服煎汤,3～6g;外用适量,捣敷。

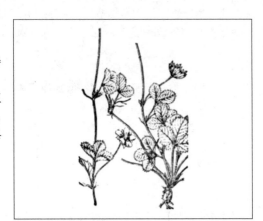

蛇莓(畲药名:三叶蛇扭、蛇泡)

枇杷

【学名】 *Eriobotrya japonica*(Thunb.)Lindl.

【药用部位】 叶(枇杷叶)、果实、种子、根、树干的韧皮部、花。

【生态环境】 栽培。

【采收季节】 夏、秋季采收叶,干燥至七八成,扎成小把,干燥;夏季果实成熟时采摘,果实、种子,鲜用;全年可采收根、树干韧皮部,洗净,切片,干燥;冬、春季采花,干燥。

【药材性状】 叶长圆形或倒卵形,长 12～30cm,宽 4～9cm。先端尖,基部楔形,边缘有疏锯齿,近基部全缘。上表面灰绿色、黄棕色或红棕色,较光滑;下表面密被黄色绒毛,主脉于下面显著突起,侧脉羽状;叶柄极短,被棕黄色绒毛。革质而脆,易折断。气微,味微苦。

根圆柱形或圆锥形,长短粗细不一。表面棕褐色,较平,无纵沟纹。质坚韧,不易折断,断面不平整,类白色。气清香,味苦、涩。

树干的韧皮部表面类白色至淡棕色,外表面较粗糙,内表面光滑,带有粘性分泌物。质柔韧。气清香,味苦。

【分布】 丽水市各地有栽培。

【性味】 叶:味苦、微辛,性微寒。

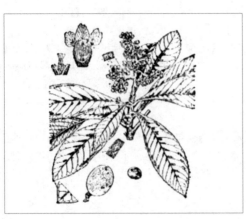

枇杷

果实:味甘、酸,性凉。

种子:味苦,性平,小毒。

根:味苦,性平。

树干的韧皮部:味苦,性平。

花:味淡,性平。

【功效】 叶:清肺止咳,和胃降逆,止渴。

果实:润肺下气,止渴。

种子:化痰止咳,疏肝行气,利水消肿。

根:清肺止咳,下乳,祛风湿。

树干的韧皮部:降逆和胃,止咳,止泻,解毒。

花:疏风止咳,通鼻窍。

【主治】 叶:肺热咳嗽,阴虚劳咳,咳血、衄血、吐血,胃热呕哕,妊娠恶阻,小儿吐乳,消渴及肺热面疮。

果实:肺热咳嗽,吐逆,烦渴。

种子:咳嗽痰多,疝气,瘰疬,水肿。

根:虚劳咳嗽,乳汁不通,风湿痹痛。

树干的韧皮部:呕吐,呃逆,久咳,久泻,痈疡肿痛。

花:感冒咳嗽,鼻塞流涕虚劳久咳,痰中带血。

【用法用量】 叶内服煎汤,6～10g,大剂量可用至30g。果实内服生食或煎汤,30～60g。种子内服煎汤,6～15g;外用适量,研末调敷。根内服煎汤,6～30g,鲜品用至120g。树干的韧皮部内服煎汤,3～9g;外用适量,研末调敷。花内服煎汤,6～12g;外用适量,捣敷。

【注意】 叶:入汤剂,需包煎。胃寒呕吐及风寒咳嗽证禁服。

果实:不宜多食。

种子:内服不可过量,过量易中毒,亦可引起死亡。

草莓

【学名】 *Fragaria xananassa* Duch.

【药用部位】 果实。

【生态环境】 栽培于大棚中。

【采收季节】 果实成熟时采摘,鲜用。

【药材性状】 聚合果肉质膨大成球形、类三角形或卵球形,直径1.5～3cm。表面鲜红色,瘦果多数嵌生在肉质膨大的花托上。气清香,味甜、酸。

【分布】 丽水市各地有作水果零星栽培。

【性味】 味甘、微酸,性凉。

【功效】 清凉止渴,健胃消食。

【主治】 口渴,食欲不振,消化不良。

【用法用量】 内服适量,作食品。

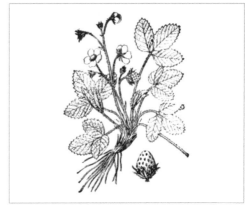

草莓

柔毛水杨梅(柔毛路边青)

【学名】 *Geum japonicum* Thunb. var. *chinense* F. Bolle

【药用部位】 全草、根、花。

【生态环境】 生于海拔900m以下山坡草地、耕地旁、河边、灌丛中或疏林下。

【采收季节】 夏、秋季采收全草,洗净,鲜用或干燥;秋季挖取根,洗净,干燥;夏、秋季花盛开时采收,干燥。

【分布】 遂昌、龙泉、景宁、庆元、缙云。

【性味】 全草:味苦、辛,性寒。

根:味辛、甘,性平。

花:味苦、涩,性平。

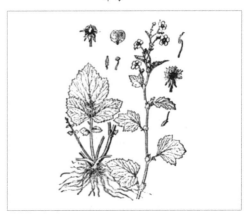

柔毛水杨梅(柔毛路边青)

【功效】　全草:补肾平肝,活血消肿。
　　　　　根:活血祛风,消肿止痛。
　　　　　花:止血。
【主治】　全草:头晕目眩,小儿惊风,阳痿,遗精,虚劳咳嗽,风湿痹痛,月经不调,疮疡肿毒,跌打损伤。
　　　　　根:疮疖疔毒,咽喉肿痛,跌打损伤,小儿惊风,感冒,风湿痹痛,痢疾,瘰疬。
　　　　　花:出血症。
【用法用量】　全草内服煎汤,9~15g;外用适量,捣敷。根内服煎汤,15~30g;外用适量,捣敷。花内服煎汤,9~15g;外用适量,研末敷。

棣棠花

【学名】　*Kerria japonica*(L.)D C.

【药用部位】　花、枝叶、根。

【生态环境】　生于海拔1 200m以下的山坡、林缘、溪沟边、路旁或灌丛中。

【采收季节】　4~5月采花,干燥;7~8月采枝叶、根,洗净,切段,干燥。

【药材性状】　花呈扁球形,直径0.5~1cm。表面黄色,萼片先端5深裂,萼筒宽短,花瓣5,宽椭圆形,先端下凹,雄蕊多数,雌蕊5。气微,味苦涩。

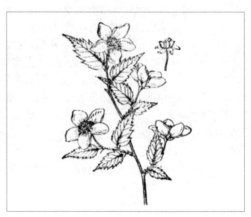

棣棠花

【分布】　遂昌、庆元、缙云等地。

【性味】　花:味微苦、涩,性平。
　　　　　枝叶:味微苦、涩,性平。
　　　　　根:味涩、微苦,性平。

【功效】　花:化痰止咳,利湿消肿,解毒。
　　　　　枝叶:祛风除湿,解毒消肿。
　　　　　根:祛风止痛。

【主治】　花:咳嗽,风湿痹痛,产后劳作伤,水肿,小便不利,消化不良,痈疽肿毒,湿疹,荨麻疹。
　　　　　枝叶:风湿关节痛,荨麻疹,湿疹,痈疽肿毒。
　　　　　根:关节疼痛,痈疽肿毒。

【用法用量】　花内服煎汤,6~15g;外用适量,煎水洗。枝叶内服煎汤;9~15g;外用适量,煎水熏洗。根内服煎汤,9~15g。

台湾林檎

【学名】　*Malus doumeri*(Bois.)Chev.

【药用部位】　果实、叶。

【生态环境】　生于海拔800m左右的林中。

【采收季节】　果实成熟时采摘,鲜用或沸水烫10分钟后切片,干燥;夏、秋季采摘叶,干燥。

【药材性状】　果实球形,直径约3cm。表面棕红色或棕褐色,具细纹,无斑点,顶端隆起,有宿萼,萼片反卷。干品为类圆形的片,直径1~3cm。外表面棕红色至紫棕色,有细皱纹,边缘略内卷;果肉淡棕红色,中部横切面可见5个子房室,每室具种子2粒,但多脱落;有的切片可见残留宿萼或果柄。气微,味酸、微涩。

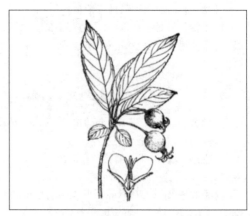

台湾林檎

【分布】　遂昌、庆元、缙云、龙泉、景宁、松阳、莲都。

【性味】　果实:味甘、酸、涩,性微温。
　　　　　叶:味微苦、微甘,性平。

【功效】　果实:消食导滞,理气健脾。
　　　　　叶:祛暑化湿,开胃消食。

【主治】　果实:食积停滞,脘腹胀痛,泄泻。

叶:暑湿厌食食积。

【用法用量】 果实内服煎汤,9~15g。叶内服煎汤,3~9g或泡茶。

湖北海棠

【学名】 *Malus hupehensis*(Pamp.)Rehd.

【药用部位】 果实、根。

【生态环境】 生于海拔200~1500m山坡或山谷林中。

【采收季节】 秋季采收果实,鲜用;夏、秋季采挖根,洗净,切片,鲜用或干燥。

【分布】 丽水市山区各地。

【性味】 果实:味酸,性平。

【功效】 果实:消积化滞,和胃健脾。

　　　　根:活血通络。

【主治】 果实:食积停滞,消化不良,痢疾,疳积。

　　　　根:跌打损伤。

【用法用量】 果实内服煎汤,鲜果60~90g。根内服煎汤,鲜根60~90g;外用适量,研末调敷。

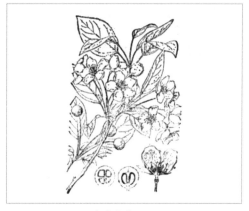

湖北海棠

光萼林檎(尖嘴林檎)

【学名】 *Malus leiocalyca* S. Z. Huang

【药用部位】 果实。

【生态环境】 生于海拔400~1100m山谷、沟边或混交林中。

【采收季节】 秋季果实成熟时采摘,鲜用或切片,干燥。

【药材性状】 果实多切成片,直径1.5~3.5cm。外果皮红棕色或深红色,无斑点;果肉厚,内果皮木化呈杯状,有5室,每室种子2粒;有的切片可见残留宿萼或果柄,宿萼反卷,有毛绒,并有残留花柱,亦具密毛绒。气微,味微酸涩。

【分布】 遂昌、龙泉、庆元、景宁、莲都等地。

【功效】 健脾消积。

【主治】 脾胃虚弱,食积停滞。

【用法用量】 内服煎汤,15~30g。

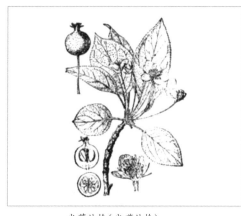

光萼林檎(尖嘴林檎)

中华石楠

【学名】 *Photinia beauverdiana* Schneid.

【药用部位】 根或叶、果实。

【生态环境】 生于海拔1800m以下的山坡、山谷林下林缘。

【采收季节】 全年可采挖根,洗净切片,干燥;7~8月采叶,干燥;秋季果实成熟时采摘,干燥。

【药材性状】 叶多皱缩破碎,完整叶展平后长圆形、倒卵状长圆形或卵状披针形,长5~10cm,宽2~4.5cm,先端突渐尖,基部圆形或楔形,边缘疏生腺锯齿;上面无毛,下面中脉疏生柔毛;网状叶脉,侧脉9~14对;叶柄长5~10mm,微被毛。叶纸质,质脆易碎。气微,味淡。

【分布】 丽水市山区各地。

【性味】 根或叶:味辛、苦,性平。

【功效】 根或叶:行气活血,祛风止痛。

　　　　果实:补肾强筋。

【主治】 根或叶:风湿痹痛,肾虚腰膝酸软,头风头痛,跌打损伤。

　　　　果实:劳伤疲乏。

【用法用量】 根或叶内服煎汤,5~9g。果实内服煎汤,鲜果120~150g。

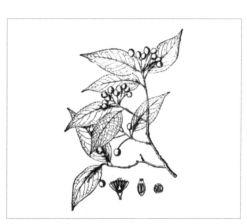

中华石楠

光叶石楠

【学名】 *Photinia glabra*（Thunb.）Maxim.

【药用部位】 果实、叶。

【生态环境】 生于海拔1200m以下的山坡杂木林中。

【采收季节】 秋季果实成熟时采摘,干燥;全年可采叶,干燥。

【药材性状】 叶多卷曲,展开后椭圆形、长圆形或长圆状倒卵形,长5~9cm,宽2~4cm,行端渐尖,基部楔形,边缘疏生浅钝细锯齿,两面无毛;叶柄长0.5~1.5cm,无毛。叶革质。气微,味苦。

【分布】 丽水市山区各地。

【性味】 果实:味酸,性温。

叶:味苦、辛,性凉。

【功效】 果实:杀虫、止血、涩肠、生津、解酒。

叶:清热利尿,消肿止痛。

【主治】 果实:蛔虫腹痛,痔漏下血,久痢。

叶:小便不利,跌打损伤,头痛。

【用法用量】 果实内服研末,1~3g酒调;或盐、醋腌渍,生食。叶内服煎汤,3~9g;外用适量,捣敷。

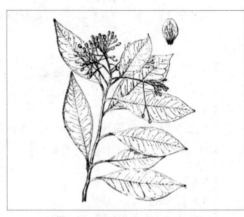

光叶石楠

小叶石楠

【学名】 *Photinia parvifolia*（Pritz.）Schneid.

【药用部位】 根。

【生态环境】 生于海拔500m以上山坡、路旁、林下或林缘。

【采收季节】 秋、冬季采挖根,洗净,干燥。

【分布】 丽水市山区各地。

【性味】 味苦,性微寒。

【功效】 清热解毒,活血止痛。

【主治】 黄疸,乳痈,牙痛。

【用法用量】 内服煎汤,15~60g。

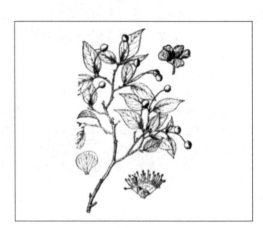

小叶石楠

石楠

【学名】 *Photinia serrulata* Lindl.

【药用部位】 叶(石楠叶)或带叶嫩枝、果实、根。

【生态环境】 生于海拔800m以下的山坡杂木林中或山谷、溪沟边、林缘。

【采收季节】 全年可采叶,扎成小把,干燥;秋季果实成熟时采摘,干燥;全年可采挖根,切片,鲜用或干燥。

【药材性状】 叶稍向内卷,长椭圆形、长倒卵形或卵状椭圆形,长9~22cm,宽3~6.5cm。上表面光滑,绿棕色至紫棕色,中脉凹入,下表面色较浅,主脉隆起;先端尾尖,基部圆形或宽楔形,边缘具腺细锯齿,齿尖棕色。革质,质脆。气微,味苦涩。

果实球形,直径4~6mm。表面红色或紫褐色,较光滑,顶端有凹陷的宿萼,果肉较薄。种子1枚,卵形,长2mm,棕色。气微,味涩。

【分布】 丽水市山区各地。

【性味】 叶或带叶嫩枝:味辛、苦,性平,小毒。

果实:味辛、苦,性平。

根:味辛、苦,性平。

【功效】 叶或带叶嫩枝:祛风湿,止痒,强筋骨,益肝肾。

果实:祛风湿,消积聚。

根:祛风除湿,活血解毒。

【主治】 叶或带叶嫩枝:风湿痹痛,头风头痛,风疹,脚膝痿弱,肾虚腰痛,阳痿,遗精。

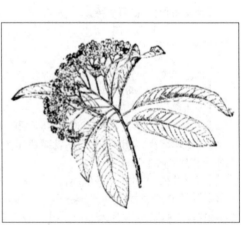

石楠

果实:风痹积聚。

　　根:风痹,历节痛风,外感咳嗽,疮痈肿毒,跌打损伤。

【用法用量】　叶或带叶嫩枝内服煎汤,3～10g;外用适量,研末撒敷。果实内服煎汤,6～10g或浸酒。根内服煎汤,6～10g;外用适量,捣敷。

【注意】　叶或带叶嫩枝:阴虚火旺者禁服。

毛叶石楠

【学名】　*Photinia villosa*（Thunb.）DC.

【药用部位】　根或果实、叶。

【生态环境】　生于海拔650～1400m山坡灌丛中。

【采收季节】　全年可采挖根、摘叶,洗净,干燥;秋季果实成熟时采摘,干燥。

【分布】　遂昌、龙泉、景宁等地。

【性味】　根或果实:味辛、苦,性平。

【功效】　根或果实:清热利湿,和中健胃。

　　叶:祛风止痛,补肾强筋。

【主治】　根或果实:湿热内蕴,呕吐,泄泻,痢疾,劳伤疲乏。

　　叶:风湿痹痛,腰膝酸软。

【用法用量】　根或果实内服煎汤,10～15g。叶内服煎汤,6～9g。

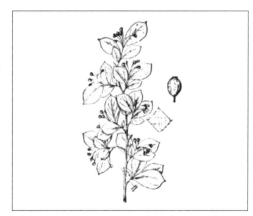

毛叶石楠

翻白草(翻白委陵菜　畲药名:山介草)

【学名】　*Potentilla discolor* Bunge

【药用部位】　带根全草(翻白草)。

【生态环境】　生于荒野、山谷、沟边山坡草地及疏林下。

【采收季节】　秋季采挖带根的全草,除去花枝和果枝,洗净,干燥。

【药材性状】　根纺锤形或圆锥形,长3～5cm。表面黄棕色或暗红棕色,有不规则扭曲的纵沟纹;质硬而脆,断面黄白色。基生叶丛生,单数羽状复叶皱缩而卷曲;上表面暗绿色,下表面密生白色绒毛。气微,味甘、微涩。

【分布】　丽水市各地。

【性味】　味甘、微苦,性平。

【功效】　清热解毒,凉血止血。

【主治】　肺热咳嗽,泻痢,疟疾,咳血,吐血,便血,崩漏,痈肿疮毒,瘰疬结核。

【用法用量】　内服煎汤,10～15g;外用适量,煎水熏洗或鲜品捣敷。

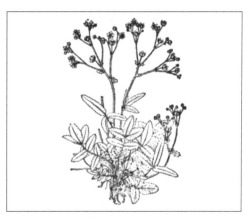

翻白草(翻白委陵菜　畲药名:山介草)

莓叶委陵菜

【学名】　*Potentilla fragarioides* L.

【药用部位】　全草、根及根茎。

【生态环境】　生于耕地旁、草地、灌丛及疏林下。

【采收季节】　夏季采收全草、根及根茎,洗净,干燥。

【分布】　丽水市各地。

【性味】　全草:味甘、微辛,性温。

　　根及根茎:味甘、微苦,性平。

【功效】　全草:活血化瘀,养阴清热。

　　根及根茎:止血。

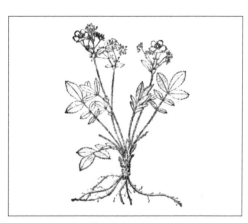

莓叶委陵菜

【主治】　疝气,干血痨。
　　　　　　根及根茎:月经过多,功能性子宫出血,产后出血及避孕药引起的出血。
【用法用量】　全草内服煎汤,9～15g。根及根茎内服煎汤,3～6g。

三叶委陵菜(畲药名:三叶青)

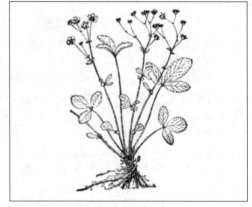

三叶委陵菜(畲药名:三叶青)

【学名】　*Potentilla freyniana* Bornm.
【药用部位】　带根全草(三叶委陵菜)。
【生态环境】　生于海拔1400m以下的山坡、荒野草地及石缝上。
【药材性状】　根茎纺锤形、圆柱形或哑铃形,稍弯曲,有的形似蜂腹,长1.5～4cm,直径0.5～1cm。表面灰褐色或黄褐色,粗糙,有纵皱纹和突起的根痕及须根,顶端有基生掌状三出复叶;具长柄,被柔毛。根茎质坚硬,不易折断,断面颗粒状,棕褐色或黑褐色,中央色深,在放大镜下可见白色细小结晶。气微,味微苦而涩,微具清凉感。
【采收季节】　夏季采收带根,洗净,干燥。
【分布】　丽水市山区各地。
【性味】　味苦、涩,性微寒。
【功效】　清热解毒,敛疮止血,散瘀止痛。
【主治】　咳嗽,痢疾,肠炎,痈肿疔疮,烧、烫伤,口舌生疮,骨髓炎,骨结核,瘰疬,痔疮,毒蛇咬伤,崩漏,月经过多,产后出血,外伤出血,胃痛,牙痛,胸骨痛,腰痛,跌打损伤。
【用法用量】　内服煎汤,10～15g,研末服1～3g;外用适量,捣敷、煎水洗或研末撒。

蛇含委陵菜(畲药名:五叶蛇扭、五叶草)

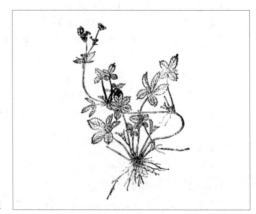

蛇含委陵菜(畲药名:五叶蛇扭、五叶草)

【学名】　*Potentilla sundaica*（Bl.）Kuntze
【药用部位】　带根全草。
【生态环境】　生于低山山坡、旷野、沟边、路旁草地。
【采收季节】　秋季采收,洗净,干燥。
【药材性状】　根茎粗短,根多数,须状。茎细长,多分枝,被疏毛。掌状复叶,基生叶有5小叶,小叶倒卵形或长圆状倒卵形,长0.5～4cm,宽0.4～2cm,边缘具锯齿,两面无有毛,茎生叶有3～5小叶。花多,黄色。果实表面微有皱纹。气微,味苦、微涩。
【分布】　丽水市各地。
【性味】　味苦,性微寒。
【功效】　清热定惊,截疟,止咳化痰,解毒活血。
【主治】　高热惊风,疟疾,肺热咳嗽,百日咳,痢疾,疮疖肿毒,咽喉肿痛,风火牙痛,带状疱疹,目赤肿痛,虫蛇咬伤,风湿麻木,跌打损伤,月经不调,外伤出血。
【用法用量】　内服煎汤,9～15g,鲜品加倍;外用适量,煎水洗、捣敷或捣汁涂。

杏

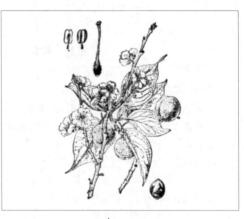

杏

【学名】　*Prunus armeniaca* L.［*Armeniaca vulgaris* Lam.］
【药用部位】　种仁(苦杏仁)、果实、叶、花、枝条、树皮、根。
【生态环境】　栽培。
【采收季节】　季果实成熟时采摘果实、种仁,干燥;夏、秋季叶生长茂盛时采收叶,鲜用或干燥;春季采收花,阴干;夏、秋季采收枝条,切段,干燥;春、秋季采收树皮,干燥;全年可采根,洗净主,切片,干燥。
【药材性状】　种仁呈扁心形,长1～1.9cm,宽0.5～1.5cm,厚

0.5~0.8cm。表面黄棕色至深棕色。一端尖,具种孔,一侧有短线形的种脐;另端钝圆,肥厚,左右不对称,自合点向种孔具多数深棕色的脉纹。种皮薄,子叶2,乳白色,富油性。气微,味苦。

【分布】　丽水市各地有零星栽培。

【性味】　种仁:味苦,性微温,小毒。

　　　　　果实:味酸、甘,性温。

　　　　　花:味苦,性温。

【功效】　种仁:降气化痰,止咳平喘,润肠通便。

　　　　　果实:润肺定喘,生津止渴。

　　　　　叶:祛风利湿,明目。

　　　　　花:活血补虚。

　　　　　枝条:活血散瘀。

　　　　　树皮:解毒。

　　　　　根:解毒。

【主治】　种仁:外感咳嗽喘满,肠燥便秘。

　　　　　果实:肺燥咳嗽,津伤口渴。

　　　　　叶:水肿,皮肤瘙痒,目疾多泪,痈疮瘰疬。

　　　　　花:妇女不孕,肢体痹痛,手足逆冷。

　　　　　枝条:跌打损伤。

　　　　　树皮:食杏仁中毒。

　　　　　根:杏仁中毒。

【用法用量】　种仁内服煎汤,5~10g;外用适量,捣毁敷。果实内服煎汤,6~12g或生食。叶内服煎汤,3~10g;外用适量,煎水洗或捣敷。花内服煎汤,5~10g。枝条内服煎汤,30~90g。树皮内服煎汤,30~60g。根内服煎汤,30~60g。

【注意】　种仁:味苦的种仁有毒,不宜过量。阴虚咳嗽及大便溏泻者禁服,婴儿慎服。

　　　　　果实:不宜多食。

259

郁李

【学名】　*Prnuns japonica* Thunb. ［*Cerasus japonica*（Thunb.）Lois］

【药用部位】　种仁(郁李仁)、根。

【生态环境】　生于山坡、山谷或溪边灌丛中。

【采收季节】　季果实鲜红时采摘果实,压碎取出种仁,干燥;秋、冬季采挖根,洗净,切片,干燥。

【药材性状】　种仁呈卵形,长5~8mm,直径3~5mm。表面黄白色或浅棕色,一端尖,另端钝圆。尖端一侧有线形种脐,圆端中央有深色合点,自合点处向上具多条纵向维管束脉纹。种皮薄,子叶2,乳白色,富油性。气微,味微苦。

【分布】　遂昌(九龙山)。

【性味】　种仁:味辛、苦、甘,性平。

　　　　　根:味苦、酸,性凉。

【功效】　种仁:润燥滑肠,下气利水。

　　　　　根:清热,杀虫,行气破积。

【主治】　种仁:大便气滞,肠燥便秘,水肿腹满,脚气,小便不利。

　　　　　根:龋齿疼痛,小儿发热,气滞积聚。

【用法用量】　种仁内服煎汤,6~10g。根内服煎汤,3~10g;外用适量,煎水洗浴。

【注意】　种仁:孕妇慎服。

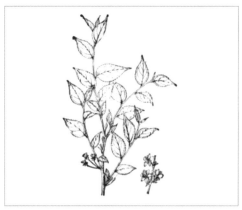

郁李

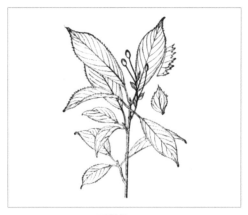

黑樱桃

黑樱桃

【学名】　*Prunus maximowiczii* Rupr.

【药用部位】　果实。

【生态环境】　生于海拔1600～1720m的林中或山脊林中。

【采收季节】　9月采摘未成熟果实,干燥。

【分布】　龙泉(凤阳山)。

【功效】　收敛止汗。

【主治】　自汗,盗汗。

【用法用量】　内服煎汤,10～15g。

梅

【学名】　*Prunus mume* (Sieb.) Sieb. et Zucc. [*Armeniaca mume* Sieb.]

【药用部位】　果实经熏焙加工品(乌梅)、果实经盐渍加工品、未成熟果实、种仁、叶、枝条、根、花蕾或初开放的花(梅花)。

【生态环境】　栽培。龙泉有野生。

【采收季节】　夏季果实近成熟时采收,熏焖至色变黑,干燥称"乌梅";经盐水浸渍10天,称"盐渍加工品";未成熟的果实,鲜用,为"青梅";采摘成熟果实,取种仁,干燥;夏、秋季采收叶、枝条,鲜用或干燥;全年可采挖根,洗净切段,鲜用或干燥。1月花未放时采摘花蕊,阴干。

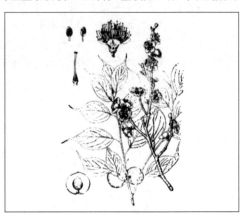

梅

【药材性状】　乌梅呈类球形或扁球形,直径1.5～3cm。表面乌黑色或棕黑色,皱缩不平,基部圆形果柄。果核坚硬,椭圆形,棕黄色,表面有凹点;种子扁卵形,淡黄色。气微,味极酸。

花蕾呈类球形,直径3～6mm,有短梗。苞片数层,鳞片状,棕褐色。花萼5,灰绿色或棕红色。花瓣5或多数,黄白色或淡粉红色。雄蕊多数;雌蕊1,子房密被细柔毛。体轻。气清香,味微苦、涩。

【分布】　龙泉。丽水市各地有栽培。

【性味】　果实经熏焙加工品:味酸,性平。

果实经盐渍加工品:味酸、涩、咸,性平。

未成熟果实:味酸,性平。

种仁:味酸,性平。

叶:味酸,性平。

根:味微苦,性平。

花蕾或初开放的花:味苦、微甘、微酸,性凉。

【功效】　果实经熏焙加工品:敛肺止咳,涩肠止泻,止血,生津,安蛔,治疮。

果实经盐渍加工品:利咽生津,涩肠止泻,除痰开噤,消疮,止血。

未成熟果实:利咽,生津,涩肠止泻,利筋脉。

种仁:消暑,除烦,明目。

叶:止痢,止血,解毒。

枝条:理气安胎。

根:祛风,活血,解毒。

初开放的花:疏肝解郁,开胃生津,化痰。

【主治】　果实经熏焙加工品:久咳不止,久泻久痢,尿血便血,崩漏,虚热烦渴,蛔厥腹痛,疮痈胬肉。

果实经盐渍加工品:咽喉肿痛,烦渴呕恶,久泻久痢,便血,崩漏,中风惊痫,痰厥口噤,梅核气,痈疽肿毒,外伤出血。

未成熟果实:咽喉肿痛,喉痹,津伤口渴,泻痢,筋骨疼痛。

种仁:暑热霍乱,烦热,视物不清。

叶:痢疾,崩漏,疮

枝条:妇女小产。

根:风痹,喉痹,休息痢,胆囊炎,瘰疬。

花蕾或初开放的花:肝胃气痛,胸闷心烦,暑热烦渴,食欲不振,梅核气,妊娠呕吐,瘰疬结核,痘疹。

【用法用量】　果实经熏焙加工品内服煎汤,6～12g。果实经盐渍加工品内服煎汤,6～9g。未成熟果实内服煎汤,6～9g。种仁内服煎汤,2～5g;外用适量捣敷。叶内服煎汤,3～10g;外用适量,蒸热熏。枝条内:煎汤,10～15g。根内服煎汤,10～15g;外用适量,研末调敷。花蕾内服煎汤,2～6g;外用适量,鲜品敷贴。

【注意】　果实:不可多食。

桃

【学名】 *Prunus persica* （L.） Batsch ［*Amygdalus persica* L.］

【药用部位】 种子(桃仁)、幼果(瘪桃干)、果实、果实上的毛、花、叶、幼枝(桃枝)、树白皮、根、树脂。

【生态环境】 多栽培。野生生于海拔 500～800m 的山坡林中或溪沟边的灌丛中。

【采收季节】 夏、秋季采收果实、果实上的毛、种子,果实鲜用,果实上的毛、干燥、种子,干燥;春季采收被风吹落的幼果。干燥;春季采收花,阴干;夏季采收叶、幼枝,鲜用或干燥;春、夏采收树皮,除去栓皮,鲜用或干燥;全年可采挖根,洗净,切片,干燥;夏季用刀割破树皮收集流出的液汁,干燥。

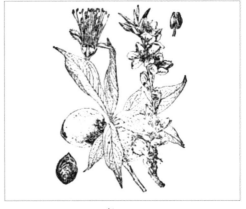

桃

【药材性状】 种子扁长卵形,长 1.2～1.8cm,宽 0.8～1.2cm,厚 0.2～0.4cm。表面黄棕色至红棕色,密布颗粒状突起。一端尖,中部膨大,另端钝圆稍偏斜,边缘较薄。尖端一侧有短线形种脐,圆端有颜色略深不甚明显的合点,自合点处散出多数纵向维管束。种皮薄,子叶 2,类白色,富油性。气微,味微苦。

幼果长圆形或卵圆形,略扁,长 1.5～3cm,直径 1.5～2cm,厚约 5mm。先端渐尖,鸟喙状,基部不对称。表面黄绿色,网状皱缩,密被黄棕色短柔毛。质韧,无硬核。气微,味微酸、涩。

幼枝圆柱形,长短不一,直径 0.2～1cm。表面红褐色,较光滑,有类白色点状皮孔。质脆,易折断,切面黄白色,木部占大部分,髓部白色。气微,味微苦、涩。

【分布】 遂昌、龙泉、景宁、松阳、莲都等有野生。丽水市各地有栽培。

【性味】 种子:味苦、甘,性平,小毒。

　　　　幼果:味酸、苦,性平。

　　　　果实:味甘、酸,性温。

　　　　果实上的毛:味辛,性平。

　　　　花:味苦,性平。

　　　　叶:味苦、辛,性平。

　　　　幼枝:味苦,性平。

　　　　树白皮:味苦、辛,性平。

　　　　根:味苦,性平。

　　　　树脂:味苦,性平。

【功效】 种子:活血祛瘀,润肠通便。

　　　　幼果:敛汗涩精,活血止血,止痛。

　　　　果实:生津,润肠,活血,消积。

　　　　果实上的毛:活血、行气。

　　　　花:利水通便,活血化瘀。

　　　　叶:祛风清热,燥湿解毒,杀虫。

　　　　幼枝:祛风清热,燥湿解毒,杀虫。

　　　　树白皮:清热利湿,解毒,杀虫。

　　　　根:清热利湿,活血止痛,消痈肿。

　　　　树脂:和血,通淋,止痢。

【主治】 种子:痛经,血滞经闭,产后瘀滞腹痛,癥瘕结块,跌打损伤,瘀血肿痛,肺痈,肠痈,肠燥便秘。

　　　　幼果:盗汗,遗精,心腹痛,吐血,妊娠下血。

　　　　果实:津少口渴,肠燥便秘,闭经,积聚。

　　　　果实上的毛:血瘕,崩漏,带下。

　　　　花:小便不利,水肿,痰饮,脚气,砂石淋,便秘,癥瘕,闭经,癫狂,疮疹。

　　　　叶:外感风邪,头风,头痛,风痹,湿疹,痈肿疮疡,癣疮,疟疾,阴道滴虫。

　　　　幼枝:心腹疼痛,风湿关节痛,腰痛,跌打损伤,疮癣。

　　　　树白皮:水肿,痧气腹痛,风湿关节痛,肺热喘闷,喉痹,牙痛,痈疮肿毒,瘰疬,湿疮,湿癣。

　　　　根:黄疸,痧气腹痛,腰痛,跌打劳伤疼痛,风湿痹痛,闭经,吐血,衄血,痈肿,痔疮。

　　　　树脂:血瘕,石淋,痢疾,腹痛,糖尿病,乳糜尿。

【用法用量】 种子内服煎汤,5～10g。幼果内服煎汤,5～9g;外用适量,研末调敷或烧烟熏。果实内服适量,生食;外用适量,捣敷。果实上的毛内服煎汤,1~3g,布包煎。花内服煎汤,3~6g,研末1.5g;外用适量,捣敷。叶内服煎汤,3~6g;外用适量,煎水洗或鲜品捣敷。幼枝内服煎汤,9~15g,鲜品加倍;外用适量,煎水洗浴。树白皮内服煎汤,9~15g;外用适量,研末调敷或煎水洗。根内服煎汤,15~30g;外用适量,煎水洗或捣敷。树脂内服煎汤,9~15g。

【注意】 种子:无瘀滞者及孕妇禁服。过量服用可引起中毒。

果实:不宜多食。

花:不宜久服,孕妇禁服。

叶:孕妇禁服。

幼枝:孕妇禁服。

树白皮:孕妇禁服。

根:孕妇禁服。

樱桃

【学名】 *Prunus pseudocerasus* Lindl. ［*Cerasus pseudocerasus*（Lindl.）G. Don］

【药用部位】 果实、果汁、果核(樱桃核)、叶(樱桃叶)、枝、根、花。

【生态环境】 栽培。

【采收季节】 初夏采摘成熟果实、果核,果实鲜用、果核干燥;夏、秋季采摘叶,鲜用或干燥;全年可采枝、根,洗净,切段,干燥;花盛开时采收,干燥。

【药材性状】 果核卵圆形或长圆形,长0.8~1cm,直径约5mm。先端略尖,微偏斜,基部钝圆而凹陷,一边稍薄,近基部呈翅状。表面黄白色或淡黄色,有网状纹理,两侧各有一条明显棱线。质坚硬,不易破碎。敲开后有种子1枚,种皮黄棕色,常皱缩,子叶淡黄色。气微,味微苦。

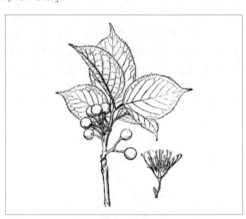

樱桃

【分布】 丽水市各地有栽培。

【性味】 果实:味甘、酸,性温。

果汁:味甘,性平。

果核:味辛,性温。

叶:味甘、苦,性温。

枝:味辛、甘,性温。

根:味甘,性平。

【功效】 果实:补脾益肾。

果汁:透疹,敛疮。

果核:发表透疹,消瘤去瘢,行气止痛。

叶:温中健胃,止咳止血,解毒杀虫。

枝:温中行气,止咳,去斑。

根:杀虫,调经,益气阴。

花:清肺透疹。

【主治】 果实:脾虚泄泻,腰腿疼痛,四肢麻木,瘫痪。

果汁:疹发不出,冻疮,烧烫伤。

果核:痘疹初期透发不畅,皮肤瘢痕,瘿瘤,疝气疼痛。

叶:胃寒食积,,腹泻、咳嗽、吐血,疮疡肿痛,蛇虫咬伤,阴道滴虫。

枝:胃寒脘痛,咳嗽,雀斑。

根:绦虫、蛔虫、蛲虫病,经闭,劳倦内伤。

花:面部粉刺。

【用法用量】 果实内服煎汤,30~150g;外用适量,浸酒涂抹或捣敷。果汁内服适量,炖温;外用适量,搽。果核内服煎汤,5~15g;外用适量,煎水熏洗。叶内服煎汤,15~30g;外用适量,捣敷。枝内服煎汤,3~10g;外用适量,煎水洗。根内服煎汤,9~15g,鲜品30~60g;外用适量,煎水洗。花外用适量,煎水洗。

【注意】 果实:不可多食。

李

【学名】 *Prunus salicina* Lindl.

【药用部位】 果实、种子、叶、花、根、根皮、树脂。

【生态环境】 多栽培。野生生于海拔 1 000m 以下的溪沟边疏林内山坡杂木林中。

【采收季节】 7～8 月果实成熟时采摘果实、种子,鲜用或干燥;夏、秋季采叶,鲜用或干燥;春季花盛开时采收,干燥;全年可采根、根皮,洗净,干燥;植株生长繁茂时,采收树干上分泌的胶质,干燥。

【药材性状】 果实呈类球形,直径 2～4cm。表面黄棕色或红棕色先端微尖,基部凹陷,一侧有深沟。果肉较厚,果核扁平长椭圆形,长 6～10mm,宽 4～7mm,厚 2mm,棕黄色,有明显纵向皱纹。气微,味酸、微甘。

种子扁平长椭圆形,长 4～8mm,宽 2～5mm,厚 2mm,种皮黄棕色,有明显纵向皱纹。子叶 2,白色,含油脂。气微,味微甜,似甜杏仁。

根圆柱形或圆锥形,长短不一,直径 0.3～2.5cm。表面灰褐色或黑褐色,有纵皱纹及须根痕。质坚硬,不易折断,切面黄白色或棕黄色,木质部有放射状纹理。气微,味淡。

根皮呈卷曲筒状、槽状或不规则片状,长短宽窄不一,厚 2～5mm。外表面灰褐色或黑褐色栓皮,内表面黄白色或淡黄棕色,有纵皱纹。体轻,质韧,纤维性强,难折断。气微,味苦而涩。

【分布】 遂昌、龙泉、缙云。丽水市各地有栽培。

【性味】 果实:味甘、酸,性平。

种子:味苦,性平。

叶:味甘、酸,性平。

花:味苦地,性平。

根:味苦、性寒。

根皮:味苦、咸,性寒。

树脂:味苦,性寒。

【功效】 果实:清热,生津,消积。

种子:祛瘀,利水,润肠。

叶:清热解毒。

花:泽面。

根:清热解毒,利湿。

根皮:降逆,燥湿,

树脂:清热,透疹,退翳。

【主治】 果实:虚劳骨蒸,消渴,食积。

种子:血瘀疼痛,跌打损伤,水肿膨胀,脚气,肠燥便秘。

叶:壮热惊痫,肿毒溃烂。

花:粉刺,黑斑。

根:疮疡肿毒,热淋,痢疾,白带。

根皮:气逆奔豚,湿热痢疾,赤白带下,消渴,脚气,丹毒疮痈。

树脂:麻疹透发不畅,目生翳障。

【用法用量】 果实内服煎汤,10～15g,鲜品生食,每次 100～300g。种子内服煎汤,叶内服煎汤,10～15g;外用适量,煎汤洗浴或捣敷。花内服煎汤,6～18g 或研末撒。根内服煎汤,6～15g;外用适量,烧炭存性研末调敷。根皮内服煎汤,3～9g;外用适量,磨汁涂。树脂内服煎汤,15～30g。

【注意】 果实:脾胃虚寒者慎服。

种子:脾虚便溏、肾虚遗精、孕妇禁服。

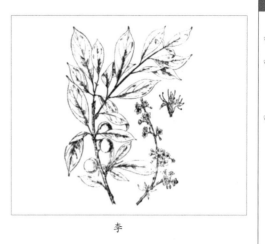

李

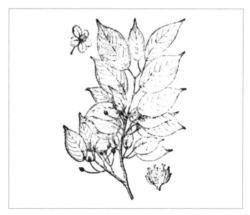

山樱花

山樱花

【学名】 *Prunus serrulata* Lindl.

【药用部位】 种仁。

【生态环境】 生于海拔 950m 左右的沟边或山谷林中。

【采收季节】 7 月果实成熟时采摘,取种仁,干燥。

【分布】 缙云、遂昌。

【性味】 味辛,性平。

【功效】 清肺透疹。

【主治】 麻疹透发不畅。

【用法用量】 内服煎汤,10～15g。

刺叶桂樱(檫木)

【学名】 *Prunus spinulosa* Sieb. et Zucc.

【药用部位】 种子。

【生态环境】 生于海拔 1 100m 以下的向阳山坡疏林或密林中、山谷、沟边阴湿阔叶林中及林缘。

【采收季节】 果实成熟时采摘,取出种仁,干燥。

【分布】 遂昌、庆元、缙云、龙泉、景宁、松阳。

【功效】 止痢。

【主治】 痢疾。

【用法用量】 内服煎汤,9～15g,研成细粉,加糖适量,开水冲服。

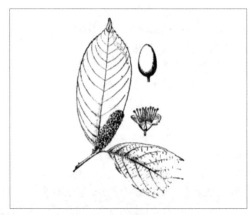

刺叶桂樱(檫木)

大叶桂樱

【学名】 *Prunus zippeliana* Miq.

【药用部位】 叶。

【生态环境】 生于海拔 400m 左右的向阳山坡杂木林中或山坡混交林中。

【采收季节】 夏、秋季采叶,鲜用或干燥。

【分布】 景宁。

【性味】 味淡、微涩,性平。

【功效】 祛风止痒,通络止痛。

【主治】 全身瘙痒,鹤膝风,跌打损伤。

【用法用量】 外用适量,煎水洗。

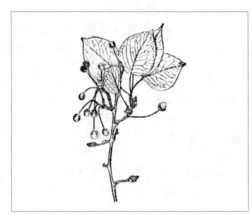

大叶桂樱

豆梨(野梨)

【学名】 *Pyrus calleryana* Dcne.

【药用部位】 果实、果皮、叶、枝、根、根皮。

【生态环境】 生于山坡、平地,或山谷杂木林中。

【采收季节】 秋季果实成熟时采收果实、果皮,干燥;夏、秋季采收叶,鲜用或干燥;全年可采枝、根、根皮,洗净,切片,干燥。

【药材性状】 果实类球形,直径约 1cm。表面黑褐色,光滑,少有皱缩纹,先端微凹,周边不突起,基部有长 2～4cm 的果柄。质坚硬,果肉薄,褐色,横切面可见 2～3 室。气微,味酸、味甜。

【分布】 丽水市山区各地。

【性味】 果实:味酸、甘、涩,性凉。

果皮:味甘、涩,性凉。

叶:味涩、微甘,性凉。

枝:味微苦,性凉。

根:味涩、微甘,性凉。

根皮:味酸、涩,性寒。

【功效】　果实:健脾消食,涩肠止痢。
　　　　　果皮:清热生津,涩肠止痢。
　　　　　叶:清热解毒,润肺止咳。
　　　　　枝:行气和胃,止泻。
　　　　　根:润肺止咳,清热解毒。
　　　　　根皮:清热解毒,敛疮。
【主治】　果实:饮食积滞,泻痢。
　　　　　果皮:热病伤津,久痢,疥癣。
　　　　　叶:毒菇中毒,毒蛇咬伤,胃肠炎,肺热咳嗽。
　　　　　枝:霍乱吐泻,反胃吐食。
　　　　　根:肺燥咳嗽,疮疡肿痛。
　　　　　根皮:疮疡,疥癣。
【用法用量】　果实内服煎汤,15～30g。果皮内服煎汤,9～15g。叶内服煎汤,15～30g;外用适量,捣敷。枝内服煎汤,9～15g。根内服煎汤,9～15g;外用适量,捣敷。根皮外用适量,捣敷或煎水熏洗。

沙梨(梨)

【学名】　*Pyrus pyrifolia*（Burm. f. ）Nakai
【药用部位】　果实、果皮、花、叶、枝、树皮、木材烧成的灰、根。
【生态环境】　栽培。
【采收季节】　秋季果实成熟时采收果实、果皮,鲜用或干燥;春季花盛开时采收,阴干;夏、秋季采叶,鲜用或干燥;全年可采枝、树皮木材烧成的灰、根,干燥。

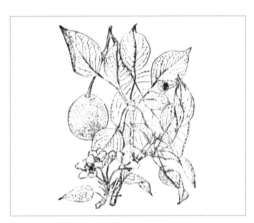

沙梨(梨)

【药材性状】　果实近球形。表面褐色或棕褐色,有浅色斑纹。横切面可见2～5室,种子楔状卵形,稍扁平,黑褐色。干品多切成薄片状,果肉黄棕色,粗糙,略呈颗粒状。质稍软,微具糖性。气微,味甜。
　　果皮呈不规则片状,或卷曲成条状。外表面淡黄色,有细密斑点,内表面黄白色。气微,叶微甜而酸。
　　叶多皱缩破碎,完整叶展平后卵状椭圆形或卵形,长7～12cm,宽4～6.5cm。表面灰褐色,多无毛,先端长渐尖,基部圆形或近心形。质脆易碎。气微,味淡、微涩。
　　枝长圆柱形,有分枝,直径0.3～1cm。表面灰褐色或灰绿色,微有光泽,具纵皱纹、叶痕和点状突起的皮孔。质硬而脆,易折断,断面皮部灰褐色或褐色,木部和髓部黄白色或灰黄白色。气微,味涩。
　　树皮呈卷曲筒状、槽状或不规则片状,长短、宽窄不一,厚1～3mm。外表面灰褐色,有不规则的细皱纹,及较大突起的皮孔,内表面棕黄色或棕色,较平滑,有细纵纹。质硬而脆,易折断,断面较平坦。气微,味苦涩。
　　根圆柱形,长短不一,直径0.5～3cm。表面黑褐色,有不规则皱纹及横向皮孔样突起。质硬脆,易折断,断面黄白色或淡棕黄色。气微,味涩。
【分布】　丽水市各地均有栽培。
【性味】　果实:味甘、酸,性凉。
　　　　　果皮:味甘、涩,性凉。
　　　　　花:味淡,性平。
　　　　　叶:味辛、涩、微苦,性平。
　　　　　枝:味辛、涩、微苦,性平。
　　　　　树皮:味苦,性寒。
　　　　　木材烧成的灰:味微咸,性平。
　　　　　根:味甘、淡,性平。
【功效】　果实:清肺化痰,生津止咳。
　　　　　果皮:清心润肺,降火生津,解疮毒。
　　　　　花:泽面去斑。
　　　　　叶:舒肝和胃,利水解毒。
　　　　　枝:行气和中,止痛。

树皮:清热解毒。

木材烧成的灰:降逆下气。

根:润肺止咳,理气止痛。

【主治】 果实:肺燥咳嗽,热病烦躁,津少口干,消渴,目赤,疮疡,烫火伤。

果皮:暑热烦渴,肺燥咳嗽,吐血,痢疾,疔疮,疥癣。

花:面生黑斑粉滓。

叶:霍乱吐泻腹痛,水肿,小便不利,小儿疝气,菌菇中毒。

枝:霍乱吐泻,腹痛。

树皮:热病发热,疮癣。

木材烧成的灰:气积郁冒,胸满气促,结气咳逆。

根:肺虚热咳,疝气腹痛。

【用法用量】 果实内服煎汤,15~30g或生食1~2个。果皮内服煎汤,9~15g,鲜品30~60g;外用适量,捣汁涂。花内服煎汤,9~15g或研末;外用适量,研末调敷。叶内服煎汤,9~15g或鲜品捣汁服;外用适量,捣敷。枝内服煎汤,9~15g。树皮内服煎汤,3~9g或研末,每次3g。木材烧成的灰内服煎汤,3~9g。根内服煎汤,10~30g。

【注意】 果实:脾虚便溏、肺寒咳嗽及孕妇慎服。

石斑木(畲药名:牛眼珠)

【学名】 *Raphiolepis indica*(L.）Lindl.

【药用部位】 根、叶。

【生态环境】 生于海拔1 300m以下的山坡、路旁或溪沟边灌丛中。

【采收季节】 全年可采根、叶,根洗净,切片,干燥;叶鲜用或干燥研粉。

【分布】 丽水市山区各地。

【性味】 根:味微苦、涩,性寒。

叶:味微苦、涩,性寒。

【功效】 根:活血消肿,凉血解毒。

叶:活血消肿,凉血解毒。

【主治】 根:跌打损伤,骨髓炎,关节炎。

叶:跌打瘀肿,创伤出血,无名肿毒,骨髓炎,烫伤,毒蛇咬伤。

【用法用量】 根内服煎汤,9~15g。叶外用适量,煎水洗或鲜品捣敷或研末外敷。

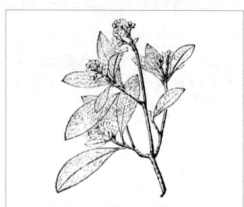

石斑木(畲药名:牛眼珠)

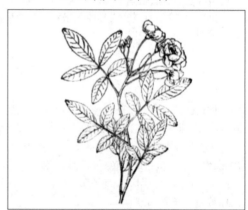

木香花

木香花

【学名】 *Rosa banksiae* Ait.

【药用部位】 根或叶。

【生态环境】 栽培于公园、庭园等。

【采收季节】 秋季挖根,洗净,切片,干燥;夏季采叶,干燥。

【分布】 丽水市各地有作观赏花卉种植。

【性味】 味涩,性平。

【功效】 涩肠止泻,解毒,止血。

【主治】 腹泻,痢疾,月经过多,疮疖,便血。

【用法用量】 内服煎汤,9~15g;外用适量,研末调敷。

硕苞蔷薇(畲药名:算盘子)

【学名】 *Rosa bracteata* Wendl.

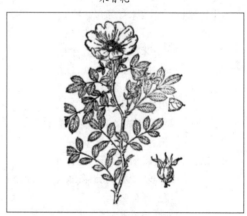

硕苞蔷薇(畲药名:算盘子)

【药用部位】　根、叶、花、果实。

【生态环境】　生于溪边、溪滩、山坡、路旁向阳处。

【采收季节】　全年可采根、叶,根洗净,鲜用或干燥,叶鲜用或干燥;5~7月采花,阴干;秋季果实成熟时采摘果实,鲜用或干燥。

【分布】　丽水市山区各地。

【性味】　根:味甘、苦、涩,性温。

叶:味微苦,性凉。

花:味甘,性平。

果实:味甘、酸,性平。

【功效】　根:益脾补肾,敛肺涩肠,止汗,活血调经,祛风湿,散结解毒。

叶:清热解毒,消肿敛疮。

花:润肺止咳。

果实:补脾益肾,涩肠止泻,祛风湿,活血调经。

【主治】　根:腰膝酸软,水肿,脚气,遗精,盗汗,阴挺,久泻,脱肛,咳嗽气喘,胃脘痛,疝气,风湿痹痛,月经不调,闭经,带下,瘰疬,肠痈,烫伤。

叶:疔疮肿毒,烧烫伤。

花:肺痨咳嗽。

果实:腹泻,痢疾,风湿痹痛,月经不调。

【用法用量】　根内服煎汤,15~30g;外用适量,捣敷。叶外用适量,捣敷。花内服煎汤,6~15g。果实内服煎汤,30~60g。

月季花(畲药名:月月红)

【学名】　*Rosa chinensis* Jacq.

【药用部位】　花蕾(月季花)、叶、根。

【生态环境】　栽培于庭院、阳台花盆中或路边花坛等。

【采收季节】　夏、秋季采收将开放的花蕾,低温干燥;夏季枝叶茂盛时采摘叶,鲜用或干燥;全年可采挖根,洗净,切段,干燥。

【药材性状】　花蕾类球形,直径1.5~2.5cm。花托长圆形,萼片5,暗绿色,先端尾尖;花瓣呈覆瓦状排列,有的散落,长圆形,紫红色或淡紫红色;雄蕊多数,黄色。体轻,质脆。气清香,味淡、微苦。

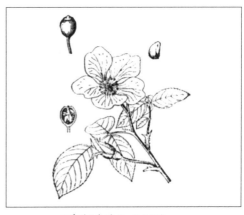

月季花(畲药名:月月红)

【分布】　丽水市各地有栽培。

【性味】　花蕾:味甘、微苦,性温。

叶:味微苦,性平。

根:味甘、苦、微涩,性温。

【功效】　花蕾:活血调经,解毒消肿。

叶:活血消肿,解毒,止血。

根:活血调经,消肿散结,涩精止带。

【主治】　花蕾:月经不调,痛经,闭经,跌打损伤,瘀血肿痛,瘰疬,痈肿,烫伤。

叶:疮疡肿毒,瘰疬,跌打损伤,腰膝肿痛,外伤出血。

根:月经不调,痛经,闭经,血崩,跌打损伤,瘰疬,遗精,带下。

【用法用量】　花蕾内服煎汤,3~6g,鲜品9~15g;外用适量,鲜品捣敷或研末外敷。叶内服煎汤,3~9g;外用适量,嫩叶捣敷。根内服煎汤,9~30g。

【注意】　花蕾:孕妇及月经过多者禁服。脾虚便溏慎服。

小果蔷薇

【学名】　*Rosa cymosa* Tratt.

【药用部位】　根(金樱根)、茎、叶、果实、花。

【生态环境】　生于海拔500m以下的向阳山坡、路旁、溪边沟谷林缘、疏林下或灌丛中。

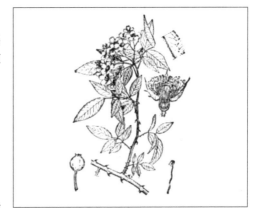

小果蔷薇

【采收季节】 全年可采挖根、茎,洗净,切段,鲜用或干燥;夏、秋季采叶,鲜用;秋、冬季采收果实,鲜用或干燥;5~6月花盛开时采收花,阴干。

【药材性状】 果实圆球形,直径4~6mm。表面棕红色或黑褐色,平滑,微有光泽,顶端萼片脱落,基部有细小果柄;果肉较薄,棕色,种子5~10枚,蒜瓣状,棕黄色。气微,味甘微涩。

【分布】 丽水市山区各地。

【性味】 根:味苦、酸,性微温。

　　　　茎:味酸、微苦,性平。

　　　　叶:味苦,性平。

　　　　果实:味甘、涩,性平。

　　　　花:味甘、酸,性凉。

【功效】 根:散瘀,止血,消肿解毒。

　　　　茎:固涩益精。

　　　　叶:解毒,活血散瘀,消肿散结。

　　　　果实:化痰止咳,养肝明目,益肾固涩。

　　　　花:健脾,解暑。

【主治】 根:跌打损伤,外伤出血,月经不调,子宫脱垂,痔疮,风湿疼痛,腹泻,痢疾。

　　　　茎:遗尿,子宫脱垂,脱肛,白带,痔疮。

　　　　叶:疮痈肿毒,烫火伤,跌打损伤,风湿痹痛。

　　　　果实:痰多咳嗽,眼目昏糊,遗精遗尿,白带。

　　　　花:食欲不振,暑热口渴。

【用法用量】 根内服煎汤,10~30g;外用适量,捣敷。茎内服煎汤,30~60g。叶内服煎汤,15~30g;外用适量,鲜品捣敷。果实内服煎汤,60~90g。花内服煎汤,3~9g。

268

软条七蔷薇

【学名】 *Rosa henryi* Bouleng.

【药用部位】 根。

【生态环境】 生于海拔1 800m以下的山坡、溪谷、山脚、路旁、田边或疏林中。

【采收季节】 全年可采挖,洗净,切片,干燥。

【分布】 丽水市山区各地。

【性味】 味甘,性温。

【功效】 活血调经,化瘀止血。

【主治】 月经不调,妇女不孕症,外伤出血。

【用法用量】 内服煎汤,5~10g;外用适量,研粉调敷。

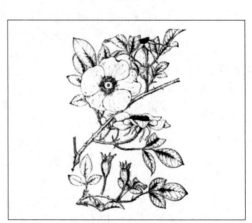

软条七蔷薇

金樱子(畲药名:甜缸)

【学名】 *Rosa laevigata* Michx.

【药用部位】 果实(金樱子)、根(金樱根)、叶、花。

【生态环境】 生于海拔1 100m以下的向阳山坡、路旁、溪沟边、田边、谷地疏林下或灌丛中。

【采收季节】 秋季果实红熟时采收果实,干燥后擦去毛刺,干燥;全年可采根、叶,根洗净,切片,鲜用或干燥,叶鲜用;春季花将开放前采收花蕾,低温干燥。

【药材性状】 果实系花托发育而成的假果,呈倒卵形,长2~3.5cm,直径1~2cm。表面红黄色或红棕色,有突起的棕色小点,系毛刺脱落后的残基。顶端有盘状花萼残基,中央有黄色柱基,下部渐尖。质硬。切开后,花托壁厚1~2mm,内有多数坚硬的小瘦果,内壁及瘦果均有淡黄色绒毛。气微,味甘、微涩。

根为厚约1cm的不规则片或长2~3cm的段,直径1~3cm。表面暗

金樱子(畲药名:甜缸)

棕红色至红褐色,有细纵条纹,木栓层有的片状脱落。切面棕色,具放射状纹理。持坚硬,难折断。气微。味涩微甘。

【分布】 丽水市山区各地。

【性味】 果实:味酸、涩,性平。

根:味酸、涩,性平。

叶:味苦,性凉。

花:味酸、涩,性平。

【功效】 果实:固精、缩尿、涩肠止带。

根:收敛固涩,止血敛疮,祛风活血,止痛,杀虫。

叶:清热解毒,活血止痛,止带。

花:涩肠,固精,缩尿,止带,杀虫。

【主治】 果实:遗精,滑精,遗尿,尿频,久泻,久痢,白浊,白带,崩漏,脱肛,子宫下垂。

根:遗精,遗尿,泄泻,痢疾,咳血,便血,崩漏,带下,脱肛,子宫下垂,风湿痹痛,跌打损伤,疮疡,烫伤,牙痛,胃痛,蛔虫病,诸骨哽喉,乳糜尿。

叶:痈肿疔疮,烫伤,痢疾,闭经,崩漏,带下,创伤出血。

花:久泻久痢,遗精,尿频,遗尿,带下,绦虫、蛔虫、蛲虫症,须发早白。

【用法用量】 果实内服煎汤,6~12g。根内服煎汤,15~60g;外用适量,捣敷或煎水熏洗。叶内服煎汤,9g;外用适量,捣敷或研末敷。花内服煎汤,3~9g。

【注意】 果实:有实火、邪热者慎服。

野蔷薇(多花蔷薇 畲药名:七姐妹)

【学名】 *Rosa multiflora* Thunb.

【药用部位】 花、叶、枝、根、果实。

【生态环境】 生于海拔1 100m以下的向阳山坡、溪沟边、路旁或灌丛中。

【采收季节】 5~6月花盛开时择晴天采摘,干燥;夏、秋季采收叶,干燥;全年可采枝,切段,干燥;秋季采收根、半青半红的果实,根洗净,切片干燥,果实鲜用或干燥。

【药材性状】 花多破碎不全;花萼披针形,密被绒毛;花瓣黄白色至棕色,多数皱缩卷曲,展平后呈三角状卵形,先端中央微凹,中部楔形,可见条状脉纹。雄蕊多数,着生于花萼筒上,黄色,卷曲成团。花托小壶形,基部有长短不一的花柄。质脆易碎。气微香,叶微苦而涩。

果实卵圆形,直径6~8mm。表面红褐色或紫褐色,顶端有宿存花萼裂片,基部具果柄;果肉肥厚,种子黄褐色,果肉与种子间有白毛。气微,味甘酸。

【分布】 丽水市山区各地。

【性味】 花:味苦、涩,性凉。

叶:味甘,性凉。

枝:味甘,性凉。

根:味苦、涩,性凉。

果实:味酸,性凉。

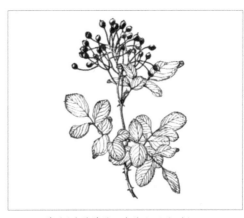

野蔷薇(多花蔷薇 畲药名:七姐妹)

【功效】 花:清暑、和胃、活血止痛,解毒。

叶:解毒消肿。

枝:清热消肿,生发。

根:清热解毒,祛风除湿,活血调经,固精缩尿,消骨鲠,

果实:清热解毒,祛风活血,利水消肿。

【主治】 花:暑热烦渴,胃脘胀闷,吐血,衄血,口疮,痈疖,月经不调。

叶:疮痈肿毒。

枝:疮疖,秃发。

根:疮痈肿毒,烫伤,口疮,痔血,鼻衄,关节疼痛,,月经不调,痛经,久痢不愈,遗尿,尿频,白带过多,子宫脱垂,骨鲠。

果实:疮痈肿毒,风湿痹痛,关节不利,月经不调,水肿,小便不利。

【用法用量】 花内服煎汤,3~6g。叶外用适量,研粉调敷或鲜品捣敷。枝内服煎汤,10~15g;外用适量,煎水洗。根内服煎汤,10~15g;外用适量,研粉调敷,煎水熏洗。果实内服煎汤,15~30g,鲜品加倍;外用适量,捣敷。

七姐妹

【学名】 *Rosa multiflora* Thunb. cv. Carnea〔*R. multiflora* Thunb. var. *carnea* Thory〕

【药用部位】 根及叶。

【生态环境】 栽培于公园、庭院等。

【采收季节】 根全年可采挖,洗净,切片,干燥;叶夏、秋季采收,鲜用或干燥。

【分布】 丽水市各地均有作观赏植物种植。

【性味】 味苦、微涩,性平。

【功效】 清热化湿,疏肝利胆。

【主治】 黄疸,痞积,白带。

【用法用量】 内服煎汤,15~30g。

粉团蔷薇(十姊妹)

【学名】 *Rosa multiflora* Thunb. var. *cathayensis* Rehd. et Wils.

【药用部位】 花、根(金樱根)。

【生态环境】 生于海拔1100m以下的向阳山坡、溪沟边、路旁或灌丛中。

【采收季节】 夏、秋季花初开时采收,干燥;全年可采挖根,洗净,切片,干燥。

【分布】 丽水市山区各地。

【性味】 花:味苦、涩,性寒。

　　　　 根:味苦、涩,性寒。

【功效】 花:清热化湿,顺气的胃。

　　　　 根:活血通络。

【主治】 花:暑热胸闷,口渴,呕吐,食少,口疮,口糜,烫伤。

　　　　 根:关节炎,颜面神经麻痹。

【用法用量】 花内服煎汤,3~9g;外用适量,研末调敷。根内服煎汤,9~15g;外用:研末调敷。

缫丝花

【学名】 *Rosa roxburghii* Tratt.

【药用部位】 果实、根、叶。

【生态环境】 栽培。

【采收季节】 秋、冬季采收果实,干燥;全年可采挖根,洗净,切片,干燥;夏、秋季采叶,鲜用或干燥。

【药材性状】 果实呈扁球形或圆锥形,稀纺锤形,直径2~4cm。表面黄褐色或黄绿色,密被针刺,有的并具褐色斑点;先端常有黄褐色缩存花萼5瓣,亦被针形刺。纵剖面观,果肉黄白色;种子多数,着生于萼筒基部凸起有花托上,卵圆形,浅黄色,直径1.5~3mm,骨质。气微香,味酸、涩、微苦。

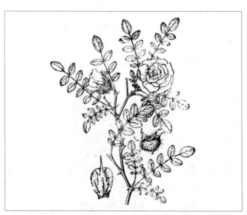

缫丝花

　　根圆柱形,长短不一,直径0.5~2cm。表面棕褐色,具强纵纹及侧根痕,有的有须根残存。皮部薄,易剥离,皮部脱落处表面呈棕红色。质坚硬,不易折断,断面纤维性,木部浅红棕色,与黄白色相间的放射状纹理。气微,味涩。

【分布】 市内部分庭院有作花卉栽培。

【性味】 果实:味甘、酸、涩,性平。

　　　　 根:味甘、苦、涩,性平。

　　　　 叶:味酸、涩,性微寒。

【功效】 果实:健胃、消食、止泻。

　　　　 根:健胃消食,止痛,收涩,止血。

　　　　 叶:清热解毒暑,解毒疗疮,止血。

【主治】 果实:食积饱满,肠炎腹泻。

　　　　 根:胃脘胀满疼痛,牙痛,喉痛,久咳,泻痢,遗精,带下,崩漏,痔疮。

　　　　 叶:痈肿,痔疮,暑热倦怠,外伤出血。

【用法用量】 果实内服煎汤,9～15g 或生食。根内服煎汤,9～15g 或研末,每次 0.15g。叶内服煎汤,3～9g;外用适量,研末麻油调敷或鲜品捣敷。

玫瑰

【学名】 *Rosa rugosa* Thunb.

【药用部位】 花蕾(玫瑰花)、根。

【生态环境】 栽培于公园、庭院等。

【采收季节】 春、夏采摘已充分膨大但未开放的花蕾,低温干燥;全年可采挖根,洗净,切片,干燥。

【药材性状】 花蕾略呈半球形或不规则团状,直径 0.7～1.5cm。残留花梗上被细柔毛,花托半球形,与花萼基部合生;萼片 5,披针形,黄绿色或棕绿色,被有细柔毛;花瓣多皱缩,展平后宽卵形,呈覆瓦状排列,紫红色;有的黄棕色;雄蕊多数,黄褐色;花柱多数,柱头在花托口集成头状,略突出,短于雄蕊。体轻,质脆。气芳香浓郁,味微苦涩。

【分布】 市内有作花卉零星种植。

【性味】 花蕾:味甘、微苦,性温。

　　　　 根:味甘、微苦,性微温。

【功效】 花蕾:理气解郁,和血调经。

　　　　 根:活血,调经,止带。

【主治】 花蕾:肝气郁积所致胸膈满闷,脘胁胀痛,乳房作胀,月经不调,痢疾,泄泻,带下,跌打损伤,痈肿。

　　　　 根:月经不调,带下,跌打损伤,风湿痹痛。

【用法用量】 花蕾内服煎汤,3～6g。根内服煎汤,9～15g。

【注意】 花蕾:阴虚有火者禁服。

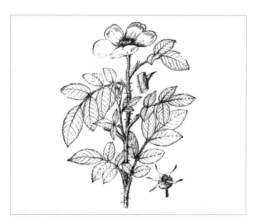

玫瑰

271

腺毛莓

【学名】 *Rubus adenophorus* Rolfe

【药用部位】 根、叶。

【生态环境】 生于海拔 800～1 400m 的沟谷林缘、山坡灌草丛中。

【采收季节】 秋季挖根,洗净切片,鲜用或干燥;夏、秋季采叶,洗净,干燥。

【分布】 遂昌、龙泉、庆元、景宁。

【性味】 根:味甘、涩,性温。

　　　　 叶:味甘、涩,性温。

【功效】 根:和血调气,止痛,止痢。

　　　　 叶:收湿敛疮。

【主治】 根:痨伤疼痛,吐血,疝气,痢疾。

　　　　 叶:黄水疮。

【用法用量】 根内服煎汤,9～30g。叶外用适量,研末撒敷。

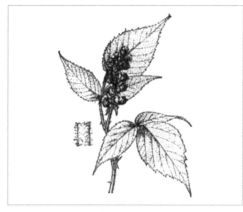

腺毛莓

粗叶悬钩子

【学名】 *Rubus alceaefolius* Poir.

【药用部位】 根或叶。

【生态环境】 生于向阳山坡、山谷杂木林内或灌丛中。

【采收季节】 全年可采根、叶,洗净,根切片,干燥;叶干燥。

【分布】 遂昌、龙泉等地。

【性味】 味甘、淡,性平。

【功效】 清热利湿,止血,散瘀。

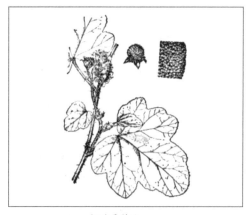

粗叶悬钩子

【主治】 肝炎,痢疾,肠炎,乳腺炎,口腔炎,行军性血红蛋白尿,外伤出血,肝脾肿大,跌打损伤,风湿骨痛。
【用法用量】 内服煎汤,15～30g;外用适量,研末撒。

周毛悬钩子

【学名】 *Rubus amphidasys* Focke ex Diels
【药用部位】 全株、果实。
【生态环境】 生于山坡路旁灌丛或林下。
【采收季节】 全年可采全株,洗净切段,干燥;7～8月采摘成熟果实,干燥。
【分布】 丽水市山区各地。
【性味】 全株:味苦,性平。
　　　　果实:味酸,性平。
【功效】 全株:活血调经,祛风除湿。
　　　　果实:醒酒止渴。
【主治】 全株:月经不调,带下,风湿痹痛,外伤出血。
　　　　果实:酒醉,口渴。
【用法用量】 全株内服煎汤,15～30g;外用适量,鲜品捣敷。果实内服煎汤,9～15g。

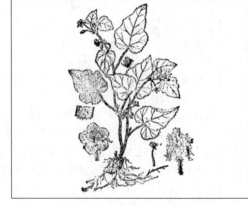

周毛悬钩子

寒莓(畲药名:落坭泡)

【学名】 *Rubus buergeri* Miq.
【药用部位】 茎叶、根。
【生态环境】 生于低海拔山坡灌丛或林下。
【采收季节】 夏、秋季采收茎叶,鲜用或干燥;全年可采挖根,洗净,切片,干燥。
【分布】 丽水市山区各地。
【性味】 茎叶:味苦、酸,性凉。
　　　　根:味苦、酸,性寒。
【功效】 茎叶:凉血止血,解毒敛疮。
　　　　根:清热解毒,活血止痛。
【主治】 茎叶:肺痨咯血,外伤出血,疮疡肿毒,湿疹流脓。
　　　　根:湿热黄疸,产后发热,小儿高热,月经不调,白带过多,胃痛吐酸,痔疮肿痛,肛门漏管。
【用法用量】 茎叶内服煎汤,9～15g,鲜品30～60g;外用适量,鲜品捣敷。根内服煎汤,9～15g,鲜品30～60g。

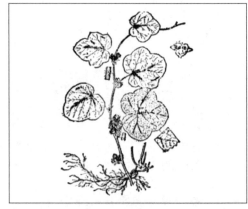

寒莓(畲药名:落坭泡)

掌叶覆盆子(畲药名:上树搁公扭、山狗公)

【学名】 *Rubus chingii* Hu
【药用部位】 果实(覆盆子)、叶、根(搁公扭根)。
【生态环境】 生于山坡疏林、灌丛或山麓林缘。
【采收季节】 夏季果实已饱满末成熟时采摘果实,在沸水中烫2分钟,干燥;秋季采摘叶,洗净,干燥;全年可采挖根,洗净,切片,干燥。
【药材性状】 果实为聚合果,由多数小核果聚合而成,呈圆锥形或扁圆锥形,高0.6～1.3cm,直径0.5～1.2cm。表面黄绿色或淡棕色,顶端钝圆,基部中心凹入。宿萼棕褐色,下有果柄痕,小果易剥落,每个小果呈半月形,背面密被灰白色茸毛,两侧有明显的网纹,腹部有突起的棱线。体轻,质硬。气微,味微酸涩。
【分布】 丽水市山区各地。
【性味】 果实:味甘、酸,性微温。
　　　　叶:味微酸、咸,性平。

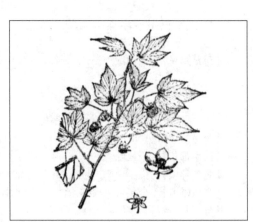

掌叶覆盆子(畲药名:上树搁公扭、山狗公)

根:味苦,性平。

【功效】 果实:补肝益肾,固精缩尿,明目。

叶:清热解毒,明目,敛疮。

根:祛风止痛,明目退翳,和胃止呕。

【主治】 果实:阳痿早泄,遗精滑精,宫冷不孕,带下清稀,尿频遗溺,目视昏暗,须发早白。

叶:眼睑赤烂,目赤肿痛,青盲,牙痛,臁疮,疔肿。

根:牙痛,风湿痹痛,目翳,呕逆。

【用法用量】 果实内服煎汤,6～12g。叶外用适量,捣汁点睛或研末外敷。根内服煎汤,15～30g。

【注意】 果实:阴虚火旺,小便短赤者禁服。

山莓(畲药名:三月扭、三月泡)

【学名】 *Rubus corchorifolius* L. f.

【药用部位】 果实、根、叶。

【生态环境】 生于向阳山坡、路旁、溪沟边或灌丛中。

【采收季节】 夏季果实已饱满未成熟采摘果实,在沸水中烫2分钟,干燥;秋季挖根,洗净,切片,干燥;夏、秋季采叶,洗净,鲜用或干燥。

【药材性状】 果实为聚合果,由多数小核果聚合而成,呈长圆锥形或半球形,高5～12mm,直径3～7mm。表面黄绿色或淡棕色,密被灰白色茸毛,顶端钝圆,基部扁平或微中心微凹入;宿萼黄绿色或棕褐色,5裂,裂片先端反折;基部着生极多棕色花丝;下有果柄痕;小果易剥落,每个小果呈半月形,长2mm,宽约1mm,背面隆起,腹部有突起的棱线。体轻,质稍硬。气微,味酸微涩。

根圆柱形或圆锥形,长短不一,直径0.5～3cm。表面灰黄色或灰棕色,具侧根痕。质坚硬,断面黄白色,有放射状纹理,外侧皮部厚3～6mm。

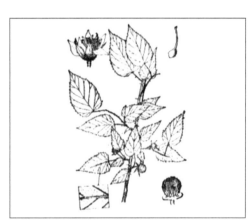
山莓(畲药名:三月扭、三月泡)

【分布】 丽水市山区各地。

【性味】 果实:味酸,微甘,性平。

根:味苦、涩,性平。

叶:味苦、涩,性平。

【功效】 果实:醒酒止渴,化痰解毒,收敛。

根:凉血止血,活血调经,清热利湿,解毒敛疮。

叶:清热利咽,解毒敛疮。

【主治】 果实:醉酒,痛风,丹毒,烫火伤,遗精,遗尿。

根:咯血,崩漏,痔疮出血,痢疾,泄泻,经闭,痛经,跌打损伤,毒蛇咬伤,疮疡肿毒,湿疹。

叶:咽喉肿痛,疮痈疔肿,乳腺炎,湿疹,黄水疮。

【用法用量】 果实内服煎汤,9～15g或生食;外用适量,捣汁涂。根内服煎汤,10～30g;外用适量,捣敷。叶内服煎汤,9～15g;外用适量,鲜品捣敷。

【注意】 根:孕妇禁服。

插田泡

【学名】 *Rubus coreanus* Miq.

【药用部位】 根、果实、叶。

【生态环境】 生于平地或山坡灌丛中。

【采收季节】 深秋采挖根,洗净,切片,干燥;6～8月果实成熟时采摘,鲜用或干燥;夏季采摘叶,鲜用或干燥。

【药材性状】 聚合果单个或数个成束,单个近球形,直径约4mm。表面淡绿色、灰棕色或红棕色至紫棕色,基部较平坦,周围有许多小核果密布,近无毛。宿萼棕褐色,5裂。气微,味酸甜。

【分布】 丽水市山区各地。

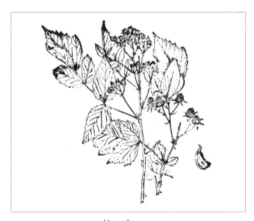
插田泡

【性味】　根:味苦、涩,性凉。
　　　　　果实:味甘、酸,性温。
　　　　　叶:味苦、涩,性凉。
【功效】　根:活血止血,祛风除湿。
　　　　　果实:补肝固精,平肝明目。
　　　　　叶:祛风明目,除湿解毒。
【主治】　根:跌打损伤,骨折,月经不调,吐血,衄血,风湿痹痛,水肿,小便不利,瘰疬。
　　　　　果实:阳痿,遗精,遗尿,白带,不孕症,胎动不安,风眼流泪,目生翳障。
　　　　　叶:风眼流泪,风湿痹痛,狗咬伤。
【用法用量】　根内服煎汤,6~15g;外用适量,鲜品捣敷。果实内服煎汤,9~15g。叶内服煎汤,10~15g;外用适量,捣敷。
【注意】　根:体弱无瘀血停滞者慎服。

蓬 （托盘　畲药名:牛乳扭）

【学名】　*Rubus hirsutus* Thunb.
【药用部位】　根、叶。
【生态环境】　生于山沟、路旁阴湿处或灌丛中。
【采收季节】　夏秋之间挖根、摘叶,洗净,鲜用或干燥。
【分布】　丽水市山区各地。
【性味】　根:味酸,微苦,性平。
　　　　　叶:味微苦、酸,性平。
【功效】　根:清热解毒,消肿止痛,止血。
　　　　　叶:清热解毒,收敛止血。
【主治】　根:流行性感冒,感冒,小儿高热惊厥,咽喉肿痛,牙痛,头痛,风湿筋骨痛,瘰疬,疖肿。
　　　　　叶:牙龈肿痛,暴赤火眼,疮疡疖肿,外伤出血。
【用法用量】　根内服煎汤,15~60g;外用适量,捣烂取汁或研末外敷。叶外用适量,鲜品捣敷或干叶研末外敷。

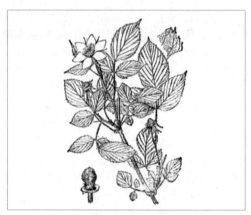

蓬藟(托盘　畲药名:牛乳扭)

白叶莓(畲药名:乌柳绳、空洞庙)

【学名】　*Rubus innominatus* S. Moore
【药用部位】　根。
【生态环境】　生于海拔400m左右的山坡林下或灌丛中。
【采收季节】　秋、冬季采挖,洗净,切片,鲜用。
【分布】　遂昌、龙泉、庆元、莲都等地。
【主治】　小儿风寒咳喘。
【用法用量】　内服鲜品煎汤,20~30g。

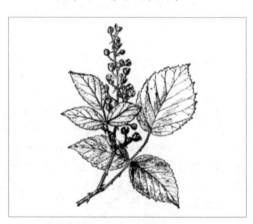

白叶莓(畲药名:乌柳绳、空洞庙)

无腺白叶莓

【学名】　*Rubus innominatus* S. Moore var. *kuntzeanus*（Hemsl.）Bailey
【药用部位】　根。
【生态环境】　生于山坡灌丛中。
【采收季节】　秋、冬季采挖,洗净,切片,鲜用或干燥。
【分布】　遂昌(九龙山)。
【性味】　味辛,性温。
【功效】　祛风散寒,止咳平喘。
【主治】　风寒咳喘。
【用法用量】　内服煎汤,6~12g,鲜品15~30g。

灰毛泡

【学名】 *Rubus irenaeus* Focke

【药用部位】 根、叶。

【生态环境】 生于海拔 800～1000m 的山坡疏林下草丛中。

【采收季节】 秋、冬季采挖根,洗净,切片,干燥;夏、秋季采叶,洗净,干燥。

【分布】 遂昌、庆元、莲都、景宁、云和。

【性味】 根:味咸,性温。

叶:味咸,性平。

【功效】 根:理气止痛。

叶:解毒敛疮。

【主治】 根:气滞腹痛。

叶:口疮。

【用法用量】 根内服煎汤,15～30g。叶外用适量,研末调敷。

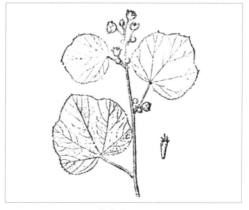

灰毛泡

高粱泡(畲药名:寒扭、冬泡)

【学名】 *Rubus lambertianus* Ser.

【药用部位】 根、叶。

【生态环境】 生于低海拔山坡林下或沟边。

【采收季节】 全年可采根,洗净,切片,鲜用或干燥;夏、秋季采叶,干燥。

【分布】 丽水市山区各地。

【性味】 根:味苦、涩,性平。

叶:味甘、苦,性平。

【功效】 根:祛风清热,凉血止血,活血祛瘀。

叶:清热凉血,解毒疗疮。

【主治】 根:风热感冒,风湿痹痛,半身不遂,咯血,衄血,便血,崩漏,经闭,痛经,产后腹痛,疮疡。

叶:感冒发热,咳血,便血,崩漏,创伤出血,瘰疬溃烂,皮肤糜烂,黄水疮。

【用法用量】 根内服煎汤,15～30g;外用适量,鲜品捣敷。叶内服煎汤,9～15g;外用适量,鲜品捣敷或研末外敷。

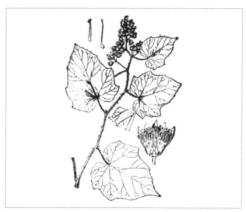

高粱泡(畲药名:寒扭、冬泡)

太平莓

【学名】 *Rubus pacificus* Hance

【药用部位】 全株。

【生态环境】 生于山坡灌丛中、林下或路旁草丛中。

【采收季节】 6～8 月采收带花叶全草,洗净,干燥。

【分布】 丽水市山区各地。

【性味】 味辛、苦、酸,性平。

【功效】 清热,活血。

【主治】 发热,产后腹痛。

【用法用量】 内服煎汤,30～60g。

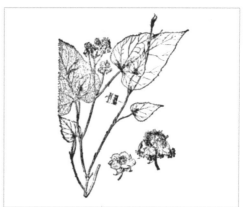

太平莓

茅莓(畲药名:山桃旦根)

【学名】 *Rubus parvifolius* L.

【药用部位】 茎叶、根(茅莓根)。

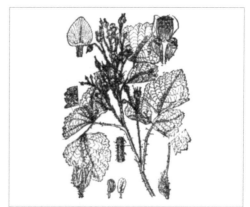

茅莓(畲药名:山桃旦根)

【生态环境】 生于低山丘陵、山坡、路边。

【采收季节】 7～8月采收茎叶,干燥;秋、冬季采挖根,洗净,切片,鲜用或干燥。

【药材性状】 茎长短不一,枝和叶柄具小钩刺,枝表面红棕色或枯黄色;质坚,断面黄白色,中央具白色髓。叶多皱缩破碎,上表面黄绿色,下表面灰白色,被柔毛。枝上部有的有枯萎的花序,花瓣多脱落,萼片黄绿色,外卷,两面被长柔毛。气微,味微苦涩。

　　根圆柱形或圆锥形,上端呈不规则块状。长短不一,多扭曲,直径0.4～1.2cm。表面灰褐色,有纵皱纹,栓皮有的脱落,露出红棕色内皮。质坚硬,断面淡黄色,有放射状纹理。气微,味微涩。

【分布】 丽水市山区各地。

【性味】 茎叶:味苦、涩,性凉。

　　　　根:味甘、苦,性凉。

【功效】 茎叶:清热解毒,散瘀止血,杀虫疗疮。

　　　　根:清热解毒,祛风利湿,活血凉血。

【主治】 茎叶:感冒发热,咳嗽痰血,痢疾,跌打损伤,产后腹痛,疥疮,疖肿,外伤出血。

　　　　根:感冒发热,咽喉肿痛,风湿痹痛,肝炎,肠炎,痢疾,肾炎水肿,尿路感染,结石,跌打损伤,咯血,吐血,崩漏,疔疮肿毒,腮腺炎。

【用法用量】 茎叶内服煎汤,10～15g;外用适量,捣敷、煎水熏洗或研末外敷。根内服煎汤,6～15g;外用适量,捣敷、煎水熏洗或研末调敷。

【注意】 根:孕妇禁服。

腺萼茅莓(腺花茅莓)

【学名】 *Rubus parvifolius* L. var. *adenochlamys*(Focke)Migo

【药用部位】 枝叶或根。

【生态环境】 生于山坡路边灌草丛中。

【采收季节】 夏、秋季采收茎叶,秋、冬季采收根,洗净,鲜用或干燥。

【分布】 遂昌。

【性味】 味苦,性平。

【功效】 理气活血,解毒消肿。

【主治】 气滞胸闷,月经不调,跌打肿痛,痈肿疮毒。

【用法用量】 内服煎汤,15～30g;外用适量,捣敷。

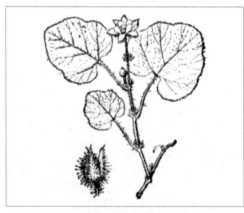

黄泡

黄泡

【学名】 *Rubus pectinellus* Maxim.

【药用部位】 根或叶。

【生态环境】 生于海拔800～1000m的山坡林下。

【采收季节】 全年可采根,洗净,鲜用或干燥;夏季采叶,鲜用或干燥。

【分布】 遂昌、庆元。

【性味】 味苦、微涩,性凉。

【功效】 清热,利湿,解毒。

【主治】 黄疸,水泻,黄水疮。

【用法用量】 内服煎汤,鲜品60g;外用适量,研末撒敷。

盾叶莓

【学名】 *Rubus peltatus* Maxim.

【药用部位】 果实。

【生态环境】 生于向阳山坡、路边、溪沟边或灌丛中。

【采收季节】 夏、秋季果实成熟时采摘,干燥。

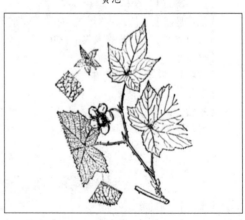

盾叶莓

【分布】　遂昌、龙泉、庆元、松阳。

【性味】　味酸、咸,性温。

【功效】　强腰健肾,祛风止痛。

【主治】　四肢关节疼痛,腰脊酸痛。

【用法用量】　内服煎汤,15～30g。

【注意】　服药期间禁食酸辣、芥菜、萝卜等食物。

锈毛莓

【学名】　*Rubus reflexus* Ker

【药用部位】　根、叶。

【生态环境】　生于山坡林中、山谷灌丛或疏林中。

【采收季节】　秋季挖根,洗净,干燥;夏季采叶,鲜用或干燥。

【分布】　遂昌、龙泉、庆元等地。

【性味】　根:味苦,性平。

　　　　　叶:味苦,性微寒。

【功效】　根:祛风除湿,活血消肿。

　　　　　叶:活血止血。

【主治】　根:风湿痹痛,跌打损伤,骨折。

　　　　　叶:刀伤出血。

【用法用量】　根内服煎汤,15～30g。叶外用适量,鲜品捣敷或研末外敷。

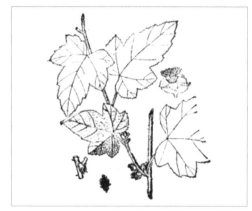

锈毛莓

浅裂锈毛莓

【学名】　*Rubus reflexus* Ker var. *hui*（Dieks apud Hu）Metc.

【药用部位】　根。

【生态环境】　生于山坡灌丛、疏林阴湿处。

【采收季节】　秋季采挖,洗净,切片,干燥。

【分布】　遂昌、龙泉、云和、景宁等地。

【性味】　味微苦、涩,性平。

【功效】　清热除湿,祛风通络。

【主治】　湿热痢疾,风湿痹痛。

【用法用量】　内服煎汤,15～30g。

空心泡

【学名】　*Rubus rosaefolius* Smith

【药用部位】　根或嫩枝叶。

【生态环境】　生于海拔400～900m的山坡阔叶林缘。

【采收季节】　夏季采嫩枝叶,鲜用或干燥;秋、冬季挖根,洗净,切片,干燥。

【分布】　遂昌、龙泉等地。

【性味】　味涩、微辛、苦,性平。

【功效】　清热,止咳,收敛止血,解毒,接骨。

【主治】　肺热咳嗽,小儿百日咳,咯血,小儿惊风,月经不调,痢疾,跌打损伤,外伤出血,烧烫伤。

【用法用量】　内服煎汤,9～15g;外用适量,鲜品捣敷或煎水熏洗。

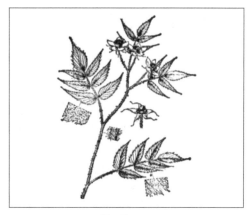

空心泡

红腺悬钩子

【学名】　*Rubus sumatranus* Miq.

【药用部位】　根。

【生态环境】　生于海拔 1 200m 以下的山坡阔叶林下或林缘。

【采收季节】　秋季挖匍匐根的细根或块根,洗净,干燥。

【分布】　遂昌、龙泉、云和、景宁、庆元、松阳等地。

【性味】　味苦,性寒。

【功效】　清热解毒,开胃,利水。

【主治】　产后寒热腹痛,食欲不振,水肿,中耳炎。

【用法用量】　内服煎汤,9～15g。

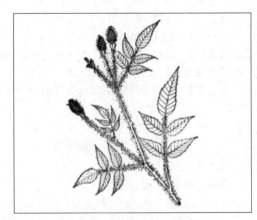

红腺悬钩子

木莓

【学名】　*Rubus swinhoei* Hance

【药用部位】　果实。

【生态环境】　生于山坡、山谷沟边林下或灌丛中。

【采收季节】　秋季挖根,摘叶,洗净,鲜用或干燥。

【分布】　遂昌、龙泉、庆元、松阳、景宁。

【性味】　味酸、微甘,性平。

【功效】　凉血止血,活血调经,收敛解毒。

【主治】　醉酒,痛风,丹毒,烫火伤,遗精,遗尿。

【用法用量】　内服煎汤,9～15g,或生食;外用适量,捣汁涂。

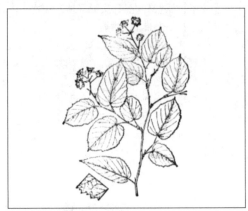

木莓

三花悬钩子(三花莓)

【学名】　*Rubus trianthus* Focke

【药用部位】　根或叶。

【生态环境】　生于海拔 300～1 200m 的山坡、路旁、溪沟边。

【采收季节】　秋季挖根,摘叶,洗净,鲜用或干燥。

【分布】　遂昌、龙泉、庆元、松阳、莲都等地。

【性味】　味酸、微甘,性平。

【功效】　凉血止血,活血调经,收敛解毒。

【主治】　醉酒,痛风,丹毒,烫火伤,遗精,遗尿。

【用法用量】　内服煎汤,9～15g,或生食;外用适量,捣汁涂。

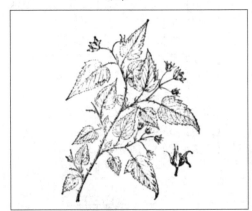

三花悬钩子(三花莓)

地榆(畲药名:山红枣)

【学名】　*Sanguisorba officinalis* L.

【药用部位】　根(地榆)、叶。

【生态环境】　生于海拔 1 400m 以下的山坡草地、路旁、灌草丛中。

【采收季节】　秋季地上部分枯萎前采挖根,洗净,切片,干燥;夏季采摘叶,鲜用或干燥。

【药材性状】　根呈不规则纺锤形或圆柱形,稍弯曲,长 5～25cm,直径 0.5～2cm。表面灰褐色至暗棕色,粗糙,有纵纹。质硬,断面较平坦,粉红色或淡黄色,木部略呈放射状排列。气微,味微苦涩。

【分布】　丽水市山区各地。

【性味】　根:味苦、酸,性微寒。
　　　　　叶:味苦,性微寒。

【功效】　根:凉血止血,清热解毒,消肿敛疮。
　　　　　叶:清热解毒。

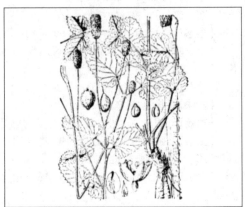

地榆(畲药名:山红枣)

【主治】 根:吐血,咯血,衄血,尿血,便血,痔血,血痢,崩漏,赤白带下,疮痈肿痛,湿疹,阴痒,水火烫伤,蛇虫咬伤。
叶:热病发热,疮疡肿痛。
【用法用量】 根内服煎汤,9～15g;外用适量,研末涂敷。叶内服煎汤或泡茶,3～9g;外用适量,鲜品捣敷。
【注意】 根:脾胃虚寒、中气下陷、冷痢泄泻、血虚有瘀者慎服。

水榆花楸

【学名】 *Sorbus alnifolia* (Sieb. et Zucc.) K. Koch
【药用部位】 果实。
【生态环境】 生于海拔 1200～1650m 的山坡、山沟、山顶混交林或灌丛中。
【采收季节】 秋季果实成熟时采摘,干燥。
【分布】 龙泉、缙云。
【性味】 味甘,性平。
【功效】 养血补虚。
【主治】 血虚萎黄,劳倦乏力。
【用法用量】 内服煎汤,60～150g。

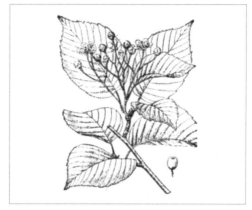

水榆花楸

黄山花楸

【学名】 *Sorbus amabilis* Cheng ex Yü
【药用部位】 果实。
【生态环境】 生于海拔 1200～1850m 的山顶杂木林中或高山草地岩石上。
【采收季节】 秋季果实成熟时采摘,干燥。
【分布】 龙泉。
【性味】 味甘,性平。
【功效】 养血补虚。
【主治】 血虚萎黄,劳倦乏力。
【用法用量】 内服煎汤,60～150g。

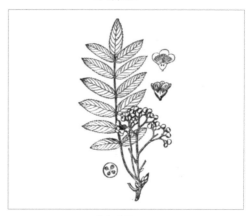

黄山花楸

石灰花楸

【学名】 *Sorbus folgneri* (Schneid.) Rehd.
【药用部位】 茎枝。
【生态环境】 生于海拔 1000～1400m 的山坡杂木林中。
【采收季节】 秋季采收茎枝,切段,干燥。
【分布】 遂昌、龙泉、景宁。
【功效】 祛风除湿,舒筋活络。
【主治】 风湿痹痛,周身麻木。
【用法用量】 外用适量,煎水熏洗。

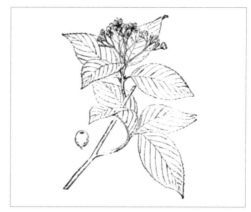

石灰花楸

江南花楸

【学名】 *Sorbus hemsleyi* (Schneid.) Rehd.
【药用部位】 果实。
【生态环境】 生于海拔 1300～1500m 山顶干燥的疏林内发、或与常绿阔叶林混交。
【采收季节】 秋季果实成熟时采摘,干燥。

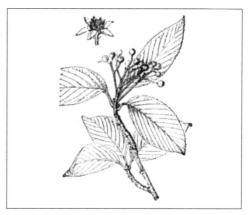

江南花楸

【分布】 遂昌、龙泉、庆元。

【性味】 味甘,性平。

【功效】 养血补虚。

【主治】 血虚萎黄,劳倦乏力。

【用法用量】 内服煎汤,60~150g。

绣球绣线菊

【学名】 *Spiraea blumei* G. Don

【药用部位】 根及根皮、果实。

【生态环境】 生于海拔550~1300m的向阳山坡。路旁或杂木林中。

【采收季节】 全年可采挖根及根皮,洗净,干燥;秋季果实成熟时采摘,干燥。

【分布】 遂昌、龙泉、青田。

【性味】 根及根皮:味辛,性微温。

果实:味辛,性微温。

【功效】 根及根皮:活血止痛,解毒祛湿。

果实:理气和中。

【主治】 根及根皮:跌打损伤,瘀滞疼痛,咽喉肿痛,白带,疮毒,辉光日新湿疹。

果实:脘腹胀痛。

【用法用量】 根及根皮内服煎汤,15~30g或浸酒;外用适量,研末浸油搽。果实内服研末,3g。

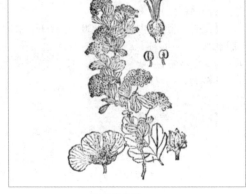

绣球绣线菊

中华绣线菊(畲药名:新米花)

【学名】 *Spiraea chinensis* Maxim.

【药用部位】 根。

【生态环境】 生于海拔350~1300m的山坡灌丛中或山谷、溪沟边、荒野路旁等处。

【采收季节】 深秋采挖,洗净,切片,鲜用或干燥。

【分布】 丽水市山区各地。

【主治】 畲族民间用于治咽喉肿痛。

【用法用量】 内服煎汤,15~30g。

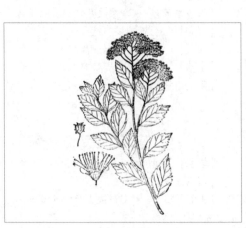

中华绣线菊(畲药名:新米花)

粉花绣线菊

【学名】 *Spiraea japonica* L. f.

【药用部位】 根、叶。

【生态环境】 生于海拔750m以上的山地路边、林缘或山顶灌丛中。

【采收季节】 秋季采收根、叶,洗净,干燥。

【分布】 丽水市山区各地。

【性味】 根:味苦、微辛,性凉。

叶:味淡,性平。

【功效】 根:祛风清热,明目退翳。

叶:解毒消肿,去腐生肌。

【主治】 根:咳嗽,头痛,牙痛,目赤翳障。

叶:阴疽瘘管。

【用法用量】 根内服煎汤,9~15g;外用适量,煎水熏洗。叶外用适量,鲜品捣敷或干叶研末外敷。

粉花绣线菊

狭叶粉花绣线菊

【学名】 *Spiraea japonica* L. f. var. *acuminata* Franch.

【药用部位】 全株。

【生态环境】 生于海拔 650～1350m 的山坡旷地、杂木林中、山谷或溪沟边。

【采收季节】 夏、秋季花叶茂盛时采收,洗净,干燥。

【分布】 庆元。

【性味】 味微苦,性平。

【功效】 清热解毒,活血调经,通利二便。

【主治】 流感发热,便结腹胀,小便不利。

【用法用量】 内服煎汤,10～15g。

光叶粉花绣线菊

【学名】 *Spiraea japonica* L. f. var. *fortunei* (Planch.) Rehd.

【药用部位】 根、果实。

【生态环境】 生于海拔 400～1800m 的山顶谷地、路旁、溪沟边、山坡、田野或杂木林下。

【采收季节】 秋季挖根,洗净,干燥;9 月果实成熟时采摘,干燥。

【分布】 遂昌、龙泉、庆元。

【性味】 根:味苦,微辛,性凉。
果实:味苦,性凉。

【功效】 根:祛风清热,明目退翳。
果实:清热祛湿。

【主治】 根:咳嗽,头痛,牙痛,目赤翳障。
果实:痢疾。

【用法用量】 根内服煎汤,9～15g。果实内服煎汤,9～15g。

281

李叶绣线菊(笑靥花)

【学名】 *Spiraea prunifolia* Sieb. et Zucc.

【药用部位】 根。

【生态环境】 栽培。

【采收季节】 深秋采挖,除去泥土、须根,干燥。

【分布】 市内部分公园或庭院作花卉栽培。

【功效】 利咽消肿,祛风止痛。

【主治】 咽喉肿痛,风湿痹痛。

【用法用量】 内服煎汤,15～30g;外用适量,捣敷。

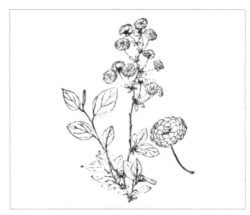

李叶绣线菊(笑靥花)

单瓣李叶绣线菊

【学名】 *Spiraea prunifolia* Sieb. et Zucc. var. *simpliciflora* Nakai

【药用部位】 根。

【生态环境】 生于海拔 800m 左右的山坡、草地溪沟边或岩石隙缝上。

【采收季节】 深秋采挖,除去泥土、须根,干燥。

【分布】 龙泉。

【功效】 利咽消肿。

【主治】 咽喉肿痛。

【用法用量】 内服煎汤,15～30g。

野珠兰(华空木)

【学名】 *Stephanandra chinensis* Hance

【药用部位】 根。

【生态环境】 生于海拔 1380m 以下的沟谷边、山坡、溪边、阔叶林缘或灌丛中。

【采收季节】 深秋挖根,洗净,切片,干燥。

【分布】 丽水市山区各地。

【性味】 味苦,性微寒。

【功效】 解毒利咽,止血调经。

【主治】 咽喉肿痛,血崩,月经不调。

【用法用量】 内服煎汤,15~30g。

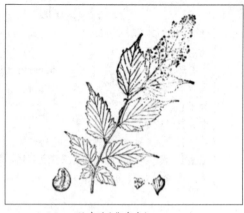

野珠兰(华空木)

豆科 Leguminosae

合萌(田皂角　畲药名:稻接草、禾青)

【学名】 *Aeschynomene indica* L.

【药用部位】 地上部分、茎中木质部(梗通草)、根、叶。

【生态环境】 生于湿地、塘边、溪旁及田埂上。

【采收季节】 秋季割取地上部分、根、叶,洗净,鲜用或干燥;10 月拔取全株,除去根、叶及顶端部分,剥取茎皮,取木质部,干燥。

【药材性状】 茎中木质部呈圆柱形,长短不一,直径 1~3cm。表面乳白色,平滑,具细密的纵纹,并有皮孔样凹点及枝痕。质轻脆,易折断,断面类白色,不平坦,隐约可见同心性环纹,中央有小孔。气微,味淡。

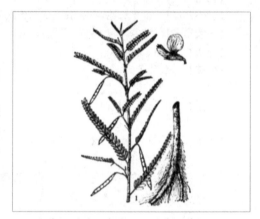

合萌(田皂角　畲药名:稻接草、禾青)

【分布】 丽水市各地。

【性味】 地上部分:味甘、苦,性微寒。

茎中木质部:味淡、微苦,性凉。

根:味甘、苦,性寒。

叶:味甘,性微寒。

【功效】 地上部分:清热利湿,祛风明目,通乳。

茎中木质部:清热,利尿,通乳,明目。

根:清热利湿,消积,解毒。

叶:解毒,消肿,止血。

【主治】 地上部分:热淋,血淋,水肿,泄泻,痢疾,疔肿,疮疥,目赤肿痛,眼生云翳,夜盲,关节疼痛。

茎中木质部:热淋,小便不利,水肿,乳汁不通,夜盲。

根:血淋,泄泻,痢疾,疳积,目昏,牙痛,疮疖。

叶:痈肿疮疡,创伤出血,毒蛇咬伤。

【用法用量】 地上部分内服煎汤,15~30g;外用适量,煎水熏洗或捣敷。茎中木质部内服煎汤,6~15g。根内服煎汤,9~15g,鲜品 30~60g;外用适量,捣敷。叶内服捣汁,60~90g;外用适量,研末调敷。

合欢(畲药名:隔夜柴)

【学名】 *Albizia julibrissin* Durazz.

【药用部位】 树皮(合欢皮)、花(合欢花)。

【生态环境】 生于海拔 1500m 以下荒山坡、溪沟边疏林中林缘。亦有栽培。

【采收季节】 夏季剥树皮,切段,干燥;夏季花初开时采收,干燥。

【药材性状】 树皮呈卷筒状或半筒状,长短不一,直径 1~3mm。

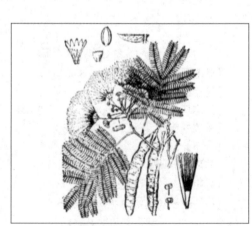

合欢(畲药名:隔夜柴)

282

表面灰棕色至灰褐色,稍有纵皱纹,有的成浅裂纹,密生明显的椭圆形横向皮孔,棕色或棕红色,偶有突起的横棱或较大的圆形枝痕,常附有地衣斑;内表面淡黄棕色或黄白色,平滑,有细密纵纹。质硬而脆,易折断,断面呈纤维性片状,淡黄棕色或黄白色。气微香,味淡、微涩、稍刺舌,而后喉头有不适感。

头状花序,皱缩成团。总花梗长 3~4cm,有时与花序脱落,黄绿色,有纵纹,被稀疏毛茸。花全体密被毛茸,细长而弯曲,长 0.7~1cm,淡黄色或黄褐色,无花梗或几无花梗。花萼筒状,先端有 5 小齿;花冠筒长约为花萼的 2 倍,先端 5 裂,裂片被针形;雄蕊多数,花丝细长,黄棕色至黄褐色,下部合生,上部分离,伸出花冠筒外。气微香,味淡。花蕾呈棒槌状,长 2~6mm,膨大部分直径约 2mm,淡黄色至黄褐色,全体被毛茸,花梗极短或无。花萼筒状,先端有 5 小齿;花冠未开放;雄蕊多数,细长并弯曲,基部联合,包于花冠内。气微香,味淡。

- 【分布】 丽水市山区各地。通常种植于庭园或行道树。
- 【性味】 树皮:味甘,性平。
  花:味甘、苦,性平。
- 【功效】 树皮:安神解郁,活血消痈。
  花:解郁安神,理气开胃,消风明目,活血止痛。
- 【主治】 树皮:心神不安,忧郁,不眠,内外痈疡,跌打损伤。
  花:忧郁失眠,胸闷纳呆,风火眼疾,视物不清,腰痛,跌打伤痛。
- 【用法用量】 树皮内服煎汤,6~12g;外用适量,研末调敷。花内服煎汤,5~10g。
- 【注意】 树皮:风热自汗、外感不眠者禁服;孕妇慎服。

山合欢

- 【学名】 *Albizia kalkora*(Roxb.)Prain
- 【药用部位】 根及树皮、花。
- 【生态环境】 生于海拔 1300m 以下向阳山坡、溪沟边疏林中及荒山上。
- 【采收季节】 夏季剥树皮,切段,干燥;夏季花初开时采收,干燥。
- 【分布】 丽水市山区各地。
- 【功效】 根及树皮:补气活血,消肿止痛。
  花:解郁安神。
- 【主治】 树皮:气虚血滞,跌打损伤。
  花:失眠。
- 【用法用量】 根及树皮内服煎汤,10~15g;外用适量,研末调敷。花内服煎汤,3~9g。

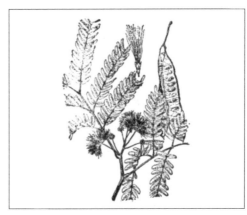

山合欢

三籽二型豆

- 【学名】 *Amphicarpaea trisperma*(Miq.)Baker ex Jacks.
- 【药用部位】 根或全草。
- 【生态环境】 生于海拔 1500m 以下的山坡灌丛、林缘及路边杂草丛中。
- 【采收季节】 夏、秋季采收,洗净,干燥。
- 【分布】 丽水市各地。
- 【性味】 味苦、淡,性平。
- 【功效】 消食,解毒,止痛。
- 【主治】 消化不良,体虚自汗,盗汗,各种疼痛,疮疖。
- 【用法用量】 内服煎汤,10~30g。

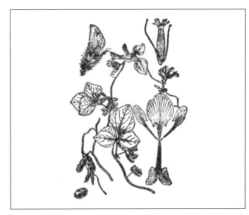

三籽二型豆

土圞儿(畲药名:地雷)

【学名】 *Apios fortunei* Maxim.

【药用部位】 块根(土圞儿)。

【生态环境】 生于向阳山坡疏林缘和灌草丛中,常缠绕在其他植物上。

【采收季节】 秋季采挖,洗净,除去须根,鲜用或干燥。

【药材性状】 块根长卵形或类圆形,长0.7~6cm,直径0.7~4cm。表面土黄色,具不规则皱缩和突起的皮孔,须根痕点状。质轻而较韧,易折断,断面粗糙,黄白色,粉性。气微,味淡,嚼之有豆腥味。

【分布】 丽水市山区各地。

【性味】 味甘,微苦,性平。

【功效】 清热解毒,止咳祛痰。

【主治】 感冒咳嗽,咽喉肿痛,百日咳,乳痈,瘰疬,无名肿毒,毒蛇咬伤,带状疱疹。

【用法用量】 内服煎汤,15~30g;外用适量,鲜品捣敷。

【注意】 有小毒,需久煎。内服过量易中毒。

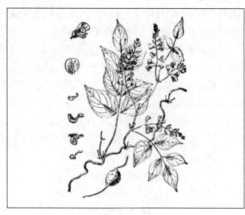

土圞儿(畲药名:地雷)

落花生(花生)

【学名】 *Arachis hypogaea* L.

【药用部位】 种子、油、种皮、果壳、茎叶、根。

【生态环境】 栽培。

【采收季节】 秋季采收,分取种子、种皮、果壳、茎叶、根,鲜用或干燥。

284

【分布】 丽水市各地普遍有栽培。

【性味】 种子:味甘,性平。

油:味甘,性平。

种皮:味甘、微苦、涩,性平。

果壳:味淡、涩,性平。

茎叶:味甘、淡,性平。

根:味甘,性温。

【功效】 种子:健脾养胃,润肺化痰。

油:润燥,滑肠,去积。

种皮:凉血止血,散瘀。

果壳:化痰止咳,降压。

茎叶:清热解毒,宁神降压。

根:祛风除湿,通络。

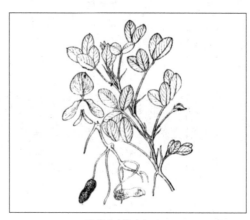

落花生(花生)

【主治】 种子:脾虚不运,反胃不舒,乳妇奶少,脚气,肺燥咳嗽,大便燥结。

油:蛔虫性肠梗阻,胎衣不下,烫伤。

种皮:血友病,类血友病,血小板减少性紫癜,手术后出血,咳血,咯血,便血,衄血,子宫出血。

果壳:咳嗽气喘,痰中带血,高胆固醇血症,高血压。

茎叶:跌打损伤,痈肿疮毒,失眠,高血压。

根:风湿关节痛。

【用法用量】 种子内服煎汤,30~100g,生研冲服10~15g,炒熟或煮熟食30~60g。油内服,60~125g;外用适量,涂抹。种皮内服煎汤,10~30g。果壳内服煎汤,10~30g。茎叶内服煎汤,30~60g;外用适量,鲜品捣敷。根内服煎汤,15~30g。

【注意】 种子:体寒湿滞、肠滑便泄者慎服。

紫云英

【学名】 *Astragalus sinicus* L.

【药用部位】 全草、种子。

【生态环境】 栽培于稻田,亦有散生于山坡、路旁、林缘、田塍等。

【采收季节】 春、夏季采收全草,洗净,鲜用或干燥;夏季采摘果实,打下种子,干燥。

【药材性状】 种子呈长方状扁平肾形,长 2~3.5mm。表面黄绿色或棕绿色,腹面中央内陷较深,一侧呈沟状。质坚硬。气微,味淡,嚼之有豆腥气。

【分布】 丽水市各地普遍有栽培。

【性味】 全草:味微甘,辛,性平。

种子:味辛,性凉。

【功效】 全草:清热解毒,祛风明目,凉血止血。

种子:祛风明目。

【主治】 全草:咽喉痛,风痰咳嗽,目赤肿痛,疔疮,带状疱疹,疥癣,痔疮,齿衄,外伤出血,月经不调,带下,血小板减少性紫癜。

种子:目赤肿痛。

【用法用量】 全草内服煎汤,15~30g 或捣汁;外用适量,鲜品捣敷或研末调敷。种子内服煎汤,6~9g 或研末。

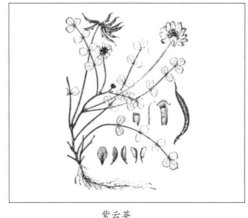

紫云英

龙须藤(畲药名:龙须藤)

【学名】 *Bauhinia championii*(Benth.)Benth.

【药用部位】 根或茎、叶、种子。

【生态环境】 生于海拔 800m 以下的山谷、山坡、岩石旁、林缘或疏林中。

【采收季节】 全年可采根或茎,洗净,切片,鲜用或干燥;秋季采收种子,干燥。

【药材性状】 茎圆柱形,稍扭曲。表面灰棕色或灰褐色,粗糙,具不规则皱沟纹。质坚实,难折断,切面皮部棕红色,木部浅棕色,有 2~4 圈深棕红色环纹,习称"鸡眼圈纹",针孔状导管细而密。气微,味微涩。

【分布】 丽水市山区各地。

【性味】 根或茎:味甘、微苦,性温。

叶:味甘、苦,性温。

种子:味苦、辛,性温。

【功效】 根或茎:祛风除湿,行气活血。

叶:利尿,化瘀,理气止痛。

种子:行气止痛,活血化瘀。

【主治】 根或茎:风湿痹痛,跌打损伤,偏瘫,胃脘痛,疳积,痢疾。

叶:小便不利,腰痛,跌打损伤,目翳。

种子:胁肋胀痛,胃脘痛,跌打损伤。

【用法用量】 根或茎内服煎汤,9~15g,鲜品加倍。叶内服煎汤,10~30g;外用适量,捣敷。种子内服煎汤,6~15g。

【注意】 根或茎:需久煎,过量(30g 以上)有恶心副作用。

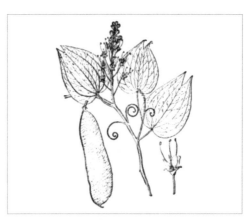

龙须藤(畲药名:龙须藤)

云实(畲药名:鸟不踏树、鸟不息树、山油皂)

【学名】 *Caesalpinia decapetala*(Roth)Alston

【药用部位】 种子(云实子)、根(云实根)、叶、茎及根中的蛀虫。

【生态环境】 生于海拔 1000m 以下山谷、山坡、路边、村旁灌丛或林缘。

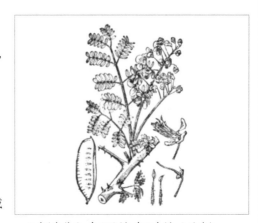

云实(畲药名:鸟不踏树、鸟不息树、山油皂)

【采收季节】 秋季果实成熟时采摘,剥取种子,干燥;深秋采挖根,洗净,切片,鲜用或干燥;夏、秋季采收叶,鲜用或干燥;夏、秋季视茎下部有较新鲜蛀虫孔,用刀将茎纵切两片,取虫,置瓦上焙干,保持虫体完整。

【药材性状】 种子长圆形,长约1cm,宽约6mm。表面棕黑色,有纵向灰黄色纹理及横向裂缝状环圈。质坚硬,剥开后,内有棕黄色子叶2枚。气微,味苦。根圆柱形,弯曲,有分枝,长短不一,直径0.5~6cm。表面灰褐色,粗糙,具横向皮孔,纵皱纹明显,根头部膨大。质坚,不易折断。断面皮部棕黄色,木部占绝大部分、白色。气微,味辛、涩、微苦。

【分布】 丽水市山区各地。

【性味】 种子:味辛,性温。
　　　　 根:味苦、辛,性平。
　　　　 叶:味苦、辛,性凉。

【功效】 种子:解毒除湿,止咳化痰,杀虫。
　　　　 根:祛风除湿,解毒消肿。
　　　　 叶:除湿解毒,活血消肿。
　　　　 茎及根中的蛀虫:益气,透疹,消疳。

【主治】 种子:痢疾,疟疾,慢性气管炎,小儿疳积,虫积。
　　　　 根:感冒发热,咳嗽,咽喉肿痛,牙痛,风湿痹痛,肝炎,痢疾,淋证,痈疽肿毒,皮肤瘙痒,毒蛇咬伤。
　　　　 叶:皮肤瘙痒,口疮,痢疾,跌打损伤,产后恶露不尽。
　　　　 茎及根中的蛀虫:劳伤,疹毒内陷,疳积。

【用法用量】 种子内服煎汤,9~15g。根内服煎汤,10~15g,鲜品加倍;外用适量,捣敷。叶内服煎汤,10~30g;外用适量,煎水洗或研末搽。茎及根中的蛀虫内服研末,3~6g或制成食品。

【注意】 种子:有小毒,内服宜久煎,不宜过量。

春云实

【学名】 *Caesalpinia vernalis* Champ.

【药用部位】 种子。

【生态环境】 生于海拔600m以下山谷、沟边灌丛中及疏林下。

【采收季节】 秋、冬季果实成熟时采摘,剥取种子,干燥。

【药材性状】 种子斧形,长1.7cm,宽约2cm。表面紫黑色,一端截平稍凹,具光泽,种脐在种子阔的一边靠近截形一端。

【分布】 丽水市山区各地。

【性味】 味辛,性温,小毒。

【功效】 祛痰止咳,止痢。

【主治】 慢性支气管炎,痢疾。

【用法用量】 内服煎汤,6~15g。

【注意】 有小毒,内服宜久煎,不宜过量。

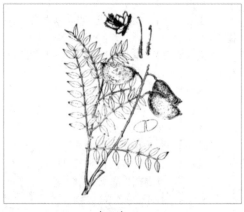

春云实

葫子梢(宜昌葫子梢)

【学名】 *Campylotropis macrocarpa* (Bunge) Rehd.
[*C. ichangensis* Schindl]

【药用部位】 根或枝叶。

【生态环境】 生于山坡、山沟、草坡、林缘或疏林下。

【采收季节】 夏、秋季采收根或枝叶,洗净,切片或切段,干燥。

【分布】 丽水市山区各地。

【性味】 味苦、微辛,性平。

【功效】 疏风解表,活血通络。

【主治】 风寒感冒,痧证,肾炎水肿,肢体麻木,半身不遂。

【用法用量】 内服煎汤,30~60g;外用适量,煎水洗。

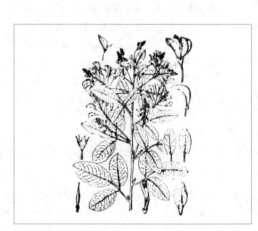

葫子梢(宜昌葫子梢)

刀豆（蔓性刀豆）

【学名】 *Canavalia gladiata* (Jacq.) D C.

【药用部位】 种子(刀豆)、果壳(刀豆壳)。

【生态环境】 栽培。

【采收季节】 秋季果实成熟时采摘,录取种子、果壳,干燥。

【药材性状】 种子呈扁卵形或扁肾形,长 2~3.5cm,宽 1~2cm,厚
0.5~1.2cm。表面淡红棕色至红棕色,微皱缩,略有光泽。边缘具眉状
黑色种脐,长约 2cm,上有白色细纹 3 条。质硬,难破碎。种皮革质,内
表面棕绿色而光亮;子叶 2,黄白色,油润。气微,味淡,嚼之有豆腥气。

果壳扁平长条形,长 15~35cm,宽约 5cm。外表面淡黄色至黄棕
色,具皱纹及粗肋散生黑色斑点,被稀疏短毛及斜向排列的白色细条纹,
种子所在处稍隆起;内有白色海锦状物。质硬。气微,味淡。

【分布】 丽水市各地有栽培。

【性味】 种子:味甘,性温。

　　　　 果壳:味淡,性平。

【功效】 种子:温中下气。益肾补元。

　　　　 果壳:止泻,通经。

【主治】 种子:虚寒呃逆,肾虚腰痛。呕吐。

　　　　 果壳:腰痛,呃逆,久痢,痹痛。

【用法用量】 种子内服煎汤,6~9g。果壳内服煎汤,9~15g。

【注意】 种子:有小毒,宜久煎。胃热者禁服。

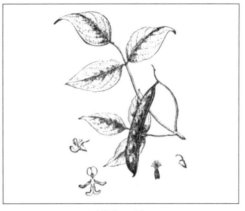

刀豆(蔓性刀豆)

锦鸡儿（畲药名:卵花草、鸡卵花）

【学名】 *Caragana sinica* (Buc′ hoz) Rehd.

【药用部位】 花(金雀花)、根或根皮(金雀根)。

【生态环境】 生于海拔 1000m 以下山谷、山坡、路边灌丛中。

【采收季节】 春末采收,鲜用或干燥;夏、秋季采挖根洗净切片,鲜
用或干燥。

【药材性状】 花呈长条形而扁,长 2~2.8cm。黄色或黄棕色。花
萼钟状,长约 1cm,基部具囊状凸起,顶端 5 裂,裂片宽三角形,具缘毛;
花瓣几等长,旗瓣狭倒卵形,翼瓣顶端圆钝,基部呈短耳形,具长爪,龙骨
瓣直立,宽而钝;雄蕊 10,成 9 与 1 的两体;子房狭长,花柱丝状,稍弯
曲。气微,味淡。

根呈圆柱形,长短不一,直径 0.7~1.2cm。表面外皮黑褐色,易剥落,具皱纹,有的具须根痕或不定芽痕;内皮黄白色。
质坚韧,横断面皮部淡黄色,木部淡黄棕色,折断面纤维性。气微,味微苦,嚼之有豆腥味。

【分布】 丽水市山区各地。

【性味】 味甘,性微温。

　　　　 根或根皮:味甘辛、微苦,性平。

【功效】 花:健脾益肾,和血祛风,解毒。

　　　　 根或根皮:补肺健脾,活血祛风。

【主治】 花:虚劳咳嗽,头晕耳鸣,腰膝酸软,气虚,带下,小儿疳积,痘疹透发不畅,乳痈,痛风,跌仆损伤。

　　　　 根或根皮:虚劳倦怠,肺痿久咳,妇女血崩,白带,乳少,风湿骨痛,痛风,半身不遂,跌打损伤,高血压病。

【用法用量】 花内服煎汤,3~6g 或研末。根或根皮内服煎汤,15~30g。外用适量,捣敷。

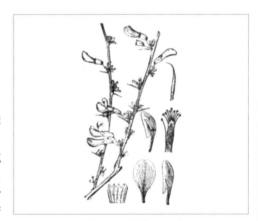

锦鸡儿(畲药名:卵花草、鸡卵花)

含羞草决明

【学名】 *Cassia mimosoides* L.

【药用部位】 全草。

【生态环境】 生于山谷、山坡灌草丛中或疏林下。

【采收季节】 夏、秋季采收,扎成小把,干燥。

【药材性状】 全草长30~70cm。根细长,须要根发达,外表棕褐色,质硬,不易折断。茎多分枝,黄褐色或棕褐色,被短柔毛。叶卷曲,下部叶多脱落,黄棕色至灰绿色,质脆易碎;托叶卵状披针形。气微,味淡。

【分布】 松阳、遂昌、龙泉、庆元。

【性味】 味甘、微苦,性平。

【功效】 清热解毒,健脾利湿,通便。

【主治】 黄疸,暑热吐泻,小儿疳积,水肿,小便不利,习惯性便秘,疔疮痈肿,毒蛇咬伤。

【用法用量】 内服煎汤,9~18g;外用适量,研末调敷。

【注意】 过量服用引起腹泻;孕妇多食引起流产。

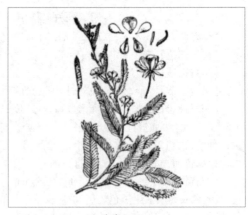

含羞草决明

决明(钝叶决明)

【学名】 *Cassia obtusifolia* L.

【药用部位】 种子(决明子)、全草。

【生态环境】 栽培。

【采收季节】 秋季果实成熟时采摘,取出种子,干燥;夏、秋季采收全草,洗净,干燥。

【药材性状】 种子略呈棱方形或短圆柱形,两端平行倾斜,长3~7mm,宽2~4mm。表面绿棕色或暗棕色,平滑,有光泽,背腹面各有1条突起的棱线,棱线两侧各有1条斜向对称而色较浅的线形凹纹。质坚硬,不易破碎。种皮薄,子叶2,黄色,呈"S"形折曲并重叠。气微,味微苦。

【分布】 龙泉。

【性味】 种子:味苦、甘、咸,性微寒。
　　　　全草:味咸、微苦,性平。

【功效】 种子:清肝明目,利水通便。
　　　　全草:祛风清热,解毒利湿。

【主治】 种子:目赤肿痛,羞明泪多,青盲,雀盲,头痛头晕,视物昏暗,肝硬化腹水,小便不利,习惯性便秘,肿毒,癣疾。
　　　　全草:风热感冒,流感,急性结膜炎,湿热黄疸,急慢性肾炎,带下,瘰疬,疮痈疔肿,乳腺炎。

【用法用量】 种子内服煎汤,9~15g,大剂量可用至30g或研末或泡茶饮;外用适量,研末调敷。全草内服煎汤,9~15g。

【注意】 种子:脾胃虚寒及便溏者慎服。

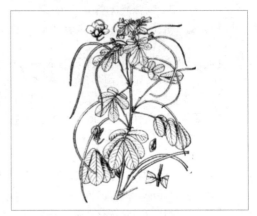

决明(钝叶决明)

望江南

【学名】 *Cassia occidentalis* L.

【药用部位】 茎叶、种子(望江南子)。

【生态环境】 栽培。

【采收季节】 夏季生长茂盛时采收茎叶,鲜用或阴干;10月果实变黄时采收,晒后打下种子,干燥。

【药材性状】 种子呈扁卵形,直径3~4mm。表面黄绿色,两面各有一类圆形的凹陷,边缘有多数放射状分叉易脱落的白色条纹。种脐位于较尖端的一侧。质坚硬。气微,味微苦。

【分布】 市内有零星栽培。

【性味】 茎叶:味苦,性寒,小毒。
　　　　种子:味甘、苦,性凉,有毒。

【功效】 茎叶:肃肺,清肝,利尿,通便,解毒消肿。
　　　　种子:清肝,健胃,通便,解毒。

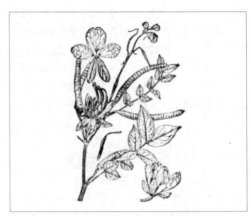

望江南

【主治】 茎叶:咳嗽气喘,头痛目赤,小便血淋,大便秘结,痈肿疮毒,蛇虫咬伤。

　　　　种子:目赤肿痛,头晕头胀,消化不良,胃痛,痢疾,便秘,痈肿疔毒。

【用法用量】 茎叶内服煎汤,6~9g,鲜品15~30g或捣汁;外用适量,鲜叶捣敷。种子内服煎汤,9~15g,研末1.5~3g;外用适量,研末调敷。

【注意】 体虚者慎服,过量服用可出现呕吐、腹泻。

紫荆

【学名】 *Cercis chinensis* Bunga

【药用部位】 树皮、木材、根或根皮、花、果实。

【生态环境】 生于山坡、沟边灌丛中。栽培于公园及庭院中。

【采收季节】 7~8月剥取树皮,干燥;全年可采木材,根或根皮洗净,鲜用或干燥;春季花开时采收,干燥。

【药材性状】 树皮呈筒状、槽状或不规则的块状,边缘内卷,长短不一,厚2~5mm。外表面灰棕色,粗糙,有皱纹,常显鲜甲状;内表面紫棕色或红棕色,有细纵纹理。质坚实,不易折断,断面灰红棕色,对光照视,可见细小的亮点。气微,味涩。

【分布】 丽水市各地。

【性味】 树皮:味苦,性平。

　　　　木材:味苦,性平。

　　　　根或根皮:味苦,性平。

　　　　花:味苦,性平。

　　　　果实:味甘、微苦,性平。

【功效】 树皮:活血、通淋、解毒。

　　　　木材:活血、通淋。

　　　　根或根皮:破瘀活血,消痈解毒。

　　　　花:清热凉血,通淋解毒。

　　　　果实:止咳平喘,行气止痛。

【主治】 树皮:月经不调,瘀滞腹痛,风湿痹痛,小便淋沥,喉痹,痈肿,疥癣,跌打损伤,蛇虫咬伤。

　　　　木材:月经不调,瘀滞腹痛,小便淋沥涩痛。

　　　　根或根皮:月经不调,瘀滞腹痛,痈肿疮毒,痄腮,狂犬咬伤。

　　　　花:热淋,血淋,疮疡,风湿筋骨痛。

　　　　果实:咳嗽多痰,哮喘,心口痛。

【用法用量】 树皮内服:煎汤6~15g;外用适量,研末调敷。木材内服:煎汤9~15g。根或根皮内服煎汤,6~12g;外用适量,捣敷。花内服煎汤,3~6g;外用适量,研末敷。果实内服煎汤,6~12g。

【注意】 树皮:孕妇禁服。

　　　　木材:孕妇禁服。

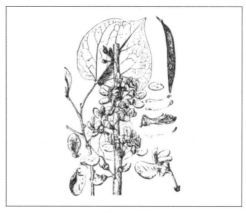

紫荆

289

翅荚香槐

【学名】 *Cladrastis platycarpa* (Maxim.) Makino

【药用部位】 根。

【生态环境】 生于海拔500m以上向阳山坡杂木林中。

【采收季节】 深秋采挖根,洗净,根鲜用。

【分布】 松阳。

【主治】 治关节炎。

【用法用量】 内服煎汤,鲜根30~60g。

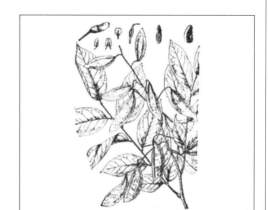

翅荚香槐

香槐

【学名】 *Cladrastis wilsonii* Takeda

【药用部位】 根。

【生态环境】 生于海拔 500m 以上向阳山坡杂木林中。

【采收季节】 深秋采收根,洗净,鲜用。

【分布】 丽水市山区各地。

【功效】 祛风止痛。

【主治】 关节疼痛。

【用法用量】 内服:煎汤,鲜根 30~60g。

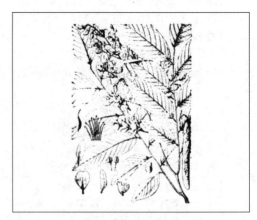

香槐

响铃豆

【学名】 *Crotalaria albida* Heyne ex Benth

【药用部位】 全草。

【生态环境】 生于山坡路边、沟边及溪边草丛中。

【采收季节】 夏、秋季采收,鲜用或扎成小把干燥。

【分布】 松阳、遂昌、龙泉、庆元。

【性味】 味苦、辛,性凉。

【功效】 泻肺消痰,清热利湿,解毒消肿。

【主治】 咳喘痰多,湿热泻痢,黄疸,小便淋痛,心烦不眠,乳痈,痈肿疮毒。

【用法用量】 内服煎汤,9~15g;外用适量,鲜品捣敷。

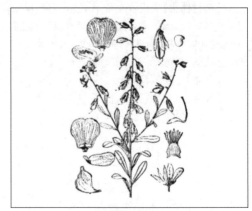

响铃豆

假地蓝(畲药名:软骨山花生、野落花生)

【学名】 *Crotalaria ferruginea* Grah. ex Benth.

【药用部位】 全草或根。

【生态环境】 生于山坡路边、灌木丛中及山脚田埂边。

【采收季节】 夏、秋季采收,洗净,鲜用或干燥。

【分布】 丽水市山区各地。

【性味】 味苦,微酸,性平。

【功效】 滋肾养肝,止咳平喘,利湿解毒。

【主治】 耳鸣,耳聋,头目眩晕,遗精,月经过多,白带,久咳痰血,哮喘,肾炎,小便不利,扁桃体炎,腮腺炎,疔疮肿毒。

【用法用量】 内服煎汤,15~30g。外用适量,鲜品捣敷。

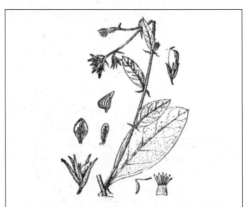

假地蓝(畲药名:软骨山花生、野落花生)

猪屎豆

【学名】 *Crotalaria pallida* Ait.

【药用部位】 全草、根。

【生态环境】 栽培。

【采收季节】 秋季采收茎叶、根,洗净,鲜用或干燥。

【分布】 市内有零星栽培。

【性味】 全草:味苦、辛,性平,有毒。

　　　　　根:味微苦、辛,性平。

【功效】 全草:清热利湿,解毒散结。

　　　　　根:解毒散结,消积化滞。

【主治】 全草:痢疾,湿热腹泻,小便淋沥,小儿疳积,乳腺炎。

　　　　　根:淋巴结核,乳腺炎,痢疾,小儿疳积。

【用法用量】 全草内服煎汤,6~12g;外用适量,捣敷。根内服煎

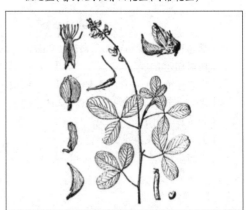

猪屎豆

汤,9～15g。

　　【注意】　全草:有毒。孕妇禁服。

野百合(畲药名:硬骨山花生、麦粒齐、大响铃)

　　【学名】　*Crotalaria sessiliflora* L.

　　【药用部位】　全草。

　　【生态环境】　生于向阳山坡、林缘、矮草丛中及裸岩旁。

　　【采收季节】　夏、秋季采收,洗净,切段,鲜用或干燥。

　　【药材性状】　茎圆柱形,稍有分枝,长 15～50cm。表面灰绿色,密被灰白色毛茸。单叶互生,叶片多皱缩卷曲,完整叶线形或线状披针形,暗绿色,下面有柔毛,全缘。荚果长圆形,长 1～1.3cm,包于宿存花萼内,宿萼 5 裂,密被棕黄色或白色长毛;种子细小,肾形或心形而扁,成熟时棕色,有光泽。气微,味淡。

　　【分布】　丽水市山区各地。

　　【性味】　味甘、淡,性平,有毒。

　　【功效】　清热,利湿,解毒,消积。

　　【主治】　痢疾,热淋,喘咳,风湿痹痛,疔疮疖肿,毒蛇咬伤,小儿疳积,恶性肿瘤。

　　【用法用量】　内服煎汤,15～60g;外用适量,研末调敷或撒敷、鲜品捣敷或煎水洗。

　　【注意】　有毒。内服宜慎。有肝肾疾病患者禁服。

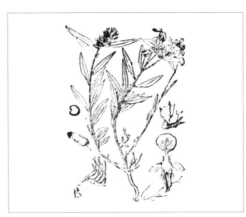

野百合(畲药名:硬骨山花生、麦粒齐、大响铃)

南岭黄檀

　　【学名】　*Dalbergia balansae* Prain

　　【药用部位】　木材。

　　【生态环境】　生于山坡杂木林中。

　　【采收季节】　全年可采,切片,鲜用或干燥。

　　【分布】　遂昌、莲都、庆元、龙泉。

　　【性味】　味辛,性温。

　　【功效】　行气止痛,解毒消肿。

　　【主治】　跌打瘀痛,外伤疼痛,痈疽肿毒。

　　【用法用量】　内服煎汤,9～15g;外用适量,研末撒敷或鲜品捣敷。

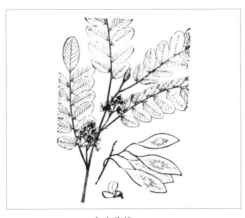

南岭黄檀

藤黄檀(畲药名:大叶香绳)

　　【学名】　*Dalbergia hancei* Benth.

　　【药用部位】　藤茎、树脂、根。

　　【生态环境】　生于山坡、溪沟边、岩石旁、林缘灌丛或疏林中。

　　【采收季节】　夏、秋季采收藤茎、根,切片,干燥;夏、秋季砍破树皮,让树脂渗出,干燥后收集树脂。

　　【药材性状】　藤茎圆柱形,可见呈钩状或螺旋状排列的小枝条,折断面木质占大部分。气微,味淡。

　　【分布】　丽水市山区各地。

　　【性味】　藤茎:味辛,性温。

　　　　　　　树脂:味辛,性温。

　　　　　　　根:味辛,性温。

　　【功效】　藤茎:理气止痛。

　　　　　　　树脂:行气止痛,止血。

　　　　　　　根:舒筋活络,强壮筋骨。

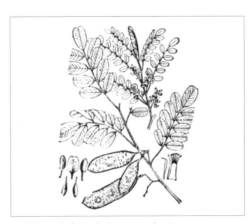

藤黄檀(畲药名:大叶香绳)

【主治】 藤茎:胸胁痛,胃脘痛,腹痛,劳伤疼痛。
　　　　树脂:胸胁痛,胃脘痛,腹痛及外伤出血。
　　　　根:腰腿痛,关节痛,跌打损伤,骨折。
【用法用量】 藤茎内服煎汤,3～9g。树脂内服煎汤,6～9g。根内服煎汤,3～6g。

黄檀

【学名】 *Dalbergia hupeana* Hance
【药用部位】 根或根皮、叶。
【生态环境】 生于山坡、溪沟边、路旁、林缘或疏林中。
【采收季节】 夏、秋季采挖根或根皮,洗净,切碎,干燥;7～8月采收叶,鲜用或干燥。
【分布】 丽水市山区各地。
【性味】 根或根皮:味苦,性平,小毒。
　　　　叶:味苦,性平,小毒。
【功效】 根或树皮:清热解毒,止血消肿。
　　　　叶:清热解毒,活血消肿。
【主治】 根或根皮:疮疖疔毒,毒蛇咬伤,细菌性痢疾,跌打损伤。
　　　　叶:疔疮肿毒,跌打损伤。
【用法用量】 根或根皮内服煎汤,15～30g;外用适量,研末调敷。叶外用适量,鲜品捣敷或干品研末调敷。

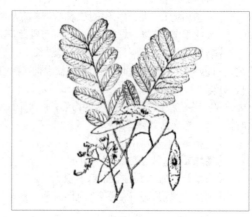

黄檀

香港黄檀

【学名】 *Dalbergia millettii* Benth.
【药用部位】 叶。
【生态环境】 生于山坡、路边、溪沟边林中或灌丛中。
【采收季节】 夏、秋季采收叶,鲜用或干燥。
【药材性状】 羽状复叶多皱缩卷曲,完整者有小叶25～35枚,长圆形,长6～16mm,宽2.5～3.5mm,先端截形,微凹,基部圆形,全缘。表面绿色或枯绿色,两面无毛。叶片纸质。气微,味淡。
【分布】 丽水市山区各地。
【功效】 清热解毒。
【主治】 疔疮,痈疽,蜂窝组织炎,毒蛇咬伤。
【用法用量】 内服煎汤,15～30g;外用适量,鲜品捣敷。

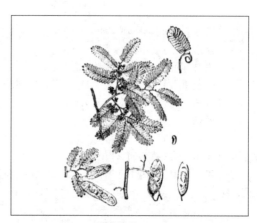

香港黄檀

中南鱼藤(畲药名:鱼骨草、毒鱼柴)

【学名】 *Derris fordii* Oliv.
【药用部位】 茎或叶。
【生态环境】 生于低山丘陵、溪沟边、地边灌丛或疏林中。
【采收季节】 夏、秋季采收,洗净茎切片,鲜用或干燥。
【药材性状】 茎圆柱形,表面粗糙,折断面木质部占大部分。完整叶为羽状复叶,有小叶5～7枚,小叶椭圆形或卵状长圆形,长4～12cm,宽2～5cm,先端短尾尖或尾尖,钝头,基部圆形,全缘。表面黄绿色,两面光滑,近革质。气微。
【分布】 遂昌、龙泉、庆元、景宁、云和、青田。
【性味】 味苦,性平,有毒。
【功效】 解毒杀虫。
【主治】 疮毒,皮炎,皮肤湿疹,跌打肿痛,关节疼痛。

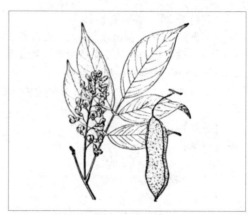

中南鱼藤(畲药名:鱼骨草、毒鱼柴)

【用法用量】 外用适量,煎水洗或研末敷。

【注意】 有毒。煎水外洗或外敷,严禁内服。

鱼藤

【学名】 *Derris trifoliata* Lour.

【药用部位】 根或茎叶。

【生态环境】 栽培。

【采收季节】 全年年可采挖根,洗净,切片,干燥;夏、秋季采收茎叶,鲜用。

【分布】 丽水市各地有零星栽培。

【性味】 味苦、辛,性温,有毒。

【功效】 散瘀止痛,杀虫止痒。

【主治】 跌打肿痛,关节疼痛,疥癣,湿疹。

【用法用量】 外用适量,煎水洗、研末敷或捣敷。

【注意】 有毒。严禁内服;外用过量也可引起中毒。

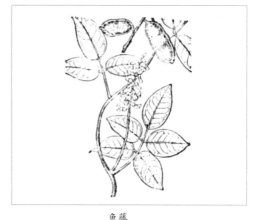

鱼藤

小槐花(畲药名:嘎狗黏、狗屎黏)

【学名】 *Desmodium caudatum* (Thunb.) DC.

【药用部位】 全株(嘎狗黏)、根。

【生态环境】 生于山坡、山沟疏林下、灌草丛中或空旷地。

【采收季节】 9～10 月采收全株、根,洗净,切段,干燥。

【药材性状】 茎圆柱形,常有分枝;表面灰褐色,具类圆形突起的皮孔;质坚而脆,折断面黄白色,纤维性。完整三出复叶互生,叶柄长 1～3.5cm;小叶片展平后宽披针形或长椭圆形,长 2.5～9cm,宽 1～4cm,先端渐尖或尾尖,基部楔形,全缘,上表面深褐色,下表面色较淡;小叶柄长约 1mm。根圆柱形,大小不一,有支根;表面灰褐色或棕褐色,具细纵皱纹,可见长圆形疣状突起的皮孔;质坚韧,不易折断,断面黄白色,纤维性。气微,味淡。

【分布】 丽水市山区各地。

【性味】 全株:味苦,性凉。
　　　　　根:味微苦,性温。

【功效】 全株:清热利湿,消积散瘀。
　　　　　根:祛风利湿,化瘀拔毒。

【主治】 全株:劳伤咳嗽,吐血,水肿,小儿疳积,痈疮溃疡,跌打损伤。
　　　　　根:风湿痹痛,痢疾,痈疽,瘰疬,跌打损伤。

【用法用量】 全株内服煎汤,9～15g,鲜品 15～30g;外用适量,煎水洗或捣敷。根内服煎汤,15～30g 或浸酒;外用适量,捣敷或煎水洗。

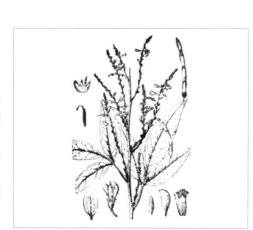

小槐花(畲药名:嘎狗黏、狗屎黏)

假地豆

【学名】 *Desmodium heterocarpon* (L.) DC.

【药用部位】 全株。

【生态环境】 生于山坡、山谷、路旁疏林下或灌草丛中。

【采收季节】 深秋采收,洗净,切段,鲜用或干燥。

【分布】 丽水市山区各地。

【性味】 味甘、微苦,性寒。

【功效】 清热,利尿,解毒。

【主治】 肺热咳喘,水肿,淋证,尿血,跌打肿痛,毒蛇咬伤,痈疖,

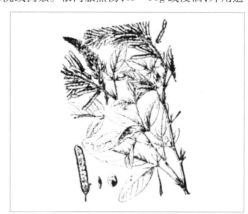

假地豆

293

暑温,疟腮。

【用法用量】 内服煎汤,15～60g;外用适量,鲜品捣敷。

小叶三点金(畲药名:红关门草)

【学名】 *Desmodium microphyllum*（Willd.）D C.

【药用部位】 全草、根。

【生态环境】 生于山坡、山谷、路旁疏林下或灌草丛中。

【采收季节】 夏、秋季采收全草、根,洗净,切段,鲜用或干燥。

【药材性状】 全草多缠绕成团。根粗壮有分枝,木化。茎较细,完整者小叶3,顶端小叶较大,长2～9mm,宽2～4mm,椭圆形或倒卵形,先端圆或钝,有小尖头,基部圆形,全缘,绿色,下表面具柔毛,两侧小叶很小。有的可见总状花序或荚果。气特异。

【分布】 丽水市山区各地。

【主治】 全草:味甘、苦,性凉。

　　　　根:味甘,性平。

【功效】 全草:清热利湿,止咳平喘,消肿解毒。

　　　　根:清热利湿,调经止血,活血通络。

【主治】 全草:石淋,胃痛,黄疸,痢疾,咳嗽,哮喘,小儿疳积,毒蛇咬伤,痈疮瘰疬,漆疮,痔疮。

　　　　根:黄疸,痢疾,淋证,风湿痹痛,咯血,崩漏,白带,痔疮,跌打损伤。

【用法用量】 全草内服煎汤,9～15g,鲜品30～60g;外用适量,鲜品捣敷或煎水洗。根内服煎汤,15～30g。

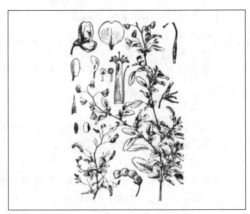

小叶三点金(畲药名:红关门草)

饿蚂蟥

【学名】 *Desmodium multiflorum* D C.

【药用部位】 全株、种子。

【生态环境】 生于山坡、山沟疏林下或林缘灌草丛中。

【采收季节】 夏、秋季采收全株,洗净,切段,鲜用或干燥;秋季果实成熟时采摘,干燥,打下种子,干燥。

【药材性状】 茎枝圆柱形,直径约3mm,表面具纵棱。完整者可见三出复叶,顶端小叶较大,长4～8cm,宽2～5cm,椭圆状倒卵形,先端钝或急尖,具小尖头,基部圆形或宽楔形,全缘,枯绿色,下表面具柔毛,质脆。有的可见总状花序或荚果。气微,具豆腥味。

【分布】 丽水市山区各地。

【性味】 全株:味甘、苦,性凉。

　　　　种子:味苦,性凉。

【功效】 全株:活血止痛,解毒消肿。

　　　　种子:活血止痛,截疟。

【主治】 全株:脘腹疼痛,小儿疳积,妇女干血痨,腰扭伤,创伤,尿道炎,腮腺炎,毒蛇咬伤。

　　　　种子:腹痛,疟疾。

【用法用量】 全株内服煎汤,9～30g;外用适量,鲜品捣敷或取汁涂。种子内服研末或烧炭存性研末,0.3g。

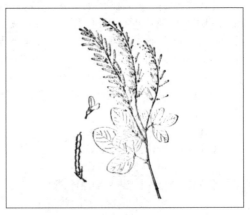

饿蚂蟥

羽叶山蚂蟥

【学名】 *Desmodium oldhamii* Oliv.［*Podocarpium oldhamii*（Oliv.）Yahg et Huang］

【药用部位】 全株。

【生态环境】 生于山谷、沟边山坡疏林下或灌草丛中。

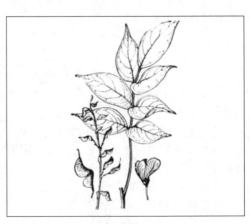

羽叶山蚂蟥

294

【采收季节】 春季采收,洗净,切段,干燥。

【药材性状】 小枝圆柱形,直径约3mm,微具棱角,光滑。完整有羽状复叶,小叶5~7,披针形或矩形,先端渐尖,基部楔形,全缘,长4~10cm,宽2~4cm,表面枯绿色,叶柄长5~10cm。有的可见长2~3cm的荚果。气微,有豆腥味。

【分布】 丽水市山区各地。

【性味】 味微苦、辛,性凉。

【功效】 疏风清热,解毒。

【主治】 温病发热,风湿骨痛,咳嗽,咯血,疮毒痈肿。

【用法用量】 内服煎汤,9~15g;外用适量,鲜品捣敷。

圆菱叶山蚂蝗(长柄山蚂蝗)

【学名】 *Desmodium podocarpum* D C.〔*Podocarpium podocarpum*(D.C.)Yahg et P. H. Huang〕

【药用部位】 根或叶。

【生态环境】 生于向阳山坡、路边草丛中或疏林下。

【采收季节】 夏、秋季采收,洗净,根切段,鲜用或干燥。

【药材性状】 小叶多脱落或皱缩,完整者为三出复叶,顶端小叶大,圆菱形,先端急尖,基部宽楔形,全缘,长4~7cm,宽3.5~6cm,表面枯绿色,几无毛。两侧小叶较小,斜卵形。质脆易碎。气微,有豆腥味。

【分布】 莲都、缙云、云和、松阳。

【性味】 味苦,性温。

【功效】 散寒解表,止咳,止血。

【主治】 风寒感冒,咳嗽,刀伤出血。

【用法用量】 内服煎汤,9~15g;外用适量,捣敷。

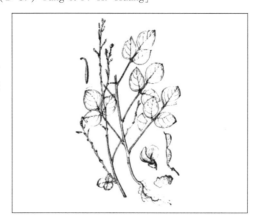

圆菱叶山蚂蝗(长柄山蚂蝗)

295

宽卵叶山蚂蝗(宽卵叶长柄山蚂蝗 畲药名:假豆)

【学名】 *Desmodium podocarpum* D C. ssp. *fallax*(Schindl.)Ohashi

【药用部位】 全株。

【生态环境】 生于山坡、山谷疏林下或林缘灌草丛中。

【采收季节】 9~10月采收,洗净,切段,鲜用或干燥。

【药材性状】 小枝圆柱形,有棱角,具柔毛,可见具长柄的掌状复叶4~7枚聚生。小叶3,宽卵形,先端渐尖或尾尖,基部阔楔形或圆形,两侧小叶基部不对称,边缘浅波状,表面枯绿色,具短柔毛。质脆。有的可见荚果。气特异,味微苦。

【分布】 丽水市山区各地。

【性味】 味微苦,性平。

【功效】 清热解表,利湿退黄。

【主治】 风热感冒,黄疸型肝炎。

【用法用量】 内服煎汤,9~15g。

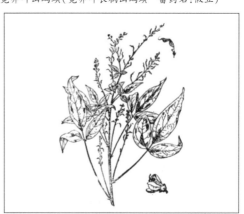

宽卵叶山蚂蝗(宽卵叶长柄山蚂蝗 畲药名:假豆)

尖叶山蚂蝗(尖叶长柄山蚂蝗)

【学名】 *Desmodium podocarpum* D C ssp. *oxyphyllum*(D C.)Ohashi

【药用部位】 全株。

【生态环境】 生于山坡、路边、林缘灌草丛中或荒山。

【采收季节】 秋季采收,洗净,切段,鲜用或干燥。

【药材性状】 茎枝圆柱形,直径0.5~1cm;表面灰绿色,有棱角。可见三出复叶,顶端小叶稍大,卵形或椭圆状菱形,先端短渐尖,基部楔形,全缘,长3~13cm,宽1~4cm,侧生小叶较小,表面枯绿色。质脆易

尖叶山蚂蝗(尖叶长柄山蚂蝗)

碎。气微,味微苦。

　　【分布】　丽水市山区各地。

　　【性味】　味微苦,性平。

　　【功效】　祛风除湿,活血解毒。

　　【主治】　风湿痹痛,崩漏,带下,咽喉炎,乳痈,跌打损伤,毒蛇咬伤。

　　【用法用量】　内服煎汤,9～15g;外用适量,捣汁涂或捣敷。

蔓茎葫芦茶

　　【学名】　*Desmodium pseudotriquetrum*(Schindl.)D C. 〔*Tadehagi triquetrum*(L.)Ohashi ssp. *pseudotriquetrum*(D C.)Ohashi. 〕

　　【药用部位】　枝叶、根。

　　【生态环境】　生于向阳山坡疏林下、路边及丘陵地带空旷处。

　　【采收季节】　夏、秋季采收枝叶,洗净,切段,干燥;秋季挖根,洗净,切片,干燥。

　　【分布】　青田、龙泉等地。

　　【性味】　枝叶:味苦、涩,性凉。

　　　　　　　根:味微苦、辛,性平。

　　【功效】　枝叶:清热解毒,利湿退黄,消积杀虫。

　　　　　　　根:清热止咳,拔毒散结。

　　【主治】　枝叶:中暑烦渴,感冒发热,咽喉肿痛,肺病咳血,肾炎,黄疸,泄泻,痢疾,风湿关节痛,小儿疳积,钩虫病,疥疮。

　　　　　　　根:风热咳嗽,肺痈,痈肿,瘰疬,黄疸。

　　【用法用量】　枝叶内服煎汤,15～60g;外用适量,捣汁涂或煎水洗。根内服煎汤,15～30g。

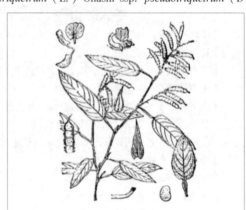

蔓茎葫芦茶

毛野扁豆

　　【学名】　*Dunbaria villosa*(Thunb.)Makino.

　　【药用部位】　全草或种子。

　　【生态环境】　生于草丛或灌木丛中。

　　【采收季节】　春季采收全草,洗净,干燥;秋季采收种子,干燥。

　　【药材性状】　全草缠绕成团。茎细长,草绿色,具毛茸和锈色腺点。叶皱缩易碎,完整叶为三出复叶,顶端小叶较大,长1.3～3cm,宽1.5～3.5cm,菱形,先端骤凸尖或急尖而钝,基部圆形至截形,全缘,两侧小叶斜菱形,绿色或枯绿色,下表面具腺点。荚果条形而扁,长4～5cm,宽约0.7cm,表面具毛茸,有种子5～6粒,椭圆形。气微,具豆腥气。

　　【分布】　丽水市各地。

　　【性味】　味甘,性平。

　　【功效】　清热解毒,消肿止带。

　　【主治】　咽喉肿痛,乳痈,牙痛,肿毒,毒蛇咬伤,白带过多。

　　【药材性状】　内服煎汤,10～30g;外用适量,捣敷或煎水洗。

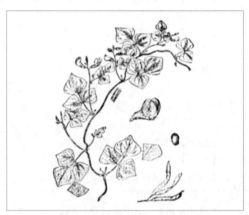

毛野扁豆

蔓性千斤拔(畲药名:千斤拔)

　　【学名】　*Flemingia prostrata* Roxb.

　　【药用部位】　根。

　　【生态环境】　生于山坡草丛中。有栽培。

　　【采收季节】　秋季采挖,洗净,切段,鲜用或干燥。

　　【药材性状】　根长圆柱形,少分枝,长短不一,直径1～2cm。表面棕黄色、灰黄色至棕褐色,有稍突起的横长皮孔及细皱纹,近顶端常成圆肩膀状,下半部间见须根痕;栓皮薄,鲜时易刮离,刮去栓皮后可见棕红色或棕褐色皮部。质坚韧,不易折断。横切面皮部棕红色,木部宽广,淡黄白色,有细微的放射状纹理。气微,味微甘、涩。

【分布】 景宁。

【性味】 味甘,微涩,性平。

【功效】 祛风除湿,强壮筋骨,活血解毒。

【主治】 风湿痹痛,腰肌劳损,四肢痿软,跌打损伤,咽喉肿痛。

【用法用量】 内服煎汤,15~30g;外用适量,磨汁涂或醋末调敷。

【注意】 孕妇慎服。

山皂荚

【学名】 *Gleditsia japonica* Miq.

【药用部位】 棘刺、果实。

【生态环境】 栽培。

【采收季节】 9月至次年3月采收棘刺,切片。干燥;秋季果实成熟时采摘,干燥。

【分布】 龙泉、遂昌有零星栽培。

【性味】 棘刺:味辛,性温。

果实:味辛、咸,性温,有小毒。

【功效】 棘刺:消肿排脓,下乳,杀虫除癣。

果实:祛风通窍,消肿。

【主治】 棘刺:疮疖痈肿,恶疮,痰核,产后乳汁不下。

果实:中风,癫痫,痰厥昏仆,咳喘痰涎壅盛,恶疮。

【用法用量】 棘刺内服煎汤,3~9g;外用适量,醋煎涂。果实内服煎汤,1~3g。

【注意】 果实:孕妇慎服。

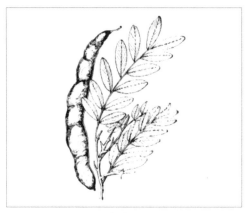

山皂荚

297

皂荚

【学名】 *Gleditsia sinensis* Lam.

【药用部位】 棘刺(皂角刺)、果实(大角皂)、不育果实(猪牙皂)、种子(皂角子)、茎皮或根皮、叶。

【生态环境】 生于路旁、沟边、向阳山坡或房前屋后。亦有栽培。

【采收季节】 秋、冬季采收棘刺,切片,干燥;秋季果实成熟变黑时采摘果实、不育果实、种子,干燥;秋、冬季采收茎皮或根皮,洗净,切片,干燥;春季采收叶,干燥。

【药材性状】 主刺长圆锥形,长3~15cm或更长,直径0.3~1cm;分枝长1~6cm,刺端锐尖。表面紫棕色或棕褐色。体轻,质坚硬,不易折断。切片厚1~3mm,常带有尖细的刺端;木部黄白色,髓部疏松,淡红棕色;质脆,易折断。气微,味淡。

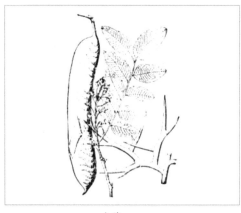

皂荚

果实呈扁长的剑鞘状,有的稍弯曲,长15~40cm,宽2~5cm,厚0.2~1.5cm。表面棕褐色或紫褐色,被灰色粉霜,擦去后有光泽,种子所在处隆起。基部渐窄而弯曲,有短果柄或果柄痕,两侧有明显的纵棱线。质硬,摇之有声,易折断,断面黄色,纤维性。种子多数,扁椭圆形,黄棕色至棕褐色,光滑。气特异,有刺激性,味辛辣。

不育果实呈圆柱形,略扁而弯曲,长5~11cm,宽0.7~1.5cm。表面紫棕色或紫褐色,被灰白色蜡质粉霜,擦去后有光泽,并有细小的疣状突起和线状或网状的裂纹。顶端有鸟喙状花柱残基,基部具果柄残痕。质硬而脆,易折断,断面棕黄色,中间疏松,有淡绿色或淡棕黄色的丝状物,偶有发育不全的种子。气微,有刺激性,味先甜而后辣。

种子呈长椭圆形,一端略狭尖,长1~1.3cm,宽0.7~0.8cm,厚约0.7cm。表面红棕色,有光泽,具多数不明显不整齐的环形细裂缝,狭端常有微凹的点状种脐或种瘤。子叶2,肥大,鲜黄色。质坚硬。气微,味淡。

【分布】 丽水市山区各地极少量分布。

【性味】 棘刺:味辛,性温。

果实:味辛、咸,性温,有毒。

不育果实:味辛、咸,性温,有小毒。

种子:味辛,性温。

茎皮或根皮:味辛,性温。

叶:味辛,性微温。

【功效】 棘刺:消肿透脓,搜风、杀虫。

果实:祛痰止咳,开窍通闭,杀虫散结。

不育果实:祛痰开窍,散结消肿。

种子:润肠通便,祛风散热,化痰散结。

茎皮或根皮:解毒散结,祛风杀虫。

叶:祛风解毒,生发。

【主治】 棘刺:痈疽肿毒,瘰疬,疠风,疮疹顽癣,产后缺乳,胎衣不下。

果实:痰咳喘满,中风口噤,痰涎壅盛,神昏不语,癫痫,喉痹,二便不通,痈肿疥癣。

不育果实:中风口噤,昏迷不醒,癫痫痰盛,关窍不通,喉痹痰阻,顽痰喘咳,咯痰不爽,大便燥结,痈肿。

种子:大便燥结,肠风下血,痢疾里急后重,痰喘肿满,疝气疼痛,瘰疬,肿毒,疥癣。

茎皮或根皮:淋巴结核,无名肿毒,风湿骨痛,疥癣,恶疮。

叶:风热疮癣,毛发不生。

【用法用量】 棘刺内服煎汤,3~9g。果实内服煎汤,1~1.5g。不育果实内服煎汤,1~1.5g。种子内服煎汤,1~3g;外用适量,煎水洗。茎皮或根皮内服煎汤,3~15g;外用适量,煎水熏洗。叶外用煎水洗,10~20g。

【注意】 棘刺:疮痈已溃者及孕妇禁服。

果实:体虚及孕妇、咯血禁服。

不育果实:体虚及孕妇、咯血禁服。

种子:体虚及孕妇禁服。

大豆

【学名】 *Glycine max* (L.) Merr.

【药用部位】 黑色种子(黑大豆)、黄色种子(黄豆)、黑色种子蒸罨发酵品(淡豆豉)、黑色种子蒸罨品、种子发芽干燥品(大豆黄卷)、黑豆种皮(穭豆衣)、豆浆、豆腐皮、豆浆焦巴、豆腐、豆腐渣、豆腐泔水、酱、腐乳、豆油、花、叶、根。

【生态环境】 栽培。

【采收季节】 秋季果实成熟时采收,剥取种子、剪取根,洗净,干燥;开花时采收花,干燥;春、夏季摘叶,洗净,鲜用或干燥。

【药材性状】 黑色种子呈椭圆形,稍扁,长6~9mm,宽4~5mm。外表面黑色,光滑,或有皱纹,具光泽,一侧有淡黄色长椭圆形种脐。种皮薄而脆,子叶2,黄色或绿色。持坚。气微,味淡,具豆腥气。

黑色种子蒸罨发酵品呈椭圆形,略扁,长0.6~1cm,直径5~7mm。表面黑色,皱缩不平。质柔软。断面棕黑色。气香,味微甘。

种子发芽干燥品呈肾形,长约8mm,宽约6mm。表面黑色,微皱缩,一侧有明显的种脐,一端有一条卷曲胚根。种皮脆,易碎裂。子叶2片,黄色。气微,嚼之有豆腥味。

黑豆种皮呈卷曲状或不规则碎片。外表面棕黑色或黑色,有光泽,有的可见长圆形、灰黑色,具线状种沟的种脐;内表面灰黄色或暗棕色,光滑。质脆。气微,味微甘。

【分布】 丽水市各地普遍栽培的农作物。

【性味】 黑色种子:味甘,性平。

黄色种子:味甘,性平。

黑色种子蒸罨发酵品:味苦、辛,性平。

黑色种子蒸罨品:味甘,性温。

种子发芽干燥品:味甘,性平。

黑豆种皮:味甘,性平。

豆浆:味甘,性平。

豆腐皮:味甘、淡,性平。

豆浆焦巴:味苦、甘,性凉。

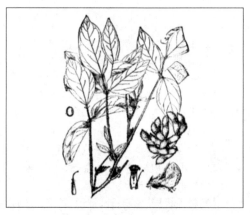

大豆

豆腐:味甘,性凉。

豆腐渣:味甘、微苦,性平。

豆腐泔水:味淡、微苦,性凉。

酱:味咸、甘,性平。

腐乳:味咸、甘,性平。

豆油:味辛、甘,性温。

黑豆花:味苦、微甘,性凉。

根:味甘,性平。

【功效】 黑色种子:活利水血,祛风解毒,健脾益肾。

黄色种子:宽中导滞,健脾利水,解毒消肿。

黑色种子蒸罨发酵品:解肌发表,宣郁除烦。

黑色种子蒸罨品:祛风除湿,健脾益气。

种子发芽干燥品:清热透疹,除湿利气。

黑豆种皮:养阴平肝,祛风解毒。

豆浆:清肺化痰,润燥通便,利尿解毒。

豆腐皮:清热化痰,解毒止痒。

豆浆焦巴:健胃消滞,清热通淋。

豆腐:泻火解毒,生津润燥,和中益气。

豆腐渣:凉血,解毒。

豆腐泔水:通利二便,敛疮解毒。

酱:清热解毒。

腐乳:益胃和中。

豆油:润肠通便,驱虫解毒。

黑豆花:明目去翳。

黑豆叶:利尿通淋,凉血解毒。

根:利尿消肿。

【主治】 黑色种子:水肿胀满,风毒脚气,黄疸浮肿,肾虚腰痛,遗尿,风痹筋挛,产后风痉,口噤,痈肿疮毒,药物、食物中毒。

黄色种子:食积泻痢,腹胀食呆,疮痈肿毒,脾虚水肿,外伤出血。

黑色种子蒸罨发酵品:外感表证,寒热头痛,心烦,胸闷,懊侬不眠。

黑色种子蒸罨品:湿痹,关节疼痛,脾虚食少,胃脘妨闷,阴囊湿痒。

种子发芽干燥品:湿温初起,暑湿发热,食滞脘痞,湿痹,筋挛,骨节烦疼,水肿胀满,小便不利。

黑豆种皮:阴虚烦热,盗汗,头晕,目昏,风痹,肾虚水肿。

豆浆:虚劳咳嗽,痰火哮喘,肺痈,湿热黄疸,血崩,便血,大便秘结,小便淋浊,食物中毒。

豆腐皮:肺寒久咳,自汗,脓疱疮。

豆浆焦巴:反胃,痢疾,肠风下血,带下,淋浊,血风疮。

豆腐:目赤肿痛,肺热咳嗽,消渴,休息痢,脾虚腹胀。

豆腐渣:肠风便血,无名肿毒,疮疡湿烂,臁疮不愈。

豆腐泔水:大便秘结,小便淋浊,臁疮,鹅掌风,恶疮。

酱:蛇虫蜂螫伤,烫火伤,疠疡风,浸淫疮,中鱼、肉蔬菜毒。

腐乳:腹胀,萎黄病,泄泻,小儿疳积。

豆油:肠虫梗阻,大便秘结,疥癣。

黑豆花:翳膜遮睛。

黑豆叶:热淋,血淋,蛇咬伤。

根:水肿。

【用法用量】 黑色种子内服煎汤,9～30g;外用适量,研末掺或煮汁涂。黄色种子内服煎汤,30～90g;外用适量,捣敷或炒焦研末调敷。黑色种子蒸罨发酵品内服:煎汤6～12g;外用:适量,捣敷或炒焦研末调敷。黑色种子蒸罨品内服煎汤,6～15g;外用适量,研末调敷。种子发芽干燥品内服煎汤,6～15g。黑豆种皮内服煎汤,9～15g。豆浆内服,50～250ml。豆腐皮内服嚼食,适量。豆浆焦巴内服研末,3～9g;外用适量,研末调敷。豆腐内服煮食,适量;外用适量,切片贴敷。豆腐渣内服炒黄,清茶调服9～15g;外用适量,涂敷。豆腐泔水内服,30～150ml;外用适量,浓缩后涂搽。酱内服适量,汤饮化服;外用适量,调敷。腐乳内服佐餐,适量。豆油内服15～30g;外用适量,涂搽。黑豆花内服煎汤,3～9g。黑豆叶内服煎汤,鲜品15～30g;外用适量,鲜品捣敷。根内服煎汤,30～60g。

299

【注意】　黑色种子:脾虚腹胀、肠滑便泄者慎服。

黄色种子:内服不宜过量。

黑色种子蒸罨发酵品:胃虚易泛恶者慎服。

种子发芽干燥品:与龙胆或海藻同用可能会产生不良反应。

酱:不宜多食。

野大豆

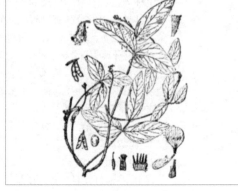

【学名】　*Glycine soja* Sieb. et Zucc.

【药用部位】　种子(野料豆)、茎叶及根。

【生态环境】　生于向阳山坡灌丛中或林缘、路边、田边。

【采收季节】　秋季果实成熟时采收果实,干燥,打下种子,干燥;秋季采收茎叶及根,洗净,干燥。

【分布】　丽水市各地。

【性味】　种子:味甘,性凉。

茎叶及根:味甘,性凉。

【功效】　种子:补益肝肾,祛风解毒。

茎叶及根:清热敛汗,舒筋止痛。

【主治】　种子:肾虚腰痛,风痹,筋骨疼痛,阴虚盗汗,内热消渴,目昏头晕,产后风痉,小儿疳积,痈肿。

茎叶及根:盗汗,劳伤筋痛,胃脘痛,小儿食积。

【用法用量】　种子内服煎汤,9～15g。茎叶及根内服煎汤,30～120g;外用适量,捣敷或研末调敷。

【注意】　种子:具有润燥滑肠作用,故脾虚泄泻者慎服。

野大豆

肥皂荚

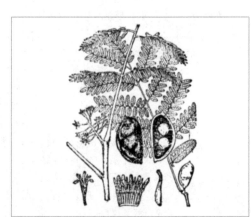

【学名】　*Gymnocladus chinensis* Baill.

【药用部位】　果实、种子(肥皂子)。

【生态环境】　生于山坡疏林中,空旷地或房前屋后。

【采收季节】　10月采收果实、种子,阴干。

【药材性状】　果实长椭圆形,长7～14cm,宽3～4cm。表面紫棕色,光滑无毛,先端有短喙,扁平或肥厚,内有种子2～4粒。种子近球形,稍扁,黑色,直径约2cm。气微,味辛辣。

【分布】　丽水市山区各地有零星分布。

【性味】　果实:味辛,性温。

种子:味甘,性温。

【功效】　果实:涤痰除垢,解毒杀虫。

种子:祛痰、通便、利尿、杀虫。

【主治】　果实:咳嗽痰壅,风湿肿痛,痢疾,肠风,便毒,疥癣。

种子:顽痰阻塞,大肠风秘,下痢,淋证,疥癣。

【用法用量】　果实内服煎汤,1.5～3g;外用适量,捣敷、研末撒或调敷。种子内服煎汤,3～6g。

【注意】　果实:胃虚食欲不振者禁用。

肥皂荚

宁波木蓝

【学名】　*Indigofera decora* Lind. var. *cooperi*（Creaib）Y. Y. Fang et C. Z. Zheng

【药用部位】　根。

【生态环境】　生于海拔400～1500m山坡灌丛或溪沟边。

【采收季节】　秋季采挖,洗净,干燥。

【分布】　丽水市山区各地。

【性味】　味苦、涩,性寒。

【功效】 清热解毒,消肿止痛。
【主治】 乙型脑炎,咽喉肿痛,肺炎。
【用法用量】 内服煎汤,15~30g。

宜昌木蓝

【学名】 *Indigofera decora* Lind. var. *ichangensis* (Craib) Y. Y. Fang et C. Z. Zheng
【药用部位】 根。
【生态环境】 生于山坡灌丛或杂木林中。
【采收季节】 秋季采收,洗净,鲜用或干燥。
【药材性状】 根圆柱形,头部略膨大,有分枝及少数须根,长短不一,直径3~10mm。表面黄白色至灰黄色,具细纵皱纹及微凸起的点状或横长皮孔,有的栓皮已脱落,脱落处呈类白色至淡黄色。质坚硬,不易折断,断面纤维状,皮部浅棕色,木部淡黄色,有放射状纹理。气微,味微苦。
【分布】 遂昌(九龙山)。
【性味】 味苦,性寒。
【功效】 清热利咽,解毒,通便。
【主治】 暑温,热结便秘,咽喉肿痛,肺热咳嗽,黄疸,痔疮,秃疮,蛇、虫、犬咬伤。
【用法用量】 内服煎汤,15~30g;外用适量,研末敷或捣汁搽。

浙江木蓝(巴克木蓝)

【学名】 *Indigofera parkesii* Craib
【药用部位】 根。
【生态环境】 生于海拔600m以下山坡疏林或灌木丛中。
【采收季节】 秋季采挖,洗净,干燥。
【分布】 龙泉、缙云。
【性味】 味苦、涩,性寒。
【功效】 清热解毒,消肿止痛。
【主治】 乙型脑炎,咽喉肿痛,肺炎。
【用法用量】 内服:煎汤15~30g。

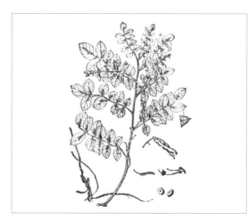

浙江木蓝(巴克木蓝)

301

鸡眼草(畲药名:塌地隔猛草、锄头草)

【学名】 *Kummerowia striata* (Thunb.) Schindl.
【药用部位】 全草(鸡眼草)。
【生态环境】 生于路边、草地、田边及杂草丛中。
【采收季节】 夏、秋季采收,洗净,鲜用或干燥。
【药材性状】 全草皱缩成团,拉直后长10~30cm。根表面淡黄色;茎纤细,红棕色,具向下倒生的白色细毛。叶互生;小叶3片,椭圆形或倒卵状椭圆形,具密集的羽状脉,叶缘和主脉有疏毛;托叶长卵形,宿存。花腋生,萼钟状。荚果卵状圆形,顶端稍急尖,稍长或等长于宿萼,外被细短毛。气微,味淡。
【分布】 丽水市各地。
【性味】 味甘、辛、微苦,性平。
【功效】 清热解毒,健脾利湿,活血止血。
【主治】 感冒发热,暑湿吐泻,黄疸,痈疖疔疮,痢疾,疳疾,血淋,咯血,衄血,跌打损伤,赤白带下。
【用法用量】 内服煎汤,9~30g,鲜品30~60g或捣汁;外用适量,捣敷。

鸡眼草(畲药名:塌地隔猛草、锄头草)

短萼鸡眼草

【学名】 *Kummerowia stipulacea*（Maxim.）Makino

【药用部位】 全草（鸡眼草）。

【生态环境】 生于路边、草地、田边及杂草丛中。

【采收季节】 夏、秋季采收，洗净，鲜用或干燥。

【药材性状】 与"鸡眼草"相似，但短萼鸡眼草茎具向上直生的白色细毛，荚果明显长于宿萼。

【分布】 丽水市各地。

【性味】 味甘、辛、微苦，性平。

【功效】 清热解毒，健脾利湿，活血止血。

【主治】 感冒发热，暑湿吐泻，黄疸痢疖疔疮，痢疾，痔疾，血淋，咯血，衄血，跌打损伤，赤白带下。

【用法用量】 内服煎汤 9～30g，鲜品 30～60g 或捣汁；外用适量，捣敷。

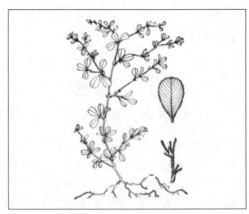

短萼鸡眼草

扁豆（白扁豆）

【学名】 *Lablab purpureus*（L.）Sweet［*Dolichos lablab* L.］

【药用部位】 种子（白扁豆）、种皮（扁豆衣）、花（扁豆花）、叶、茎、根。

【生态环境】 栽培。

【采收季节】 秋季果实成熟时采收种子、种皮，干燥；7～8 月采收未完全开放的花，低温干燥；秋季采收叶、茎、根，洗净，鲜用或干燥。

【药材性状】 种子扁椭圆形或扁卵圆形，长 8～13mm，宽 6～9mm，厚约 7mm。表面淡黄白色或淡黄色，平滑，略有光泽，一侧边缘有隆起的白色眉状种阜。质坚硬，种皮薄而脆，子叶 2，肥厚，黄白色。气微，味淡，嚼之有豆腥气。

种皮呈不规则的碎片状，光滑，乳白色或淡黄白色，有的可见类白色眉状种脐。质脆。气微，味淡。

花多皱缩，展开后呈不规则扁三角形，长 1～1.5cm。花萼宽钟状，稍二唇形，黄色至黄棕色，被白色短毛，上唇 2 齿全部合生，较大，下唇 3 齿较小，近等大；花冠蝶形，黄白色至黄棕色，龙骨瓣抱合呈舟状，上弯几成直角；雄蕊 10，9 与 1 的二体；雌蕊 1，黄色或微带绿色，上弯，柱头下方有短须毛。体轻，质韧软。气微，味微甘。

叶多卷缩破碎、散落，完整者三出复叶，展平后顶生小叶宽三角状卵形，长 6～12cm，宽与长近相等，先端渐尖，基部楔形，侧生小叶基部不对称，略呈斜卵形，较中央小叶稍大；两面疏被毛，暗绿色或枯绿色。质脆。气微，味淡、微甘。

【分布】 丽水市各地普遍作蔬菜栽培。

【性味】 种子：味甘、淡，性平。

种皮：味甘，性微温。

花：味甘，性平。

叶：味微甘，性平。

茎：味微苦，性平。

根：味微苦，性平。

【功效】 种子：健脾，化湿，消暑。

种皮：消暑化湿，健脾和胃。

花：消暑化湿，和中健脾。

叶：消暑利湿，解毒消肿。

茎：化湿和中。

根：消暑、化湿、止血。

【主治】 种子：脾虚生湿，食少便溏，白带过多，暑湿吐泻，烦渴胸闷。

种皮：湿热内蕴，呕吐泄泻，胸闷纳呆，脚气浮肿，带下。

花：夏伤暑湿，发热，泄泻，痢疾，赤白带下，跌打伤肿。

叶：暑湿吐泻，疮疡肿毒，蛇虫咬伤。

茎：暑湿吐泻不止。

根：暑湿泄泻，痢疾，淋浊，带下，便血痔疮，漏管。

【用法用量】 种子内服煎汤，10～15g；外用适量，捣敷。种皮内服煎汤，4.5～9g。花内服煎汤，4.5～9g；外用适量，捣敷。叶内服煎汤，6～15g 或捣汁；外用适量，捣敷或烧炭存性研末调敷。茎内服煎汤，9～15g。根内服煎汤，5～15g。

302

【注意】 种子:不宜多食,以免壅气伤脾。

胡枝子

【学名】 *Lespedeza bicolor* Turcz.

【药用部位】 枝叶、根、花。

【生态环境】 生于山坡、路边、空旷地灌丛中或疏林下或林缘。

【采收季节】 夏、秋季采收枝叶、根,鲜用或干燥;7～8月间开花时采收花,阴干。

【药材性状】 根长圆柱形,稍弯曲,长短不一,直径5～15mm。表面灰棕色,有支根痕、横向突起和皱纹。质坚硬,难折断。断面中央无髓,皮部棕褐色,木部灰黄色。气微,味微苦涩。

【分布】 丽水市山区各地。

【性味】 枝叶:味甘,性平。
根:味甘,性平。
花:味甘,性平。

【功效】 枝叶:清热润肺,利尿通淋,止血。
根:祛风除湿,活血止痛,止血止带,清热解毒。
花:清热止血,润肺止咳。

【主治】 枝叶:肺热咳嗽,感冒发热,百日咳,淋证,吐血,衄血,尿血,便血。
根:感冒发热,风湿痹痛,跌打损伤,鼻衄,赤白带下,流注肿毒。
花:便血,肺热咳嗽。

【用法用量】 枝叶内服煎汤,9～15g,鲜品30～60g或泡作茶饮。根内服煎汤,9～15g,鲜品30～60g;外用适量,研末调敷。花内服煎汤,9～15g。

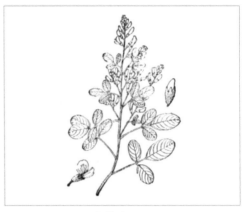

胡枝子

303

绿叶胡枝子

【学名】 *Lespedeza buergeri* Miq.

【药用部位】 根、叶。

【生态环境】 生于高山向阳山坡、沟边、路旁灌丛中或林缘。

【采收季节】 夏、秋季采收根、叶,洗净,根切片,干燥,叶阴干。

【药材性状】 根头部大而不规则,下部较细长,表面粗糙,有细微的纵皱纹,全体具皮孔,外表灰棕色,去皮后显灰紫色。质坚硬,断面淡黄色,纤维性,稍有香气。

【分布】 遂昌(九龙山)。

【性味】 根:味辛、微苦,性平。

【功效】 根:清热解表,化痰,利湿,活血止痛。
叶:清热解毒。

【主治】 根:感冒发热,咳嗽,肺痈,小儿哮喘,淋证,黄疸,胃痛,胸痛,瘀血腹痛,风湿痹痛,崩漏,疗疮痈疽,丹毒。
叶:痈疽发背。

【用法用量】 根内服煎汤,9～15g,鲜品30～60g;外用适量,捣敷。叶外用适量,捣烂外敷。

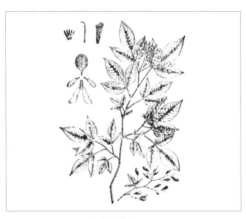

绿叶胡枝子

中华胡枝子

【学名】 *Lespedeza chinensis* G. Don

【药用部位】 根或全株。

【生态环境】 生于山坡、路旁草丛中或疏林下。

【采收季节】 秋季采收根或全株,洗净,切段或切片,鲜用或干燥。

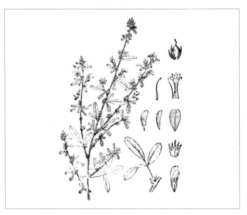

中华胡枝子

【药材性状】 全株被白色短柔毛。复叶互生,小叶3片,完整小叶倒卵状矩圆形,长1~3.5cm,宽1.3~1.2cm,先端截形或钝圆,具小尖头,基部宽楔形,边缘反卷,全缘;下表面密被短柔毛,托叶条形。总状花序腋生,花少,花萼钟形,具白色短柔毛。

【分布】 丽水市山区各地。

【性味】 味微苦,性凉。

【功效】 清热解毒,宣肺平喘,截疟,祛风除湿。

【主治】 小儿高热,中暑发痧,哮喘,痢疾,乳痈,痈疽肿毒,疟疾,热淋,脚气,风湿痹痛。

【用法用量】 内服煎汤,15~30g;外用适量,捣敷。

截叶铁扫帚(畲药名:白隔猛草、夜关门)

【学名】 *Lespedeza cuneata* (Dum. Cours.) G. Don

【药用部位】 根或全草。

【生态环境】 生于山坡、路边、林隙及空旷地草丛中。

【采收季节】 秋季采收,洗净,切段,鲜用或干燥。

【药材性状】 根细长,条状,多分枝。茎枝细长,具条棱,微被短柔毛。三出复叶互生,密集,多卷曲皱缩,完整小叶线状楔形,上面几无毛,下面密被伏毛;顶生小叶片较大,长1~3cm,宽2~5mm,侧生叶片较小;叶片顶端截形或钝,有小锐尖,中部以下渐狭。短总状花序腋生,花萼钟形,花冠淡黄白色至黄棕色,心部带紫红色。荚果宽卵形或斜卵形,长约3mm,棕色,先端有喙。气微,味苦。

【分布】 丽水市山区各地。

【性味】 味苦、涩,性凉。

【功效】 补肝涩精,健脾利湿,祛痰止咳,清热解毒。

【主治】 肾虚,遗精,遗尿,尿频,白浊,带下,泄泻,痢疾,水肿,小儿疳积,喇嘛气喘,跌打损伤,目赤肿痛,痈疮肿毒,毒虫咬伤。

【用法用量】 内服煎汤,15~30g,鲜品30~60g;外用适量,煎水熏洗或捣敷。

【注意】 孕妇禁服。

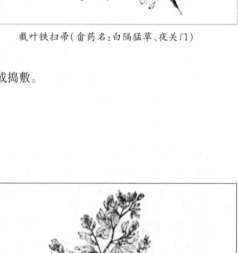

截叶铁扫帚(畲药名:白隔猛草、夜关门)

大叶胡枝子(畲药名:大叶马殿西)

【学名】 *Lespedeza davidii* Franch.

【药用部位】 带根的全株。

【生态环境】 生于高山干旱向阳山坡、路边草丛或疏林下。

【采收季节】 秋季采收,洗净,切段或切片,鲜用或干燥。

【药材性状】 小枝具明显的条棱,密被白色柔毛;老枝具木栓翅。叶多皱缩或破碎,完整者三出复叶,顶生小叶宽椭圆形、宽倒卵形或近圆形,长3.5~9cm,宽2.5~6cm,侧生小叶较小;叶端钝圆或微凹,基部圆形或宽楔形,全缘,上表面黄绿色,下表面灰绿色,两面及叶柄均被黄白色绢状毛。总状花序腋生,花枝密被柔毛。荚果倒卵形,密生绢毛。气微,味淡。

【分布】 遂昌、景宁、龙泉。

【性味】 味甘,性平。

【功效】 清热解表,止咳止血,通经活络。

【主治】 外感头痛,发热,痧疹不透,痢疾,咳嗽咯血,尿血,便血,崩漏,腰痛。

【用法用量】 内服煎汤,15~30g。

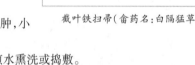

大叶胡枝子(畲药名:大叶马殿西)

春花胡枝子

【学名】 *Lespedeza dunnii* Schindl.

【药用部位】 枝叶。

【生态环境】 生于海拔 500m 以下向阳山坡、溪沟边灌丛、石缝中。

【采收季节】 夏季采收,洗净,鲜用。

【药材性状】 小枝疏被长柔毛。叶多皱缩或破碎,完整叶为三出复叶,互生,长椭圆形或卵状椭圆形,长 1.5~4.5cm,宽 1~2cm,先端常微凹,具小尖头,基部圆形,两侧小叶稍小;上面无毛,下面被长伏绢毛。总状花序腋生,总花梗被绒毛,小苞片线形,较萼筒稍长,花冠暗紫红色。气微,味淡。

【分布】 丽水市山区各地。

【功效】 清热解毒。

【主治】 急性阑尾炎。

【用法用量】 内服绞汁,鲜品 30~60g。

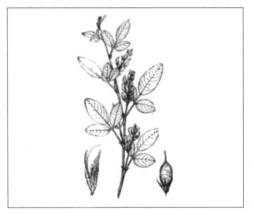

春花胡枝子

多花胡枝子

【学名】 *Lespedeza floribunda* Bunge

【药用部位】 根或全草。

【生态环境】 生于干旱山坡、路旁灌草丛中或疏林下。

【采收季节】 夏、秋季采收,洗净,切段或切片,干燥。

【分布】 龙泉。

【性味】 味涩,性凉。

【功效】 消积,截疟。

【主治】 小儿疳积,疟疾。

【用法用量】 内服煎汤,9~15g。

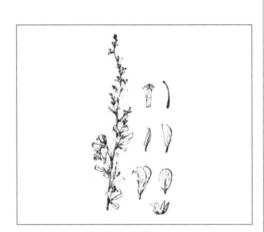

多花胡枝子

美丽胡枝子(畲药名:马殿西、乌梢根)

【学名】 *Lespedeza formosa*(Vog.)Koehne

【药用部位】 枝叶、花、根(草大戟)。

【生态环境】 生于向阳山坡、山谷、路边灌丛中林缘。

【采收季节】 夏季开花前采收枝叶,鲜用或干燥;夏季花盛开时采收花,鲜用或干燥;秋季采挖根,洗净,切片,鲜用或干燥。

【药材性状】 枝叶呈老枝圆柱形稍具棱,幼枝被白色短柔毛。叶多皱缩或破碎,完整者,三出复叶,卵形倒或近圆形,长 1.5~6cm,宽 1~4cm;先端圆钝、微凹缺,稀钝尖,具小尖,基部楔形,上面绿色至棕绿色,下面灰绿色,密生短柔毛;叶柄上方具沟槽,有短柔毛。气微清香,味淡。

【分布】 丽水市山区各地。

【性味】 枝叶:味苦,性平。

　　　　花:味甘,性平。

　　　　根:味苦、微辛,性平。

【功效】 枝叶:清热利尿,通淋。

　　　　花:清热凉血。

　　　　根:清热解毒,祛风除湿,活血止痛。

【主治】 枝叶:热淋,小便不利。

　　　　花:肺热咳嗽,便血,尿血。

　　　　根:肺痈,乳痈,疖肿,腹泻,风湿痹痛,跌打损伤,骨折。

【用法用量】 枝叶内服煎汤,30~60g。花内服煎汤,30~60g。根内服煎汤,15~30g;外用适量,鲜品捣敷。

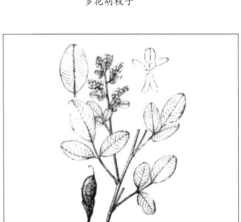

美丽胡枝子(畲药名:马殿西、乌梢根)

白花美丽胡枝子(畲药名:灰柴)

【学名】 *Lespedeza formosa* (Vog.) Koehne f. *albiflora* (Rick.) L. H. Lou

【药用部位】 根、花(白梢花)。

【生态环境】 生于海拔500m以下山坡、路旁空旷地或灌丛中。

【采收季节】 秋季采挖根,洗净,切片,鲜用或干燥。

【分布】 莲都、景宁、云和。

【主治】 畲族用于治疗感冒。镇咳祛痰。

【用法用量】 内服煎汤,30~50g。花3~6g。

铁马鞭(畲药名:细叶马殿西)

【学名】 *Lespedeza pilosa* (Thunb.) Sieb. et Zucc.

【药用部位】 带根的全草(铁马鞭)。

【生态环境】 生于向阳山坡、路边、田边灌草丛中或疏林下。

【采收季节】 秋季采收,洗净,切段或切片,鲜用或干燥。

【分布】 丽水市山区各地。

【性味】 味苦、辛,性平。

【功效】 益气安神,活血止痛,利尿消肿,解毒散结。

【主治】 气虚发热,失眠,痧证腹痛,风湿痹痛,水肿,瘰疬,痈疽肿毒。

【用法用量】 内服:煎汤15~30g;外用:适量,捣敷。

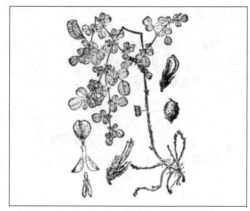

铁马鞭(畲药名:细叶马殿西)

绒毛胡枝子(山豆花)

【学名】 *Lespedeza tomentosa* (Thunb.) Sieb. ex Maxim.

【药用部位】 根。

【生态环境】 生于向阳山坡、路旁灌丛中或林缘。

【采收季节】 秋季采收,洗净,切片,干燥。

【分布】 丽水市山区各地。

【性味】 味甘、微淡,性平。

【功效】 健脾补虚,清热利湿,活血调经。

【主治】 虚劳,血虚头晕,水肿,腹水,痢疾,经闭,痛经。

【用法用量】 内服煎汤,15~30g。

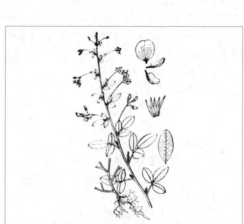

绒毛胡枝子(山豆花)

细梗胡枝子

【学名】 *Lespedeza virgata* (Thunb.) D C.

【药用部位】 全株(细梗胡枝子)。

【生态环境】 生于海拔600m以下山脚、山坡、路边灌草丛中。

【药材性状】 根长圆柱形,具分枝。表面淡黄棕色,具细纵皱纹,皮孔呈点状或横向延长疤状。茎圆柱形,多分枝或丛生,表面灰黄色至灰褐色。叶多皱缩或破碎,完整者三出复叶,顶生叶长圆形、卵状长圆形或倒卵形,长0.4~2cm,宽0.3~1.2cm,先端钝圆,有的微凹,全缘,两侧小叶较小,绿色或绿褐色,上面无毛,下面被短柔毛。气微,味淡,具豆腥气。

【采收季节】 夏季采收,洗净,切段,干燥。

【分布】 丽水市山区各地。

【性味】 味甘、微苦,性平。

【功效】 清暑利尿,截疟。

【主治】 中暑,小便不利,疟疾,感冒,高血压。

【用法用量】 内服煎汤,15~30g。

细梗胡枝子

马鞍树

【学名】 *Maackia chinensis* Takeda

【药用部位】 根或叶及果实。

【生态环境】 生于山坡或山谷杂木林中。

【采收季节】 夏、秋季采收,洗净,干燥。

【分布】 丽水市山区各地。

【性味】 味辛,性温。

【功效】 温经回阳。

【主治】 寒厥。

【用法用量】 外用适量,沸水浸擦。

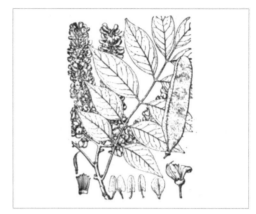

马鞍树

光叶马鞍树

【学名】 *Maackia tenuifolia*（Hemsl.）Hand. – Mazz.

【药用部位】 根。

【生态环境】 生于山坡疏林、林缘及路边灌丛中。

【采收季节】 全年可采挖,洗净,切片,鲜用或干燥。

【分布】 缙云。

【性味】 味辛,性温。

【功效】 温经回阳,活血通络。

【主治】 寒厥,跌打损伤。

【用法用量】 内服煎汤,9~12g;外用适量,沸水浸擦。

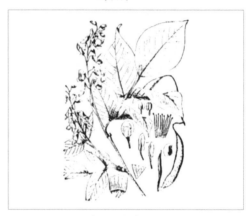

光叶马鞍树

307

天蓝苜蓿

【学名】 *Medicago lupulina* L.

【药用部位】 全草。

【生态环境】 生于旷野、路边草丛及旱地上。

【采收季节】 夏季采收,洗净,鲜用或干燥。

【分布】 丽水市各地。

【性味】 味甘、苦、微涩,性凉,小毒。

【功效】 清热利湿,舒筋活络,止咳平喘,凉血解毒。

【主治】 湿热黄疸,热淋,石淋,风湿痹痛,咳喘,痔血,指头疔,毒蛇咬伤。

【用法用量】 内服煎汤,9~30g;外用适量,捣敷。

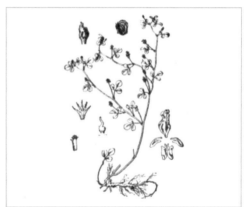

天蓝苜蓿

南苜蓿

【学名】 *Medicago polymorpha* L.

【药用部位】 带根的全草。

【生态环境】 栽培。

【采收季节】 夏、秋季采收,洗净,鲜用或干燥。

【药材性状】 多缠绕成团。茎多分枝,三出复叶,多皱缩破碎,完整小叶宽倒卵形或倒心形,长1~2.5cm,宽0.6~2cm,先端微凹或钝圆,基部楔形,上端边缘有细齿。总状花序腋生,花2~8朵,花萼钟形,萼齿披针形,尖锐,花冠皱缩,棕黄色。荚果2~4回螺旋状旋卷,边缘具3列疏钩刺;种子3~7粒,肾形,黄褐色。气微,味淡。

【分布】 全市部水稻种植区有作绿肥栽培。

【性味】 味苦、不涩、微甘,性平。

【功效】 清湿热,利尿通淋。

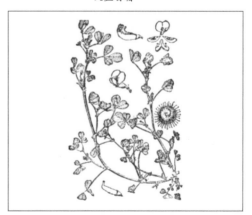

南苜蓿

【主治】 热病烦满,黄疸,肠炎,痢疾,浮肿,尿路结石,痔疮出血。

【用法用量】 内服煎汤,15~30g,鲜品90~150g或捣汁,研末3~9g。

香花崖豆藤(畲药名:红血绳、红茉莉水绳)

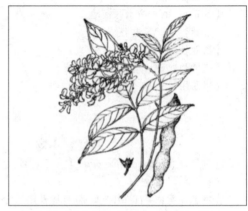

【学名】 *Millettia dielsiana* Harms

【药用部位】 藤茎、根、花。

【生态环境】 生于山坡、山谷、沟边林缘或灌丛中。

【采收季节】 夏、秋季采收藤茎,切片,干燥;秋季采挖根,洗净,切片,鲜用或干燥;5~8月开花时采摘花,鲜用或干燥。

【药材性状】 藤茎圆柱形,长短不一,直径1~2cm。表面灰褐色,粗糙,栓皮鳞片状,皮孔椭圆形,纵向开裂。切面皮部占1/4~1/3,外侧淡黄色,内侧分泌物黑褐色;木部淡黄色,导管孔洞状,放射状排列呈轮状;髓小居中。气微,味微涩。

【分布】 丽水市山区各地。

【性味】 藤茎:味苦、涩、微甘,性温。

　　　　　根:味苦、微甘,性温。

　　　　　花:味甘、微涩,性平。

香花崖豆藤(畲药名:红血绳、红茉莉水绳)

【功效】 藤茎:补血止血,活血通经络。

　　　　　根:补血活血,祛风活络。

　　　　　花:收敛止血。

【主治】 藤茎:血虚体弱,劳伤筋骨,月经不调,闭经,产后腹痛,恶露不尽,各种出血,风湿痹痛,跌打损伤。

　　　　　根:气血虚弱,贫血,四肢无力,痢疾,风湿痹痛,跌打损伤,外伤出血。

　　　　　花:鼻衄。

【用法用量】 藤茎内服煎汤,9~30g;外用适量,煎水洗。根内服煎汤,9~30g;外用适量,鲜根、叶捣烂敷。花内服煎汤,6~9g。

【注意】 根:孕妇禁服。

网络崖豆藤(昆明鸡血藤　畲药名:白介狗乱筋)

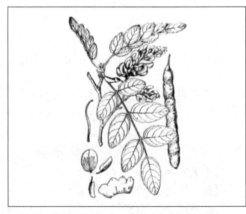

【学名】 *Millettia reticulata* Benth.

【药用部位】 藤茎、根。

【生态环境】 生于山地、沟谷灌丛或疏林下。

【采收季节】 秋季采收藤茎、根,洗净,切片,干燥。

【药材性状】 藤茎圆柱形,长短不一,直径1~3cm。表面灰黄色,粗糙,具横向环纹,皮孔椭圆形至长椭圆形,长1~5mm,横向开裂。切面皮部约占半径的1/7,分泌物深褐色;木部黄白色,导管孔不明显,髓小居中。气微,味微涩。

【分布】 丽水市山区各地。

【性味】 藤茎:味苦、微甘,性温,小毒。

　　　　　根:味苦,有毒。

【功效】 藤茎:养血补虚,活血通经。

　　　　　根:镇静安神。

网络崖豆藤(昆明鸡血藤　畲药名:白介狗乱筋)

【主治】 藤茎:气血虚弱,遗精,阳痿,月经不调,痛经,赤白带下,腰膝酸痛,麻木瘫痪,风湿痹痛。

　　　　　根:狂躁型精神分裂症。

【用法用量】 藤茎内服煎汤,9~30g,鲜品30~60g或浸酒。根内服煎汤,9~15g,应久煎减毒。

【注意】 根:应久煎减毒。孕妇禁服。

含羞草

【学名】 *Mimosa pudica* L.

【药用部位】 全草、根。

【生态环境】 栽培。

【采收季节】 夏季采收全草、根,洗净,鲜用或扎成小把干燥;

【分布】 丽水市各地常有盆栽供观赏。

【性味】 全草:味甘、涩、微苦,性微寒,小毒。

　　　　根:味涩、微苦,性温,有毒。

【功效】 全草:凉血解毒,清热利湿,镇静安神。

　　　　根:止咳化痰,利湿通络,和胃消积,明目镇静。

【主治】 全草:感冒,小儿高热,支气管炎,肝炎,胃炎,肠炎,结膜炎,泌尿系统结石,水肿,劳伤咳血,鼻衄,血尿,神经衰弱,失眠,疮疡肿毒,带状疱疹,跌打损伤。

　　　　根:慢性气管炎,风湿疼痛,慢性胃炎,小儿消化不良,闭经,头痛失眠,眼花。

【用法用量】 全草内服煎汤,15～30g,鲜品30～60g;外用适量,捣敷。根内服煎汤,9～15g,鲜品30～60g;外用适量,捣敷。

【注意】 全草:孕妇禁服。

　　　　根:忌酸泠。

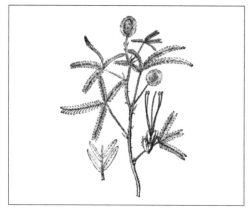

含羞草

狗爪豆(龙爪黎豆)

【学名】 *Mucuna cochinchinensis*(Lour.)Cheval.

【药用部位】 种子、叶。

【生态环境】 栽培。

【采收季节】 夏、秋季果实成熟时采收种子、摘取叶,干燥。

【分布】 遂昌、龙泉、庆元等地有零星种植。

【功效】 种子:温肾益气。

　　　　叶:凉血止痒。

【主治】 种子:腰背酸痛。

　　　　叶:过敏性紫癜。

【用法用量】 种子内服煎汤,60～90g。叶内服煎汤,3～9g;外用适量,擦身。

【注意】 种子有小毒。食前经煮过,并用清水浸泡去毒。

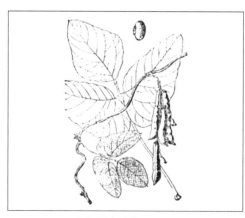

狗爪豆(龙爪黎豆)

常春油麻藤(常绿油麻藤)

【学名】 *Mucuna sempervirens* Hemsl.

【药用部位】 茎。

【生态环境】 多生于稍蔽阴的山坡、山谷、溪沟边、林下岩石旁。

【采收季节】 全年可采,切片,干燥。

【药材性状】 茎圆柱形,长短不一,直径2～4cm。表面黄褐色,粗糙,具纵沟和细密的横向环纹,皮孔呈疣状凸起;切面韧皮部具树脂状分泌物,棕褐色;木部灰黄色,导管孔洞状,放整齐排列,韧皮部与木质部相间排列呈数层同心性环,髓部细小。气微,味微涩而甜。

【分布】 丽水市山区各地。

【性味】 味甘、微苦,性温。

【功效】 活血调经,补血舒筋。

【主治】 月经不调,痛经,闭经,产后血虚,贫血,风湿痹痛,四肢麻木,跌打损伤。

【用法用量】 内服煎汤,15～30g,或浸酒;外用适量,捣敷。

【注意】 热证体虚者慎服。

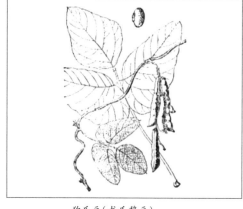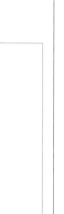

常春油麻藤(常绿油麻藤)

花榈木(畲药名:猫儿树)

【学名】 *Ormosia henryi* Prain

【药用部位】 根皮或根。

【生态环境】 生于山谷、山坡林中或林缘。

【采收季节】 深秋后采挖,洗净,鲜用或干燥。

【分布】 丽水市山区各地。

【性味】 味辛,性温。

【功效】 祛风除湿,活血破瘀,解毒消肿。

【主治】 风湿性关节炎,腰肌劳损,产后瘀血腹痛,癥瘕,赤白漏下,跌打损伤,骨折,感冒,毒蛇咬伤,无名肿毒。

【用法用量】 内服煎汤,6~15g;外用适量,捣敷或研末调敷。

【注意】 有小毒。可引起催吐,内服不可过量。

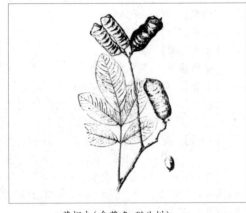

花榈木(畲药名:猫儿树)

红豆树(鄂西红豆树)

【学名】 *Ormosia hosiei* Hemsl. et Wils.

【药用部位】 种子。

【生态环境】 生于河边、林缘或常绿阔叶林中。

【采收季节】 秋季果实成熟时采收种子,干燥。

【药材性状】 种子椭圆形或近圆形,长1.3~1.8cm。表面鲜红色或暗红色,有光泽,侧面有条状种脐,长约8mm。种皮坚脆。子叶发达,2枚,富油性。气微。

【分布】 云和、景宁、龙泉、庆元。

【性味】 味苦,性平,小毒。

【功效】 理气活血,清热解毒。

【主治】 心胃气痛,疝气疼痛,血滞经闭,无名肿毒,疔疮。

【用法用量】 内服煎汤,6~15g。

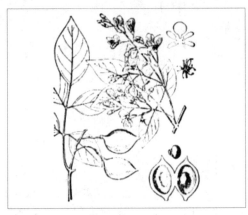

红豆树(鄂西红豆树)

豆薯(地瓜)

【学名】 *Pachyrhizus erosus* (L.) Urban

【药用部位】 块根、种子、花。

【生态环境】 栽培。

【采收季节】 秋季挖块根,洗净,鲜用;11月采收种子,干燥;夏、秋季采摘花,干燥。

【药材性状】 块根纺锤形或扁圆球形,有的凹陷成瓣状,长5~20cm,直径可达20cm。表面黄白色或棕褐色,肥厚肉质,鲜时外皮易撕去,内面白色,水分较多,干品粉白色,粉性足。气微,味甘。

种子近方形而扁,直径约6mm。表面棕色至深棕色,有光泽,具大毒。

【分布】 全市山区农村有零星种植。

【性味】 块根:味甘,性凉。

种子:味涩、微苦,性凉主,大毒。

花:味甘,性凉。

【功效】 块根:清肺生津,利尿通乳,解酒毒。

种子:杀虫止痒。

花:止血,解毒。

【主治】 块根:肺热咳嗽,肺痈,中暑烦渴,消渴,乳少,小便不利。

种子:疥癣,皮肤瘙痒,痈肿。

花:酒毒烦渴,肠风下血。

【用法用量】 块根内服生啖,120~250g或煮食或绞汁。种子外用适量,捣烂醋浸涂。花内服煎汤,9~15g。

【注意】 种子:有大毒。禁内服。

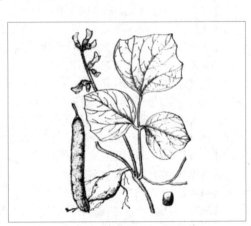

豆薯(地瓜)

多花菜豆(畲药名:红介狗层筋)

【学名】 *Phaseolus coccineus* L.

【药用部位】 花。

【生态环境】 栽培。

【采收季节】 夏季开花时采收,鲜用或干燥。

【分布】 丽水市各地有作蔬菜种植。

【主治】 刀伤。

【用法用量】 外用适量,捣敷。

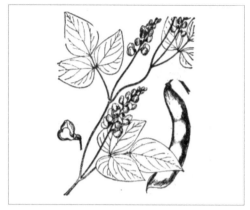

多花菜豆(畲药名:红介狗层筋)

菜豆(四季豆)

【学名】 *Phaseolus vulgaris* L.

【药用部位】 果实。

【生态环境】 栽培。

【采收季节】 初夏或晚秋采收,鲜用。

【分布】 丽水市各地作常用蔬菜种植。

【性味】 味甘、淡,性平。

【功效】 滋养解热,利尿消肿。

【主治】 暑热烦渴,水肿,脚气。

【用法用量】 内服煎汤,鲜品60~120g。

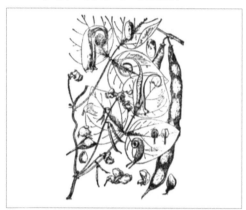

菜豆(四季豆)

豌豆(麦豆)

【学名】 *Pisum sativum* L.

【药用部位】 种子、果实、花、嫩茎叶。

【生态环境】 栽培。

【采收季节】 夏季采收种子、果实,干燥;春季采收花、嫩茎叶,鲜用。

【药材性状】 种子圆球形,直径约5mm。表面青绿色至黄绿色、淡黄白色,有皱纹,可见点状种脐。种皮薄而韧,除去种皮有2枚黄白色肥厚的子叶。气微,味淡。

【分布】 丽水市各地作常用蔬菜种植。

【性味】 种子:味甘,性平。

果实:味甘,性平。

花:味甘,性平。

嫩茎叶:味甘,性平。

【功效】 种子:和中下气,通乳利水,解毒。

果实:解毒敛疮。

花:清热、凉血。

嫩茎叶:清热解毒,凉血平肝。

【主治】 种子:消渴,吐逆,泄痢腹痛,霍乱转筋,乳少,脚气水肿,疮痈。

果实:耳后糜烂。

花:咳血,鼻衄,月经过多。

嫩茎叶:暑热,消渴,高血压,疗毒,疥疮。

【用法用量】 种子内服煎汤,60~120g或煮食;外用适量,煎水洗或研末调敷。果实外用适量,烧灰存性茶油调敷。花内服煎汤,9~15g。嫩茎叶内服煎汤,9~15g或鲜品捣汁;外用适量,鲜品捣敷。

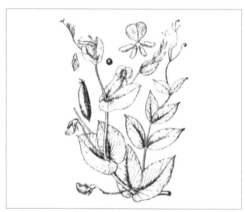

豌豆(麦豆)

311

亮叶猴耳环

【学名】 *Pithecellobium lucidum* Benth.

【药用部位】 枝叶。

【生态环境】 生于海拔500m以下的山坡、河边、路旁常绿阔叶林中。

【采收季节】 全年可采收,洗净,鲜用或干燥。

【药材性状】 小枝近圆柱形,有不明显的纵棱。表面密被锈色柔毛,折断面木部占大部分。完整叶二回羽状复叶,羽片2~4;叶柄下部和叶轴上每对羽片间有凸起的腺点;小叶皱缩4~10个,展平后呈近不等四边形或斜卵形,长2~10cm,宽1.4~4cm,先端急尖,基部楔形,全缘,质脆易碎。气微,味微苦。

【分布】 龙泉、庆元。

【性味】 味微苦、辛,性凉,小毒。

【功效】 祛风消肿,凉血解毒,收敛生肌。

【主治】 风湿骨痛,跌打损伤,烫火伤,溃疡。

【用法用量】 外用适量,研末油调敷、鲜品捣敷或煎水洗。

【注意】 外用。

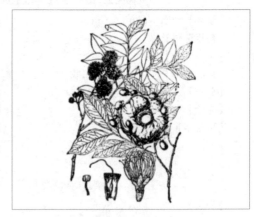

亮叶猴耳环

野葛(畲药名:野葛藤、山割藤)

【学名】 *Pueraria lobata* (Willd.) Ohwi

【药用部位】 块根(葛根)、淀粉、花(葛花)、叶、藤茎、种子。

【生态环境】 生于山坡草地、沟边、路边或疏林中。

【采收季节】 冬季叶片发黄后采挖块根,洗净,刮去外粗皮,切纵片,鲜用或干燥;立秋后当花未全部开放时采收,干燥;夏、秋季采收叶、藤茎,洗净,鲜用或干燥;秋季果实成熟时采收种子,干燥。

【药材性状】 块根呈纵切的长方形厚片或小方块,长5~35cm,厚0.5~1cm。外皮淡棕色,有纵皱纹,粗糙。切面黄白色,纹理不明显。质韧,纤维性强。气微,味微甜。

花呈扁长圆形或扁肾形,长5~15mm,宽2~6mm。花萼灰绿色,钟状,4深裂,其中,1裂片较宽,密被黄白色柔毛;花冠蝶形,淡棕色或淡蓝紫色,花瓣5,旗瓣近圆形或椭圆形,翼瓣和龙骨瓣近镰刀状;雄蕊10,成9与1的二体;雌蕊细长,微弯曲,子房被白色粗毛。气微,味淡。

【分布】 丽水市山区各地。

【性味】 块根:味甘、辛,性平。

淀粉:味甘,性寒。

花:味甘,性凉。

叶:味甘、微涩,性凉。

藤茎:味甘,性寒。

种子:味甘,性平。

【功效】 块根:解肌退热,发表透疹,生津止渴,升阳止泻。

淀粉:解热除烦,生津止渴。

花:解酒醒脾,止血。

叶:止血。

藤茎:清热解毒,消肿。

种子:健脾止泻,解酒。

【主治】 块根:外感发热,头项强痛,麻疹初起,疹出不畅,温病口渴,消渴病,泄泻,痢疾,高血压,冠心病。

淀粉:烦热,口渴,醉酒,喉痹,疮疖。

花:伤酒烦热口渴,头痛头晕,脘腹胀痛,呕逆吐酸,不思饮食,吐血,肠风下血。

叶:外伤出血。

藤茎:喉痹,疮痈疔肿。

种子:泄泻,痢疾,饮酒过度。

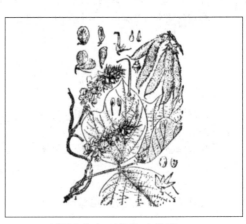

野葛(畲药名:野葛藤、山割藤)

【用法用量】 块根内服煎汤,10~15g;外用适量,捣敷。淀粉内服开水或蜂蜜、米粥调服,10~30g;外用适量,撒或调敷。花内服煎汤,3~9g。叶外用适量,捣烂敷。藤茎内服煎汤,5~10g,鲜品30~60g;外用适量,烧存性研末调敷。种子内服煎汤,10~15g。

三裂叶野葛

【学名】 *Pueraria phaseoloides* Benth.

【药用部位】 块根。

【生态环境】 生于山坡、山谷、路旁灌丛中或疏林下。

【采收季节】 冬季叶片发黄后采挖块根,洗净,切片,鲜用或干燥。

【分布】 丽水市山区各地。

【性味】 味甘、辛,性平。

【功效】 解肌退热,发表透疹,生津止喝,升阳止泻。

【主治】 外感发热,头项强痛,麻疹初起,疹出不畅,温病口渴,消渴病,痢疾,泄泻,高血压,冠心病。

【作法用量】 内服煎汤,10~15g;外用适量,捣敷。

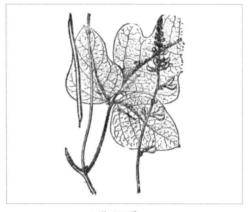

三裂叶野葛

甘葛藤(粉葛)

【学名】 *Pueraria thomsonii* Benth.

【药用部位】 块根(粉葛)、淀粉、花(葛花)、叶、藤茎、种子。

【采收季节】 冬季叶片发黄后采挖块根,洗净,刮去外粗皮,切纵片,鲜用或干燥;立秋后当花未全部开放时采收,干燥;夏、秋季采收叶、藤茎,洗净,鲜用或干燥;秋季果实成熟时采收种子,干燥。

【生态环境】 栽培。

【药材性状】 块根呈圆柱形、类纺锤形或半圆柱形,长12~15cm,直径4~8cm;有的为纵切或斜切的厚片,大小不一。表面黄白色或淡棕色,未去外皮的呈灰棕色。体重,质硬,富粉性,横切面可见由纤维形成的浅棕色同心性环纹,纵切面可见由纤维形成的数条纵纹。气微,味微甜。

【分布】 遂昌、龙泉、庆元等地有零星种植。

【性味】 块根:味甘、辛,性平。

淀粉:味甘,性寒。

花:味甘,性凉。

叶:味甘、微涩,性凉。

藤茎:味甘,性寒。

种子:味甘,性平。

【功效】 块根:解肌退热,发表透疹,生津止喝,升阳止泻。

淀粉:解热除烦,生津止喝。

花:解酒醒脾,止血。

叶:止血。

藤茎:清热解毒,消肿。

种子:健脾止泻,解酒。

【主治】 块根:外感发热,头项强痛,麻疹初起,疹出不畅,温病口渴,消渴病,泄泻,痢疾,高血压,冠心病。

淀粉:烦热,口渴,醉酒,喉痹,疮疖。

花:伤酒烦热口渴,头痛头晕,脘腹胀痛,呕逆吐酸,不思饮食,吐血,肠风下血。

叶:外伤出血。

藤茎:喉痹,疮痈疔肿。

种子:泄泻,痢疾,饮酒过度。

【用法用量】 块根内服煎汤,10~15g;外用适量,捣敷。淀粉内服开水或蜂蜜、米粥调服,10~30g;外用适量,撒或调敷。花内服煎汤,3~9g。叶外用适量,捣烂敷。藤茎内服煎汤,5~10g,鲜品30~60g;外用适量,烧存性,研末调敷。种子内服煎汤,10~15g。

菱叶鹿藿

【学名】 *Rhynchosia dielsii* Harms

【药用部位】 茎叶或根。

【生态环境】 生于山谷溪边缭绕于树上、路边稍阴湿地及山坡灌丛中。

【采收季节】 全年可采,洗净,干燥。

【分布】 龙泉、庆元。

【性味】 味苦、涩,性凉。

【功效】 祛风清热,定惊解毒。

【主治】 风热感冒,咳嗽,小儿高热惊风,心悸,乳痈。

【用法用量】 内服煎汤,3~9g。

【注意】 无热者慎服。不可多服久服。

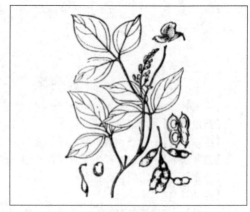

菱叶鹿藿

鹿藿

【学名】 *Rhynchosia volubills* Lour.

【药用部位】 茎叶、根。

【生态环境】 生于山坡路边及草丛中。

【采收季节】 5~6月采收茎叶,鲜用或干燥;秋季采挖根,洗净鲜用或干燥。

【分布】 丽水市山区各地。

【性味】 茎叶:味苦、酸,性平。

　　　　 根:味苦,性平。

【功效】 茎叶:祛风除湿,活血,解毒。

　　　　 根:活血止痛,解毒,消积。

【主治】 茎叶:风湿痹痛,头痛,牙痛,腰脊酸痛,瘀血腹痛,产褥病,瘰疬,痈肿疮毒,跌打损伤,烫火伤。

　　　　 根:痛经,瘰疬,疖肿,小儿疳积。

【用法用量】 茎叶内服煎汤,9~30g;外用适量,捣敷。根内服煎汤,9~15g;外用适量,捣敷。

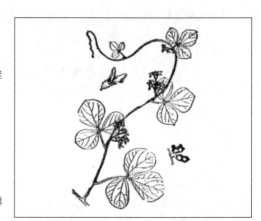

鹿藿

刺槐(洋槐)

【学名】 *Robinia pseudoacacia* L.

【药用部位】 花、根。

【生态环境】 常栽培于公路边及村舍附近。

【采收季节】 夏季花盛开时采收花,干燥;秋季采挖根,洗净,切片,干燥。

【药材性状】 花多皱缩或花瓣散落花蕾呈钩镰状,长1.3~1.8cm。表面淡黄色至浅棕色,花萼钟状,具柔毛,先端5齿;雄蕊10枚,成9与1的二体。质软,体轻。气微,味微甜。

【分布】 丽水市各地有栽培。

【性味】 花:味甘,性平。

　　　　 根:味苦,性微寒。

【功效】 花:止血。

　　　　 根:凉血止血,舒经活络。

【主治】 花:大肠下血,咯血,吐血,血崩。

　　　　 根:便血咯血、吐血、血崩,劳伤乏力,风湿痹痛,跌打损伤。

【用法用量】 花内服煎汤,9~15g或泡茶饮。根内服煎汤,9~30g。

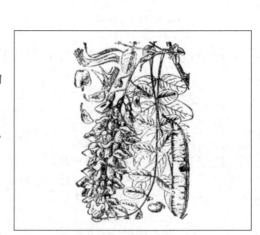

刺槐(洋槐)

田菁

【学名】 *Sesbania cannabina*（Retz.）Poir.

【药用部位】 叶、根。

【生态环境】 常栽培于江边堤坡、高速公路旁。

【采收季节】 夏季采收叶,鲜用或干燥;秋季采挖根,洗净,鲜用或干燥。

【分布】 青田、莲都、缙云。

【性味】 叶:味甘、微苦,性平。

　　　　 根:味甘、微苦,性平。

【功效】 叶:清热凉血,解毒利尿。

　　　　 根:涩精缩尿,止带。

【主治】 叶:发热,目赤肿痛,小便淋痛,尿血,毒蛇咬伤。

　　　　 根:下消,遗精,子宫下垂,赤白带下。

【用法用量】 叶内服煎汤,15～60g或鲜品捣汁;外用适量,捣敷。根内服煎汤,15～30g或捣汁。

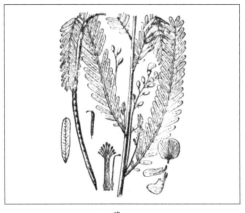

田菁

苦参(畲药名:苦骨)

【学名】 *Sophora flavescens* Ait.

【药用部位】 根(苦参)、种子。

【生态环境】 生于沙地、向阳山坡草丛、路边溪沟边。亦有零星栽培。

【采收季节】 深秋采挖根,洗净,切片,鲜用或干燥;7～8月果实成熟时采收种子,干燥。

【药材性状】 根长圆柱形,下部常有分枝,长10～30cm,直径0.8～6cm。表面灰棕色或棕黄色,具纵皱缩和横长皮孔样突起,外皮薄,多破裂反卷,易剥落,剥落处显黄色,光滑。质硬,不易折断,断面纤维性;切片厚3～6mm;切面黄白色,具放射状纹理和裂隙,有的异型维管束呈同心性环列或不规则散在。气微,味极苦。

【分布】 丽水市山区各地。

【性味】 根:味苦,性寒。

　　　　 种子:味苦,性寒。

【功效】 根:清热燥湿,祛风杀虫。

　　　　 种子:清热解毒,通便,杀虫。

【主治】 根:湿热泻痢,肠风便血,黄疸,小便不利,水肿,带下,阴痒,疥癣,麻风,皮肤瘙痒,湿毒疮疡。

　　　　 种子:急性菌痢,大便秘结,蛔虫症。

【用法用量】 根内服煎汤,4.5～9g;外用适量,煎汤洗患处。种子内服研末,0.6～1.5g,每日4次。

【注意】 根:脾胃虚寒者禁服。反藜芦。

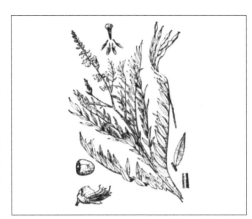

苦参(畲药名:苦骨)

315

槐树

【学名】 *Sophora japonica* L.

【药用部位】 花(槐花)、果实(槐角)、叶、嫩枝、茎皮或根皮、树脂、根。

【生态环境】 多栽培于公园、人行道旁。

【采收季节】 夏季花初开放时采收花或花蕾,干燥;冬季果实成熟时采摘果实,鲜用或干燥;春夏季采收叶,鲜用或干燥;春季采收嫩枝,鲜用或干燥;秋冬季采收茎皮或根皮,洗净,除去外粗皮,切段,鲜用或干燥;夏、秋季采收树脂,干燥;全年可采挖根,洗净,切片,干燥。

【药材性状】 花皱缩而卷曲,花瓣多散落,完整者花萼钟状,黄绿色,先端5浅裂;;花瓣5,黄色或黄白色,1片较大近圆形,先端微凹,其

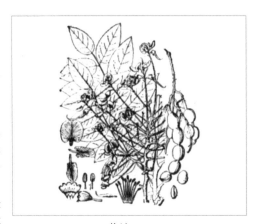

槐树

余 4 片长圆形。雄蕊 10,其中 9 个基部联合,花丝细长。雌蕊圆柱形,弯曲。体轻。气微,味微苦。花蕾卵形或椭圆形,长 2～6mm,直径约 2mm。花萼下部有数条纵纹。萼的上方为黄白色未开放的花瓣。花梗细小。体轻,手捻即碎。气微,味微、苦涩。

果实呈连珠状,长 1～6cm,直径 0.6～1cm。表面黄绿色或黄褐色,皱缩而粗糙,背缝线一则呈黄色。质柔润,干燥皱缩,易在收缩处折断,断面黄绿色,有黏性。种子 1～6 粒,肾形,长约 8mm,表面光滑,棕黑色,一则有灰白色圆形种脐;质坚硬,子叶 2,黄绿色。果肉气微,味苦,种子嚼之有豆腥气。

【分布】丽水市各地有种植。

【性味】花:味苦,性微寒。
　　　　果实:味苦,性寒。
　　　　叶:味苦,性平。
　　　　嫩枝:味苦,性平。
　　　　茎皮或根皮:味苦,性平。
　　　　树脂:味苦,性寒。
　　　　根:味苦,性平。

【功效】花:凉血止血,清肝明目。
　　　　果实:凉血止血,清肝明目。
　　　　叶:清肝泻火,凉血解毒,燥湿杀虫。
　　　　嫩枝:散瘀止血,清热燥湿,祛风杀虫。
　　　　茎皮或根皮:祛风除湿,敛疮生肌,消肿解毒。
　　　　树脂:平肝,熄风,化痰。
　　　　根:散瘀消肿,杀虫。

【主治】花:肠风便血,痔疮下血,血痢,尿血,血淋,崩漏,吐血,衄血,肝热头痛,目赤肿痛,痈肿疮疡。
　　　　果实:痔疮出血,肠风下血,血痢,崩漏,血淋,血热吐衄,肺热目赤,头晕目眩。
　　　　叶:小儿惊痫,壮热,肠风,尿血,痔疮,湿疹,疥癣,痈疮疔毒。
　　　　嫩枝:崩漏,赤白带下,痔疮,阴囊湿痒,心痛,目赤,疥癣。
　　　　茎皮或根皮:风邪外中,身体强直,肌肤不仁,热病口渴,牙疳,肠风下血,痔疮,痈疽疮疡,阴部湿疮,水火烫伤。
　　　　树脂:中风口噤,筋脉抽掣,拘急或四肢不收,破伤风,顽痹,风热耳聋,耳闭。
　　　　根:痔疮,喉痹,蛔虫病。

【用法用量】　花内服煎汤,5～10g;外用适量,煎水熏洗或研末撒。果实内服煎汤,6～9g;外用适量,水煎洗或研末调油敷。叶内服煎汤,10～15g;外用适量,煎水熏洗或鲜品捣汁、捣敷。嫩枝内服煎汤,15～30g;外用适量,煎水熏洗或烧沥涂。茎皮或根皮内服煎汤,6～15g;外用适量,煎水含漱或熏洗或研末撒。树脂内服入丸、散,0.3～1.5g。根内服煎汤,30～60g;外用适量,煎水洗或含漱。

【注意】　花:脾胃虚寒及阴虚发热而无实火者慎用。
　　　　果实:脾胃虚寒、食少便溏及孕妇慎服。
　　　　树脂:血虚气滞者禁服。

小叶野决明

【学名】　*Thermopsis chinensis* Benth. ex S. Moore
【药用部位】　根或种子。
【生态环境】　生于田边、路旁或空旷地草丛中。
【采收季节】　秋季采收,洗净,干燥。
【分布】　遂昌、松阳、缙云、莲都。
【性味】　味苦,性寒。
【功效】　清热明目。
【主治】　目赤肿痛。
【用法用量】　内服煎汤,30～60g。
【注意】　忌食酸辣。

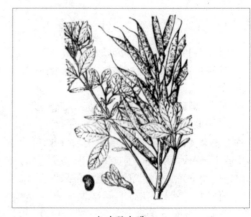

小叶野决明

白车轴草

【学名】　*Trifolium repens* L.

【药用部位】　全草。

【生态环境】　栽培。

【采收季节】　夏、秋季花盛开时采收全草,洗净,干燥。

【分布】　丽水市各地有作绿肥或饲料种植。

【性味】　味微甘,性平。

【功效】　清热,凉血,宁心。

【主治】　癫痫,痔疮出血,硬节肿块。

【用法用量】　内服煎汤,15～30g;外用适量,捣敷。

广布野豌豆

【学名】　*Vicia cracca* L.

【药用部位】　全草(透骨草)。

【生态环境】　生于田边或草坡。

【采收季节】　夏季采收,洗净,干燥。

【分布】　丽水市各地。

【性味】　味辛、苦,性温。

【功效】　祛风除湿,活血消肿,解毒止痛。

【主治】　风湿痹痛,肢体痿废,跌打肿痛,湿疹,疮毒。

【用法用量】　内服煎汤,15～25g;外用适量,煎水熏洗。

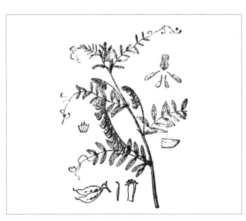

广布野豌豆

317

蚕豆(罗汉豆)

【学名】　*Vicia faba* L.

【药用部位】　种子、种皮、果壳、花(蚕豆花)、叶、茎。

【生态环境】　栽培。

【采收季节】　夏季果实成熟时采收种子、种皮、果壳,鲜用或干燥;清明前后采花,干燥;春末采收叶、茎,干燥。

【药材性状】　种子扁矩圆形,长1.2～1.5cm,直径约1cm,厚约0.7cm。表面浅棕褐色,光滑,略有光泽,两面凹陷;种脐位于较大端褐色或灰褐色。质坚硬,内有子叶2枚,肥厚,黄色,气微,味淡,嚼之有豆腥气。

花多皱缩,长2～3cm。表面黑褐色,常1至数朵着生于极短的总花梗上;萼筒钟状,紧贴花冠筒,先端5裂,裂片卵状披针形,不等长,花冠蝶形,旗瓣倒卵形,包裹着翼瓣和龙骨瓣;翼瓣中央具黑紫色大斑,龙骨瓣三角状半圆形而作掌合状。气清香,味淡。

【分布】　丽水市各地普遍种植。

【性味】　种子:味甘、微辛,性平。

种皮:味甘、淡,性平。

果壳:味苦、涩,性平。

花:味甘、涩,性平。

叶:味苦、微甘,性温。

茎:味苦,性温。

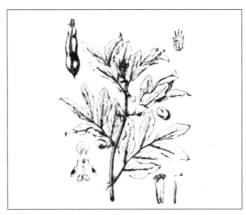

蚕豆(罗汉豆)

【功效】　种子:健脾利水,解毒消肿。

种皮:利水渗湿,止血,解毒。

果壳:止血,敛疮。

花:凉血止血,止带,降压。

叶:止血,解毒。

茎:止血,止泻,解毒敛疮。

【主治】　种子:膈食,水肿,疮毒。

种皮:水肿,脚气,小便不利,吐血,胎漏,下血,天泡疮,黄水疮,瘰疬。

果壳:咯血,衄血,吐血,便血,尿血,手术出血,烧烫伤,天泡疮。

花:劳伤吐血,咳嗽咳血,崩漏带下,高血压病。

叶:咯血,吐血,外伤出血,臁疮。
　　　　茎:各种内出血,水泻,烫伤。
　　【用法用量】　种子内服煎汤,30～60g 或作食品;外用适量,捣敷或烧灰撒。种皮内服煎汤,9～15g;外用适量,煅存性研末调敷。果壳内服煎汤,9～15g;外用适量,煅存性研末调敷。花内服煎汤,6～9g,鲜品 15～30g 或捣汁。叶内服捣汁,30～60g;外用适量,捣敷。茎内服煎汤,15～30g 或研末 9g;外用适量,烧灰调敷。
　　【注意】　种子:内服不宜过量,过量易致食积腹胀。对蚕豆过敏者禁服。

小巢菜(硬毛果野豌豆)

【学名】　*Vicia hirsuta* (L.) S. F. Gray
【药用部位】　全草、种子。
【生态环境】　生于山坡、山脚及草地上。
【采收季节】　春、夏季采收全草,鲜用或干燥;夏季采收种子,干燥。
【分布】　丽水市各地。
【性味】　全草:味辛、甘,性平。
　　　　种子:味辛,性凉。
【功效】　全草:清热利湿,调经止血。
　　　　种子:活血,明目。
【主治】　全草:黄疸,疟疾,月经不调,白带,鼻衄。
　　　　种子:目赤肿痛。
【用法用量】　全草内服煎汤,18～60g;外用适量,捣敷。种子内服研末,3～6g。

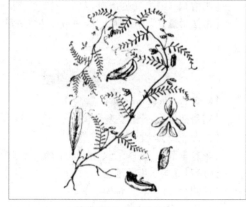

小巢菜(硬毛果野豌豆)

牯岭野豌豆

【学名】　*Vicia kulingiana* Bailey
【药用部位】　全草。
【生态环境】　生于海拔 1100m 处的山坡沟边或小溪旁。
【采收季节】　夏、秋季采收,干燥。
【分布】　缙云。
【性味】　味苦、涩,性平。
【功效】　清热,解毒,消积。
【主治】　咽喉肿痛,疟疾,痈肿,疔疮,痔疮,食积不化。
【用法用量】　内服煎汤,9～30g 或研末 1.5～3g;外用适量,捣敷。

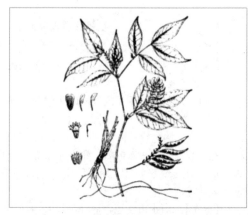

牯岭野豌豆

大巢菜(救荒野豌豆)

【学名】　*Vicia sativa* L.
【药用部位】　全草或种子。
【生态环境】　生于海拔 1600m 以下的路旁灌草丛中、山坡路边、山谷及平原。
【采收季节】　春季采收全草或种子,鲜用或干燥。
【分布】　全市山区、平原各地。
【性味】　味甘、辛,性寒。
【功效】　益肾,利水,止血,止咳。
【主治】　肾虚腰痛,遗精,黄疸,水肿,疟疾,鼻衄,心悸,咳嗽痰多,月经不调,疮疡肿毒。
【用法用量】　内服煎汤,15～30g;外用适量,捣敷或煎水洗。

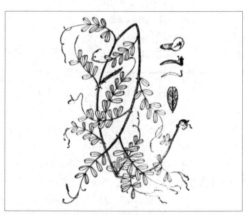

大巢菜(救荒野豌豆)

四籽野豌豆

【学名】 *Vicia tetrasperma*（L.）Schreber

【药用部位】 全草。

【生态环境】 生于田边、荒地及草地上。

【采收季节】 夏季采收,洗净,鲜用或干燥。

【分布】 丽水市各地。

【性味】 味甘、辛,性平。

【功效】 解毒疗疮,活血调经,明目定眩。

【主治】 疔疮,痈疽,发背,痔疮,月经不调,眼目昏花,眩晕,耳鸣。

【用法用量】 内服煎汤,15～60g;外用适量,捣敷。

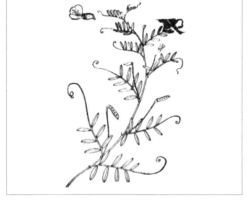

四籽野豌豆

赤豆

【学名】 *Vigna angularis*（Willd.）Ohwi et Ohashi

【药用部位】 种子(赤小豆)、花、叶、芽。

【生态环境】 栽培。

【采收季节】 秋季果实成熟时采收种子,干燥;夏季采花、叶,鲜用或干燥;将成熟种子发芽后,干燥。

【药材性状】 种子短圆柱形,两端较平截及钝圆,长5～8mm,直径4～6mm。表面暗棕红色,有光泽;一侧有线形不突起的种脐,白色,中间凹陷成纵沟;另一侧有1条不明显的棱脊。质硬,不易破碎。子叶2,乳白色。气微,味微甘。

【分布】 丽水市各地普遍种植。

【性味】 种子:味甘、酸,性微寒。

花:味辛,性微凉。

叶:味甘、酸、涩,性平。

芽:味甘,性微凉。

【功效】 种子:利水消肿退黄,清热解毒消痈。

花:解毒消肿,行气利水,明目。

叶:固肾缩尿,明目,止渴。

芽:清热解毒,止血,安胎。

【主治】 种子:水肿,脚气,黄疸,淋病,便血,肿毒疮疡,癣疹。

花:疔疮丹毒,饮酒过度,腹胀食少,水肿,肝热目赤昏花。

叶:小便频数,肝热目糊,心烦口渴。

芽:肠风便血,肠痈,赤白痢疾,妊娠胎漏。

【用法用量】 种子内服煎汤,9～30g;外用适量,生研调敷或煎汤洗。花内服煎汤,9～15g;外用适量,研末撒或鲜品捣敷。叶内服煎汤,30～100g或捣汁。芽内服煎汤,9～15g或鲜品炒熟食用。

【注意】 种子:阴虚津伤者慎服,过量可渗利伤津。

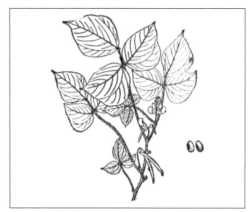

赤豆

饭豇豆(饭豆)

【学名】 *Vigna cylindrica*（L.）Skeels

【药用部位】 种子。

【生态环境】 栽培。

【采收季节】 秋季采收,干燥。

【分布】 全市山区农村有零星种植。

【性味】 味甘、咸,性平。

【功效】 健胃,补气。

【主治】 脾肾虚损,水肿。

【用法用量】 内服煮食,90～150g。

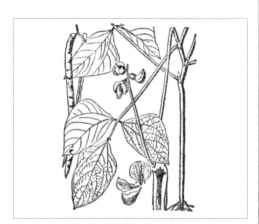

饭豇豆(饭豆)

绿豆

【学名】 *Vigna radiata*（L.）R. Wilczak

【药用部位】 种子、淀粉、种皮(绿豆衣)、芽、叶、花。

【生态环境】 栽培。

【采收季节】 立秋后采收种子、种皮,干燥;成熟种子发芽后,干燥;夏、秋季采叶,鲜用;夏季采花,干燥。

【药材性状】 种子短距圆形,长4~6mm,直径2~3mm。表面暗绿色、黄绿色或绿棕色,光滑而有光泽。种脐位于种子的一侧,白色,条形,约为种子长的1/2。种皮薄而坚韧,剥离后露出黄白色2片肥厚的子叶。气微,嚼之有豆腥气。

种皮呈不规则片状,大小不一。外表面黄绿色,具致密易脱落的黄白色网纹;内表面光滑,淡棕色。有的可见长圆形白色的种脐。质脆。气微,味淡。

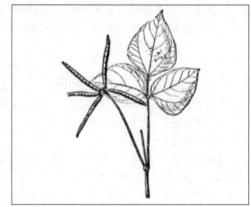

【分布】 丽水市各地普遍种植。

【性味】 种子:味甘,性寒。

淀粉:味甘,性寒。

种皮:味甘,性寒。

芽:味甘,性凉。

叶:味苦,性寒。

花:味甘,性寒。

【功效】 种子:清热,解暑,利水,解毒。

淀粉:清热消暑,凉血解毒。

种皮:消暑止渴,利尿解毒,退目翳。

芽:清热消暑,解毒利尿。

叶:和胃,解毒。

花:解酒毒。

绿豆

【主治】 种子:暑热烦渴,感冒发热,霍乱吐泻,痰热哮喘,头痛目赤,口舌生疮,水肿尿少,疮疡痈肿,风疹丹毒,药物及食物中毒。

淀粉:暑热烦渴,痈肿疮疡,丹毒,烧烫伤,跌打损伤,肠风下血,酒毒。

种皮:暑热烦渴,泄泻,痢疾,水肿,痈肿,丹毒,目翳。

芽:暑热烦渴,酒毒,小便不利,目翳。

叶:霍乱吐泻,斑疹,疔疮,疥癣,药毒,火毒。

花:急慢性酒精中毒。

【用法用量】 种子内服煎汤,15~30g,大剂量可用120g;外用适量,研末调敷。淀粉内服水调,9~30g;外用适量,调敷或粉扑。种皮内服煎汤,9~30g或研末;外用适量,研末或水洗。芽内服煎汤,30~60g或捣烂绞汁。叶内服捣汁,15~30g;外用适量,捣烂布包擦。花内服煎汤,30~60g。

【注意】 种子:药用不可去皮。脾胃虚寒滑泄者慎服。

芽:脾胃虚寒者,不宜久食。

赤小豆

【学名】 *Vigna umbellata*（Thunb.）Ohwi et Ohashi.

【药用部位】 种子、花、叶、芽。

【生态环境】 栽培。

【采收季节】 秋季果实成熟时采收种子,干燥;夏季采花、叶,鲜用或干燥;将成熟种子发芽后,干燥。

【药材性状】 种子长圆形而稍扁,长5~8mm,直径3~5mm。表面暗紫红色,无光泽或微有光泽;一侧有线形突起的种脐,白色,约为全长的2/3,中间凹陷成纵沟;另一侧有1条不明显的棱脊。质硬,不易破碎。子叶2,乳白色。气微,味微甘。

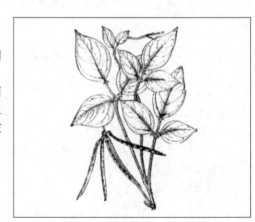

【分布】 全市山区农村偶有种植。

【性味】 种子:味甘、酸,性微寒。

花:味辛,性微凉。

叶:味甘、酸、涩,性平。

芽:味甘,性微凉。

赤小豆

【功效】 种子:利水消肿退黄,清热解毒消痈。

花:解毒消肿,行气利水,明目。

叶:固肾缩尿,明目,止渴。

芽:清热解毒,止血,安胎。

【主治】 种子:水肿,脚气,黄疸,淋病,便血,肿毒疮疡,癣疹。

花:疔疮丹毒,饮酒过度,腹胀食少,水肿,肝热目赤昏花。

叶:小便频数,肝热目糊,心烦口渴。

芽:肠风便血,肠痈,赤白痢疾,妊娠胎漏。

【用法用量】 种子内服煎汤,9~30g;外用适量,生研调敷或煎汤洗。花内服煎汤,9~15g;外用适量,研末撒或鲜品捣敷。叶内服煎汤,30~100g或捣汁。芽内服煎汤,9~15g或鲜品炒熟食用。

【注意】 种子:阴虚津伤者慎服,过量可渗利伤津。

豇豆(长豇豆)

【学名】 *Vigna unguiculata* (L) Walp.

【药用部位】 种子、果壳、叶、根。

【生态环境】 栽培。

【采收季节】 秋季果实成熟时采收种子、果壳,干燥;夏、秋季采叶,鲜用或干燥;秋季采挖根,洗净,鲜用或干燥。

【分布】 丽水市各地普遍作蔬菜种植。

【性味】 种子:味甘、咸,性平。

果壳:味甘,性平。

叶:味甘、淡,性平。

根:味甘,性平。

【功效】 种子:健脾利湿,补肾涩精。

果壳:补肾健脾,利水消肿,镇痛,解毒。

叶:利小便,解毒。

根:健脾益气,消积,解毒。

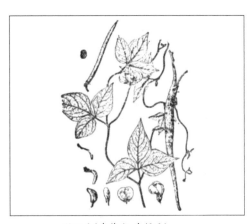

321

豇豆(长豇豆)

【主治】 种子:脾胃虚弱,泄泻痢疾,吐逆,肾虚腰痛,遗精,消渴,白带,白浊,小便频数。

果壳:腰痛,肾炎,胆囊炎,带状疱疹,乳痈。

叶:淋症,小便不利,蛇咬伤。

根:脾胃虚弱,食积,白带,淋浊,痔血,疔疮。

【用法用量】 种子内服煎汤,30~60g或煮食,研末6~9g;外用适量,捣敷。果壳内服煎汤,30~60g,鲜品90~150g;外用适量,烧灰研末调敷。叶内服煎汤,鲜品60~90g;外用适量,捣敷。根内服煎汤,鲜品60~90g;外用适量,捣敷或烧灰存性研末调敷。

【注意】 种子:气滞便结者禁服。

野豇豆(畲药名:鬼绿豆)

【学名】 *Vigna vexillata* (L.) A. Rich.

【药用部位】 根。

【生态环境】 生于山坡林缘或草丛中。

【采收季节】 秋季采挖,洗净,干燥。

【分布】 丽水市山区各地。

【性味】 味甘、苦,性平。

【功效】 益气,生津,利咽,解毒。

【主治】 头昏乏力,失眠,阴挺,脱肛,乳少,暑热烦渴,风火牙痛,咽喉肿痛,瘰疬,疮疖,毒蛇咬伤。

【用法用量】 内服煎汤,9~60g;外用适量,捣敷。

野豇豆(畲药名:鬼绿豆)

紫藤（畲药名：南绳）

【学名】 *Wisteria sinensis*（Sims）Sweet

【药用部位】 茎或茎皮、根、种子。

【生态环境】 生于向阳山坡、沟谷、旷地、灌草丛中或疏林下。

【采收季节】 夏季采收茎或茎皮，干燥；全年可采挖根，洗净，切片，干燥；冬季果实成熟时采摘，取出种子，干燥。

【分布】 丽水市山区各地。

【性味】 茎或茎皮：味甘、苦，性微温，小毒。
　　　　 根：味甘，性温。
　　　　 种子：味甘，性微温，小毒。

【功效】 茎或茎皮：利水，除痹，杀虫。
　　　　 根：祛风除湿，舒经活络。
　　　　 种子：活血，通络，解毒，驱虫。

【主治】 茎或茎皮：水癖病，浮肿，关节疼痛，肠道寄生虫病。
　　　　 根：痛风，痹症。
　　　　 种子：筋骨疼痛，腹痛吐泻，小儿蛲虫病。

【用法用量】 茎或茎皮内服煎汤，9～15g。根内服煎汤，9～15g。种子内服煎汤（炒熟），15～30g或浸酒。

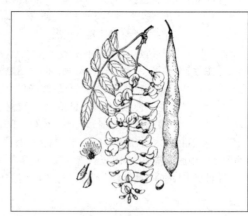

紫藤（畲药名：南绳）

二叶丁癸草

【学名】 *Zornia cantoniensis* Mohlenb.

【药用部位】 全草、根。

【生态环境】 生于田边、草地、山坡及溪沟边。

【采收季节】 秋季采收全草、根，洗净，鲜用或干燥。

【药材性状】 全草皱缩成团，拉直后长15～40cm。根及根茎长圆锥形，表面黄色或灰黄色，直径约2mm。茎纤细，丛生，黄绿色或灰绿色，直径约1mm，无毛。完整小叶2，生于叶柄顶端，长椭圆形或披针形，长5～15mm，宽2～4mm，先端具小尖点，全缘，在放大镜下可见黑色腺点。气微，味淡。

【分布】 莲都。

【性味】 全草：味甘，性凉。
　　　　 根：味甘，性凉。

【功效】 全草：清热解表，凉血解毒，除湿利尿。
　　　　 根：清热解毒。

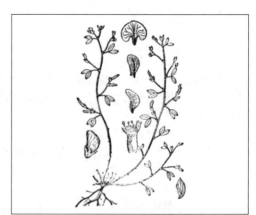

二叶丁癸草

【主治】 全草：风热感冒，咽痛，目赤，乳痈，疮疡肿毒，毒蛇咬伤，黄疸，泄泻，痢疾，小儿疳积。
　　　　 根：痈疽，疔疮，脚气浮肿，瘰疬，蛇伤。

【用法用量】 全草内服煎汤，15～30g或捣汁；外用适量，水煎熏洗或鲜品捣敷。根内服煎汤，15～30g；外用适量，煅存性研末撒。

酢浆草科 Oxalidaceae

酢浆草（畲药名：老鸦饭、酸草）

【学名】 *Oxalis corniculata* L.

【药用部位】 全草（酢浆草）。

【生态环境】 生于房前屋后、路边、田野等处。

【采收季节】 夏、秋季采收，鲜用或干燥。

【分布】 丽水市各地。

【性味】 味酸，性寒。

【功效】 清热利湿，凉血散瘀，解毒消肿。

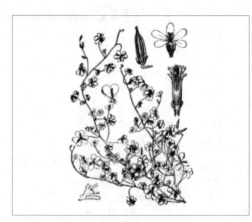

酢浆草（畲药名：老鸦饭、酸草）

【主治】 湿热泄泻,痢疾,黄疸,淋证,带下,吐血,衄血,尿血,月经不调,跌打损伤,咽喉肿痛,痈肿疔疮,丹毒,湿疹,疥癣,痔疮,麻疹,烫火伤,蛇虫咬伤。

【用法用量】 内服煎汤,9～15g,鲜品30～60g或绞汁饮;外用适量,煎水洗或捣烂敷、捣汁涂或煎水漱口。

【注意】 孕妇及体虚者慎服。

红花酢浆草(铜锤草)

【学名】 *Oxalis corymbosa* D C.

【药用部位】 全草、根。

【生态环境】 多作花卉栽培于庭院或公园,亦有逸生于路边。

【采收季节】 春季采收全草,洗净,鲜用或干燥;秋季采挖根,洗净,鲜用或干燥。

【分布】 丽水市各地有零星种植。

【性味】 全草:味酸,性寒。

　　　　 根:味酸,性寒。

【功效】 全草:散瘀消肿,清热利湿,解毒。

　　　　 根:清热,平肝,定惊。

【主治】 全草:跌打损伤,月经不调,咽喉肿痛,水泻,痢疾,水肿,白带,淋浊,痔疮,痈肿疮疖,烧烫伤。

　　　　 根:小儿肝热,惊风。

【用法用量】 全草内服煎汤,15～30g;外用适量,捣烂敷。根内服煎汤,9～15g。

【注意】 全草:孕妇禁服。

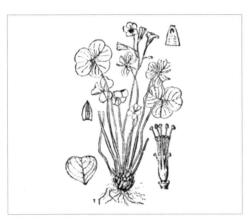

红花酢浆草(铜锤草)

山酢浆草

【学名】 *Oxalis griffithii* Edgew. et Hook. f.

【药用部位】 全草。

【生态环境】 生于海拔650～1500m常绿阔叶林下阴湿地或山谷沟边草丛中。

【分布】 遂昌、龙泉、庆元、莲都、景宁。

【性味】 味酸、涩,性寒。

【功效】 利尿解毒,消肿止痛。

【主治】 尿路感染,赤白带下,肠炎,痢疾黄疸性肝炎,跌打损伤,扭伤。

【用法用量】 内服煎汤,3～10g,大剂量可用到90g;外用适量,煎水洗、捣烂敷或研末菜油调敷。

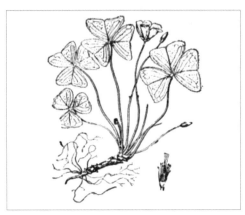

山酢浆草

直立酢浆草(畲药名:三叶草)

【学名】 *Oxalis stricta* L.

【药用部位】 全草。

【生态环境】 生于山沟、路边及山区耕地附近多石砾处。

【采收季节】 夏、秋季采收,洗净,鲜用或干燥。

【分布】 丽水市山区各地。

【主治】 畲族用于治疗肝炎,蜈蚣咬伤,血晕。

【用法用量】 内服煎汤,9～15g,鲜品30～60g;外用适量,鲜品捣敷。

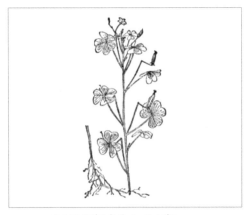

直立酢浆草(畲药名:三叶草)

牻牛儿苗科 Geraniaceae

野老鹳草

【学名】 *Geranium carolinianum* L.

【药用部位】 全草(老鹳草)。

【生态环境】 生于荒野、路旁、田园或沟边。

【采收季节】 秋季果实成熟时采收全草,洗净,干燥。

【药材性状】 全草皱缩成团,叶多破碎,长 10~70cm。表面灰褐色或微紫色,完整叶掌状 5~7 深裂,裂片条形,每裂片又有 3~5 深裂,小裂片线形,全缘;基生叶柄长 10~20cm,茎生叶柄短于或等于叶片,均密被倒生柔毛。气微,味淡。

【分布】 丽水市各地。

【性味】 味辛、苦,性平。

【功效】 祛风湿,通经络,止泻痢。

【主治】 风湿痹痛,麻木拘挛,筋骨酸痛,泄泻痢疾。

【用法用量】 内服煎汤,9~15g。

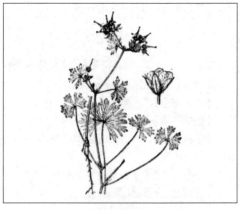

野老鹳草

东亚老鹳草

【学名】 *Geranium nepalense* Sweet var. *thunbergii*(Sieb. et Zucc.)Kudo

【药用部位】 全草。

【生态环境】 生于山坡、路边、田野潮湿处。

【采收季节】 秋季果实成熟时采收全草,洗净,干燥。

【分布】 丽水市各地。

【性味】 味苦、微辛,性平。

【功效】 祛风湿,强筋骨,收敛止泻。

【主治】 风湿痹痛,跌打损伤,筋骨酸痛,肌肤麻木,肠炎,痢疾,月经不调。

【用法用量】 内服煎汤,9~15g;外用适量,捣烂加酒炒热外敷。

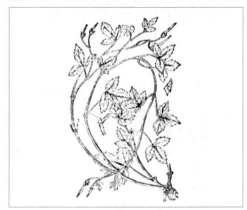

东亚老鹳草

老鹳草

【学名】 *Geranium wilfordii* Maxim.

【药用部位】 全草(老鹳草)。

【生态环境】 生于海拔 600~1300m 的山坡草地、林下、林缘、溪沟边、路旁或灌丛中。

【采收季节】 秋季果实成熟时采收全草,洗净,干燥。

【药材性状】 全草皱缩成团,叶多破碎,长 30~70cm。表面灰褐色或微紫色,完整叶掌状 3~5 深裂,裂片菱状卵形,裂片边缘有齿状缺刻。蒴果球形,长 3~5mm,宿存花柱长 1~1.5cm。气微,味淡。

【分布】 遂昌、缙云。

【性味】 味苦、微辛,性平。

【功效】 祛风通络、活血,清热利湿。

【主治】 风湿痹痛,肌肤麻木,筋骨酸痛,跌打损伤,泄泻,痢疾,疮毒。

【用法用量】 内服煎汤,9~15g。

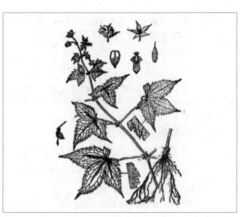

老鹳草

香叶天竺葵

【学名】 *Pelargonium graveolens* L′ Her.

【药用部位】 全草。

【生态环境】 栽培。

【采收季节】 夏、秋季采收,鲜用或干燥。

【分布】 丽水市各地有作观赏植物种植。

【性味】 味辛,性温。

【功效】 祛风除湿,行气止痛,杀虫。

【主治】 风湿痹痛,疝气,阴囊湿痒,疥癣。

【用法用量】 内服煎汤,9~15g,鲜品 30~45g;外用适量,煎水洗或捣烂敷。

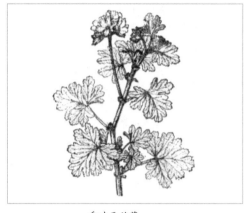

香叶天竺葵

天竺葵

【学名】 *Pelargonium hortorum* Bailey

【药用部位】 花。

【生态环境】 栽培。

【采收季节】 夏、秋季采花,鲜用。

【分布】 市内部分庭院及宾馆或公园有作观赏植物种植。

【性味】 味苦、涩,性凉。

【功效】 清热解毒。

【主治】 主治中耳炎。

【用法用量】 外用适量,捣汁滴耳。

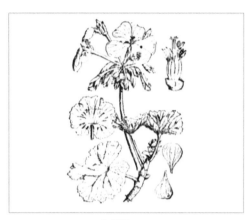

天竺葵

325

金莲花科 Tropaeolaceae

金莲花

【学名】 *Tropaeolum majus* L.

【药用部位】 全草。

【生态环境】 栽培于花盆中。

【采收季节】 生长茂盛时采收,鲜用或干燥。

【分布】 市内部分家庭作花卉种植。

【性味】 味辛、酸,性凉。

【功效】 清热解毒,凉血止血。

【主治】 目赤肿痛,疮疖,吐血,咯血。

【用法用量】 内服煎汤,鲜品 15~30g;外用适量,捣烂敷或煎水洗。

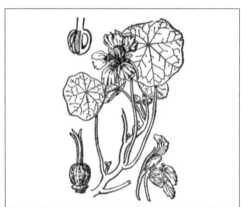

金莲花

古柯科 Erythroxylaceae

东方古柯

【学名】 *Erythroxylum kunthianum*（Wall.）Kurz

【药用部位】 叶。

【生态环境】 生于海拔 580~1300m 的林下。

【采收季节】 夏、秋季采收,洗净,鲜用或干燥。

【分布】 遂昌、庆元、龙泉、景宁、云和。

【性味】 味微苦、涩,性温。

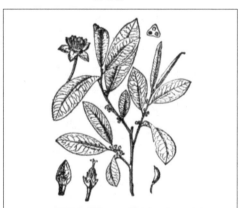

东方古柯

【功效】 定喘,止痛,恢复疲劳。

【主治】 哮喘,骨折疼痛,疟疾,劳累。

【用法用量】 内服少量叶片,咀嚼;外用适量,捣敷。

芸香科 Rutaceae

松风草(岩椒草、臭节草)

【学名】 *Boenninghausenia albiflora* (Hook.) Meisn.

【药用部位】 茎叶、根。

【生态环境】 生于山坡林下、山沟边、路旁石缝中及林缘阴湿处。

【采收季节】 夏季采收茎叶、根,鲜用或干燥。

【分布】 丽水市山区各地。

【性味】 茎叶:味辛、苦,性凉。

　　　　　根:味苦,性微寒。

【功效】 全草:解表、截疟、活血、解毒。

　　　　　根:解毒消肿。

【主治】 茎叶:感冒发热,支气管炎,疟疾,肠胃炎,跌打损伤痈疽疮肿,烫伤。

　　　　　根:疮疖肿毒。

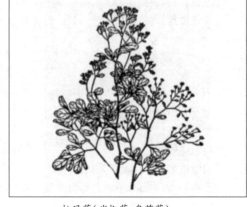

松风草(岩椒草、臭节草)

【用法用量】 茎叶内服煎汤,9~15g;外用适量,捣烂敷。根外用适量,捣汁搽。

酸橙

【学名】 *Citrus aurantium* L.

【药用部位】 幼果(枳实)、未成熟果实(枳壳)。

【生态环境】 栽培。

【采收季节】 初夏采收幼果,切成两半,干燥;夏末采收近成熟果实,切成两半,干燥。

【药材性状】 幼果半球形,少数为球形,直径0.5~2.5cm。外果皮黑绿色或暗棕绿色,具颗粒状突起和皱纹,有明显的花柱残迹或果梗痕。切面中果皮略隆起,厚0.3~1.2cm,黄白色或黄褐色,边缘有1~2列油室,瓤囊棕褐色。质坚硬。气清香,味苦、微酸。

未成熟果实半球形,直径3~5cm。外果皮棕褐色至褐色,有颗粒状突起,突起的顶端有凹点状油室;有明显的花柱残迹或果梗痕。切面中果皮黄白色,光滑而稍隆起,厚0.4~1.3cm,边缘散有1~2列油室,瓤囊7~12瓣,少数至15瓣,汁囊干缩呈棕色至棕褐色,内藏种子。质坚硬,不易折断。气清香,味苦、微酸。

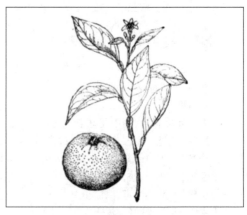

酸橙

【分布】 市内各地有零星种植。

【性味】 幼果:味苦、辛,性寒。

　　　　　未成熟果实:味苦、酸,性微寒。

【功效】 幼果:破气消积,化痰除痞。

　　　　　未成熟果实:理气宽胸,行滞消积。

【主治】 幼果:积滞内停,痞满胀痛大便秘结,泻痢后重,结胸,胸痹,胃下垂,子宫脱垂,脱肛。

　　　　　未成熟果实:胸膈痞满,胁肋胀痛,食积不化,脘腹胀满,下痢后重,脱肛,子宫脱垂。

【用法用量】 幼果内服煎汤,3~10g;外用适量,研末调敷或炒热慰。未成熟果实内服煎汤,3~10g;外用适量,煎水洗或炒热慰。

【注意】 幼果:脾胃虚寒及孕妇禁用。

　　　　　未成熟果实:孕妇慎用。

玳玳花

【学名】 *Citrus aurantium* L. var. *amara* Engl.

【药用部位】 花蕾(代代花)、未成熟果实(枳壳)。

【生态环境】 栽培。

【采收季节】 立夏后采收花蕾,低温干燥。

【药材性状】 花蕾略呈长卵圆形,先端稍膨大,长1~2cm,直径4~8mm,有梗。表面黄白色至灰黄色,花瓣5,覆瓦状抱合,具棕色油点和纵纹;花萼灰绿色,5裂,有凹陷的小油点。体轻,质脆易碎,内见暗绿色倒卵形的子房。气芳香,味微苦。

【分布】 市内各地有零星种植。

【性味】 花蕾:味辛、甘、微苦,性平。
未成熟果实:味苦、酸,性微寒。

【功效】 花蕾:理气宽胸,和胃止呕。
未成熟果实:理气宽胸,行滞消积。

【主治】 花蕾:胸中痞闷,脘腹胀痛,不思饮食,恶心呕吐。
未成熟果实:胸膈痞满,胁肋胀痛,食积正不化,脘腹胀满,下痢后重,脱肛,子宫脱垂。

【用法用量】 花蕾内服煎汤,1.5~3g或泡茶。未成熟果实内服煎汤,3~10g;外用适量,煎水洗或炒热慰。

朱栾

【学名】 *Citrus aurantium* L. var. *decumana* Bonav.

【药用部位】 幼果、未成熟果实(枳壳)。

【生态环境】 栽培于苗圃中。

【采收季节】 春末采收,干燥。

【分布】 市内各地有作砧木用而零星种植。

【性味】 幼果:味苦、酸,性微寒。
未成熟果实:味苦、酸,性微寒。

【功效】 幼果:行气、消食。
未成熟果实:理气宽胸,行滞消积。

【主治】 花蕾:胸胁胀痛,肠胃实热便秘,产后腹痛,子宫下垂,食积泄泻。
未成熟果实:胸膈痞满,胁肋胀痛,食积正不化,脘腹胀满,下痢后重,脱肛,子宫脱垂。

【用法用量】 幼果内服煎汤,3~10g。未成熟果实内服煎汤,3~10g;外用适量,煎水洗或炒热慰。

柚(抛、香抛)

【学名】 *Citrus grandis*(L.)Osbeck

【药用部位】 果实、种子、外果皮(化橘红)、花、叶、根。

【生态环境】 多栽培于庭院、房前屋后、农家菜园。

【采收季节】 秋季果实成熟时采收果实、种子、果皮,鲜用或干燥;春季采花,低温干燥;夏、秋季采叶,鲜用或干燥;秋、冬季采挖根,洗净,切片,干燥。

【药材性状】 种子呈扁长条形,长1.4~1.7cm,宽6~10mm,厚2~5mm。表面淡黄色或黄色,尖端较宽而薄,基部较窄而厚,具棱线数条,有的伸向尖端。质较硬,破开后内有1种仁,子叶乳白色,油质。气微,味微苦。

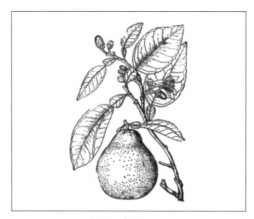

柚(抛、香抛)

果皮多5~7瓣,少数单瓣,完整者展平后直径25~32cm,厚0.5~1cm。外表面黄绿色至黄棕色,有的金黄色,粗糙,有多数凹陷的圆点状及顶端突起的油室,外果皮边缘略向内卷曲,内表面白色,棉絮状,有弹性。质韧软。有浓厚的柚子香气。

花多破碎,完整者呈倒卵状茄形,长0.7~2cm。表面灰黄色至黄棕色,密布凹陷油点;花萼杯状,灰绿色,有凹陷油点。质脆易碎,雄蕊脱落,子房球形,棕黑色。气香,味苦。

叶皱缩卷曲,展平后宽卵形至椭圆状卵形,长7~18cm,宽4~12cm。表面黄绿色,背面浅绿色,对光透视,可见无数透明小点,先端急尖或微凹;叶柄具倒心形宽翅,长2~4cm。质脆,易撕裂。气香,味微苦、微辛。

根呈圆柱形,长短不一,直径 0.5～2cm。表面灰黄色或淡黄棕色,具纵向浅沟和细根痕,刮去粗皮显绿黄色。质硬,难折断,断面不平坦,纤维性。气微香,味苦、微辛辣、刺舌。

【分布】 市内各地有零星种植。

【性味】 果实:味甘、酸,性寒。

种子:味辛、苦,性温。

果皮:味辛、甘、苦,性温。

花:味辛、苦,性温。

叶:味辛、苦,性温。

根:味辛、苦,性温。

【功效】 果实:消食,化痰,醒酒。

种子:疏肝理气,宣肺止咳。

果皮:宽中理气,消食、化痰,止咳平喘。

花:行气,化痰,止痛。

叶:行气止痛,解毒消肿。

根:理气止痛,散风寒。

【主治】 果实:饮食积滞,食欲不振,醉酒。

种子:疝气,肺寒咳嗽。

果皮:气郁胸闷,脘腹冷痛,食积,泻痢,咳喘,疝气。

花:胃脘胸膈胀满。

叶:头风痛,寒湿痹痛,食滞腹胀,乳痈,扁桃体炎,中耳炎。

根:胃脘胀痛,疝气疼痛,风寒咳嗽。

【用法用量】 果实内服适量,生食。种子内服煎汤,6～9g;外用适量,开水浸泡涂擦。果皮内服煎汤,6～9g。花内服煎汤,1.5～4.5g。叶内服煎汤,15～30g;外用适量,捣敷或煎水洗。根内服煎汤,9～15g。

【注意】 果皮:孕妇禁服。

香圆

【学名】 *Citrus grandis*（L.）Osbeck var. *shangyuan* Hu

【药用部位】 果实(香橼)。

【生态环境】 多栽培于庭院、房前屋后、农家菜园。

【采收季节】 秋季采收,鲜用或切成1cm厚,干燥。

【药材性状】 为类圆形的片,直径 4～7cm。外表面灰绿色或黄棕色,较粗糙,密布凹陷小油点,有的顶端可见圆形的环纹;中果皮厚约5mm,瓤囊 9～12 瓣,中轴明显。质柔韧。气清香,味微甜而苦辛。

【分布】 市内各地有零星种植。

【性味】 味辛、苦、酸,性温。

【功效】 理气宽中,化痰,止痛。

【主治】 胸腹满闷,胁肋胀痛,咳嗽痰多。

【用法用量】 内服煎汤,3～6g。

【注意】 虚人慎服。

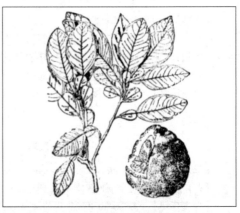

香圆

香橙

【学名】 *Citrus junos* Sieb. ex Tanaka

【药用部位】 果实、果皮、种子。

【生态环境】 多作柑橘类砧木栽培。

【采收季节】 秋季采收果实、果皮、种子,鲜用、低温交代冷藏或干燥。

【分布】 市内各地有零星种植。

【性味】 果实:味酸。性凉。

果皮:味苦、辛,性温。

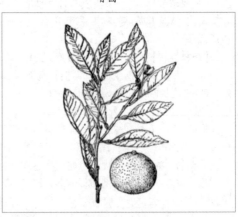

香橙

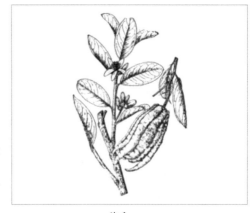

种子:味苦,性微温。

【功效】　果实:降逆和胃,理气宽胸,消瘿、醒酒、解鱼蟹毒。

　　　　　果皮:快气利膈,化痰降逆,消食和胃,解酒,杀鱼蟹毒。

　　　　　种子:理气止痛。

【主治】　果实:恶心呕吐,胸闷腹胀,瘿瘤,醉酒。

　　　　　果皮:胸膈气滞,咳嗽痰多,饮食不消,恶心呕吐,醉酒。

　　　　　种子:疝气,闪挫腰痛。

【用法用量】　果实内服适量,生食。果皮内服煎汤,3~9g。种子内服煎汤,3~9g或研末。

佛手

【学名】　*Citrus medica* L. var. *sarcodactylis* Swingle

【药用部位】　果实(佛手)、花(佛手花)、根。

【生态环境】　多作花卉栽培于庭院或盆栽。

【采收季节】　秋季采收果实,切成薄片,干燥;春季采收花,干燥;全年可采挖根,洗净,切片,鲜用或干燥。

【药材性状】　果实为类椭圆形或卵圆形薄片,常皱缩或卷曲,长6~10cm,宽3~7cm,厚0.2~0.4cm。顶端稍宽,常有3~5个手指状的裂瓣,基部略窄,有的可见果柄痕。外果皮黄绿色或橙黄色,有皱缩和油点。果肉浅黄白色,散有凹凸不平的线状或点状维管束。质硬而脆,受潮后韧韧。气香,味微甜后苦。

　　花萼杯状,淡黄棕色或淡棕褐色,常有凹陷的油点;花瓣5,长披针形,多反卷,长1~1.2cm,宽3~5mm,淡黄色,散生棕褐色小油点,质厚,易脱落;雄蕊多数,黄白色,着生于花盘周围;两性花花柱分裂呈指头状。花蕾色较深。体轻,质脆。气香,味微苦。

佛手

【分布】　市内各地有零星种植。

【性味】　果实:味辛、苦,性温。

　　　　　花:味微苦,性微温。

　　　　　根:味辛、苦,性平。

【功效】　果实:舒肝理气,和胃化痰。

　　　　　花:疏肝理气,和胃化膈。

　　　　　根:顺气化痰。

【主治】　果实:肝气郁积所致胁痛,胸闷,肝胃不和,脾胃气滞所致脘腹胀痛,嗳气,恶心,久咳痰多。

　　　　　花:肝胃气痛,食欲不振。

　　　　　根:肝胃气痛,脾肿大,癫痫。

【用法用量】　果实内服煎汤,3~10g或泡茶饮。花内服煎汤,4.5~9g。根内服煎汤,15~30g。

【注意】　果实:阴虚有火、无气滞者慎服。

柑橘(橘)

【学名】　*Citrus reticulata* Blanco

【药用部位】　果实、果实蜜糖渍制品、果皮(陈皮)、幼果(青皮)、外层果皮(橘红)、内层果皮(橘白)、果皮内层筋络(桔络)、种子(橘核)、叶、根。

【生态环境】　栽培。

【采收季节】　秋季采收果实、果皮、外层果皮、内层果皮、果皮内层筋络、种子,鲜用或干燥;初夏采收幼果,干燥,或纵切四瓣至基部,干燥;冬季采收叶,鲜用或低温干燥;深秋采挖根,洗净,切片,干燥。

【药材性状】　果皮常剥成数瓣,基部相连,有的呈不规则的片状,厚1~2mm。外表面橙红色或红棕色,有细密皱纹和凹下的点状油室;内表面浅黄白色,粗糙,附黄白色或黄棕色筋络状维管束。质稍硬而脆。气香,味辛、苦。

　　幼果类球形,直径0.5~2cm。表面灰绿色或黑绿色,微粗糙,有细密凹下的油室,顶端有稍突起的柱基,基部有圆形果梗痕。质硬,断面果皮黄白色或淡黄棕色,厚1~2mm,外缘有油室1~2列。瓤囊8~10瓣,淡棕色。气清香,味酸、苦、辛。纵切四瓣幼果呈4裂片,裂片长椭圆形,长4~6cm,厚1~2mm。外表面灰绿色或黑绿色,密生多数油室;内表面类白色或黄白色,粗糙,附黄白色或黄棕色小筋络。质稍硬,易折断,断面外缘有 1~2 列油室。气香,味苦、辛。

外层果皮呈长条形或不规则薄片状,边缘皱缩向内卷曲。外表面黄棕色或橙红色,存放后呈棕褐色,密布黄白色突起或凹下的油室。内表面黄白色,密布凹下透光小圆点。质脆易碎。气芳香,味微苦、麻。

内层果皮呈黄白色海绵状薄片,内表面常有橘络的痕迹。质疏松轻软,有弹性。气芳香,味微苦而甜。

果实内层筋络为疏松的乱丝团状,长短不一。黄白色至棕黄色。体轻,疏松,质脆。气微香,味微苦。

种子略呈卵形,长 0.8~1.2cm,直径 0.4~0.6cm。表面淡黄白色或淡灰白色,光滑,一侧有悉种脊棱线,一端钝圆,另端渐尖成小柄状。外种皮薄而韧,内种皮菲薄,淡棕色,子叶 2,黄绿色,有油性。气微,味苦。

【分布】 市内各地普遍种植。

【性味】 果实:味甘、酸性平。

　　　　 果实蜜糖渍制品:味甘、辛,性温。

　　　　 果皮:味辛、苦,性温。

　　　　 幼果:味苦、辛,性温。

　　　　 外层果皮:味辛、苦,性温。

　　　　 内层果皮:味辛、苦、微甘,性温。

　　　　 果实内层筋络:味甘、苦性平。

　　　　 种子:味苦,性平。

　　　　 叶:味苦、辛,性平。

　　　　 根:味苦、辛,性平。

【功效】 果实:润肺生津,理气和胃。

　　　　 果实蜜糖渍制品:宽中下气,消积化痰。

　　　　 果皮:理气降逆,调中开胃,燥湿化痰。

　　　　 幼果:疏肝破气,消积化滞。

　　　　 外层果皮:散寒燥湿,理气化痰,宽中健胃。

　　　　 内层果皮:和胃化湿。

　　　　 果皮内层筋络:通络,理气,化痰。

　　　　 种子:理气,散结,止痛。

　　　　 叶:疏肝行气,化痰散结。

　　　　 根:行气止痛。

【主治】 果实:消渴,呕逆,胸膈结气。

　　　　 果实密糖渍制品:饮食积滞,泻痢,胸膈满闷,咳喘。

　　　　 果皮:脾胃气滞湿阻,胸膈满闷,脘腹胀痛,不思饮食,呕吐哕逆,二便不利,肺气阻滞,咳嗽痰多。

　　　　 幼果:肝郁气滞所致胁肋胀痛,乳房胀痛,乳核,乳痈,疝气疼痛,食积气滞所致胃脘胀痛,气滞血瘀所致癥瘕积聚,久疟痞块。

　　　　 外层果皮:风寒咳嗽,痰多气逆,恶心呕吐,胸脘痞胀。

　　　　 内层果皮:混浊内阻,胸脘痞满,食欲不振。

　　　　 果实内层筋络:经络气滞,久咳胸痛,痰中带血,伤酒口渴。

　　　　 种子:疝气,睾丸肿痛,乳痈,腰痛。

　　　　 叶:乳痈,乳房结块,胸胁胀痛,疝气。

　　　　 根:脾胃气滞,脘腹胀痛,疝气。

【用法用量】 果实内服适量,作食品;外用适量,搽涂。果实蜜糖渍制品内服煎汤,1~2 个。果皮内服煎汤,3~10g。幼果内服煎汤,3~10g。外层果皮内服煎汤,3~10g。内层果皮内服煎汤,1.5~3g。果实内层筋络内服煎汤,3~9g。种子内服煎汤,3~6g。叶内服煎汤,6~15g,鲜品可用至 60~120g 或捣汁服;外用适量,捣烂外敷。根内服煎汤,9~15g。

【注意】 果实:不可多食,风寒咳嗽及有痰饮者不宜食。

　　　　 果皮:气虚证、阴虚燥咳、吐血证及舌赤少津,内有实热者慎服。

　　　　 幼果:气虚者慎服。

　　　　 外层果皮:阴虚燥咳及久咳气虚者禁服。

　　　　 种子:体虚者慎服。

朱橘(朱红橘)

【学名】 *Citrus reticulata* Blanco cv. *Erythrosa*

【药用部位】 果皮。

【生态环境】 栽培。

【采收季节】 秋季采收,干燥。

【分布】 市内各地零星种植。

【性味】 果皮:味辛、苦,性温。

【功效】 理气降逆,调中开胃,燥湿化痰。

【主治】 果皮:脾胃气滞湿阻,胸膈满闷,脘腹胀痛,不思饮食,呕吐哕逆,二便不利,肺气阻滞,咳嗽痰多。

【用法用量】 内服煎汤,3～10g。

【注意】 气虚证、阴虚燥咳、吐血证及舌赤少津,内有实热者慎服。

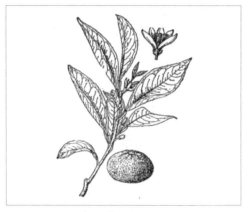

朱橘(朱红橘)

乳橘(南丰蜜橘、金钱蜜橘)

【学名】 *Citrus reticulata* Blanco cv. *Kinokuni*

【药用部位】 果皮。

【生态环境】 栽培。

【采收季节】 秋季采收,干燥。

【分布】 青田、莲都有零星种植。

【性味】 果皮:味辛、苦,性温。

【功效】 理气降逆,调中开胃,燥湿化痰。

【主治】 脾胃气滞湿阻,胸膈满闷,脘腹胀痛,不思饮食,呕吐哕逆,二便不利,肺气阻滞,咳嗽痰多。

【用法用量】 内服煎汤,3～10g。

【注意】 气虚证、阴虚燥咳、吐血证及舌赤少津,内有实热者慎服。

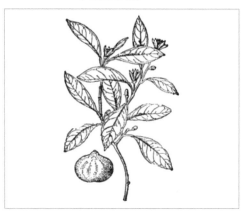

乳橘(南丰蜜橘、金钱蜜橘)

331

椪柑

【学名】 *Citrus reticulata* Blanco cv. *Poonensis*

【药用部位】 果皮。

【生态环境】 栽培。

【采收季节】 秋季采收,干燥。

【分布】 市内各地普遍种植。莲都种植面积较大。

【性味】 果皮:味辛、苦,性温。

【功效】 理气降逆,调中开胃,燥湿化痰。

【主治】 脾胃气滞湿阻,胸膈满闷,脘腹胀痛,不思饮食,呕吐哕逆,二便不利,肺气阻滞,咳嗽痰多。

【用法用量】 内服煎汤,3～10g。

【注意】 气虚证、阴虚燥咳、吐血证及舌赤少津,内有实热者慎服。

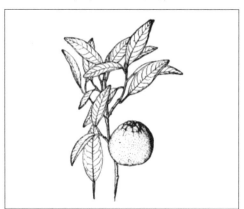

椪柑

早橘(黄岩蜜橘)

【学名】 *Citrus reticulata* Blanco cv. *Subcompressa*

【药用部位】 果皮(陈皮)。

【生态环境】 栽培。

【采收季节】 秋季采收,干燥。

【分布】 市内各地有零星种植。

【性味】 果皮:味辛、苦,性温。

【功效】 理气降逆,调中开胃,燥湿化痰。

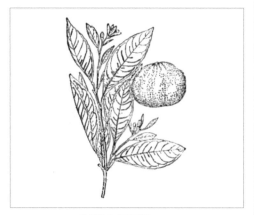

早橘(黄岩蜜橘)

【主治】 脾胃气滞湿阻,胸膈满闷,脘腹胀痛,不思饮食,呕吐哕逆,二便不利,肺气阻滞,咳嗽痰多。

【用法用量】 内服煎汤,3~10g。

【注意】 气虚证、阴虚燥咳、吐血证及舌赤少津,内有实热者慎服。

本地早(天台蜜橘)

【学名】 *Citrus reticulata* Blanco cv. *Succosa*

【药用部位】 果皮(陈皮)。

【生态环境】 栽培。

【采收季节】 秋季采收,干燥。

【分布】 市内各地有零星种植。

【性味】 果皮:味辛、苦,性温。

【功效】 理气降逆,调中开胃,燥湿化痰。

【主治】 脾胃气滞湿阻,胸膈满闷,脘腹胀痛,不思饮食,呕吐哕逆,二便不利,肺气阻滞,咳嗽痰多。

【用法用量】 内服煎汤,3~10g。

【注意】 气虚证、阴虚燥咳、吐血证及舌赤少津,内有实热者慎服。

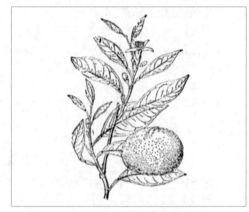

本地早(天台蜜橘)

福橘(橘、红橘)

【学名】 *Citrus reticulata* Blanco cv. *Tangerina*

【药用部位】 果皮(陈皮)。

【生态环境】 栽培。

【采收季节】 秋季采收,干燥。

【分布】 市内各地有零星种植。

【性味】 果皮:味辛、苦,性温。

【功效】 理气降逆,调中开胃,燥湿化痰。

【主治】 脾胃气滞湿阻,胸膈满闷,脘腹胀痛,不思饮食,呕吐哕逆,二便不利,肺气阻滞,咳嗽痰多。

【用法用量】 内服煎汤,3~10g。

【注意】 气虚证、阴虚燥咳、吐血证及舌赤少津,内有实热者慎服。

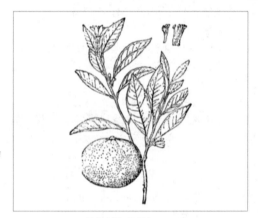

福橘(橘、红橘)

无核橘(温州蜜橘)

【学名】 *Citrus reticulata* Blanco cv. *Unshiu*

【药用部位】 果皮(陈皮)。

【生态环境】 栽培。

【采收季节】 秋季采收,干燥。

【分布】 市内各地普遍种植。莲都种植面积较大。

【性味】 果皮:味辛、苦,性温。

【功效】 理气降逆,调中开胃,燥湿化痰。

【主治】 脾胃气滞湿阻,胸膈满闷,脘腹胀痛,不思饮食,呕吐哕逆,二便不利,肺气阻滞,咳嗽痰多。

【用法用量】 内服煎汤,3~10g。

【注意】 气虚证、阴虚燥咳、吐血证及舌赤少津,内有实热者慎服。

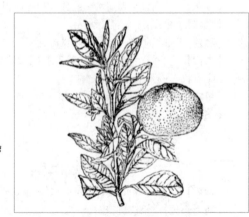

无核橘(温州蜜橘)

甜橙(广橘、广柑)

【学名】 *Citrus sinensis* (L.) Osbeck

【药用部位】 幼果(枳实)、果皮、叶。

【生态环境】 栽培。

【采收季节】 夏季采收幼果实、果皮,鲜用或干燥;全年可采叶,鲜用。

【分布】 市内各地有零星种植。

【性味】 果实:味辛、苦,性温。

果皮:味辛、苦,性温。

叶:味辛、苦,性平。

【功效】 果实:疏肝行气,散结通乳,醒酒。

果皮:行气健脾,降逆化痰。

叶:散瘀止痛。

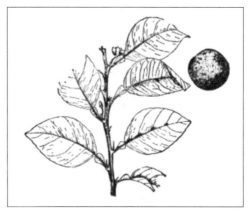

甜橙(广橘、广柑)

【主治】 果实:肝气郁积所致胁肋疼痛,脘腹胀满,产妇乳汁不通,乳房结块肿痛,醉酒。

果皮:脾胃气滞所致脘腹胀满,恶心呕吐,食欲不振,痰壅气逆所致咳嗽痰多,胸膈满闷,梅核气。

叶:疮疡肿痛。

【用法用量】 果实内服干品研末,6g 或鲜品适量,捣汁。果皮内服煎汤,3～10g 或研末;外用适量,煎水熏洗。叶外用适量,捣敷。

臭辣树

【学名】 *Euodia fargesii* Dode

【药用部位】 果实。

【生态环境】 生于海拔 1800m 以下的山坡、山谷、山脊的溪边潮湿处、林下或山麓及旷野。

【采收季节】 秋季采收未成熟果实,鲜用或干燥。

【分布】 遂昌、龙泉、庆元、莲都、松阳、缙云。

【性味】 味苦、辛,性温。

【功效】 止咳,散寒,止痛。

【主治】 咳嗽,腰痛。

【用法用量】 内服煎汤,6～9g,鲜品 15～18g。

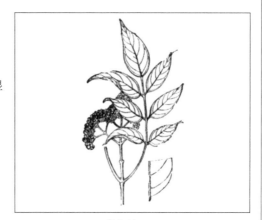

臭辣树

吴茱萸

【学名】 *Euodia rutaecarpa* (Juss.) Benth.

【药用部位】 未开裂果实(吴茱萸)、根、叶。

【生态环境】 生于海拔 720m 以下的山坡疏林下或林缘;缙云有较大面积种植。

【采收季节】 初秋采收未成熟果实,干燥;夏、秋季采收根、叶,洗净,鲜用或根切片干燥。

【药材性状】 未成熟果实五角状扁球形,直径 2～5mm。表面黄绿色至褐色,粗糙,有多数点状突起或凹下的油点。顶端有五角状的裂隙,基部残留被有黄色茸毛的果梗。质硬而脆,横切面可见子房 5 室,每室有淡黄色种子 1 粒。气芳香浓郁,味辛辣而苦。

【分布】 丽水市山区各地。

【性味】 未开裂果实:味辛、苦,性热,小毒。

根:味辛、苦,性热。

叶:味辛、苦,性热。

【功效】 未开裂果实:散寒止痛,疏肝下气,温中燥湿。

根:温中行气,杀虫。

叶:散寒,止痛,敛疮。

【主治】 未开裂果实:脘腹冷痛,厥阴头痛,疝痛,痛经,脚气肿痛,

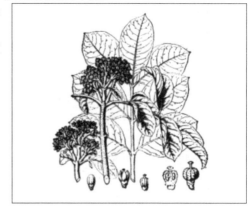

吴茱萸

呕吐吞酸,寒湿泄泻。

　　根:脘腹冷痛,泄泻,痢疾,风寒头痛,经闭腹痛,寒湿腰痛,疝气,蛲虫病,小儿痄疮。

　　叶:霍乱转经,心腹冷痛,头痛,疮疡肿毒。

【用法用量】　未开裂果实内服煎汤,2~5g;外用适量,研末调敷或煎水洗。根内服煎汤,9~15g,大剂量可用至30~60g。叶外用适量,加热外敷或煎水洗。

【注意】　未开裂果实:不宜多服久服,无寒湿滞气及阴虚火旺者禁服。

　　根:胃肠有热者慎服。

密果吴茱萸

【学名】　*Euodia rutaecarpa*（Juss.）Benth. f. *meionocarpa*（Hand. – Mazz.）Huang

【药用部位】　未成熟果实。

【生态环境】　生于山坡疏林下、林缘。

【采收季节】　初秋采收未成熟果实,干燥。

【分布】　莲都、缙云、龙泉、庆元等地。

【性味】　味辛、苦,性热,小毒。

【功效】　散寒止痛,疏肝下气,温中燥湿。

【主治】　脘腹冷痛,厥阴头痛,疝痛,痛经,脚气肿痛,呕吐吞酸,寒湿泄泻。

【用法用量】　内服煎汤,2~5g;外用适量,研末调敷或煎水洗。

【注意】　不宜多服久服,无寒湿滞气及阴虚火旺者禁服。

石虎

【学名】　*Euodia rutaecarpa*（Juss.）Benth. var. *officinalis*（Dode）Huang

【药用部位】　未开裂果实(吴茱萸)。

【生态环境】　生于山坡、沟谷或草丛中。

【采收季节】　初秋采收未成熟果实,干燥。

【分布】　遂昌、莲都、缙云、龙泉、庆元。

【性味】　味辛、苦,性热,小毒。

【功效】　散寒止痛,疏肝下气,温中燥湿。

【主治】　脘腹冷痛,厥阴头痛,疝痛,痛经,脚气肿痛,呕吐吞酸,寒湿泄泻。

【用法用量】　内服煎汤,2~5g;外用适量,研末调敷或煎水洗。

【注意】　不宜多服久服,无寒湿滞气及阴虚火旺者禁服。

山橘

【学名】　*Fortunella hindsii*（Champ. ex Benth.）Swingle

【药用部位】　果实、叶、根。

【生态环境】　生于海拔300~670m的山坡林下、林缘或裸岩旁。亦有零星栽培。

【采收季节】　秋季采收果实,鲜用或盐渍用;全年可采叶、根,鲜用或切片后干燥。

【分布】　龙泉、缙云、景宁。市内各地有零星种植于庭院。

【性味】　果实:味辛、酸、甘,性温。

　　叶:味辛,性温。

　　根:味辛、苦,性温。

【功效】　果实:行气宽中,止咳化痰。

　　叶:宣肺,止咳,散瘀消肿。

　　根:醒脾和胃,行气止痛。

【主治】　果实:胃气痛,食积胀满,疝气,风寒咳嗽,冷哮。

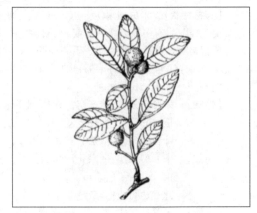

山橘

　叶:感冒咳嗽,百日咳,跌打损伤。

　根:食积胀满,胃脘痛,疝气肿痛。

【用法用量】　果实内服煎汤,9～15g。叶内服煎汤6～12g;外用适量,捣敷。根内服煎汤,15～30g。

金弹(宁波金橘)

【学名】　*Fortunella X crassifolia* Swingle (pro sp.)

【药用部位】　果实、种子、叶、根。

【生态环境】　栽培。

【分布】　市内有种植或作花卉盆栽。

【采收季节】　冬季采收果实、种子,鲜用或干燥;夏、秋季采收叶、根,洗净,鲜用或干燥。

【性味】　果实:味辛、甘,性温。

　　　　种子:味酸、辛,性平。

　　　　叶:味辛、苦,性微寒。

　　　　根:味酸、苦,性温。

【功效】　果实:理气解郁,消食化痰,醒酒。

　　　　种子:化痰散结,理气止痛。

　　　　叶:舒肝解郁,理气止痛。

　　　　根:行气止痛,化痰散结。

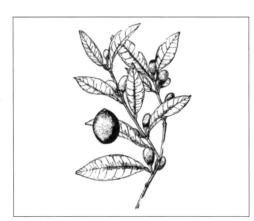

金弹(宁波金橘)

【主治】　果实:胸闷郁结,脘腹痞胀,食滞纳呆,咳嗽痰多,伤酒口渴。

　　　　种子:喉痹,瘰疬结核,疝气,睾丸肿痛,乳房结块,乳腺炎。

　　　　叶:噎膈,瘰疬,乳房结块,乳腺炎。

　　　　根:胃脘胀痛,疝气,产后腹痛,子宫下垂,瘰疬初起。

【用法用量】　果实内服煎汤,3～9g,鲜品15～30g、捣汁饮或泡茶。种子内服煎汤,6～9g。叶内服煎汤,3～9g。根内服煎汤,3～9g,鲜品15～30g。

【注意】　根:气虚火旺者慎服。

月月橘(长寿金橘)

【学名】　*Fortunella X obovata* Tanaka (pro sp.)

【药用部位】　果实、种子、叶、根。

【生态环境】　栽培。

【采收季节】　冬季采收果实、种子,鲜用或干燥;夏、秋季采收叶、根,洗净,鲜用或干燥。

【分布】　市内有种植或作花卉盆栽。

【性味】　果实:味辛、甘,性温。

　　　　种子:味酸、辛,性平。

　　　　叶:味辛、苦,性微寒。

　　　　根:味酸、苦,性温。

【功效】　果实:理气解郁,消食化痰,醒酒。

　　　　种子:化痰散结,理气止痛。

　　　　叶:舒肝解郁,理气止痛。

　　　　根:行气止痛,化痰散结。

【主治】　果实:胸闷郁结,脘腹痞胀,食滞纳呆,咳嗽痰多,伤酒口渴。

　　　　种子:喉痹,瘰疬结核,疝气,睾丸肿痛,乳房结块,乳腺炎。

　　　　叶:噎膈,瘰疬,乳房结块,乳腺炎。

　　　　根:胃脘胀痛,疝气,产后腹痛,子宫下垂,瘰疬初起。

【用法用量】　果实内服煎汤,3～9g,鲜品15～30g、捣汁饮或泡茶。种子内服煎汤,6～9g。叶内服煎汤,3～9g。根内服煎汤,3～9g,鲜品15～30g。

【注意】　根:气虚火旺者慎服。

圆金橘（金橘）

【学名】 *Fortunella japonica*（Thunb.）Swingle

【药用部位】 果实、种子、叶、根。

【生态环境】 栽培。

【采收季节】 冬季采收果实、种子,鲜用或干燥;夏、秋季采收叶、根,洗净,鲜用或干燥。

【分布】 市内有种植或作花卉盆栽。

【性味】 果实:味辛、甘,性温。

种子:味酸、辛,性平。

叶:味辛、苦,性微寒。

根:味酸、苦,性温。

【功效】 果实:理气解郁,消食化痰,醒酒。

种子:化痰散结,理气止痛。

叶:舒肝解郁,理气止痛。

根:行气止痛,化痰散结。

【主治】 果实:胸闷郁结,脘腹痞胀,食滞纳结呆,咳嗽痰多,伤酒口渴。

种子:喉痹,瘰疬结核,疝气,睾丸肿痛,乳房结块,乳腺炎。

叶:噎膈,瘰疬,乳房结块,乳腺炎。

根:胃脘胀痛,疝气,产后腹痛,子宫下垂,瘰疬初起。

【用法用量】 果实内服煎汤,3～9g,鲜品 15～30g、捣汁饮或泡茶。种子内服煎汤,6～9g。叶内服煎汤,3～9g。根内服煎汤,3～9g,鲜品 15～30g。

【注意】 根:气虚火旺者慎服。

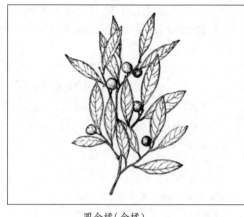

圆金橘（金橘）

罗浮（金橘、牛奶金橘、长金橘）

【学名】 *Fortunella margarita*（Lour.）Swingle

【药用部位】 果实、种子、叶、根。

【生态环境】 栽培。

【采收季节】 冬季采收果实、种子,鲜用或干燥;夏、秋季采收叶、根,洗净,鲜用或干燥。

【分布】 市内有种植或作花卉盆栽。

【性味】 果实:味辛、甘,性温。

种子:味酸、辛,性平。

叶:味辛、苦,性微寒。

根:味酸、苦,性温。

【功效】 果实:理气解郁,消食化痰,醒酒。

种子:化痰散结,理气止痛。

叶:舒肝解郁,理气止痛。

根:行气止痛,化痰散结。

【主治】 果实:胸闷郁结,脘腹痞胀,食滞纳结呆,咳嗽痰多,伤酒口渴。

种子:喉痹,瘰疬结核,疝气,睾丸肿痛,乳房结块,乳腺炎。

叶:噎膈,瘰疬,乳房结块,乳腺炎。

根:胃脘胀痛,疝气,产后腹痛,子宫下垂,瘰疬初起。

【用法用量】 果实内服煎汤,3～9g,鲜品 15～30g、捣汁饮或泡茶。种子内服煎汤,6～9g。叶内服煎汤,3～9g。根内服煎汤,3～9g,鲜品 15～30g。

【注意】 根:气虚火旺者慎服。

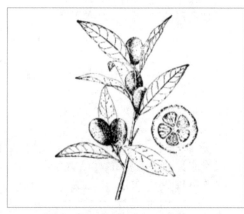

罗浮（金橘、牛奶金橘、长金橘）

336

九里香

【学名】 *Murraya exotica* L.

【药用部位】 茎叶(九里香)、根、花。

【生态环境】 栽培。

【采收季节】 生长茂盛时采收茎叶,干燥;秋季采挖根,洗净,切片,鲜用或干燥;春季采收花,干燥。

【分布】 市内有作花卉盆栽。

【性味】 茎叶:味辛、微苦,性温,小毒。

　　　　根:味辛、微苦,性温。

　　　　花:味辛、苦,性温。

【功效】 茎叶:行气活血,散瘀止痛,解毒消肿。

　　　　根:祛风除湿,行气止痛,散瘀通络。

　　　　花:理气止痛。

【主治】 茎叶:胃脘疼痛,风湿痹痛,跌仆肿痛,疮痈,蛇虫咬伤。亦用于麻醉止痛。

　　　　根:风湿痹痛,腰膝冷痛,痛风,跌打损伤,睾丸肿痛,湿疹,疥癣。

　　　　花:气滞胃痛。

【用法用量】 茎叶内服煎汤,6~12g;外用适量,捣敷或煎水洗。根内服煎汤,15~30g,鲜品 30~60g,或干品研末每次 3~6g;外用适量,捣敷或煎水洗。花内服煎汤,3~9g。

【注意】 茎叶:阴虚者慎服。

　　　　根:阴虚火旺者慎服。

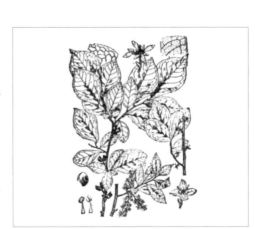

九里香

臭常山(日本常山)

【学名】 *Orixa japonica* Thunb.

【药用部位】 根。

【生态环境】 生于疏林内或灌丛中。

【采收季节】 9~11 月采收,洗净,切片,干燥。

【药材性状】 根圆柱形或圆锥形,粗大。表面栓皮淡灰黄色,有时现细裂纹,栓皮脱落处类白色。断面灰白色。气特异,味苦。

【分布】 遂昌、龙泉。

【性味】 味苦、辛,性凉。

【功效】 疏风清热,行气活血,解毒除湿,截疟。

【主治】 风热感冒,咳嗽,喉痛,脘腹胀痛,风湿关节痛,跌打伤痛,湿热痢疾,疟疾,无名肿毒。

【用法用量】 内服煎汤,9~15g,或研末;外用适量,研末调敷。

【注意】 根有小毒。

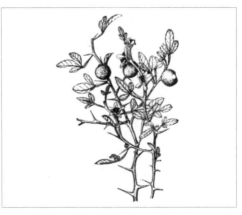

臭常山(日本常山)

枸橘

【学名】 *Poncirus trifoliata*（L.）Raf.

【药用部位】 未成熟果实(枸橘)、种子、叶、根皮、棘刺。

【生态环境】 栽培。

【采收季节】 春末、夏初采收未成熟果实,横切二半,干燥;秋、冬季果实成熟时采收种子,干燥;夏、秋季采收叶,鲜用或干燥;全年可采收根皮、棘刺,干燥。

【药材性状】 果实呈球形或剖成两半,直径 0.8~1.2cm。表面绿褐色,密被棕绿色毛茸,基部具圆盘状果柄痕;横切面类白色,边缘绿褐色,可见凹陷的小点,瓤囊黄白色。气特异,味苦涩。

【分布】 市内各地常作绿篱或柑橘砧木种植。

【性味】 未成熟果实:味辛、苦,性温。

枸橘

叶:味辛,性温。

【功效】 未成熟果实:疏肝和胃,理气止痛,消积化滞。

种子:止血。

叶:理气止呕,消肿散结。

根皮:敛血,止痛。

棘刺:止痛。

【主治】 未成熟果实:胸胁胀满,脘腹胀痛,乳房结块,疝气疼痛,睾丸肿痛跌打损伤,食积,便秘,子宫脱垂。

种子:肠风下血。

叶:噎膈,反胃,呕吐,梅核气,疝气。

根皮:痔疮,便血,齿痛。

棘刺:龋齿疼痛。

【用法用量】 未成熟果实内服煎汤,9～15g;外用适量,煎水洗。种子内服煎汤,9～15g或研末每次1.5～3g。叶内服煎汤,6～15g,鲜品30g或炒后研末每次3～6g。根皮内服煎汤,4.5～9g;外用适量,浸酒含漱。棘刺外用适量,水煎含漱。

【注意】 未成熟果实:气血虚弱、阴虚有火者及孕妇禁服。

茵芋

【学名】 *Skimmia reevesiana* Fortune.

【药用部位】 茎叶。

【生态环境】 生于海拔500～1500m的山地沟边、林下阴湿岩石上、山坡林下或灌丛中。

【采收季节】 全年可采收,切段,干燥。

【分布】 丽水市山区各地。

【性味】 味辛、苦,性温,有毒。

【功效】 祛风胜湿。

【主治】 风湿痹痛,四肢挛急,两足软弱。

【用法用量】 浸酒外搽。

【注意】 有毒,内服宜慎。阴虚而无风湿实邪及孕妇禁用。

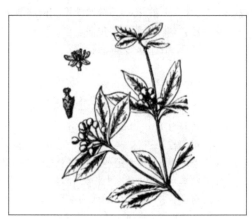

茵芋

飞龙掌血

【学名】 *Toddalia asiatica* (L.) Lam.

【药用部位】 根或根皮、叶。

【生态环境】 生于海拔410m平地至山地的山坡疏林中及林缘灌丛中。

【采收季节】 全年可采挖根或根皮,洗净,切段,鲜用或干燥;全年可采叶,鲜用。

【药材性状】 根圆柱形,略弯曲,长短不一。直径0.5～4cm,有的根头部达8cm。深黄棕色至灰棕色,粗糙,有细纵纹及稍凸起的白色类圆形或长椭圆形皮孔;栓皮易脱落,露出棕褐色或浅红棕色的皮部。质坚硬,不易折断,断面皮部与木部界线明显,木部淡黄色,年轮显著。气微,味辛、苦,有辛凉感。根皮呈规则块状,厚5～10mm,质坚硬,不易折断,横断面及纵切面均呈颗粒状,黄棕色或棕褐色,内表面淡褐色,有纵向纹理。

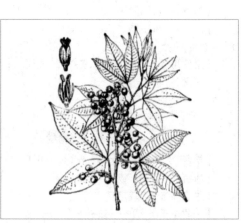

飞龙掌血

【分布】 龙泉。

【性味】 根或根皮:味辛、微苦,性温,小毒。

叶:味辛、微苦,性温。

【功效】 根或根皮:祛风止痛,散瘀止血,解毒消肿。

叶:散瘀止血,消肿解毒。

【主治】 根或根皮:风湿痹痛,腰痛,胃痛,痛经,经闭,跌打损伤,劳伤吐血,衄血,瘀滞崩漏,疮痈肿毒。

叶:刀伤出血,疮疖肿毒,毒虫咬伤。

【用法用量】　根或根皮内服煎汤,9~15g;外用适量,鲜品捣敷或干品研末调敷。叶外用适量,鲜品捣敷。

【注意】　根及根皮:孕妇禁服。

椿叶花椒(樗叶花椒　畲药名:鼓丁柴)

【学名】　*Zanthoxylum ailanthoides* Sieb. et Zucc.

【药用部位】　树皮(海桐皮)、叶、根、果实。

【生态环境】　生于海拔 1100m 以下密林中潮湿处。

【采收季节】　夏、秋季剥取树皮、采叶、摘成熟果实,干燥;全年可采根,洗净,切片,干燥。

【药材性状】　树皮呈卷筒状或板块状,两边略内卷,厚 0.5~3mm。外表面灰色或淡棕色,具纵裂纹及小数皮孔,并有分布较密的钉刺;钉刺大多呈乳突状,少数纵扁或横扁,高 1~1.5cm,顶端尖锐,基部略圆,直径 0.8~2cm,有的锐刺加工时已折断,内表面黄白色或黄棕色,光滑,在钉刺相对的皮内有卵状凹痕。质坚而韧,不易折断,断面不整齐。气微,味微苦、辛、麻辣。

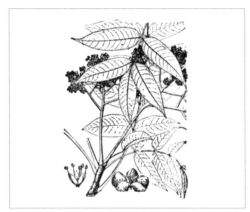

椿叶花椒(樗叶花椒　畲药名:鼓丁柴)

【分布】　丽水市山区各地。

【性味】　树皮:味辛、微苦,性平,小毒。

叶:味苦、辛,性平。

根:味苦、辛,性平,小毒。

果实:味苦。辛,性温。

【功效】　树皮:祛风除湿,通络止痛,利小便。

叶:解毒,止血。

根:祛风除湿,活血散瘀,利水消肿。

果实:温中,燥湿,健脾,杀虫。

【主治】　树皮:风寒湿痹,腰膝疼痛,跌打损伤,腹痛腹泻,小便不利,齿痛,湿疹,疥癣。

叶:毒蛇咬伤,外伤出血。

根:风湿痹痛,腹痛腹泻,小便不利,外伤出血,跌打损伤,毒蛇咬伤。

果实:脘腹冷痛,食少,泄泻,久痢,虫积。

【用法用量】　树皮内服煎汤,6~9g;外用适量,捣敷、研末调敷或煎水洗。叶外用煎水洗,250g 或研末撒。根内服煎汤,3~15g;外用适量,捣敷、煎水洗、研末撒或浸酒搽。果实内服煎汤,2~5g。

【注意】　树皮:孕妇禁服。

根:孕妇禁服。

果实:阴虚火旺者及孕妇禁用。

竹叶椒(畲药名:白夫桃、焦刺)

【学名】　*Zanthoxylum armatum* D C.

【药用部位】　果实、根、叶、种子。

【生态环境】　生于海拔 700m 左右的山坡疏林下或灌丛中。亦有栽培。

【采收季节】　初秋果实成熟时采收果实、种子,干燥;全年可采挖根,洗净,鲜用或切片后干燥;全年可采叶,鲜用或干燥。

【药材性状】　果实球形,直径约 3mm。表面红棕色至暗红色,稀疏散布突起的瘤状小油点,顶端有细小喙尖;内果皮光滑淡黄色,薄革质;果柄被疏短毛。种子圆珠形,表面黑色,光亮,密布小疣点。果皮质脆。气香,味麻而凉。

根圆柱形,长短不一,直径 0.5~2.5cm。表面灰黄色至暗灰色,有较密的浅纵沟。质坚硬,折断面纤维性,横断面栓皮灰黄色,皮部淡棕色,木部黄白色。气微,味苦,麻舌。

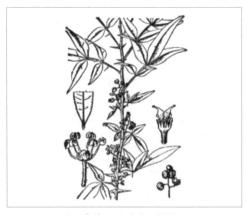

竹叶椒(畲药名:白夫桃、焦刺)

【分布】　遂昌。市内有零星种植。

【性味】 果实:味辛、微苦,性温,小毒。
　　　　根:味辛、微苦,性温,小毒。
　　　　叶:味辛、微苦,性温,小毒。
　　　　种子:味苦、辛,性温。

【功效】 果实:温中燥湿,散寒止痛,驱虫止痒。
　　　　根:祛风散寒,温中理气,活血止痛。
　　　　叶:理气止痛,活血消肿,解毒止痒。
　　　　种子:平喘利水,散瘀止痛。

【主治】 果实:脘腹冷痛,寒湿吐泻,蛔厥腹痛,龋齿牙痛,湿疹,疥癣痒疮。
　　　　根:风湿痹痛,胃脘冷痛,泄泻,痢疾,感冒头痛,牙痛,跌打损伤,痛经,刀伤出血,顽癣,毒蛇咬伤。
　　　　叶:脘腹胀痛,跌打损伤,痈疮肿毒,毒蛇咬伤,皮肤瘙痒。
　　　　种子:痰饮喘息,水肿胀满,小便不利,脘腹冷痛,关节痛,跌打肿痛。

【用法用量】 果实内服煎汤,6~9g,研末1~3g;外用适量,煎水洗、含漱、酒精浸泡外搽、研粉塞入龋齿洞中或鲜品捣敷。根内服煎汤,9~30g,鲜品60~90g,研末1~3g;外用适量,煎水洗或含漱、研末调敷、浸酒搽或鲜品捣敷。叶内服煎汤,9~15g,外用适量,煎水洗或鲜品捣敷。种子内服煎汤,3~5g,研末1g;外用适量,煎水洗。

【注意】 根:孕妇禁服。

毛竹叶椒

【学名】 *Zanthoxylum armatum* D C. f. *ferrugineum*(Rehd. et Wils.)Huang ex C. S. Yang
【药用部位】 果实、种子、根。
【生态环境】 生于海拔700m左右的山坡疏林下或灌丛中。
【采收季节】 初秋果实成熟时采收果实、种子,干燥;全年可采挖根,洗净,鲜用或切片后干燥。
【分布】 丽水市山区各地。
【性味】 果实:味辛、微苦,性温,小毒。
　　　　种子:味苦、辛,性温。
　　　　根:味辛、微苦,性温,小毒。

【功效】 果实:温中燥湿,散寒止痛,驱虫止痒。
　　　　种子:平喘利水,散瘀止痛。
　　　　根:祛风散寒,温中理气,活血止痛。

【主治】 果实:脘腹冷痛,寒湿吐泻,蛔厥腹痛,龋齿牙痛,湿疹,疥癣痒疮。
　　　　种子:痰饮喘息,水肿胀满,小便不利,脘腹冷痛,关节痛,跌打肿痛。
　　　　根:风湿痹痛,胃脘冷痛,泄泻,痢疾,感冒头痛,牙痛,跌打损伤,痛经,刀伤出血,顽癣,毒蛇咬伤。

【用法用量】 果实内服煎汤,6~9g,研末1~3g;外用适量,煎水洗、含漱、酒精浸泡外搽、研粉塞入龋齿洞中或鲜品捣敷。种子内服煎汤,3~5g,研末1g;外用适量,煎水洗。根内服煎汤,9~30g,鲜品60~90g,研末1~3g;外用适量,煎水洗或含漱、研末调敷、浸酒搽或鲜品捣敷。

【注意】 根:孕妇禁服。

岭南花椒

【学名】 *Zanthoxylum austrosinense* Huang
【药用部位】 根。
【生态环境】 生于海拔500m左右的山谷林缘、路旁或山地岩石上。
【采收季节】 全年可采收,洗净,切片,干燥。
【用法用量】 根圆柱形,稍弯曲,有支根,长短不一,直径0.5~2cm。表面深黄棕色至深棕色,具细纵纹,皮孔近圆形或椭圆形,横向突起。质坚硬,断面纤维性,横断面栓皮薄,深棕色,皮部淡棕色。气微,味微苦。
【分布】 遂昌、庆元。
【性味】 味辛,性温,小毒。

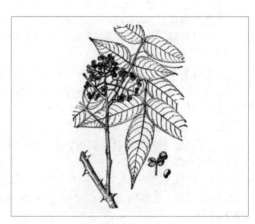

岭南花椒

【功效】 祛风解表,行气活血,消肿止痛。

【主治】 风寒感冒,风湿痹痛,气滞胃痛,龋齿疼痛,跌打肿痛,骨折,毒蛇咬伤。

【用法用量】 内服煎汤,2~6g;外用适量,浸酒搽或研末酒调敷。

【注意】 有小毒。

朵椒

【学名】 *Zanthoxylum molle* Rehd.

【药用部位】 树皮(海桐皮)。

【生态环境】 生于海拔 1200m 以下的密林中。

【采收季节】 夏、秋季剥取树皮,干燥。

【药材性状】 树皮呈卷筒状或板块状,两边略内卷,厚 1.5~2mm。外表面灰褐色,具纵裂纹及小数皮孔,并有分布较密的钉刺;钉刺大多呈乳突状,纵扁,高 1~1.5cm,顶端尖锐,基部略圆,直径 0.4~1.2cm,有的锐刺两个合生;内表面黄白色或黄棕色,光滑,在钉刺相对的皮内有卵状凹痕。质坚而韧,不易折断,断面不整齐。气微,味微苦、辛、麻辣。

【分布】 遂昌、庆元、龙泉、景宁。

【性味】 味辛、微苦,性平,小毒。

【功效】 祛风除湿,通络止痛,利小便。

【主治】 风湿湿痹,腰膝疼痛,跌打损伤,腹痛腹泻,小便不利,齿痛,湿疹,疥癣。

【用法用量】 内服煎汤,6~9g;外用适量,捣敷或研末调敷或煎水洗。

【注意】 孕妇禁服。

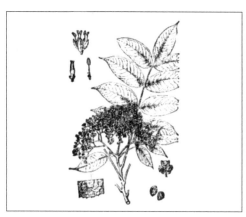

朵椒

大叶臭椒

【学名】 *Zanthoxylum rhetsoides* Drake

【药用部位】 茎及枝叶。

【生态环境】 生于海拔 500~1150m 的阳坡或山顶杂木林中。

【采收季节】 全年可采收,洗净,鲜用或干燥。

【分布】 遂昌、庆元、龙泉、景宁、云和。

【性味】 味辛、微苦,性温。

【功效】 祛除风湿,消肿解毒,止痛止血。

【主治】 风寒感冒,风湿痹痛,跌打骨折,外伤出血,烧烫伤,毒蛇咬伤。

【用法用量】 内服煎汤,茎枝 10~25g,叶 6~15g;外用适量,茎枝煎水洗,叶研粉撒或鲜叶捣烂加酒调敷。

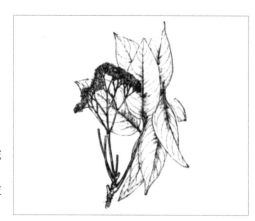

大叶臭椒

花椒簕(光叶花椒　畲药名:红椒刺)

【学名】 *Zanthoxylum scandens* Bl.

【药用部位】 茎叶或根。

【生态环境】 生于海拔 1100m 以下的山地林下或灌丛中。

【采收季节】 全年可采收,洗净,切片,干燥。

【药材性状】 茎圆柱形。表面棕褐色,有向下弯曲的皮刺,刺长 1~3mm。完整叶为奇数羽状复叶,小叶 15~25(-31)枚,互生或近对生,卵形或卵状长圆形,长 4~8cm,宽 1.5~3.5cm,先端长尾状渐尖,呈镰刀状弯向一侧,基部楔形,偏斜,上面具光泽,叶脉下凹。革质。气特异,味微苦。根圆柱形,长短不一,直径 1~2cm。表面暗灰棕色,具较密的纵沟。质坚硬,横断面栓皮暗黄棕色,易碎,皮部有淡棕色小点。味

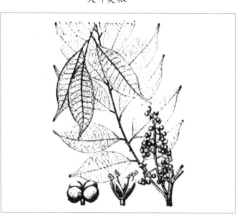

花椒簕(光叶花椒　畲药名:红椒刺)

341

微苦。

　　【分布】　丽水市山区各地。

　　【性味】　味辛,性温。

　　【功效】　活血,散瘀,止痛。

　　【主治】　脘腹瘀滞疼痛,跌打损伤。

　　【用法用量】　内服煎汤,3~9g;外用适量,煎水熏洗。

青花椒(崖椒)

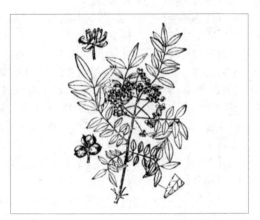

青花椒(崖椒)

　　【学名】　*Zanthoxylum schinifolium* Sieb. et Zucc.

　　【药用部位】　果皮(花椒)、种子(花椒目)、茎、叶。

　　【生态环境】　生于海拔1300m以下的林中。

　　【采收季节】　秋季果实成熟时采收果皮、种子,干燥;全年可采收茎、叶、根,洗净,干燥。

　　【药材性状】　果实多为2~3个上部离生的小蓇葖果,集生于小果梗上,蓇葖果球形,沿腹缝线开裂,直径3~4mm。外表面灰绿色或暗绿色,散有多数油点和细密的网状隆起皱纹;内表面类白色,光滑。内果皮常由基部与外果皮分离。残留种子卵形,长3~4mm,直径2~3mm,表面黑色,有光泽。气香,味微甜而辛。

　　种子类球形,直径2~3mm。表面黑色,有光泽,具极致密的颗粒状突起。种仁乳白色,富油性。质坚。气微香,味稍麻辣。

　　【分布】　遂昌、缙云。

　　【性味】　果皮:味辛,性温,小毒。

　　　　　　　种子:味苦、辛,性温,小毒。

　　　　　　　茎:味辛,性热。

　　　　　　　叶:味辛,性热。

　　【功效】　果皮:温中止痛,除湿止泻,杀虫止痒。

　　　　　　　种子:利水消肿,祛痰平喘。

　　　　　　　茎:祛风散寒。

　　　　　　　叶:温中散寒,燥湿健脾,杀虫解毒。

　　【主治】　果皮:脾胃虚寒之脘腹冷痛,蛔虫腹痛,呕吐腹泄泻,肺寒咳喘,龋齿牙痛,阴痒带下,湿疹,皮肤瘙痒。

　　　　　　　种子:水肿胀满,哮喘。

　　　　　　　茎:风疹。

　　　　　　　叶:奔豚,寒积,霍乱转筋,脱肛,风弦烂眼,漆疮,疥疮,毒蛇咬伤。

　　【用法用量】　果皮内服煎汤,3~6g;外用适量,煎水熏洗。种子内服煎汤,2.4~5g;外用适量,研末醋调敷。茎外用煎水洗,30~60g。叶内服煎汤,3~9g;外用适量,煎水洗或鲜叶捣敷。

　　【注意】　果皮:阴虚火旺者禁服,孕妇慎服。

　　　　　　　种子:阴虚火旺者禁服。

野花椒

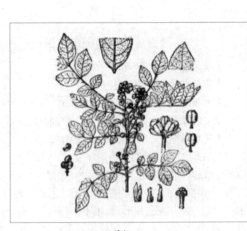

野花椒

　　【学名】　*Zanthoxylum simulans* Hance

　　【药用部位】　叶、果实、根皮或树皮。

　　【生态环境】　生于山坡灌丛中。

　　【采收季节】　7~9月采收带枝的小叶,鲜用或干燥;7~8月采收成熟果实,干燥;春、夏、秋季采收根皮或树皮,洗净,鲜用或干燥。

　　【分布】　龙泉。

　　【性味】　叶:味辛,性温。

　　　　　　　果实:味辛,性温,小毒。

　　　　　　　根皮或树皮:味辛,性温。

　　【功效】　叶:祛风除湿,活血通经。

果实:温中止痛,杀虫止痒。

根皮或树皮:祛风除湿,散寒止痛,解毒。

【主治】 叶:风湿痹痛,闭经,跌打损伤,阴疽,皮肤瘙痒。

果实:脾胃虚寒,脘腹冷痛,呕吐,泄泻,蛔虫腹痛,湿疹,皮肤瘙痒,阴痒,龋齿疼痛。

根皮或树皮:风寒湿痹,筋骨麻木,脘腹冷痛,吐泻,牙痛,皮肤疮疡,毒蛇咬伤。

【用法用量】 叶内服煎汤,9~15g;外用适量。鲜叶捣敷。果实内服煎汤,3~6g,研末1~2g;外用适量,水煎洗或研末调敷。根皮或树皮内服煎汤,6~9g,研末2~3g;外用适量,煎水洗、含漱、研末调敷或鲜品调敷。

【注意】 果实:有小毒。妇女哺乳期禁服。

苦木科 Simaroubaceae

臭椿(樗 畲药名:包罗香)

【学名】 *Ailanthus altissima* Swingle

【药用部位】 根皮或树干皮(椿皮)、果实(凤眼草)、叶。

【生态环境】 生于海拔1050m以下阳坡疏林中、林缘、灌木丛中。亦有作行道树栽培。

【采收季节】 春、夏季剥取根皮或树皮,洗净,切块,干燥;秋季果实成熟时采收果实,干燥;春、夏季采收叶,鲜用或干燥。

【药材性状】 根皮呈不整齐的片状或卷片状,大小不一,厚0.3~1cm。外表面灰黄色或黄褐色,粗糙,有多数纵向皮孔样突起和不规则纵、横裂纹,除去粗皮者显黄白色,内表面淡黄色,较平坦,密布梭形小孔或小点。质硬而脆,断面外层颗粒性,内层纤维性。气微,味苦。树皮呈不规则板块状,大小不一,厚0.5~2cm。外表面灰黑色,极粗糙,有深裂。

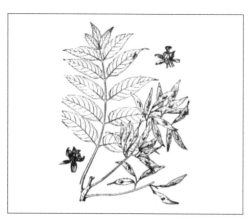

臭椿(樗 畲药名:包罗香)

果实呈长圆状椭圆形,薄片状,两端稍尖,长3.5~4cm,宽1~1.2cm。果翅纸质,表面黄褐色,微有光泽,具辐射状的脉纹,间有网纹。种子扁圆形,位于果翅的中部,种皮黄褐色。子叶2,肥厚,黄绿色,富油性。气微,味苦。

【分布】 丽水市山区各地。

【性味】 树皮或树皮:苦、涩,性寒。

果实:味苦、涩,性凉。

叶:味苦,性凉。

【功效】 根皮或树干皮:清热燥湿,涩肠,止血,止带,杀虫。

果实:清热燥湿,止痢,止血。

叶:清热燥湿,杀虫。

【主治】 根皮或树皮:泄泻,痢疾,便血,崩漏,痔疮出血,带下,蛔虫症,疮癣。

果实:痢疾,白浊,带下,便血,尿血,崩漏。

叶:湿热带下,泄泻,痢疾,湿疹,疮疥,疔肿。

【用法用量】 根皮或树皮内服煎汤,6~9g;外用适量,煎水洗。果实内服煎汤,3~10g或研末;外用适量,煎水洗。叶内服煎汤,6~15g,鲜品30~60g或绞汁;外用适量,煎水洗。

【注意】 根皮或树干皮:脾胃虚寒者禁服。

果实:脾胃虚寒便溏者禁服。

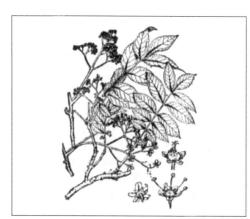

苦木

苦木

【学名】 *Picrasma quassioides* (D. Don) Benn.

【药用部位】 木材、茎皮、根、枝叶(苦木)。

【生态环境】 生于海拔380~1080m的山坡、山谷、沟边林中。

【采收季节】 全年可采木材、茎皮、根,洗净,切片,干燥;夏、秋季采收枝叶,切碎,鲜用或干燥。

【药材性状】 木材多切成1cm厚的片。外表面灰绿色或淡棕色,散布不规则灰白色斑纹,树心处切面深黄色。横切面年轮明显,射线放射状排列。质坚硬,折断面纤维状。气微,味苦。

茎皮呈单卷状、槽状或各式长片状,长宽不一。未去栓皮的幼皮表面棕绿色,皮孔细小,淡棕色,稍突起;未去栓皮的老皮表面棕褐色,圆形皮孔纵向排列,中央下凹,四周突起,常附有白色地衣斑纹。内表面黄白色,平滑。持脆,易折断,断面略粗糙,可见微细的纤维。气微,味苦。

枝呈圆柱形,长短不一,直径0.5~2cm;表面灰绿色或棕绿色,有细密的纵纹和多数点状皮孔;质脆,易折断,断面不平坦,淡黄色,嫩枝色较浅,且髓部较大。叶为单数羽状复叶,易脱落;小叶卵状长椭圆形或卵状披针形,近无柄,长4~16cm,宽1.5~6cm;先端锐尖,基部偏斜或稍圆,边缘具钝齿;两面通常绿色,有的下表面淡紫红色,沿中脉有柔毛。气微,味极苦。

【分布】 丽水市山区各地。

【性味】 木材:味苦,性寒,小毒。

茎皮:味苦,性寒,小毒。

根:味苦,性寒,小毒。

枝叶:味苦,性寒,小毒。

【功效】 木材:清热解毒,燥湿杀虫。

茎皮:清热燥湿,解毒杀虫。

根:清热解毒,燥湿杀虫。

枝叶:清热解毒,祛湿。

【主治】 木材:上呼吸道感染,急性胃肠炎,痢疾,胆囊炎,疮疖,疥癣,湿疹,水火烫伤,毒蛇咬伤。

茎皮:湿疹,疮毒,疥癣,蛔虫病,急性胃肠炎。

根:感冒发热,急性胃肠炎,痢疾,胆囊炎,蛔虫病,疮疖,疥癣,湿疹,烫伤,毒蛇咬伤。

枝叶:风热感冒,咽喉肿痛,湿热泻痢,湿疹,疮疖,蛇虫咬伤。

【用法用量】 木材内服煎汤,6~15g,大剂量30g;外用适量,煎水洗、研末调敷或浸酒搽。茎皮内服煎汤,3~9g或研末,每次1.5~3g;外用适量,煎水洗或研末撒。根内服煎汤,6~15g;外用适量,煎水洗、研末涂敷或浸酒擦。枝内服煎汤3~4.5g;叶内服煎汤1~3g;外用适量,煎水洗、研末撒或鲜品捣敷。

【注意】 木材:有小毒。孕妇禁服。

茎皮:有小毒,内服不宜过量。孕妇禁服。

根:有小毒,内服不宜过量。孕妇禁服。

344

棟科 Meliaceae

米兰

【学名】 *Aglaia odorata* Lour.

【药用部位】 枝叶、花。

【生态环境】 部分家庭作花卉盆栽。

【采收季节】 全年可采收枝叶,洗净,鲜用或干燥;夏季采收含苞待放的花,阴干。

【药材性状】 小枝灰白色至绿色,直径2~5mm,外表面有浅沟纹,并有突起的枝痕、叶痕及多数细小的疣状突起。完整小叶片长2~7cm,先端钝,基部楔形,全缘,无毛,叶缘反曲。近革质。稍柔韧。

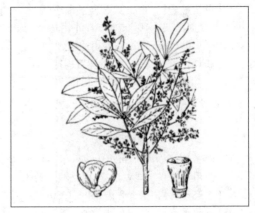

【分布】 市内各地。

【性味】 枝叶:味辛,性微温。

花:味辛、甘,性平。

【功效】 枝叶:祛风湿,散瘀肿。

花:行气宽中,宣肺止咳。

【主治】 枝叶:风湿关节痛,跌打损伤,痈疽肿毒。

花:胸膈满闷,噎膈初起,感冒咳嗽。

【用法用量】 枝叶内服煎汤,6~12g;外用适量,捣敷。花内服煎汤,3~9g或泡茶。

【注意】 花:孕妇禁服。

米兰

楝树(畲药名:苦楝)

【学名】 *Melia azedarach* L.

【药用部位】 树皮及根皮(苦楝皮)、叶、花、果实。

【生态环境】 生于旷野、路旁或栽培于房前屋后、山区公路两旁。

【采收季节】 春、秋季采收根皮或树皮,干燥;夏、秋季采收叶,鲜用或干燥。春季采收花,阴干。秋、冬季采收果实,干燥。

【药材性状】 树皮及根皮呈不规则板片状、槽状或半卷筒状,长宽不一,厚2~6mm。外表面灰棕色或灰褐色,粗糙,有交织的纵皱纹和点状灰棕色皮孔,除去粗皮者淡黄色;内表面类白色或淡黄色。质韧,不易折断,断面纤维性,呈层片状,易剥离。气微,味苦。

果实长圆形至近球形,长1.2~2cm,直径1.2~1.5cm。表面黄棕色至灰棕色,微有光泽,干皱;先端偶见花柱残痕,基部有果柄痕。果肉较松软,淡黄色,遇水浸润显黏性。果核卵圆形,坚硬,具4~5棱,内分4~5室,每室含种子1颗。气特异,味酸、苦。

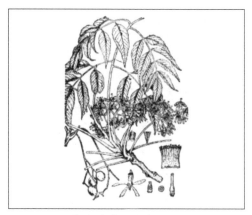

楝树(畲药名:苦楝)

【分布】 丽水市各地。

【性味】 树皮及根皮:味苦,性寒,有毒。

　　　　叶:味苦,性寒,有毒。

　　　　花:味苦,性寒。

　　　　果实:味苦,性寒,小毒。

【功效】 树皮及根皮:杀虫,疗癣。

　　　　叶:清热燥湿,杀虫止痒,行气止痛。

　　　　花:清热祛湿,杀虫,止痒。

　　　　果实:行气止痛,杀虫。

【主治】 树皮及根皮:蛔虫病,蛲虫病,钩虫病,阴道滴虫病,疥疮,头癣。

　　　　叶:湿疹瘙痒,疮癣疥癞,蛇虫咬伤,滴虫性阴道炎,疝气疼痛,跌打肿痛。

　　　　花:热痱,头癣。

　　　　果实:脘腹胁肋疼痛,疝痛,虫积腹痛,头癣,冻疮。

【用法用量】 树皮及根皮内服煎汤,4.5~9g;外用适量,煎汤洗患处。叶内服煎汤,5~10g;外用适量,煎水洗。花外用适量,研末撒或调敷。果实内服煎汤,3~10g;外用适量,研末调敷。

【注意】 树皮及根皮:体弱及肝肾功能障碍者、孕妇及脾胃虚寒者禁用。

　　　　果实:脾胃虚寒者禁服。有小毒,内服量大可引起死亡。

345

川楝

【学名】 *Melia toosendan* Sieb. et Zucc.

【药用部位】 果实(川楝子)。

【生态环境】 栽培。

【采收季节】 秋季采收,干燥。

【药材性状】 果实类球形,直径2~3cm。表面金黄色至棕黄色,微有光泽,少数凹陷或皱缩,具棕色小点。顶端有花柱残痕,基部凹陷,有果柄痕。外果皮革质,与果肉间常成空隙,果肉松软,淡黄色,遇水润湿显黏性。果核球形或卵圆形,质坚硬,两端平截,有6~8条棱,内分6~8室,每室含黑棕色长圆形的种子1粒。气特异,味酸、苦。

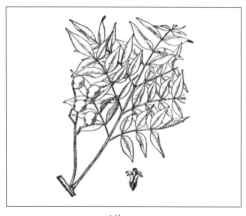

川楝

【分布】 青田。

【性味】 味苦,性寒,小毒。

【功效】 疏肝泄热,行气止痛,杀虫。

【主治】 脘腹胁肋疼痛,疝气疼痛,虫积腹痛,头癣。

【用法用量】 内服煎汤,5~10g;外用适量,研末调敷。

【注意】 有小毒。脾胃虚寒者禁服。

香椿

【学名】 *Toona sinensis*（A. Juss.）Roem.

【药用部位】 树皮或根皮、叶（香椿叶）、果实、花。

【生态环境】 生于向阳山坡杂木林内或山谷沟边林缘,常栽培路旁、房舍旁。

【采收季节】 全年可采收树皮或根皮,洗净,刮去外粗皮,鲜用或干燥;春季采收叶,鲜用;秋季采收果实,干燥;5~6月采收花,干燥。

【药材性状】 树皮或根皮呈半卷筒状或片状,厚0.2~0.5cm。外表面红棕色或棕褐色,有纵纹及裂隙,有的可见圆形细小皮孔。内表面棕色,有细纵纹。质坚硬,断面纤维性,呈层状。气香,味淡。

【分布】 丽水市山区各地。

【性味】 树皮或根皮:味苦、涩,性微寒。

叶:味辛、苦,性平。

果实:味辛、苦,性温。

花:味辛、苦,性温。

【功效】 树皮或根皮:清热燥湿,涩肠,止血,止带,杀虫。

叶:祛暑化湿,解毒,杀虫。

果实:祛风,散寒,止痛。

花:祛风除湿,行气止痛。

【主治】 树皮或根皮:泄泻,痢疾,肠风便血,崩漏,带下,蛔虫病,丝虫病,疮癣。

叶:暑湿伤中,恶心呕吐,食欲不振,泄泻,痢疾,痈疽肿毒,疥疮,白秃疮。

果实:外感风寒,胃痛,风湿痹痛,疝气痛,痢疾。

花:风湿痹痛,久咳,痔疮。

【用法用量】 树皮或根皮内服煎汤,6~15g;外用适量,煎水洗。叶内服煎汤,鲜叶30~60g;外用适量,煎水洗或捣敷。果实内服煎汤,6~15g或研末。花内服煎汤,6~15g;外用适量,煎水洗。

【注意】 树皮或根皮:泻痢初起及脾胃虚寒者慎服。

叶:气虚多汗者慎服。

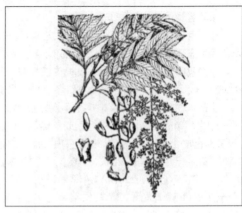

香椿

远志科 Polygalaceae

黄花远志(荷包山桂花)

【学名】 *Polygala arillata* Buch. – Ham. ex D. Don

【药用部位】 根。

【生态环境】 生于海拔800米左右的山坡草地、路旁等处。

【采收季节】 秋、冬季采收,洗净,切片,鲜用或干燥。

【药材性状】 根多切成不规则片块或长短不一的段。表面淡黄褐色至棕褐色,有明显皱纹和沟纹。质坚韧。断面木部淡黄色,有数个环纹。气微,味淡、微麻。

【分布】 遂昌、龙泉、缙云。

【性味】 味甘、微苦,性平。

【功效】 祛痰除湿,补虚健脾,宁心活血。

【主治】 咳嗽痰多,风湿痹痛,小便淋痛,水肿,脚气,肝炎,肺痨,产后虚弱,食欲不振,小儿疳积,失眠多梦,月经不调,跌打损伤。

【用法用量】 内服煎汤,10~15g,鲜品加倍。

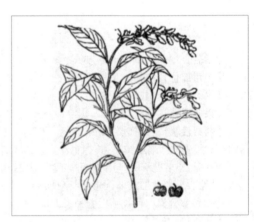

黄花远志(荷包山桂花)

小花远志

【学名】 *Polygala arvensis* Willd.

【药用部位】 带根的全草(金牛草)。

【生态环境】 生于海拔 500m 左右的山坡草地、路旁等处。

【采收季节】 春、夏季采收,洗净,切段,干燥。

【药材性状】 全草扭曲皱缩成团,长 7 ~ 15cm。根细小,表面淡黄色或淡棕色,质硬,断面黄白色。茎纤细,分枝或不分枝,表面棕黄色,被柔毛,折断面中空。完整叶展平后长圆形或倒卵状长圆形,长 5 ~ 15mm,宽 2 ~ 5mm,表面淡黄色,叶端具小尖突,基部宽楔形或钝圆,全缘;叶腋常可见花。气微,味淡。

【分布】 龙泉、庆元、遂昌、松阳。

【性味】 味辛、甘,性平。

【功效】 祛痰止咳,散瘀,解毒。

【主治】 咳嗽,咳痰不爽,跌打损伤,月经不调,痈肿疮毒,毒虫咬伤。

【用法用量】 内服煎汤,15 ~ 30g;外用适量,捣敷。

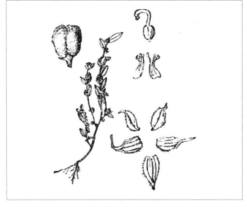

小花远志

香港远志

【学名】 *Polygala hongkongensis* Hemsl. ex Forb. et Hemsl.

【药用部位】 带根的全草。

【生态环境】 生于山谷林下或路旁。

【采收季节】 秋季采收,洗净,干燥。

【分布】 遂昌、龙泉。

【性味】 味苦、微辛,性平。

【功效】 祛痰止咳,散瘀止血,宁心安神,解毒消肿。

【主治】 咳嗽痰多,跌打损伤,风湿痹痛,吐血,便血,心悸,失眠,咽喉肿痛,痈肿疮疡,毒虫咬伤。

【用法用量】 内服煎汤,6 ~ 15g,鲜品 30 ~ 60g,或研末;外用适量,捣敷或研末调敷。

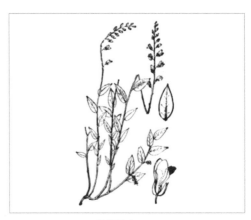

香港远志

狭叶香港远志

【学名】 *Polygala hongkongensis* Hemsl. ex Forb. et Hemsl. var. *stenophylla*(Hayata) Migo

【药用部位】 全草。

【生态环境】 生于海拔 1480m 以下的山谷林下,路旁或草丛中。

【分布】 丽水市山区各地。

【采收季节】 秋季采收,洗净,干燥。

【性味】 味苦、辛,微温。

【功效】 益智安神,散郁化痰,解毒消肿。

【主治】 心悸失眠,骨髓炎,骨结核,跌打损伤,咽喉肿痛,毒虫咬伤,咳嗽痰多,疔疮痈疽。

【用法用量】 内服煎汤,6 ~ 15g,或研末;外用适量,捣敷或研末调敷。

瓜子金(畲药名:瓜子草、金钥匙、土远志)

【学名】 *Polygala japonica* Houtt.

【药用部位】 带根的全草(竹叶地丁)。

【生态环境】 生于海拔 1100m 以下的山坡草地、路旁或耕地附近。

【采收季节】 秋季采收,洗净,干燥。

【药材性状】 根圆柱形稍弯曲,直径可达 4mm,表面黄褐色,有纵皱纹,质硬,断面黄白色。茎少分枝,长 8 ~ 35cm,表面灰绿色或灰棕色,被细柔毛。完整叶展平后卵形或卵状针形,表面灰绿色,长 1 ~ 3.5cm,宽 5 ~ 15mm,侧脉明显,先端急尖基部圆钝或楔形,全缘。总状花序腋

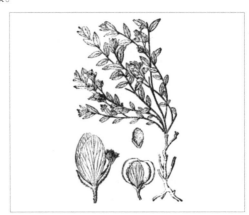

瓜子金(畲药名:瓜子草、金钥匙、土远志)

生,最上的花序低于茎的顶端。果实近圆形,压扁,宽 5~6mm,边缘具宽翅,无缘毛,种子黑色,扁卵形,被白绢毛,基部有 3 长裂的种阜。气微,味微辛苦。

【分布】 丽水市山区各地。

【性味】 味辛,微温。

【功效】 活血散瘀,化痰止咳。

【主治】 咽喉肿痛,跌仆损伤,咳嗽胸痛,阴疽肿毒,毒虫咬伤。

【用法用量】 内服煎汤,6~15g,鲜品 30~60g,或研末;外用适量,捣敷或研末调敷。

大叶金牛

【学名】 *Polygala latouchei* Franch. et Finet

【药用部位】 全草。

【生态环境】 生于海拔 1250m 的林下、林缘或山坡路旁。

【采收季节】 春、夏季采收,洗净,切段,干燥。

【分布】 庆元。

【性味】 味辛、苦,性平。

【功效】 化痰止咳,活血调经。

【主治】 咳嗽痰多,咽喉肿痛,小儿疳积,跌打损伤,月经不调。

【用法用量】 内服煎汤,6~15g 或研末。

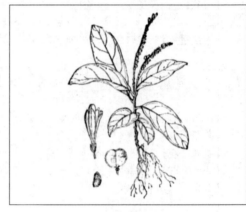

大叶金牛

齿果草

【学名】 *Salomonia cantoniensis* Lour.

【药用部位】 全草。

【生态环境】 生于海拔 300m 以下的山坡、路旁潮湿草地上。

【采收季节】 夏、秋季采收,洗净,鲜用或干燥。

【药材性状】 多卷曲皱缩,茎拉直后长 5~20cm,有窄翅,多分枝。叶皱缩,完整者单叶互生,具短柄,心形或心状卵形,长 5~15mm,宽 5~12cm,先端急尖至钝,基部心形,全缘或微波状,下面带紫色,主脉 3~5 条基出。质脆。气微,味麻辣。

【分布】 庆元。

【性味】 味微辛,性平。

【功效】 解毒消肿,散瘀止痛。

【主治】 痈肿疮疡,无名肿毒,喉痹,毒虫咬伤,跌打损伤,风湿关节痛,牙痛。

【用法用量】 内服煎汤,3~10g;外用适量,捣敷或煎水熏洗。

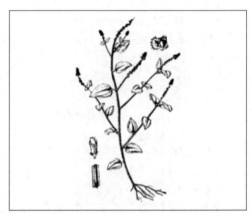

齿果草

椭圆叶齿果草

【学名】 *Salomonia oblongifolia* D C.

【药用部位】 全草。

【生态环境】 生于草地或田埂上。

【采收季节】 春、夏季采收,洗净,鲜用。

【分布】 庆元。

【性味】 小毒。

【功效】 解毒消肿。

【主治】 痈疮肿毒,毒虫咬伤。

【用法用量】 外用适量,捣敷。

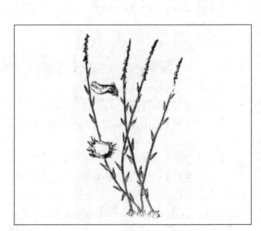

椭圆叶齿果草

大戟科 Euphorbiaceae

铁苋菜（畲药名：山落麻）

【学名】 *Acalypha australis* L.

【药用部位】 全草（铁苋菜、血见愁）。

【生态环境】 生于低山坡、沟边、路旁及田野中。

【采收季节】 夏季采收，洗净，鲜用或干燥。

【药材性状】 全草皱缩成团，全体被灰白色细柔毛。茎类圆形，有分枝，老茎无毛，长 30～50cm，表面棕色至棕红色，有纵条纹；断面黄白色，有髓。叶互生，有柄，表面黄绿色，边缘有钝齿。花序腋生；苞片三角状肾形，不分裂，合抱如蚌。蒴果小，三角状扁圆形。气微，味淡。

【分布】 丽水市各地。

【性味】 味苦、涩，性凉。

【功效】 清热利湿，收敛止血。

【主治】 肠炎，痢疾，吐血，衄血，便血，尿血，崩漏；外用于痈疖疮疡，皮肤湿疹。

【用法用量】 内服煎汤，10～30g；外用适量，鲜品捣敷。

【注意】 老弱气虚者慎服，孕妇禁服。

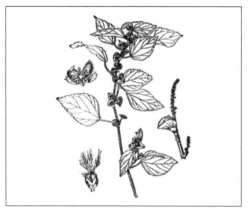

铁苋菜（畲药名：山落麻）

短穗铁苋菜

【学名】 *Acalypha brachystachya* Hornem.

【药用部位】 全草。

【生态环境】 生于山麓、路旁、荒地。

【采收季节】 夏季采收，洗净，鲜用或干燥。

【分布】 遂昌。

【性味】 味苦、涩，性凉。

【功效】 清热利湿，凉血解毒，消积止泻。

【主治】 痢疾，泄泻，吐血，衄血，尿血，便血，崩漏，小儿疳积，痈肿疮疡，皮肤湿疹。

【用法用量】 内服煎汤，10～30g；外用适量，鲜品捣敷或干品煎水洗。

【注意】 老弱气虚者慎服，孕妇禁服。

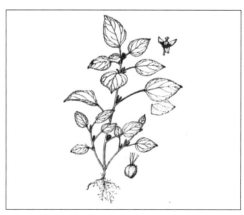

短穗铁苋菜

山麻秆

【学名】 *Alchornea davidii* Franch.

【药用部位】 茎皮及叶。

【生态环境】 生于路旁、溪边灌丛中。栽培。

【采收季节】 春、夏季采收，洗净，鲜用或干燥。

【分布】 遂昌、龙泉。因早春嫩叶红色，市内部分家庭有作观赏植物种植。

【性味】 味淡，性平。

【功效】 驱虫，解毒，定痛。

【主治】 蛔虫病，狂犬、毒虫咬伤，腰痛。

【用法用量】 内服煎汤，3～6g；外用适量，鲜品捣敷。

重阳木

【学名】 *Bischofia polycarpa*（Levl.）Airy－Shaw

【药用部位】 根或树皮、叶。

【生态环境】 常作行道树或观赏树栽培。

349

【采收季节】 全年可采收根或树皮,洗净,浸酒或干燥;春、夏季采收叶,洗净,鲜用。

【分布】 丽水市各地。

【性味】 根或树皮:味辛、涩,性凉。

【功效】 根或树皮:理气活血,解毒消肿。

叶:宽中消积,清热解毒。

【主治】 根或树皮:风湿痹痛,痢疾。

叶:噎膈,反胃,肝炎,小儿疳积,肺热咳嗽,咽痛,疮疡。

【用法用量】 根或树皮内服煎汤,9~15g;外用适量,捣敷或浸酒搽。叶内服煎汤,鲜品60~90g或捣汁;外用适量,鲜品捣敷。

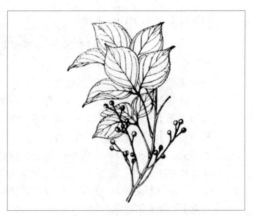

重阳木

无苞大戟(月腺大戟)

【学名】 *Euphorbia ebracteolata* Hayata

【药用部位】 根(狼毒)。

【生态环境】 生于海拔500~1000m的山坡林下草丛中。

【采收季节】 初春、深秋二季采挖,洗净,切片,干燥。

【药材性状】 为类圆形或长圆形片块,直径1.5~8cm,厚0.3~4cm。外皮薄,黄棕色或灰棕色,易剥落而露出黄色皮部。切面黄白色,有黄色不规则大理石样纹理或环纹。体轻,质脆,易折断,断面有粉性。气微,味微辛。

【分布】 龙泉。

【性味】 味辛,性平,大毒。

【功效】 逐水祛痰,散结杀虫。

【主治】 水肿腹胀,痰、食、虫积。心腹疼痛,咳喘,瘰疬,痰核,疥癣。

【用法用量】 熬膏外敷。

【注意】 有大毒。内服宜慎,孕妇禁服。

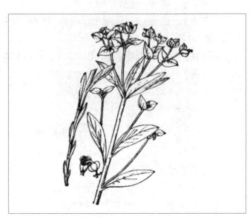

无苞大戟(月腺大戟)

泽漆(畲药名:王虎丹)

【学名】 *Euphorbia helioscopia* L.

【药用部位】 全草(泽漆)。

【生态环境】 生于沟边、路旁。为常见的杂草。

【采收季节】 春季开花时采收,洗净,干燥。

【药材性状】 茎光滑无毛,多分枝,长10~20cm,表面黄绿色,基部紫红色,具纵纹,质脆。完整叶互生,无柄,倒卵形或匙形,中部以上具锯齿;茎顶部具5片轮生叶状苞;多歧花序顶生,黄绿色。气微而特异,味淡。

【分布】 丽水市各地。

【性味】 味辛、苦,性微温,有毒。

【功效】 行水消肿,化痰止咳,解毒杀虫。

【主治】 水气肿满,痰饮咳喘,疟疾,痢疾,瘰疬,结核性瘘管,骨髓炎。

【用法用量】 内服煎汤,3~9g;外用适量,煎水洗或研末调敷。

【注意】 有毒。气血虚弱和脾胃虚寒者禁用。

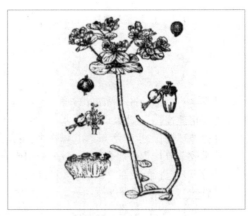

泽漆(畲药名:王虎丹)

猩猩草

【学名】 *Euphorbia heterophylla* L.

【药用部位】 全草。

【生态环境】 栽培。

【采收季节】 全年可采收,洗净,鲜用或干燥。

【分布】 市内公园或部分住宅小庭院及宾馆作观赏植物种植。

【性味】 味苦、涩,性寒,有毒。

【功效】 凉血调经,散瘀消肿。

【主治】 月经过多,外伤肿痛,出血,骨折。

【用法用量】 内服煎汤,3～9g;外用适量,鲜品捣敷。

【注意】 肝肾功能不全者禁服。

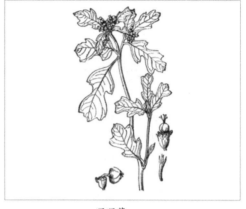

猩猩草

飞扬草

【学名】 *Euphorbia hirta* L.

【药用部位】 全草(飞扬草)。

【生态环境】 生于沙质土的向阳山坡、路旁、或灌丛下。

【采收季节】 夏、秋季采收,洗净,干燥。

【药材性状】 茎近圆柱形,长 15～50cm,直径 1～3mm。表面黄褐色或浅棕红色;质脆,易折断,断面中空;地上部分被长粗毛。叶对生,皱缩,展平后叶片椭圆状卵形或略近菱形,长 1～4cm,宽 0.5～1.3cm;绿褐色,先端急尖或钝,基部偏斜,边缘有细锯齿,有 3 条明显的叶脉。聚伞花序密集成头状,腋生。蒴果卵状三棱形。气微,味淡、微涩。

【分布】 云和、龙泉、莲都。

【性味】 味辛、酸,性凉,小毒。

【功效】 清热解毒,利湿止痒,通乳。

【主治】 肺痈,乳痈,痢疾,泄泻,热淋,血尿,湿疹,脚癣,皮肤瘙痒,疔疮肿毒,牙疳,产后少乳。

【用法用量】 内服煎汤,6～9g;外用适量,煎水洗。

【注意】 有小毒。脾胃虚寒者慎服。

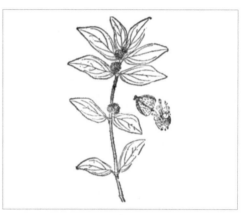

飞扬草

地锦草(畲药名:奶疳草)

【学名】 *Euphorbia humifusa* Willd.

【药用部位】 全草(地锦草)。

【生态环境】 生于平原荒地、路旁、田间。

【采收季节】 10 月采收,洗净,鲜用或干燥。

【药材性状】 常皱缩卷曲,根细小。茎细,呈叉状分枝,表面带紫红色,光滑无毛或疏生白色细柔毛;质脆,断面黄白色,中空。单叶对生,具淡红色短柄或几无柄;叶片多皱缩或已脱落,展平后呈长椭圆形,长 5～10mm,宽 4～6mm;绿色或带紫红色,通常无毛或疏生细柔毛;先端钝圆,基部偏斜,边缘具小锯齿或微波状。杯状聚伞花序腋生,细小。蒴果三棱球形,表面光滑。种子细小,卵形,褐色。气微,味微涩。

【分布】 丽水市各地。

【性味】 味辛,性平。

【功效】 清热解毒,利湿退黄,活血止血。

【主治】 痢疾,泄泻,黄疸,咳血,吐血,尿血,便血,崩漏,乳汁不下,跌打肿痛,热毒疮疡。

【用法用量】 内服煎汤,9～20g;外用适量,鲜品捣敷。

【注意】 血虚无瘀及脾胃虚弱者慎服。

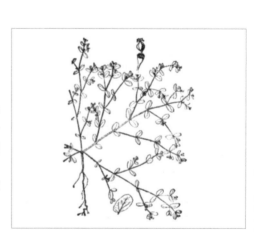

地锦草(畲药名:奶疳草)

湖北大戟

【学名】 *Euphorbia hylonoma* Hand. – Mazz.

【药用部位】 根、茎叶。

【生态环境】 生于山坡溪边湿地。

【采收季节】 秋季采挖根,洗净,干燥;春、夏季采收茎叶,鲜用或干燥。

【分布】 龙泉。

【性味】 根:味甘、苦,性凉,有毒。

茎叶:味甘、微苦,性凉,有毒。

【功效】 根:消积除胀,泻下逐水、破瘀定痛。

茎叶:止血,定痛,生肌。

【主治】 根:食积膨胀,二便不通,跌打损伤。

茎叶:外伤出血,无名肿毒。

【用法用量】 根内服煎汤,1.5~3g;外用适量,捣敷。茎叶外用适量,研末撒敷或鲜品捣敷。

【注意】 根:有毒。孕妇及体弱者禁服。

茎叶:孕妇禁服。

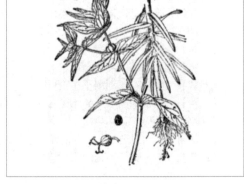

湖北大戟

续随子

【学名】 *Euphorbia lathyris* L.

【药用部位】 种子(千金子)、叶。

【生态环境】 原产欧洲,现逸生于向阳山坡或谷岸。

【采收季节】 夏、秋季采收种子,干燥;叶随采随用。

【药材性状】 种子呈椭圆形或倒卵形,长约5mm,直径约4mm。表面灰棕色至灰褐色,具不规则的网状皱纹,网孔凹陷处灰黑色,形成细斑点。一侧有纵沟状种脊,顶端为突起的合点,下端为线形种脐,基部为类白色突起的种阜或具脱落后的疤痕。种皮薄脆,种仁白色或黄白色,富油性。气微,味辛。

【分布】 遂昌、龙泉。

【性味】 种子:味辛,性温,有毒。

【功效】 种子:逐水退肿,破血消癥,解毒杀虫。

叶:祛斑,解毒。

【主治】 水肿,痰饮,积滞胀满,二便不通,血瘀经闭;外用于顽癣,疣赘。

叶:白癜,面黚,蝎螫。

【用法用量】 种子内服煎汤,1~2g(去壳、去油用);外用适量,捣敷。茎叶外用适量,研末撒敷或鲜品捣敷。

【注意】 种子:有毒。体弱便溏者及孕妇禁服。

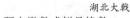

续随子

银边翠(高山积雪)

【学名】 *Euphorbia marginata* Pursh

【药用部位】 全草。

【生态环境】 栽培。

【采收季节】 夏、秋季采收,鲜用或干燥。

【分布】 市内公园及庭院作观赏植物种植。

【功效】 活血调经,消肿拔毒。

【主治】 月经不调,跌打损伤,无名肿毒。

【用法用量】 内服煎汤,3~9g;外用适量,捣敷或研末撒。

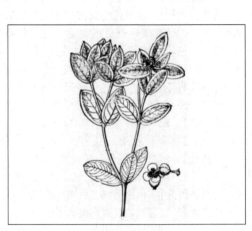

银边翠(高山积雪)

铁海棠

【学名】 *Euphorbia milii* Ch. des Moul.

【药用部位】 带根的全草、花。

【生态环境】 栽培。

【采收季节】 全年可采收带根的全草,鲜用或干燥;开花时随采随用。

【药材性状】 茎肉质,绿色,具纵棱,棱上有锥状棘刺,刺长1~2.5cm。叶多皱缩或脱落,完整叶倒卵形或长圆状匙形,长3~7cm,宽1.5~3cm,先端圆或具小凸尖,基部渐狭呈楔形,黄绿色。气微,味苦涩。

【分布】 市内部分家庭作花卉盆栽。

【性味】 带根的全草:味苦。涩,性凉,小毒。
花:味苦、涩,性凉,小毒。

【功效】 带根的全草:解毒,排脓,活血,逐水。
花:凉血止血。

【主治】 带根的全草:痈疮肿毒,烫火伤,跌打损伤,横痃,肝炎,水臌。
花:崩漏,白带过多。

【用法用量】 带根的全草内服煎汤,鲜品9~15g,或捣汁;外用适量,捣敷。花内服煎汤,10~15朵。

【注意】 带根的全草:有小毒,过量易致腹泻,宜慎用。

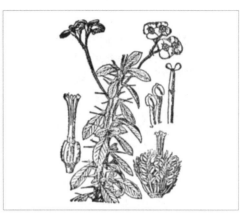

铁海棠

大戟

【学名】 *Euphorbia pekinensis* Rupr.

【药用部位】 根(京大戟)。

【生态环境】 生于山坡、路旁、荒地及疏林下。

【采收季节】 深秋、冬季采收,洗净切段,干燥。

【药材性状】 根呈不整齐的圆锥形,略弯曲,常有分枝,长10~20cm,直径1.5~4cm。表面灰棕色或棕褐色,粗糙,有纵皱纹,横向皮孔磁突起及支根痕。顶端略膨大,有多数茎基及芽痕。质坚硬,不易折断,断面类白色或淡黄色,纤维性。气微,味微苦涩。

【分布】 遂昌。

【性味】 味苦,性寒,有毒。

【功效】 泻水逐饮,消肿散结。

【主治】 水肿胀满,胸腹积水,痰饮积聚,气逆喘咳,二便不利。

【用法用量】 内服煎汤,1.5~3g;外用适量,煎水洗或研末敷。

【注意】 有毒。虚寒阴水患者及孕妇禁服。体虚者慎服。

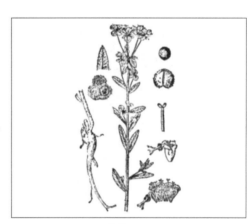

大戟

353

一品红

【学名】 *Euphorbia pulcherrima* Willd.

【药用部位】 全草。

【生态环境】 栽培。

【采收季节】 夏、秋季采收,鲜用或干燥。

【分布】 市内宾馆、庭院等作观赏植物种植。

【性味】 味苦、涩,性凉,有毒。

【功效】 调经止血,活血定痛。

【主治】 月经过多,跌打损伤,外伤出血,骨折。

【用法用量】 内服煎汤,3~9g;外用适量,鲜品捣敷。

【注意】 有毒,内服不可过量。

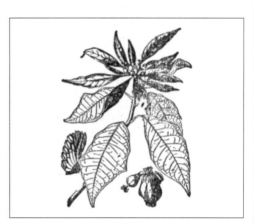

一品红

斑地锦(畲药名:奶草)

【学名】 *Euphorbia supina* Raf.

【药用部位】 全草(地锦草)。

【生态环境】 生于路边、田埂及荒地。

【采收季节】 10月采收,洗净,鲜用或干燥。

【药材性状】 叶上表面具一紫斑,下表面有毛;蒴果被稀疏短柔毛,种子有棱。余同"地锦草"。

【分布】 丽水市各地。

【性味】 味辛,性平。

【功效】 清热解毒,利湿退黄,活血止血。

【主治】 痢疾、泄泻、黄疸、咳血、吐血、尿血、便血、崩漏、乳汁不下、跌打肿痛、热毒疮疡。

【用法用量】 内服煎汤,9～20g;外用适量,鲜品捣敷。

【注意】 血虚无瘀及脾胃虚弱者慎服。

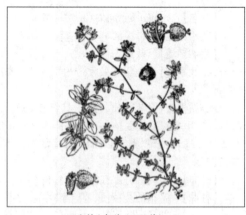

斑地锦(畲药名:奶草)

算盘子(畲药名:馒头柴、雷打柿、天雷不打石)

【学名】 *Glochidion puberum* (L.) Hutch.

【药用部位】 果实、根、叶。

【生态环境】 生于山地灌丛中、溪沟边。

【采收季节】 秋季采收果实,干燥;全年可采收根,洗净,切片,鲜用或干燥;夏、秋季采收叶,鲜用或干燥。

【药材性状】 果实扁球形,形如算盘珠,常具8～10条纵沟。表面红色或红棕色,被短柔毛,先端具环状稍伸长的宿存花柱。内有数颗种子,种子近肾形,具纵棱,表面红褐色。气微,味苦、涩。

【分布】 丽水市山区各地。

【性味】 果实:味苦,性凉,小毒。

　　　　根:味苦,性凉,小毒。

　　　　叶:味苦、涩,性凉,小毒。

【功效】 果实:清热除湿,解毒利咽,行气活血。

　　　　根:清热,利湿,行气,活血,解毒消肿。

　　　　叶:清热利湿,解毒消肿。

【主治】 果实:痢疾、泄泻、黄疸、疟疾、淋浊、带下、咽喉肿痛、牙痛、疝痛、产后腹痛。

　　　　根:感冒发热、咽喉肿痛、咳嗽、牙痛、湿热泻痢、黄疸、淋浊、带下、风湿痹痛、腰痛、疝气、痛经、闭经、跌打损伤、痈肿、瘰疬、蛇虫咬伤。

　　　　叶:湿热泻痢、黄疸、淋浊、带下、发热、咽喉肿痛、痈疮疖肿、漆疮、湿疹、虫蛇咬伤。

【用法用量】 果实内服煎汤,9～15g。根内服煎汤,15～30g;外用适量,煎水熏洗。叶内服煎汤,6～9g,鲜品30～60g;外用适量,煎水熏洗或鲜品捣敷。

【注意】 根:孕妇禁服。

　　　　叶:孕妇禁服。

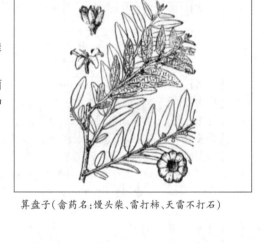

算盘子(畲药名:馒头柴、雷打柿、天雷不打石)

湖北算盘子

【学名】 *Glochidion wilsonii* Hutch.

【药用部位】 叶。

【生态环境】 生于山坡、路旁灌丛中。

【采收季节】 夏、秋季采收叶,洗净,鲜用或干燥。

【药材性状】 叶多皱缩,展平后长圆形或长圆状披针形,长3～7cm,宽1.5～3cm。表面灰绿色,下面稍灰白色,先端急尖或渐尖,基部楔形或宽楔形,无毛。质稍厚,纸质。气微,味苦、涩。

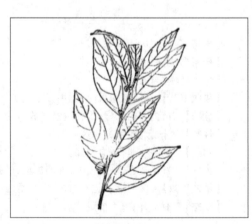

湖北算盘子

【分布】 遂昌。

【性味】 味微苦,性平。

【功效】 清热利湿,消滞散瘀,解毒消肿。

【主治】 湿热泻痢,咽喉肿痛,疮疖肿痛,蛇虫咬伤,跌打损伤。

【用法用量】 内服煎汤,15~30g;外用适量,鲜品捣敷。

白背叶(畲药名:白叶山桐子、白山刚子)

【学名】 *Mallotus apelta* (Lour.) Muell. – Arg.

【药用部位】 叶、根(白背叶根)。

【生态环境】 生于低山坡杂木林中。

【采收季节】 夏、秋季采收叶、根,洗净,鲜用或干燥。

【药材性状】 叶多皱缩卷曲,完整叶展开后宽卵形,不分裂或3浅裂,长5~10cm,宽3~9cm。表面灰绿色,下表面密被灰白色星状毛,先端渐尖,基部圆形或宽楔形,边缘有稀疏的锯齿。气微,味苦、涩、

【分布】 丽水市山区各地。

【性味】 叶:味苦,性平。

　　　　 根:味微苦、涩,性平。

【功效】 叶:清热,解毒,祛湿,止血。

　　　　 根:清热,祛湿,收涩,消瘀。

【主治】 叶:蜂窝组织炎,化脓性中耳炎,鹅口疮,湿疹,跌打损伤,外伤出血。

　　　　 根:肝炎,肠炎,淋浊,带下,脱肛,子宫下垂,肝脾肿大,跌打扭伤。

【用法用量】 叶内服煎汤,1.5~9g;外用适量,捣敷或煎水洗。根内服煎汤,15~30g;外用适量,研末撒或煎水洗。

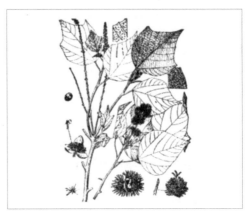

白背叶(畲药名:白叶山桐子、白山刚子)

355

野梧桐

【学名】 *Mallotus japonicus* (Thunb.) Muell. – Arg.

【药用部位】 树皮或根及叶。

【生态环境】 生于山谷、溪沟边和杂木林中。

【采收季节】 全年可采收,洗净,鲜用或干燥。

【分布】 遂昌。

【性味】 味微苦、涩,性平。

【功效】 清热解毒,收敛止血。

【主治】 胃、十二指肠溃疡,肝炎,尿血,带下,疮疡,外伤出血。

【用法用量】 内服煎汤,9~15g或研末;外用适量,捣敷或煎水洗。

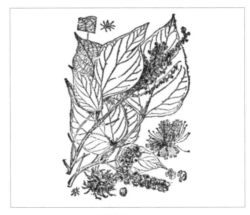

野梧桐

野桐

【学名】 *Mallotus japonicus* (Thunb.) Muell. – Arg. var. *floccosus* (Muell. – Arg.) S. M. Hwang

【药用部位】 根。

【生态环境】 生于低山灌丛及杂木林中。

【采收季节】 秋季采收,洗净,切片,干燥。

【分布】 遂昌、龙泉。

【性味】 味微苦、涩,性平。

【功效】 清热平肝,收敛,止血。

【主治】 慢性肝炎,脾肿大,白带,化脓性中耳炎,刀伤出血。

【用法用量】 内服煎汤,30~60g;外用适量,煎浓汁滴耳。

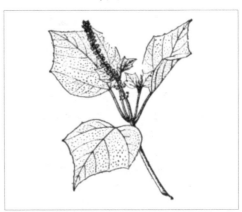

野桐

石岩枫

【学名】 *Mallotus repandus*（Willd.）Muell. – Arg.

【药用部位】 根或茎及叶。

【生态环境】 常生于溪边、灌丛或杂木林中。

【采收季节】 全年可采收根茎,洗净,切片,干燥;夏、秋季采叶,鲜用或干燥。

【分布】 丽水市山区各地。

【性味】 味苦、辛,性温。

【功效】 祛风除湿,活血通络,解毒消肿,驱虫止痒。

【主治】 风湿痹证,腰腿疼痛,口眼㖞斜,跌打损伤,痈肿疮疡,绦虫病,湿疹,顽癣,蛇犬咬伤。

【用法用量】 内服煎汤,9~30g;外用适量,研末调敷或鲜叶捣敷。

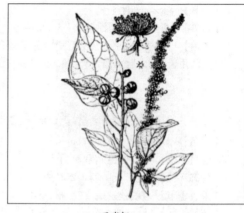

石岩枫

落萼叶下珠

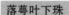

【学名】 *Phyllanthus flexuosus*（Sieb. et zucc.）Muell. – Arg.

【药用部位】 全株。

【生态环境】 生于低山杂木林中。

【采收季节】 全年可采收,鲜用或干燥。

【分布】 遂昌。

【性味】 味苦、辛,性凉。

【功效】 清热解毒,祛风除湿。

【主治】 过敏性皮炎,小儿夜啼,蛇咬伤,风湿病。

【用法用量】 内服煎汤,5~15g;外用适量,捣敷。

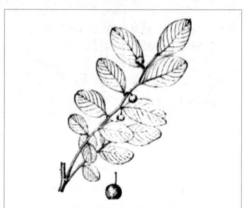

落萼叶下珠

青灰叶下珠

【学名】 *Phyllanthus glaucus* Wall. ex Muell. – Arg.

【药用部位】 根。

【生态环境】 生于低山杂木林中。

【采收季节】 夏、秋季采收,洗净,切段,干燥。

【分布】 丽水市山区各地。

【功效】 祛风除湿,健脾消积。

【主治】 风湿痹痛,小儿疳积。

【用法用量】 内服煎汤,9~15g。

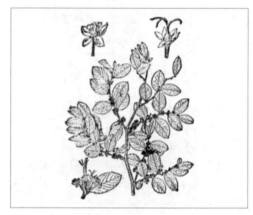

青灰叶下珠

蜜柑草

【学名】 *Phyllanthus matsumurae* Hayata

【药用部位】 全草。

【生态环境】 生于山坡路旁。

【采收季节】 夏、秋季采收,洗净,鲜用或干燥。

【药材性状】 全草长10~50cm,光滑无毛。叶稍皱缩易脱落,灰绿色,线形或披针形,长1~2cm,宽3~5mm,先端尖,基部渐狭;花小,腋生;蒴果圆形,直径约2mm,表面平滑。气微,味苦、涩。

【分布】 遂昌、松阳、龙泉、缙云等。

【性味】 味苦,性寒。

【功效】 清热利湿,清肝明目。

【主治】 黄疸,痢疾,泄泻,水肿,淋病,小儿疳积,目赤肿痛,痔疮,

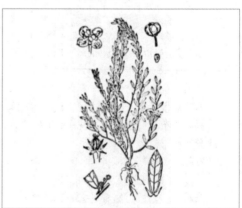

蜜柑草

毒蛇咬伤。

【用法用量】 内服煎汤,15~30g;外用适量,煎水洗或鲜品捣敷。

叶下珠(畲药名:矮骨水隔猛)

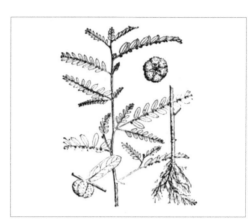

叶下珠(畲药名:矮骨水隔猛)

【学名】 *Phyllanthus urinaria* L.

【药用部位】 带根的全草(叶下珠)。

【生态环境】 生于山坡、田间、路旁草丛中。

【采收季节】 夏、秋季采收,洗净,鲜用或干燥。

【药材性状】 带根的全草长 15~70cm,直径 2~3mm。主根不发达灰棕色,须根多数,浅灰棕色。老茎多呈灰褐色,有纵皱纹;嫩茎及分枝多呈灰绿色,有纵皱纹及 3 条狭翅状的脊线。托叶膜质,披针形,叶片长圆形,7~18mm,先端钝或具小尖头,基部常偏斜,全缘,叶缘常具毛,易脱落。花小,几无梗,生于叶腋;萼片 6 枚,无花瓣。蒴果扁球形,直径2~2.5mm,黄棕色或淡棕褐色,表面散布瘤状凸起,成熟时 6 纵裂,无梗。种子淡褐色,三角状卵形,长约1mm,表面有横纹。气微,味微苦。

【分布】 遂昌、龙泉、庆元、莲都、松阳、缙云、景宁。

【性味】 味微苦,性凉。

【功效】 清热解毒,利水消肿,明目,消积。

【主治】 痢疾,泄泻,黄疸,水肿,热淋,石淋,目赤,夜盲,疳积,痈肿,毒蛇咬伤。

【用法用量】 内服煎汤,30~45g;外用适量,捣敷。

蓖麻

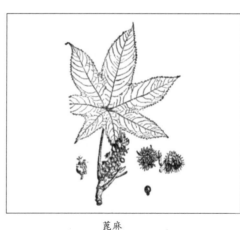

蓖麻

【学名】 *Ricinus communis* L.

【药用部位】 种子(蓖麻子)、油(蓖麻油)、叶、根。

【生态环境】 栽培。

【采收季节】 秋季果实成熟时采收种子,干燥;夏、秋季采收叶,鲜用或干燥;秋季采收根,洗净,鲜用或干燥。

【药材性状】 种子呈椭圆形或卵形,稍扁,长 0.9~1.8cm,宽 0.5~1cm。表面光滑,有灰白色、黑褐色、红棕色相间的斑纹。一面较隆起,另面较平而有 1 条隆起的种脊,一端有灰白色或浅棕色突起的种阜。种皮薄而脆;胚乳肥厚,白色,富油性。子叶 2,菲薄。气微,味微辛、苦。

【分布】 丽水市各地有零星种植。

【性味】 种子:味甘、辛,性平,有毒。

油:味甘、辛,性平,有毒。

叶:味苦。辛,性平,小毒。

根:味辛,性平,小毒。

【功效】 种子:消肿拔毒,泻下通滞。

油:滑肠,润肤。

叶:祛风除湿,拔毒消肿。

根:祛风解痉,活血消肿。

【主治】 种子:痈疽肿毒,喉痹,瘰疬,大便燥结。

油:肠内积滞,腹胀,便秘,疥癣癣疮,烫伤。

叶:脚气,风湿痹痛,痈疮肿毒,疥癣瘙痒,子宫下垂,脱肛,咳嗽痰喘。

根:破伤风,癫痫,风湿痹痛,痈肿瘰疬,跌打损伤,脱肛,子宫脱垂。

【用法用量】 种子外用适量,捣敷。油外用适量,涂敷。叶内服煎汤,5~10g;外用适量,捣敷或煎水洗。根内服煎汤,15~30g;外用适量,捣敷。

【注意】 种子:有毒。内服可引起过敏或中毒。孕妇禁服。

油:胃弱者及孕妇禁服。

山乌桕

【学名】 *Sapium discolor* (Champ. ex Benth.) Muell. – Arg.

【药用部位】 根、叶。

【生态环境】 生于丘陵、山坡灌丛中。

【采收季节】 深秋采挖根,洗净,切片,干燥;夏、秋季采叶,鲜用或干燥。

【药材性状】 叶多皱缩,有的破碎,完整叶椭圆状卵形,长 5～10cm,宽 2.2～5cm,先端急尖或长渐尖,基部楔形,全缘,上表面暗绿色,下表面黄绿色,基部有蜜腺 1 对。气微,味苦。

【分布】 遂昌、松阳、龙泉。

【性味】 根:味苦,性寒,小毒。

叶:味苦,性温,小毒。

【功效】 根:利水通便,消肿散瘀,解蛇虫毒。

叶:活血,解毒,利湿。

【主治】 根:二便不通,水肿,腹水,白浊,疮痈,湿疹,跌打损伤,毒蛇咬伤。

叶:跌打损伤,毒蛇咬伤,湿疹,过敏性皮炎,缠腰火丹,乳痈。

【用法用量】 根内服煎汤,3～9g;外用适量,捣敷或煎水洗。叶外用适量,鲜品捣敷或干品煎水洗。

【注意】 根:孕妇及体虚者慎服。

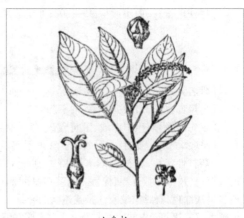

山乌桕

白木乌桕

【学名】 *Sapium japonicum*(Sieb. et Zucc.) Pax et Hoffm.

【药用部位】 根皮或叶。

【生态环境】 生于山坡灌丛中。

【采收季节】 全年可采根皮,洗净,切碎,干燥;夏、秋季采叶,鲜用或干燥。

【分布】 遂昌、松阳、龙泉。

【性味】 味苦、辛,性微温。

【功效】 散瘀血,强腰膝。

【主治】 劳伤腰膝酸软。

【用法用量】 内服煎汤,15～30g;外用鲜叶适量,捣汁搽。

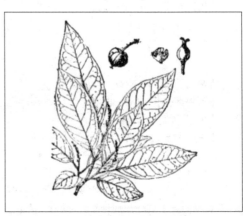

白木乌桕

乌桕(畲药名:仲子树、更子树)

【学名】 *Sapium sebiferum* (L.) Roxb.

【药用部位】 根皮(乌桕根)、叶、种子、油。

【生态环境】 多栽培于公路两旁、行道树或田间的路旁。

【采收季节】 全年可采根皮,洗净,除去外皮,干燥;夏、秋季采叶,鲜用或干燥;秋季果实成熟时采收种子。鲜用或干燥。

【分布】 丽水市各地。

【性味】 根皮:味苦,性微温,有毒。

叶:味苦,性微温,有毒。

种子:味甘,性凉,有毒。

油:味甘,性凉,有毒。

【功效】 根皮:泻下逐水,消肿散结,解蛇虫毒。

叶:泻下逐水,消肿散瘀,解毒杀虫。

种子:拔毒消肿,杀虫止痒。

油:杀虫,拔毒,利尿,通便。

【主治】 根皮:水肿,癥瘕积聚。

叶:水肿二便不利,腹水,湿疹,疥癣,痈疮肿毒,跌打损伤,毒蛇咬伤。

种子:湿疹,癣疮,皮肤皲裂,水肿,便秘。

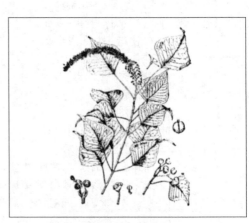

乌桕(畲药名:仲子树、更子树)

油:疥疮,脓疱疮,水肿,便秘。

【用法用量】 根皮内服煎汤,9~12g;外用适量,煎水洗或研末调敷。叶内服煎汤,6~12g;外用适量,鲜品捣敷或煎水洗。种子内服煎汤,3~6g;外用适量,煎水洗或捣敷。油外用适量,涂敷。

【注意】 根皮:体虚、孕妇及溃疡病患者禁服。

叶:体虚、孕妇及溃疡病患者禁服。

种子:有毒。不内服,外用。

油:有毒。不内服,外用。

油桐

【学名】 *Vernicia fordii*(Hemsl.) Airy. – Shaw

【药用部位】 种子、油、果实、花、叶、根。

【生态环境】 栽培。

【采收季节】 秋季果实成熟时采收种子,干燥;夏、秋季采收早落未成熟果实,洗净,鲜用或干燥;4~5月收集凋落有花,洗净干燥;秋季采叶,鲜用或干燥;全年可采挖根,洗净,切片,鲜用或干燥。

【分布】 丽水市各地有种植。

【性味】 种子:味甘、微辛,性寒,大毒。

油:味甘、微辛,性寒,有毒。

花:味苦、微辛,性寒,有毒。

叶:味甘、微辛,性寒,有毒。

根:味甘、微辛,性寒,有毒,

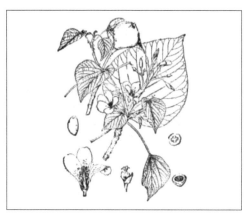

油桐

【功效】 种子:吐风痰,消肿毒,利二便。

油:涌吐痰涎,清热解毒,收湿杀虫,润肤生肌。

果实:行气消食,清热解毒。

花:清热解毒,生肌。

叶:清热消肿,解毒杀虫。

根:下气消积,利水化痰,驱虫。

【主治】 种子:风痰喉痹,痰火瘰疬,食积腹胀,大、小便不通,丹毒,疥癣,烫伤,急性软组织炎,寻常疣。

油:喉痹,痈疡,疥癣,烫伤,冻疮,皲裂。

果实:疝气,食积,月经不调,疔疮疖肿。

花:新生儿湿疹,秃疮,热毒疮,天泡疮,烧烫伤。

叶:肠炎,痢疾,痈肿,臁疮,漆疮,烫伤。

根:食积痞满,消肿,哮喘,瘰疬,蛔虫病。

【用法用量】 种子内服煎汤,1~2枚、磨水或捣烂冲;外用适量,研末敷或捣敷。油外用:涂搽、调敷或探吐。果实内服煎汤,1~3枚;外用适量,捣敷或取汁涂。花外用适量,煎水洗或浸植物油内涂擦。叶内服煎汤,15~30g;外用适量,捣敷或烧灰研末撒。根内服煎汤,10~18g;外用适量,捣敷。

【注意】 种子:孕妇禁服;肝、肾功能不全者禁服。

油:外用。不内服。

根:孕妇禁服。

虎皮楠科 Daphniphyllaceae

交让木

【学名】 *Daphniphyllum macropodum* Miq.

【药用部位】 叶及种子。

【生态环境】 生于海拔800~1500m较湿润蔽阴山坡的杂木林中。

【采收季节】 秋季采收,鲜用或干燥。

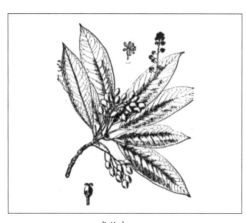

交让木

【分布】 遂昌、松阳、龙泉、庆元、景宁、缙云。

【性味】 味苦,性凉。

【功效】 清热解毒。

【主治】 疮疖肿毒。

【用法用量】 外用适量,捣烂敷。

虎皮楠

【学名】 *Daphniphyllum oldhamii*（Hemsl.）Rosenth.

【药用部位】 根或叶。

【生态环境】 生于海拔 400～1000m 的山坡阔叶林中。

【采收季节】 秋季采收,根洗净,切片,鲜用或干燥;叶鲜用。

【分布】 丽水市山区各地。

【性味】 味苦、涩,性凉。

【功效】 清热解毒,活血散瘀。

【主治】 感冒发热,咽喉肿痛,脾脏肿大,毒蛇咬伤,骨折创伤。

【用法用量】 内服煎汤,15～30g;外用适量,鲜叶捣敷或捣汁搽。

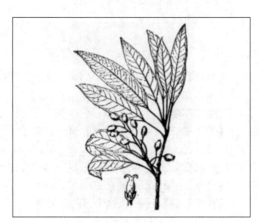

虎皮楠

水马齿科 Callitrichaceae

沼生水马齿

【学名】 *Callitriche palustris* L.

【药用部位】 全草。

【生态环境】 生于水沟、池塘、溪边浅水或湿地上。

【采收季节】 夏、秋季采收,洗净,鲜用或干燥。

【分布】 丽水市各地。

【性味】 味苦,性寒。

【功效】 清热解毒,利尿消肿。

【主治】 目赤肿痛,水肿,湿热淋痛。

【用法用量】 内服煎汤,10～15g;外用适量,水浸冲洗或捣敷。

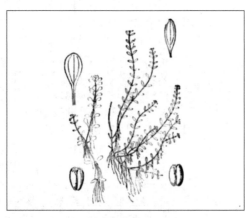

沼生水马齿

黄杨科 Buxaceae

匙叶黄杨(畲药名:万年青)

【学名】 *Buxus bodinieri* Lèvl.

【药用部位】 根或叶及花。

【生态环境】 生于海拔 400～1050m 的溪流旁石缝中、林下或栽培。

【采收季节】 全年可采收根、叶,洗净,根切片,干燥,叶鲜用或干燥;春季采收花,干燥。

【分布】 龙泉、庆元、云和、景宁有野生;丽水市各地有栽培。

【性味】 味苦,性平。

【功效】 止咳,止血,清热解毒。

【主治】 咳嗽,咳血,疮疡肿毒。

【用法用量】 内服煎汤,9～15g;外用适量,捣敷。

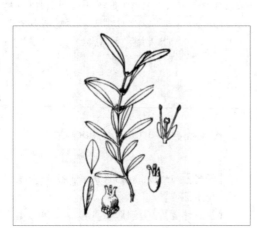

匙叶黄杨(畲药名:万年青)

黄杨

【学名】 *Buxus sinica*（Rehd. et Wils.）Cheg ex M. Cheng

【药用部位】 茎枝、叶、果实、根。

【生态环境】 生于海拔 300～1 400m 的山谷、溪边、林下或作盆景栽培。

【采收季节】 全年可采茎枝、叶、根,茎枝、叶,洗净,鲜用或干燥,根洗净,切片,鲜用或干燥;夏季果实成熟时采摘,鲜用或干燥。

【药材性状】 茎枝圆柱形,小枝有纵棱,小棱四棱形,密被开展的短毛。表面黄绿色或黄棕色。质坚硬,不易折断,断面纤维性,黄白色或淡黄色。气微,味苦。

叶卷曲,展平后宽椭圆形、宽倒卵形、卵状椭圆形或长圆形,长1.5～3.5cm,宽0.8～2cm。表面黄绿色,光亮,先端圆钝或微凹,基部圆钝或宽楔形,中脉凸出,侧脉明显,中脉上常密被短线状钟乳体。革质。叶柄长约1mm,上面被短柔毛。气微,味苦。

【分布】 丽水市山区各地(野生);丽水市各地有种植。

【主治】 茎枝:味苦,性平。

　　　　叶:味苦,性平。

　　　　果实:味苦,性平。

　　　　根:味苦、微辛,性平。

【功效】 茎枝:祛风除湿,理气,止痛。

　　　　叶:清热解毒,消肿散结。

　　　　果实:清暑热,解疮毒。

　　　　根:祛风止咳,清热除湿。

【主治】 茎枝:风湿痹痛,胸腹气胀,疝气疼痛,牙痛,跌打伤痛。

　　　　叶:疮疖肿毒,风火牙痛,跌打伤痛。

　　　　果实:暑热,疮疖。

　　　　根:风湿痹痛,伤风咳嗽,湿热黄疸。

【用法用量】 茎枝内服煎汤,9～15g;外用适量,鲜品捣敷。叶内服:煎汤 9g;外用:适量,鲜品捣敷。果实内服煎汤,3～9g;外用适量,捣敷。根内服煎汤,9～15g,鲜品 15～30g。

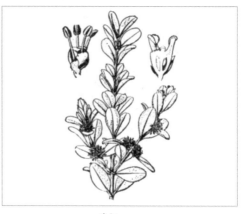

黄杨

顶花板凳果

【学名】 *Pachysandra terminalis* Sieb. et Zucc.

【药用部位】 全株。

【生态环境】 生于海拔 1 000～1 400m 的林下阴湿处。

【采收季节】 全年可采,洗净,切段,鲜用或干燥。

【药材性状】 鲜品茎肉质,干品多纵皱,表面被极细毛,下部根茎状,长约30cm,布满长须状不定根。完整叶展平后薄革质,在茎上间隔2～4cm 有4～6叶接近着生,似簇生状,叶片菱状卵形,稀椭圆形,长2～6cm,宽1～2.5cm,深绿色,先端急尖,基部楔形,中部心上有数对粗齿。气微,味苦、微辛。

【分布】 庆元。

【性味】 味苦、辛,性凉。

【功效】 祛风湿,舒经活血,通经止带。

【主治】 风湿热痹,小腿转筋,月经不调,白带。

【用法用量】 内服煎汤,9～15g,或研末 3～6g;外用适量,鲜品捣敷。

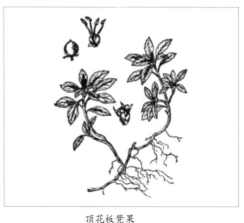

顶花板凳果

东方野扇花

【学名】 *Sarcococca orientalis* C. Y. Wu

【药用部位】 根。

【生态环境】 生于海拔780m左右山坡、路旁、林下或灌丛中。

【采收季节】 全年可采挖根,洗净,切片,鲜用或干燥。

【分布】 龙泉、景宁、莲都。

【性味】 味辛、苦,性平。

【功效】 活血舒筋,祛风消肿。

【主治】 胃脘疼痛,风寒湿痹,跌打损伤。

【用法用量】 内服煎汤,15~30g。

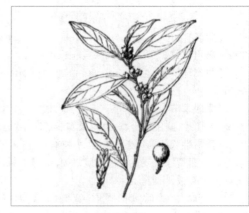

东方野扇花

漆树科 Anacardiaceae

南酸枣

【学名】 *Choerospondias axiliaris*（Roxb.）Burtt et Hill

【药用部位】 树皮、果实或果核(广枣)。

【生态环境】 生于山坡、丘陵或沟谷林中。

【采收季节】 全年可采树皮,干燥;秋季果实成熟时采收果实或果核,果实鲜用,果核干燥。

【药材性状】 果实呈椭圆形或卵圆形,长2~2.5cm,直径1.4~2cm。表面黑褐色或棕褐色,微具光泽,具不规则的皱褶,基部有果柄痕;果肉棕褐色。果核近卵形,红棕色或黄棕色,顶端有5个明显的小孔;质坚硬,种子5粒,长圆形。气微,味酸。

【分布】 遂昌、龙泉、松阳、庆元、景宁。

【性味】 树皮:味酸、涩,性凉。

果实(鲜)或果核:味甘、酸,性平。

【功效】 树皮:清热解毒,祛湿杀虫。

果实(鲜)或果核:行气活血,养心安神,消积,解毒。

【主治】 树皮:疮疡,烫火伤,阴囊湿痒,痢疾,白带,疥癣。

果实(鲜)或果核:气滞血瘀,胸痛,心悸气短,神经衰弱,失眠,支气管炎,食滞腹满,腹泻,疝气,烫火伤。

【用法用量】 树皮内服煎汤,15~30g;外用适量,煎水洗。果实或果核内服煎汤,果实30~60g,鲜品2~3个嚼食,果核15~24g;外用适量,果核煅炭研末调敷。

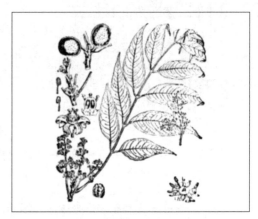

南酸枣

毛黄栌(毛叶黄栌)

【学名】 *Cotinus coggygria* Scop. var. *pubescens* Engl.

【药用部位】 根、叶。

【生态环境】 生于山坡及溪沟边灌丛中。

【采收季节】 全年可采根,洗净,切段,干燥;夏、秋季采收,扎成小把,干燥。

【分布】 缙云。

【性味】 根:味苦、辛,性寒。

叶:味苦、辛,性寒。

【功效】 根:清热利湿,散瘀,解毒。

叶:清热解毒,活血止痛。

【主治】 根:黄疸,肝炎,跌打瘀痛,皮肤瘙痒,赤眼,丹毒,烫火伤,漆疮。

叶:黄疸性肝炎,丹毒,漆疮,水火烫伤,结膜炎,跌打瘀痛。

【用法用量】 根内服煎汤,10~30g;外用适量,煎水洗。叶内服煎汤,9~15g;外用适量,煎水洗或捣烂敷。

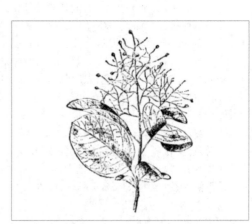

毛黄栌(毛叶黄栌)

黄连木

【学名】　*Pistacia chinensis* Bunge

【药用部位】　叶芽和叶或根与树皮。

【生态环境】　生于山坡林中、溪沟边或栽于村庄附近。

【采收季节】　春季采集叶芽,鲜用;秋季采叶,鲜用或干燥;全年可采根与树皮,洗净,切片,干燥。

【分布】　遂昌、龙泉、松阳、莲都等地。

【性味】　味苦、涩,性寒。

【功效】　清暑,生津,解毒,利湿。

【主治】　暑热口渴,咽喉肿痛,口舌糜烂,吐泻,痢疾,淋证,无名肿毒,疮疹。

【用法用量】　内服煎汤,15～30g;外用适量,捣汁涂或煎水洗。

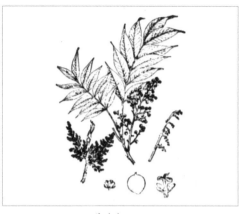

黄连木

盐肤木(畲药名:盐盂、盐肤柴、盐葡萄)

【学名】　*Rhus chinensis* Mill.

【药用部位】　果实、叶、幼嫩枝苗、花、根(盐盂根)、根皮、树皮、虫瘿(五倍子)。

【生态环境】　生于向阳山坡、林缘、沟谷或灌丛中。

【采收季节】　秋季采收成熟果实,鲜用或干燥;夏、秋季采叶,随采随用;春季采收细嫩枝苗,鲜用或干燥;秋季采花,鲜用或干燥;全年可采挖根、根皮,洗净,切片,鲜用或干燥;夏、秋季剥取树皮,除去外皮,鲜用或干燥;夏、秋季采收虫瘿,沸水中烫5分钟,干燥。

【药材性状】　根圆柱形或圆锥形,长短不一,直径0.5～7cm。表面棕褐色至黑褐色,主根上端具红棕色至紫棕色突起的皮孔,下端及粗支根皮孔明显减少。质坚脆,易折断,断面纤维性,皮部红棕色至棕褐色,木部浅棕色,具放射状纹理及导管孔。气微,味淡、涩。

虫瘿多菱形,具不规则的钝角状分枝,少数长圆形或纺锤形囊状,长2～6cm,直径1.5～3.5cm。表面灰褐色或灰棕色,柔毛明显或微有柔毛。质硬而脆,易破碎,断面角质样,有光泽,壁厚1～3mm,内壁平滑,有黑褐色死蚜虫及灰色粉状排泄物。气特异,味涩。

【分布】　丽水市山区各地。

【性味】　果实:味酸、咸,性凉。

　　　　　叶:味酸、微苦,性凉。

　　　　　嫩幼枝苗:味酸,性微温。

　　　　　花:味酸、咸,性微寒。

　　　　　根:味酸、咸,性平。

　　　　　根皮:味酸、咸,性凉。

　　　　　树皮:味酸,性微寒。

　　　　　虫瘿:味酸、涩,性微寒。

【功效】　果实:生津润肺,降火化痰,敛汗,止痢。

　　　　　叶:止咳,止血,收敛,解毒。

　　　　　幼嫩枝苗:解毒利咽。

　　　　　花:清热解毒,敛疮。

　　　　　根:祛风湿,利水消肿,活血散毒。

　　　　　根皮:清热利湿,解毒散瘀。

　　　　　树皮:清热解毒,活血止痢。

　　　　　虫瘿:敛肺,止汗,涩肠,固精,止血,解毒。

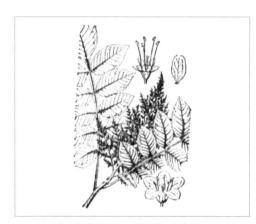

盐肤木(畲药名:盐盂、盐肤柴、盐葡萄)

【主治】　果实:痰咳,喉痹,黄疸,盗汗,痢疾,顽癣,痈毒,头风白屑。

　　　　　叶:痰咳,便血,血痢,盗汗,痈疽,疮疡,湿疹,蛇虫咬伤。

　　　　　嫩幼枝苗:咽痛喉痹。

　　　　　花:疮疡久不收口,小儿鼻下两旁生疮,色红瘙痒,渗液浸淫糜烂。

　　　　　根:风湿痹痛,水肿,咳嗽,跌打肿痛,乳痈,癣疮。

　　　　　根皮:黄疸,水肿风湿痹痛,小儿疳积,疮疡肿毒,跌打损伤,毒蛇咬伤。

　　　　　树皮:血痢,痈肿,疮疥,蛇犬咬伤。

虫瘿:肺虚久咳,自汗盗汗,久痢久泻,脱肛,遗精,白浊,各种出血,痈肿疮疖。

【用法用量】 果实内服煎汤,9~15g或研末;外用适量,煎水洗或捣敷。叶内服煎汤,9~15g,鲜品30~60g;外用适量,煎水洗、鲜品捣敷或捣汁涂。嫩幼枝苗内服煎汤,9~15g,鲜品30~60g。花外用适量,研末撒或调敷。根内服煎汤,9~15g,鲜品30~60g;外用适量,鲜品捣敷、研末撒或煎水洗。根皮内服煎汤,15~60g;外用适量,捣敷。树皮内服煎汤,15~60g;外用适量,煎水洗或捣敷。虫瘿内服煎汤,3~6g;外用适量,煎水熏洗或研末调敷。

【注意】 虫瘿:外感风寒或肺有实热之咳嗽,以及积滞未尽之泻痢者禁服。

青麸杨

【学名】 *Rhus potaninii* Maxim.

【药用部位】 根。

【生态环境】 生于海拔1 400m以下的疏林中。

【采收季节】 秋季采挖,洗净,切片,鲜用或干燥。

【分布】 龙泉、遂昌等地。

【性味】 味辛,性热。

【功效】 祛风解毒。

【主治】 小儿缩阴症,瘰疬。

【用法用量】 内服煎汤,30~60g。

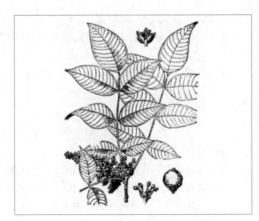

青麸杨

野漆(野漆树)

【学名】 *Toxicodendron succedaneum*(L.)O. Kuntze

【药用部位】 叶、根。

【生态环境】 生于山地林中。

【采收季节】 春季采收嫩叶,鲜用或干燥;全年可采根,洗净,切片,鲜用或干燥。

【分布】 丽水市山区各地。

【性味】 叶:味苦、涩,性平,有毒。

　　　　 根:味苦,性寒,小毒。

【功效】 叶:散瘀止血,解毒。

　　　　 根:散瘀止血,解毒。

【主治】 叶:咳血,吐血,外伤出血,毒虫咬伤。

　　　　 根:咳血,吐血,尿血,血崩,外伤出血,跌打损伤,疮毒疥癣,毒蛇咬伤。

【用法用量】 叶内服煎汤,6~9g;外用适量,捣敷。根内服煎汤,15~30g;外用适量,鲜品捣敷或干品研末调敷。

【注意】 叶:对漆过敏者禁用。

　　　　 根:对漆过敏者禁用。

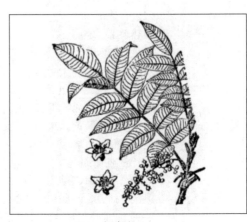

野漆(野漆树)

木蜡树

【学名】 *Toxicodendron sylvestre*(Sieb. et Zucc.)O. Kuntze

【药用部位】 叶、根。

【生态环境】 生于海拔1 000m以下的向阳山坡疏林中。

【采收季节】 夏、秋季采收叶,鲜用或干燥;秋季采挖根,洗净,切片,干燥。

【分布】 丽水市山区各地。

【性味】 叶:味辛,性温,小毒。

　　　　 根:味苦、涩,性温,小毒。

【功效】 叶:祛瘀消肿,杀虫,解毒。

　　　　 根:祛瘀止痛止血。

木蜡树

【主治】　叶:跌打损伤,创伤出血,钩虫病,疥癣,疮毒,毒虫咬伤。
　　　　　根:风湿腰痛,跌打损伤,刀伤出血,毒虫咬伤。
【用法用量】　叶内服煎汤,9~15g;外用适量,捣敷或研末撒。根内服煎汤,9~15g;外用适量,捣敷或浸酒搽。
【注意】　叶:对漆过敏者及孕妇禁用。
　　　　　根:孕妇及阴虚燥热者禁服。

毛漆树(臭毛漆树)

【学名】　*Toxicodendron trichocarpum*(Miq.)O. Kuntze
【药用部位】　根皮及茎叶。
【生态环境】　生于海拔900m以上山坡密林或灌丛中。
【采收季节】　秋季采收,洗净,干燥。
【分布】　龙泉等地。
【性味】　味苦,性寒,小毒。
【功效】　解毒,止血。
【主治】　湿热疮毒,刀伤出血。
【用法用量】　内服煎汤,9~15g;外用适量,捣敷。

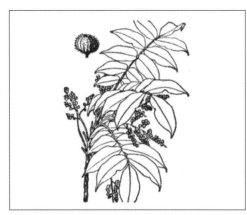

毛漆树(臭毛漆树)

漆树

【学名】　*Toxicodendron vernicifluum*(Stokes)F. A. Barkl.
【药用部位】　树脂加工品、树脂(干漆)、种子、叶、根、树皮、木心。
【生态环境】　栽培于向阳避风山坡。
【采收季节】　4~5月划破树皮,收集溢出的树脂;秋季果实成熟时采收种子,干燥;夏、秋季采叶,随采随用;全年可采挖根、树皮、木材,洗净,切片,鲜用或干燥。
【药材性状】　树脂加工品呈不规则块状,棕褐色或黑褐色,表面粗糙,有蜂窝状细小孔洞或颗粒状,有光泽。质坚硬,不易折断,断面不平坦,具特殊臭气。遇火燃烧发黑烟,漆臭更强烈。
　　树脂呈不规则块状,黑褐色或棕褐色,有蜂窝状细小孔洞或颗粒状,质坚硬,不易折断,断面不平坦。具特殊臭气。
【分布】　丽水市各地有零星种植。
【性味】　树脂加工品:味辛,性温,小毒。
　　　　　树脂:味辛,性温,大毒。
　　　　　种子:味辛,性温,有毒。
　　　　　叶:味辛,性温,小毒。
　　　　　根:味辛,性温,有毒。
　　　　　树皮:味辛,性温,小毒。
　　　　　木心:味辛,性温,小毒。
【功效】　树脂加工品:破瘀,消积,杀虫。
　　　　　树脂:杀虫。
　　　　　种子:活血止血,温经止痛。
　　　　　叶:活血解毒,杀虫敛疮。
　　　　　根:活血散瘀,通经止痛。
　　　　　树皮:接骨。
　　　　　木心:行气活血止痛。
【主治】　树脂加工品:妇女瘀血阻滞,经闭,癥瘕,虫积。
　　　　　树脂:虫积,水蛊。
　　　　　种子:出血夹瘀的便血,尿血,血崩及瘀滞腹痛、闭经。
　　　　　叶:紫云疯,面部紫肿,外伤瘀肿出血,疮疡溃烂,疥癣,漆中毒。
　　　　　根:跌打瘀肿疼痛,经闭腹痛。
　　　　　树皮:跌打骨折。
　　　　　木心:气滞血瘀所致胸胁胀痛,脘腹气痛。
【用法用量】　树脂加工品内服入丸、散,2~4.5g;外用烧烟熏。树脂内服炮制后入丸散剂;外用适量,涂抹。种子内

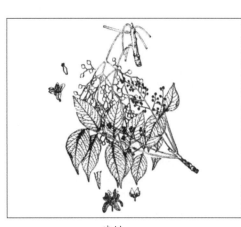

漆树

服煎汤,6~9g。叶外用适量,捣敷或煎水洗。根内服煎汤,6~15g;外用适量,鲜品捣敷。树皮外用适量,捣烂用酒炒敷。木心内服煎汤,3~6g。

【注意】 所有药用部位凡漆过敏者均禁内服与外用。

树脂加工品:孕妇体虚无瘀滞者禁服。应炮制后应用。

树脂:体虚无瘀及漆过敏者禁内服与外用。

叶:外用。

冬青科 Aquifoliaceae

秤星树(梅叶冬青)

【学名】 *Ilex asprella* (Hook. et Arn.) Champ. ex Benth.

【药用部位】 根、叶。

【生态环境】 生于海拔 400~1 000m 的山谷、路旁灌丛中或阔叶林中。

【采收季节】 秋季挖根,洗净,干燥;叶,随采随用。

【药材性状】 根略呈圆柱形,稍弯曲,有分枝,长短不一,直径 0.5~3cm。表面灰黄色至灰褐色,有纵皱纹及须根痕。质坚硬,不易折断,断面纤维性,木部淡黄色。气微,味先苦而后甜。

【分布】 龙泉、庆元。

【性味】 根:味苦、甘,性寒。

叶:味苦、甘,性凉。

【功效】 根:清热,生津,散瘀,解毒。

叶:发表清热,消肿解毒。

【主治】 根:感冒,头痛,眩晕,热病烦渴,痧气,热泻,肺痈,百日咳,咽喉肿痛,痔血,淋病,疔疮肿毒,跌打损伤。

叶:感冒,跌打损伤痈肿疔疮。

【用法用量】 根内服,煎汤 30~60g;外用适量,捣敷。叶内服煎汤,30~60g;外用适量,捣敷。

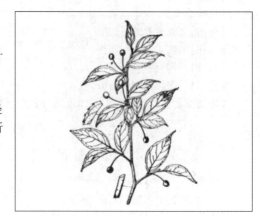

秤星树(梅叶冬青)

枸骨(畲药名:野黄柏)

【学名】 *Ilex cornuta* Lindi. ex Paxt.

【药用部位】 叶(枸骨叶)、果实(枸骨子)、树皮、根、嫩叶。

【生态环境】 生于荒地、山坡溪沟边杂木林中或灌丛中。亦有栽培于房舍旁。

【采收季节】 秋季采叶,干燥;秋季采摘成熟果实,干燥;全年可采树皮、根,洗净,切片,干燥;清明前后采嫩叶,干燥。

【药材性状】 叶呈类长方形或距圆状长方形,偶有长卵圆形,长 3~8cm,宽 1.5~4cm。先端具 3 枚较大的硬刺齿,顶端 1 枚常反曲,基部平截或宽楔形,两侧有时各具刺 1~3 枚,边缘反卷;长卵圆形叶常无刺齿。上表面黄绿色或绿褐色,有光泽,下表面灰黄色或灰绿色。叶脉羽状,叶柄较短。革质,硬而厚。气微,味微苦。

果实球形或类圆形,直径 6~8mm。果皮灰棕色或暗红色,微有光泽,果肉多干缩,形成深浅不等的网状皱纹。顶端宿存微突起的花柱基,基部有果柄及细小宿萼。外果皮质脆易碎,分果核 4 枚,棕色,遍体具不规则的雕纹,坚硬。气微,味微涩。

【分布】 丽水市山区各地。

【性味】 叶:味苦,性凉。

果实:味苦、涩,性微温。

树皮:味微苦,性凉。

根:味苦,性凉。

嫩叶:味甘、苦,性寒。

【功效】 叶:清虚热,益肝肾,祛风湿。

果实:补肝肾,强经活络,固涩下焦。

树皮:补肝肾,强腰膝。

根:补肝益肾,疏风清热。

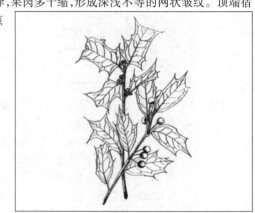

枸骨(畲药名:野黄柏)

　　嫩叶:疏风清热,明目生津。

【主治】　叶:阴虚劳热,咳嗽咳血,头晕目眩,腰膝酸软,风湿痹痛,白癜风。

　　　　　果实:体虚低热,筋骨疼痛,崩漏,带下,泄泻。

　　　　　树皮:肝肾不足,腰脚痿弱。

　　　　　根:腰膝痿弱,关节疼痛,头风,赤眼,牙痛,荨麻疹。

　　　　　嫩叶:风热头痛,齿痛,目赤,聤耳口疮,热病烦渴,泄泻,痢疾。

【用法用量】　叶内服煎汤,9~15g;外用适量,鲜品捣汁涂。果实内服煎汤,4.5~9g。树皮内服煎汤,15~30g。根内服煎汤6~15g,鲜品15~60g;外用适量,煎水洗。嫩叶内服煎汤,6~9g。

【注意】　叶:脾胃虚寒及肾阳不足者慎服。

榕叶冬青

【学名】　*Ilex ficoidea* Hemsl.

【药用部位】　根。

【生态环境】　生于海拔400~800m的山谷、溪沟边杂木林或灌丛中。

【采收季节】　全年可采,洗净,切片,干燥。

【分布】　丽水市山区各地。

【性味】　味苦、甘,性凉。

【功效】　清热解毒,活血止痛。

【主治】　肝炎,跌打肿痛。

【用法用量】　内服煎汤,9~15g。

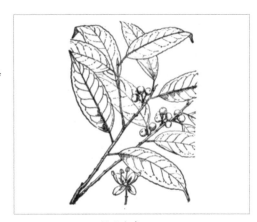

榕叶冬青

大叶冬青(畲药名:苦丁茶)

【学名】　*Ilex latifolia* Thunb.

【药用部位】　嫩叶或叶(苦丁茶)。

【生态环境】　生于海拔250~800m的山坡、山谷的常绿阔叶林中。亦有栽培于房舍旁或人工林。

【药材性状】　叶长圆形或椭圆形,有的破碎或纵向卷曲,长8~26cm,宽4.5~7.5cm。表面黄绿色,上表面具光泽,主脉凹陷,下表面主脉隆起,边缘具锐锯齿。革质。质脆。气微,味苦。

【采收季节】　春季采收嫩叶,夏、秋季采收叶,干燥。

【分布】　丽水市山区各地。

【性味】　味甘、苦,性寒。

【功效】　疏风清热,明目生津。

【主治】　风热头痛,齿痛,目赤,聤耳口疮,热病烦渴,泄泻,痢疾。

【用法用量】　内服煎汤,4.5~9g;外用适量,煎水熏洗。

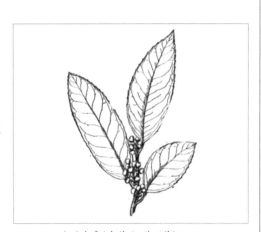

大叶冬青(畲药名:苦丁茶)

猫儿刺

【学名】　*Ilex pernyi* Franch.

【药用部位】　根。

【生态环境】　生于海拔1 700m的高山草地。

【采收季节】　秋季采挖,洗净,干燥。

【分布】　庆元。

【性味】　味苦,性寒。

【功效】　清肺止咳,利咽,明目。

【主治】　肺热咳嗽,咯血,咽喉肿痛,翳膜遮眼。

【用法用量】　内服煎汤,15~30g。

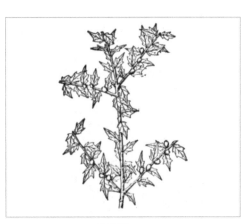

猫儿刺

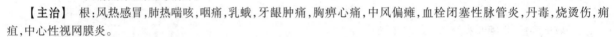

毛冬青(畲药名:细叶冬青)

【学名】 *Ilex pubescens* Hook. et Arn.

【药用部位】 根(毛冬青)、叶。

【生态环境】 生于海拔 500m 以下的山坡灌丛中或荒地草丛中。

【采收季节】 秋季采挖根,洗净,切片,干燥;全年可采叶,鲜用或干燥。

【药材性状】 根圆柱形,有的分枝,长短不一,直径 0.5～4cm。表面灰褐色至棕褐色,根头部具茎枝残基;外皮稍粗糙,有纵向细皱纹及横向皮孔。质坚硬,不易折断,断面皮部菲薄,木部发达,灰白色至土黄色,有致密的放射状纹理。气微,味苦、涩而后甜。

【分布】 丽水市山区各地。

【性味】 根:味苦、涩,性寒。

叶:味苦、涩,性凉。

【功效】 根:清热解毒,活血通络。

叶:清热凉血,解毒消肿。

【主治】 根:风热感冒,肺热喘咳,咽痛,乳蛾,牙龈肿痛,胸痹心痛,中风偏瘫,血栓闭塞性脉管炎,丹毒,烧烫伤,痈疽,中心性视网膜炎。

叶:烫伤,外伤出血,痈肿疔疮,走马牙疳。

【用法用量】 根内服煎汤,10～30g;外用适量,煎汁涂。叶内服煎汤,3～9g;外用适量,煎水湿敷或研末调敷。

【注意】 根:孕妇、出血性疾病及月经过多者禁服。

毛冬青(畲药名:细叶冬青)

冬青

【学名】 *Ilex purpurea* Hassk.

【药用部位】 叶(四季青)、果实、树皮及根皮。

【生态环境】 生于低山丘陵常绿阔叶林中。亦有栽培。

【采收季节】 秋、冬季采收叶,鲜用或干燥;秋季采收成熟果实,干燥;全年可采树皮及根皮,洗净,鲜用或干燥。

【药材性状】 叶椭圆形或狭长椭圆形,长 6～12cm,宽 2～4cm。先端急尖或渐尖,基部楔形,边缘具疏锯齿。上表面棕褐色或灰绿色,有光泽;下表面色较浅;叶柄长 0.5～1.8cm。革质。气微清香,味苦、涩。

【分布】 丽水市山区各地。

【性味】 叶:味苦、涩,性凉。

果实:味甘、苦,性凉。

树皮及根皮:味甘、苦,性凉。

【功效】 叶:清热解毒,生肌敛疮,活血止血。

果实:补肝肾,祛风湿,止血敛疮。

树皮及根皮:凉血解毒,止血止带。

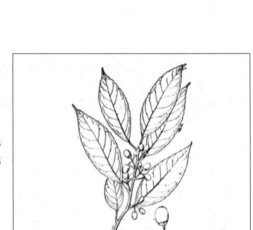

冬青

【主治】 叶:肺热咳嗽,咽喉肿痛,痢疾,腹泻,胆道感染,尿路感染,冠心病心绞痛,烧烫伤,热毒痈肿,下肢溃疡,麻风溃疡,湿疹,冻疮,皲裂,血栓闭塞性脉管炎,外伤出血。

果实:须发早白,风湿痹痛,消化性溃疡出血,痔疮,溃疡不敛。

树皮及根皮:烫伤,月经过多,白带。

【用法用量】 叶内服煎汤,15～60g;外用适量,水煎外涂。果实内服煎汤,4.5～9g。树皮及根皮内服 15～30g;外用适量,捣敷。

铁冬青

【学名】 *Ilex rotunda* Thunb.

【药用部位】 树皮(救必应)及根皮。

【生态环境】 生于温湿肥沃的疏林中或山坡上。

【采收季节】 全年可采,洗净,切片,鲜用或干燥。

【药材性状】 根皮卷筒状或卷曲的板片状,长短不一,厚3~8mm。外表面灰黄色或灰褐色,粗糙,常有横皱纹或略横向突起;内表面淡褐色或棕褐色,有浅纵向条纹。质硬而脆,断面略平坦,稍显颗粒性,黄白色或淡黄褐色。树皮较薄,边缘略向内卷,外表面有较多椭圆形突起的皮孔。气微,味苦,微涩。

【分布】 缙云、遂昌、龙泉。

【性味】 味苦,性寒。

【功效】 清热解毒,利湿,止痛。

【主治】 感冒发热,咽喉肿痛,胃痛,暑湿泄泻,黄疸,痢疾,跌打损伤,风湿痹痛,湿疹,疮疖。

【用法用量】 内服煎汤,9~15g;外用适量,捣敷。

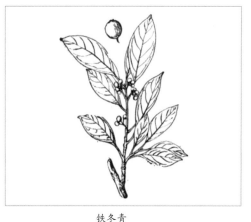

铁冬青

毛梗铁冬青

【学名】 *Ilex rotunda* Thunb. var. *microcarpa* (Lindl. ex Paxt.)S. Y. Hu

【药用部位】 树皮。

【生态环境】 生于山坡、路旁疏林中。

【采收季节】 全年可采,鲜用或干燥。

【分布】 丽水市山区各地。

【性味】 味苦,性寒。

【功效】 清热利湿,凉血止痢。

【主治】 痢疾,黄疸,暑湿泄泻,湿疹。

【用法用量】 内服煎汤,9~15g;外用适量,煎水洗或捣敷。

369

硬毛冬青

【学名】 *Ilex serrata* Thunb.

【药用部位】 叶、根。

【生态环境】 生于海拔1200m的山坡疏林灌丛中。

【采收季节】 夏、秋季采叶,多鲜用;全年可采根,洗净,鲜用。

【分布】 缙云。

【性味】 叶:味甘、苦,性凉。
根:味甘、苦,性凉。

【功效】 叶:清热解毒,凉血止血。
根:清肺,解毒,敛疮。

【主治】 叶:烫伤,牙疳,疮疡溃烂,外伤出血。
根:肺痈,烫伤,疮疡溃烂。

【用法用量】 叶外用适量,捣敷或研末调搽。根内服煎汤,鲜品30~60g;外用适量,鲜品绞汁涂。

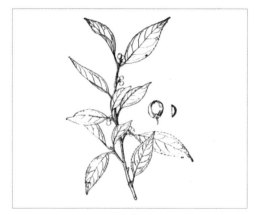

硬毛冬青

三花冬青

【学名】 *Ilex triflora* Bl.

【药用部位】 根。

【生态环境】 生于海拔300~600m的山坡、沟谷边阔叶林中。

【采收季节】 全年可采,洗净,切片,干燥。

【分布】 遂昌、龙泉、庆元、莲都。

【性味】 味苦,性凉。

【功效】 清热解毒。

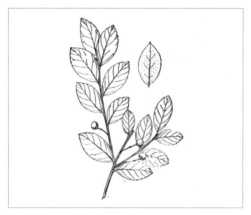

三花冬青

【主治】 疮疡肿毒。

【用法用量】 内服煎汤,9~15g;外用适量,鲜品捣敷。

亮叶冬青

【学名】 *Ilex viridis* Champ. ex Benth.

【药用部位】 叶、根。

【生态环境】 生于低山或丘陵的山坡、沟边的阔叶林中。

【采收季节】 全年可采叶、挖根,叶鲜用,根洗净,切片,干燥。

【药材性状】 叶多卷曲,展平后卵形、倒卵形或椭圆形,长2~7cm,宽1.5~3cm。表面黄绿色,边缘有圆锯齿,齿尖具褪色腺点,上面有光泽,下面有腺点;革质。质脆易碎。气微,味苦。

【分布】 青田。

【性味】 叶:味甘、微辛,性凉。

根:味甘、微辛,性凉。

【功效】 叶:凉血解毒。

根:祛风除湿,活血通络。

【主治】 叶:烧烫伤,外伤出血。

根:风湿痹痛。

【用法用量】 叶外用适量,鲜品捣敷。根内服煎汤,15~30g。

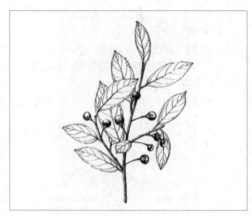

亮叶冬青

卫矛科 *Celastraceae*

过山枫(畲药名:过山虎、穿山龙)

【学名】 *Celastrus aculeatus* Merr.

【药用部位】 根。

【生态环境】 生于海拔1100m以下的山坡灌丛中。

【采收季节】 深秋采挖,洗净,切片,干燥。

【分布】 遂昌、龙泉、庆元、松阳、缙云、景宁、云和。

【性味】 味辛、苦,性凉。

【功效】 清热解毒,祛风除湿。

【主治】 风痹痛,痛风,肾炎,胆囊炎,白血病。

【用法用量】 内服煎汤,6~15g。

【注意】 孕妇禁服。

哥兰叶(大芽南蛇藤)

【学名】 *Celastrus gemmatus* Loes.

【药用部位】 根或茎叶。

【生态环境】 生于山坡灌木丛中或林缘。

【采收季节】 春、秋采收,洗净,切段,干燥。

【分布】 遂昌、龙泉、缙云、莲都。

【性味】 味苦、辛,性平。

【功效】 祛风除湿,活血止痛,解毒消肿。

【主治】 风湿痹痛,跌打损伤,月经不调,经闭,产后腹痛,胃痛,疝痛,疮痈肿毒,骨折,风疹,湿疹,带状疱疹,毒蛇咬伤。

【用法用量】 内服煎汤,10~30g;外用适量,研末调敷或鲜品捣敷。

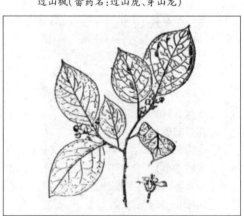

过山枫(畲药名:过山虎、穿山龙)

哥兰叶(大芽南蛇藤)

窄叶南蛇藤

【学名】 *Celastrus oblanceifolius* Wang et Tsoong

【药用部位】 根或茎。

【生态环境】 生于海拔 400~800m 沟谷灌木丛中,常缠绕于树上。

【采收季节】 全年可采,洗净,鲜用或切片后干燥。

【分布】 丽水市山区各地。

【性味】 味辛、苦,性微温。

【功效】 祛风除湿,活血行气,解毒消肿。

【主治】 风湿痹痛,跌打损伤,疝气痛,疮疡肿毒,带状疱疹,湿疹。

【用法用量】 内服煎汤,9~15g;外用适量,根皮研末调敷或用根加水磨汁涂。

【注意】 孕妇禁服。

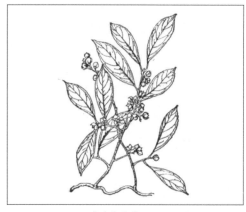

窄叶南蛇藤

南蛇藤

【学名】 *Celastrus orbiculatus* Thunb.

【药用部位】 茎藤、根、叶、果实(藤合欢)。

【生态环境】 生于土层较厚的山坡疏林、溪谷林缘灌丛中、山麓路旁,常攀附树上。

【采收季节】 春、秋季采收茎藤,鲜用或切段后干燥;深秋采挖根,洗净,切段,鲜用或干燥;春季采收叶,干燥;秋季采摘成熟果实,干燥。

【分布】 丽水市山区各地。

【性味】 茎藤:味苦、辛,性温。

　　　　　根:味辛、苦,性平。

　　　　　叶:味苦、辛,性平。

　　　　　果实:味甘、微苦,性平。

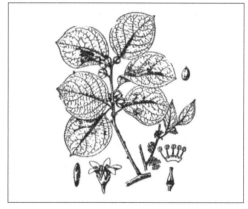

南蛇藤

【功效】 茎藤:祛风除湿,通经止痛,活血解毒。

　　　　　根:祛风除湿,活血通经,消肿解毒。

　　　　　叶:祛风除湿,解毒消肿,活血止痛。

　　　　　果实:养心安神,和血止痛。

【主治】 茎藤:风湿关节痛,四肢麻木,瘫痪,头痛,牙痛,疝气,痛经,小儿惊风,跌打扭伤,痢疾,痧症,带状疱疹。

　　　　　根:风湿痹痛,跌打肿痛,闭经,头痛,腰痛,疝气痛,痢疾,肠风下血,痈疽肿毒,水火烫伤,毒蛇咬伤。

　　　　　叶:风湿痹痛,疮疡疖肿,疱疹,湿疹,跌打损伤,蛇虫咬伤。

　　　　　果实:心悸失眠,健忘多梦,牙痛,筋骨痛,腰腿麻木,跌打扭伤。

【用法用量】 茎藤内服煎汤,9~15g。根内服煎汤,15~30g;外用适量,研末调敷或捣敷。叶内服:煎汤 15~30g;外用适量,鲜品捣敷或干品研末调敷。果实内服煎汤,6~15g。

【注意】 茎藤:孕妇慎服。

　　　　　根:孕妇禁服。

　　　　　叶:孕妇慎服。

　　　　　果实:孕妇慎服。

短梗南蛇藤(畲药名:坑底蛇、泥底蛇)

【学名】 *Celastrus rosthornianus* Loes.

【药用部位】 根、茎叶、果实。

【生态环境】 生于山坡林中或路旁树上。

【采收季节】 秋季采收根,洗净,切段,干燥;春、秋季采收茎叶,切段,干燥;秋季采收成熟果实,干燥。

【分布】 遂昌、景宁、云和、龙泉。

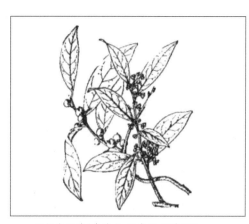

短梗南蛇藤(畲药名:坑底蛇、泥底蛇)

【性味】 根:味辛,性平。

　　　　茎叶:味辛、苦,性平,小毒。

【功效】 根:祛风除湿,活血止痛,解毒消肿。

　　　　茎叶:祛风除湿,活血止血,解毒消肿。

　　　　果实:宁心安神。

【主治】 根:风湿痹痛,跌打损伤,疝气痛,疮疡肿毒,带状疱疹,湿疹,蛇咬伤。

　　　　茎叶:风湿痹痛,跌打损伤,疝气痛,脘腹痛牙痛,月经不调,经闭,血崩,肌衄,疮肿,带状疱疹,湿疹。

　　　　果实:失眠,多梦。

【用法用量】 根内服煎汤,9～15g;外用适量,研末调敷。茎叶内服煎汤,9～15g;外用适量,研末调敷。果实内服煎汤,6～30g。

【注意】 茎叶:孕妇慎服。

刺果卫矛

【学名】 *Euonymus acanthocarpus* Franch.

【药用部位】 茎及根。

【生态环境】 生于海拔600～1000m沟谷杂木林中。

【采收季节】 秋季采收,洗净,切段,鲜用或干燥。

【分布】 遂昌、松阳、龙泉、云和、景宁、缙云、莲都。

【性味】 味辛、苦,性微温。

【功效】 祛风除湿,活血止痛,调经,止血。

【主治】 风湿痹痛,跌打损伤,骨折,月经不调,外伤出血。

【用法用量】 内服煎汤,6～15g;外用适量,鲜品捣敷。

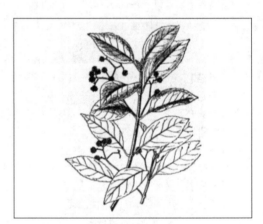

刺果卫矛

卫矛(畲药名:擂毒柴、四面风)

【学名】 *Euonymus alatus* (Thunb.) Sieb.

【药用部位】 木栓翅(鬼箭羽)。

【生态环境】 生于海拔1200m以下丘陵、沟谷、山坡阔叶混交林中、林缘或草地。

【药材性状】 呈长方形或不定形的片状,全体灰褐色,大小不一。一侧边缘平截,厚1～2mm,另侧渐薄;两面均有细纵线纹,微具光泽,隐显细密横纹。质轻而脆,易折断,断面平坦,棕黄色。气微,味微苦、涩。

【采收季节】 全年可采,干燥。

【分布】 丽水市山区各地。

【性味】 味苦、辛,性寒。

【功效】 破血通经,解毒消肿,杀虫。

【主治】 癥瘕积块,心腹疼痛,闭经,痛经,崩中漏下,产后瘀滞腹痛,恶露不下,疝气,历节痹痛,疮肿,跌打伤痛,虫积腹痛,烫火伤,毒蛇咬伤。

【用法用量】 内服煎汤,4.5～9g;外用适量,捣敷或煎水洗。

【注意】 孕妇、气虚崩漏者禁服。

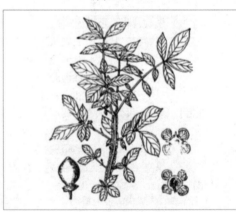

卫矛(畲药名:擂毒柴、四面风)

肉花卫矛

【学名】 *Euonymus carnosus* Hemsl.

【药用部位】 根、果实。

【生态环境】 生于海拔1100m以下的山坡林中。

【采收季节】 全年可采根,洗净,切片,干燥;秋季采摘成熟果实,干燥。

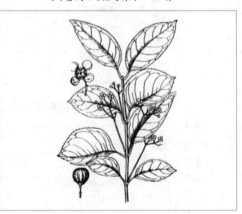

肉花卫矛

【分布】 遂昌、松阳、莲都、缙云、龙泉、庆元等。

【性味】 根:味辛、微苦,性平。

果实:味苦,性微寒。

【功效】 根:软坚散结,祛风除湿,通经活络。

果实:清肠解毒。

【主治】 根:风湿疼痛,跌打伤肿,腰痛,经闭,痛经,瘰疬痰核。

果实:痢疾初起,腹痛后重。

【用法用量】 根内服煎汤,15～30g 或浸酒。果实内服煎汤,10～20g。

【注意】 根:孕妇禁服。

百齿卫矛

【学名】 *Euonymus centidens* L'evl.

【药用部位】 全株。

【生态环境】 生于海拔 380～720m 山谷沟边或林下。

【采收季节】 全年可采,洗净,鲜用或切段后干燥。

【分布】 遂昌、缙云。

【性味】 味甘、微苦,性微温。

【功效】 祛风散寒,理气平喘,活血解毒。

【主治】 风寒湿痹,腰膝疼痛,胃脘胀痛,气喘,月经不调,跌打损伤,毒蛇咬伤。

【用法用量】 内服煎汤,6～15g,或浸酒;外用适量,研末调敷或鲜品捣敷。

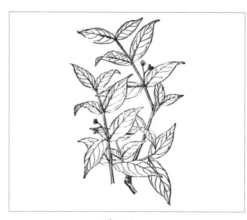

百齿卫矛

鸦椿卫矛

【学名】 *Euonymus enscaphis* Hand－Mazz.

【药用部位】 根及根皮。

【生态环境】 生于海拔 480～1400m 的沟谷、山坡林下、路旁或溪边。

【采收季节】 深秋采挖,洗净,切片,干燥。

【分布】 遂昌、松阳、龙泉、云和、缙云、莲都。

【性味】 味苦、辛,性平。

【功效】 活血通经,祛风除湿,消肿解毒。

【主治】 跌打损伤,腰痛,癥瘕,血栓闭塞性脉管炎,痛经,风湿痹痛,痔疮,漆疮。

【用法用量】 内服煎汤,10～15g;外用适量,煎水洗。

【注意】 孕妇禁服。

鸦椿卫矛

扶芳藤(爬行卫矛　畲药名:爬墙老虎)

【学名】 *Euonymus fortunei*(Turcz.)Hand.－Mazz.

【药用部位】 带叶茎枝(扶芳藤)。

【生态环境】 生于溪边山谷林缘,常缠绕树上或岩石上、或攀援于村庄墙上。

【药材性状】 茎圆柱形,长短粗细不一。表面灰绿色或灰棕色,具小瘤状突起的皮孔,通常有须根。质脆,易折断,断面中空,黄白色。叶多卷曲或皱缩,易脱落,完整叶展平后宽卵形或长圆状倒卵形,长 5～8cm,宽 1.5～4cm,先端短锐尖或短渐尖,基部宽楔形或近圆形,边缘有钝锯齿。薄革质,上面叶脉稍突起。气微,味辛。

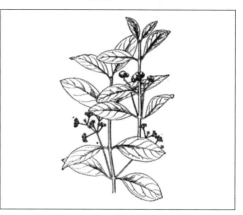

扶芳藤(爬行卫矛　畲药名:爬墙老虎)

【采收季节】 全年可采,洗净,切段,干燥。

【分布】 遂昌、龙泉、缙云、莲都、庆元、景宁。

【性味】 味甘、苦、微辛,性微温。

【功效】 益肾壮腰,舒经活络,止血消瘀。

【主治】 肾虚腰膝酸痛,半身不遂,风湿痹痛,小儿惊风,咯血,吐血,血崩,月经不调,子宫脱垂,跌打骨折,创伤出血。

【用法用量】 内服煎汤,15~30g;外用适量,煎水洗、研粉调敷或捣敷。

【注意】 孕妇禁服。

西南卫矛

【学名】 *Euonymus hamiltonianus* Wall.

【药用部位】 根及全株。

【生态环境】 生于山谷阔叶林中或路旁。

【采收季节】 全年可采,洗净,切段,干燥。

【分布】 庆元、缙云。

【性味】 味甘、微苦,性微温。

【功效】 祛风湿,强筋骨,活血解毒。

【主治】 风寒湿痹,腰痛,跌打损伤,血栓闭塞性脉管炎,痔疮,漆疮。

【用法用量】 内服煎汤,15~30g;外用适量,煎水洗或鲜品捣敷。

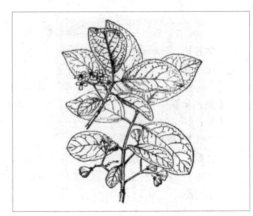

西南卫矛

常春卫矛

【学名】 *Euonymus hederaceus* Champ. ex Benth.

【药用部位】 根及树皮或叶。

【生态环境】 生于海拔490~1150m的山坡疏林中。

【采收季节】 全年可采,洗净,切段,干燥。

【分布】 遂昌、云和、龙泉、缙云、庆元。

【性味】 味微苦,性微温。

【功效】 祛风湿,强筋骨,活血调经。

【主治】 肾虚腰痛,久泻,风湿痹痛,月经不调,跌打损伤。

【用法用量】 内服煎汤,15~30g,或浸酒。

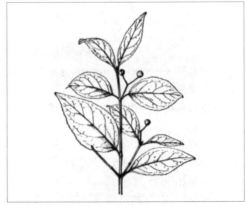

常春卫矛

冬青卫矛(大叶黄杨)

【学名】 *Euonymus japonicus* Thunb.

【药用部位】 根、茎皮及枝(扶芳藤)、叶。

【生态环境】 作为绿篱或庭院观赏植物栽培。

【采收季节】 秋季挖根,洗净,切片,干燥;全年可采茎皮及枝,切段,干燥;春季采叶,干燥。

【分布】 丽水市各地均有种植。

【性味】 根:味辛、苦,性温。
茎皮及枝:味苦、辛,性微温。

【功效】 根:活血调经,祛风湿。
茎皮及枝:祛风湿,强筋骨,活血止血。
叶:解毒消肿。

【主治】 根:月经不调,痛经,风湿痹痛。
茎皮及枝:风湿痹痛,腰膝酸软,跌打伤肿,骨折,吐血。
叶:疮疡肿毒。

【用法用量】 根内服煎汤,15~30g。茎皮及枝内服煎汤,15~30g或浸酒。叶外用适量,鲜品捣敷。

【注意】 根:孕妇慎服。

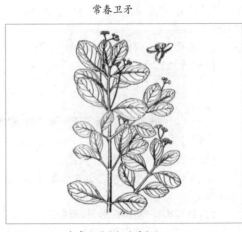

冬青卫矛(大叶黄杨)

胶东卫矛(胶州卫矛)

【学名】 *Euonymus kiautschovicus* Loes.

【药用部位】 根及茎。

【生态环境】 生于海拔 1050m 以下山坡林中的树上或岩石上。

【采收季节】 全年可采,洗净,切段,干燥。

【分布】 遂昌、松阳、龙泉。

【性味】 味甘、苦、微辛,性微温。

【功效】 行气活血,补肝肾,强筋骨,止泻。

【主治】 肾虚腰痛,慢性腹泻,跌打损伤,月经不调。

【用法用量】 内服煎汤,15～30g。

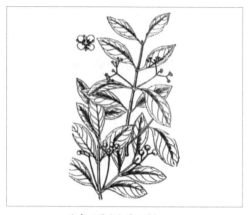

胶东卫矛(胶州卫矛)

疏花卫矛

【学名】 *Euonymus laxiflorus* Champ. ex Benth.

【药用部位】 根及树皮。

【生态环境】 生于海拔 700m 左右山坡灌木丛中、沟谷较阴湿处。

【采收季节】 冬季采收,洗净,切片,干燥。

【分布】 遂昌、龙泉、景宁、缙云等地。

【性味】 味甘、辛,性微温。

【功效】 祛风湿,强筋骨,活血解毒,利水。

【主治】 风湿痹痛,腰膝酸软,跌打骨折,疮疡肿毒,慢性肝炎,慢性肾炎,水肿。

【用法用量】 内服煎汤,10～20g;外用适量,捣敷、研末调敷或浸酒搽。

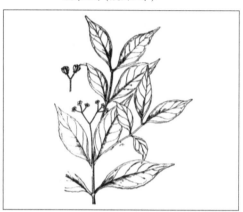

疏花卫矛

375

白杜(丝棉木)

【学名】 *Euonymus maackii* Rupr.

【药用部位】 根或树皮、叶。

【生态环境】 生于山坡林缘或路旁。

【采收季节】 全年可采根或根皮,洗净,切段,干燥;春季采叶,干燥。

【分布】 遂昌、莲都。

【性味】 根或树皮:味苦、辛,性凉。

　　　　叶:味苦,性寒。

【功效】 根或树皮:祛风除湿,活血通络,解毒止血。

　　　　叶:清热解毒。

【主治】 根或树皮:风湿性关节炎,腰痛,跌打伤肿,血栓闭塞性脉管炎,肺痈,衄血,疔疮肿毒。

　　　　叶:漆疮,痈肿。

【用法用量】 根或树皮内服煎汤,15～30g,鲜品加倍;外用适量,煎水洗或捣敷。叶外用适量,煎汤熏洗。

【注意】 根或树皮:孕妇慎服。

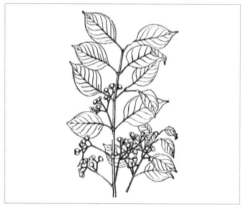

白杜(丝棉木)

大果卫矛

【学名】 *Euonymus myrianthus* Hemsl.

【药用部位】 根或茎。

【生态环境】 生于海拔 300～1400m 山坡林中和沟谷边灌木林中。

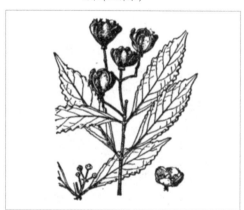

大果卫矛

【采收季节】　秋季挖根,洗净,切片,干燥;夏、秋季采收茎,洗净,切段,干燥。

【分布】　遂昌、松阳、龙泉、庆元、云和、景宁、莲都。

【性味】　味甘,微苦,性平。

【功效】　益肾壮腰,化瘀,利湿。

【主治】　肾虚腰痛,胎动不安,慢性肾炎,产后恶露不尽,跌打骨折,风湿痹痛,带下。

【用法用量】　内服煎汤,10~60g;外用适量,煎汤熏洗。

矩叶卫矛(矩圆叶卫矛)

【学名】　*Euonymus oblongifolius* Loes. et Rehd.

【药用部位】　根和果。

【生态环境】　生于海拔500m以下溪沟边和山坡林中或林缘。

【采收季节】　根全年可采挖,洗净,切片,干燥;果实成熟时采收,干燥。

【分布】　遂昌、龙泉、景宁、莲都。

【性味】　味苦、涩,性寒,小毒。

【功效】　凉血止血。

【主治】　血热鼻衄。

【用法用量】　内服煎汤,6~9g。

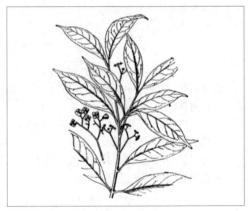

矩叶卫矛(矩圆叶卫矛)

垂丝卫矛

【学名】　*Euonymus oxyphyllus* Miq.

【药用部位】　根或根皮及茎皮、果实。

【生态环境】　生于海拔1400m以下山坡灌木林中。

【采收季节】　夏、秋季采收茎皮,鲜用或干燥;秋季采收根或根皮、果实,洗净,根切片,干燥。

【分布】　遂昌、缙云。

【性味】　根或根皮及茎皮:味苦、辛,性平。
　　　　　果实:味苦,性寒。

【功效】　根或根皮及茎皮:祛风除湿,活血通经,利水解毒。
　　　　　果实:清热解毒。

【主治】　根或根皮及茎皮:风湿痹痛,痢疾,泄泻,痛经,闭经,跌打骨折,脚气,水肿,阴囊湿痒,疮疡肿毒。
　　　　　果实:痢疾初起,腹痛后重。

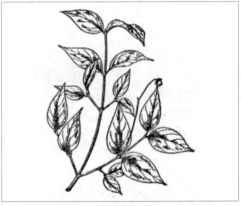

垂丝卫矛

【用法用量】　根或根皮及茎皮内服煎汤,15~30g;外用适量,煎水熏洗、捣敷或研末调敷。果实内服煎汤,10~20g。

【注意】　根或根皮及茎皮:孕妇禁服。

无柄卫矛

【学名】　*Euonymus subsessilis* Sprague

【药用部位】　根皮及茎皮(扶芳藤)。

【生态环境】　生于海拔650~1000m沟谷坡地。

【采收季节】　夏、秋季采收,洗净,鲜用或干燥。

【分布】　遂昌、松阳、龙泉、庆元、云和等地。

【性味】　味微苦,性平。

【功效】　祛风除湿,散瘀续骨。

【主治】　风湿痹痛,跌打损伤,骨折。

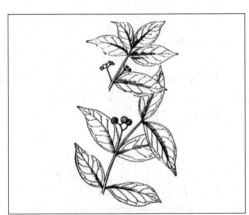

无柄卫矛

【用法用量】　内服煎汤,10~30g或浸酒;外用适量,研末调敷或鲜品捣敷。

昆明山海棠

【学名】 *Tripterygium hypoglaucum*（Lévl.）Hutch.

【药用部位】 根（昆明山海棠）。

【生态环境】 生于海拔 600～1100m 山坡林中或沟谷林缘。

【采收季节】 秋季采收,洗净,去皮,切片,干燥。

【药材性状】 根圆柱形,略弯曲,有分枝,长短不一,直径 0.5～3cm。栓皮橙黄色至棕褐色,有细纹及横裂隙,易剥落。质坚韧不易折断,断面皮部棕灰色或淡棕黄色,木部黄白色或淡棕色。气微,味涩、苦。

【分布】 遂昌、龙泉、庆元、缙云等地。

【性味】 味苦、辛,性微温,大毒。

【功效】 祛风除湿,活血止痛,舒筋接骨,解毒杀虫。

【主治】 风湿痹痛,半身不遂,疝气痛,痛经,月经过多,产后腹痛,出血不止,急性传染性肝炎,慢性肾炎,红斑狼疮,癌肿,跌打骨折,骨髓炎,骨结核,副睾结核,疮毒,银屑病,神经性皮炎。

【用法用量】 内服煎汤 6～15g,先煎 2 小时;外用适量,煎水涂或鲜品捣敷。

【注意】 有大毒。孕妇禁服,小儿慎服。不宜多服、久服。

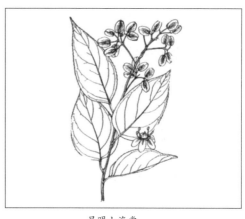

昆明山海棠

雷公藤

【学名】 *Tripterygium wilfordii* Hook. f.

【药用部位】 根的木质部（雷公藤）。

【生态环境】 生于山坡林中或路旁。

【采收季节】 秋季采收,洗净,去皮,切片,干燥。

【药材性状】 根圆柱形,扭曲,常具茎残基,长短不一,直径 0.5～3cm。表面黄白色,光滑,具致密的细纵纹,切面黄白色至浅棕褐色,密布导管孔,具放射状纹理,有的可见年轮。质坚硬。气微,味苦、微辛。

【分布】 丽水市山区各地。

【主治】 味苦、辛,性凉,大毒。

【功效】 祛风除湿,活血通络,消肿止痛,杀虫解毒。

【主治】 类风湿性关节炎,风湿性关节炎,肾小球肾炎,肾病综合症,红斑狼疮,口眼干燥综合症,白塞病,湿疹,银屑病,麻风病,疥疮,顽癣。

【用法用量】 内服煎汤,6～9g,先煎 2 小时。

【注意】 有大毒。凡有心、肝、肾器质性病变,白细胞减少者慎服,孕妇禁服。

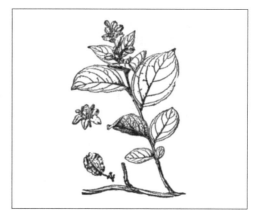

雷公藤

省沽油科 Staphyleaceae

野鸦椿（畲药名:粪缸柴、白鸡胗）

【学名】 *Euscaphis japonica*（Thunb.）Kanitz

【药用部位】 果实或种子、根皮、花、叶、茎皮。

【生态环境】 生于海拔 100～1600m 的山谷、坡地、溪沟边、路旁及杂木林中。

【采收季节】 秋季采收成熟果实或种子,干燥;深秋采挖根,洗净,剥皮,鲜用或干燥;5～6 月采花,阴干;全年可采叶、茎皮,鲜用或干燥。

【药材性状】 果实倒卵形或类圆形,长 0.7～1.5cm,直径 4～7mm。表面紫红色或暗紫色,有凸起的分叉脉纹,内表面棕黄色或棕红色,具光泽。种子近圆形,黑色,具光泽,种皮外层质脆,内层坚硬,种仁白色,油质。气微,果皮味微涩,种子味淡而油腻。

【分布】 丽水市山区各地。

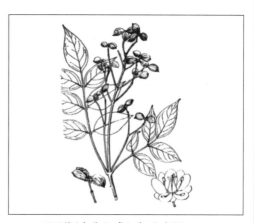

野鸦椿(畲药名:粪缸柴、白鸡胗)

【性味】 果实或种子:味辛、微苦,性温。
　　　　根皮:味苦、微辛,性平。
　　　　花:味甘,性平。
　　　　叶:味微辛、苦,性微温。
　　　　茎皮:味辛,性温。
【功效】 果实或种子:祛风散寒,行气止痛,消肿散结。
　　　　根皮:祛风解表,清热利湿。
　　　　花:祛风止痛。
　　　　叶:祛风止痒。
　　　　茎皮:行气,利湿,祛风,退翳。
【主治】 果实或种子:胃痛,寒疝疼痛,泄泻,痢疾,脱肛,月经不调,子宫下垂,睾丸肿痛。
　　　　根皮:外感头痛,风湿腰痛,痢疾,泄泻,跌打损伤。
　　　　花:头痛,眩晕。
　　　　叶:妇女阴痒。
　　　　茎皮:小儿疝气,风湿骨痛,水痘,目生翳障。
【用法用量】 果实或种子内服煎汤,9~15g或浸酒。根皮内服煎汤,9~15g,鲜品30~60g;外用适量,捣敷或煎汤熏洗。花内服煎汤,9~15g;外用适量,研细粉撒敷。叶外用适量,煎水洗。茎皮内服煎汤,9~15g;外用适量,煎水洗。

省沽油

【学名】 *Staphylea bumalda*（Thunb.）D C.
【药用部位】 果实、根。
【生态环境】 生于海拔500~1200m的山谷坡地、溪边路旁及杂木林中。
【采收季节】 秋季采摘成熟果实,干燥;全年可采挖根,洗净,切片,鲜用或干燥。
【分布】 遂昌、龙泉、庆元、云和等地。
【性味】 果实:味甘,性平。
　　　　根:味辛,性平。
【功效】 果实:润肺止咳。
　　　　根:活血化瘀。
【主治】 果实:咳嗽。
　　　　根:产后恶露不尽。
【用法用量】 果实内服煎汤,9~12g。根内服煎汤,9~15g。

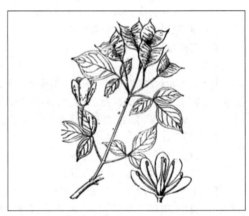

省沽油

锐尖山香圆

【学名】 *Turpinia arguta*（Lindl.）Seem.
【药用部位】 根或叶。
【生态环境】 生于海拔450~700m的山地路边溪旁灌丛中。
【采收季节】 冬季采挖根,洗净,切片,干燥;夏季采叶,干燥。
【分布】 庆元。
【性味】 味苦,性寒。
【功效】 活血止痛,解毒消肿。
【主治】 跌打损伤,脾脏肿大,乳蛾,疮疖肿毒。
【用法用量】 内服煎汤,15~30g;外用适量,鲜品捣敷。

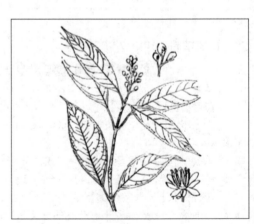

锐尖山香圆

槭树科 Aceraceae

青榨槭

【学名】 *Acer davidii* Franch.

【药用部位】 根或树皮。

【生态环境】 生于海拔 250～1450m 的山沟、路旁及山坡疏林中，喜湿润肥沃土地。

【采收季节】 夏、秋季采收，洗净，切片，干燥。

【分布】 丽水市山区各地。

【性味】 味甘、苦，性平。

【功效】 祛风除湿，散瘀止痛，消食健脾。

【主治】 风湿痹痛，肢体麻木，关节不利，跌打瘀肿，泄泻痢疾，小儿消化不良。

【用法用量】 内服煎汤，6～15g，研末 3～6g；外用适量，研末调敷。

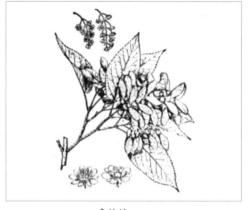

青榨槭

秀丽槭

【学名】 *Acer elegantulum* Fang et P. L. Chin ex Fang

【药用部位】 根及树皮。

【生态环境】 生于海拔 700～900m 的山谷溪边林中。

【采收季节】 夏、秋季采收，洗净，切片，鲜用或干燥。

【分布】 遂昌、龙泉、庆元、缙云等地。

【性味】 味辛、苦，性平。

【功效】 祛风除湿，止痛接骨。

【主治】 风湿性关节疼痛，骨折。

【用法用量】 内服煎汤，30～60g，鲜品加倍；外用适量，鲜品捣敷。

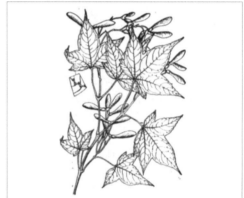

秀丽槭

苦茶槭（茶条槭）

【学名】 *Acer ginnala* Maxim. ssp. *theiferum* (Fang) Fang

【药用部位】 嫩叶（桑芽茶）。

【生态环境】 生于海拔 1200m 以下山坡、路旁灌丛中或疏林下。

【采收季节】 3 月采收，杀青，干燥。

【分布】 遂昌、龙泉等地。

【性味】 味微苦、微甘，性寒。

【功效】 清肝明目。

【主治】 风热头痛，肝热目赤，视物昏花。

【用法用量】 内服煎汤，10～15g 或开水冲泡。

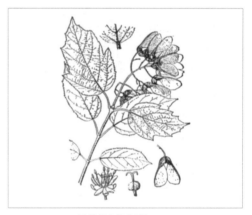

苦茶槭（茶条槭）

建始槭

【学名】 *Acer henryi* Pax

【药用部位】 根。

【生态环境】 生于海拔 350～1300m 东南向山坡、谷地、溪边林中，少数生于悬崖石隙中。

【采收季节】 秋季采挖，洗净，切片，干燥。

【分布】 遂昌、庆元等地。

【性味】 味辛、微苦，性平。

【功效】 活络止痛。

【主治】 关节酸痛，跌打骨折。

【用法用量】 内服煎汤，10～30g。

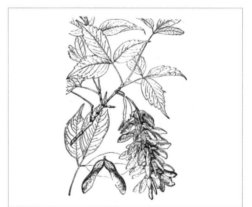

建始槭

色木槭

【学名】 *Acer mono* Maxim.

【药用部位】 枝叶。

【生态环境】 生于海拔750~1100m山坡湿润肥土壤的溪沟边疏林中。

【采收季节】 夏季采收,鲜用或干燥。

【分布】 遂昌、缙云等地。

【性味】 味辛、苦,性温。

【功效】 祛风除湿,活血止痛。

【主治】 偏正头痛,风寒湿痹,跌瘀肿,湿疹,疥癣。

【用法用量】 内服煎汤,10~15g,鲜品加倍;外用适量,煎水洗。

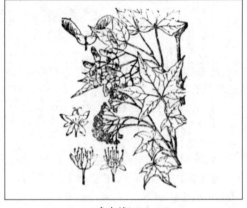

色木槭

鸡爪槭

【学名】 *Acer palmatum* Thunb.

【药用部位】 枝叶。

【生态环境】 作观赏植物栽培。

【采收季节】 夏季采收,切段后干燥。

【分布】 丽水市各地公园、庭院有种植。

【性味】 味辛、微苦,性平。

【功效】 祛风除湿,舒筋活血。

【主治】 气滞腹痛,痈肿发背。

【用法用量】 内服煎汤,5~10g;外用适量,煎水洗。

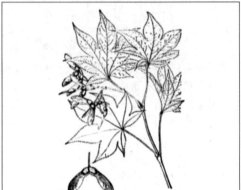

鸡爪槭

天目槭

【学名】 *Acer sinopurpurascens* Cheng

【药用部位】 根或根皮。

【生态环境】 生于海拔900~1400m的东南向山坡、溪沟边较湿润的林中。

【采收季节】 秋季采收,洗净,鲜用。

【分布】 缙云。

【性味】 味辛、苦,性平。

【功效】 祛风除湿。

【主治】 扭伤,骨折,风湿痹痛。

【用法用量】 内服煎汤,10~15g,鲜品可用至60g;外用适量,鲜品捣敷。

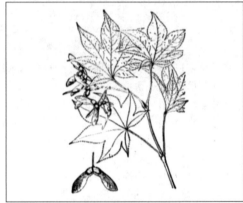

天目槭

七叶树科 Hippocastanaceae

七叶树

【学名】 *Aesculus chinensis* Bunge

【药用部位】 果实或种子(娑罗子)。

【生态环境】 栽培。

【采收季节】 深秋采收,干燥。

【药材性状】 呈类球形或扁球形,似板栗,直径1.5~4cm。表面棕色或棕褐色,多皱缩,凹凸不平,略具光泽;种脐色较浅,近圆形,占种子面积1/4~1/2;其一侧有1条突起的种脊,有的不甚明显。种皮硬而脆,子叶2,肥厚,坚硬,似栗仁,黄白色或淡棕色,粉性。气微,味先苦

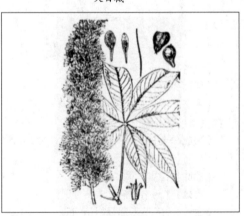

七叶树

后甜。

【分布】 莲都。

【性味】 味甘,性温。

【功效】 疏肝,理气,宽中,止痛。

【主治】 胸腹闷胀,胃脘疼痛。

【用法用量】 内服煎汤,3～9g。

【注意】 气阴虚者慎服。

无患子科 Sapindaceae

全缘叶栾树

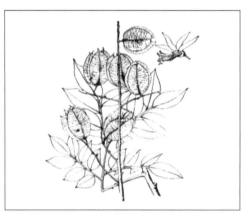

全缘叶栾树

【学名】 *Koelreuteria bipinnata* Franch. var. *integrifoliola*（Merr.）T. Chen

【药用部位】 根及根皮。

【生态环境】 生于海拔 300m 以下山坡或溪边林中。栽培。

【采收季节】 全年可采,洗净,切片。干燥。

【分布】 遂昌、龙泉、缙云等地。丽水市各地有栽培。

【性味】 味微苦,性平。

【功效】 清肝明目,行气止痛。

【主治】 风热咳嗽,风湿热痹,跌打肿痛,蛔虫病。

【用法用量】 内服煎汤,9～15g。

无患子

【学名】 *Sapindus mukorossi* Gaertn.

【药用部位】 种子、种仁、果皮(无患子果)、叶、树皮、根。

【生态环境】 生于海拔 900m 以下山坡、溪谷边林中或林缘。有栽培。

【采收季节】 秋季果实成熟时采收种子、种仁、果皮,干燥;夏、秋季采叶,鲜用或干燥;全年可采树皮、根,洗净,切片,鲜用或干燥。

【药材性状】 种子球形或椭圆形,直径 6～15mm。表面黑色,光滑,种脐线形,附白色绒毛。质坚硬,剖开后,子叶 2,黄色,肥厚,叠生背面的 1 枚较大,半抱腹面的 1 枚;胚粗短,稍弯曲。气微,味苦。

果皮不规则团块状,展开后有不发育果爿脱落的疤痕。疤痕近圆形,淡棕色,中央有一纵棱,边缘稍突起,纵棱与边缘连接的一端有一极短的果柄残基。外果皮黄棕色或淡褐色,具蜡样光泽,皱缩;中果皮肉质,柔软,黏似胶质;内果皮膜质,半透明,内面种子着生处有白色绒毛。质软韧。气微,味苦。

【分布】 丽水市各地。

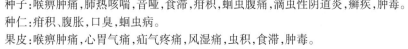

无患子

【性味】 种子:味苦、辛,性寒,小毒。

　　　　种仁:味辛,性平。

　　　　果皮:味苦,性平,小毒。

　　　　叶:味苦,性平。

　　　　树皮:味苦、辛,性平。

　　　　根:味苦、辛,性凉。

【功效】 种子:清热,祛痰,消积,杀虫。

　　　　种仁:消积,辟秽,杀虫。

　　　　果皮:清热化痰,止痛,消积。

　　　　叶:解毒,镇咳。

　　　　树皮:解毒,利咽,祛风杀虫。

　　　　根:宣肺止咳,解毒化湿。

【主治】 种子:喉痹肿痛,肺热咳喘,音哑,食滞,疳积,蛔虫腹痛,滴虫性阴道炎,癣疾,肿毒。

　　　　种仁:疳积,腹胀,口臭,蛔虫病。

　　　　果皮:喉痹肿痛,心胃气痛,疝气疼痛,风湿痛,虫积,食滞,肿毒。

叶:毒蛇咬伤,百日咳。

树皮:白喉,疥癣,疳积。

根:外感发热,咳喘,白浊,带下,咽喉肿痛,毒蛇咬伤。

【用法用量】 种子内服煎汤,3~6g;外用适量,煎水洗或研末吹喉。种仁内服煎汤,6~9g 或煨食 3~6 枚。果皮内服煎汤,6~9g;外用适量,捣敷或煎水洗。叶内服煎汤,6~15g;外用适量,捣敷。树皮外用适量,煎水洗、研末撒或煎水含漱。根内服煎汤,10~30g;外用适量,煎水含漱。

【注意】 种子:有小毒。

果皮:有小毒。

清风藤科 Sabiaceae

笔罗子

【学名】 *Meliosma rigida* Sieb. et Zucc.

【药用部位】 果实、根皮。

【生态环境】 生于海拔 500m 以下山坡谷地。

【采收季节】 秋季采收果实、根皮,洗净,干燥。

【分布】 遂昌、松阳、景宁、莲都等地。

【性味】 果实:味苦,性平。

根皮:味酸,性平。

【功效】 果实:解表,止咳。

根皮:解毒、利水、消肿。

【主治】 果实:感冒,咳嗽。

根皮:水肿腹胀,无名肿毒,蛇咬伤。

【用法用量】 果实内服煎汤,6~9g。根皮外用适量,捣敷。

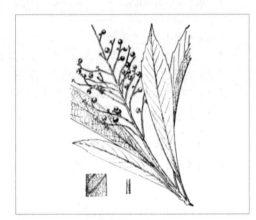

笔罗子

鄂西清风藤

【学名】 *Sabia campanulata* Wall. ex Roxb. ssp. *ritchieae* (Rehd. et Wils.) Y. F. Wu

【药用部位】 茎及叶。

【生态环境】 多生于海拔 500~1200m 山坡溪沟边的疏林下或灌丛中。

【采收季节】 夏季采收,切段后鲜用或干燥。

【分布】 丽水市山区各地。

【性味】 味辛,性温。

【功效】 祛风通络,消肿止痛。

【主治】 风湿痹痛,皮肤瘙痒,跌打肿痛,骨折,疮毒。

【用法用量】 内服煎汤,9~15g;外用适量,鲜品捣敷。

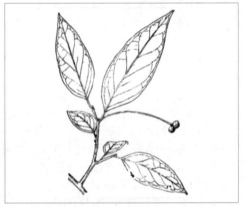

鄂西清风藤

白背清风藤(灰背清风藤)

【学名】 *Sabia discolor* Dunn

【药用部位】 根及茎。

【生态环境】 生于海拔 300~1000m 山坡疏林下、林缘及溪沟边。

【采收季节】 秋、冬季挖根,夏、秋季采收茎叶,洗净,切片,鲜用或干燥。

【分布】 遂昌、龙泉、庆元、缙云、莲都等地。

【性味】 味甘、苦,性平。

【功效】 祛风除湿,活血止痛。

【主治】 风湿骨痛,跌打劳伤,肝炎。

【用法用量】 内服煎汤,6~9g;外用适量,捣敷或煎水洗。

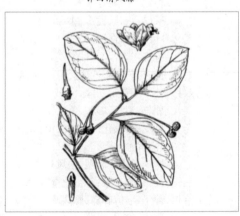

白背清风藤(灰背清风藤)

清风藤

【学名】 *Sabia japonica* Maxim.

【药用部位】 茎叶或根。

【生态环境】 生于海拔 300～500m 山地疏林下或路旁、林缘灌丛中。

【采收季节】 夏季采收茎叶,洗净,切段,鲜用或干燥;秋季采挖根,洗净,切片,鲜用或干燥。

【药材性状】 茎圆柱形,长短不一,直径 0.5～2.5cm。表面灰黑色,光滑,有纵皱纹,叶柄残基呈短刺状。断面皮部较薄,灰黑色,木部黄白色。气微,味微苦。

【分布】 遂昌、松阳、龙泉、庆元、莲都。

【性味】 味苦、辛,性温。

【功效】 祛风利湿,活血解毒。

【主治】 风湿痹痛,鹤膝风,水肿,脚气,跌打肿痛,骨折,深部脓肿,骨髓炎,化脓性关节炎,脊椎炎,疮疡肿毒,皮肤瘙痒。

【用法用量】 内服煎汤,9～15g,大剂量可用到 30～60g;外用适量,鲜品捣敷或煎水熏洗。

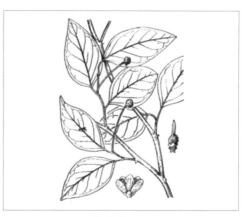

清风藤

尖叶清风藤

【学名】 *Sabia swinhoei* Hemsl. ex Forb. et Hemsl.

【药用部位】 茎。

【生态环境】 生于海拔 500m 以下山谷溪涧两岸灌丛中或林缘。

【采收季节】 夏、秋季采收,干燥。

【分布】 遂昌、龙泉、景宁等地。

【性味】 味苦,性凉。

【功效】 祛风止痛。

【主治】 风湿跌打。

【用法用量】 内服煎汤,9～15g。

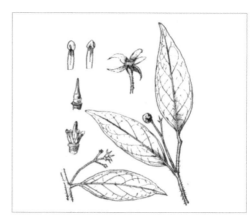

尖叶清风藤

383

凤仙花科 Balsaminaceae

凤仙花(畲药名:指甲花)

【学名】 *Impatiens balsamina* L.

【药用部位】 种子(急性子)、茎(透骨草)、花、根。

【生态环境】 栽培。

【采收季节】 秋季果实转黄时采收种子,干燥;夏、秋季生长茂盛时采收茎,洗净,干燥;夏、秋季开花采收,鲜用或低温干燥;秋季挖根,洗净,鲜用或干燥。

【药材性状】 种子扁圆形或卵圆形,直径 1.5～3mm。表面灰褐色或棕褐色,粗糙,密布细小的疣状突起和银白色或棕色短条纹。种脐位于狭端,稍突出。质坚实。种皮薄,子叶灰白色,半透明,富油性。气微,味微苦。

茎长柱形,有分枝,长 20～70cm,直径 3～8mm,下端直径可达 2cm。表面黄棕色至红棕色,干瘪皱缩,具明显的纵沟,节部膨大,叶痕深棕色。体轻质脆,易折断,断面中空或有黄白色膜质节片状的髓。气微,味淡、微酸。

【分布】 丽水市各地庭院习见的观赏花卉。

【性味】 种子:味辛、微苦,性温,小毒。

茎:味辛、苦,性温。

花:味甘、苦,性微温。

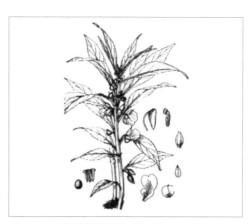

凤仙花(畲药名:指甲花)

根:味苦、辛,性平。

【功效】 种子(急性子):行瘀降气,软坚散结。

　　　　茎(透骨草):散风祛湿,解毒止痛。

　　　　花:祛风除湿,活血止痛,解毒杀虫。

　　　　根:活血止痛,利湿消肿。

【主治】 种子:癥瘕痞块,经闭,噎膈。

　　　　茎:风湿关节痛,疮疡肿毒。

　　　　花:风湿肢体痿废,腰胁疼痛,经闭腹痛,产后瘀血未尽,跌打损伤,骨折,痈疽疮毒,毒蛇咬伤,白带,鹅掌风,灰指甲。

　　　　根:跌仆肿痛,风湿骨痛,白带,水肿。

【用法用量】 种子内服煎汤,3～4.5g。茎内服煎汤,10～15g;外用适量,煎水洗。花内服煎汤,1.5～3g,鲜品3～9g;外用适量,鲜品捣敷或煎水洗。根内服煎汤,6～15g或研末3～6g;外用适量,捣敷。

【注意】 种子:内无瘀积者及孕妇禁服。

　　　　茎:孕妇禁服。

　　　　花:体虚及孕妇慎服。

　　　　根:孕妇慎服。

华凤仙

【学名】 *Impatiens chinensis* L.

【药用部位】 全草。

【生态环境】 生于海拔1200m以下的田边、池塘或水沟边及沼泽地。

【采收季节】 夏、秋季采收,洗净,鲜用或干燥。

【分布】 庆元。

【性味】 味苦、辛,性平。

【功效】 清热解毒,活血散瘀,拔脓消痈。

【主治】 小儿肺炎,咽喉肿痛,热痢,蛇头疔,痈疮肿毒,肺结核。

【用法用量】 内服煎汤,15～30g;外用适量,鲜品捣敷。

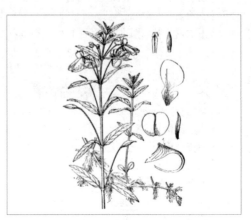

华凤仙

牯岭凤仙花

【学名】 *Impatiens davidii* Franch.

【药用部位】 全草或茎。

【生态环境】 生于海拔300～700m山谷林下阴湿处或草丛中。

【采收季节】 夏秋季采收,洗净,鲜用或干燥。

【分布】 遂昌、缙云、莲都。

【性味】 味辛,性温。

【功效】 消积,止痛。

【主治】 小儿疳积,腹痛,牙龈溃烂。

【用法用量】 内服煎汤,6～9g;外用适量,老梗腌过炙成炭调油涂牙龈。

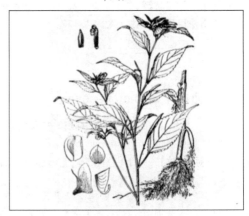

牯岭凤仙花

水金凤

【学名】 *Impatiens noli - tangere* L.

【药用部位】 根或全草。

【生态环境】 生于海拔900m山坡林下阴湿处。

【采收季节】 夏秋季采收,洗净,鲜用或干燥。

【分布】 缙云、遂昌。

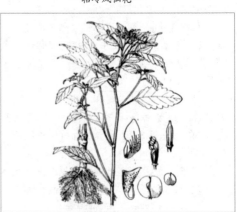

水金凤

【性味】 味甘,性温。

【功效】 活血调经,祛风除湿。

【主治】 月经不调,痛经,经闭,跌打损伤,风湿痹痛,脚气肿痛,阴囊湿疹,癣疮,癞疮。

【用法用量】 内服煎汤,9～15g;外用适量,煎水洗或鲜品捣敷。

鼠李科 Rhamnaceae

多花勾儿茶(畲药名:打串子、铁包金、清水藤)

【学名】 *Berchemia floribunda*（Wall.）Brongn.

【药用部位】 茎叶或根。

【生态环境】 生于海拔 1480m 以下的山坡灌丛、山谷溪沟边。

【采收季节】 夏、秋季采收茎叶,洗净,切段,鲜用或干燥;秋、冬季采挖根,洗净,切片,鲜用或干燥。

【药材性状】 茎圆柱形,长短不一,直径 0.5～3.5cm。表面黄绿色(老茎擦去外面黑色粉状物后显淡黄绿色),略光滑,有黑色小斑。叶多皱缩或脱落,完整叶在茎枝上互生,卵形、卵状椭圆形至卵状披针形,长 4～9cm,宽 2～5cm,顶端尖,基部圆形,稀心形,全缘,侧脉两面稍突起。根圆柱形,长短不一,直径 0.8～2cm。表面黑色,具细密明显的龟裂纹。气微,味淡、微涩。

【分布】 丽水市山区各地。

【性味】 味甘,微涩,性微温。

【功效】 祛风除湿,活血止痛。

【主治】 风湿痹痛,胃痛,痛经,产后腹痛,跌打损伤,骨关节结核,骨髓炎,小儿疳积,肝炎,肝硬化。

【用法用量】 内服煎汤,15～30g,大剂量 60～120g;外用适量,鲜品捣敷。

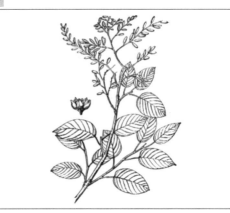

多花勾儿茶(畲药名:打串子、铁包金、清水藤)

385

大叶勾儿茶

【学名】 *Berchemia huana* Rehd.

【药用部位】 根或茎。

【生态环境】 生于海拔 1000m 以下山谷溪沟边、山坡灌丛中。

【采收季节】 秋季采挖根,洗净,切片,鲜用或干燥;夏季采收茎,洗净,切段,鲜用或干燥。

【分布】 遂昌。

【性味】 味微涩,性温。

【功效】 祛风除湿,活血止痛,解毒。

【主治】 风湿关节痛,胃痛,痛经,小儿疳积,跌打损伤,多发性疖肿。

【用法用量】 内服煎汤,10～30g,或浸酒。

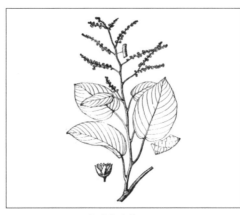

大叶勾儿茶

牯岭勾儿茶

【学名】 *Berchemia kulingensis* Schneid.

【药用部位】 根或茎。

【生态环境】 生于海拔 450～1200m 山坡沟谷或灌丛中。

【采收季节】 秋季采挖根,洗净,切片,鲜用或干燥;夏季采收茎,洗净,切段,鲜用或干燥。

【药材性状】 茎圆柱形多分枝,长短不一,直径 0.5～2cm。表面黄褐色或棕褐色,光滑,具突起的枝痕,其基部呈类圆形功椭圆形隆起。质坚硬,不易折断,断面不平坦,呈刺状纤维性;中央有类白色小形的髓,木

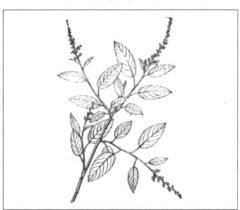

牯岭勾儿茶

部占大部分,黄棕色,外周色较浅,黄白色;皮部较薄,易剥离,内表面光滑,具细纵纹。气微,味淡。

【分布】 遂昌、缙云。

【性味】 味微涩,性温。

【功效】 祛风除湿,活血止痛,健脾消疳。

【主治】 风湿痹痛,产后腹痛,痛经,经闭,外伤肿痛,小儿疳积,毒蛇咬伤。

【用法用量】 内服煎汤,15～30g,大剂量30～90g;外用适量,捣敷。

枳椇(畲药名:解酒梨、鸡爪梨)

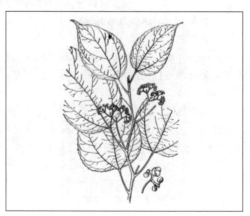

枳椇(畲药名:解酒梨、鸡爪梨)

【学名】 *Hovenia dulcis* Thunb.

【药用部位】 种子(枳椇子)、叶、树皮、木汁、根。

【生态环境】 生于低山丘陵的山坡、谷地、杂木林中。亦有栽培于公路两旁、房舍旁等。

【采收季节】 秋季果实成熟时采收种子,干燥;夏季采叶,干燥;春季剥取树皮,干燥;深秋采挖根,洗净,切片,干燥。

【药材性状】 种子扁圆形,直径3～5.5mm,厚1.5～2.5mm。表面棕红色、棕黑色或绿棕色,有光泽,平滑或散生小凹点。顶端有微凸的合点,基部凹陷处有点状种脐,背面稍隆起,腹面较平坦,有1条纵向隆起的种脊。质坚硬。胚乳乳色,子叶淡黄色,均油性。气微,味微涩。

【分布】 遂昌、龙泉。丽水市各地均有栽培。

【性味】 种子:味甘、酸,性平。

　　　　叶:味甘,性凉。

　　　　树皮:味甘,性温。

　　　　木汁:味甘,性平。

　　　　根:味甘、涩,性温。

【功效】 种子:解酒毒,止渴除烦,止呕,利大小便。

　　　　叶:清热解毒,除烦止渴。

　　　　树皮:活血,舒经,消食,疗痔。

　　　　木汁:辟秽除臭。

　　　　根:祛风活络,止血,解酒。

【主治】 种子:酒醉,烦热,口渴呕吐,二便不利。

　　　　叶:风热感冒,醉酒烦渴,呕吐,大便秘结。

　　　　树皮:筋脉拘挛,食积,痔疮。

　　　　木汁:狐臭。

　　　　根:风湿筋骨痛,劳伤咳嗽,咯血,小儿惊风,醉酒。

【用法用量】 种子内服煎汤,10～15g。叶内服煎汤,9～15g。树皮内服煎汤,9～15g;外用适量,煎水洗。木汁外用适量,涂患处。根内服煎汤,9～15g,鲜品120～240g或炖肉服。

【注意】 种子:脾胃虚寒者禁服。

光叶毛果枳椇

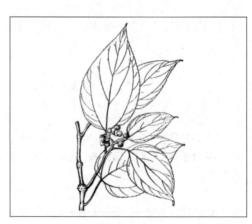

光叶毛果枳椇

【学名】 *Hovenia trichocarpa* Chun et Tsiang var. *robusta*(Nakai et Kimura）Y. L. Chen et P. K. Chou

【药用部位】 种子、叶、树皮、木汁、根。

【生态环境】 生于海拔680～1 100m山坡、谷地、杂木林中。

【采收季节】 秋季果实成熟时采收种子,干燥;夏季采叶,干燥;春季剥取树皮,干燥;深秋采挖根,洗净,切片,干燥。

【分布】 遂昌、龙泉、缙云。

【性味】 种子:味甘、酸,性平。

　　　　叶:味甘,性凉。

　　　　树皮:味甘,性温。

木汁:味甘,性平。

根:味甘、涩,性温。

【功效】 种子:解酒毒,止渴除烦,止呕,利大小便。

叶:清热解毒,除烦止渴。

树皮:活血,舒经,消食,疗痔。

木汁:辟秽除臭。

根:祛风活络,止血,解酒。

【主治】 种子:酒醉,烦热,口渴呕吐,二便不利。

叶:风热感冒,醉酒烦渴,呕吐,大便秘结。

树皮:筋脉拘挛,食积,痔疮。

木汁:狐臭。

根:风湿筋骨痛,劳伤咳嗽,咯血,小儿惊风,醉酒。

【用法用量】 种子内服煎汤,10~15g。叶内服煎汤,9~15g。树皮内服煎汤,9~15g;外用适量,煎水洗。木汁外用适量,涂患处。根内服煎汤,9~15g,鲜品120~240g或炖肉服。

【注意】 种子:脾胃虚寒者禁服。

马甲子

【学名】 *Paliurus ramosissimus* (Lour.) Poir.

【药用部位】 根、刺或花及叶、果实。

【生态环境】 生于山坡或旷野,多栽培。

【采收季节】 全年可采根,洗净,干燥;全年可采刺,夏季采或花及叶,鲜用或干燥;秋季采收成熟果实,干燥。

【分布】 龙泉。

【性味】 根:味苦,性平。

刺或花及叶:味苦,性平。

果实:味苦、甘,性温。

【功效】 根:祛风散瘀,解毒消肿。

刺或花及叶:清热解毒。

果实:化瘀止血,活血止痛。

【主治】 根:风湿痹痛,跌打损伤,咽喉肿痛,痈疽。

刺或花及叶:疗疮痈肿,无名肿毒,下肢溃疡,眼目赤痛。

果实:瘀血所致的吐血,衄血,便血,痛经,经闭,心腹疼痛,痔疮肿痛。

【用法用量】 根内服煎汤,15~30g;外用:适量,捣敷。刺或花及叶外用适量,鲜品捣敷。果实内服煎汤,6~15g。

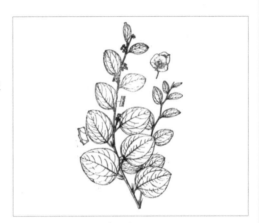

马甲子

387

猫乳

【学名】 *Rhamnella franguloides* (Maxim.) Weberb.

【药用部位】 成熟果实或根。

【生态环境】 生于丘陵坡地、灌丛中。

【采收季节】 秋季采收成熟果实或根,洗净,干燥。

【分布】 遂昌。

【性味】 味苦,性平。

【功效】 补脾益肾,疗疮。

【主治】 体质虚弱,劳伤乏力,疥疮。

【用法用量】 内服煎汤,6~15g;外用适量,煎水洗。

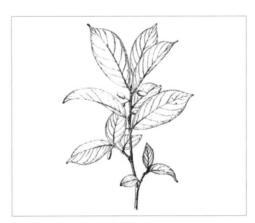

猫乳

山绿柴

【学名】 *Rhamnus brachypoda* C. Y. Wu ex Y. L. Chen

【药用部位】 根皮或茎枝。

【生态环境】 生于海拔 300～1650m 的山地灌丛中。

【采收季节】 深秋采收,洗净,切片,干燥。

【分布】 遂昌、龙泉、景宁、缙云等地。

【性味】 味苦,性平。

【功效】 杀虫,行气,祛痰,散结。

【主治】 蛲虫病,哮喘,瘰疬。

【用法用量】 内服煎汤,9～15g。

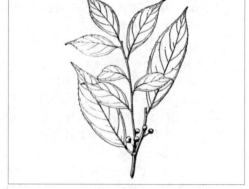

山绿柴

长叶冻绿(畲药名:黄烂)

【学名】 *Rhamnus crenata* Sieb. et Zucc.

【药用部位】 根或根皮。

【生态环境】 生于海拔 1300m 以下山地、丘陵、林下、灌丛中。

【采收季节】 深秋采收,洗净,切片,干燥。

【分布】 遂昌、龙泉、景宁、莲都。

【性味】 味苦、辛,性平,有毒。

【功效】 清热解毒,杀虫利湿。

【主治】 疥疮,顽癣,疮疖,湿疹,荨麻疹,瘌痢头,跌打损伤。

【用法用量】 外用:适量,煎水熏洗,或研末调敷,或磨醋搽患处。

【注意】 有毒。外用,不宜内服,

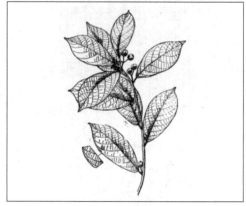

长叶冻绿(畲药名:黄烂)

388

圆叶鼠李

【学名】 *Rhamnus globosa* Bunge

【药用部位】 茎及叶或根皮。

【生态环境】 生于海拔 800m 以下的林内、灌丛中、山坡路旁及平地。

【采收季节】 夏、秋季采收,洗净,干燥。

【分布】 遂昌、龙泉、缙云、云和等地。

【性味】 味苦、涩,性微寒。

【功效】 杀虫消食,下气祛痰。

【主治】 寸白虫,食积,瘰疬,哮喘。

【用法用量】 内服煎汤,9～15g。

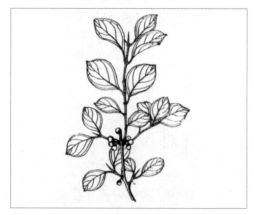

圆叶鼠李

薄叶鼠李

【学名】 *Rhamnus leptophylla* Schneid.

【药用部位】 果实、根、叶。

【生态环境】 生于海拔 1400m 以下林内、灌丛中。

【采收季节】 秋季采收成熟果实,鲜用或干燥;秋、冬季采收根,洗净,切片,干燥;春、夏季采叶,鲜用或干燥。

【分布】 龙泉、景宁。

【性味】 果实:味苦、涩,性平。

　　　　 根:味苦、涩,性平。

　　　　 叶:味涩,微苦,性平。

【功效】 果实:消食化滞,行水通便。

　　　　 根:清热止咳,行气化滞,行水,散瘀。

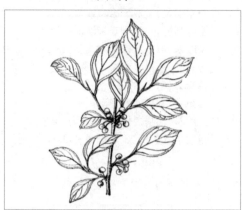

薄叶鼠李

叶:消食通便,清热解毒。

【主治】 果实:食积腹胀,水肿,腹水,便秘。

　　　　根:肺热咳嗽,食积,便秘,脘腹胀痛,水肿,腹水,痛经,跌打损伤。

　　　　叶:食积腹胀,小儿疳积,便秘,疮毒,跌打损伤。

【用法用量】 果实内服煎汤,5～15g。根内服煎汤,9～15g。叶内服煎汤,3～9g;外用适量,捣敷。

【注意】 果实:体弱者慎服,孕妇禁服。

　　　　根:体弱者慎服,孕妇禁服。

尼泊尔鼠李(染布叶)

【学名】 *Rhamnus napalensis*（Wall.）Laws.

【药用部位】 根或茎、叶。

【生态环境】 生于海拔400m以下的山坡林下、溪沟边。

【采收季节】 夏季采茎,切段,干燥;秋冬季采根,洗净,切片,干燥;春、夏季采叶,鲜用或干燥。

【分布】 遂昌、龙泉、景宁等地。

【性味】 根或茎:味涩,微甘,性平。

　　　　叶:味苦,性寒。

【功效】 根或茎:祛风除湿,行水消胀。

　　　　叶:清热解毒,祛风除湿。

【主治】 根或茎:风湿关节痛,慢性肝炎,肝硬化腹水。

　　　　叶:毒蛇咬伤,水火烫伤,跌打损伤,风湿性关节炎,类风湿性关节炎,湿疹,癣。

【用法用量】 根或茎内服煎汤,10～30g。叶外用适量,捣敷或取汁搽。

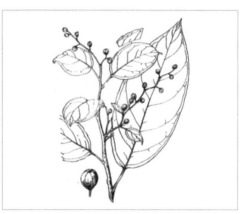

尼泊尔鼠李(染布叶)

冻绿

【学名】 *Rhamnus utilis* Decne.

【药用部位】 果实、树皮或根皮、叶。

【生态环境】 生于海拔500m以下的杂木林或灌丛中。

【采收季节】 秋季采收成熟果实,鲜用或干燥;春、夏季采收树皮,秋季、冬季采挖根皮,洗净,鲜用或干燥;夏季采叶,鲜用或干燥。

【分布】 遂昌、龙泉、庆元、景宁、莲都等地。

【性味】 果实:味苦,甘,性凉。

　　　　树皮或根皮:味苦,性寒。

　　　　叶:味苦,性凉。

【功效】 果实:清热利湿,消积通便。

　　　　树皮或根皮:清热解毒,凉血,杀虫。

　　　　叶:止痛,消食。

【主治】 果实:水肿腹胀,疝瘕,瘰疬,疮疡,便秘。

　　　　树皮或根皮:风热瘙痒,疥疮,湿疹,腹痛,跌打损伤,肾囊风。

　　　　叶:跌打内伤,消化不良。

【用法用量】 果实内服煎汤,6～12g;外用适量,研末油调敷。树皮或根皮内服煎汤,10～30g;外:适量,鲜品捣敷或研末调敷。叶内服捣烂冲酒,15～30g,或泡茶。

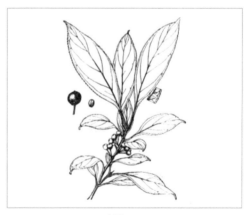

冻绿

梗花雀梅藤

【学名】 *Sageretia henryi* Drumm. et Sprague

【药用部位】 果实。

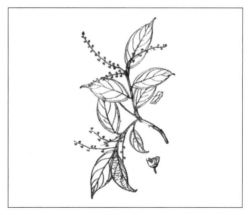

梗花雀梅藤

【生态环境】 生于海拔600m以下丘陵坡地。

【采收季节】 果实成熟时采摘,干燥。

【分布】 遂昌,龙泉、缙云。

【性味】 味苦,性寒。

【功效】 清热,降火。

【主治】 胃热口苦,牙龈肿痛,口舌生疮。

【用法用量】 内服煎汤,10~15g。

雀梅藤(畲药名:酸梅根)

【学名】 *Sageretia thea* (Osbeck) Johnst.

【药用部位】 根、叶。

【生态环境】 生于海拔1000m以下山坡、灌丛中。有作盆景栽培。

【采收季节】 深秋采挖根,洗净,切片,鲜用或干燥;春季采叶,鲜用或干燥。

【分布】 丽水市山区各地。

【性味】 根:味甘、淡,性平。

　　　　　 叶:味酸,性凉。

【功效】 根:降气,化痰,祛风利湿。

　　　　　 叶:清热解毒。

【主治】 根:咳嗽,哮喘,胃痛,鹤膝风,水肿。

　　　　　 叶:疮疡肿痛,烫火伤,疥疮,漆疮。

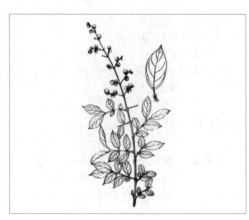

雀梅藤(畲药名:酸梅根)

【用法用量】 根内服煎汤,9~15g,或浸酒;外用适量,捣敷。叶内服煎汤,15~30g;外用适量,鲜品捣敷、煎水洗或干品研末调油搽。

枣

【学名】 *Ziziphus jujuba* Mill.

【药用部位】 果实(大枣)、果核、叶、树皮、根。

【生态环境】 作果树栽培。

【采收季节】 秋季采收成熟果实、果核,干燥;春、夏季采叶,鲜用或干燥;全年可采树皮,洗净,切片,鲜用或干燥;深秋采挖根,洗净,切片,鲜用或干燥。

【药材性状】 干燥果实椭圆形或球形,长2~3.5cm,直径1.5~2.5cm。表面暗红色,略带光泽,有不规则皱纹。顶端有一小突点,基部凹陷,有短果梗。外果皮薄,中果皮棕黄色或淡褐色,肉质,柔软,富糖性而油润。果核纺锤形,两端钝尖,坚硬。气微香,味甜。

【分布】 丽水市各地均有种植。

【性味】 果实:味甘,性温。

　　　　　 果核:味苦,性平。

　　　　　 叶:味甘,性温。

　　　　　 树皮:味苦、涩,性温。

　　　　　 根:味甘,性温。

【功效】 果实:补脾胃,益气血,安心神,调营卫,和药性。

　　　　　 果核:解毒,敛疮。

　　　　　 叶:清热解毒。

　　　　　 树皮:涩肠止泻,镇咳止血。

　　　　　 根:调经止血,祛风止痛,补脾止泻。

【主治】 果实:脾虚食少,乏力便溏,妇人脏躁,营卫不和。

　　　　　 果核:臁疮,牙疳。

　　　　　 叶:小儿发热,疮疖,热痱,烂脚,烫火伤。

　　　　　 树皮:泄泻,痢疾,咳嗽,崩漏,外伤出血,烧烫伤。

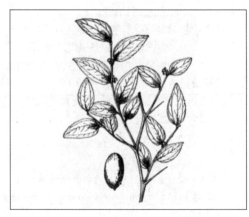

枣

根:月经不调,不孕,崩漏,吐血,胃痛,痹痛,脾虚泄泻,风疹,丹毒。

【用法用量】 果实内服煎汤,6～15g。果核外用适量,烧后研末敷。叶内服煎汤,3～10g;外用适量,煎水洗。树皮内服煎汤,6～9g,研末1.5～3g;外用适量,煎水洗或研末撒。根内服煎汤,10～30g;外用适量,煎水洗。

【注意】 果实:凡湿盛、痰凝、食滞、虫积及齿病者禁服。

葡萄科 Vitaceae

牯岭蛇葡萄

【学名】 *Ampelopsis brevipedunculata*（Maxim.）Maxim. ex Trautv. var. *kulingensis* Rehd.

【药用部位】 根或根皮。

【生态环境】 生于山坡、溪沟边灌木丛中。

【采收季节】 秋季采收,洗净,切段,干燥。

【分布】 遂昌、龙泉、景宁、莲都等地。

【性味】 味辛、苦,性凉。

【功效】 清热解毒,消肿止痛,祛湿舒筋。

【主治】 疔痈疮毒,乳腺炎,风湿痹痛,跌打损伤,烫伤,中耳炎,毒蛇咬伤。

【用法用量】 内服煎汤,9～15g;外用适量,鲜品捣敷。

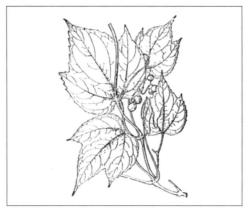

牯岭蛇葡萄

广东蛇葡萄

【学名】 *Ampelopsis cantoniensis*（Hook. et Arn.）Planch.

【药用部位】 根或全株。

【生态环境】 生于低海拔灌木丛中或密林中。

【采收季节】 秋季采收,洗净。切碎,干燥。

【分布】 遂昌、龙泉、庆元、景宁、莲都、缙云、云和等地。

【性味】 味辛、微苦,性凉。

【功效】 祛风化湿,清热解毒。

【主治】 夏季感冒,风湿痹痛,痈疽肿毒,湿疹湿疮。

【用法用量】 内服煎汤,15～30g;外用适量,煎水洗或捣敷。

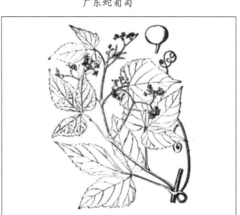

广东蛇葡萄

三裂叶蛇葡萄

【学名】 *Ampelopsis delavayana* Planch.

【药用部位】 根或茎。

【生态环境】 生于山坡丛林中、溪沟边或岩石旁。

【采收季节】 秋季采收,洗净,切片,干燥。

【药材性状】 根圆柱形,略弯曲,长短不一,直径0.3～1.5cm。表面灰褐色,有纵皱纹。质硬而脆,易折断,断面皮部较厚,红褐色,粉性,木部色较浅,纤维性,皮部与木部易脱离。茎圆柱形。表面红褐色,具纵皱纹。气微,味涩。

【分布】 青田。

【性味】 味辛、淡、涩,性平。

【功效】 清热利湿,活血通络,止血生肌,解毒消肿。

【主治】 淋证,白浊,疝气,偏坠,风湿痹痛,跌打瘀肿,创伤出血,烫伤,疮痈。

【用法用量】 内服煎汤,10～15g;外用适量,鲜品捣敷或老干品研粉调敷。

异叶蛇葡萄

【学名】 *Ampelopsis humulifolia* Bunge var. *heterophylla*（Thunb.）K. Koch

【药用部位】 根（野葡萄根）。

【生态环境】 生于山坡杂木林中、水沟边及疏林岩石旁。

【采收季节】 秋季采收,洗净,干燥。

【分布】 遂昌等地。

【性味】 味甘、微苦,性寒。

【功效】 清热补虚,散瘀通络,解毒。

【主治】 产后心烦口渴,中风半身不遂,跌打损伤,痈疽恶疮。

【用法用量】 内服煎汤,15～30g;外用适量,捣敷。

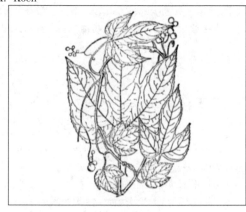

异叶蛇葡萄

白蔹

【学名】 *Ampelopsis japonica*（Thunb.）Makino

【药用部位】 块根（白蔹）、果实。

【生态环境】 生于山坡林下、荒野路边。

【采收季节】 深秋采挖块根,洗净,切开,干燥;秋季采收成熟果实,鲜用或干燥。

【药材性状】 块根瓣状长圆形或近纺锤形,长4～10cm,直径1～2cm。切面周边常向内卷曲,中部有1突起的棱线。外皮红棕色或棕褐色,有纵皱纹、细横纹及横长皮孔,易层层脱落,脱落处显淡红棕色。斜片呈卵圆形,长2.5～5cm,宽2～3cm。切面类白色或淡红棕色,可见放射状纹理,周边较厚,微翘起或略弯曲。体轻,质硬脆,易折断。折断时,有粉尘飞出。气微,味甘。

【分布】 遂昌、云和。

【性味】 块根:味苦,性微寒。

　　　　 果实:味苦,性寒。

【功效】 块根:清热解毒,散结止痛,生肌敛疮。

　　　　 果实:清热,消痈。

【主治】 块根:痈疽发背,疔疮,瘰疬,水火烫伤。

　　　　 果实:温疟,热毒痈肿。

【用法用量】 块根内服煎汤,3～10g;外用适量,研末调敷。果实内服煎汤,6～10g;外用适量,研末调敷。

【注意】 块根:脾胃虚寒及无实火者禁服;孕妇慎服。反乌头。

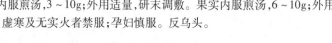

白蔹

蛇葡萄（畲药名:山天罗、白山天罗）

【学名】 *Ampelopsis sinica*（Miq.）W. T. Wang

【药用部位】 茎叶、根（野葡萄根）。

【生态环境】 生于山坡疏林中或溪沟边灌木丛中。

【采收季节】 夏、秋季采收茎叶,洗净,鲜用或干燥;深秋采挖根,洗净,切片,鲜用或干燥。

【分布】 景宁、云和等地。

【性味】 茎叶:味苦,性凉。

　　　　 根:味辛、苦,性凉。

【功效】 茎叶:清热利湿,散瘀止血,解毒。

　　　　 根:清热解毒,祛风除湿,活血散结。

【主治】 茎叶:肾炎水肿,小便不利,风湿痹痛,跌打瘀肿,内伤出血,疮毒。

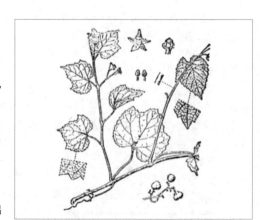

蛇葡萄（畲药名:山天罗、白山天罗）

　　　　 根:肺痈吐脓,肺痨咯血,风湿痹痛,跌打损伤,痈肿疮毒,瘰疬,癌肿。

【用法用量】 茎叶内服煎汤,15～30g,鲜品加倍;外用适量,捣敷或煎水洗。根内服煎汤,15～30g,鲜品加倍;外用适量,捣敷。

乌蔹莓(畲药名:细叶南绳、猪娘菜)

【学名】 *Cayratia japonica*（Thunb.）Gagnep.

【药用部位】 全草或根。

【生态环境】 常攀附于山坡、路边杂草丛中、菜园篱边、墙脚边等处。

【采收季节】 夏、秋季采收,洗净,鲜用或干燥。

【药材性状】 茎圆柱形,扭曲,有纵棱,多分枝,表面略带紫红色;卷须二歧分叉,与叶对生。叶多皱缩或破碎,展平后为鸟足状复叶,小叶5,椭圆形或狭卵形,边缘具疏锯齿,中间小叶较大,总叶柄可达4cm以上。浆果卵圆形,成熟时黑色。气微,味苦、涩。

【分布】 丽水市各地。

【性味】 味苦、酸,性寒。

【功效】 清热利湿,解毒消肿。

【主治】 热毒痈肿,疔疮,丹毒,咽喉肿痛,毒蛇咬伤,水火烫伤,风湿痹痛,黄疸,泻痢,白浊,尿血。

【用法用量】 内服煎汤,15～30g;外用适量,捣敷。

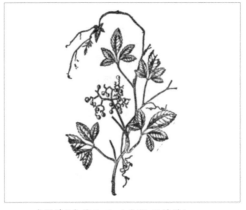

乌蔹莓(畲药名:细叶南绳、猪娘菜)

大叶乌蔹莓

【学名】 *Cayratia oligocarpa*（Lévl. et Vant.）Gagnep.

【药用部位】 根或叶。

【生态环境】 生于海拔600～1000m的山坡林中。

【采收季节】 秋季采根,洗净,鲜用或干燥;夏、秋季采叶,鲜用或干燥。

【分布】 遂昌、龙泉等地。

【性味】 味微苦,性平。

【功效】 祛风除湿,通络止痛。

【主治】 风湿痹痛,牙痛,无名肿毒。

【用法用量】 内服煎汤,15～30g,鲜品加倍;外用适量,捣敷。

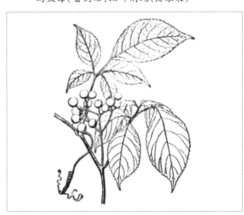

大叶乌蔹莓

393

异叶爬山虎(畲药名:穿山龙)

【学名】 *Parthenocissus heterophylla*（Bl.）Merr.

【药用部位】 根或茎叶。

【生态环境】 多生于山坡岩石上。亦有栽培。

【采收季节】 秋、冬季采收,洗净,切段,鲜用或干燥。

【分布】 丽水市山区各地;或栽培于高速公路旁的山坡、住宅外墙上。

【性味】 味微辛、涩,性温。

【功效】 祛风除湿,散瘀止痛,解毒消肿。

【主治】 风湿痹痛,胃脘痛,偏头痛,产后瘀滞腹痛,跌打损伤,痈疮肿毒。

【用法用量】 内服煎汤,15～30g;外用适量,煎水洗、捣敷或研末撒。

【注意】 孕妇禁服。

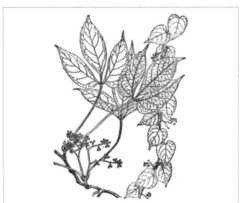

异叶爬山虎(畲药名:穿山龙)

绿爬山虎

【学名】 *Parthenocissus laetevirens* Rehd.

【药用部位】 根或茎叶。

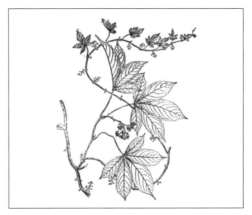

绿爬山虎

【生态环境】 常攀援于墙壁上、山坡岩石上或溪沟边。

【采收季节】 秋、冬季采收,洗净,切段,鲜用或干燥。

【分布】 龙泉、庆元。

【性味】 味辛,性温。

【功效】 祛风除湿,散瘀通络,解毒消肿。

【主治】 风湿痹痛,腰肌劳损,四肢麻木,跌打瘀肿,骨折,痈肿,毒蛇咬伤。

【用法用量】 内服煎汤,10～15g,鲜品加倍;外用适量,煎水洗或捣烂、研末调敷。

【注意】 孕妇禁服。

粉叶爬山虎

【学名】 *Parthenocissus thomsonii*（Laws.）Planch.

【药用部位】 茎或根。

【生态环境】 常攀援于山坡岩石上、农家墙壁或树上。

【采收季节】 秋、冬季采收,洗净,切段,鲜用或干燥。

【分布】 遂昌。

【性味】 味辛、甘,性平。

【功效】 祛风除湿,解毒消肿。

【主治】 风湿关节痛,白带,无名肿毒。

【用法用量】 内服煎汤,15～30g,或浸酒。

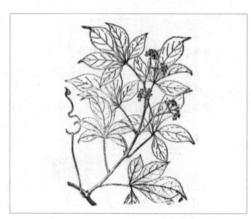

粉叶爬山虎

爬山虎

【学名】 *Parthenocissus tricuspidata*（Sieb et Zucc.）Planch.

【药用部位】 茎或根。

【生态环境】 常攀援于山坡岩石上及墙壁上。

【采收季节】 秋、冬季采收,洗净,切段,鲜用或干燥。

【药材性状】 茎圆柱形,长短不一,直径0.3～2cm。表面灰绿色至灰棕色,有细纵条纹,并有棕褐色圆点状突起的皮孔;节膨大,节上常有叉状分枝的卷须。断面中央有类白色的髓,木部黄白色,皮部呈纤维片状剥离。气微,味淡。

【分布】 遂昌、龙泉、庆元等地。

【性味】 味辛、微涩,性温。

【功效】 祛风止痛,活血通络。

【主治】 风湿痹痛,中风半身不遂,偏正头痛,产后血瘀,腹生结块,跌打损伤,痈肿疮毒,溃疡不敛。

【用法用量】 内服煎汤,15～30g;外用适量,煎水洗或捣敷。

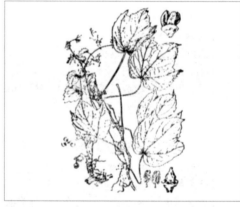

爬山虎

三叶崖爬藤（畲药名：金线吊葫芦）

【学名】 *Tetrastigma hemsleyanum* Diels et Gilg

【药用部位】 块根(三叶青)。

【生态环境】 生于山坡、山沟、溪谷两旁林下阴湿处。

【采收季节】 冬季采收,洗净,鲜用或干燥。

【药材性状】 块根呈纺锤形、葫芦形、卵圆形或椭圆形,长0.5～2.5cm,宽0.3～1.5cm。表面棕褐色,多数较光滑,或有皱缩和少数皮孔状的小瘤状隆起,有的还有凹陷,其内残留棕褐色细根。质硬而脆,断面稍粗糙,类白色,粉性。气微,味微甘。

【分布】 丽水市山区各地。

【性味】 味苦,性平。

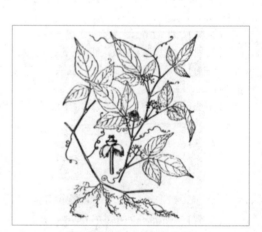

三叶崖爬藤（畲药名：金线吊葫芦）

【功效】 清热解毒,祛风活血。

【主治】 小儿高热惊风,百日咳,疔疮痈疽,淋巴结结核,毒蛇咬伤,肺炎,肝炎,肾炎,风湿痹痛。

【用法用量】 内服煎汤 3 ~ 12g;外用适量,捣敷或磨汁涂。

【注意】 孕妇禁服。

山葡萄

【学名】 *Vitis amurensis* Rupr.

【药用部位】 根或藤茎、果实。

【生态环境】 生于山地林缘。

【采收季节】 秋季采收根或藤茎,洗净,切段,干燥;秋季采摘成熟果实,鲜用或干燥。

【分布】 遂昌(九龙山)。

【性味】 根或藤茎:味辛,性凉。

果实:味酸,性凉。

【功效】 根或藤茎:祛风止痛。

果实:清热利尿。

【主治】 根或藤茎:风湿骨痛,胃痛,腹痛,神经性头痛,术后疼痛,外伤痛。

果实:烦热口渴,尿路感染,小便不利。

【用法用量】 根或藤茎内服煎汤,3 ~ 9g。果实内服煎汤,10 ~ 15g。

东南葡萄

【学名】 *Vitis chunganeniss* Hu

【药用部位】 根。

【生态环境】 生于山坡杂木林中及疏林岩石旁。

【采收季节】 深秋采挖,洗净,切片,干燥。

【分布】 遂昌、龙泉、莲都。

【功效】 祛风除湿。

【主治】 风湿痹痛。

【用法用量】 内服煎汤,15 ~ 30g。

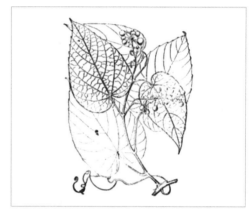

东南葡萄

闽赣葡萄

【学名】 *Vitis chungii* Metc.

【药用部位】 全株。

【生态环境】 生于山地杂木林和溪沟边灌木丛中。

【采收季节】 夏秋季采收,洗净,切片,鲜用或干燥。

【性味】 味甘、涩,性平。

【分布】 龙泉、庆元。

【主治】 疮痈疖肿。

【功效】 消肿拔毒。

【用法用量】 内服煎汤,9 ~ 15g;外用适量,捣敷。

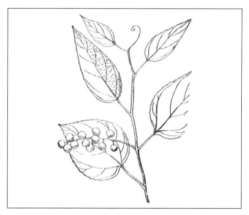

闽赣葡萄

刺葡萄

【学名】 *Vitis davidii* (Roman.) Foêx.

【药用部位】 根。

【生态环境】 生于山坡杂木林中或溪沟边灌木丛中。

【采收季节】 秋、冬季采收,洗净,切片,鲜用或干燥。

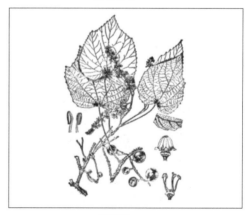

刺葡萄

【分布】 遂昌、龙泉、庆元、景宁、松阳等。

【性味】 味甘、微苦,性平。

【功效】 散瘀消积,舒筋止痛。

【主治】 吐血,腹胀癥积,关节肿痛,筋骨伤痛。

【用法用量】 内服煎汤,30~60g,鲜品加倍或浸酒。

葛藟

【学名】 *Vitis flexuosa* Thunb.

【药用部位】 藤汁、果实、叶、根。

【生态环境】 生于700~1000m山坡林下林缘灌丛中。

【采收季节】 夏、秋季采摘成熟果实、叶,鲜用或干燥;秋冬季采挖根,洗净,切片,鲜用或干燥。

【分布】 遂昌等地。

【性味】 藤汁:味甘,性平。

　　　　 果实:味甘,性平。

　　　　 叶:味甘,性平。

　　　　 根:味甘,性平。

【功效】 藤汁:益气生津,活血舒筋。

　　　　 果实:润肺止咳,凉血止血,消食。

　　　　 叶:消积,解毒,敛疮。

　　　　 根:利湿退黄,活血通经,解毒消肿。

【主治】 藤汁:乏力,口渴,哕逆,跌打损伤。

　　　　 果实:肺燥咳嗽,吐血,食积,泻痢。

　　　　 叶:食积,痢疾,湿疹,烫火伤。

　　　　 根:黄疸性肝炎,风湿痹痛,跌打损伤,痈肿。

【用法用量】 藤汁内服原汁,5~10ml;外用适量,涂敷或点眼。果实内:煎汤,10~15g。叶内服煎汤,10~15g;外用适量,煎水洗或捣汁涂。根内服煎汤,6~15g;外用适量,捣敷。

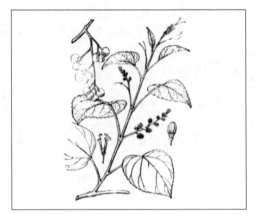

葛藟

华东葡萄

【学名】 *Vitis pseudoreticulata* W. T. Wang

【药用部位】 根。

【生态环境】 生于山坡、林缘、路旁草丛或溪涧边。

【采收季节】 深秋采挖,洗净,切片,干燥。

【分布】 龙泉。

【功效】 祛风、止痛。

【主治】 关节酸痛。

【用法用量】 内服煎汤,15~30g。

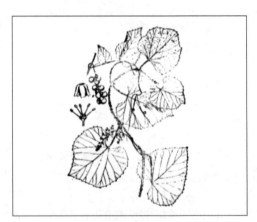

华东葡萄

毛葡萄

【学名】 *Vitis quinquangularis* Rehd.

【药用部位】 根皮、叶。

【生态环境】 生于山坡或溪沟边灌木林中。

【采收季节】 秋、冬季采收根皮,洗净,鲜用或干燥;夏、秋季采叶,干燥。

【分布】 遂昌、龙泉、景宁、莲都。

【性味】 树皮:味酸、微苦,性平。

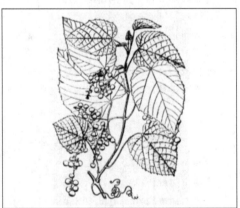

毛葡萄

叶:味微酸、苦,性平。

【功效】 根皮:活血舒筋。

叶:止血。

【主治】 根皮:月经不调,带下,风湿骨痛,跌打损伤。

叶:外伤出血。

【用法用量】 根皮内服煎汤,6～10g;外用适量,捣敷。叶外用适量,研末敷。

【注意】 反大葱。

葡萄

【学名】 *Vitis vinifera* L.

【药用部位】 果实(葡萄干)、叶、根。

【生态环境】 栽培。

【分布】 丽水市各地作水果普遍种植。

【采收季节】 夏、秋季采摘成熟果实、叶,鲜用或干燥;秋、冬季采挖根,洗净,切片,鲜用或干燥。

【性味】 果实:味甘酸,性平。

叶:味甘,性平。

根:味甘,性平。

【功效】 果实:补气血,强筋骨,利小便。

叶:祛风除湿,利水消肿,解毒。

根:祛风通络,利湿消肿,解毒。

【主治】 果实:心血虚弱,肺虚咳嗽,心悸盗汗,烦渴,风湿痹痛,淋病,水肿,痘疹不透。

叶:风湿痹痛,水肿,腹泻,风热目赤,痈肿疔疮。

根:风湿痹痛,肢体麻木,跌打损伤,水肿,小便不利,痈肿疔毒。

【用法用量】 果实内服煎汤,15～30g,捣汁或浸酒;外用适量,浸酒涂搽,捣汁含咽或研末撒。叶内服煎汤,10～15g,或捣汁;外用适量,捣敷。根内服煎汤,15～30g;外用适量,捣敷或煎水洗。

【注意】 果实:阴虚内热、胃肠实热或痰热内蕴者慎服。

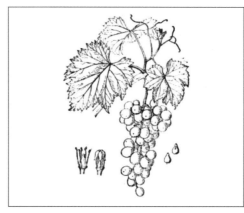

葡萄

397

网脉葡萄(畲药名:山天罗)

【学名】 *Vitis wilsonae* Veitch

【药用部位】 根。

【生态环境】 生于山谷、溪沟边林下灌丛中。

【采收季节】 秋、冬季采挖,洗净,切片,鲜用或干燥。

【分布】 遂昌、龙泉、庆元、景宁。

【功效】 清热解毒。

【主治】 痈疽疔毒,慢性骨髓炎。

【用法用量】 外用适量,捣敷。

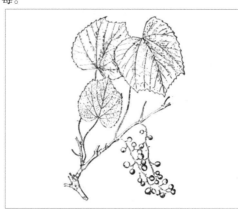

网脉葡萄(畲药名:山天罗)

杜英科 Elaeocarpaceae

中华杜英

【学名】 *Elaeocarpus chinensis* (Gardn. et Champ.) Hook. f.

【药用部位】 根。

【生态环境】 生于海拔800m以下山坡杂木林中。有栽培。

【采收季节】 冬季采收,洗净,切片,干燥。

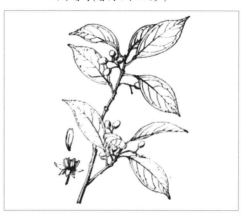

中华杜英

【分布】 遂昌、龙泉、松阳、缙云、庆元、莲都等地。

【性味】 味辛,性温。

【功效】 散瘀,消肿。

【主治】 跌打瘀肿疼痛。

【用法用量】 内服煎汤,3～9g;外用适量,捣敷。

椴树科 Tiliaceae

田麻

【学名】 *Corchoropsis tomentosa*(Thunb.)Makino

【药用部位】 全草。

【生态环境】 生于海拔 250～1 100m 的山谷溪沟边路旁或林下、库区滩涂。

【采收季节】 夏、秋季采收,切段,鲜用或干燥。

【分布】 遂昌、龙泉、云和、莲都等地。

【性味】 味苦,性凉。

【功效】 清热利湿,解毒止血。

【主治】 痈疖肿毒,咽喉肿痛,疥疮,小儿疳积,白带过多,外伤出血。

【用法用量】 内服煎汤,9～15g,大剂量可用至 30～60g;外用适量,鲜品捣敷。

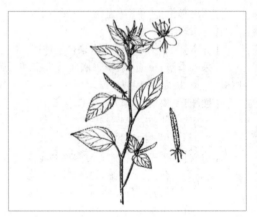

田麻

甜麻

【学名】 *Corchorus aestuans* L.

【药用部位】 全草。

【生态环境】 生于海拔 920m 以下山坡路旁或田边。

【采收季节】 秋季采收,洗净,切段,干燥。

【分布】 龙泉、莲都。

【性味】 味淡,性寒。

【功效】 清热解署,消肿解毒。

【主治】 中暑发热,咽喉肿痛,痢疾,小儿疳积,麻疹,跌打损伤,疮疥疖肿。

【用法用量】 内服煎汤,15～30g,外用适量,捣敷或煎水洗。

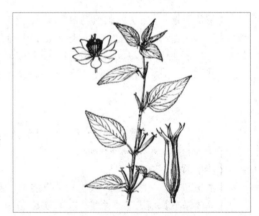

甜麻

黄麻

【学名】 *Corchorus capsularis* L.

【药用部位】 叶、根、种子。

【生态环境】 栽培。

【采收季节】 夏、秋季采叶,鲜用或干燥;秋季挖根,洗净,切片,干燥;11 月采收种子,干燥。

【分布】 龙泉。

【性味】 叶:味苦,性平。

　　　　 根:味苦,性平。

　　　　 种子:味苦,性温,有毒。

【功效】 叶:理气止血,排脓解毒。

　　　　 根:利湿通淋,止血止泻。

　　　　 种子:活血,调经,止咳。

黄麻

【主治】　叶:咯血,吐血,血崩,便血,脘腹疼痛,泻痢,疔痈疮疹。

　　　　　根:石淋,带下,崩中,泄泻,荨麻疹,毒蛇咬伤。

　　　　　种子:血枯经闭,月经不调,久咳。

【用法用量】　叶内服煎汤,6~10g;外用适量,捣敷。根内服煎汤,10~15g,或研末;外用适量,捣敷。种子内服煎汤,3~9g。

【注意】　叶:孕妇禁服。

　　　　　种子:孕妇禁用。

扁担杆

【学名】　*Grewia biloba* G. Don

【药用部位】　全株。

【生态环境】　生于海拔400m以下的山谷溪边林下。

【采收季节】　夏、秋季采收,洗净,鲜用或干燥。

【分布】　遂昌、龙泉。

【性味】　味甘、苦,性温。

【功效】　健脾益气,祛风除湿,固精止带。

【主治】　脾虚食少,久泻脱肛,小儿疳积,蛔虫病,风湿痹痛,遗精,崩漏,带下,子宫脱垂。

【用法用量】　内服煎汤,9~15g;外用适量,鲜品捣敷。

扁担杆

华东椴

【学名】　*Tilia japonica* (Miq.) Simonk.

【药用部位】　根或根皮。

【生态环境】　生于海拔1 000~1 600m的山谷溪沟边林中。

【采收季节】　夏、秋季采收,洗净,切片,干燥。

【分布】　遂昌。

【性味】　味辛,性温。

【功效】　补虚,止咳。

【主治】　劳伤乏力,久咳。

【用法用量】　内服煎汤,20~25g。

华东椴

南京椴

【学名】　*Tilia miqueliana* Maxim.

【药用部位】　花序、根或根皮。

【生态环境】　生于海拔1 450m以下山坡谷地林中。

【采收季节】　夏季采集花序,阴干;夏、秋季采收根或根皮,洗净,切片,干燥。

【分布】　遂昌。

【性味】　花序:味辛,性微温。

　　　　　根或根皮:味辛,性温。

【功效】　花序:发汗解表,止痛镇痉。

　　　　　根或根皮:补虚止咳,活血散瘀。

【主治】　花序:风寒感冒,头身疼痛,惊痫。

　　　　　根或根皮:劳伤乏力,久咳,跌打损伤。

【用法用量】　花序内服煎汤,15~20g,研末或温开水浸1.5~3g。根或根皮内服煎汤,15~24g;外用适量,酒浸搽。

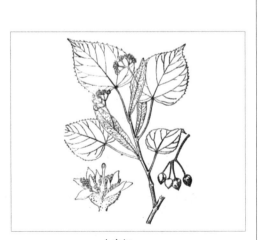

南京椴

锦葵科 Malvaceae

秋葵(咖啡黄葵)

【学名】 *Abelmoschus esculentus*（L.）Moench

【药用部位】 根与叶花或种子。

【生态环境】 栽培于菜地。

【采收季节】 深秋挖根,洗净,干燥;秋季采叶、种子,夏季摘花蕾,干燥。

【分布】 市内农户有零星作蔬菜种植。

【性味】 味淡,性寒。

【功效】 利咽,通淋,下乳,调经。

【主治】 咽喉肿痛,小便淋涩,产后乳汁稀少,月经不调。

【用法用量】 内服煎汤,9~15g。

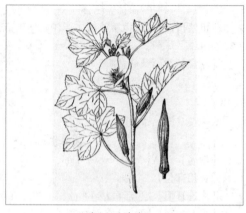

秋葵(咖啡黄葵)

黄蜀葵

【学名】 *Abelmoschus manihot*（L.）Medic.

【药用部位】 花、种子、叶、茎、根。

【生态环境】 栽培,有时逸生于山谷草丛、山坡路边。

【采收季节】 夏、秋季采摘花蕾,干燥;秋季采收种子,干燥;春、夏季采叶,鲜用或干燥;秋冬季采收茎、根,洗净,干燥。

【分布】 遂昌、庆元、景宁、莲都。

【性味】 花:味甘、辛,性凉。

种子:味甘,性寒。

叶:味甘,性寒。

茎:味甘,性寒。

根:味甘、苦,性寒。

【功效】 花:利尿通淋,活血止血,消肿解毒。

种子:利水,通经,消肿解毒。

叶:清热解毒,接骨生肌。

茎:清热解毒,通便利尿。

根:利水,通经,解毒。

【主治】 花:淋证,吐血,衄血,崩漏,胎衣不下,痈肿疮毒,水火烫伤。

种子:淋证,水肿,便秘,乳汁不通,痈肿,跌打损伤。

叶:热毒疮痈,尿路感染,骨折,烫火伤,外伤出血。

茎:高热不退,大便秘结,小便不利,疔疮肿毒,烫伤。

根:淋证,水肿,跌打损伤,乳汁不通,痈肿,聍耳,腮腺炎。

【用法用量】 花内服煎汤,5~15g或研末3~6g;外用适量,研末调敷或浸油涂。种子内服煎汤,10~15g,研末2~5g;外用适量,研末调敷。叶内服煎汤,10~15g,鲜品可用至30~60g;外用适量,研末调敷。茎内服煎汤,5~10g;外用适量,油浸搽。根内服煎汤,9~15g;外用适量,捣敷、煎水洗或研末调敷。

【注意】 花:孕妇禁服。

种子:孕妇禁服。

根:孕妇禁服。

箭叶秋葵(五指山参)

【学名】 *Abelmoschus sagittifolius*（Kurz）Merr.

【药用部位】 根、果实、叶。

【生态环境】 栽培于山坡旱地或菜地。

【采收季节】 秋冬季挖根,洗净切片,干燥;秋季采摘成熟果实,鲜用或干燥;夏、秋季采叶,鲜用或干燥。

【分布】 市内部分草药医有零星种植。

【性味】 根:味甘、淡,性平。
　　　　果实:味甘、淡,性平。
　　　　叶:味微甘,性平。
【功效】 根:滋阴润肺,和胃。
　　　　果实:柔肝补肾,和胃止痛。
　　　　叶:解毒排脓。
【主治】 根:肺燥咳嗽,肺痨,胃痛,疳积,神经衰弱。
　　　　果实:肾虚耳聋,胃痛,疳积,少年白发。
　　　　叶:疮痈肿毒。
【用法用量】 根内服煎汤,10 ~ 15g。果实内服煎汤,9 ~ 15g。叶外用适量,鲜品捣敷或干品研末调敷。

金铃花

【学名】 *Abutilon striatum* Dickson
【药用部位】 叶或花。
【生态环境】 栽培于庭院、公园。
【采收季节】 叶全年可采,花5 ~ 10 月采收,干燥。
【分布】 市内有作花卉种植。
【性味】 味辛,性寒。
【功效】 活血散瘀,止痛。
【主治】 跌打肿痛,腹痛。
【用法用量】 内服煎汤,5 ~ 15g;外用适量,鲜品捣敷。

苘麻

【学名】 *Abutilon theophrasti* Medic.
【药用部位】 全草或叶、根、种子(苘麻子)。
【生态环境】 生于海拔 1 000m 以下的路旁、荒地或田野间,亦有栽培。
【采收季节】 夏季采收全草或叶,鲜用或干燥;立冬后挖根,洗净,干燥;秋季果实成熟时采收种子,干燥。
【药材性状】 种子三角状肾形,长3.5 ~6mm,宽2.5 ~ 4.5mm,厚1 ~ 2mm。种皮坚硬,灰黑色,或暗褐色,疏生白色短星状毛。种脐近三角形,位于腹面凹陷处的下端。子叶2,重叠折曲,富油性。气微,味淡。

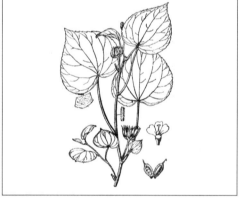
苘麻

【分布】 丽水市山区各地。
【性味】 全草或叶:味苦,性平。
　　　　根:味苦,性平。
　　　　种子:味苦,性平。
【功效】 全草或叶:清热利湿,解毒开窍。
　　　　根:利湿解毒。
　　　　种子:清利湿热,解毒消痈,退翳明目。
【主治】 全草或叶:痢疾中耳炎,耳鸣,耳聋,睾丸炎,化脓性扁桃体炎,痈疽肿毒。
　　　　根:小便淋沥,痢疾,急性中耳炎,睾丸炎。
　　　　种子:赤白痢疾,小便淋痛,痈疽肿毒,乳腺炎,目翳。
【用法用量】 全草或叶内服:煎汤 10 ~ 30g;外用:适量,捣敷。根内服:煎汤 30 ~ 60g。

蜀葵

【学名】 *Althaea rosea*(L.)Cav.
【药用部位】 花、茎叶、种子、根。
【生态环境】 栽培于公园及庭院。
【采收季节】 夏、秋季采花,干燥;夏、秋季采收茎叶,鲜用或干燥;秋季果实成熟时采收种子,干燥;冬季采挖根,洗净,切片,干燥。

【药材性状】 花卷曲,长2~4.5cm,有的带有花萼或副萼,花萼杯状5裂,裂片三角形,长1.5~2.5cm,副萼6~7裂,长0.5~1cm,两者均棕褐色,并有较密的星状毛,花瓣皱缩卷曲,展平后倒卵状三角形,爪上有长毛状物。雄蕊多数,花丝联合成筒状。花柱上部分裂呈丝状。质柔韧而稍脆。气微香,味淡。

根圆锥形,略弯曲,长5~20cm,直径0.5~1cm。表面灰黄色,栓皮易脱落。质硬,不易折断,断面纤维性;切面淡黄色或黄白色。气微,味微甘。

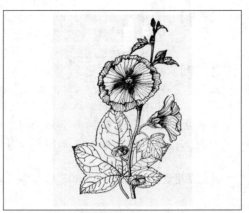
蜀葵

【分布】 市内有作花卉种植。

【性味】 花:味甘、咸,性凉。

　　　　茎叶:味甘,性凉。

　　　　种子:味甘,性寒。

　　　　根:味甘、咸,性微寒。

【功效】 花:和血止血,解毒散结。

　　　　茎叶:清热利湿,解毒。

　　　　种子:利尿通淋,解毒排脓,润肠。

　　　　根:清热利湿,凉血止血,解毒排脓。

【主治】 花:吐血,衄血,月经过多,赤白带下,二便不通,小儿风疹,疟疾,痈疽疔肿,蜂蝎蜇伤,烫伤,火伤。

　　　　茎叶:热毒下痢,淋证,无名肿毒,水火烫伤,金疮。

　　　　种子:水肿,淋证,带下乳汁不通,疮疥,无名肿毒。

　　　　根:淋证,带下,痢疾,吐血,血崩,外伤出血,疮疡肿毒,烫伤烧伤。

【用法用量】 花内服煎汤,3~9g,研末1~3g;外用适量,研末调敷或鲜品捣敷。茎叶内服煎汤,6~18g或煮食、捣汁;外用适量,捣敷或烧存性研末调敷。种子内服煎汤,3~9g或研末;外用适量,研末调敷。根内服煎汤,9~15g;外用适量,捣敷。

【注意】 花:孕妇禁服。

　　　　茎叶:不可久服。

　　　　种子:脾胃虚寒及孕妇慎服。

陆地棉(棉花)

【学名】 *Gossypium hirsutum* L.

【药用部位】 种子上的棉毛、种子、种子的脂肪油、外果皮、根。

【生态环境】 栽培。

【采收季节】 秋季采收种子上的棉毛、种子、外果皮,干燥;秋季采挖根,洗净,切片,干燥。

【分布】 丽水市各地作高产棉花种植。

【性味】 种子上的棉毛:味甘,性温。

　　　　种子:味辛,性热,有毒。

　　　　种子的脂肪油:味辛,性热。

　　　　外果皮:味辛,性温。

　　　　根:味甘,性温。

【功效】 种子上的棉毛:止血。

　　　　种子:温肾,通乳,活血止血。

　　　　种子的脂肪油:解毒杀虫。

　　　　外果皮:温胃降逆,化痰止咳。

　　　　根:止咳平喘,通经止痛。

【主治】 种子上的棉毛:吐血,便血,血崩,金疮出血。

　　　　种子:阳痿,腰膝冷痛,白带,遗尿,胃痛,乳汁不通,崩漏,痔血。

　　　　种子的脂肪油:恶疮,疥癣。

　　　　外果皮:噎膈,胃寒呃逆,咳嗽气喘。

　　　　根:咳嗽,气喘,月经不调,崩漏。

【用法用量】 种子上的棉毛内服,烧存性研末,5～9g;外用适量,烧研撒。种子内服煎汤,6～9g;外用适量,煎水熏洗。种子的脂肪油外用适量,涂搽。外果皮内服煎汤,9～15g。根内服煎汤,15～30g。

【注意】 种子:阴虚火旺者禁服;有毒。

木芙蓉(畲药名:芙蓉猎骨皮)

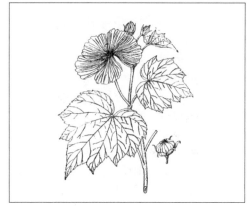

木芙蓉(畲药名:芙蓉猎骨皮)

【学名】 *Hibiscus mutabilis* L.

【药用部位】 花(木芙蓉花)、叶(木芙蓉叶)、根。

【生态环境】 栽培。

【采收季节】 秋季采花,干燥;夏、秋季采叶,干燥;秋季挖根,洗净,切片,干燥。

【药材性状】 花卷缩呈不规则卵圆形,长1.5～3cm,直径1.5～2.5cm。副萼片8～12枚,线形,被毛;花萼钟状,上部5裂,灰绿色,被星状毛,花冠黄白色、淡红色或棕色,皱缩,花瓣5或重瓣,外面被毛;雄蕊多数,花丝联合呈筒状。质软,气微,味微辛。

叶皱缩卷曲,易破碎,完整者展平后卵圆状心形,直径10～15cm,掌状5～7裂。上表面暗黄绿色,下表面灰绿色,密被短毛及星状毛;叶脉于两面突起。质脆易碎。气微,味微辛。

【分布】 市内公园、住宅小区及庭院有作观赏植物种植。

【性味】 花:味微辛,性凉。

　　　　 叶:味微辛,性凉。

　　　　 根:味辛、微苦,性凉。

【功效】 花:清热解毒,凉血止血,消肿排脓。

　　　　 叶:清肺凉血,解毒消肿。

　　　　 根:清热解毒,凉血消肿。

【主治】 花:肺热咳嗽,瘰疬,肠痈,白带,痈疽脓肿,脓耳,无名肿毒,烧烫伤。

　　　　 叶:肺热咳嗽,瘰疬,肠痈,痈疖肿毒,脓耳,无名肿毒,烧烫伤。

　　　　 根:痈疽肿毒初起,臁疮,目赤肿痛,肺痈,咳喘,赤白痢疾,白带,肾盂肾炎。

【用法用量】 花内服煎汤,10～30g;外用适量,鲜品捣或干品研末油调敷。叶内服煎汤,9～15g;外用适量,鲜品捣敷或干品研末油调敷。根内服煎汤,30～60g;外用适量,捣敷。

【注意】 花:虚寒者及孕妇禁服。

　　　　 叶:孕妇禁服。

　　　　 根:孕妇禁服。

朱槿(扶桑)

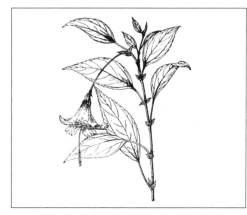

朱槿(扶桑)

【学名】 *Hibiscus rosa-sinensis* L.

【药用部位】 花、叶、根。

【生态环境】 栽培。多盆栽在庭院、阳台。

【采收季节】 花半开时采摘,干燥;叶随采随用;秋季挖根,洗净,切片,干燥。

【药材性状】 花皱缩成长条状,长5.5～7cm。小苞片6～7枚,线形。花萼黄棕色,长约2.5cm,有星状毛,5裂;花瓣5或重瓣,紫色或淡棕红色;雄蕊管长,突出于花冠之外,上部有多数具花药的花丝。子房5棱形,被毛,花柱5。体轻。气清香,味淡。

【分布】 市内有作花卉种植。

【性味】 花:味甘、淡,性平。

　　　　 叶:味甘、淡,性平。

　　　　 根:味甘、涩,性平。

【功效】 花:清肺,凉血,化湿,解毒。

　　　　 叶:清热利湿,解毒。

根:调经,利湿,解毒。

【主治】 花:肺热咳嗽,咯血,鼻衄,崩漏,白带,痢疾,赤白浊,痈肿毒疮。

叶:白带,淋证,疔疮肿毒,腮腺炎,乳腺炎,淋巴结核。

根:月经不调,崩漏,白带,白浊,痈疮肿毒,尿路感染,急性结膜炎。

【用法用量】 花内服煎汤,15~30g;外用适量,捣敷。叶内服煎汤,15~30g;外用适量,捣敷。根内服煎汤,15~30g。

玫瑰茄(红桃 K)

【学名】 *Hibiscus sabdariffa* L.

【药用部位】 花萼

【生态环境】 栽培。多种植于田边、路旁等。

【采收季节】 秋季叶黄籽黑时采收果枝,摘取连同花萼的果实,晒之缩水后脱出花萼,干燥。

【药材性状】 花萼多呈圆锥状,长2~4cm,直径约2cm,紫红色至黑紫色,5裂,有与花萼联合的小苞片,约10裂,基部有除去果实后的空洞。花冠黄棕色,外表面有线状条纹,内表面基部黄褐色。体轻,质脆。气清香,味酸。

【分布】 市内有作花卉种植。

【性味】 味酸,性凉。

【功效】 敛肺止咳,降血压,解酒。

【主治】 肺虚咳嗽,高血压,醉酒。

【用法用量】 内服煎汤9~15g;或开水泡。

木槿(畲药名:新米花、咏梅花)

【学名】 *Hibiscus syriacus* L.

【药用部位】 花(木槿花)、根、茎皮或根皮(木槿皮)、叶、果实(朝天子)。

【生态环境】 栽培于庭院、菜圃或作绿篱。

【采收季节】 夏、秋季花半开时采摘,干燥;全年可采挖根、根皮,洗净,干燥;春季剥茎皮,干燥;全年可采叶,鲜用或干燥;秋季果实呈黄绿色时采收,干燥。

【药材性状】 花皱缩呈卵状或不规则圆柱状,长1.5~3.5cm,宽1~2cm,常带被星状毛的短花梗。副萼片6~7片,线形;花萼钟状,灰黄绿色,先端5裂,裂片三角形,被星状毛;花瓣类白色、暗紫色或浅黄棕色,花瓣5瓣或10余瓣;雄蕊多数,花丝联合成筒状。气微香,味淡。

茎皮或根皮多为卷筒状或槽状,长短不一,厚1~3mm。外表面青灰色至棕褐色,有不规则纵皱缩及点状皮孔;内表面灰黄色,光滑,有细纵纹。断面有灰黄色与白色相间的齿形纹理。质坚韧,气微,味淡。

果实卵形或短圆形,长2cm,直径约1.6cm。表面灰绿色至棕褐色,密被星状短柔毛。顶端短尖有的已开裂为5瓣。宿存花萼5裂。种子扁肾形,长3~4mm,灰褐色,四周密生多数乳白色至灰黄色长柔毛。气微,味甘。

【分布】 丽水市各地普遍有种植。

【性味】 花:味微辛,性凉。

根:味甘,性凉。

茎皮或根皮:味甘、苦,性微寒。

叶:味苦,性寒。

果实:味甘,性平。

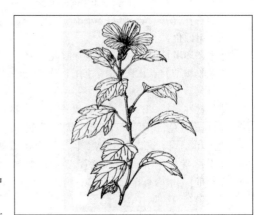

【功效】 花:清热利湿,凉血解毒。

根:清热解毒,消痈肿。

茎皮或根皮:清热利湿,杀虫止痒。

叶:清热解毒。

果实:清肺化痰,止头痛,解毒。

【主治】 花:肺热咳嗽,瘰疬,肠痈,白带,痈疖脓肿,脓耳,无名肿毒,烧烫伤。

根:肠风,痢疾,肺痈,肠痈,痔疮肿痛,赤白带下,疥癣,肺结核。

木槿(畲药名:新米花、咏梅花)

树皮或根皮:湿热泻痢,肠风泻血,脱肛,扩痔疮,赤白带下,阴道滴虫,皮肤疥癣,阴囊湿疹。

叶:赤白痢疾,肠风,痈肿疮毒。

果实:痰喘咳嗽,风热头痛,黄水疮。

【用法用量】　花内服煎汤,3~9g;外用适量,鲜品捣敷。根内服煎汤,15~25g,鲜品50~100g;外用适量,煎水熏洗。茎皮或根皮外用适量,醋浸或酒浸涂搽或研末调敷。叶内服煎汤,3~9g,鲜品30~60g;外用适量,捣敷。果实内服煎汤,9~15g;外用适量,煎水熏洗。

【注意】　茎皮或根皮:无湿热者慎服。

白花单瓣木槿(畲药名:白花新米花)

【学名】　*Hibiscus syriacus* L. cv. Totus – albus

【药用部位】　根。

【生态环境】　栽培于庭院、菜圃。

【采收季节】　深秋采挖,洗净,切片,干燥。

【分布】　丽水市各地有零星种植。

【功效】　止带,止痢。

【主治】　白带,痢疾。

【用法用量】　内服煎汤,15~30g。

锦葵

【学名】　*Malva sinensis* Cav.

【药用部位】　全草。

【生态环境】　栽培于公园、庭院。

【采收季节】　夏、秋季采收,干燥。

【分布】　市内有作花卉种植。

【性味】　味咸,性寒。

【功效】　利尿通便,清热解毒。

【主治】　大小便不畅,带下,淋巴结结核,咽喉肿痛。

【用法用量】　内服煎汤,3~9g或研末1~3g。

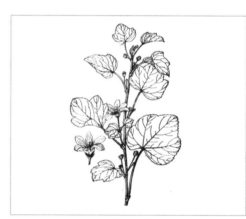

锦葵

405

野葵(马蹄菜)

【学名】　*Malva verticillata* L.

【药用部位】　果实、叶、根。

【生态环境】　生于海拔800m以下的村边、路旁和山野。栽培。

【采收季节】　果实成熟时采摘,干燥;夏、秋季采叶,鲜用;秋季挖根,洗净,切片,鲜用或干燥。

【药材性状】　果实由7~11个小分果组成,呈扁球形,直径5~7mm。表面棕黄色,小分果呈橘瓣状或肾形,较薄的一边凹下,两侧面凹下处各有一微凹下圆点,由圆点向外有放射状条纹。种子橘瓣状肾形,种皮棕褐色至黑色。质坚硬,破碎后子叶心形,两片重叠折曲。气微,味涩。

【分布】　龙泉。市内有作蔬菜种植。

【性味】　果实:味甘,性寒。
　　　　　叶:味甘,性寒。
　　　　　根:味甘,性寒。

【功效】　果实:利水通淋,滑肠通便,下乳。
　　　　　叶:清热,利湿,滑肠,通乳。
　　　　　根:清热利水,解毒。

【主治】　果实:淋病,水肿,大便不通,乳汁不行。
　　　　　叶:肺热咳嗽,咽喉肿痛,热毒下痢,湿热黄疸,二便不通,乳汁不下,疮疖痈肿,丹毒。
　　　　　根:水肿,热淋,带下,乳痈,疳疮,蛇虫咬伤。

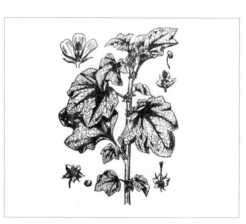

野葵(马蹄菜)

【用法用量】 果实内服煎汤,6~15g。叶内服煎汤,10~30g,鲜品60g;外用适量,捣敷、研末调敷或煎水含漱。根内服煎汤,15~30g或鲜品捣汁;外用适量,研末调敷。

【注意】 果实:脾虚肠滑者禁服,孕妇慎服。

叶:脾虚肠滑者禁服,孕妇慎服。

根:阳虚者慎服。

地桃花(肖梵天花　畲药名:山棉花)

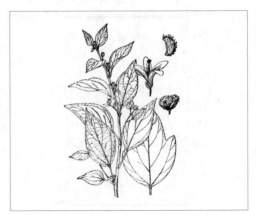

【学名】 *Urena lobata* L.

【药用部位】 带根的全草(地桃花)。

【生态环境】 生于空旷地、草坡及疏林下。

【采收季节】 全年可采收,洗净,鲜用或干燥。

【药材性状】 根圆柱形,略弯曲,多须根,长短粗细不一。表面淡黄色,具纵皱纹,质硬,断面呈破裂状。茎灰绿色至暗绿色,有粗浅的纵纹,被星状柔毛。质硬,不易折断。叶皱缩多破碎,完整叶,上表面深绿色,疏被柔毛,下表面粉绿色,被灰白色星状毛,叶脉下面突起,叶腋有宿存的托叶。气微,味淡。

【分布】 丽水市山区各地。

【性味】 味甘、辛,性凉。

【功效】 祛风利湿,活血消肿,清热解毒。

【主治】 感冒,风湿痹痛,痢疾,泄泻,淋证,带下,月经不调,跌打肿痛,喉痹,乳痈,疮疖,毒蛇咬伤。

【用法用量】 内服煎汤,30~60g或鲜品捣汁;外用适量,捣敷。

【注意】 脾胃虚寒者禁服。

地桃花(肖梵天花　畲药名:山棉花)

梵天花(畲药名:野棉花、五龙会)

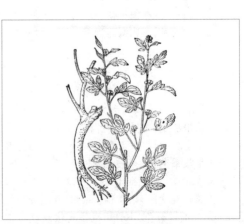

【学名】 *Urena procumbens* L.

【药用部位】 全草、根。

【生态环境】 生于山坡灌丛、山麓路旁、溪沟边及村庄附近的旷地。

【采收季节】 夏、秋季采收全草,洗净,干燥;全年可采根,洗净,切片,鲜用或干燥。

【药材性状】 全草茎长20~80cm,1.5~5mm。表面棕黑色,幼枝暗绿色至灰绿色,有星状绒毛;持坚硬,断面纤维性,木部黄白色,中央有髓。叶多皱缩或破碎,完整叶展平后卵形,3~5mm深裂,表面灰褐色或暗绿色,两面被星状毛。蒴果腋生,扁球形,直径6~9mm。气微,味淡。

【分布】 丽水市山区各地。

【性味】 全草:味甘、苦,性凉。

根:味甘、苦,性平。

【功效】 全草:祛风利湿,清热解毒。

根:健脾化湿,活血解毒。

【主治】 全草:风湿痹痛,泄泻,痢疾,感冒,咽喉肿痛,肺热咳嗽,风毒流注,疮疡肿毒,跌打损伤,毒蛇咬伤。

根:风湿痹痛,劳倦乏力,肝炎,疟疾,水肿,白带,跌打损伤,痈疽肿毒。

【用法用量】 全草内服煎汤,9~15g,鲜品15~30g;外用适量,捣敷。根内服煎汤,9~15g,鲜品15~30g;外用适量,捣敷。

【注意】 根:孕妇慎服。

梵天花(畲药名:野棉花、五龙会)

梧桐科 Sterculiaceae

梧桐

【学名】 *Firmiana platanifolia*（L. f.）Marsili

【药用部位】 种子(梧桐子)、花、叶、树皮、根。

【生态环境】 栽培。

【采收季节】 秋季种子成熟时采收,干燥;夏初采花,干燥;夏、秋季采叶,随采随用或干燥;全年可采树皮、根,洗净,干燥。

【药材性状】 种子球形,直径 5～7mm。表面黄棕色至棕色,微具光泽,有明显隆起的网状皱纹,除去种皮,可见数层淡红色的外胚乳和类白色、肥厚、富油性的内胚乳;子叶 2,黄色,紧贴内胚乳上。质硬。气微,味微甘。

【分布】 丽水市各地有零星种植。

【性味】 种子:味甘,性平。

花:味甘,性平。

叶:味苦,性寒。

树皮:味甘、苦,性凉。

根:味甘,性平。

【功效】 种子:顺气和胃,健脾消食,止血。

花:利湿消肿,清热解毒。

叶:祛风除湿,解毒消肿,降血压。

树皮:祛风除湿,活血通经。

根:祛风除湿,调经止血,解毒疗疮。

【主治】 种子:伤食,胃痛,疝气,小儿口疮。

花:水肿,小便不利,无名肿毒,创伤红肿,头癣,烫火伤。

叶:风湿痹痛,跌打损伤,痈疮肿毒,痔疮,小儿疳积,泻痢,高血压病。

树皮:风湿痹痛,月经不调,痔疮脱肛,丹毒,恶疮,跌打损伤。

根:风湿关节疼痛,吐血,肠风下血,月经不调,跌打损伤。

【用法用量】 种子内服煎汤,3～10g;外用适量,制炭撒患处。花内服煎汤,6～15g;外用适量,研末调敷。叶内服煎汤,10～30g;外用适量,鲜叶敷贴、煎水洗或研末调敷。树皮内服煎汤,10～30g;外用适量,捣敷或煎水洗。根内服煎汤,9～15g,鲜品 30～60g 或捣汁;外用适量,捣敷。

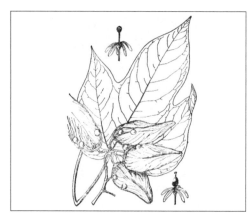

梧桐

马松子(畲药名:高火麻)

【学名】 *Melochia corchorifolia* L.

【药用部位】 全草。

【生态环境】 生于田野、山坡、路旁草丛。

【采收季节】 夏、秋季采收,扎成小把,干燥。

【分布】 丽水市各地。

【性味】 味淡,性平。

【功效】 清热利湿,止痒。

【主治】 急性黄疸型传肝炎,皮肤痒疹。

【用法用量】 内服煎汤,10～30g;外用适量,煎水洗。

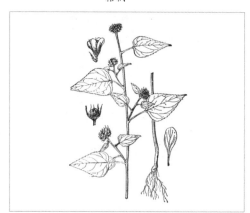

马松子(畲药名:高火麻)

猕猴桃科 Actinidiaceae

软枣猕猴桃

【学名】 *Actinidia arguta*（Sieb. et Zucc.）Planch. ex Miq.

【药用部位】 果实、根、叶。

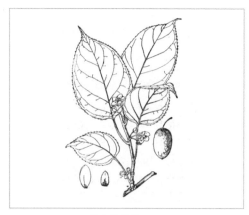

软枣猕猴桃

【生态环境】 生于海拔600~1500m山坡疏林中或林下岩隙中。

【采收季节】 秋季采摘成熟果实,鲜用或干燥;秋、冬季挖根,洗净,切片,干燥;夏、秋季采叶,干燥。

【药材性状】 果实圆球形、椭圆形或柱状长圆形,长2~3cm,直径1.5~2.5cm。表面皱缩,暗褐色或紫红色,光滑或有浅棱,先端有喙,基部果柄找1~1.5cm;果肉淡黄色。种子细小,椭圆形,长2.5mm。气微,味酸、甘、微涩。

【分布】 遂昌、龙泉。

【性味】 果实:味甘、微酸,性微寒。

　　　　 根:味淡、微涩,性平。

　　　　 叶:味甘,性平。

【功效】 果实:滋阴清热,除烦止渴,通淋。

　　　　 根:清热利湿,祛风除痹,解毒消肿,止血。

　　　　 叶:止血。

【主治】 果实:热病津伤或阴血不足,烦渴引饮,砂淋,石淋,维生素C缺乏症,牙龈出血,肝炎。

　　　　 根:黄疸,消化不良,呕吐,风湿痹痛,消化道肿瘤,痈疡疮疖,跌打损伤,外伤出血,乳汁不正。

　　　　 叶:外伤出血。

【用法用量】 果实内服煎汤,3~15g。根内服煎汤,15~60g或捣汁饮。叶外用适量,研末撒敷。

【注意】 果实:脾胃虚寒者慎服,多食易致腹泻。

紫果猕猴桃

【学名】 *Actinidia arguta* (Sieb. et Zucc.) Planch. ex Miq. var. *purpurea* (Rehd.) C. F. Liang.

【药用部位】 根或果实。

【生态环境】 生于海拔700m以上山坡林中、溪沟边湿润处。

【采收季节】 秋季采收。洗净,干燥。

【分布】 龙泉。

【性味】 味酸、涩,性平。

【功效】 清热利湿,补虚益损。

【主治】 风湿关节痛,慢性肝炎,吐血,月经不调。

【用法用量】 内服煎汤,15~30g。

异色猕猴桃

【学名】 *Actinidia callosa* Lindl. var. *discolor* C. F. Liang

【药用部位】 根皮。

【生态环境】 生于海拔400~600m的山地沟边落叶林中或林缘。

【采收季节】 全年可采,洗净,剥取根皮,鲜用或干燥。

【分布】 丽水市山区各地。

【性味】 味涩,性凉。

【功效】 清热,利湿,消肿,止痛。

【主治】 湿热水肿,肠痈,痈肿疮毒。

【用法用量】 内服煎汤,30~60g;外用适量,捣敷。

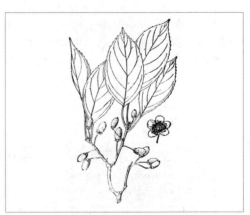

异色猕猴桃

中华猕猴桃(猕猴桃　畲药名:红山毛桃、藤梨)

【学名】 *Actinidia chinensis* Planch.

【药用部位】 果实、根(藤梨根)、茎、枝叶。

【生态环境】 生于海拔1450m以下的湿润、肥沃和排水良好的向阳山坡或山沟旁、林内或灌丛中。亦有零星栽培。

【采收季节】 秋季采收成熟果实,鲜用或干燥;全年可采根、茎,洗净切片,鲜用或干燥;夏季采集茎叶,鲜用或干燥。

【药材性状】 果实近球形或圆柱形,长3~6cm。表面黄褐色或绿

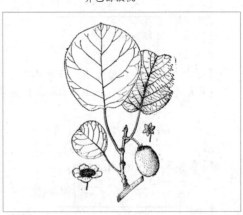

中华猕猴桃(猕猴桃　畲药名:红山毛桃、藤梨)

褐色,成熟者无毛,具多数淡黄色斑点,先端喙不明显,有的微尖。果肉外部绿色,中部淡黄色,种子细小,约2.5mm。气微,味酸、甘,微涩。

根多切成不规则的厚片,大小不一,直径2～5cm。表面灰褐色或灰棕色,具纵裂纹,切面皮部棕褐色,可见浅色颗粒状的石细胞群及白色结晶状物,木部淡棕色,有多数导管孔。地下茎有节片状的髓。质坚硬。气微,味淡、微涩。

【分布】　丽水市山区各地。

【性味】　果实:味酸、甘,性寒。

　　　　　根:味苦、涩,性凉,小毒。

　　　　　茎:味甘,性寒。

　　　　　枝叶:味微苦、涩,性凉。

【功效】　果实:解热,止渴,健胃,通淋。

　　　　　根:清热解毒,祛风利湿,活血消肿。

　　　　　茎:和中开胃,清热利湿。

　　　　　枝叶:清热解毒,散瘀,止血。

【主治】　果实:烦热,消渴,肺热干咳,消化不良,湿热黄疸,石淋,痔疮。

　　　　　根:风湿性关节炎,淋巴结结核,跌仆损伤,痈疖,高血压,胃癌。

　　　　　茎:消化不良,反胃呕吐,黄疸,石淋。

　　　　　枝叶:痈疮肿毒,烫伤,风湿关节痛,外伤出血。

【用法用量】　果实内服煎汤,30～60g,或生食或榨汁饮。根内服煎汤,30～60g;外用适量,捣敷。茎内服煎汤,15～30g或捣汁饮。枝叶外用适量,研末或捣敷。

【注意】　果实:脾胃虚寒者禁服。

　　　　　根:孕妇慎服。

毛花猕猴桃(畲药名:白山毛桃)

【学名】　*Actinidia eriantha* Benth.

【药用部位】　根(白山毛桃根)、叶。

【生态环境】　生于海拔350～1000m的山林下或灌丛中。

【采收季节】　全年可采根,洗净,切片,鲜用或干燥;夏、秋季采叶,鲜用或干燥。

【药材性状】　根圆柱形,长短粗细不一。表面红棕色至紫褐色,凸凹不平,在弯曲处常有横向裂纹和浅陷横沟而略呈结节状。质坚韧,不易折断,断面柴性,皮部红棕色,可见白色结晶物,近皮部的木质部浅棕色,具较多的白色结晶物,其他部位的木部淡红色,导管孔明显,散生白色结晶物。气微,味微涩。

【分布】　丽水市山区各地。

【性味】　根:味淡、微辛,性寒。

　　　　　叶:味微苦、微辛,性寒。

【功效】　根:解毒消肿,清热利湿。

　　　　　叶:解毒消肿,祛瘀止痛,止血敛疮。

【主治】　根:热毒痈肿,乳痈,肺热失音,湿热痢疾,淋浊,带下,风湿痹痛,胃癌,食道癌。根皮外用治跌打损伤。

　　　　　叶:痈疽肿毒,乳痈,跌打损伤,骨折,刀伤,冻疮溃破。

【用法用量】　根内服煎汤,30～60g;外用适量,捣敷。叶外用适量,捣敷。

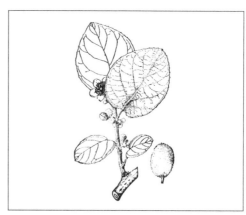

毛花猕猴桃(畲药名:白山毛桃)

小叶猕猴桃

【学名】　*Actinidia lanceolata* Dunn

【药用部位】　根。

【生态环境】　生于山坡、山沟林下灌丛中。

【采收季节】　深秋采挖根,洗净,切片。鲜用或干燥。

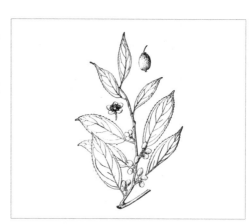

小叶猕猴桃

【分布】　丽水市山区各地。

【功效】　行血补精。

【主治】　跌打损伤,筋骨酸痛。

【用法用量】　内服煎汤,15～30g;外用适量,捣敷。

大籽猕猴桃

【学名】　*Actinidia macrosperma* C. F. Liang

【药用部位】　根(猫人参)。

【生态环境】　生于海拔 800m 以下山坡、山麓杂木林内及林缘水沟旁。

【采收季节】　夏、秋季采挖,洗净,切片,干燥。

【药材性状】　多为不规则的厚片,大小不一。表面黄棕色或灰褐色,根切面皮部棕红色,有大量的白色结晶物;木部淡红棕色。质坚硬。气微,味微辛、微苦。

【分布】　遂昌(柘岱口北洋)。

【性味】　味辛,性温。

【功效】　解毒消肿,祛风湿。

【主治】　深部脓肿,骨髓炎,风湿痹痛,疮疡肿毒。

【用法用量】　内服煎汤,30～60g。

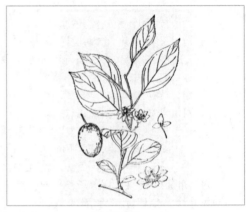

大籽猕猴桃

黑蕊猕猴桃(畲药名:山毛高)

【学名】　*Actinidia melanandra* Franch.

【药用部位】　根。

【生态环境】　生于海拔 550～930m 山谷沟旁及山坡林中。

【采收季节】　夏、秋季采挖,洗净,切片,干燥。

【分布】　遂昌、龙泉。

【性味】　味甘、微酸、涩,性凉。

【功效】　清热解毒,化湿健胃,活血散结。

【主治】　瘰疬,肝炎,高血压,消化不良,乳汁不下,跌打损伤,疮疖。

【用法用量】　内服煎汤,15～60g;外用适量,鲜品根皮捣敷。

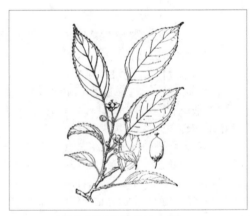

黑蕊猕猴桃(畲药名:山毛高)

对萼猕猴桃(镊合猕猴桃)

【学名】　*Actinidia valvata* Dunn

【药用部位】　根(猫人参)。

【生态环境】　生于海拔 300～1 000m,米溪沟边、岩隙旁或林下灌丛中。

【采收季节】　夏、秋季采挖,洗净,切片,干燥。

【药材性状】　多为不规则的厚片,大小不一。表面黄棕色或灰褐色,根切面皮部黄棕色或灰褐色,有纵裂纹。根切面皮部类白色或棕褐色,形成层类白色明显,可见白色结晶物;木部淡棕色,导管孔明显。质坚硬。气微,味微辛、微苦。

【分布】　景宁、庆元。

【性味】　味苦、涩,性凉。

【功效】　清热解毒,消肿。

【主治】　上呼吸道感染,夏季热,白带,痈肿疮疖,麻风病。

【用法用量】　内服煎汤,30～60g。

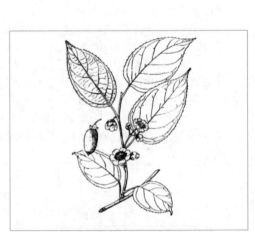

对萼猕猴桃(镊合猕猴桃)

山茶科 Theaceae

黄瑞木

【学名】 *Adinandra millettii*（Hook. et Arn.）Benth. et Hook. f.

【药用部位】 根及嫩叶。

【生态环境】 生于海拔800m以下谷地林中或山坡灌木丛中。

【采收季节】 全年可采挖,洗净,切片,鲜用或干燥;嫩叶夏、秋季采收,鲜用或干燥。

【分布】 丽水市山区各地。

【性味】 味苦,性凉。

【功效】 凉血止血,消肿解毒。

【主治】 衄血,尿血,肝炎,腮腺炎,疔肿,蛇虫咬伤,癌肿。

【用法用量】 内服煎汤,15～30g;外用适量,鲜叶捣敷或根磨淘米水搽。

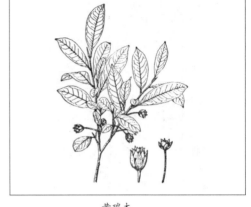

黄瑞木

浙江红花山茶(畲药名:山陀花)

【学名】 *Camellia chekiang - oleosa* Hu

【药用部位】 花、叶。

【生态环境】 多生于海拔300～1650m山坡、谷地林中、林缘或竹林旁。

【采收季节】 10月至次年4月采收花,鲜用或干燥;夏、秋季采收叶,干燥。

【分布】 丽水市山区各地。

【主治】 花:外伤出血。

 叶:泻痢。

【用法用量】 花外用适量,捣敷。叶内服煎汤,6～9g。

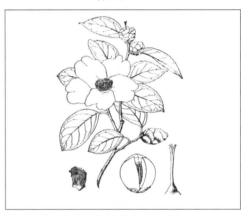

浙江红花山茶(畲药名:山陀花)

411

尖连蕊茶

【学名】 *Camellia cuspidata*（Kochs）Wright

【药用部位】 根。

【生态环境】 生于海拔400～1060m的山坡、谷地溪沟边或路旁林下灌丛中。

【采收季节】 全年可采,除去栓皮,洗净,切段,干燥。

【分布】 丽水市山区各地。

【性味】 味甘,性温。

【功效】 健脾消食,补虚。

【主治】 脾虚食少,病后体虚。

【用法用量】 内服煎汤,6～15g。

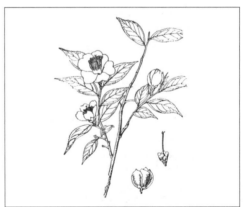

尖连蕊茶

毛花连蕊茶(畲药名:野茶子树)

【学名】 *Camellia fraterna* Hance

【药用部位】 根或叶及花。

【生态环境】 生于海拔960m以下的山坡、谷地溪沟边灌丛中或树林中。

【采收季节】 根或叶全年可采,根切片,干燥,叶鲜用;3月采花,干燥。

【分布】 丽水市山区各地。

【性味】 味微苦,性微寒。

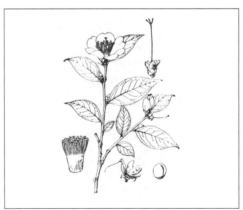

毛花连蕊茶(畲药名:野茶子树)

【功效】　清热解毒,消肿。

【主治】　痈肿疮疡,咽喉肿痛,跌打损伤。

【用法用量】　内服煎汤,9～15g;外用适量,鲜品捣敷。

红山茶

【学名】　*Camellia japonica* L.

【药用部位】　花蕾(山茶花)、根、叶、种子。

【生态环境】　栽培。

【采收季节】　春季采花蕾,干燥;全年可采根、叶,洗净,干燥;10月采摘成熟果实,取出种子,干燥。

【药材性状】　花蕾卵圆形,直径6～12mm。表面棕红色或棕褐色,萼片背面密被灰白色绢丝状细绒毛,雄蕊多数,2轮,外轮花丝联合成一体。气微,味甘。

【分布】　市内有作食用油零星种植基地或作花卉种植。

【性味】　花蕾:味甘、苦、辛,性凉。

　　　　　根:味苦、辛,性平。

　　　　　叶:味苦、涩,性寒。

　　　　　种子:味甘,性平。

【功效】　花蕾:凉血止血,散瘀消肿。

　　　　　根:散瘀消肿,消食。

　　　　　叶:清热解毒,止血。

　　　　　种子:去油垢。

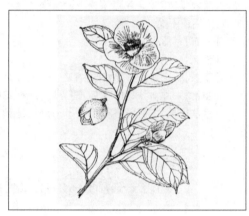

红山茶

【主治】　花蕾:吐血,衄血,咳血,便血,痔血,赤白痢,血淋。血崩,带下,烫伤,跌仆损伤。

　　　　　根:跌打损伤,食积腹胀。

　　　　　叶:痈疽肿毒,烫火伤,出血。

　　　　　种子:发多油腻。

【用法用量】　花蕾内服煎汤,5～10g或研末;外用适量,研末麻油调敷。根内服煎汤,15～30g。叶内服煎汤,9～15g;外用适量,鲜品捣敷或研末调敷。种子外用适量,研末掺。

【注意】　花蕾:中焦虚寒而无瘀者慎服。

油茶

【学名】　*Camellia oleifera* Abel

【药用部位】　种子、根、叶、花、种子脂肪油(茶油)、种子榨取脂肪油后的渣滓。

【生态环境】　生于海拔700m以下的背风向阳山坡上。亦有大量栽培。

【采收季节】　秋季果实成熟采收,取出种子,干燥;全年可采根、叶,洗净,鲜用或干燥;冬季采花,干燥。

【药材性状】　种子扁圆形,背面圆形隆起,腹面扁平,长1～2.5cm,一端钝圆,另一端凹陷,表面淡棕色,油性。气香,味苦涩。

【分布】　丽水市山区各地。

【性味】　种子:味苦、甘,性平,有毒。

　　　　　根:味苦,性平,小毒。

　　　　　叶:味微苦,性平。

　　　　　花:味苦,性微寒。

　　　　　种子脂肪油:味甘、苦,性凉。

　　　　　种子榨取脂肪油后的渣滓:味辛、苦、涩,性平,小毒。

【功效】　种子:行气,润肠,杀虫。

　　　　　根:清热解毒,理气止痛,活血消肿。

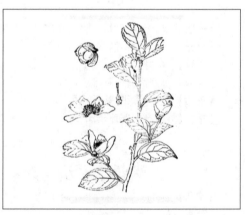

油茶

412

叶:收敛止血,解毒。

花:凉血止血。

种子脂肪油:清热解毒,润肠,杀虫。

种子榨取脂肪油后的渣滓:燥湿解毒,杀虫去积,消肿止痛。

【主治】 种子:气滞腹痛,肠燥便秘,蛔虫,钩虫,疥癣瘙痒。

根:咽喉肿痛,胃痛,牙痛,跌打伤痛,水火烫伤。

叶:鼻衄,皮肤溃烂瘙痒,疮疽。

花:吐血,咳血,衄血,便血,子宫出血,烫伤。

种子脂肪油:痧气腹痛,便秘,蛔虫腹痛,蛔虫性肠梗阻,疥癣,烫火伤。

种子榨取脂肪油后的渣滓:湿疹痛痒,虫积腹痛,跌打伤肿。

【用法用量】 种子内服煎汤,6～10g;外用适量,煎水洗或研末调敷。根内服煎汤,15～30g;外用适量,研末调敷。叶内服煎汤,15～30g;外用适量,煎水洗或鲜品捣敷。花内服煎汤,3～10g;外用适量,研末麻油调敷。种子脂肪油内服冷开水送服,30～60ml;外用适量,涂敷。种子榨取脂肪油后的渣滓内服煅存性研末,3～6g;外用适量,煎水洗或研末调敷。

【注意】 种子脂肪油:脾虚便溏者慎服。

种子榨取脂肪油后的渣滓:生品慎服,能催吐。

茶(茶树)

【学名】 *Camellia sinensis*(L.)O. Ktze.

【药用部位】 嫩叶或芽(茶叶)、根(茶树根)、花、果实。

【生态环境】 生于海拔1300m以下的山坡林下灌丛中,有大面积栽培。

【采收季节】 春、夏、秋季采收嫩叶或芽,杀青,揉捻,干燥;全年可采根,洗净,鲜用或干燥;秋季采花,鲜用或干燥;秋季果实成熟时采摘,干燥。

【分布】 丽水市各地。

【性味】 嫩叶或芽:味苦、甘,性凉。

根:味苦,性凉。

花:味微苦,性凉。

果实:味苦,性寒,有毒。

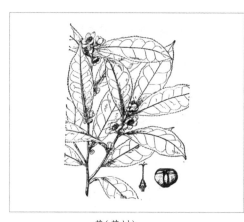

【功效】 嫩叶或芽:清头目,除烦渴,消食,化痰,利尿,解毒。

根:强心利尿,活血调经,清热解毒。

花:清肺平肝。

果实:降火,消痰,平喘。

【主治】 嫩叶或芽:头痛,目昏,嗜睡,心烦口渴,食积痰滞,痢疾。

根:心脏病,水肿,肝炎,痛经,疮疡肿毒,口疮,烫火灼伤,带状疱疹,牛皮癣。

花:鼻疳,高血压。

果实:痰热咳喘,头脑嗡响。

茶(茶树)

【用法用量】 嫩叶或芽内服:煎汤3～10g或沸水泡;外用:适量,研末调敷或鲜品捣敷。根内服:煎汤15～30g,大剂量可用至60g;外用:适量煎水熏洗,或磨醋涂患处。花内服:煎汤6～15g。果实内服:煎汤0.5～1.5g;外用:适量,研末吹鼻。

【注意】 嫩叶或叶:脾胃虚寒者慎服;失眠、习惯性便秘者禁服;服人参、土茯苓及含铁药物者禁服;过量易致呕吐、失眠等。

果实:有毒,内服不可过量。

微毛柃

【学名】 *Eurya hebeclados* Ling

【药用部位】 全株。

【生态环境】 生于海拔1700m以下的山坡、谷地溪沟边及路旁林下。

【采收季节】 全年可采,洗净,切段,鲜用或干燥。

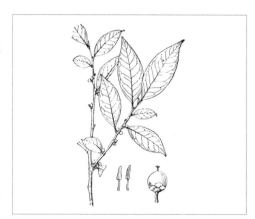

微毛柃

413

【分布】　遂昌、龙泉、庆元、缙云、景宁、莲都、松阳。

【性味】　味辛,性平。

【功效】　祛风,消肿,解毒,止血。

【主治】　风湿关节炎,肝炎,无名肿毒,烫伤,跌打损伤,外伤出血,蛇咬伤。

【用法用量】　内服煎汤,10～30g;外用适量,煎水洗或鲜品捣敷。

柃木

【学名】　*Eurya japonica* Thunb.

【药用部位】　枝叶或果实。

【生态环境】　生于海拔400m以下的山坡路边及灌丛中。

【采收季节】　全年可采枝叶,夏、秋季采收果实,鲜用或干燥。

【分布】　遂昌。

【性味】　味苦、涩,性凉。

【功效】　祛风清热,利水消肿,止血生肌。

【主治】　风湿痹痛,腹水膨胀,发热口干,疮肿,跌打肿痛,创伤出血。

【用法用量】　内服煎汤,10～30g;外用适量,鲜品捣敷或煎汤熏洗。

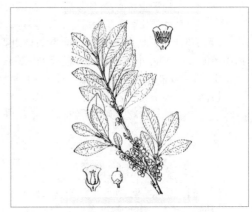

柃木

细枝柃

【学名】　*Eurya loquaiana* Dunn

【药用部位】　茎叶。

【生态环境】　生于海拔800m以下的山坡、谷地溪沟边及路旁林下。

【采收季节】　全年可采,鲜用或干燥。

【分布】　遂昌、龙泉、云和、景宁等。

【性味】　味微辛、微苦,性平。

【功效】　祛风通络,活血止痛。

【主治】　风湿痹痛,跌打损伤。

【用法用量】　内服煎汤,6～15g;外用适量,鲜品捣敷。

414

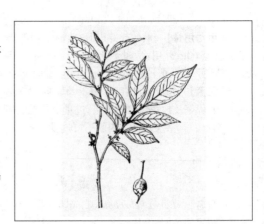

细枝柃

细齿柃(细齿叶柃)

【学名】　*Eurya nitida* Korthals

【药用部位】　全株。

【生态环境】　生于海拔约700m以下的山地溪沟边及路旁林中。

【采收季节】　全年可采,鲜用或干燥。

【分布】　缙云。

【性味】　味苦、涩,性平。

【功效】　祛风除湿,解毒敛疮,止血。

【主治】　风湿痹痛,泄泻,无名肿毒,疮疡溃烂,外伤出血。

【用法用量】　内服煎汤,6～15g;外用适量,煎汤熏洗或鲜品捣敷。

细齿柃(细齿叶柃)

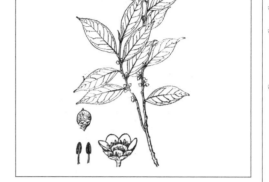

窄基红褐柃

【学名】 *Eurya rubiginosa* H. T. Chang var. *attenuata* H. T. Chang

【药用部位】 叶及果实。

【生态环境】 生于海拔 1000m 以下山坡或谷地边灌丛中。

【采收季节】 夏秋季采叶,春、夏季采果实,干燥。

【分布】 丽水市山区各地。

【性味】 味苦、涩,性平。

【功效】 祛风除湿,消肿,止血。

【主治】 风湿性关节炎,外伤出血。

【用法用量】 内服煎汤,6~15g;外用适量,研末撒。

窄基红褐柃

木荷(回树)

【学名】 *Schima superba* Gardn. et Champ.

【药用部位】 根皮、叶。

【生态环境】 生于海拔 1600m 以下山谷、山坡常绿阔叶林中。

【采收季节】 全年可采根皮,洗净,干燥;春、夏季采叶,鲜用或干燥。

【分布】 丽水市山区各地。

【性味】 根皮:味辛,性温,有毒。

叶:味辛,性温,有毒。

【功效】 根皮:攻毒,消肿。

叶:解毒疗疮。

【主治】 根皮:疗疮,无名肿毒。

叶:臁疮,疮毒。

【用法用量】 根皮外用适量,捣敷。叶外用适量,鲜品捣敷或研末调敷。

【注意】 根皮和叶均有大毒! 不宜内服,只能外用,有皮肤过敏者禁用。

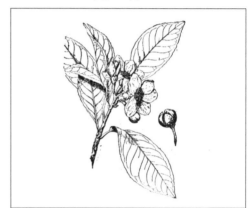

木荷(回树)

厚皮香(猪血柴)

【学名】 *Ternstroemia gymnanthera*(Wight et Arn.)Sprague

【药用部位】 叶或全株、花。

【生态环境】 生于海拔 300~900m 的山坡、谷地林中或林缘。

【采收季节】 全年可采叶或全株,鲜用或干燥;夏季采花,鲜用或干燥。

【分布】 丽水市山区各地。

【性味】 叶或全株:味苦,性凉,小毒。

【功效】 叶或全株:清热解毒,散瘀消肿。

花:杀虫止痒。

【主治】 叶或全株:疮痈肿毒,乳痈。

花:疥癣瘙痒。

【用法用量】 叶或全株内服煎汤,6~10g;外用适量,鲜叶捣敷。花外用适量,捣敷。

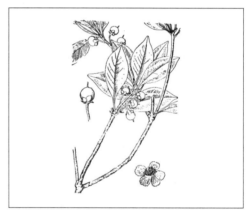

厚皮香(猪血柴)

藤黄科 Guttiferae

黄海棠(湖南连翘 畲药名:水面油)

【学名】 *Hypericum ascyron* L.

【药用部位】 全草(红旱莲)。

【生态环境】 生于山坡林下或草丛中、路边向阳地。

黄海棠(湖南连翘 畲药名:水面油)

415

【采收季节】 7～8 月果实成熟时采收全草,用热水泡过,干燥。

【药材性状】 全草长 40～100cm。茎略四棱,表面棕褐色,外皮易开裂,质脆易折断,断面类白色,中空。叶多脱落,完整者叶对生,无柄,全缘,红棕色,两面均有透明的小腺点。蒴果圆锥形,棕褐色。种子多数,椭圆形,略弯曲,长约 1mm,褐色。气微,味策苦、涩。

【分布】 丽水市山区各地。

【性味】 味微苦,性寒。

【功效】 凉血止血,活血调经,清热解毒。

【主治】 肝旺头痛,吐血,便血,跌仆损伤,疮疖。

【用法用量】 内服煎汤,9～12g;外用适量,捣敷或研末调敷。

【注意】 脾胃虚寒者慎服。

赶山鞭

【学名】 *Hypericum attenuatum* Choisy

【药用部位】 全草。

【生态环境】 生于海拔 1500m 以下山坡草丛中。

【采收季节】 秋季采收,干燥。

【分布】 缙云、遂昌(九龙山)。

【性味】 吐血,咯血,崩漏,外伤出血,风湿痹痛,跌打损伤,痈肿疔疮,乳痈肿痛,乳汁不下,烫伤。蛇虫咬伤。

【功效】 凉血止血,活血止痛,解毒消肿。

【用法用量】 内服煎汤,9～15g;外用适量,鲜品捣敷或干品研末调敷。

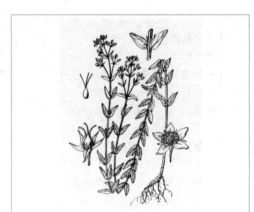

赶山鞭

小连翘(畲药名:防风草)

【学名】 *Hypericum erectum* Thnub. ex Murr.

【药用部位】 全草。

【生态环境】 生于海拔 1100m 以下山野或山坡路旁草丛中。

【采收季节】 夏、秋季采收,鲜用或干燥。

【分布】 丽水市山区各地。

【性味】 味苦,性平。

【功效】 止血,调经,散瘀止痛,解毒消肿。

【主治】 吐血,咯血,衄血,便血,崩漏,创伤出血,月经不调,产妇乳汁不下,跌打损伤,风湿关节痛,疮疖肿毒,毒蛇咬伤。

【用法用量】 内服煎汤,10～30g;外用适量,鲜品捣敷。

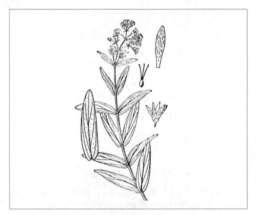

小连翘(畲药名:防风草)

地耳草(畲药名:风草儿、九重楼、小草儿、七星塔)

【学名】 *Hypericum japonicum* Thunb. ex Murr.

【药用部位】 全草(地耳草)。

【生态环境】 生于山麓沟边、向阳山坡潮湿处及田野。

【采收季节】 夏、秋季开花时采收,鲜用或干燥。

【药材性状】 全草长 5～30cm。根须状,黄褐色。茎表面黄绿色或黄棕色,略具四棱;质脆易折,断面中空。完整叶对生,无柄,叶片卵形或卵圆形,全缘,具腺点,基出脉 3～5 条。花小,橙黄色,排列成聚伞花序。气微,味微苦。

【分布】 丽水市各地。

【性味】 味甘,微苦,性凉。

【功效】 清热利湿,解毒,散瘀消肿,止痛。

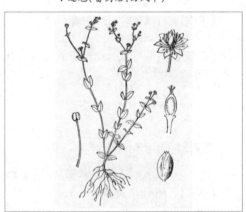

地耳草(畲药名:风草儿、九重楼、小草儿、七星塔)

416

【主治】 湿热黄疸,泄泻,痢疾,肠痈,肺痈,痈疖肿毒,乳蛾,口疮,目赤肿痛,毒蛇咬伤,跌打损伤。
【用法用量】 内服煎汤,9～15g;外用适量,捣敷或煎水洗。

金丝桃(畲药名:油柴)

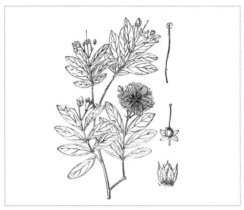

【学名】 *Hypericum monogynum* L.
【药用部位】 全草、果实。
【生态环境】 多栽培于公园、庭院和住宅小区。
【采收季节】 全年可采,洗净,干燥。
【分布】 市内有作观赏植物种植。
【性味】 全草:味苦,性凉。
　　　　 果实:味甘,性凉。
【功效】 全草:清热解毒,散瘀止痛,祛风湿。
　　　　 果实:润肺止咳。
【主治】 全草:肝炎,肝脾肿大,急性咽喉炎,结膜炎,疮疖肿毒,蛇咬伤及蜂螫伤,跌打损伤,风湿性腰痛。
　　　　 果实:虚热咳嗽,百日咳。
【用法用量】 全草内服煎汤,15～30g;外用适量,鲜根或鲜叶捣敷。果实内服煎汤,6～10g。

金丝桃(畲药名:油柴)

金丝梅(畲药名:黄栀草)

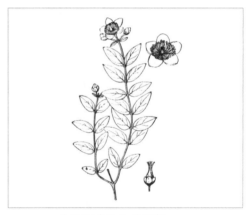

【学名】 *Hypericum patulum* Thunb.
【药用部位】 全株。
【生态环境】 生于海拔200～1000m山坡、路边灌草丛及溪沟边。
【采收季节】 夏季采收,洗净,切碎,干燥。
【分布】 丽水市山区各地。
【性味】 味苦,性寒。
【功效】 清热利湿,解毒,疏肝通络,祛瘀止痛。
【主治】 湿热淋病,肝炎,感冒,扁桃体炎,疝气偏坠,筋骨疼痛,跌打损伤。
【用法用量】 内服煎汤,6～15g;外用适量,捣敷或炒后研末撒。

417

金丝梅(畲药名:黄栀草)

元宝草

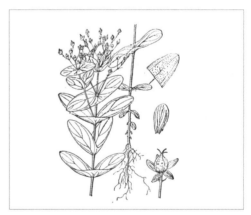

【学名】 *Hypericum sampsonii* Hance
【药用部位】 全草。
【生态环境】 生于山坡草丛中或旷野路旁阴湿处。
【采收季节】 夏、秋季采收,洗净,切碎,干燥。
【药材性状】 根细圆柱形,支根细小,表面淡棕色。茎圆柱形,长30～60cm,直径1～3mm,表面棕红色或黄棕色,光滑;质硬,断面中空。完整叶对生,两叶基部合生为一体,茎贯穿于中间;叶多皱缩,上表面灰绿色或灰棕色,下表面灰白色,有众多黑色腺体。聚伞花序顶生,花小,黄色。蒴果卵圆形,红棕色。种子细小,多数。气微,味淡。
【分布】 丽水市各地。
【性味】 味苦、辛,性寒。
【功效】 凉血止血,清热解毒,活血调经,祛风通络。
【主治】 吐血,咯血,衄血,血淋,创伤出血,肠炎,痢疾,乳痈,痈肿疔毒,烫伤,蛇咬伤,月经不调,痛经,白带,跌打损伤,风湿痹痛,腰腿痛。外用治头癣,口疮,目翳。
【用法用量】 内服煎汤,9～15g,鲜品30～60g;外用适量,鲜品捣敷或研末调敷。
【注意】 无瘀滞者及孕妇禁服。

元宝草

密腺小连翘

【学名】 *Hypericum seniawinii* Maxim.

【药用部位】 全草。

【生态环境】 生于海拔 300～1900m 的山坡草地、林缘及疏林中。

【采收季节】 夏、秋季采收,洗净,干燥。

【分布】 丽水市山区各地。

【性味】 味微苦,性平。

【功效】 解毒消肿,散瘀止痛,止血。

【主治】 月经不调,跌打损伤,外伤出血。

【用法用量】 内服煎汤,6～15g。

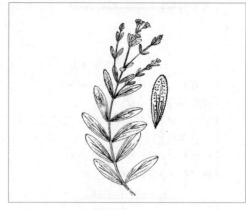

密腺小连翘

柽柳科 Tamaricaceae

柽柳(西河柳)

【学名】 *Tamarix chinensis* Lour.

【药用部位】 嫩枝叶(西河柳)。

【生态环境】 栽培于江边、路旁或村庄附近。

【采收季节】 未开花时采收直径 2mm 以下的嫩枝叶,阴干。

【药材性状】 嫩枝叶细圆柱形,长短不一,直径 0.5～1.5mm。枝表面灰绿色至红褐色,有多数互生的鳞片状叶,粗枝上的叶多数脱落而残留突起的叶痕。质脆,易折断,断面黄白色,中心有髓。气微,味淡。

【分布】 青田。

【性味】 味甘、辛,性平。

【功效】 疏风,解表,透疹,解毒。

【主治】 麻疹不透,风湿痹痛。

【用法用量】 内服煎汤,3～6g;外用适量,煎水洗。

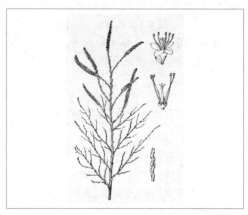

柽柳(西河柳)

堇菜科 Violaceae

鸡腿堇菜

【学名】 *Viola acuminata* Ledeb.

【药用部位】 全草。

【生态环境】 林下、林缘、山坡草地,沟谷湿地。

【采收季节】 夏、秋季采收,洗净,鲜用或干燥。

【药材性状】 全草皱缩成团。根数条,棕褐色。茎数枝丛生,托叶羽状深裂,多数卷曲成条状,叶片心形。有的可见椭圆形的蒴果。气微,味微苦。

【分布】 云和等地。

【性味】 味淡,性寒。

【功效】 清热解毒,消肿止痛。

【主治】 肺热咳嗽,急性传染性肝炎,疮疖肿毒,跌打损伤。

【用法用量】 内服煎汤,9～15g,鲜品 30～60g;外用适量,捣敷。

戟叶堇菜

【学名】 *Viola betonicifolia* Smith

【药用部位】 全草(紫花地丁)。

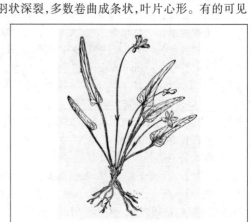

戟叶堇菜

【生态环境】　生于田边、路旁、山坡草地及溪沟边。

【采收季节】　夏、秋季采收,洗净,鲜用或干燥。

【药材性状】　多皱缩成团。主根粗短,灰褐色或棕褐色。托叶大部分与叶柄合生,具紫褐色斑点;完整叶展平后三角状披针形或箭状披针形,表面灰绿色,无毛,有时具紫褐色小点;花瓣侧瓣内侧有须毛,下瓣距粗筒状。气微,味微苦而稍黏。

【分布】　丽水市各地。

【性味】　味微苦、辛,性寒。

【功效】　清热解毒,散瘀消肿。

【主治】　疮疡肿毒、喉痛、乳痈、肠痈、黄疸、目赤肿痛、跌打损伤、刀伤出血。

【用法用量】　内服煎汤,15～30g;外用适量,鲜品捣敷。

【注意】　孕妇慎服。

南山堇菜

【学名】　*Viola chaerophylloides*（Regel）W. Becker

【药用部位】　全草。

【生态环境】　生于山坡林下或沟边阴湿处。

【采收季节】　夏季采收,洗净,鲜用或干燥。

【药材性状】　多皱缩成团。根细长圆柱形。叶基生具长柄,表面灰绿色,完整叶展平后3～5裂,小裂片又作1～2对羽状深裂,末回裂片线形。花茎较叶短,花稍大,淡棕紫色,两侧对称。气微,味微苦。

【分布】　丽水市山区各地。

【性味】　味辛,性寒。

【功效】　清热止咳,解毒散瘀。

【主治】　风湿咳嗽、跌打肿痛、外伤出血、蛇伤。

【用法用量】　内服煎汤,9～15g;外用适量,捣敷。

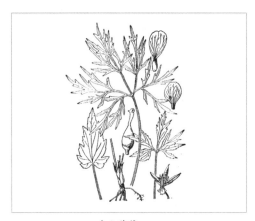

南山堇菜

心叶堇菜

【学名】　*Viola concordifolia* C. J. Wang

【药用部位】　全草。

【生态环境】　生于田边、路边草地或山坡林下。

【采收季节】　4～5月果实成熟时采收全草,洗净,鲜用或干燥。

【分布】　丽水市各地。

【性味】　味苦、微辛,性寒。

【功效】　清热解毒,化瘀排脓,凉血清肝。

【主治】　痈疽肿毒、乳痈、肠痈下血、化脓性骨髓炎、黄疸、目赤肿痛、瘰疬、外伤出血、蛇伤。

【用法用量】　内服煎汤,9～15g,鲜品30～60g;外用适量,捣敷。

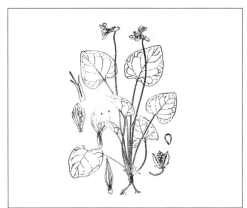

心叶堇菜

须毛蔓茎堇菜（畲药名:大肚脐、公鸡草、白花地丁）

【学名】　*Viola diffusa* Ging. ex D C. var. *brevibarbata* C. J. Wang

【药用部位】　全草。

【生态环境】　生于路边、沟边及疏林下阴湿处。

【采收季节】　夏、秋季采收,洗净,鲜用或干燥。

【药材性状】　多皱缩成团,并有数条短的匍匐茎。根圆锥形。完整叶展平后,基生,卵形,边缘有细锯齿,表面有毛茸,叶基部下延;花茎较叶柄长,具毛茸,淡紫色或黄白色。气微,味微苦。

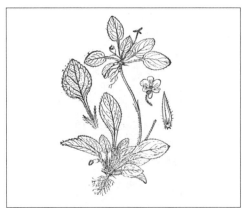

须毛蔓茎堇菜(畲药名:大肚脐、公鸡草、白花地丁)

【分布】　丽水市各地。
【性味】　味苦、辛,性寒。
【功效】　清热解毒,散瘀消肿,止咳。
【主治】　疮疡肿毒,结膜炎,肺热咳嗽,百日咳,黄疸性肝炎,带状疱疹,水火烫伤,跌打损伤,骨折,毒蛇咬伤。
【用法用量】　内服煎汤,9~15g,鲜品30~60g;外用适量,捣敷。

光蔓茎堇菜

【学名】　*Viola diffusoides* C. J. Wang
【药用部位】　全草。
【生态环境】　生于山地林下或沟边。
【采收季节】　夏、秋季采收,洗净,鲜用或干燥。
【分布】　莲都(仙渡)。
【功效】　清热解毒,消肿排脓,清肺止咳。
【主治】　疮疡肿毒,咳嗽。
【用法用量】　内服煎汤,9~15g,鲜品30~60g;外用适量,鲜品捣敷。

紫花堇菜

【学名】　*Viola grypoceras* A. Gray
【药用部位】　全草。
【生态环境】　生于山地林下、路边草丛中。
【采收季节】　夏、秋季采收,洗净,鲜用或干燥。
【分布】　丽水市山区各地。
【性味】　味微苦,性凉。
【功效】　清热解毒,散瘀消肿,凉血止血。
【主治】　疮痈肿毒,咽喉肿痛,乳痈,急性结膜炎,跌打伤痛,便血,刀伤出血,蛇咬伤。
【用法用量】　内服煎汤,9~15g,鲜品30~60g;外用适量,鲜品捣敷。

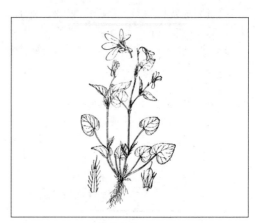

紫花堇菜

长萼堇菜

【学名】　*Viola inconspicus* Bl.
【药用部位】　全草(紫花地丁)。
【生态环境】　生于路边、沟边及山地疏林下。
【采收季节】　夏、秋季采收,洗净,鲜用或干燥。
【药材性状】　多皱缩成团。主根圆锥形,淡黄棕色,有细皱纹。托叶微具紫褐色斑点;叶片灰绿色,展平后三角状卵形或犁头形,无毛。萼附器3长2短,可与萼片等长,花瓣侧瓣内侧无须毛,下瓣距粗筒状。气微,味微苦而稍黏。
【分布】　丽水市各地。
【性味】　味苦、辛,性寒。
【功效】　清热解毒,凉血消肿,利湿化瘀。
【主治】　疔疮痈肿,咽喉肿痛,乳痈,湿热黄疸,目赤,目翳,肠痈下血,跌打损伤,外伤出血,产后瘀血腹痛,蛇虫咬伤。
【用法用量】　内服煎汤,15~30g;外用适量,鲜品捣敷。

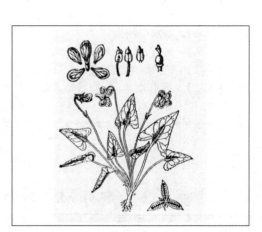

长萼堇菜

420

三色堇

【学名】 *Viola tricolor* L.

【药用部位】 全草。

【生态环境】 作花卉栽培。

【分布】 市内公园、庭院及花圃有种植。

【采收季节】 夏季果实成熟时采收全草,洗净,干燥。

【性味】 味苦,性寒。

【功效】 清热解毒,止咳。

【主治】 疮疡肿毒,小儿湿疹,小儿瘰疬,咳嗽。

【用法用量】 内服煎汤 9~15g;外用适量,捣敷。

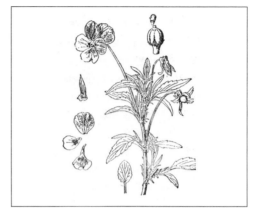

三色堇

堇菜(畲药名:白老鸦碗)

【学名】 *Viola verecunda* A. Gray

【药用部位】 全草。

【生态环境】 山区路边草地、宅旁。

【采收季节】 夏、秋季采收,洗净,鲜用或干燥。

【药材性状】 多皱缩成团。完整叶展开后,基生叶具长柄,宽心形;茎纤细,单叶互生,心形,先端钝尖,基部深心形,边缘具圆齿,基部有2枚小形披针形托叶。花顶生,淡棕紫色。气微,味微涩。

【分布】 丽水市山区各地。

【性味】 味微苦,性凉。

【功效】 清热解毒,止咳,止血。

【主治】 肺热咳嗽,乳蛾,结膜炎,疔疮肿毒,蝮蛇咬伤,刀伤出血。

【用法用量】 内服煎汤,15~30g,鲜品 30~60g;外用适量,鲜品捣敷。

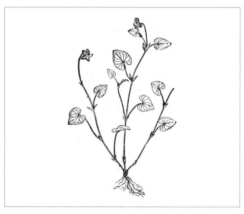

堇菜(畲药名:白老鸦碗)

421

紫花地丁(畲药名:犁头尖)

【学名】 *Viola yedoensis* Makino

【药用部位】 全草(紫花地丁)。

【生态环境】 生于田边、山地路边草地。

【采收季节】 夏季果实成熟时采收全草,洗净,鲜用或干燥。

【药材性状】 多皱缩成团。主根圆锥形,淡黄棕色,有细纵皱纹,托叶大部分与叶柄合生,淡黄色或苍白色;叶片灰绿色,舌形至三角状卵形,基部截形或心形,边缘具钝锯齿,两面具短柔毛。萼片5,附器短于萼片;花瓣5,侧瓣内侧有须毛或无须毛,下瓣距细管状。蒴果椭圆形,成熟时分裂为3果瓣;果瓣质硬而有棱脊,俗称"砻糠瓣",内有多数淡棕色细小的圆形种子。气微,味微苦而稍黏。

【分布】 丽水市各地。

【性味】 味苦、辛,性凉。

【功效】 清热解毒,凉血消肿。

【主治】 疔疮肿毒,痈疽发背,丹毒,毒蛇咬伤。

【用法用量】 内服煎汤,15~30g;外用适量,鲜品捣敷。

【注意】 阴疽漫肿无头及脾胃虚寒者慎服。

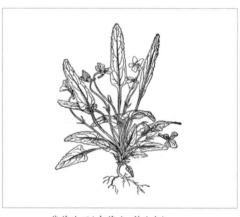

紫花地丁(畲药名:犁头尖)

大风子科 Flacourtiaceae

柞木

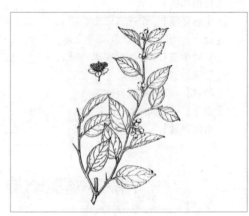

【学名】 *Xylosma japonica* A. Gray

【药用部位】 树皮、叶、树枝、根。

【生态环境】 生于低山、丘陵山沟疏林内、山脚路边、郊野旷地上或村庄附近。

【采收季节】 夏、秋季剥取树皮,干燥;全年可采叶、树枝,干燥;深秋采挖根,洗净,切片,鲜用或干燥。

【分布】 遂昌、龙泉、庆元、缙云、景宁等地。

【性味】 树皮:味苦、酸,性微寒。

叶:味苦、涩,性寒。

树枝:味苦,性平。

根:味苦,性平。

【功效】 树皮:清热利湿,催产。

叶:清热燥湿,解毒,散瘀消肿。

树枝:催产。

根:解毒,利湿,散瘀,催产。

【主治】 树皮:湿热黄疸,痢疾,瘰疬,梅疮溃烂,鼠瘘,难产,死胎不下。

叶:婴幼儿泄泻,痢疾,痈疖肿毒,跌打骨折,扭伤脱臼,死胎不下。

树枝:难产,胎死腹中。

根:黄疸,痢疾,水肿,肺结核咯血,瘰疬,跌打肿痛,难产,死胎不下。

【用法用量】 树皮内服煎汤,6~10g。叶外用适量,捣敷或研粉酒、醋调敷。树枝内服煎汤,15~30g。根内服煎汤,12~18g,鲜品60~120g。

【注意】 树皮:孕妇禁服。

叶:孕妇禁服。

树枝:孕妇禁服。

根:孕妇禁服。

柞木

旌节花科 Stachyuraceae

中国旌节花

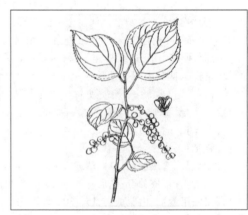

【学名】 *Stachyurus chinensis* Franch.

【药用部位】 茎髓(小通草)。

【生态环境】 生于海拔450~1 150m山坡林中、林缘或灌丛中。

【采收季节】 秋季采收,干燥。

【药材性状】 细圆柱形,长短不一,直径3~12mm。表面白色或淡黄色,无纹理,断面显银白色光泽,纵剖面实心。体轻,质松软,富弹性,捏之能变形,水浸后有黏滑感。气微,无味。

【分布】 丽水市山区各地。

【性味】 味甘、淡,性寒。

【功效】 清热,利水,通乳。

【主治】 小便不利,乳汁不下,尿路感染。

【用法用量】 内服煎汤,2.5~4.5g。

【注意】 气虚无湿热及孕妇患者慎服。

中国旌节花

喜马拉雅旌节花

【学名】 *Stachyurus himalaicus* Hook. f. et Thoms. ex Bench.

【药用部位】 茎髓(小通草)、叶、根。

【生态环境】 生于海拔340~900m山脚、路边林中或山谷溪沟边较阴湿处。

【采收季节】 秋季采收,干燥。

【分布】 遂昌、龙泉、莲都、云和。

【性味】 茎髓:味甘、淡,性寒。

　　　　 根:味辛。性温。

【功效】 茎髓:清热,利水,通乳。

　　　　 叶:解毒,接骨。

　　　　 根:祛风通络,利湿退黄,活血通乳。

【主治】 茎髓:小便不利,乳汁不下,尿路感染。

　　　　 叶:毒蛇咬伤,骨折。

　　　　 根:风湿痹痛,黄疸性肝炎,跌打损伤,乳少。

【用法用量】 茎髓内服煎汤,2.5~4.5g。叶外用适量,捣敷。根内服煎汤,15~30g或浸酒。

【注意】 茎髓:气虚无湿热及孕妇患者慎服。

　　　　 根:孕妇慎服。

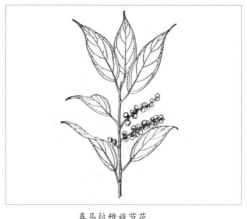

喜马拉雅旌节花

秋海棠科 Begoniaceae

四季海棠

【学名】 *Begonia cucullata* Willd.

【药用部位】 花和叶。

【生态环境】 多见盆栽。

【采收季节】 全年采收,鲜用或干燥。

【分布】 市内公园、庭院、阳台有作花卉种植。

【性味】 味苦,性凉。

【功效】 清热解毒。

【主治】 治疮疖。

【用法用量】 外用适量,捣敷。

423

秋海棠

【学名】 *Begonia evansiana* Andr.

【药用部位】 茎叶、根、花、果实。

【生态环境】 生于山地林下阴湿处。

【采收季节】 春、夏季采收茎叶,洗净,鲜用或干燥;全年可采根,洗净,切片,鲜用或干燥;夏、秋季采花,鲜用或干燥;秋季采果实,鲜用。

【分布】 龙泉、莲都。

【性味】 茎叶:味酸、辛,性微寒。

　　　　 根:味酸、涩,性凉。

　　　　 花:味苦、酸,性寒。

　　　　 果实:味酸、涩、微辛,性凉。

【功效】 茎叶:解毒消肿,散瘀止痛,杀虫。

　　　　 根:化瘀,止血,清热利湿。

　　　　 花:杀虫解毒。

　　　　 果实:解毒,消肿。

【主治】 茎叶:咽喉肿痛,疮痈溃疡,毒蛇咬伤,跌打瘀肿,皮癣。

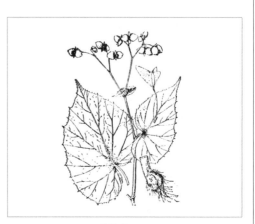

四季海棠

秋海棠

根:跌打损伤,吐血,咯血,衄血,刀伤出血,崩漏,血瘀闭经,月经不调,淋浊,胃痛,咽喉肿痛。

花:皮癣。

果实:毒蛇咬伤。

【用法用量】 茎叶外用适量,鲜品捣敷或绞汁含漱。根内服煎汤,9～15g或研末每次3～6g;外用适量,捣敷、捣汁含漱或研末撒。花外用适量,捣汁调蜜搽。果实外用鲜品适量,捣敷或捣汁搽。

中华秋海棠

【学名】 *Begonia sinensis* A. D C.

【药用部位】 根茎或全草、果实。

【生态环境】 生于湿润的沟边岩石旁。

【采收季节】 夏季开花前采收根茎或全草,洗净,鲜用或干燥;夏季采收果实,鲜用。

【药材性状】 根茎较粗,多为双球形,直径1～2cm。表面深褐色或棕褐色,皱缩,下部须根丛生,纤维状,黑褐色;质较软,易折断,断面黄白色,纤维性。气微,味甘、苦。

【分布】 遂昌(黄沙腰)。

【性味】 根茎或全草:味苦、酸,性微寒。

果实:味苦,性微寒。

【功效】 根茎或全草:活血调经,止血止痢,镇痛。

果实:解毒。

【主治】 根茎或全草:崩漏,月经不调,赤白带下,外伤出血,痢疾,胃痛,疝气痛,腹痛,腰痛,痛经,跌打瘀痛。

果实:蛇咬伤。

【用法用量】 根茎或全草内服煎汤,6～15g,研末或泡酒;外用适量,捣敷。果实外用适量,捣汁搽。

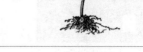

中华秋海棠

424

仙人掌科 Cactaceae

仙人球

【学名】 *Echinopsis tubiflora* (Pteiff) Zucc.

【药用部位】 茎。

【生态环境】 多栽培于花盆中。

【采收季节】 全年可采,洗净,去皮、刺,鲜用。

【分布】 市内庭院、阳台有作观赏植物种植。

【性味】 味甘,性平。

【功效】 清热止咳,凉血解毒,消肿止痛。

【主治】 肺热咳嗽,痰中带血,衄血,吐血,胃溃疡,痈肿,烫伤,蛇虫咬伤。

【用法用量]】 内服煎汤,9～30g;外用适量,鲜品捣敷或捣汁搽。

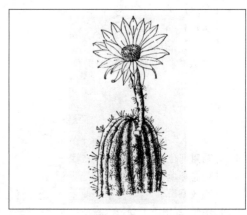

仙人球

昙花

【学名】 *Epiphyllum axypetalum* (DC.) Haw.

【药用部位】 花、茎。

【生态环境】 多栽培于花盆中。

【采收季节】 6～10月花开后采花,阴干;全年可采茎,鲜用。

【分布】 市内庭院、阳台有作观赏植物种植。

【性味】 花:味甘,性平。

茎:味酸、咸,性凉。

【功效】 花:清肺止咳,凉血止血,养心安神。

茎:清热解毒。

【主治】 花:肺热咳嗽肺痨,咯血,崩漏,心悸,失眠。

　　　　茎:疔疮疖肿。

【用法用量】 花内服煎汤,9～18g。茎外用适量,捣敷。

仙人掌

【学名】 *Opuntia dillenii*（Ker－Gawl.）Haw.

【药用部位】 根和茎、花、果实、茎的浆液凝聚物。

【生态环境】 栽培。

【采收季节】 全年可采根和茎,鲜用;春、夏季采花,阴干;果实成熟时采收,鲜用;春、夏季割破外皮收集浆液凝聚物,干燥。

【药材性状】 茎的浆液凝聚物圆形或不规则圆形团块。表面黄白色或乳白色,偶带棕黄色,似松香或桃胶。质坚硬,断碎后微透明,有的夹带有渣质。火烤后质地变软,但不易熔化。气微,味淡。

【分布】 市内公园、庭院和住宅小区有种植。

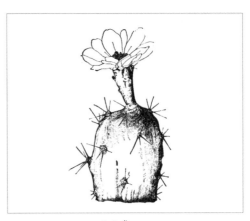

仙人掌

【性味】 根和茎:味苦,性寒。

　　　　花:味甘,性凉。

　　　　果实:味甘,性凉。

　　　　茎的浆液凝聚物:味甘,性寒。

【功效】 根和茎:行气活血,凉血止血,解毒消肿。

　　　　花:凉血止血。

　　　　果实:益肾生津,除烦止渴。

　　　　茎的浆液凝聚物:清热凉血,养心安神。

【主治】 根和茎:胃痛,痞块,痢疾,喉痛,肺热咳嗽,肺痨咯血,吐血,痔血,疮疡疔疖。乳痈,痄腮,癣疾,蛇虫咬伤,烫伤,冻伤。

　　　　花:吐血。

　　　　果实:胃阴不足,烦热口渴。

　　　　茎的浆液凝聚物:痔血,便血,烫伤,征仲,小儿急惊风。

【用法用量】 根和茎内服煎汤,10～30g,研末3～6g;外用适量,捣敷。花内服煎汤,3～9g。果实内服煎汤,15～30g或生食。茎的浆液凝聚物内服煎汤,3～9g;外用适量,捣敷。

【注意】 茎的浆液凝聚物:虚寒证及小儿慢惊风禁服。

蟹爪兰

【学名】 *Schlumbergera truncata*（Haw.）Moran

【药用部位】 地上部分。

【生态环境】 栽培。

【采收季节】 全年可采,洗净,鲜用。

【分布】 市内部分庭院、阳台花盆中。

【性味】 味苦,性寒。

【功效】 解毒消肿。

【主治】 疮疡肿毒,腮腺炎。

【用法用量】 外用适量,捣敷。

瑞香科 Thymelaeaceae

芫花

【学名】 *Daphne genkwa* Sieb. et Zucc.

【药用部位】 花蕾(芫花)、根。

【生态环境】 生于向阳山坡、灌丛、山路边或疏林下。

【采收季节】 春季采收花蕾,干燥;全年可采根,洗净,切片,鲜用或干燥。

【药材性状】 花蕾常 3~7 朵簇生于短花轴上,基部有苞片 1~2 片,多脱落为单朵。单朵呈棒槌状,多弯曲,长 1~1.7cm。直径约 1.5mm;花被筒表面淡紫色或灰绿色,密被短柔毛,先端 4 裂,裂片淡紫色或黄棕色。质软。气微,味甘、微辛。

【分布】 遂昌等地。

【性味】 花蕾:味苦、辛,性温,有毒。

　　　　 根:味辛、苦,性温,有毒。

【功效】 花蕾:泻水逐饮,祛痰止咳,解毒杀虫。

　　　　 根:逐水,解毒,散结。

【主治】 花蕾:水肿胀满,胸腹积水,痰饮积聚,气逆喘咳,二便不利;外用于疥癣秃疮,冻疮。

　　　　 根:水肿,瘰疬,乳痈,痔瘘,疥疮,风湿痹痛。

【用法用量】 花蕾内服煎汤,1.5~3g,醋制后研末吞服每天 0.6~0.9g;外用适量,研末调敷或煎水洗。根内服煎汤,1.5~4.5g;外用适量,捣敷或研末调敷。

【注意】 花蕾:有毒。体质虚弱、有器质性病、消化道出血及孕妇禁服。反甘草。

　　　　 根:孕妇及体虚者禁服。反甘草。

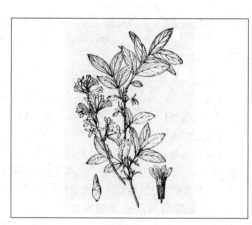

芫花

毛瑞香

【学名】 *Daphne odora* Thunb. var. *atrocaulis* Rehd.

【药用部位】 茎皮及根。

【生态环境】 生于海拔 900m 以下的疏林、山谷、溪边较阴湿处。

【采收季节】 夏、秋季采收,洗净,切段,鲜用或干燥。

【分布】 遂昌、缙云、景宁、松阳、龙泉、莲都。

【性味】 味苦、辛,性温,有毒。

【功效】 祛风除湿,活血止痛,解毒。

【主治】 风湿痹痛,劳伤腰痛,跌打损伤,咽喉肿痛,牙痛,疮毒。

【用法用量】 内服煎汤,3~10g,研末 0.6~0.9g;外用适量,捣敷。

【注意】 孕妇禁服。

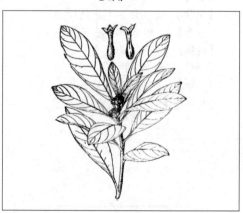

毛瑞香

结香(畲药名:落雪花)

【学名】 *Edgeworthia chrysantha* Lindi.

【药用部位】 花蕾、根皮及茎皮。

【生态环境】 生于山坡、山谷、土壤湿润肥沃的林下及灌丛中,有栽培。

【采收季节】 初春采收花蕾,干燥;全年可采根皮及茎皮,洗净,切段,干燥。

【药材性状】 花蕾多数散生或由多数小花结成半球形的头状花序单个,直径 1~2mm。表面密被绿黄色有光泽的绢丝状毛茸;总苞片 6~8 枚,总花梗粗短,多弯曲呈钩状,密被长绢毛。单个花蕾呈短棒状,长 0.6~1cm,单被花,筒状,先端 4 裂。质脆,易碎。气微,味淡。

【分布】 丽水市山区各地。遂昌有大面积人工种植。

结香(畲药名:落雪花)

【性味】 花蕾:味甘,性平。

　　　　根皮及茎皮:味辛,性平。

【功效】 花蕾:滋养肝肾,明目退翳。

　　　　根皮及茎皮:祛风活络,滋养肝肾。

【主治】 花蕾:夜盲,翳障,目赤流泪,羞明怕光,小儿疳眼,头痛,失音,夜梦遗精。

　　　　根皮及茎皮:风湿痹痛,跌打损伤,梦遗,早泄,白浊,虚淋,血崩,白带。

【用法用量】 花蕾内服煎汤,3～15g 或研末。根皮或茎皮内服煎汤,6～15g 或泡酒;外用适量,捣敷。

南岭荛花(了哥王　畲药名:志仁、之二)

【学名】 *Wikstroemia indica*（L.）C. A. Mey.

【药用部位】 茎叶、根(了哥王)、果实。

【生态环境】 生于山坡、山麓较潮湿的灌丛中。

【采收季节】 全年可采茎叶,洗净,切段,鲜用或干燥;秋季采收根、成熟果实,洗净,鲜用或干燥。

【药材性状】 茎圆柱形,有分枝,长短不一,直径 5～20mm。老茎表面淡棕色至棕褐色,有不规则粗纵皱纹,皮孔突起,往往两个横向相连,有的数个连接成环,嫩茎表面暗棕红色,有细纵皱纹,并有对生的叶柄痕,有的可见突起的小枝残基。质硬,折断面皮部有众多绵毛状纤维。叶卷曲,展平后长圆形或椭圆状长圆形。表面淡黄色至淡绿色,全缘,叶脉下面稍突出,叶柄短或无。质脆,易碎。气微,味微苦。

　　根圆柱形,有分枝,长短不一,直径 0.5～3cm。表面黄棕色至灰棕色,有不规则纵皱缩和横向皮孔及稍突起的支根痕。质坚韧,断面皮部厚 1.5～4mm,类白色,易与木部分离,具众多绵毛状纤维;木部淡黄色,有放射状纹理。气微,味微苦,久嚼有持久的灼热不适感。

【分布】 丽水市山区各地。

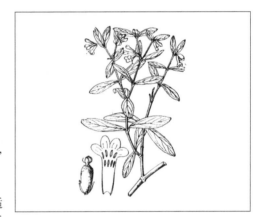

【性味】 茎叶:味苦、辛,性寒,有毒。

　　　　根:味苦、辛,性寒,有毒。

　　　　果实:味辛,性微寒,有毒。

【功效】 茎叶:清热解毒,化痰散结,消肿止痛。

　　　　根:清热解毒,散结逐瘀,利水杀虫。

　　　　果实:解毒散结。

【主治】 茎叶:痈肿疮毒,瘰疬,风湿痛,跌打损伤,蛇虫咬伤。

　　　　根:肺炎,支气管炎,腮腺炎,咽喉炎,淋巴结核,乳腺炎,痈疽肿毒,风湿性关节炎,水肿膨胀,麻风,闭经,跌打损伤。

　　　　果实:痈肿,瘰疬,疣瘊。

【用法用量】 茎叶内服煎汤(宜久煎 4 小时以上),6～9g;外用适量,捣敷或煎水洗。根内服煎汤(宜久煎 4 小时以上),10～15g;外用适量,捣敷或研末调敷。果实外用适量,捣敷或浸酒搽。

南岭荛花(了哥王　畲药名:志仁、之二)

【注意】 茎叶:有毒。久煎 4 小时以上减毒。体质虚弱者慎服,孕妇禁服。

　　　　根:有毒。久煎 4 小时以上减毒。体虚及孕妇禁服。

　　　　果实:有毒。内服宜慎,体虚及孕妇禁服。

北江荛花(畲药名:山麻皮)

【学名】 *Wikstroemia monnula* Hance

【药用部位】 根皮。

【生态环境】 生于海拔 800m 以下的向阳山坡疏林林下或灌丛中。

【采收季节】 夏、秋季采收,洗净,切段,干燥。

【分布】 遂昌、龙泉、景宁、云和。

【功效】 止血。

【主治】 刀伤出血。

【用法用量】 外用适量,捣敷。

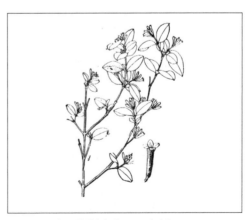

北江荛花(畲药名:山麻皮)

胡颓子科 Elaeagnaceae

蔓胡颓子(畲药名:乌柳绳、空洞庙)

【学名】 *Elaeagnus glabra* Thunb.

【药用部位】 果实、叶、根。

【生态环境】 生于向阳山坡林中或杂木林中。

【采收季节】 春季采收成熟果实,鲜用或干燥;全年可采叶、根,洗净,干燥。

【分布】 丽水市山区各地。

【性味】 果实:味酸,性平。

叶:味辛、微涩,性平。

根:味辛、微涩,性凉。

【功效】 果实:收敛止泻。

叶:止咳平喘。

根:清热利湿,通淋止血,散瘀止痛。

【主治】 果实:肠炎,腹泻,痢疾。

叶:咳嗽气喘。

根:痢疾,腹泻,黄疸性肝炎,热淋,石淋,胃痛,吐血,痔血,血崩,风湿痹痛,跌打肿痛。

【用法用量】 果实内服煎汤,9～18g。叶内服煎汤,10～15g,研末1.5～5g或鲜品捣汁。根内服煎汤,15～30g。

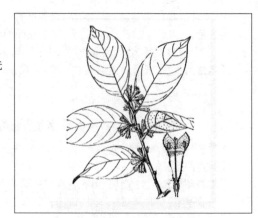

蔓胡颓子(畲药名:乌柳绳、空洞庙)

宜昌胡颓子

【学名】 *Elaeagnus henryi* Warb.

【药用部位】 茎叶、根。

【生态环境】 生于山坡林缘、溪沟边或灌丛中。

【采收季节】 全年可采茎叶、根,鲜用或干燥。

【分布】 丽水市山区各地。

【性味】 茎叶:味苦,性温。

根:味苦、酸,性平。

【功效】 茎叶:散瘀消肿,接骨止痛,平喘止咳。

根:清热利湿,止咳,止血。

【主治】 茎叶:跌打肿痛,骨折,风湿骨痛,哮喘。

根:风湿腰痛,咳喘,痢疾,吐血,血崩,痔血恶疮。

【用法用量】 茎叶内服煎汤,9～15g或浸酒;外用适量,捣碎酒炒敷。根内服煎汤,15～30g;外用适量,煎水洗。

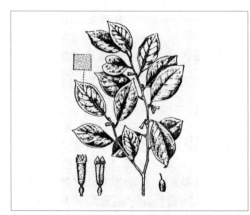

宜昌胡颓子

木半夏(畲药名:插田旺)

【学名】 *Elaeagnus multiflora* Thunb.

【药用部位】 果实、根、叶。

【生态环境】 生于荒野、山坡路边草丛中。

【采收季节】 夏季摘果实,鲜用或干燥;夏、秋季采根、叶,洗净,切片,鲜用或干燥。

【分布】 丽水市山区各地。

【性味】 果实:味淡、涩,性温。

根:味淡、微甘,性平。

叶:味涩、微甘,性温。

【功效】 果实:平喘,止痢,活血消肿,止血。

根:行气活血,止泻,敛疮。

叶:平喘,活血。

【主治】 果实:哮喘,痢疾跌打损伤,风湿关节痛,痔疮下血,肿毒。

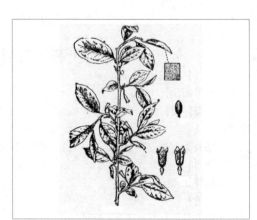

木半夏(畲药名:插田旺)

根:跌打损伤,虚弱劳损,痢疾肝炎,恶疮疥癣。

叶:哮喘,跌打损伤。

【用法用量】 果实内服煎汤,15～30g。根内服煎汤,9～24g或浸酒;外用适量,煎水洗。叶内服煎汤,9～15g;外用适量,煎水洗。

胡颓子(畲药名:旗彭、狗屎满堂)

【学名】 *Elaeagnus pungens* Thunb.

【药用部位】 果实、叶(胡颓子叶)、根。

【生态环境】 生于山坡杂木林中、向阳的溪沟两旁及村庄路边。

【采收季节】 4～6月采收成熟果实,干燥;全年可采叶,鲜用或干燥;夏、秋季采根,洗净,切片,干燥。

【药材性状】 根圆柱形,弯曲,有分枝,长短不一,直径0.5～3cm。表面灰黄色,根皮易脱落,露出白色的木部。质坚硬,断面柴性,中心色较深。气微,味淡。

【分布】 丽水市山区各地。

【性味】 果实:味酸、涩,性平。

叶:味酸,性微温。

根:味苦、酸,性平。

【功效】 果实:收敛止泻,健脾消食,止咳平喘,止血。

叶:止咳平喘,止血,解毒。

根:活血止血,祛风利湿,止咳平喘,解毒敛疮。

【主治】 果实:泄泻,痢疾,食欲不振,消化不良,咳嗽气喘,崩漏,痔疮下血。

叶:肺虚咳嗽,气喘,咳血,吐血,外伤出血,痈疽,痔疮肿痛。

根:咯血,吐血,便血,月经过多,风湿关节痛,黄疸,水肿,泻痢,小儿疳积,咳喘,咽喉肿痛,疔疮,跌仆损伤。

【用法用量】 果实内服煎汤,9～15g;外用适量,煎水洗。叶内服煎汤,9～15g或捣汁,研末2～3g;外用适量,捣敷或煎水熏洗。根内服煎汤,15～30g,或浸酒;外用适量,捣敷或煎水洗。

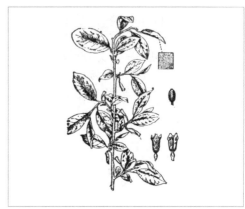

胡颓子(畲药名:旗彭、狗屎满堂)

429

牛奶子

【学名】 *Elaeagnus umbellata* Thunb.

【药用部位】 根及叶与果实。

【生态环境】 生于山坡路边、林缘、溪沟边灌丛中。

【采收季节】 春季采收果实,干燥;夏、秋季采收根,洗净,切片,干燥;全年可采叶,鲜用或干燥。

【分布】 丽水市山区各地。

【性味】 味苦、酸,性凉。

【功效】 清热止咳,利湿解毒。

【主治】 肺热咳嗽,泄泻,痢疾,淋证,带下,崩漏,乳痈。

【用法用量】 内服煎汤,根或叶15～30g,果实3～9g。

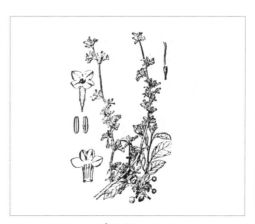

牛奶子

千屈菜科 Lythraceae

紫薇(畲药名:哈吱咕树)

【学名】 *Lagerstroemia indica* L.

【药用部位】 花、叶、根、茎皮或根皮。

【生态环境】 生于海拔750m以下溪边。林缘湿润肥沃土地、路边

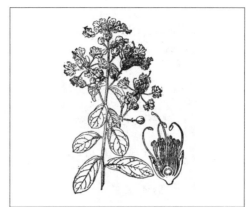

紫薇(畲药名:哈吱咕树)

或山坡较干燥地。有作观赏树、盆景栽培。

【采收季节】 夏、秋季采花,干燥;春、夏季采叶,洗净,鲜用或干燥;全年可采根,洗净,切片,鲜用或干燥;5~6月采茎皮,秋、冬季采根皮,洗净,切片,干燥。

【分布】 丽水市各地。

【性味】 花:味苦、微酸,性寒。

叶:味微苦、涩,性寒。

根:味微苦。性微寒。

茎皮或根皮:味苦,性寒。

【功效】 花:清热解毒,活血止血。

叶:清热解毒,利湿止血。

根:清热利湿,活血止血,止痛。

茎皮或根皮:清热解毒,利湿祛风,散瘀止血。

【主治】 花:疮疖痈疽,小儿胎毒,疥癣,血崩,带下,肺痨咳血,小儿惊风。

叶:痈疮肿毒,乳痈,痢疾,湿疹,外伤出血。

根:水肿,烧烫伤,湿疹,痈肿疮毒,跌打损伤,血崩,偏头痛,牙痛,痛经,产后腹痛。

茎皮或根皮:无名肿毒,丹毒,乳痈,咽喉肿痛,肝炎,疥癣,鹤膝风,跌打损伤,内外伤出血,崩漏带下。

【用法用量】 花内服煎汤,10~15g,或研末;外用适量,研末调敷或煎水洗。叶内服煎汤,10~15g或研末;外用适量,研末或煎水洗。根内服煎汤,10~15g;外用适量,研末调敷或煎水洗。茎皮或根皮内服煎汤,10~15g或研末;外用适量,研末调敷或煎水洗。

【注意】 花:孕妇禁服。

根:孕妇禁服。

树皮或根皮:孕妇禁服。

南紫薇

【学名】 *Lagerstroemia subcostata* Koehne

【药用部位】 花或根。

【生态环境】 生于海拔150~600m的山谷溪沟边或灌丛中。

【采收季节】 夏、秋季采花,干燥、秋季采根洗净,切片,鲜用或干燥。

【分布】 遂昌、龙泉、缙云、景宁。

【性味】 味淡、微苦,性寒。

【功效】 解毒,散瘀,截疟。

【主治】 痈疮肿毒,蛇咬伤,疟疾。

【用法用量】 内服煎汤,9~15g;外用适量,鲜品捣敷。

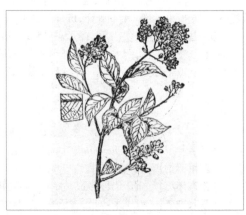

南紫薇

千屈菜

【学名】 *Lythrum salicaria* L.

【药用部位】 全草。

【生态环境】 栽培。

【采收季节】 秋季采收,洗净,切段,鲜用或干燥。

【分布】 市内有零星作观赏植物种植。

【性味】 味苦,性寒。

【功效】 清热解毒,收敛止血。

【主治】 痢疾,泄泻,便血,血崩,疮疡溃烂,吐血,衄血,外伤出血。

【用法用量】 内服煎汤,10~30g;外用适量,研末调敷或捣敷或煎水洗。

【注意】 孕妇禁服。

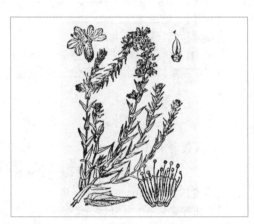

千屈菜

节节菜

【学名】 *Rotala indica*（Willd.）Koehne

【药用部位】 全草。

【生态环境】 生于海拔 500m 以下水田或田边水沟中。

【采收季节】 夏、秋季采收，洗净，鲜用或干燥。

【分布】 丽水市各地。

【性味】 味酸、苦，性凉。

【功效】 清热解毒，止泻。

【主治】 疮疖肿毒，小儿泄泻。

【用法用量】 外用适量，鲜品捣敷。

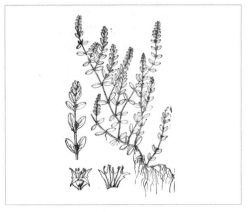

节节菜

圆叶节节菜（畲药名：老蟹眼）

【学名】 *Rotala rotundifolia*（Roxb.）Koehne

【药用部位】 全草。

【生态环境】 生于海拔 1100m 以下的水田或阴湿处。

【采收季节】 夏、秋季采收，洗净，鲜用或干燥。

【分布】 遂昌、松阳、龙泉、庆元、莲都。

【性味】 味甘、淡，性凉。

【功效】 清热利湿，消肿解毒。

【主治】 痢疾、淋病，水臌，急性肝炎，痈肿疮毒，牙龈肿痛，痔肿，乳痈，急性脑膜炎，急性咽喉炎，月经不调，痛经，烫火伤。

【用法用量】 内服煎汤，15～30g 或鲜品绞汁；外用适量，鲜品捣敷，研末撒或煎水洗。

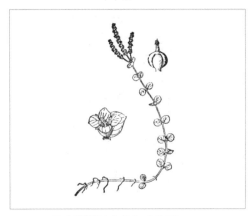

圆叶节节菜（畲药名：老蟹眼）

431

安石榴科 Punicaceae

石榴（安石榴）

【学名】 *Punica granatum* L.

【药用部位】 果皮（石榴皮）、味酸的果实、味甜的果实、花、叶、根。

【生态环境】 栽培。

【采收季节】 秋季果实顶端开裂时采收果皮，干燥；秋季采收成熟味酸、味甜果实，鲜用；夏季采花、叶，鲜用或干燥；秋、冬季采收根，洗净，切片，鲜用或干燥。

【药材性状】 果皮半圆形或不规则片块，大小不一，厚 1.5～3mm。外表面红棕色、棕黄色或暗棕色，略有光泽，粗糙，有多数疣状突起，有的具突起的筒状宿萼或果柄痕；内表面黄色或红棕色，有多数种子脱落的凹穴或瓤隔。质硬而脆，断面黄色，略具颗粒状。气微，味苦、涩。

根圆柱形，长短粗细不一。表面灰黄色，粗糙，具深棕色鳞片状木栓，脱落后留有斑窝。折断后栓内层不明显。气微，味涩。

【分布】 丽水市各地有作水果种植。

【性味】 果皮：味酸、涩，性温，小毒。

味酸的果实：味酸，性温。

味甘的果实：味甘酸、涩，性温。

花：味酸、涩，性平。

根：味酸、涩，性温。

【功效】 果皮：涩肠止泻，止血，驱虫。

味酸的果实：止渴，涩肠，止血。

味甜的果实：生津止渴，杀虫。

花：凉血，止血。

叶：收敛止泻，解毒杀虫。

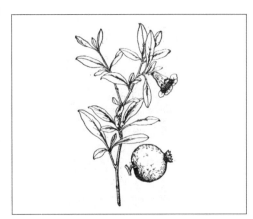

石榴（安石榴）

根:驱虫,涩肠,止带。

【主治】 泄泻,痢疾,肠风下血,崩漏,带下,虫积腹痛,痈疮,疥癣,烫伤。

味酸的果实:津伤燥渴,滑泻,久痢,崩漏,带下。

味甘的果实:咽燥口渴,虫积,久痢。

花:衄血,吐血,外伤出血,月经不调,红崩白带,中耳炎。

叶:泄泻,痘风疮,癞疮,跌打损伤。

根:蛔虫病,绦虫病,久泻,久痢,赤白带下。

【用法用量】 果皮内服煎汤,3~9g;外:适量,煎水熏洗或研末调敷。味酸的果实内服煎汤,6~9g或捣汁;外用适量,烧灰存性撒。味甘的果实内服煎汤,3~9g或捣汁。花内服煎汤,3~6g;外用适量,研末撒或调敷。叶内服煎汤,15~30g;外用适量,煎水洗或捣敷。根内服煎汤,6~12g。

【注意】 果皮:有小毒,内服不可过量。

味酸的果实:不宜过量服用。

味甜的果实:不宜过量服用。

白石榴

【学名】 *Punica granatum* L. cv Albescens

【药用部位】 花、根。

【生态环境】 作观赏植物栽培。

【采收季节】 夏季采花,干燥;秋、冬季采根,洗净,切片,鲜用或干燥。

【药材性状】 花瓣多皱缩。表面黄色或棕黄色,完整花展平后呈卵形,顶端钝圆,基部略窄,边缘常有破缺。自花瓣基部发出较粗大的主脉,侧脉细小,网状,均呈棕色。质柔软,薄而透明。气微,味涩。

【分布】 市内有零星种植。

【性味】 花:味酸甘,性平。

根:味酸、涩,性微温。

【功效】 花:涩肠止血。

根:祛风除湿,杀虫。

【主治】 花:久痢,便血,咳血,衄血,吐血。

根:风湿痹痛,蛔虫病,绦虫病,姜片虫病。

【用法用量】 花内服煎汤,6~9g,鲜品15~30g;外用适量,研末吹鼻。根内服煎汤,鲜品15~30g。

蓝果树科 Nyssaceae

喜树

【学名】 *Camptotheca acuminata* Decne.

【药用部位】 果实或根及根皮、叶、树皮。

【生态环境】 栽培于路边、低海拔山麓沟谷土层深厚而湿润肥沃处。

【采收季节】 秋季采收成熟果实,干燥;深秋采收根及根皮,洗净,切片,干燥;夏、秋季采叶,鲜用;全年可采树皮,干燥。

【分布】 丽水市各地。

【性味】 果实或根及根皮:味苦、辛,性寒,有毒。

叶:味苦,性寒,有毒。

树皮:味苦,性寒,小毒。

【功效】 果实或根及根皮:清热解毒,散结消癥。

叶:清热解毒,祛风止痒。

根:活血解毒,祛风止痒。

【主治】 果实或根及根皮:食道癌,贲门癌,胃癌,肝癌,白血病,牛皮癣,疮肿。

叶:痈疮疖肿,牛皮癣。

树皮:牛皮癣。

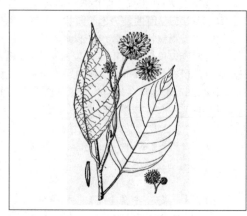

喜树

【用法用量】 果实或根及根皮内服煎汤,根及根皮9~15g,果实3~9g。叶外用适量,鲜品捣敷或煎水洗。树皮内服煎汤,15~30g;外用适量,煎水洗或水煎汁搽。

【注意】 果实或根及根皮:有毒,内服不可过量。

叶:有毒,只宜外用。

根:有小毒,外用。

八角枫科 Alangiaceae

八角枫(畲药名:八角莲)

【学名】 *Alangium chinense*（Lour.）Harms

【药用部位】 根或须根及根皮(八角枫)、叶、花。

【生态环境】 生于低海拔沟谷林缘及向阳山坡疏林中。

【采收季节】 全年可采根或须根及根皮,洗净,干燥;夏季采收叶,鲜用或干燥研粉;夏季采花,干燥。

【药材性状】 根或须根圆柱形,略呈波状弯曲,长短不一,直径1~8mm。表面灰黄色至棕黄色,栓皮纵裂,有时剥离,质坚脆,断面不平坦,黄白色,粉性。气微,味淡。

【分布】 丽水市山区各地。

【性味】 根或须根及根皮:味苦、辛,性微温,小毒。

叶:味苦、辛,性平,小毒。

花:味辛,性平,小毒。

【功效】 根或须根及根皮:祛风除湿,舒筋活络,散瘀止痛。

叶:化瘀接骨,解毒杀虫。

花:散风,理气,止痛。

【主治】 根或须根及根皮:风湿痹痛,四肢麻木,跌打损伤。

叶:跌打瘀肿,骨折,疮肿,乳痈,乳状皲裂,漆疮,疥癣,外伤出血。

花:头风头痛,胸腹胀痛。

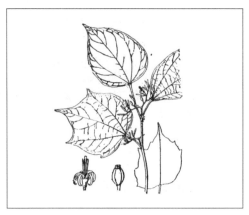

八角枫(畲药名:八角莲)

【用法用量】 根或须根及根皮内服煎汤,须根1~3g,根3~6g或浸酒;外用适量,捣敷或煎水洗。叶外用适量,鲜品捣敷、煎水洗或研末撒。花内服煎汤,3~10g或研末。

【注意】 根或须根及根皮:有小毒,内服不可过量,小儿及老年体弱者禁服。

毛八角枫

【学名】 *Alangium kurzii* Craib

【药用部位】 侧根或须根。

【生态环境】 生于低海拔的山地疏林中。

【采收季节】 夏、秋季采收,洗净,鲜用或干燥。

【分布】 遂昌、龙泉、莲都等。

【性味】 味辛,性温,有毒。

【功效】 舒筋活血,散瘀止痛。

【主治】 跌打瘀肿,骨折。

【用法用量】 内服煎汤,5~10g;外用适量,鲜品捣敷或研末调敷。

【注意】 有毒,孕妇禁服。

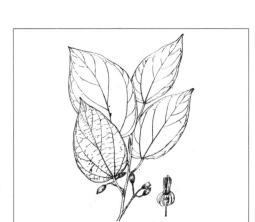

毛八角枫

瓜木

【学名】 *Alangium platanifolium*（Sieb. et Zucc.）Harms

【药用部位】 根或须根及根皮、叶、花。

【生态环境】 生于海拔 500～1400m 向阳山坡灌丛中疏林中。

【采收季节】 全年可采根或须根及根皮,洗净,干燥;夏季采收叶,鲜用或干燥研粉;夏季采花,干燥。

【分布】 遂昌、松阳、龙泉、庆元、莲都等地。

【性味】 根或须根及根皮:味苦、辛,性微温,小毒。

叶:味苦、辛,性平,小毒。

花:味辛,性平,小毒。

【功效】 根或须根及根皮:祛风除湿,舒经活络,散瘀止痛。

叶:化瘀接骨,解毒杀虫。

花:散风,理气,止痛。

【主治】 根或须根及根皮:风湿痹痛,四肢麻木,跌打损伤。

叶:跌打瘀肿,骨折,疮肿,乳痈,乳状皲裂,漆疮,疥癣,外伤出血。

花:头风头痛,胸腹胀痛。

【用法用量】 根或须根及根皮内服煎汤,须根 1～3g,根 3～6g 或浸酒;外用适量,捣敷或煎水洗。叶外用适量,鲜品捣敷、煎水洗或研末撒。花内服煎汤,3～10g 或研末。

【注意】 根或须根及根皮:有小毒,内服不可过量,小儿老年体弱者禁服。

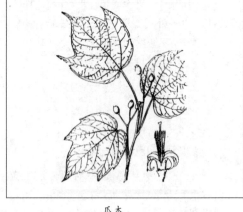

瓜木

桃金娘科 Myrtaceae

赤桉

【学名】 *Eucalyptus camaldulensis* Dehnn.

【药用部位】 果实。

【生态环境】 栽培于酸性土的山坡上。

【采收季节】 深秋果实成熟时采收,干燥。

【药材性状】 果实近球形,直径 5～6mm。表面棕绿色,果缘突出 2～3mm,果瓣多为 4。气香,味微苦而辛。

【分布】 松阳、青田。

【功效】 消积除疳。

【主治】 小儿疳积。

【用法用量】 内服煎汤,3～6g。

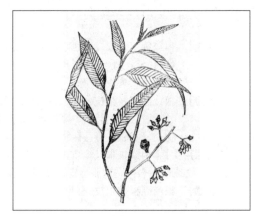

赤桉

大叶桉

【学名】 *Eucalyptus robusta* Smith

【药用部位】 叶、果实。

【生态环境】 栽培。

【采收季节】 秋季采收叶,鲜用或阴干;9～10 月采收成熟果实,干燥。

【分布】 青田、莲都。

【性味】 叶:味辛、苦,性凉。

果实:味苦,性温,小毒。

【功效】 叶:疏风发表,祛痰止咳,清热解毒,杀虫止痒。

果实:截疟。

【主治】 叶:感冒,高热头痛,肺热咳嗽,泻痢腹痛,疟疾,风湿痹痛,丝虫病,钩端螺旋体病,咽喉肿痛,目赤,翳障,耳痛,丹毒,乳痈,麻疹,痈疽,风湿,湿疹,疥癣,烫伤。

果实:疟疾。

【用法用量】 叶内服煎汤,6～9g,鲜品 15～30g;外用适量,煎水洗。果实内服煎汤,1～3g 或烧炭存性研末。

【注意】 叶:内服不宜过量,过量易致呕吐。

果实:有小毒。

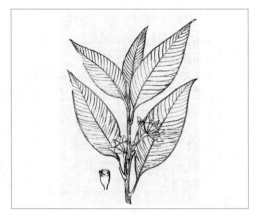

大叶桉

细叶桉

【学名】 *Eucalyptus tereticornis* Smith

【药用部位】 叶、果实。

【生态环境】 栽培。

【采收季节】 夏、秋季采叶,鲜用或阴干;10 月采收成熟果实,干燥。

【分布】 青田、莲都。

【性味】 叶:味苦、微辛,性平。

果实:味苦、辛,性微温。

【功效】 叶:宣肺发表,理气活血,解毒杀虫。

果实:祛痰截疟。

【主治】 叶:感冒发热,咳喘痰嗽,脘腹胀痛,泻痢,钩端螺旋体病,跌打损伤,疮疡,丹毒,乳痈,疥疮,癣痒。

果实:疟疾。

【用法用量】 叶内服煎,汤 6 ~ 15g;外用适量,捣敷或煎水洗。果实内服煎汤,3 ~ 6g。

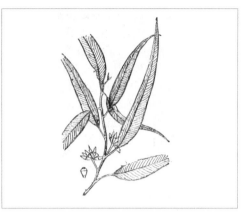

细叶桉

华南蒲桃

【学名】 *Syzygium austro – sinense*（Merr. et Perry）H. T. Chang et Miau

【药用部位】 全株。

【生态环境】 生于山坡常绿林中或灌丛中。

【采收季节】 全年可采,切碎,干燥。

【分布】 遂昌、龙泉、景宁等地。

【功效】 涩肠止泻。

【主治】 久泻,久痢。

【用法用量】 内服煎汤,6 ~ 10g。

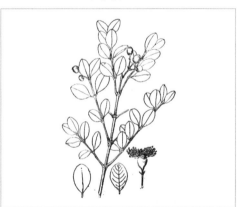

华南蒲桃

赤楠（畲药名:赤木棍）

【学名】 *Syzygium buxifolium* Hook. et Arn.

【药用部位】 根、叶。

【生态环境】 生于海拔 500m 以下的山坡林下、沟边或灌木丛中。

【采收季节】 夏、秋季采根,洗净,切片,干燥;全年可采叶,洗净,鲜用或干燥。

【分布】 丽水市山区各地。

【性味】 根:味甘、微苦、辛,性平。

叶:味苦,性寒。

【功效】 根:益肾定喘,健脾利湿,祛风活血,解毒消肿。

叶:清热解毒。

【主治】 根:喘咳,浮肿,淋浊,尿路结石,痢疾,肝炎,子宫脱垂,风湿痛,疝气,睾丸炎,痔疮,痈肿,水火烫伤,跌打肿痛。

叶:治痈疽疔疮,漆疮。烧烫伤。

【用法用量】 根内服煎汤,15 ~ 30g;外用适量,捣敷或研末撒。叶外用适量,捣敷、研末调敷或煎水洗。

赤楠（畲药名:赤木棍）

轮叶蒲桃

【学名】 *Syzygium grijsii*（Hance）Merr. et Perry

【药用部位】 根、叶。

【生态环境】 常成丛生于山麓沟谷或溪滩边。

【采收季节】 全年可采根、叶,根洗净,切片,鲜用或干燥,叶鲜用。

【分布】 遂昌、松阳、龙泉、庆元、莲都、云和、景宁。

【性味】 根:味辛、微苦,性温。

叶:味苦、微涩,性平。

【功效】 根:散风祛寒,活血止痛。

叶:解毒敛疮,止汗。

【主治】 根:风寒感冒,头痛,风湿痹痛,跌打肿痛。

叶:烫伤,盗汗。

【用法用量】 根内服煎汤,15~30g;外用适量,捣敷。叶内服煎汤,6~15g;外用适量,煎水洗或捣敷。

野牡丹科 Melastomataceae

秀丽野海棠

【学名】 *Bredia amoena* Diels

【药用部位】 根或全株。

【生态环境】 生于海拔200~1 500m的沟谷林下或路边灌草丛中。

【采收季节】 全年可采,洗净,干燥。

【药材性状】 主根粗大,偶尔附生一些细小须根,长短不一,直径1~5mm;表面棕褐色或黑褐色,有纵皱纹;质硬,不易折断,断面纤维性,黄色,略带红色或红褐色。全株干燥皱缩,茎圆柱形,直径1~3mm;表面黄褐色,小茎略四棱形,有纵皱纹,有节。叶皱缩,棕褐色,展平后卵形至椭圆形,先端渐尖或短渐尖,基部圆形至宽楔形,长4~10cm,宽2~5.5cm,具疏浅波状齿;圆锥花序顶生,总花梗及花梗有毛,花瓣紫红色,长圆形。

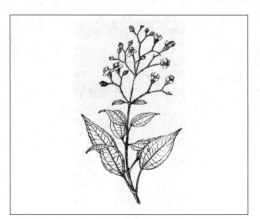

秀丽野海棠

436

【分布】 丽水市山区各地。

【性味】 味微苦,性平。

【功效】 祛风利湿,活血调经。

【主治】 风湿痹痛,月经不调,白带,疝气,手脚浮肿,流火,跌打损伤,毒蛇咬伤。

【用法用量】 内服煎汤,15~30g;外用适量,煎水熏洗。

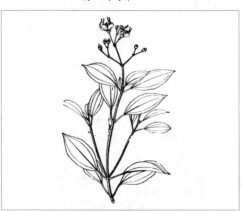

方枝野海棠(过路惊)

方枝野海棠(过路惊)

【学名】 *Bredia quadrangularis* Cogn.

【药用部位】 全株。

【生态环境】 生于海拔400~1 000m的山坡和山谷林下及林缘灌草丛中。

【采收季节】 夏、秋季采收,洗净,切段,干燥。

【分布】 遂昌(门阵)、云和(坑根)。

【性味】 味苦、性微寒。

【功效】 熄风定惊。

【主治】 小儿惊风,夜啼。

【用法用量】 内服煎汤,6~15g。

中华野海棠

【学名】 *Bredia sinensis* (Diels) Li

【药用部位】 全株或叶、根。

【生态环境】 生于海拔400~1400m的林下和路边阴湿处。

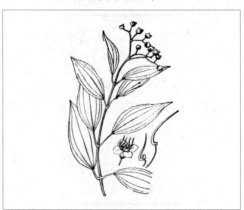

中华野海棠

【采收季节】 夏、秋季采收全株或叶、根,洗净,切段,鲜用或干燥。

【分布】 丽水市山区各地。

【性味】 全株或叶:味辛,性平。

　　　　 根:味辛,微苦,性平。

【功效】 全株或叶:发表。

　　　　 根:祛风止痛,止泻。

【主治】 全株或叶:感冒。

　　　　 根:头痛,腰痛,疟疾,小儿腹泻。

【用法用量】 全株或叶内服煎汤,6~15g;外用适量,煎水洗身。根内服煎汤,6~15g。

肥肉草

【学名】 *Fordiophyton fordii* (Oliv.) Krass.

【药用部位】 全草。

【生态环境】 生于海拔500~1 200m的沟谷林下或山坡灌草丛的阴湿处。

【采收季节】 夏、秋季采收,鲜用或干燥。

【分布】 遂昌、龙泉、庆元、景宁等。

【性味】 味甘、苦,性凉。

【功效】 清热利湿,凉血消肿。

【主治】 痢疾,腹痛,吐血,痔血。

【用法用量】 内服煎汤6~15g;外用适量,煎水洗。

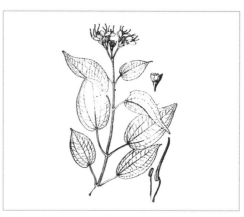

肥肉草

地　葵　（畲药名:嘎狗噜、牛屎板、崩迪、粪桶板）

【学名】 *Melastoma dodecandrum* Lour.

【药用部位】 全草(嘎狗噜)、果实、根。

【生态环境】 生于海拔1 300m以下的山坡草丛和疏林下。

【采收季节】 夏季采收全草,洗净,鲜用或干燥;夏、秋季果实成熟时分批采摘,干燥;8~12月挖根,洗净,切片,鲜用或干燥。

【药材性状】 全草皱缩成团或板片状。主根圆柱形,红白色至粉红色。茎四棱形,多分枝,长5~25cm,直径约1.5mm;表面灰绿色至褐色,扭曲,有纵条纹,节处有须根。叶多皱缩,对生,表面深绿色,完整者展平后呈椭圆形或卵形,长1.5~4cm,宽0.8~3cm,仅上面边缘和下面基部脉上疏生糙伏毛。花棕褐色,萼筒5裂,花瓣5。气微,味微酸涩。

【分布】 丽水市山区各地。

【性味】 全草:味甘、涩,性凉。

　　　　 果实:味甘,性温。

　　　　 根:味苦、微甘,性平。

【功效】 全草:清热解毒,活血止血。

　　　　 果实:补肾养血,止血安胎。

　　　　 根:活血,止血,利湿,解毒。

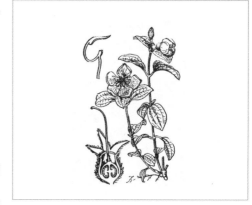

地菍(畲药名:嘎狗噜、牛屎板、崩迪、粪桶板)

【主治】 全草:高热,肺痈,咽肿,牙痛,赤白痢疾,黄疸,水肿,痛经,崩漏,带下,产后腹痛,瘰疬,痈肿,疔疮,痔疮,毒蛇咬伤。

　　　　 果实:肾虚精亏,腰膝酸软,血虚痿黄,气虚乏力,经多,崩漏,胎动不安,阴挺,脱肛。

　　　　 根:痛经,难产,产后腹痛,胞衣不下,崩漏,白带,咳嗽,吐血,痢疾,黄疸,淋痛,久疟,风湿痛,牙痛,瘰疬,疝气,跌打劳伤,毒蛇咬伤。

【用法用量】 全草内服煎汤,15~30g,鲜品加倍;外用适量,捣敷或煎水洗。果实内服煎汤,10~30g或浸酒。根内服煎汤,9~15g,鲜品加倍或捣汁;外用适量,捣敷或煎水洗。

【注意】 全草:孕妇慎服。

　　　　 根:孕妇禁服。

金锦香(畲药名:甜石榴、金石榴、山丛)

【学名】 *Osbeckia chinensis* L.

【药用部位】 全草。

【生态环境】 生于海拔1 500m以下的荒山草坡、疏林中或梯田地边。

【采收季节】 夏、秋季采收,洗净,鲜用或干燥。

【药材性状】 全草长15～50cm。根圆柱形,表面灰褐色,木质,较硬而脆。老茎略圆柱形,嫩茎方柱形,直径2～4mm,表面黄绿色或紫褐色,密被黄色粗伏毛,质脆易断,髓部白色,中空。叶多皱缩破碎,完整叶展平后线形或线状披针形,上表面黄绿色,下表面色较浅,两面均被金黄色毛。头状花序球形,花冠皱缩,暗紫红色。蒴果钟形,具杯状宿萼,浅棕色或棕黄色,先端平截。气微,味涩,微甘。

【分布】 丽水市山区各地。

【性味】 味辛、淡,性平。

【功效】 化痰利湿,祛瘀止血,解毒消肿。

【主治】 咳嗽,哮喘,小儿疳积,泄泻,痢疾,风湿痹痛,咯血,衄血,吐血,便血,崩漏,痛经,经闭,产后瘀滞腹痛,牙痛,脱肛,跌打伤肿,毒蛇咬伤。

【用法用量】 内服煎汤,15～30g,捣汁或研末;外用适量,研末调敷、煎水洗或嗽口。

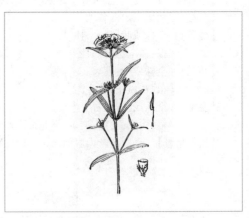

金锦香(畲药名:甜石榴、金石榴、山丛)

朝天罐(畲药名:山鸡脚)

【学名】 *Osbeckia opipara* C. Y. Wu et C. Chen

【药用部位】 枝叶、根。

【生态环境】 生于丘陵山坡疏林或灌草丛中。

【采收季节】 夏、秋季采收枝叶,切段,干燥;秋季采根,洗净,切段,干燥。

【药材性状】 枝四棱形,被粗毛,直径1～3mm;表面棕褐色。叶皱缩破碎,表面深褐色,两面均被粗毛,叶缘有毛。气微,味涩,微甘。

【分布】 遂昌、景宁、云和、庆元。

【性味】 枝叶:味苦、甘,性平。

　　　　 根:味甘、微苦,性平。

【功效】 枝叶:清热利湿,止血调经。

　　　　 根:止血,解毒。

【主治】 枝叶:湿热泻痢,淋痛,久咳,劳嗽,咳血,月经不调,白带。

　　　　 根:咯血,痢疾,咽喉痛。

【用法用量】 枝叶内服煎汤,9～15g。根内服煎汤,6～15g。

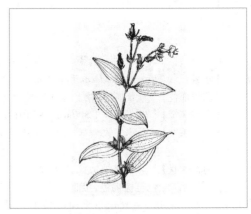

朝天罐(畲药名:山鸡脚)

短毛熊巴掌

【学名】 *Phyllagathis cavaleriei* (Levl. et Vant.) Guillaum. var. *tankahkeei* (Merr.) C. Y. Wu ex C. Chen

【药用部位】 带根全草。

【生态环境】 生于海拔400～900m的沟谷林下阴湿处。

【采收季节】 夏、秋季采收,洗净,切段,鲜用或干燥。

【分布】 龙泉、庆元。

【性味】 味苦,性寒。

【功效】 清热解毒,消肿、凉血、利湿。

【主治】 湿热泻痢,带下阴囊肿大,中耳炎,月经不调,崩漏。

【用法用量】 内服煎汤,6～12g;外用适量,捣敷或绞汁滴耳。

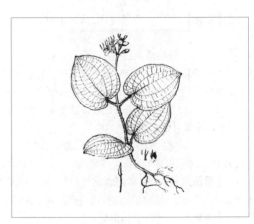

短毛熊巴掌

楮头红

【学名】 *Sarcopyramis nepalensis* Wall.

【药用部位】 全草。

【生态环境】 生于海拔 600 ~ 1 000m 山谷林下阴湿处。

【采收季节】 夏、秋季采收,洗净,鲜用或干燥。

【药材性状】 多皱缩,长 10 ~ 20cm。茎四棱,无毛,表面红色或棕色,有的具白色斑点。叶对生,多皱缩破碎,表面黄色至黄绿色,椭圆形或狭卵形,长 1 ~ 3cm,宽 1 ~ 2.5cm,基部浅心形,边缘具细齿。聚伞花序顶生。气微,味酸。

【分布】 遂昌、龙泉、庆元、云和等地。

【性味】 味苦、甘,性微寒。

【功效】 清热平肝,利湿解毒。

【主治】 肺热咳嗽,头目眩晕,耳鸣,目赤羞明,肝炎,风湿痹痛,跌打损伤,蛇头疔,无名肿毒。

【用法用量】 内服煎汤,6 ~ 15g;外用适量,捣敷。

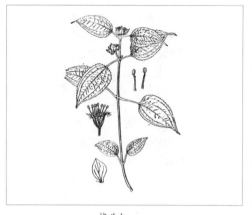

楮头红

菱科 Trapaceae

野菱

【学名】 *Trapa incisa* Sieb. et Zucc.

【药用部位】 果实、根。

【生态环境】 生于池塘或山区"烂糊田"中。

【采收季节】 8 ~ 9 月果实、根,鲜用或干燥。

【分布】 丽水市各地。

【性味】 果实:味甘,性平。
　　　　根:味微苦,性凉。

【功效】 果实:补脾健胃,生津止渴,解毒消肿。
　　　　根:利水通淋。

【主治】 果实:脾胃虚弱,泄泻,痢疾,暑热烦渴,饮酒过度,疮肿。
　　　　根:小便淋痛。

【用法用量】 果实内服煎汤,30 ~ 60g。根内服煎汤,6 ~ 15g。

【注意】 果实不宜过食,以免腹胀。

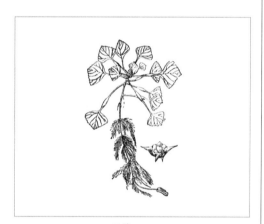

野菱

439

柳叶菜科 Onagraceae

高山露珠草

【学名】 *Circaea alpine* L.

【药用部位】 全草。

【生态环境】 生于海拔 1 500m 山坡林下苔藓中。

【采收季节】 7 ~ 8 月采收,干燥。

【分布】 遂昌(九龙山)。

【性味】 味苦、辛,性凉。

【功效】 养心安神,消食,止咳,解毒,止痒。

【主治】 疮疡肿毒,湿疣,癣痒。

【用法用量】 内服煎汤,6 ~ 15g 或研末;外用适量,捣敷或煎水洗。

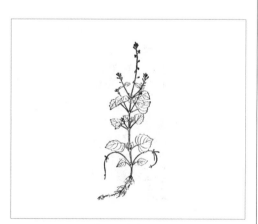

高山露珠草

牛泷草(露珠草)

【学名】 *Circaea cordata* Royle

【药用部位】 全草。

【生态环境】 生于山谷水边、山坡草丛及林下、林缘阴湿处。

【采收季节】 秋季采收,鲜用或干燥。

【分布】 遂昌、云和、景宁、龙泉等地。

【性味】 味苦、辛,性微寒。

【功效】 清热解毒,止血生肌。

【主治】 疮痈肿毒,疥疮,外伤出血。

【用法用量】 内服煎汤,6~12g;外用适量,捣敷或研末调敷。

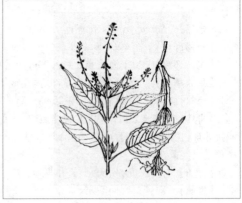

牛泷草(露珠草)

南方露珠草

【学名】 *Circaea mollis* Sieb. et Zucc.

【药用部位】 全草或根。

【生态环境】 生于山谷溪边林下。

【采收季节】 夏、秋季采收,洗净,鲜用或干燥。

【分布】 遂昌、龙泉、缙云等地。

【性味】 味辛、苦,性平。

【功效】 祛风除湿,活血消肿,清热解毒。

【主治】 风湿痹痛,跌打瘀肿,乳痈,瘰疬,疮肿,无名肿毒,毒蛇咬伤。

【用法用量】 内服煎汤,3~9g,或绞汁;外用适量,捣敷。

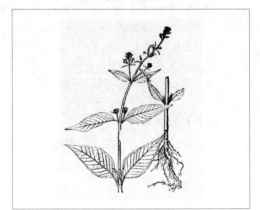

南方露珠草

短叶柳叶菜(广布柳叶菜)

【学名】 *Epilobium brevifolium* Don ssp. *trichoneurum* (Hausskn.) Raven

【药用部位】 全草。

【生态环境】 生于海拔1 570~1 867m山顶草丛中。

【采收季节】 秋季采收,洗净,鲜用或干燥。

【分布】 庆元。

【性味】 味苦,性平。

【功效】 化瘀,利水,降压,通便。

【主治】 静脉曲张,肾炎水肿,高血压病,习惯性便秘。

【用法用量】 内服煎汤,6~15g。

柳叶菜

【学名】 *Epilobium hirsutum* L.

【药用部位】 全草、花、根。

【生态环境】 生于沟谷溪边水湿地。

【采收季节】 全年可采全草,鲜用或干燥;春、夏季采花,阴干;秋季采根,洗净切段,干燥。

【分布】 丽水市山区各地。

【性味】 全草:味苦、淡,性寒。

　　　　花:味苦、微甘,性凉。

　　　　根:味苦,性平。

【功效】 全草:清热解毒,利湿止泻,消食理气,活血接骨。

　　　　花:清热止痛,调经涩带。

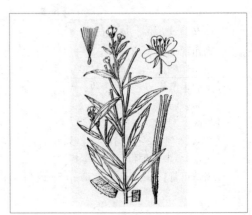

柳叶菜

　　　　　　　　　　　　根:理气消积,活血止痛,解毒消肿。
【主治】　全草:湿热泻痢,食积,脘腹胀痛,牙痛,月经不调,经闭,带下,跌打骨折,疮肿,烫火伤,疥疮。
　　　　　　　花:牙痛,咽喉肿痛,目赤肿痛,月经不调,白带过多。
　　　　　　　根:食积,脘腹疼痛,经闭,痛经,白带不净,咽肿,牙痛,口疮,目赤肿痛,疮肿,跌打瘀痛,骨折,外伤出血。
【用法用量】　全草内服煎汤,6~15g或鲜品捣汁;外用适量,捣敷或捣汁涂。花内服煎汤,9~15g。根内服煎汤,6~15g;外用适量,捣敷或研末调敷。

长籽柳叶菜

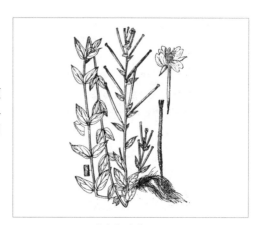

【学名】　*Epilobium pyrricholophum* Franch. et Sav.
【药用部位】　全草。
【生态环境】　生于山涧沟谷及低畦湿地。
【采收季节】　夏、秋季采收,洗净,切段,鲜用或干燥。
【药材性状】　全草长 20~65cm。下部茎淡紫褐色,节上生多数须根。叶对生上部互生,边缘具不整齐疏齿及短曲柔毛,近无叶柄。花单生茎顶叶腋。蒴果线状长圆柱形或条状四方形,长 4~6cm,种子长椭圆形,长约 1.5mm,密被小乳头状突起,先端具一簇淡棕黄色种缨。气微,味微苦。
【分布】　遂昌、龙泉、景宁等地。
【性味】　味苦、辛,性凉。
【功效】　清热利湿,止血安胎,解毒消肿。
【主治】　痢疾,吐血,咳血,便血,月经过多,胎动不安,痈疮疖肿,烫伤,跌打伤肿,外伤出血。
【用法用量】　内服煎汤,6~15g;外用适量,捣敷或研末调敷。

长籽柳叶菜

441

丁香蓼(畲药名:水苋果)

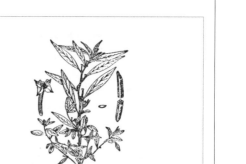

【学名】　*Ludwigia epilobioides* Maxim. 〔*Ludwigia perennis* L.〕
【药用部位】　全草、根。
【生态环境】　生于山麓、郊野水边、田边及路边湿地。
【采收季节】　秋季结果时采收全草,洗净,切段,鲜用或干燥;深秋采挖根,洗净,鲜用或干燥。
【药材性状】　全草较光滑,近无毛,长 20~80cm。主根明显,长圆锥形多分枝。茎直径 2~5mm;表面暗紫色或棕绿色,下部节上生不定根,上部多分枝,有棱角约 5 条,易折断,断面灰白色,中空。叶多皱缩破碎,互生,全缘。花 1~2 朵,腋生;蒴果条状四棱形,紫红色,种子细小,光滑,棕黄色。气微,味咸、微苦。
【分布】　丽水市各地。
【性味】　全草:味苦,性寒。
　　　　　　根:味苦,性凉。
【功效】　全草:清热解毒,利尿通淋,化瘀止血。
　　　　　　根:清热解利尿,消肿生肌。
【主治】　全草:肺热咳嗽,咽喉肿痛,目赤肿痛,湿热泻痢,黄疸,淋痛,水肿,带下,吐血,尿血,肠风便血,疗肿,疥疮,跌打伤肿,外伤出血,蛇伤,狂犬咬伤。
　　　　　　根:急性肾炎,刀伤。
【用法用量】　全草内服煎汤,15~30g;外用适量,捣敷。根内服煎汤,9~15g;外用适量,捣敷。

丁香蓼(畲药名:水苋果)

月见草

【学名】 *Oenothera erythrosepala* Borb.

【药用部位】 根、种子脂肪油。

【生态环境】 作花卉栽培花盆中。

【采收季节】 秋季挖根,洗净,干燥;秋季果实成熟时采摘,收集种子,提取脂肪油。

【分布】 市内有零星种植。

【性味】 根:味甘、苦,性温。

种子脂肪油:味苦、微辛、微甘,性平。

【功效】 根:祛风湿,强筋骨。

种子脂肪油:活血通络,熄风平肝,消肿敛疮。

【主治】 根:风寒湿痹,筋骨酸软。

种子脂肪油:胸痹心痛,中风偏瘫,虚风内动,小儿多动,风湿麻痛,腹痛泄泻,痛经,狐惑,疮疡,湿疹。

【用法用量】 根内服煎汤,5~15g。种子脂肪油多制成中成药服。

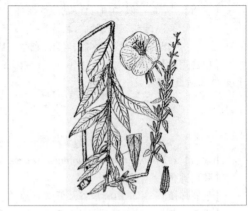

月见草

小二仙草科 Haloragidaceae

小二仙草(畲药名:一扫光)

【学名】 *Haloragis micrantha* (Thunb.) R. Br. ex Sieb. et Zucc.

【药用部位】 全草。

【生态环境】 生于海拔1 600m以下的路边草丛中及山顶岩石缝间。

【采收季节】 夏季采收,洗净,鲜用或干燥。

【分布】 丽水市山区各地。

【性味】 味苦、涩,性凉。

【功效】 止咳平喘,清热利湿,调经活血。

【主治】 咳嗽,哮喘,热淋,便秘,痢疾,月经不调,跌损骨折,疔疮,乳痈,烫伤,毒蛇咬伤。

【用法用量】 内服煎汤,10~20g,鲜品20~60g或绞汁;外用适量,研末调敷或鲜品捣敷。

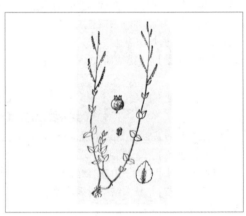

小二仙草(畲药名:一扫光)

穗花狐尾藻

【学名】 *Myriophyllum spicatum* L.

【药用部位】 全草。

【生态环境】 生于池塘、沼泽或水田中。

【采收季节】 夏季采收,洗净,鲜用或干燥。

【分布】 丽水市各地。

【性味】 味甘、淡,性寒。

【功效】 清热,凉血,解毒。

【主治】 热病烦渴,赤白痢,丹毒,疮疖,烫伤。

【用法用量】 内服煎汤,鲜品15~30g或捣汁;外用适量,鲜品捣敷。

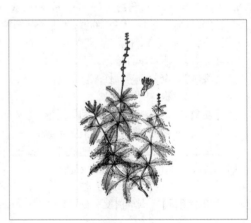

穗花狐尾藻

442

五加科 Araliaceae

吴茱萸五加(树三加)

【学名】 *Acanthopanax evodiaefolius* Franch.

【药用部位】 根皮。

【生态环境】 生于海拔 400~1 550m 的山岗岩石上或杂木林中及林缘。

【采收季节】 秋季采收,洗净,干燥。

【分布】 丽水市山区各地。

【性味】 味辛、微苦,性温。

【功效】 祛风利湿,活血舒筋,理气化痰。

【主治】 风湿痹痛,腰膝酸痛,水肿,跌打损伤,劳伤咳嗽,哮喘,吐血。

【用法用量】 内服煎汤,6~9g,或浸酒。

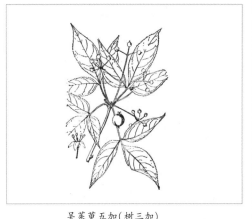

吴茱萸五加(树三加)

五加(细柱五加 畲药名:五加皮)

【学名】 *Acanthopanax gracilistylus* W. W. Smith

【药用部位】 根皮(五加皮)、叶、果实。

【生态环境】 生于海拔 1 100~1 500m 处向阳山坡、路旁灌丛中、阴坡水沟边或杂木林中,亦有栽培。

【采收季节】 夏、秋季采收根皮,洗净,干燥;夏季采收叶,鲜用或干燥;秋季采收成熟果实,干燥。

【药材性状】 根皮呈不规则卷筒状,长 5~15cm,直径 0.3~1.2cm,厚约 2mm。外表面灰褐色,有稍扭曲的纵皱纹和横长皮孔样斑痕;内表面淡黄色或灰黄色,有细纵纹。体轻,质脆,易折断,断面不整齐,灰白色。气微香,味微辣而苦。

【分布】 丽水市山区各地。青田有大面积种植。

【性味】 根皮:味辛、苦、微甘,性温。

叶:味辛,性平。

果实:味甘、微苦,性温。

【功效】 根皮:祛风湿,补肝肾,强筋骨,活血脉。

叶:散风除湿,活血止痛,清热解毒。

果实:补肝肾,强经骨。

【主治】 根皮:风湿痹痛,腰膝疼痛,筋骨痿软,小儿迟行,体虚羸弱,跌打损伤,骨折,水肿,脚气,阴下湿痒。

叶:皮肤风湿,跌打肿痛,疝痛,丹毒。

果实:肝肾亏虚,小儿迟行,筋骨痿软。

【用法用量】 根皮内服煎汤,5~10g;外用适量,煎水熏洗。叶内服煎汤,6~15g;外用适量,研末调敷或鲜品捣敷。果实内服煎汤,6~12g。

【注意】 根皮:阴虚火旺者慎服。

果实:阴虚火旺者慎服。

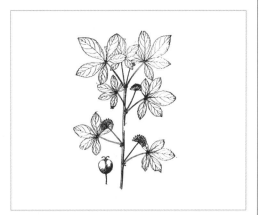

五加(细柱五加 畲药名:五加皮)

443

糙叶五加

【学名】 *Acanthopanax henryi* (Oliv.) Harms

【药用部位】 根皮。

【生态环境】 生于溪沟边林下阴湿处。

【采收季节】 秋季采收,洗净,干燥。

【分布】 遂昌。

【性味】 味辛,性温。

【功效】 祛风利湿,活血舒经,理气止痛。

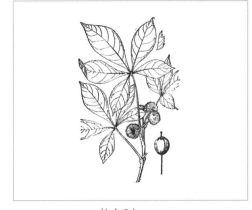

糙叶五加

【主治】 风湿痹痛,拘挛麻木,筋骨痿软,水肿,跌打损伤,疝气腹痛。

【用法用量】 内服煎汤,6～15g,或浸酒。

【注意】 阴虚火旺者慎服。

藤五加

【学名】 *Acanthopanax leucorrhizus*（Oliv.）Harms

【药用部位】 茎皮或根皮。

【生态环境】 生于山坡沟边及林下阴湿处。

【采收季节】 全年可采茎皮,秋季采收根皮,洗净,干燥。

【分布】 遂昌(九龙山)。

【性味】 味辛、微苦,性温。

【功效】 祛风湿,通经络,强筋骨。

【主治】 风湿痹痛,拘挛麻木,腰膝酸软,半身不遂,跌打损伤,水肿,皮肤湿痒,阴囊湿肿。

【用法用量】 内服煎汤,9～15g,或浸酒;外用适量,捣敷或煎水洗。

糙叶藤五加

【学名】 *Acanthopanax leucorrhizus*（Oliv.）Harms var. *fulvescens* Harms et Rehd.

【药用部位】 茎皮。

【生态环境】 生于海拔 800m 左右北向山谷溪边针、阔混交林中。

【采收季节】 夏季采收,干燥。

【药材性状】 根皮呈不规则筒状或片状,长短不一,厚约 2mm。外表面灰褐色,有纵皱纹,皮孔横裂,灰白色或黄白色;内表面灰黄色或淡黄色,有细纵纹。体轻质脆,断面不平坦,灰白色。气微香,味微苦、辛而涩。

【分布】 景宁(荒田湖)。

【性味】 味辛、苦,性温。

【功效】 祛风湿,强筋骨,活血止痛。

【主治】 风湿痹痛,拘挛麻木,腰膝酸软,足膝无力,跌打损伤,阴囊湿疹。

【用法用量】 内服煎汤,9～15g 或浸酒;外用适量,煎水洗。

【注意】 阴虚火旺者慎服。

白簕(三加皮　畲药名:三叶五加)

【学名】 *Acanthopanax trifoliatus*（L.）Merr.

【药用部位】 根或根皮、嫩枝叶、花。

【生态环境】 生于海拔 470～840m 的丘陵低山坡林下、林缘或山谷沟边。

【采收季节】 秋季采收根或根皮,洗净,鲜用或干燥;春、夏,采收嫩枝叶,鲜用或干燥;秋季采花,洗净,鲜用。

【药材性状】 根皮呈不规则筒状或片状,长短不一,厚 0.5～1.5mm。外表面灰红棕色,有纵皱纹,皮孔类圆形或略横向延长;内表面灰褐色,有细纵纹。体轻质脆,折断面不平坦。气微香,味微苦、辛而涩。

【分布】 遂昌、龙泉、景宁等地。

【性味】 根或根皮:味苦、辛,性凉。

嫩枝叶:味苦、辛,性微寒。

【功效】 根或根皮:清热解毒,祛风利湿,活血舒经。

嫩枝叶:清热解毒,活血消肿,除湿敛疮。

花:解毒敛疮。

【主治】 根或根皮:感冒发热,咽痛,头痛,咳嗽胸痛,胃脘疼痛,泄泻,痢疾,胁痛,黄疸,石淋,带下,风湿痹痛,腰腿酸疼,筋骨拘挛麻木,跌打骨折,痄腮,乳痈,疮疡肿毒,蛇虫咬伤。

嫩枝叶:感冒发热,咳嗽胸痛,痢疾,风湿痹痛,跌打损伤,骨折,刀伤,痈疮疔疖,口疮,湿疹,疥疮,毒虫咬伤。

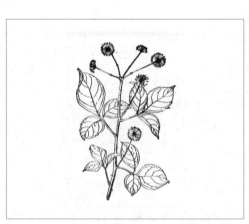

白簕(三加皮　畲药名:三叶五加)

花:膝疮。

【用法用量】 根或根皮内服煎汤,15~30g,可用至60g;外用适量,捣敷或煎水洗。嫩枝叶内服煎汤,9~30g,或开水泡服;外用适量,捣敷或煎水洗。花外用适量,煎水洗。

【注意】 根或根皮:孕妇慎服。

　　　　　嫩枝叶:孕妇慎服。

木(畲药名:老虎吊)

【学名】 *Aralia chinensis* L.

【药用部位】 茎皮或茎(楤木)、叶、花、根。

【生态环境】 生于低山坡、山谷疏林中或林下较阴处,也可见于郊野路边旷地或灌丛中。

【采收季节】 夏、秋季采收茎皮或茎,鲜用或干燥;春、夏季采收叶,鲜用或干燥;7~9月采花,阴干;深秋采挖根,洗净,切片,干燥。

【药材性状】 茎皮卷筒状、槽状或片状。外表面灰褐色、灰白色或黄棕色,粗糙不平,有纵皱缩及横纹,有的散生有刺痕或断刺;内表面淡黄色、黄白色或深褐色。质坚脆,易折断,断面纤维性,气微香,味微苦,皮嚼之有黏性。

根圆柱形,弯曲,长短粗细不一。表面淡棕黄色或棕黄色,具不规则纵皱纹,栓皮向外翘起,并有横向棱状、一字状或点状皮孔,有的具支根痕。体轻,质坚硬,不易折断,断面稍呈纤维性,老茎中央空洞。气微,味微苦。

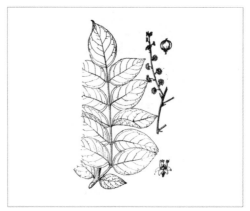

楤木(畲药名:老虎吊)

【分布】 丽水市山区各地。

【性味】 茎皮或茎:味辛、苦,性平。

　　　　　叶:味甘、微苦,性平。

　　　　　花:味苦、涩,性平。

　　　　　根:味辛、苦,性平。

【功效】 茎皮或茎:祛风除湿,利水和中,活血解毒。

　　　　　叶:利水消肿,解毒止痢。

　　　　　花:止血。

　　　　　根:祛风利湿,活血通经,解毒散结。

【主治】 茎皮或茎:风湿关节痛,腰腿酸痛,肾虚水肿,消渴,胃脘痛,跌打损伤,骨折,吐血,衄血,疟疾,漆疮,骨髓炎,深部脓疡。

　　　　　叶:肾炎水肿,膨胀,腹泻,痢疾,疔疮肿毒。

　　　　　花:吐血。

　　　　　根:风热感冒,咳嗽,风湿痹痛,腰膝酸痛,淋浊,水肿,膨胀,黄疸,带下,痢疾,胃脘痛,跌打损伤,瘀血经闭,血崩,牙疳,阴疽,瘰疬,痔疮。

【用法用量】 茎皮或茎内服煎汤,15~30g或浸酒;外用适量,捣敷或酒浸搽。叶内服煎汤,15~30g;外用适量,捣敷。花内服煎汤,9~15g。根内服煎汤,15~30g或浸酒;外用适量,捣敷或用酒炒热敷、研末调敷或煎水熏洗。

【注意】 茎皮或茎:孕妇慎服。

　　　　　根:孕妇慎服。

食用土当归

【学名】 *Aralia cordata* Thunb.

【药用部位】 根和根茎。

【生态环境】 生于海拔1 400~1 550m的山坡草丛或林下阴处。

【采收季节】 秋季采收,洗净,切片,干燥。

【分布】 遂昌(九龙山枫树洋)。

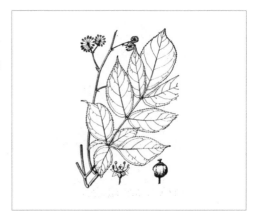

食用土当归

445

【性味】 味辛、苦,性温。

【功效】 祛风除湿,舒经活络,和血止痛。

【主治】 风湿疼痛,腰膝酸痛,四肢痿痹,腰肌劳损,鹤膝风,手足扭伤肿痛,骨折,头风,头痛,牙痛。

【用法用量】 内服煎汤,3～12g或浸酒;外用适量,研末调敷或煎水洗。

【注意】 阴虚内热者慎服。

棘茎　木(畲药名:红老虎吊)

【学名】 *Aralia echinocaulis* Hand. – Mazz.

【药用部位】 根及根皮、茎(楤木)。

【生态环境】 生于海拔1 500m以下山坡疏林中或林缘、山谷灌丛较阴湿处,亦有零星栽培。

【采收季节】 秋、冬季采收,洗净,切片,鲜用或干燥。

【药材性状】 茎为圆柱形。表面红棕色或褐色,密生细长的皮刺。断面皮部狭窄;木部棕黄色,有年轮;髓白色,海绵质,嫩茎的较大,老茎的较小。质轻,气微,味微苦、微辛。

【分布】 遂昌、龙泉、庆元、景宁、松阳等地。

【性味】 味微苦、辛,性平。

【功效】 祛风除湿,活血行气,解毒消肿。

【主治】 风湿痹痛,跌打肿痛,骨折,胃脘胀痛,疝气,崩漏,骨髓炎,痈疽,蛇咬伤。

【用法用量】 内服煎汤,9～15g,或浸酒;外用适量,捣敷。

【注意】 孕妇慎服。

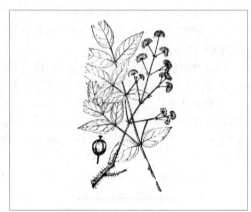

棘茎楤木(畲药名:红老虎吊)

柔毛土当归(柔毛龙眼独活)

【学名】 *Aralia henryi* Harms

【药用部位】 根和根茎。

【生态环境】 生于山谷林下路旁草丛中。

【采收季节】 秋季采收,洗净,切片,干燥。

【药材性状】 根茎长10cm以下,直径1.2cm以下。表面褐色,具8～15个凹穴,直径约4mm,深2～3mm。根纤细。长2cm以下。气微,味微苦。

【分布】 景宁(坑底)。

【性味】 味辛、苦,性温。

【功效】 祛风除湿,舒经活络,和血止痛。

【主治】 风湿疼痛,腰膝酸痛,四肢痿痹,腰肌劳损,鹤膝风,手足扭伤肿痛,骨折,头风,头痛,牙痛。

【用法用量】 内服煎汤,3～12g,或浸酒;外用适量,研末调敷或煎水洗。

【注意】 阴虚内热者慎服。

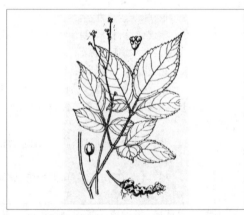

柔毛土当归(柔毛龙眼独活)

树参(畲药名:鸭掌柴、半架风)

【学名】 *Dendropanax dentiger* (Harms) Merr.

【药用部位】 根或茎(枫荷梨)。

【生态环境】 生于海拔200～1 200m的山谷溪沟边石隙旁或山坡林中及林缘。

【采收季节】 秋、冬季采收,洗净,切片,鲜用或干燥。

【药材性状】 根圆柱形,稍弯曲或扭曲,多分枝,长短不一,直径

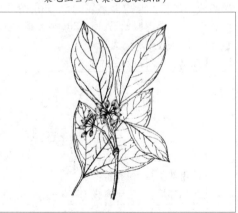

树参(畲药名:鸭掌柴、半架风)

0.5～3cm。表面浅棕色或灰棕色,有细纵皱纹,皮孔横向延长或类圆形。质坚脆,易折断,断面不平坦,皮部灰黄色,木部黄白色。气微香,味淡。

【分布】 丽水市山区各地。

【性味】 味甘、辛,性温。

【功效】 祛风除湿,活血消肿。

【主治】 风湿痹痛,偏瘫,头痛,月经不调,跌打损伤,疮肿。

【用法用量】 内服煎汤,15～45g,或浸酒;外用适量,捣敷或煎水洗。

【注意】 孕妇慎服。

中华常春藤(畲药名:三角枫绳)

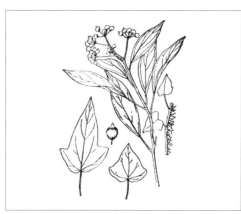

中华常春藤(畲药名:三角枫绳)

【学名】 *Hedera nepalensis* K. Koch var. *sinensis* (Tobl.) Rehd.

【药用部位】 茎叶、果实。

【生态环境】 生于海拔1 300m以下的山坡、山脚裸岩旁、树丛中、乱石堆中或攀附于树上、墙上。

【采收季节】 夏、秋季采收茎叶,鲜用或干燥;秋季采收成熟果实,干燥。

【药材性状】 茎圆柱形,长短不一,直径0.2～1.5cm。表面灰绿色或灰棕色,有横长皮孔,嫩枝有鳞片状柔毛;质坚硬,不易折断,断面裂片状黄白色。叶皱缩或卷曲,表面灰绿色,营养枝叶三角状卵形,繁殖枝叶椭圆状卵形。花黄绿色。果实圆球形,黄色或红色。气微,味涩。

【分布】 丽水市山区各地。

【性味】 茎叶:味辛、苦,性平。
果实:味甘、苦,性温。

【功效】 茎叶:祛风,利湿,和血,解毒。
果实:补肝肾,强腰膝,行气止痛。

【主治】 茎叶:风湿痹痛,瘫痪,口眼㖞斜,衄血,月经不调,跌打损伤,咽喉肿痛,疔疮痈肿,肝炎,蛇虫咬伤。
果实:体虚羸弱,腰膝酸软,血痹,脘腹冷痛。

【用法用量】 茎叶内服煎汤,6～15g,或浸酒;外用适量,捣敷或煎水洗。果实内服煎汤,3～9g,或浸酒。

【注意】 茎叶:脾虚便溏泄泻者慎服。

短梗大参

【学名】 *Macropanax rosthornii* (Harms) C. Y. Wu ex Hoo.

【药用部位】 根或叶。

【生态环境】 生于山区大瀑布旁。

【采收季节】 秋季采收根。洗净,切片,鲜用或干燥;夏、秋季采叶,鲜用。

【分布】 松阳(南部山区)。

【性味】 味甘,性平。

【功效】 祛风除湿,化瘀通络,健脾。

【主治】 风湿痹痛,跌打伤肿,骨折,小儿疳积。

【用法用量】 内服煎汤,9～15g,或浸酒;外用适量,捣敷或煎水洗。

大叶三七(竹节人参)

【学名】 *Panax japonicus* C. A. Mey.

【药用部位】 根茎(竹节参)、叶(参叶)。

【生态环境】 生于海拔800～1 400m的山谷林下沟边或阴湿岩石旁。

【采收季节】 秋季采根茎,洗净,干燥;秋季采收叶,鲜用或干燥。

【药材性状】 根茎略呈圆柱形,稍弯曲,有的具肉质侧根。长5～22cm,直径0.8～2.5cm。表面黄色或黄褐色,粗糙,有致密的纵皱纹及根痕。节明显,节间长0.8～2cm,每节有1凹陷的茎痕。质硬,断面黄白色至淡黄棕色,黄色点状维管束排列成环。气微,味苦、后微甜。

叶呈皱缩的团状,多破碎;叶柄灰黄色;掌状复叶生于茎顶,叶片黄绿色至深绿色,宽倒卵形、长圆形或椭圆状披针形,先端渐尖,基部圆形或楔形,边缘具锯齿,两面脉上及边缘疏生刚毛。气微香,味微苦而带甜。

【分布】 遂昌、龙泉、庆元。

【性味】 根茎:味甘、微苦,性温。

叶:味苦、微甘,性微寒。

【功效】 根茎:补虚强壮,止咳祛痰,散瘀止血,消肿止痛。

叶:清热解暑,生津利咽。

【主治】 根茎:病后虚弱,劳嗽咯血,咳嗽痰多,跌打损伤。

叶:肺热口渴,喉干舌燥,暑热伤津,头晕目眩,心烦神倦。

【用法用量】 根茎内服煎汤,6～9g;外用适量,研末干掺或调敷。叶内服煎汤,3～9g 或开水泡;外用适量,煎水洗或鲜品捣敷。

【注意】 根茎:孕妇慎服。

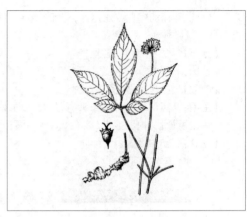

大叶三七(竹节人参)

羽叶竹节人参

【学名】 *Panax japonicus* C. A. Mey. var. *bipinnatifidus* (Seem.) C. Y. Wu et K. M. Feng

【药用部位】 根茎(珠子参)。

【生态环境】 生于海拔 1 500m 杂木林下阴湿处。

【采收季节】 秋季采收,洗净,干燥。

【药材性状】 根茎细长,节部膨大成类球形,多呈串珠疙瘩状,侧旁着生纤细的不定根,节间柱形,长 4～6cm,直径 2mm。表面淡棕黄色,有细浅的纵皱纹。质较坚硬,断面黄白色,有多数细小的孔隙。气微,味苦略甜。

【分布】 龙泉、庆元、遂昌(九龙山)。

【性味】 味苦、甘,性微寒。

【功效】 补肺,养阴,活络,止血。

【主治】 气阴两虚,烦热口渴,虚劳咳嗽,跌仆损伤,关节疼痛,咳血,吐血,外伤出血。

【用法用量】 内服煎汤,9～15g,或浸酒;外用适量,研末敷。

【注意】 孕妇禁服。

三七

【学名】 *Panax notoginseng* (Burk.) F. H. Chen

【药用部位】 根及根茎(三七)、叶、花(三七花)。

【生态环境】 栽培。

【采收季节】 秋季花开前采收根及根茎,洗净,干燥;夏、秋季采叶,鲜用或干燥;7～9月采花,干燥。

【药材性状】 主根类圆锥形或圆柱形,长 1～6cm,直径 1～4cm。表面灰褐色或灰黄色,有断续的纵皱纹和支根痕。顶部有根茎,周围有瘤状突起,体重,质坚实,断面灰绿色、黄绿色或灰白色,木部微呈放射状排列,气微,味苦回甜。

【分布】 遂昌(蔡源)。

【性味】 根及根茎:味甘、微苦,性温。

叶:味辛,性温。

花味甘,性凉。

【功效】 根:止血散瘀,消肿定痛。

叶:散瘀止血,消肿定痛。

花:清热生津,平肝降压。

【主治】 根及根茎:咯血,吐血,衄血,便血,崩漏,外伤出血,胸腹刺痛,跌仆肿痛。

叶:吐血,衄血,便血,外伤出血,跌打肿痛,痈肿疮毒。

花:津伤口渴,咽痛音哑,高血压病。

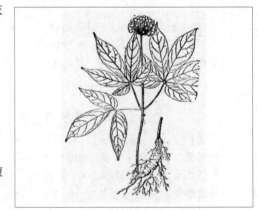

三七

【用法用量】 根及根茎内服煎汤,3~9g,研粉吞服1~3g;外用适量,研末调敷。叶内服煎汤,3~10g,或开水泡;外用适量,研末撒或调敷。花内服适量,开水,泡服。

【注意】 孕妇慎服。

锈毛羽叶参(锈毛五叶参)

【学名】 *Pentapanax henryi* Harms

【药用部位】 根皮。

【生态环境】 生于海拔800~1 200m的山谷岩隙缝中或乱石堆中。

【采收季节】 春、秋季采收,洗净,干燥。

【分布】 缙云(大洋山)。

【功效】 祛风除湿,通络止痛。

【主治】 风湿痹痛,跌打损伤,淋证。

【用法用量】 内服煎汤,6~9g。

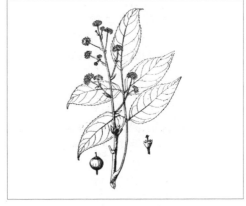

锈毛羽叶参(锈毛五叶参)

鹅掌柴

【学名】 *Schefflera octophylla* (Lour.) Harms

【药用部位】 根皮或茎皮、叶、根。

【生态环境】 生于海拔1 000m以下的山坡林中向阳处、或山脚溪边旷地。

【采收季节】 全年可采根皮或茎皮,洗净,干燥;夏、秋季采收叶,鲜用;秋季采收根,洗净,切片,干燥。

【药材性状】 茎皮呈卷筒状或不规则板块状,长短不一,厚2~6mm。外表面灰白色或暗灰色,粗糙,常有地衣斑,具类圆形或横向长圆形皮孔。内表面灰黄色或灰棕色,具细纵纹。质脆,易折断,断面不平坦,纤维性。气微香,味苦、涩。

【分布】 龙泉、庆元。

【性味】 根皮或茎皮:味辛、苦,性凉。

叶:味辛、苦,性凉。

根:味淡、微苦,性平。

【功效】 根皮或茎皮:清热解表,祛风除湿,舒筋活络。

叶:祛风化湿,解毒,活血。

根:疏风清热,除湿通络。

【主治】 根皮或茎皮:感冒发热,咽喉肿痛,烫伤,无名肿毒,风湿痹痛,跌打损伤,骨折。

叶:风热感冒,咽喉肿痛,斑疹发热,风疹瘙痒,风湿疼痛,湿疹,下肢溃疡,疮疡肿毒,烧伤,跌打肿痛,骨折,刀伤出血。

根:感冒,发热,妇女热病夹经,风湿痹痛,跌打损伤。

【用法用量】 根皮或茎皮内服煎汤,9~15g或浸酒;外用适量,煎水洗或捣敷。叶内服煎汤,6~15g;外用适量,捣汁涂或酒炒敷。根内服煎汤,3~9g,鲜品加倍或浸酒;外用适量,煎水洗、捣敷或研末调敷。

【注意】 根皮或树皮:虚寒及孕妇禁服。

通脱木(畲药名:五角枫)

【学名】 *Tetrapanax papyrifer* (Hook.) K. Koch

【药用部位】 茎髓(通草)、根、花蕾、花粉。

【生态环境】 栽培。

【采收季节】 秋季采收茎髓,干燥;深秋采挖根,洗净,切片,干燥;

通脱木(畲药名:五角枫)

秋季采花蕾、花粉,干燥。

【药材性状】 茎髓圆柱形,长20~40cm,直径1~2.5cm。表面白色或淡黄色,有浅纵沟纹。体轻,质松软,易折断,断面平坦,显银白色光泽,中部有直径0.3~1.5cm的空心或半透明的薄膜,纵剖面呈梯状排列,实心者少见。气微,味淡。

【分布】 丽水市各地均有零星种植。

【性味】 茎髓:味甘、淡,性微寒。

　　　　根:味淡,微苦,性微寒。

　　　　花蕾:味甘,性平。

　　　　花粉:味苦、辛,性平。

【功效】 茎髓:清热利水,通乳。

　　　　根:清热利水,行气消食,活血下乳。

　　　　花蕾:疏肝行气。

　　　　花粉:解毒散结,祛腐生肌。

【主治】 茎髓:湿热尿赤,淋病涩痛,水肿尿少,乳汁不下。

　　　　根:水肿,淋证,食积饱胀,痞块,风湿痹痛,月经不调,乳汁不下。

　　　　花蕾:疝气。

　　　　花粉:痈肿,瘰疬,痔疮。

【用法用量】 茎髓内服煎汤,3~5g。根内服煎汤,30~60g,或浸酒;外用适量,捣敷。花蕾内服煎汤,30~60g。花粉内服煎汤,2~5g;外用适量,撒敷。

【注意】 茎髓:气阴两虚、内无湿热及孕妇慎服。

伞形科 Umbelliferae

莳萝

【学名】 *Anethum graveolens* L.

【药用部位】 果实(莳萝子)、嫩茎叶。

【生态环境】 栽培于菜地。

【采收季节】 夏、秋季采收成熟果实,干燥;4~5月采收嫩茎叶,干燥。

【药材性状】 双悬果分离为分生果,分果瓣扁宽卵形,长3~4.5mm,宽1.5~2.5mm。顶端有宿存的花柱基及不明显的萼齿。背面棕黑色,有黄白的线状纵棱3条,两侧向外延伸成黄白色的翅;接合面微凹,有1条纵肋。种子1粒,与果皮粘连,富油性。气香,味微辛。

【分布】 市内有作蔬菜零星种植。

【性味】 果实:味辛,性温。

　　　　嫩茎叶:味辛,性温。

【功效】 果实:温脾开胃,散寒暖肝,理气止痛。

　　　　嫩茎叶:行气利膈,降逆止呕,化痰止咳。

【主治】 果实:宿食不消,脘腹饱胀,寒疝,呕逆。

　　　　嫩茎叶:胸胁痞满,脘腹胀痛,呕吐呃逆,咳嗽,咯痰。

【用法用量】 果实内服煎汤,3~6g。嫩茎叶内服煎汤,3~9g。

【注意】 果实:气阴不足及内有火热者禁服。

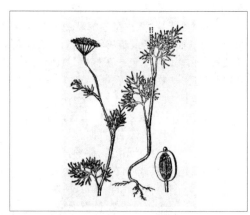

莳萝

重齿当归(浙独活、重齿毛当归)

【学名】 *Angelica biserrata* (Shan et Yuan) Yuan et Shan

【药用部位】 根(独活)。

【生态环境】 生于海拔1000~1200m山坡疏林边或沟边草丛中。

【采收季节】 深秋采挖,洗净,烘至半干,堆置2~3天,待发软,烘干。

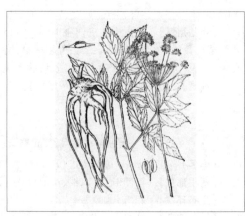

重齿当归(浙独活、重齿毛当归)

【药材性状】 根呈圆柱形,下部有分枝,长 10 ~ 30cm。根头部膨大,圆锥状,多横皱纹,直径 1.5 ~ 3cm,顶端有茎、叶的残基或凹陷。表面灰褐色或棕褐色,具纵皱纹,有横长皮孔样突起及捎突起的须根痕。质较硬,受潮则变软,断面皮部灰白色,有多数散在的棕色油室,木部灰黄色至黄棕色,形成层环棕色。有特异香气,味苦、辛、微麻舌。

【分布】 遂昌、龙泉。

【性味】 味辛、苦,性温。

【功效】 祛风除湿,通痹止痛。

【主治】 胸胁刺痛,闭经,癥瘕,风湿肩臂疼痛,跌打肿痛。

【用法用量】 内服煎汤,3 ~ 10g;外用适量,煎水洗。

【注意】 阴虚血燥者慎服。

杭白芷

【学名】 *Angelica dahurica* (Fisch. ex Hoffm.) Benth. et Hook. ex Franch. et Sav. cv. Hangbaizhi

【药用部位】 根(白芷)、叶。

【生态环境】 栽培。

【采收季节】 夏、秋季采收,洗净,低温干燥。

【药材性状】 根长圆锥形,长 10 ~ 25cm,直径 1 ~ 2.5cm。表面灰棕色或黄棕色,根头部钝四棱形,具纵皱纹、支根痕及皮孔样的横向突起,有的排列成四纵行。顶端有凹陷的茎痕。质坚实,断面白色,粉性,形成层环棕色,近方形,皮部散有多数棕色油点。气芳香,味辛、微苦。

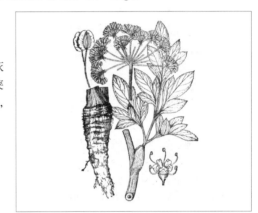

杭白芷

【分布】 缙云、遂昌(蔡源),有作中药材种植。

【性味】 根:味辛,性温。

　　　　叶:味辛,性平。

【功效】 根:祛风除湿,通窍止痛,消肿排脓。

　　　　叶:祛风解毒。

【主治】 根:感冒头痛,眉棱骨痛,鼻塞,鼻渊,牙痛,白带,疮疡肿毒。

　　　　叶:瘾疹,丹毒。

【用法用量】 根内服煎汤,3 ~ 10g;外用适量,研末撒或调敷。叶外用适量,煎水洗或研粉扑。

【注意】 根:血虚有热、阴虚阳亢头痛者禁服。

紫花前胡(畲药名:山当归、陌生草、大香头)

【学名】 *Angelica decursiva* (Miq.) Franch. et Sav.

【药用部位】 根(紫花前胡)。

【生态环境】 生于山坡林下、林缘湿润处、郊野、路旁阴湿草丛中。

【采收季节】 秋、冬季采收,洗净,干燥。

【药材性状】 根多呈不规则圆柱形、圆锥形或纺锤形,主根较细,有少数支根,长 3 ~ 15cm,直径 0.8 ~ 1.7cm。表面棕色至黑棕色,根头部偶有残留茎基和膜质叶鞘残基,有浅直细纵皱纹,可见灰白色横向皮孔样突起的点状须根痕。质硬,断面类白色,皮部较窄,散有少数黄色油点。气芳香,味微苦、辛。

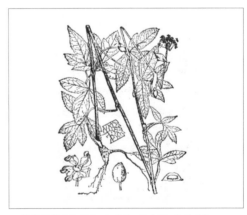

紫花前胡(畲药名:山当归、陌生草、大香头)

【分布】 丽水市山区各地。

【性味】 味苦、辛,性微寒。

【功效】 降气化痰,散风清热。

【主治】 痰热咳喘,咯痰黄稠,风热咳嗽痰多。

【用法用量】 内服煎汤,3 ~ 9g。

【注意】 阴虚咳嗽、寒饮咳嗽者慎服。

福参(畲药名:土当归)

【学名】 *Angelica morii* Hayata

【药用部位】 根、叶。

【生态环境】 生于山谷、溪沟边、石缝内。亦有畲族医作畲药栽培。

【采收季节】 深秋采挖根,洗净,刮去外皮,干燥;夏季采叶,洗净,干燥。

【分布】 龙泉、景宁、云和、莲都等地。

【性味】 根:味辛、甘、苦,性温。

叶:味辛、苦,性温。

【功效】 根:温中益气。

叶:祛风散寒,除湿。

【主治】 根:脾虚泄泻,虚寒咳嗽。

叶:风寒湿痹。

【用法用量】 根内服煎汤,9~15g;外用适量,捣敷。叶内服煎汤,6~15g。

【注意】 根:产妇禁服,多食则喉痛。

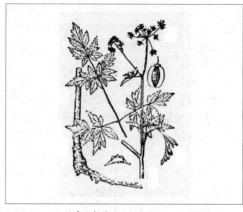

福参(畲药名:土当归)

旱芹(芹菜)

【学名】 *Apium graveolens* L.

【药用部位】 带根的全草。

【生态环境】 栽培。

【采收季节】 春、夏季采收,洗净,鲜用。

【分布】 丽水市各地作蔬菜种植。

【性味】 味甘、辛、微苦,性凉。

【功效】 平肝,清热,祛风,利水,止血,解毒。

【主治】 肝阳玄晕,风热头痛,咳嗽,黄疸,小便淋涩,尿血,崩漏,带下,疮疡肿毒。

【用法用量】 内服煎汤,9~15g,鲜品30~60g,或捣汁;外用适量,捣敷或煎水洗。

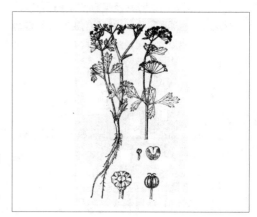

旱芹(芹菜)

452

积雪草(畲药名:破铜钱)

【学名】 *Centella asiatica* (L.) Urban

【药用部位】 全草(积雪草)。

【生态环境】 生于山脚、旷野、路边水沟边等较阴湿处。

【采收季节】 夏季采收,洗净,鲜用或干燥。

【药材性状】 全草常卷缩成团状。根圆柱形,长2~4cm,直径1~1.5mm;表面浅黄色或灰黄色。茎细长弯曲,黄棕色,有细纵皱纹,节上常生须状根。叶多皱缩,破碎,完整者展平后呈近圆形或肾形,直径1~4cm;灰绿色,边缘有粗钝齿;叶柄长3~6cm,扭曲。伞形花序腋生,短小。双悬果扁圆形,有明显隆起的纵棱及细网纹,果柄甚短。气微,味淡。

【分布】 丽水市各地。

【主治】 味苦、辛,性寒。

【功效】 清热利湿,活血止血,解毒消肿。

【主治】 湿热黄疸,中暑腹泻,血淋,沙淋,痈肿疮毒,跌打损伤。

【用法用量】 内服煎汤,15~30g;外用适量,捣敷或绞汁涂。

【注意】 脾胃虚寒者慎服。

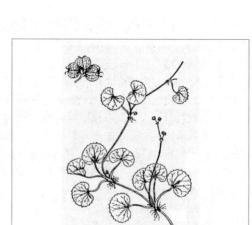

积雪草(畲药名:破铜钱)

明党参(山萝卜)

【学名】 *Changium smyrnioides* Wolff

【药用部位】 根(粉沙参、明党参)。

【生态环境】 生于山野稀疏灌木林下与林缘土质肥厚处。

【采收季节】 4～5月采收,洗净,除去须根,干燥,或置沸水中煮至内无白心,干燥。

【药材性状】 沸水煮的根细长圆柱形、长纺锤形或不规则条形,长6～20cm,直径0.5～2cm。表面黄白色或淡棕色,光滑或有纵沟纹和须根痕,有的具红棕色斑点。质硬而脆,断面角质样,皮部较薄。黄白色,有的易与木部剥离,木部类白色。气微,味淡。

【分布】 丽水市山区各地。

【性味】 味甘、微苦,性寒。

【功效】 润肺化痰,养阴和胃,平肝,解毒。

【主治】 肺热咳嗽,呕吐反胃,食少口干,目赤眩晕,疔毒疮疡。

【用法用量】 内服煎汤,6～12g。

【注意】 脾虚泄泻、梦遗滑精者以及孕妇禁服。

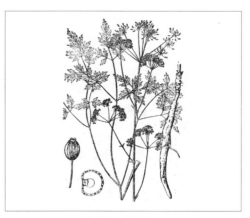

明党参(山萝卜)

蛇床(野芫荽)

【学名】 *Cnidium monnieri* (L.) Cuss.

【药用部位】 果实(蛇床子)。

【生态环境】 生于山野、路旁、溪沟边。

【采收季节】 夏、秋季果实成熟时采收,干燥。

【药材性状】 双悬果呈椭圆形,长2～4mm,直径约2mm。表面灰黄色或灰褐色,顶端有2枚向外弯曲的柱基,基部偶有细梗。分果的背面有薄而突起的纵棱5条,接合面平坦,有2条棕色略突起的纵棱线。果皮松脆,揉搓易脱落。种子细小,灰棕色,显油性。气香,味辛凉,有麻舌感。

【分布】 丽水市山区各地。

【性味】 味辛、苦,性温,小毒。

【功效】 温肾壮阳,燥湿杀虫,祛风止痒。

【主治】 阳痿,宫冷,寒湿带下,湿痹腰痛,外阴湿痒,妇人阴痒,滴虫性阴道炎。

【用法用量】 内服煎汤,3～10g;外用适量,煎水熏洗或研末调敷。

【注意】 下焦湿热或相火易动,精关不固者禁服。

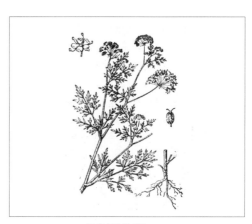

蛇床(野芫荽)

453

芫荽(香菜)

【学名】 *Coriandrum sativum* L.

【药用部位】 带根的全草(芫荽草)、茎、果实(芫荽子)。

【生态环境】 栽培。

【采收季节】 全年可采带根的全草、茎,洗净,鲜用或干燥;秋季采收成熟果实,干燥。

【药材性状】 果实为双悬果,圆球形,直径3～5mm。表面淡黄棕色,有明显的线状次棱8条和不明显的波状主棱10条,两者相间排列。顶端残存短小花柱基及萼齿,基部钝圆,可见果柄或果柄痕。分果瓣半球形,接合面略凹陷。气香,味微辛、苦。

【分布】 丽水市各地作蔬菜种植。

【性味】 带根的全草:味辛,性温。

　　　　茎:味辛,性温。

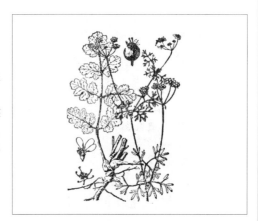

芫荽(香菜)

果实:味辛,酸,性平。

【功效】 带根的全草:发表透疹,消食开胃,止痛解毒。

　　　　茎:宽中健胃,透疹。

　　　　果实:健胃消积,理气止痛,透疹解毒。

【主治】 带根的全草:感冒鼻塞,痘疹透发不畅,饮食乏味,齿痛。

　　　　茎:胸脘胀闷,消化不良,麻疹不透。

　　　　果实:食积,食欲不振,胸膈满闷,脘腹胀痛,呕恶反胃,泻痢,肠风便血,脱肛,疝气,麻疹,痘疹透发不畅,秃疮,头痛,牙痛,耳痛。

【用法用量】 带根的全草内服煎汤,9～15g,鲜品 15～30g 或捣汁;外用适量,煎水洗或捣敷。茎内服煎汤,3～9g;外用适量,煎汤喷涂。果实内服煎汤,6～12g;外用适量,煎水熏洗或含漱。

【注意】 带根的全草:疹出已透,或虽未透出而热毒壅滞,非风寒外束者禁服。

　　　　果实:有火热者禁服。

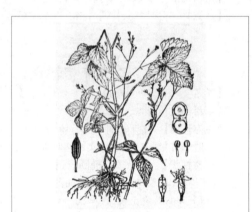

鸭儿芹(畲药名:鸭掌草)

鸭儿芹(畲药名:鸭掌草)

【学名】 *Cryptotaenia japonica* Hassk.

【药用部位】 茎叶、果实、根。

【生态环境】 生于林下路边阴湿处。

【采收季节】 夏、秋季采收茎叶、根,洗净,鲜用或干燥;秋季采收成熟果实,干燥。

【分布】 丽水市山区各地。

【性味】 茎叶:味辛、苦,性平。

　　　　果实:味辛,性温。

　　　　根:味辛,性温。

【功效】 茎叶:祛风止咳,利湿解毒,化瘀止痛。

　　　　果实:消积顺气。

　　　　根:发表散寒,止咳化痰,活血止痛。

【主治】 茎叶:感冒咳嗽,肺痈,淋痛,疝气,月经不调,风火牙痛,目赤翳障,痈疽疮肿,皮肤瘙痒,跌打肿痛,蛇虫咬伤。

　　　　果实:食积腹胀。

　　　　根:风寒感冒,咳嗽,跌打肿痛。

【用法用量】 茎叶内服煎汤,15～30g;外用适量,煎水洗、研末撒,或捣敷。果实内服煎汤,3～9g,或研末。根内服煎汤,9～30g 或研末。

野胡萝卜

【学名】 *Daucus carota* L.

【药用部位】 果实(南鹤虱)、茎叶、根。

【生态环境】 生于山沟、溪沟边、荒地湿润处。

【采收季节】 秋季采收成熟果实,干燥;夏季开花时采收茎叶,洗净,鲜用或干燥;春季未开花剪彩挖根,洗净,鲜用或干燥。

【药材性状】 双悬果椭圆形,多裂为分果瓣,长 3～4mm,宽 1.5～2.5mm。表面淡绿色或棕黄色。顶端有花柱残基,基部钝圆,背面隆起,具 4 条突起的棱线,棱上密生长约 1.5mm 的黄白色钩刺,棱间散生短柔毛。接合面平坦,有 3 条脉纹。种仁类白色,有油性。体轻,气微,搓碎后有特异香气,味微辛、苦。

【分布】 遂昌。

【性味】 果实:味苦、辛,性平,小毒。

　　　　茎叶:味苦、微甘,性寒,小毒。

　　　　根:味甘、微辛,性凉。

【功效】 果实:杀虫,消积,止痒。

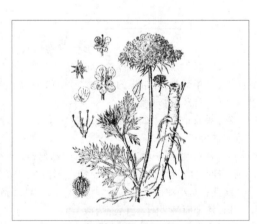

野胡萝卜

　　茎叶:杀虫健脾,利湿解毒。

　　根:健脾化滞,凉肝止血,清热解毒。

【主治】　果实:蛔虫病,蛲虫病,绦虫病,虫积腹痛,小儿疳积。

　　茎叶:虫积,疳积,脘腹胀满,水肿,黄疸,烟毒,疮疹湿痒,斑秃。

　　根:脾虚食少,腹泻,惊风,逆血,血淋,咽喉肿痛。

【用法用量】　果实内服煎汤,3～9g;外用适量,煎水熏洗。茎叶内服煎汤,6～15g;外用适量,煎水洗或研末调敷。根内服煎汤,15～30g;外用适量,鲜品捣汁涂。

胡萝卜

【学名】　*Daucus carota* L. var. *sativa* DC.

【药用部位】　根、果实、叶。

【生态环境】　栽培。

【采收季节】　冬季采收根,洗净,多鲜用;夏季采收成熟果实,干燥;冬季或春季采收叶,洗净,鲜用或干燥。

【分布】　丽水市各地有作蔬菜种植。

【性味】　根:味甘、辛,性平。

　　果实:味苦、辛,性温。

　　叶:味辛、甘,性平。

【功效】　根:健脾和中,滋肝明目,化痰止咳,清热解毒。

　　果实:燥湿散寒,利水杀虫。

　　叶:理气止痛,利水。

【主治】　根:脾虚食少,体虚乏力,脘腹痛,泄痢,视物昏花,雀目,咳喘,百日咳,咽喉肿痛,麻疹,水痘,疖肿,烫火伤,痔漏。

　　果实:久痢,久泻,虫积,水肿,宫冷腹痛。

　　叶:脘腹痛,浮肿,小便不通,淋痛。

【用法用量】　根内服煎汤,30～120g或生吃、煮食、捣汁;外用适量,煮熟捣敷或切片烧热敷。果实内服煎汤,3～9g。叶内服煎汤,30～60g或切碎蒸熟食。

红马蹄草(踏草)

【学名】　*Hydrocotyle nepalensis* Hook.

【药用部位】　全草。

【生态环境】　生于山坡路旁阴湿地和溪沟边。

【采收季节】　夏、秋季采收,洗净,鲜用或干燥。

【分布】　龙泉、云和、景宁、遂昌等地。

【性味】　味苦,性寒。

【功效】　清热利湿,化瘀止血,解毒。

【主治】　感冒,咳嗽,痰中带血,痢疾,泄泻,痛经,月经不调,跌打伤肿,外伤出血,痈疮肿毒。

【用法用量】　内服煎汤,6～15g;外用适量,捣敷或煎水洗。

【注意】　孕妇禁服。

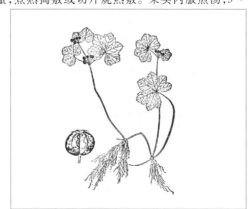

红马蹄草(踏草)

密伞天胡荽

【学名】　*Hydrocotyle pseudo - conferta* Masamune

【药用部位】　全草。

【生态环境】　山坡路旁及林下溪沟边。

【采收季节】　夏、秋季采收,洗净,鲜用或干燥。

【分布】　松阳。

【性味】　味苦,性凉。

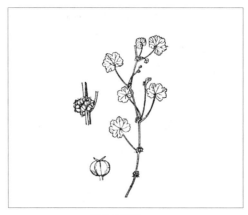

密伞天胡荽

455

【功效】 清热利湿,止咳止泻。

【主治】 小儿高热,惊厥,黄疸,百日咳,泄泻。

【用法用量】 内服煎汤,6~15g。

中华天胡荽

【学名】 *Hydrocotyle shanii* Boufford〔*Hydrocotyle chinensis*(Dunn)Graib〕

【药用部位】 全草。

【生态环境】 生于山坡荒地草丛中。

【采收季节】 夏、秋季采收,洗净,鲜用或干燥。

【分布】 遂昌。

【性味】 味辛、微苦,性平。

【功效】 清热利湿。

【主治】 脘腹痛,肝炎,黄疸,小便不利,湿疹。

【用法用量】 内服煎汤,3~9g;外用适量,捣敷。

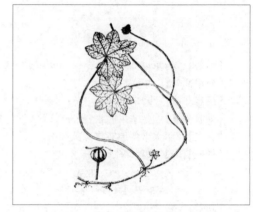

中华天胡荽

天胡荽(畲药名:盆地锦、洋文锦)

【学名】 *Hydrocotyle sibthorpioldes* Lam.

【药用部位】 全草。

【生态环境】 生于山坡、路旁湿润地、林下溪沟边。

【采收季节】 夏、秋季采收,洗净,鲜用或干燥。

【药材性状】 多皱缩成团状。表面淡黄色至黄绿色,茎极纤细,弯曲,节处有须状不定根。叶皱缩破碎,完整者圆形或肾圆形,5裂,每裂片再2~3浅裂,边缘有钝齿;托叶膜质。伞形花序小。双悬果略呈心形,两侧压扁。气香,味淡。

【分布】 丽水市各地。

【性味】 味辛、微苦,性凉。

【功效】 清热利湿,解毒消肿。

【主治】 黄疸,痢疾,水肿,淋证,目翳,喉肿,痈肿疮毒,带状疱疹,跌打损伤。

【用法用量】 内服煎汤,9~15g,鲜品30~60g,或捣汁;外用适量,捣敷或捣汁涂。

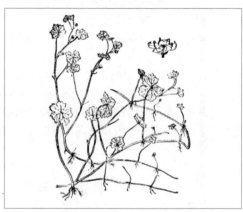

天胡荽(畲药名:盆地锦、洋文锦)

破铜钱

【学名】 *Hydrocotyle sibthorpioldes* Lam. var. *batrachium*(Hance)Hand,-Mazz. ex Shan

【药用部位】 全草。

【生态环境】 生于路边、草地和旷野湿润处。

【采收季节】 夏、秋季采收,洗净,鲜用或干燥。

【分布】 龙泉。

【性味】 味辛、微苦,性凉。

【功效】 清热利湿,解毒消肿。

【主治】 黄疸,痢疾,水肿,淋证,目翳,喉肿,痈肿疮毒,带状疱疹,跌打损伤。

【用法用量】 内服煎汤,9~15g,鲜品30~60g,或捣汁;外用适量,捣敷或捣汁涂。

肾叶天胡荽

【学名】 *Hydrocotyle wilfordi* Maxim.

【药用部位】 全草。

【生态环境】 生于山谷、田野、沟边阴湿处。

【采收季节】 夏、秋季采收,洗净,鲜用或干燥。

【药材性状】 全草扭曲皱缩成团状。表面黄绿色至褐绿色,茎纤细长而弯曲;叶多皱缩,完整者呈肾圆形或圆形,直径 1.2～6cm,边缘约 7～9 浅裂,基部心形;叶柄长 3～20cm。气微,味淡、微苦。

【分布】 龙泉。

【性味】 味苦,性微寒。

【功效】 清热解毒,利湿。

【主治】 红白痢疾,黄疸,小便淋痛,疮肿,鼻炎,耳痛,口疮。

【用法用量】 内服煎汤,6～15g;外用适量,捣敷或绞汁涂。

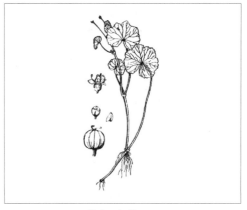

肾叶天胡荽

藁本(畲药名:茶叶香)

【学名】 *Ligusticum sinensa* Oliv.

【药用部位】 根茎和根(藁本)。

【生态环境】 生于海拔约 1 000m 东南向的山谷林下和溪沟边,或北向的林下草丛阴湿处。

【采收季节】 深秋采收,洗净,干燥。

【药材性状】 根茎呈不规则结节状的团块或柱状,稍扭曲,有分枝,长 3～10cm,直径 1～2cm。表面棕褐色或暗棕色,粗糙,有纵皱缩,上侧残留数个凹陷的圆形茎基,下面有多数点状突起的根痕和残根。体轻,质坚硬,易折断,断面黄色或黄白色,纤维状。气浓香,味辛、苦、微麻。

【分布】 龙泉、云和、景宁。

【性味】 味辛,性温。

【功效】 祛风,散寒,除湿,止痛。

【主治】 风寒感冒,巅顶疼痛,风湿肢节痹痛。

【用法用量】 内服煎汤,3～10g;外用适量,煎水洗或研末调敷。

【注意】 阴血虚及热证头痛者禁服。

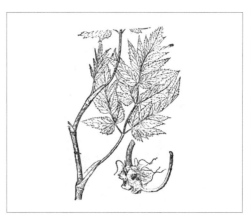

藁本(畲药名:茶叶香)

457

岩茴香(细叶藁本)

【学名】 *Ligusticum tachiroei* (Franch. et Sav.) Hiroe et Constance

【药用部位】 根和根茎。

【生态环境】 生于向阳山坡草丛中或裸岩旁。

【采收季节】 深秋采收,洗净,干燥。

【分布】 遂昌(九龙山)。

【性味】 味辛、苦,性温。

【功效】 祛风除湿,散寒止痛。

【主治】 风寒感冒,感冒夹湿,头痛,风寒湿痹,寒疝痛。

【用法用量】 内服煎汤,6～15g,或研粉。

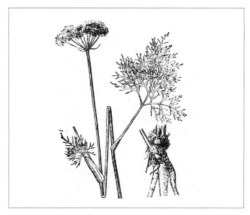

岩茴香(细叶藁本)

白苞芹

【学名】 *Nothosmyrnium japonicum* Miq.

【药用部位】 根。

【生态环境】 生于山坡林下阴湿处及沟谷旁。

【采收季节】 深秋采收,洗净,切片,干燥。

【分布】 龙泉、云和、莲都。

【性味】 味辛,性温。

【功效】 祛风散寒,舒经活血。

【主治】 风寒感冒,头痛,风寒湿痹,筋骨痛,骨折伤痛。

【用法用量】 内服煎汤,21～24g;外用适量,煎水洗或捣敷。

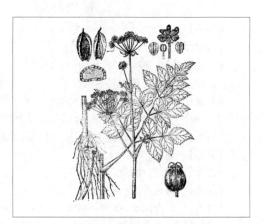

白苞芹

短辐水芹

【学名】 *Oenanthe benghalensis* Benth. et Hook. f.

【药用部位】 全草。

【生态环境】 生于海拔约250m处的田岸边。

【采收季节】 春、夏季采收,洗净,切段,鲜用或干燥。

【分布】 龙泉。

【性味】 味辛,微甘,性凉。

【功效】 清热透疹,平肝安神。

【主治】 麻疹初起,肝阳上亢,失眠多梦。

【用法用量】 内服煎汤,10～30g,或捣汁。

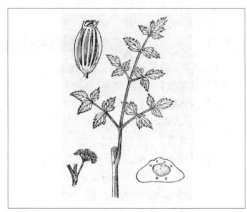

短辐水芹

458

西南水芹

【学名】 *Oenanthe dielsii* H. Boiss.

【药用部位】 全草。

【生态环境】 生于海拔600～1 600m的山坡沟谷林下阴湿处。

【采收季节】 夏季采收,洗净,干燥。

【分布】 遂昌、庆元、云和。

【性味】 味辛、微苦,性微寒。

【功效】 疏风清热,止痛,降压。

【主治】 风热感冒,咳嗽,麻疹,胃痛,高血压病。

【用法用量】 内服煎汤,6～15g。

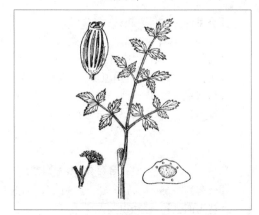

西南水芹

水芹(畲药名:水芹菜)

【学名】 *Oenanthe javanica* (Bl.) D C.

【药用部位】 全草。

【生态环境】 生于丘陵低地潮湿处或水沟中,亦有作野菜栽培。

【采收季节】 秋季采收,洗净,鲜用或干燥。

【分布】 丽水市各地。

【性味】 味辛、甘,性凉。

【功效】 清热解毒,利尿,止血。

【主治】 感冒,暴热烦渴吐泻,浮肿,小便不利,淋痛,尿血,便血,吐血,衄血,崩漏,经多,目赤,咽痛,喉肿,口疮,牙疳,乳痈,痈疽,瘰疬,疰腮,带状疱疹,痔疮,跌打伤肿。

【用法用量】 内服煎汤,30～60g,或捣汁;外用适量,捣敷或捣汁涂。

【注意】 脾胃虚寒者,慎绞汁服。

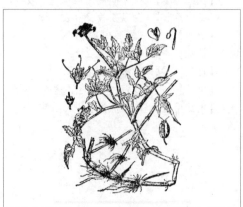

水芹(畲药名:水芹菜)

香根芹

【学名】 *Osmorhiza aristata*（Thunb.）Makino et Yabe

【药用部位】 果实、根。

【生态环境】 生于海拔 800～1 000m 阴山坡、山谷林缘或路边草丛中。有栽培。

【采收季节】 夏季采收成熟果实,干燥;夏季采根,洗净,干燥。

【分布】 遂昌(九龙山)。庆元(栽培)。

【性味】 果实:味辛、苦,性温。

【功效】 果实:驱虫,止痢,利尿。

　　　　　根:健脾消食,养肝明目。

【主治】 果实:蛔虫病,蛲虫病,慢性痢疾,肾炎水肿。

　　　　　根:消化不良,夜盲症。

【用法用量】 果实内服煎汤,3～9g,或研末。根内服煎汤,15～30g。

隔山香(畲药名:天竹香、天竹参)

【学名】 *Ostericum citriodorum*（Hance）Yuan et Shan

【药用部位】 根或全草。

【生态环境】 生于山坡林下、向阳林缘草丛中或溪沟边。

【采收季节】 秋季采收,洗净,鲜用或干燥。

【分布】 遂昌、松阳、龙泉、庆元、缙云、景宁、莲都。

【性味】 味辛、微苦,性平。

【功效】 疏风清肝,祛痰止咳,消肿止痛。

【主治】 感冒,咳嗽,头痛,腹痛,痢疾,肝炎,风湿痹痛,疝气,月经不调,跌打伤肿,疮痈,毒蛇咬伤。

【用法用量】 内服煎汤,6～15g 或研末;外用适量,捣敷或煎水洗。

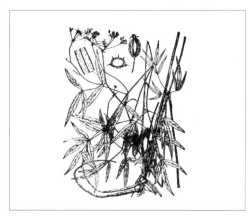

隔山香(畲药名:天竹香、天竹参)

碎叶山芹(大齿山芹　畲药名:困桥)

【学名】 *Ostericum grosseserratum*（Maxim.）Kitagawa

【药用部位】 根。

【生态环境】 生于山坡林下、林缘及草丛中。

【采收季节】 秋季采收,洗净,干燥。

【分布】 遂昌、龙泉、云和、莲都、景宁等地。

【性味】 味辛、微甘,性温。

【功效】 补中健脾,温肺止咳。

【主治】 脾虚泄泻,虚寒咳嗽。

【用法用量】 内服煎汤,3～9g。

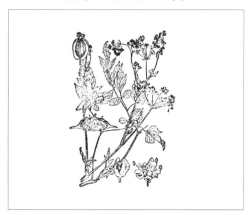

碎叶山芹(大齿山芹　畲药名:困桥)

山芹

【学名】 *Ostericum sieboldii*（Miq.）Nakai

【药用部位】 全草、根。

【生态环境】 生于山坡疏林下、林缘及沟边草丛中。

【采收季节】 夏、秋季采收全草,洗净,鲜用或干燥;秋季挖根,洗净,干燥。

【分布】 龙泉。

【性味】 全草:味辛、苦,性平。

【功效】 全草:解毒消肿。

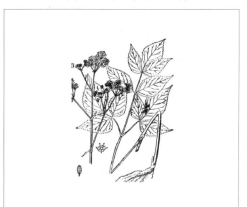

山芹

　　　　　　根:发表散风,祛湿止痛。

【主治】　全草:乳痈,疮肿。

　　　　　　根:感冒头痛,风湿痹痛,腰膝酸痛。

【用法用量】　全草外用适量,捣敷。根内服煎汤,3～9g。

白花前胡(畲药名:白花山当归)

【学名】　*Peucedanum praeruptorum* Dunn

【药用部位】　根(前胡)。

【生态环境】　生于向阳山坡林下、林缘、路旁、裸岩边或沟边草丛中。

【采收季节】　冬季至次年春茎叶枯萎时或未抽花茎时采收,洗净,低温干燥。

【药材性状】　根呈不规则的圆柱形、圆锥形或纺锤形,稍扭曲,下部常有分枝,长3～15cm,直径1～2cm。表面黑褐色或灰黄色,根头部多有茎痕和纤维状叶鞘残基,上端有密集的细环纹,下部有纵沟、纵皱纹及横向皮孔样突起。质较柔软,干者质硬,可折断,断面不整齐,淡黄白色,皮部散有多数棕黄色油点,形成层环纹棕色,射线放射状。气芳香,味微苦、辛。

【分布】　丽水市山区各地。

【性味】　味苦、辛,性微寒。

【功效】　疏散风热,降气化痰。

【主治】　风热咳嗽痰多,痰热喘满,咯痰黄稠。

【用法用量】　内服煎汤,3～10g。

【注意】　阴虚咳嗽、寒饮咳嗽者慎服。

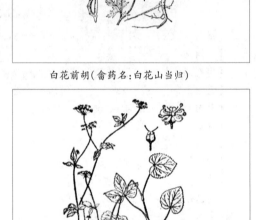

白花前胡(畲药名:白花山当归)

异叶茴芹(百路通　畲药名:三脚风炉)

【学名】　*Pimpinella diversifolia* D C.

【药用部位】　全草(三脚风炉)。

【生态环境】　生于山地沟谷林下阴湿处。

【采收季节】　夏、秋季采收,洗净,鲜用或干燥。

【药材性状】　全草长30～120cm,具白色柔毛。根圆柱形,常有3个支根,具芹菜样气味。茎直立,具纵沟槽,表面黄绿色。叶互生,皱缩,易破碎,完整叶展平后,基生叶有长柄,叶片不裂、3深裂至3全裂,卵状心形或小叶卵形,边缘有锯齿。复伞形花序顶生。双悬果。气特异,味辛、微苦。

【分布】　丽水市山区各地。

【性味】　味辛、苦、微甘,性微温。

【功效】　散风宣肺,理气止痛,消积健脾,活血通经,除湿解毒。

【主治】　感冒,咳嗽,百日咳,肺痨,肺痈,头痛,牙痛,胸胁痛,胃气痛,腹胀痛,缩阴冷痛,风湿关节痛,劳伤,骨伤,消化不良,食积,疳积,痧证,泻痢,黄疸,疟疾,月经不调,痛经,经闭,乳肿,目翳,咽肿,疔腮,瘰疬,疮肿,跌打损伤,湿疹,皮肤瘙痒,蛇咬伤。

【用法用量】　内服煎汤,6～15g,或研末、浸酒、鲜品绞汁;外用适量,捣敷、煎水洗或绞汁涂。

【注意】　孕妇慎服。

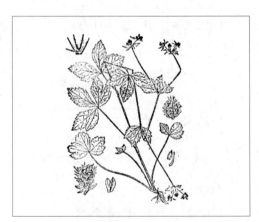

异叶茴芹(百路通　畲药名:三脚风炉)

变豆菜(畲药名:水黄连)

【学名】　*Sanicula chinensis* Bunge

【药用部位】　全草。

变豆菜(畲药名:水黄连)

【生态环境】 生于低山坡、山沟溪边、疏林下阴湿草丛中。

【采收季节】 夏、秋季采收,洗净,鲜用或干燥。

【分布】 遂昌、龙泉等地。

【性味】 味辛、微甘,性凉。

【功效】 解毒,止血。

【主治】 咽痛、咳嗽、月经过多、尿血、外伤出血、疮痈肿毒。

【用法用量】 内服煎汤,6~15g;外用适量,捣敷。

薄片变豆菜(畲药名:水黄连)

【学名】 *Sanicula lamelligera* Hance

【药用部位】 全草。

【生态环境】 生于山沟林下阴湿处。

【采收季节】 夏、秋季采收,洗净,鲜用或干燥。

【分布】 龙泉、云和、景宁、莲都、青田等地。

【性味】 味辛、甘,性微温。

【功效】 祛风发表,化痰止咳,活血调经。

【主治】 感冒、咳嗽、哮喘、月经不调、经闭、痛经、疮肿、跌打肿痛、外伤出血。

【用法用量】 内服煎汤,6~15g,或浸酒;外用适量,捣敷。

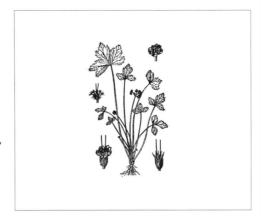

薄片变豆菜(畲药名:水黄连)

直刺变豆菜

【学名】 *Sanicula orthacantha* S. Moore

【药用部位】 全草。

【生态环境】 生于沟谷溪边或林下潮湿处。

【采收季节】 夏、秋季采收,洗净,鲜用或干燥。

【分布】 遂昌、龙泉、云和、莲都等地。

【性味】 味苦、辛,性凉。

【功效】 清热解毒,益脾止咳,祛风除湿,活血通络。

【主治】 麻疹后热毒未尽。肺热咳嗽、顿咳、耳热瘙痒、头痛、疮肿、风湿关节痛、跌打损伤。

【用法用量】 内服煎汤,6~15g,或浸酒;外用适量,捣敷。

461

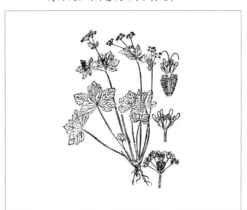

直刺变豆菜

小窃衣(破子草)

【学名】 *Torilis japonica* (Houtt.) D C.

【药用部位】 果实或全草。

【生态环境】 生于杂木林下、林缘、路边溪沟边草丛中。

【采收季节】 夏末秋初采收,鲜用或干燥。

【药材性状】 果实为长圆形双悬果,多裂为分果,分果长3~4mm,宽1.5~2mm。表面棕绿色或棕黄色,顶端有微突的残留花柱,基部圆形,常残留有小果柄。背面隆起,密生钩刺,刺的长短排列不整齐,状似刺猬。接合面凹陷成槽状,中央有1条脉纹。体轻。搓碎时有特异香气,味微辛、苦。

【分布】 缙云、龙泉、云和等地。

【性味】 味苦、辛,性平。

【功效】 杀虫止泻,收湿止痒。

【主治】 虫积腹痛、泄泻、痈疡溃烂、阴痒带下、风湿疹。

【用法用量】 内服煎汤,6~9g;外用适量,煎水洗或鲜品捣汁涂。

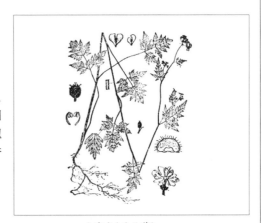

小窃衣(破子草)

窃衣

【学名】 *Torilis scabra*（Thunb.）D C.

【药用部位】 果实或全草。

【生态环境】 生于山坡、荒地、溪沟边或路旁草丛中。

【采收季节】 夏末秋初采收,鲜用或干燥。

【分布】 遂昌、松阳、龙泉、、庆元、缙云、景宁、莲都。

【性味】 味苦、辛,性平。

【功效】 杀虫止泻,收湿止痒。

【主治】 虫积腹痛,泄泻,痈疮溃烂,阴痒带下,风湿疹。

【用法用量】 内服煎汤,6～9g;外用适量,煎水洗或鲜品捣汁涂。

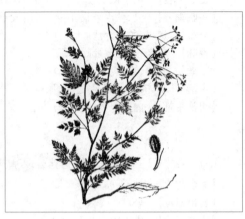

窃衣

山茱萸科 Cornaceae

长叶珊瑚

【学名】 *Aucuba himalaica* Hook. f. et Thoms. var. *dolichophylla* Fang et Soong

【药用部位】 果实。

【生态环境】 生于海拔1 000m左右的山谷林中坑边。

【采收季节】 秋、冬季果实成熟时采收,干燥。

【分布】 遂昌(九龙山)、庆元(隆宫)。

【性味】 味辛、微苦,性平。

【功效】 祛风除湿,通络止痛。

【主治】 风湿痹痛,跌打肿痛。

【用法用量】 内服煎汤,9～15g。

灯台树

【学名】 *Cornus controversa* Hemsl. ex Prain

【药用部位】 树皮及根皮或叶、果实。

【生态环境】 生于海拔1 570m以下山坡、山沟阳坡杂木林中或常绿阔叶林林缘。

【采收季节】 夏季采收树皮及根皮,洗净,干燥;夏、秋季采收叶,鲜用或干燥;秋季采收成熟果实,干燥。

【分布】 丽水市山区各地。

【性味】 树皮及根皮或叶:味微苦,性凉。

　　　　果实:味苦,性凉。

【功效】 树皮及根皮或叶:清热平肝,消肿止痛。

　　　　果实:清热解毒,润肠通便,驱虫。

【主治】 树皮及根皮或叶:头痛,眩晕,咽喉肿痛,关节酸痛,跌打肿痛。

　　　　果实:肝炎,肠燥便秘,蛔虫病。

【用法用量】 树皮及根皮或叶内服煎汤,6～15g,或研末;外用适量,捣敷。果实内服煎汤,3～10g。

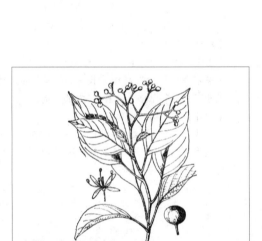

灯台树

川鄂山茱萸

【学名】 *Cornus chinensis* Wanger.

【药用部位】 果实。

【生态环境】 生于海拔800～1 400m的山谷或阴湿山坡林内。

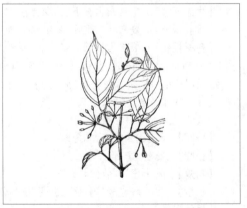

川鄂山茱萸

【采收季节】 秋季果实成熟时分批采摘,在沸水中煮10分钟,捞出,浸入冷水中,挤出种子,干燥。

【分布】 遂昌(九龙山、白马山)。

【性味】 味酸、涩,性微温。

【功效】 补肝益肾,收敛固脱。

【主治】 肝肾亏虚,头晕目眩,耳聋耳鸣,腰膝酸软,遗精,尿频,体虚多汁。

【用法用量】 内服煎汤,3～15g。

山茱萸(药枣)

【学名】 *Cornus officinalis* Sieb. et Zucc.

【药用部位】 果肉(山茱萸)。

【生态环境】 栽培。

【采收季节】 10～11月果皮变红时采摘,置沸水中略烫后,除去果核,干燥。

【药材性状】 果肉呈不规则片状或囊状,长1～1.5cm,宽0.5～1cm。表面紫红色至紫黑色,皱缩。有光泽。顶端有的有圆形宿萼痕,基部有果柄痕。质柔软。气微,味酸、涩、微苦。

【分布】 遂昌、缙云等地有种植。

【性味】 味酸、涩,性微温。

【功效】 补益肝肾,涩精固脱。

【主治】 眩晕耳鸣,腰膝酸痛,阳痿遗精,遗尿尿频,崩漏带下,大汗虚脱,内热消渴。

【用法用量】 内服煎汤,6～12g。

【注意】 命门火炽、素有湿热、小便淋涩者禁服。

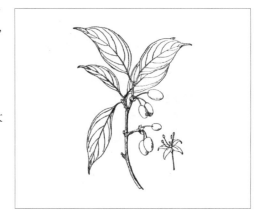

山茱萸(药枣)

秀丽香港四照花

【学名】 *Cornus hongkongensis* Hemsl. ssp. *elegans* (Fang et Hsieh) Q. Y. Xiang

【药用部位】 叶及花、果实。

【生态环境】 生于海拔500～1 600m的山谷、山腰溪沟边林中、或北向狭谷常绿、落叶阔叶林中。

【采收季节】 全年可采叶、夏季采花,鲜用或干燥;秋季采收成熟果实,干燥。

【分布】 丽水市山区各地。

【性味】 叶及花:味苦、涩,性凉。
果实:味甘、苦,性温。

【功效】 叶及花:收敛止血。
果实:驱虫。

【主治】 叶及花:外伤出血。
果实:蛔虫病。

【用法用量】 叶及花外用适量,捣敷或研末撒。果实内服煎汤,6～15g。

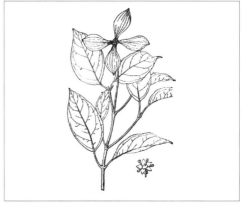

秀丽香港四照花

四照花

【学名】 *Cornus kousa* Hance ssp. *chinensis* (Osborn) Q. Y. Xiang

【药用部位】 叶及花、树皮及根皮、果实。

【生态环境】 生于海拔390～1100m的山坡、溪沟边林中或岩隙旁。

【采收季节】 夏、秋季采收叶及花,鲜用或干燥;全年可采树皮及

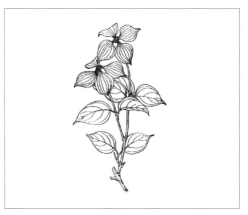

四照花

根皮,洗净,切片,干燥;秋季采收果实,干燥。

【分布】 遂昌、缙云等地。

【性味】 叶及花:味苦、涩,性凉。

树皮及根皮:味苦、涩,性平。

果实:味甘、苦,性平。

【功效】 叶及花:清热解毒,收敛止血。

树皮及根皮:清热解毒。

果实:驱虫,消积。

【主治】 叶及花:痢疾,肝炎,水火烫伤,外伤出血。

树皮及根皮:痢疾,肺热咳嗽。

果实:蛔虫腹痛,饮食积滞。

【用法用量】 叶及花内服煎汤,9~15g;外用适量,捣敷或研末调敷。树皮及根皮内服煎汤,9~15g,大剂量30~60g。果实内服煎汤,6~15g。

青荚叶(叶上珠)

【学名】 *Helwingia japonica* (Thunb.) Dietr.

【药用部位】 叶或果实、根、茎髓(小通草)。

【生态环境】 生于海拔400~1200m的山谷或林下阴湿处。

【采收季节】 夏、秋季叶未枯黄前,将果实连叶采收,鲜用或干燥;全年可采根,洗净,切片,干燥;秋季采收茎髓,理直,干燥。

【分布】 遂昌、松阳、龙泉、景宁、云和、莲都等地。

【性味】 叶或果实:味苦、辛,性平。

根:味辛、微甘,性平。

茎髓:味甘、淡,性平。

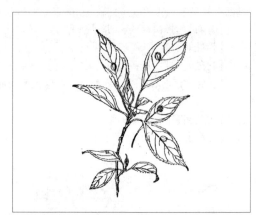

青荚叶(叶上珠)

【功效】 叶或果实:祛风除湿,活血解毒。

根:止咳平喘,活血通络。

茎髓:通乳。

【主治】 叶或果实:感冒咳嗽,风湿痹痛,胃痛,痢疾,便血,月经不调,跌打瘀肿,骨折,痈疖疮毒,毒蛇咬伤。

根:久咳虚喘,劳伤腰痛,风湿痹痛,跌打肿痛,胃痛,月经不调,产后腹痛。

茎髓:乳少,乳汁不畅。

【用法用量】 叶或果实内服煎汤,9~15g;外用适量,鲜品捣敷。根内服煎汤,6~15g或浸酒;外用适量,鲜品捣敷。茎髓内服煎汤,3~9g。

白粉青荚叶

【学名】 *Helwingia japonica* (Thunb.) Dietr. var. *hypoleuca* Hemsl. ex Rehd.

【药用部位】 茎髓、叶。

【生态环境】 生于1200~1500m山坡林下。

【采收季节】 秋季采收茎髓,理直,干燥;春、夏季采收叶,鲜用或干燥。

【分布】 遂昌(九龙山)。

【性味】 茎髓:味甘、苦,性凉。

叶:味苦,性凉。

【功效】 茎髓:清热利尿,通乳。

叶:清热利湿,活血解毒。

【主治】 茎髓:热淋涩痛,小便不利,乳汁不下。

叶:水肿,热淋,便血,疮肿,跌打瘀肿。

【用法用量】 茎髓内服煎汤,3~6g。叶内服煎汤,6~15g;外用适量,鲜品捣敷。

山柳科 Clethraceae

华东山柳

【学名】 *Clethra barbinervis* Sieb. et Zucc.

【药用部位】 根。

【生态环境】 生于海拔 850～1 750m 的疏林中或山坡林缘。

【采收季节】 夏、秋季采收,洗净,切片,鲜用。

【分布】 遂昌、龙泉、庆元等地。

【性味】 味苦,性寒。

【功效】 清热解毒。

【主治】 热毒疮疖,痈疮。

【用法用量】 外用适量,鲜品捣汁涂。

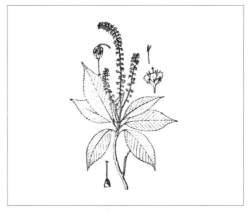

华东山柳

鹿蹄草科 Pyrolaceae

水晶兰

【学名】 *Monotropa uniflora* L.

【药用部位】 全草。

【生态环境】 生于海拔 1 350～1 500m 的山沟杂木林下。

【采收季节】 夏季采收,鲜用。

【分布】 遂昌(白马山)。

【性味】 味甘,性平。

【功效】 补肺止咳。

【主治】 肺虚咳嗽。

【用法用量】 内服煎汤,9～15g,或炖肉食。

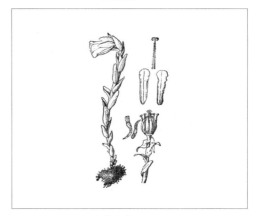

水晶兰

465

鹿蹄草

【学名】 *Pyrola calliantha* H. Andr.

【药用部位】 全草(鹿衔草)。

【生态环境】 生于海拔 700～1 500m 的山地林下。

【采收季节】 全年可采,晒至叶片较软时,堆置使其呈紫褐色时,干燥。

【药材性状】 根茎细长。茎圆柱形或具纵棱,长 10～30cm。叶基生,卵圆形或近圆形,长 3～6cm,宽 2～5cm,暗绿色或紫褐色,先端圆钝,基部楔形或圆钝,近全缘或有疏锯齿,边缘略反卷,上表面有时沿脉具白色网纹,下表面有时具白粉。总状花序有花 4～10 朵;花半下垂,萼片 5,萼裂舌形,先端钝;花瓣 5,早落,雄蕊 10,花药基部有小角,顶孔开裂;花柱外露,有环状突起的柱头盘。蒴果扁球形,直径 7～9mm,5 纵裂,裂片边缘有蛛丝状毛。气微,味淡、微苦。

【分布】 丽水市山区各地。

【性味】 味甘、苦,性温。

【功效】 补肾强骨,祛风除湿,止咳,止血。

【主治】 风湿痹痛,腰膝无力,月经过多,久咳劳嗽。

【用法用量】 内服煎汤,9～15g。

【注意】 孕妇慎服。

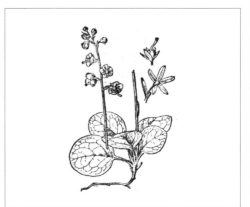

鹿蹄草

普通鹿蹄草

【学名】 *Pyrola decorata* H. Andr.

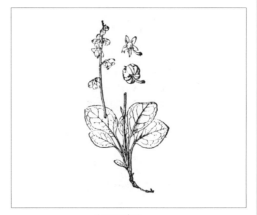

普通鹿蹄草

【药用部位】　全草(鹿衔草)。

【生态环境】　生于海拔600～1400m的山坡林下。

【采收季节】　全年可采,晒至叶片较软时,堆置使其呈紫褐色时,干燥。

【药材性状】　叶片卵状椭圆形或卵状长圆形;萼裂片卵状长圆形,先端急尖。余同"鹿蹄草"。

【分布】　丽水市山区各地。

【性味】　味甘、苦,性温。

【功效】　补肾强骨,祛风除湿,止咳,止血。

【主治】　风湿痹痛,腰膝无力,月经过多,久咳劳嗽。

【用法用量】　内服煎汤,9～15g。

【注意】　孕妇慎服

杜鹃花科 Ericaeae

毛果南烛

【学名】　*Lyonia ovalifolia* (Wall.) Drude var. *hebecarpa* (Franch. ex Forb. et Hemsl.) Chun

【药用部位】　叶、根。

【生态环境】　生于海拔200～1600m的山坡、山谷林中或路旁灌丛中。

【采收季节】　夏季采叶,鲜用或干燥;深秋采挖根,洗净,切片,干燥。

【分布】　丽水市山区各地。

性味:叶:味甘、酸,性平。

根:味甘,性温。

【功效】　叶:健脾止泻。

根:活血。

【主治】　叶:脾虚腹泻。

根:跌打损伤,外伤出血。

【用法用量】　叶内服煎汤,15～30g。根内服煎汤,15～30g。

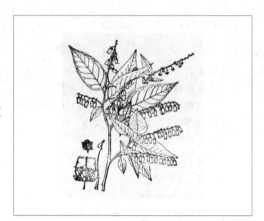

毛果南烛

马醉木

【学名】　*Pieris japonica* (Thunb.) D. Don

【药用部位】　叶。

【生态环境】　生于200～1900m的山坡、沟谷和山顶的林下或灌丛中。

【采收季节】　夏、秋季采收,鲜用或干燥。

【分布】　丽水市山区各地。

【性味】　味苦,性凉,大毒。

【功效】　杀虫。

【主治】　疥疮。

【用法用量】　外用适量,煎水洗,渣敷。

【注意】　有大毒,不宜内服。

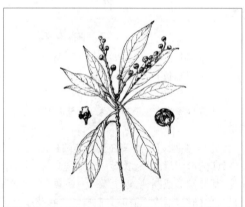

马醉木

安徽杜鹃

【学名】　*Rhododendron anhweiense* Wils.

【药用部位】　花及叶。

【生态环境】　生于海拔1000m以上的沟谷阔叶林中或山顶矮

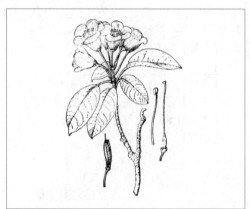

安徽杜鹃

林中。

【采收季节】 5月采花、夏季采叶,鲜用或干燥。
【分布】 龙泉(凤阳山)。
【功效】 清热解毒,杀虫。
【主治】 疥癣,疥疮。
【用法用量】 外用适量,煎水洗。

刺毛杜鹃

【学名】 *Rhododendron championae* Hook.
【药用部位】 根或茎。
【生态环境】 生于海拔300~1 100m的山坡林中。
【采收季节】 秋季采收,洗净,切片。干燥。
【分布】 龙泉、庆元、景宁、莲都等地。
【性味】 味微涩,性微温。
【功效】 祛风解表,活血止痛。
【主治】 风湿痹痛,跌打损伤。
【用法用量】 内服煎汤,9~30g。

云锦杜鹃

【学名】 *Rhododendron fortunei* Lindl.
【药用部位】 根或叶及花。
【生态环境】 生于海拔500~1 600m的沟谷、山坡阔叶林中。
【采收季节】 全年可采根,洗净,切片,干燥;夏季采叶,5~6月采花,鲜用。
【分布】 丽水市山区各地。
【功效】 解毒,杀虫。
【主治】 蛔虫病,咽喉肿痛,皮肤搔破溃烂。
【用法用量】 根内服煎汤,15~30g;叶及花外用适量,鲜品捣敷。

鹿角杜鹃

【学名】 *Rhododendron latoucheae* Franch.
【药用部位】 根或叶及花。
【生态环境】 生于海拔400~1 500m的山坡灌丛或阔叶林中。
【采收季节】 夏季采叶,4~5月采花,鲜用。
【分布】 丽水市山区各地。
【功效】 解毒,杀虫。
【主治】 蛔虫病,咽喉肿痛,皮肤搔破溃烂。
【用法用量】 根内服煎汤,15~30g;叶及花外用适量,鲜品捣敷。

满山红

【学名】 *Rhododendron mariesii* Hemsl. et Wils.
【药用部位】 花、根。
【生态环境】 生于海拔1 800m以下的山坡灌丛中或山顶针阔叶混交林中。
【采收季节】 春季采花,干燥;深秋采挖根,洗净,切片,干燥。
【分布】 丽水市山区各地。

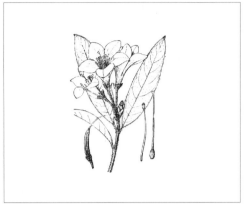

刺毛杜鹃

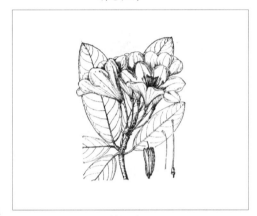

云锦杜鹃

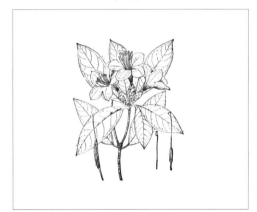

鹿角杜鹃

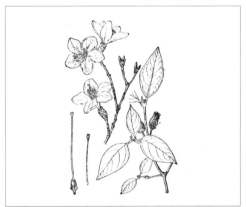

满山红

【功效】 花:止咳。

　　　　　根:止血。

【主治】 花:咳嗽、气管炎。

　　　　　根:血崩。

【用法用量】 花内服:煎汤 9 ~ 15g;外用:适量,捣敷。根内服:煎汤 15 ~ 30g。

羊踯躅(畲药名:黄樟表、黄行花)

【学名】 *Rhododendron molle* G. Don

【药用部位】 花(闹羊花)、果实(六轴子)、根。

【生态环境】 生于海拔 800m 以下的山坡灌丛中。

【采收季节】 春季采初开放的花,低温干燥;秋季采收成熟尚未开裂的果实,干燥,全年可采根,洗净,切片,干燥。

【药材性状】 花多脱落为单朵;灰黄色至灰褐色,皱缩。花萼 5 裂,裂片半圆形至三角形,边缘有较长的细毛;花冠钟状,筒部较长,约至 2.5cm,顶端卷折,5 裂,花瓣宽卵形,先端钝或微凹;雄蕊 5,花丝卷曲,等长或略长于花冠,中部以下有茸毛,花药红棕色,顶孔裂;雌蕊 1,柱头头状;花梗长 1 ~ 2.8cm,棕褐色,有短茸毛。气微,味微麻。

果实长椭圆形,略弯曲,长 2 ~ 4cm,直径 5 ~ 10mm。表面黄棕色、红棕色或棕褐色,有纵沟 5 条,顶端尖或稍开裂为 5 瓣,基部宿存具短柔毛的花萼。切面具 5 室。种子多数,长扁圆形,棕色或棕褐色,边缘具膜质翅。质硬而脆,易折断。气微,味极苦而涩,嚼之有刺舌感。

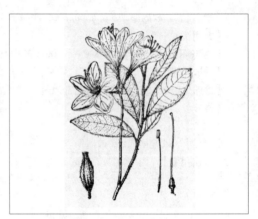

羊踯躅(畲药名:黄樟表、黄行花)

【分布】 丽水市山区各地。

【性味】 花:味辛、性温,大毒。

　　　　　果实:味苦,性温,大毒。

　　　　　根:味辛,性温,有毒。

【功效】 花:祛风除湿,定痛,杀虫。

　　　　　果实:祛风燥湿,散瘀止痛,定喘,止泻。

　　　　　根:驱风阴湿,化痰止咳,散瘀止痛。

【主治】 花:风湿痹痛,跌打损伤,皮肤顽癣。

　　　　　果实:跌打损伤,风湿痹痛,喘咳,泻痢。

　　　　　根:风湿痹痛,痛风,咳嗽,跌打肿痛,痔漏,疥癣。

【用法用量】 花内服煎汤,0.6 ~ 1.5g;外用适量,煎水洗。果实内服煎汤,0.5 ~ 1g。根内服煎汤,1.5 ~ 3g;外用适量,研末调敷或煎水洗。

【注意】 花:有大毒,不宜多服、久服。孕妇及气血虚弱者禁服。

　　　　　果实:有大毒,内服宜慎。孕妇及体虚者禁服。

　　　　　根:有毒,不宜多服、久服。孕妇及虚弱者禁服。

白花杜鹃

【学名】 *Rhododendron mucronatum* G. Don

【药用部位】 全株。

【生态环境】 栽培。

【分布】 市内有零星作观赏植物种植。

【采收季节】 全年可采,多鲜用。

【性味】 味辛、甘,性温。

【功效】 和血,散瘀,止咳。

【主治】 吐血,便血,痢疾,崩漏,咳嗽,跌打损伤。

【用法用量】 内服煎汤,15 ~ 30g;外用适量,煎水洗。

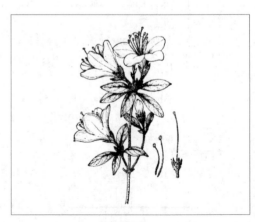

白花杜鹃

马银花

【学名】　*Rhododendron ovatum* Planch.

【药用部位】　根。

【生态环境】　生于偏酸性土壤的丘陵或山地林中。

【采收季节】　秋季采收,洗净,切片,干燥。

【分布】　丽水市山区各地。

【性味】　味苦,性平,有毒。

【功效】　清湿热,解疮毒。

【主治】　湿热带下,痈肿,疔疮。

【用法用量】　内服煎汤,1~3g;外用适量,煎水洗。

【注意】　有毒内服煎汤,不可过3g。

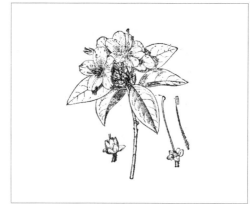

马银花

毛果杜鹃

【学名】　*Rhododendron seniavinii* Maxim.

【药用部位】　根或全株。

【生态环境】　生于海拔400~1 000m山坡林中或林缘灌丛中。

【采收季节】　全年可采,洗净,切片,干燥。

【分布】　庆元(竹坪)。

【性味】　味辛,性凉。

【功效】　止咳,祛痰,平喘。

【主治】　慢性气管炎。

【用法用量】　内服煎汤,根、茎15~30g,叶、花3~5g。

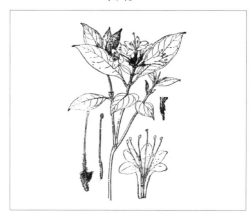

毛果杜鹃

469

映山红(杜鹃　畲药名:红扎标花、石林花)

【学名】　*Rhododendron simsii* Planch.

【药用部位】　花、根、叶、果实。

【生态环境】　生于海拔50~1 600m山坡灌丛和疏林中。

【采收季节】　春季采花,干燥;全年可采根,洗净,切片,鲜用或干燥;夏、秋季采叶,鲜用或干燥;秋季采收成熟果实,干燥。

【分布】　丽水市山区各地。

【性味】　花:味甘、酸,性平。

　　　　　根:味酸、甘,性温。

　　　　　叶:味酸,性平。

　　　　　果实:味甘、酸,性温。

【功效】　花:和血,调经,止咳,祛风湿,解疮毒。

　　　　　根:和血止血,消肿止痛。

　　　　　叶:清热解毒,止血,化痰止咳。

　　　　　果实:活血止痛(治跌打肿痛)。

【主治】　花:吐血,衄血,崩漏,月经不调,咳嗽,风湿痹痛,痈疖疮毒。

　　　　　根:月经不调,吐血,衄血,便血,崩漏,痢疾,脘腹疼痛,风湿痹痛,跌打损伤。

　　　　　叶:痈肿疮毒,荨麻疹,外伤出血,支气管炎。

　　　　　果实:跌打肿痛。

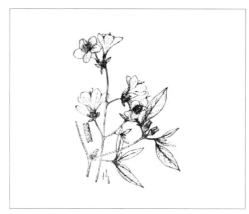

映山红(杜鹃　畲药名:红扎标花、石林花)

【用法用量】　花内服煎汤,9~15g;外用适量,捣敷。根内服煎汤,15~30g;外用适量,鲜根皮捣敷。叶内服煎汤,10~15g;外用适量,鲜品捣敷或煎水洗。果实内服研末,1~2g。

乌饭树(畲药名:硬柴碎、乌饭奴)

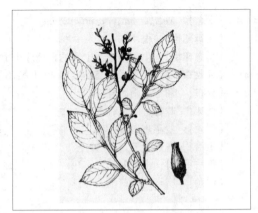

乌饭树(畲药名:硬柴碎、乌饭奴)

【学名】 *Vaccinium bracteatum* Thunb.

【药用部位】 果实(南烛子)、叶、根。

【生态环境】 生于海拔1 700m以下的酸性土山坡灌丛或林下。

【采收季节】 秋季采收成熟果实,干燥;8~9月采叶,干燥;全年可采根,洗净,切片,鲜用或干燥。

【药材性状】 果实球形,直径3.5~4mm。表面红褐色至黑褐色,具纵纹和纵沟,被短柔毛。顶端具5浅裂的宿萼和点状的花柱基痕,基部具果柄痕。果肉质脆。内含多数长卵状三角形的种子。气微,味酸、微甘。

【分布】 丽水市山区各地。

【性味】 果实:味甘、酸,性平。

叶:味酸、涩,性平。

根:味酸、甘,性平。

【功效】 果实:补肝肾,强筋骨,固精气,止泻痢。

叶:益肠胃,养肝肾。

根:散瘀,止痛。

【主治】 果实:筋骨不利,神疲无力,须发早白。

叶:脾胃气虚,久泻,少食,肝肾亏虚,腰膝酸软,须发早白。

根:牙痛,跌打肿痛。

【用法用量】 果实内服煎汤,6~15g。叶内服煎汤,6~9g。根内服煎汤,9~15g;外用适量,捣敷或煎水洗。

470

短尾越橘

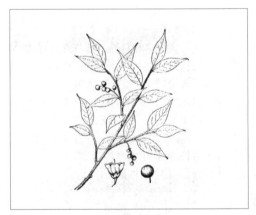

短尾越橘

【学名】 *Vaccinium carlesii* Dunu

【药用部位】 根或叶及果实。

【生态环境】 生于海拔200~1 500m的偏酸性沟谷、山坡林下或灌丛中。

【采收季节】 秋季采根,洗净,切片,干燥;秋季采收叶及果实,干燥。

【分布】 丽水市山区各地。

【性味】 味甘、酸,性温。

【功效】 清热解毒,止血,固精。

【主治】 牙龈腐烂,崩漏,遗精。

【用法用量】 内服煎汤,9~15g。

江南越橘(米饭花)

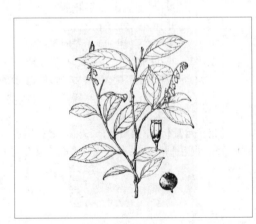

江南越橘(米饭花)

【学名】 *Vaccinium mandarinorum* Diels

【药用部位】 果实(南烛子)、叶。

【生态环境】 生于海拔1 400m以下的山坡灌丛中。

【采收季节】 夏季采收成熟果实,干燥;夏、秋季采叶,鲜用或干燥。

【分布】 丽水市山区各地。

【性味】 果实:味甘、酸,性平。

叶:味淡,性平。

【功效】 果实:强筋骨,固精,益气,乌须发。

叶:明目,乌发。

【主治】 果实:筋骨不利,神疲无力,须发早白。

叶:视物不明,须发早白。

【用法用量】 果实内服煎汤,12~15g。叶内服煎汤,3~9g。

扁枝越橘(畲药名:洋速面)

【学名】 *Vaccinium japonicum* Miq. var. *sinicum*（Nakai）Rehd.

【药用部位】 枝叶。

【生态环境】 生于海拔 900～1 700m 的山脊林下或山顶及山岗灌丛或林下。

【采收季节】 夏、秋季采收,干燥。

【分布】 丽水市山区各地。

【功效】 止泻。

【主治】 腹泻。

【用法用量】 内服煎汤,9～15g。

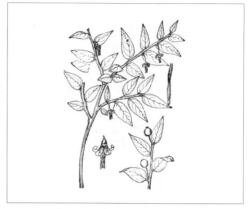

扁枝越橘(畲药名:洋速面)

紫金牛科 Myrsinaceae

矮茎紫金牛(九管血)

【学名】 *Ardisia brevicaulis* Diels

【药用部位】 全株或根。

【生态环境】 生于海拔 330～800m 的常绿阔叶林或毛竹林下。

【采收季节】 夏季采收,洗净,切碎,鲜用或干燥。

【分布】 丽水市山区各地。

【性味】 味苦、辛,性寒。

【功效】 清热解毒,祛风止痛,活血消肿。

【主治】 咽喉肿痛,风火牙痛,风湿痹痛,跌打损伤,无名肿毒,毒蛇咬伤。

【用法用量】 内服煎汤,9～15g,或浸酒。

【注意】 孕妇慎服。

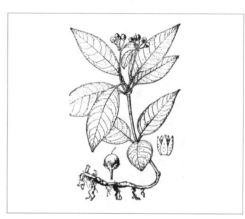

矮茎紫金牛(九管血)

471

朱砂根(畲药名:高骨矮茶、铁凉伞)

【学名】 *Ardisia crenata* Sims

【药用部位】 根(朱砂根)。

【生态环境】 生于海拔 60～880m 的常绿阔叶林或混交林下阴湿的灌丛中。

【采收季节】 秋季采收,洗净,切片,鲜用或干燥。

【药材性状】 根簇生于略膨大的根茎上,呈圆柱形,略弯曲,长短不一,直径 2～10mm。表面棕褐色或灰棕色,具多数纵皱纹及横向或环状断裂痕,皮部与木部易分离。质硬而脆,易折断,断面不平坦,皮部厚,约占断面的 1/3～1/2,类白色或粉红色,外侧有紫红色斑点散在,习称"朱砂点";木部黄白色,不平坦。气微,味微苦,有刺舌感。

【分布】 丽水市山区各地。

【性味】 味苦、辛,性凉。

【功效】 清热解毒,活血止痛。

【主治】 咽喉肿痛,风湿热痹,黄疸,痢疾,跌打损伤,流火,乳腺炎,睾丸炎。

【用法用量】 内服煎汤,15～30g;外用适量,捣敷。

【注意】 孕妇慎服。

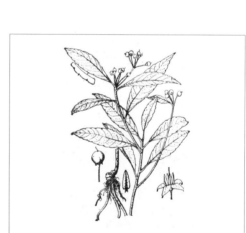

朱砂根(畲药名:高骨矮茶、铁凉伞)

百两金

【学名】 *Ardisia crispa* (Thunb.) A. D C.

【药用部位】 根及根茎。

【生态环境】 生于海拔170～1 200m山谷、山坡阔叶林下或竹林下灌草丛中。

【采收季节】 秋、冬季采收,洗净,切片,鲜用或干燥。

【药材性状】 根茎略膨大,根圆柱形,略弯曲,长5～20cm,直径2～8mm。表面灰棕色或暗褐色,具纵皱纹及横向环状断裂痕,木部与皮部易分离,质坚脆,断面皮部厚,黄白色或浅棕色,木部灰黄色。气微,味微苦、辛。

【分布】 丽水市山区各地。

【性味】 味苦、辛,性凉。

【功效】 清热利咽,祛痰利湿,活血解毒。

【主治】 咽喉肿痛,咳嗽咳痰不畅,湿热黄疸,小便淋痛,风湿痹痛,跌打损伤,疔疮,无名肿毒,蛇虫咬伤。

【用法用量】 内服煎汤,9～15g,或煎水含咽;外用适量,鲜品捣敷。

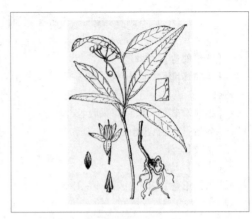

百两金

大罗伞树

【学名】 *Ardisia hanceana* Mez

【药用部位】 根。

【生态环境】 生于海拔360～1 200m的山坡、山谷常绿阔叶或混交林里阴湿灌草丛中。

【采收季节】 秋季采收,洗净,切片,干燥。

【分布】 遂昌、龙泉、云和、景宁、缙云、莲都等。

【性味】 味苦、辛,性平。

【功效】 活血止痛。

【主治】 风湿痹痛,经闭,跌打损伤。

【用法用量】 内服煎汤,15～30g。

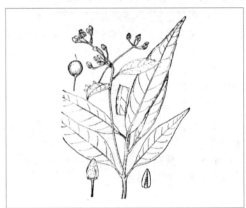

大罗伞树

472

紫金牛(平地木　畲药名:矮茶、短地菇)

【学名】 *Ardisia japonica* (Thunb.) Bl.

【药用部位】 全株(矮地茶)。

【生态环境】 生于海拔400～1 000m的山坡、沟谷常绿阔叶林或混交林下阴湿灌草丛中,也有生于毛竹林下、丘陵林缘与路边潮湿草丛中。

【采收季节】 全年可采收,洗净,干燥。

【药材性状】 根茎圆柱形,疏生须根。茎略呈扁圆柱形,稍扭曲,长10～30cm,直径2～5mm。表面红棕色,有细纵纹、叶痕及节;质硬,易折断。叶互生,集生于茎梢;叶片略卷曲或破碎。完整者展平后呈椭圆形,长3～7cm,宽1.5～3cm;灰绿色、棕褐色或浅红棕色;先端尖,基部楔形,边缘具细锯齿;近革质。茎顶偶有红色球形核果。气微,味微涩。

【分布】 丽水市山区各地。

【性味】 味辛、微苦,性平。

【功效】 化痰止咳,利湿,活血。

【主治】 新久咳嗽,痰中带血,慢性支气管炎,湿热黄疸,跌仆损伤。

【用法用量】 内服煎汤,15～30g。

【注意】 孕妇慎服。

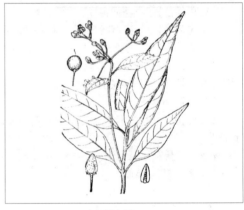

紫金牛(平地木　畲药名:矮茶、短地菇)

沿海紫金牛(山血丹)

【学名】 *Ardisia punctata* Lindl.

【药用部位】 根或全株。

【生态环境】 生于海拔 100~600m 丘陵阔叶林下阴湿灌丛或溪边潮湿处。

【采收季节】 全年可采收,洗净,鲜用或干燥。

【药材性状】 根茎略膨大,上端残留有数条茎基,表面灰褐色,具不规则皱纹。根丛生,支根圆柱形,呈不规则弯曲,长短不一,直径 5~12mm,表面灰棕色或暗棕色,常附有黑褐色分泌物,具细纵纹及横向断裂痕。质硬,易折断,断面皮部常与木部分离,皮部厚,约占横断面的 1/2,浅棕黄色,现紫褐色斑点,木部淡黄色,具放射状纹理。气微,味淡。

【分布】 龙泉、云和、景宁。

【性味】 味苦、辛,性平。

【功效】 祛风湿,活血调经,消肿止痛。

【主治】 风湿痹痛,痛经,经闭,跌打损伤,咽喉肿痛,无名肿毒。

【用法用量】 内服煎汤,9~15g;外用适量,鲜品捣敷。

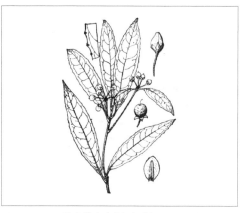

沿海紫金牛(山血丹)

九节龙

【学名】 *Ardisia pusilla* A. D C.

【药用部位】 全株。

【生态环境】 生于海拔 120~400m 的山谷常绿阔叶林下及林内溪涧旁潮湿灌丛中。

【采收季节】 全年可采收,洗净,干燥。

【药材性状】 根茎近圆柱形,长短不一,直径 2~3mm;表面浅棕褐色或棕色,有棕色卷曲毛茸;质脆,易折断,断面类白色或浅棕色。叶片近棱形,上表面被棕色倒伏粗毛,下表面被柔毛,边缘具粗锯齿。气微,味苦、涩。

【分布】 龙泉、云和、景宁、青田。

【性味】 味苦、辛,性平。

【功效】 清热利湿,活血消肿。

【主治】 风湿痹痛,黄疸,血痢腹痛,痛经,跌打损伤,痈肿疮毒,蛇咬伤。

【用法用量】 内服煎汤,3~9g,或浸酒。

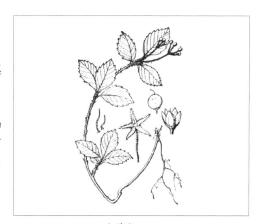

九节龙

网脉酸藤子

【学名】 *Embelia rndis* Hand. – Mazz.

【药用部位】 根及茎。

【生态环境】 生于海拔 300~400m 的常绿阔叶林下或山坡林缘灌丛中。

【采收季节】 全年可采收,洗净,切段,干燥。

【分布】 丽水市山区各地。

【性味】 味辛,性微温。

【功效】 活血通经。

【主治】 月经不调,闭经,风湿痹痛。

【用法用量】 内服煎汤,9~15g。

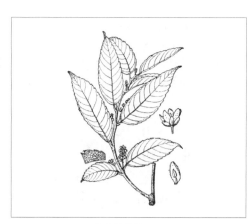

网脉酸藤子

杜茎山

【学名】 *Maesa japonica*（Thunb.）Moritzi. ex Zoll.

【药用部位】 根或茎叶。

【生态环境】 生于海拔 100~500m 的丘陵低山常绿阔叶林或混交林下阴湿处、或林缘与沟谷旁、路旁灌丛中。

【采收季节】 全年可采收,洗净,切段,鲜用或干燥。

【药材性状】 茎圆柱形,长短不一,表面黄褐色,具细条纹及疏生的皮孔。叶多皱缩或破碎,完整者展平后呈椭圆形、椭圆状披针形或长圆状倒卵形,长 5~14cm,宽 2~5.5cm,先端渐尖、急尖或钝,基部楔形或圆形,边缘中部以上具稀疏的粗锯齿。气微,味苦。

【分布】 丽水市山区各地。

【性味】 味苦,性寒。

【功效】 祛风邪,解疫毒,消肿胀。

【主治】 热性传染病,寒热发歇不定,身痛,烦燥,口渴,水肿,跌打肿痛,外伤出血。

【用法用量】 内服煎汤,15~30g;外用适量,煎水洗或捣敷。

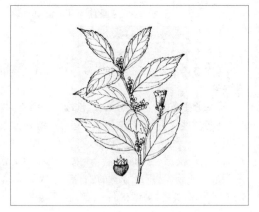

杜茎山

光叶铁仔

【学名】 *Myrsine stolonifera*（Koidz.）Walker

【药用部位】 全株。

【生态环境】 生于海拔 250~1 200m 常绿阔叶林或混交林下灌草丛中、林缘或山谷溪沟边潮湿处。

【采收季节】 夏、秋季采收,洗净,切段,干燥。

【分布】 丽水市山区各地。

【性味】 味淡,性寒。

【功效】 活血,祛风,利湿。

【主治】 乳痈初起,膀胱结石,湿疹,疮疖。

【用法用量】 内服煎汤,9~15g;外用适量,鲜品捣敷。

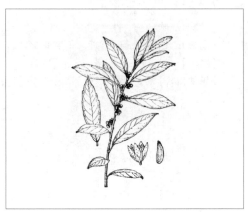

光叶铁仔

密花树

【学名】 *Rapanea neriifolia*（Sieb. et Zucc.）Mez

【药用部位】 叶或根皮。

【生态环境】 生于海拔 120~650m 的常绿阔叶林或混交林下和溪沟边林缘灌草丛中。

【采收季节】 夏、秋季采收,洗净,鲜用或干燥。

【分布】 遂昌、龙泉、庆元、云和、景宁、缙云。

【性味】 味淡,性寒。

【功效】 清热利湿,凉血解毒。

【主治】 乳痈,疮疖,湿疹,膀胱结石。

【用法用量】 内服煎汤,30~60g;外用适量,鲜品捣敷或煎水洗。

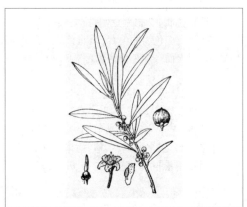

密花树

报春花科 Primulaceae

点地梅

【学名】 *Androsace umbellata*（Lour.）Merr.

【药用部位】 全草。

【生态环境】 生于低海拔山坡林缘、草地、路旁草丛。

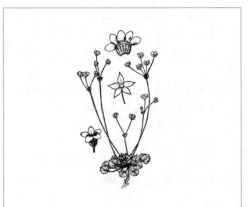

点地梅

474

【采收季节】 清明前后采收,洗净,干燥。

【药材性状】 全草皱缩,被白色多节细柔毛。根细须状。叶基生,多皱缩破碎,完整者圆形至心圆形,黄绿色,直径5~15mm,边缘具粗大的三角状牙齿,两面有毛,叶柄长1.5~2cm,有白毛,花葶纤细,小花浅黄色,或已结成球形蒴果。气微,味辛而微苦。

【分布】 丽水市各地。

【性味】 味苦、辛,性微寒。

【功效】 清热解毒,消肿止痛。

【主治】 咽喉肿痛,口疮,牙痛,头痛,赤眼,风湿痹痛,哮喘,淋浊,疔疮肿毒,烫火伤,蛇咬伤,跌打损伤。

【用法用量】 内服煎汤,9~15g,或开水泡;外用适量,鲜品捣敷或煎水洗。

泽珍珠菜

【学名】 *Lysimachia candida* Lindl.

【药用部位】 全草或根。

【生态环境】 生于水沟边、田塍上或湿地草丛中。

【采收季节】 4~6月采收,洗净,鲜用或干燥。

【分布】 丽水市各地。

【性味】 味苦,性凉。

【功效】 清热解毒,活血止痛,利湿消肿。

【主治】 咽喉肿痛,痈肿疮毒,乳痈,毒蛇咬伤,跌打骨折,风湿痹痛,脚气水肿,稻田性皮炎。

【用法用量】 内服煎汤,15~30g,或捣汁;外用适量,鲜品捣敷或煎水洗。

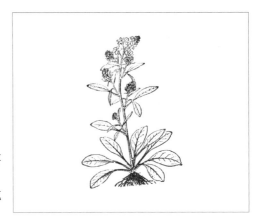

泽珍珠菜

475

细梗香草

【学名】 *Lysimachia capillipes* Hemsl.

【药用部位】 全草。

【生态环境】 生于低及中海拔的山坡林下、溪沟边湿地。

【采收季节】 夏季开花时采收,洗净,鲜用或干燥。

【分布】 龙泉。

【性味】 味甘,性平。

【功效】 祛风除湿,行气止痛,调经,解毒。

【主治】 感冒,咳嗽,风湿痹痛,脘腹胀痛,月经不调,疔疮,蛇咬伤。

【用法用量】 内服煎汤,9~15g;外用适量,鲜品捣敷。

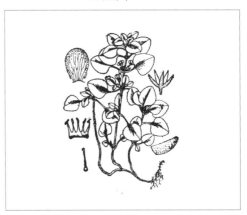

细梗香草

浙江过路黄

【学名】 *Lysimachia chekiangensis* C. C. Wu

【药用部位】 全草。

【生态环境】 生于海拔360~720m山坡向阳处草丛中及阴湿灌丛中。

【采收季节】 清明前后采收,洗净,鲜用或干燥。

【分布】 遂昌、龙泉、景宁等地。

【性味】 味淡,性微寒。

【功效】 利湿排石,清热解毒。

【主治】 尿路结石,湿热黄疸,热毒痈肿,毒蛇咬伤。

【用法用量】 内服煎汤,15~60g,或捣汁;外用适量,鲜品捣敷。

浙江过路黄

过路黄(畲药名:天油草、天座草、对座草)

【学名】 *Lysimachia christinae* Hance

【药用部位】 全草(金钱草)。

【生态环境】 生于土坡路边、沟边及林缘较阴湿处。

【采收季节】 夏、秋季采收,洗净,干燥。

【药材性状】 全草常缠结成团,无毛或被疏柔毛。茎扭曲,表面棕色或暗棕红色,有纵沟,下部节上有时具须根,断面实心。叶对生,多皱缩,展平后呈宽卵形或心形,长 2 ~ 4cm,宽 1 ~ 3.5cm,基部微凹,全缘;上表面灰绿色或棕褐色,下表面色较浅,主脉明显突起,用水浸后,对光透视可见黑色或褐色条纹;叶柄长 1 ~ 3cm。有的带花,花黄色,单生叶腋,具长梗。蒴果球形。气微,味淡。

【分布】 丽水市山区各地。

【性味】 味甘、微苦,性凉。

【功效】 利水通淋,清热解毒,散瘀消肿。

【主治】 胆及泌尿系统结石,热淋,肾炎水肿,湿热黄疸,疮毒痈肿,毒蛇咬伤,跌打损伤。

【用法用量】 内服煎汤,15 ~ 60g,鲜品加倍或捣汁饮;外用适量,鲜品捣敷。

【注意】 少数患有风湿、肩周炎者外用或煎水熏洗可致过敏。

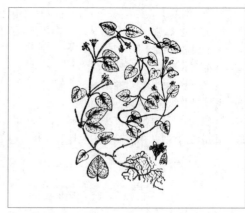

过路黄(畲药名:天油草、天座草、对座草)

珍珠菜

【学名】 *Lysimachia clethroides* Duby

【药用部位】 根或全草。

【生态环境】 生于山坡林下及林缘。

【采收季节】 秋季采收,洗净,鲜用或干燥。

【分布】 丽水市山区各地。

【性味】 味苦、辛,性平。

【功效】 清热利湿,活血散瘀,解毒消痈。

【主治】 水肿,热淋,黄疸,痢疾,风湿热痹,带下,经闭,跌打骨折,外伤出血,乳痈,疔疮,蛇咬伤。

【用法用量】 内服煎汤,15 ~ 30g,或鲜品捣汁;外用适量,煎水洗或鲜品捣敷。

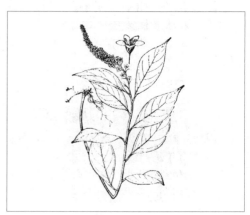

珍珠菜

聚花过路黄

【学名】 *Lysimachia congestiflora* Hemsl.

【药用部位】 全草。

【生态环境】 生于海拔 1 500m 以下山坡路边、溪沟边及空旷地潮湿处。

【采收季节】 夏、秋季采收,洗净,干燥。

【药材性状】 全草常缠结成团。茎纤细,表面紫红色或暗红色,被柔毛,有的节上具须根。叶对生,多皱缩,展平后呈卵形至宽卵形,长 1.5 ~ 4cm,宽 0.7 ~ 2cm,先端急尖至渐尖,基部宽楔形或近圆形,两面疏生柔毛,对光透视可见边缘散生棕红色或黑色腺点。有的可见数朵花茎顶端。气微,味微涩。

【分布】 丽水市山区各地。

【性味】 味辛、微苦,性微温。

【功效】 祛风散寒,化痰止咳,解毒利湿,消积排石。

【主治】 风寒头痛,咳嗽痰多,咽喉肿痛,黄疸,胆道结石,尿路结石,小儿疳积,痈疽疔疮,毒蛇咬伤。

【用法用量】 内服煎汤,9 ~ 15g。

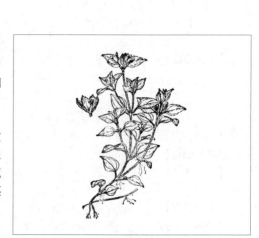

聚花过路黄

黄连花

【学名】　*Lysimachia davurica* Ledeb.

【药用部位】　带根的全草。

【生态环境】　生于山坡林下、山谷沟边及草丛中。

【采收季节】　7～8月采收,洗净,切段,干燥。

【分布】　龙泉。

【性味】　味酸,性微寒。

【功效】　镇静,降压。

【主治】　高血压,头痛,失眠。

【用法用量】　内服煎汤,9～15g。

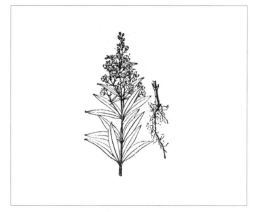

黄连花

星宿菜(红根草)

【学名】　*Lysimachia fortunei* Maxim.

【药用部位】　全草或根。

【生态环境】　生于溪边、湿地路旁、田埂及林缘草丛中。

【采收季节】　4～8月采收,洗净,鲜用或干燥。

【药材性状】　地下茎紫红色。茎长30～70cm,基部带紫红色。叶互生,皱缩,展平后呈椭圆形、宽披针形或倒披针形,有时近线形,长2～8cm,宽0.5～2.7cm,先端尖或渐尖,基部楔形,两面有褐色斑点,干后呈粒状凸起。总花序长10～20cm;苞片三角状披针形,花冠白色,背面有少数黑色腺点;蒴果褐色。

【分布】　丽水市各地。

【性味】　味苦、辛,性凉。

【功效】　清热利湿,凉血止血,解毒消肿。

【主治】　黄疸,泻痢,目赤,吐血,血淋,白带,崩漏,痛经,闭经,咽喉肿痛,痈肿疮毒,流火,瘰疬,跌打,蛇虫咬伤。

【用法用量】　内服煎汤,15～30g,或代茶饮;外用适量,鲜品捣敷或煎水洗。

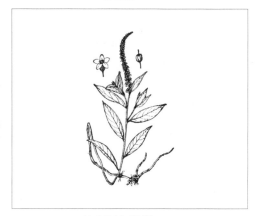

星宿菜(红根草)

477

福建过路黄

【学名】　*Lysimachia fukienensis* Hand. – Mazz.

【药用部位】　全草。

【生态环境】　生于海拔500～850m山坡林下、林缘、山坑边、溪沟边及潮湿岩石上。

【采收季节】　5～6月采收,洗净。干燥。

【分布】　遂昌、龙泉、庆元等地。

【性味】　味苦,微酸,性凉。

【功效】　散风止咳,清热解毒。

【主治】　感冒咳嗽,头痛目赤,咽喉肿痛。

【用法用量】　内服煎汤,9～15g。

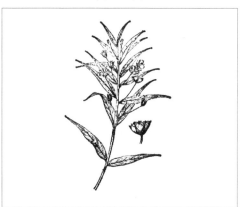

福建过路黄

点腺过路黄(畲药名:水寒草)

【学名】　*Lysimachia hemsleyana* Maxim.

【药用部位】　全草(金钱草)。

【生态环境】　生于海拔1 000m以下山谷溪涧边、沟边、路边、林下及岩石缝上。

【采收季节】　夏季采收,洗净,鲜用或干燥。

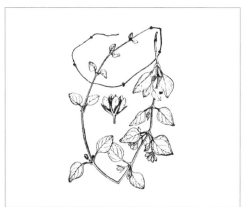

点腺过路黄(畲药名:水寒草)

【药材性状】　全草缠绕成团。茎扭曲,棕色或暗棕红色,有纵纹,有的节上有须根。叶对生,枝端鞭状枝上部的叶远较下部的和主茎上的叶为小;叶片卵形至狭卵形,基部截形至宽楔形,灰绿色或棕褐色,两面有圆点状的无色或淡棕色腺点。花单生于茎中部以上叶腋,黄色,花梗长0.5~1cm。蒴果球形。气微,味淡。

【分布】　丽水市山区各地。

【性味】　味微苦,性凉。

【功效】　清热利湿,通经。

【主治】　肝炎,肾盂肾炎,膀胱炎,闭经。

【用法用量】　内服煎汤,30~60g。

黑腺珍珠菜

【学名】　*Lysimachia heterogenea* Klatt

【药用部位】　全草。

【生态环境】　生于海拔200~900m水沟边、田塍边及湿地草丛中。

【采收季节】　夏、秋季采收,洗净,切段,鲜用或干燥。

【分布】　遂昌、龙泉、庆元等地。

【性味】　味苦、辛,性平。

【功效】　活血,解蛇毒。

【主治】　闭经,毒蛇咬伤。

【用法用量】　内服煎汤,15~30g;外用适量,鲜品捣敷。

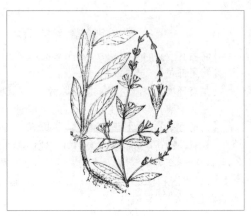

黑腺珍珠菜

长梗过路黄(长梗排草)

【学名】　*Lysimachia longipes* Hemsl.

【药用部位】　全草。

【生态环境】　生于山坡阴湿林下、山谷溪边及岩石旁阴处。

【采收季节】　夏季采收。洗净,干燥。

【分布】　遂昌、龙泉、莲都等地。

【性味】　味甘,性平。

【功效】　熄风定惊,收敛止血。

【主治】　小儿惊风,肺痨咯血,刀伤出血。

【用法用量】　内服煎汤,9~12g;外用适量,鲜品捣敷。

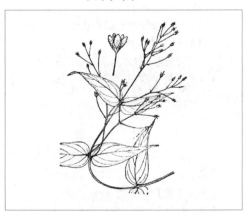

长梗过路黄(长梗排草)

巴东过路黄(畲药名:二花针)

【学名】　*Lysimachia patungensis* Hand. – Mazz.

【药用部位】　全草。

【生态环境】　生于海拔500~1 600m山谷溪沟边、林下岩石旁及山地阴湿处。

【采收季节】　夏季采收,洗净,鲜用或干燥。

【分布】　丽水市山区各地。

【性味】　味辛,性温。

【功效】　祛风除湿,活血止痛。

【主治】　风寒咳嗽,风湿痹痛,跌打劳伤。

【用法用量】　内服煎汤,15~30g;外用适量,鲜品捣敷。

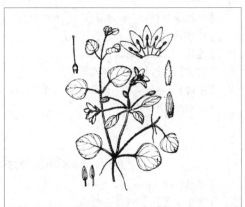

巴东过路黄(畲药名:二花针)

红毛过路黄

【学名】　*Lysimachia rufopilosa* Y. Y. Pang et C. Z. Zheng

【药用部位】 全草。
【生态环境】 生于山地路边、岩石上及林下阴湿处。
【采收季节】 夏季采收,洗净,鲜用或干燥。
【分布】 遂昌、松阳、龙泉、庆元、缙云等地。
【功效】 利尿通淋。
【主治】 小便不利,尿路结石。
【用法用量】 内服:煎汤 30～60g。

柿科 Ebenaceae

浙江柿

【学名】 *Diospyros glaucifolia* Metc.
【药用部位】 宿萼、叶。
【生态环境】 生于山谷或山坡杂木林及灌丛中。
【采收季节】 秋季果实成熟时采收宿萼,干燥;夏、秋季采收叶,洗净干燥。
【分布】 遂昌、龙泉、云和、景宁等地。
【性味】 宿萼:味苦,性温。
  叶:味涩,性平。
【功效】 宿萼:温中下气。
  叶:止血。
【主治】 宿萼:胃寒呃逆。
  叶:血小板减少性紫癜,功能性子宫出血,单纯性子宫出血,肺结核咯血,溃疡病出血。
【用法用量】 宿萼内服煎汤,3～10g。叶内服煎汤,3～9g。

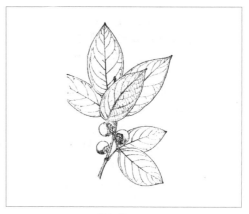

浙江柿

479

柿

【学名】 *Diospyros kaki* Thunb.
【药用部位】 宿萼(柿蒂)、果实、加工后的柿饼(柿饼)、柿饼表面的白粉(柿霜)、未成熟果实制成的胶状液(柿漆)、外果皮(柿皮)、叶、花、树皮、根。
【生态环境】 栽培于山坡、房前屋后、田头地角。
【采收季节】 秋、冬季收集成熟果实的宿萼,干燥;霜降至立冬间采收果实,经脱涩后鲜用;削取未成熟外果皮,鲜用;霜降后采叶,干燥;4～5月采收落花,干燥或研末;全年可采树皮,干燥;深秋采挖根,洗净,切片,鲜用或干燥。
【药材性状】 宿萼呈扁圆形,直径 2～4cm。背面黄褐色或红棕色,中部微鼓起,边缘较薄,花萼 4 裂,裂片先端钝,边缘皱褶,易碎;腹面平或微凹,黄棕色,密被细柔毛,有果实脱落后微隆起的圆形疤痕。质硬而脆。气微,味涩。
【分布】 丽水市各地均有作水果种植。
【性味】 宿萼:味苦、涩,性平。
  果实:味甘、涩,性凉。
  柿饼:味甘,性平。
  柿霜:味甘,性凉。
  柿漆:味苦、涩。
  外果皮:味甘、涩,性寒。
  叶:味苦,性寒。
  花:味甘,性平。
  树皮:味涩,性平。
  根:味涩,性平。
【功效】 柿蒂:降逆下气。
  果实:清热,润肺,生津,解毒。

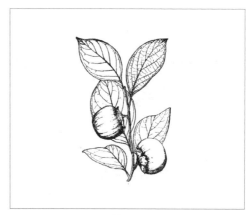

柿

　　　柿饼:润肺,止血,健脾,涩肠。

　　　柿霜:润肺止咳,生津利咽,止血。

　　　柿漆:平肝。

　　　外果皮:清热解毒。

　　　叶:止咳定喘,生津止渴,活血止血。

　　　花:降逆和胃,解毒收敛。

　　　树皮:清热解毒,止血。

　　　根:清热解毒,凉血止血。

【主治】宿萼:呃逆,噫气,反胃。

　　　果实:咳嗽,吐血,热渴,口疮,热痢,便血。

　　　柿饼:咯血,吐血,便血,尿血,脾虚消化不良,泄泻,痢疾,喉干音哑,颜面黑斑。

　　　柿霜:肺热燥咳,咽干喉痛,口舌生疮,吐血,咯血,消渴。

　　　柿漆:高血压。

　　　外果皮:疔疮,无名肿毒。

　　　叶:咳喘,消渴及各种内出血,臁疮。

　　　花:呕吐,吞酸,痘疹。

　　　树皮:下血,烫火伤。

　　　根:血崩,血痢,痔疮,蜘蛛背。

【用法用量】　宿萼内服煎汤,4.5～9g。果实内服适量,作食品。柿饼内服适量,嚼食或煎汤。柿霜内服冲服,3～9g;外用适量,撒敷。柿漆内服,20～40ml。外果皮外用适量,鲜品贴敷。叶内服煎汤,3～9g或泡茶;外用适量,研末敷。花内服煎汤,3～6g;外用适量,研末敷。树皮内服研末,5～6g;外用适量,烧灰调敷。根内服煎汤,30～60g;外用适量,鲜品捣敷。

【注意】　果实:脾胃虚寒、痰湿内盛、外感咳嗽、脾虚泄泻、疟疾等禁食鲜柿;不宜多食;老年人空腹时慎食。

　　　柿饼:脾胃虚寒、痰湿内盛者慎服。

　　　柿霜:风寒咳嗽者禁服。

480

野柿

【学名】　*Diospyros kaki* Thunb. var. *sylvestris* Makino

【药用部位】　根。

【生态环境】　生于山坡、丘陵地疏林下、林缘、灌丛中。

【采收季节】　深秋采收,洗净,切片,干燥。

【分布】　丽水市山区各地。

【主治】　风湿关节痛。

【用法用量】　内服煎汤,15～30g。

君迁子(鸡心柿)

【学名】　*Diospyros lotus* L.

【药用部位】　果实。

【生态环境】　生于山谷、山坡林中、灌木丛中及山麓荒地上。

【采收季节】　秋季果实成熟时采收,鲜用或干燥。

【分布】　龙泉、缙云、遂昌(九龙山)。

【性味】　味甘、涩,性凉。

【功效】　清热,止渴。

【主治】　烦热,消渴。

【用法用量】　内服煎汤,15～30g。

【注意】　脾胃虚寒者禁服。

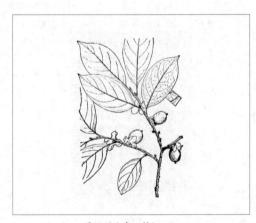

君迁子(鸡心柿)

罗浮柿

【学名】 *Diospyros morrisina* Hance

【药用部位】 叶及茎皮、果实、根。

【生态环境】 生于海拔 300~700m 的山坡阔叶林中。

【采收季节】 夏、秋季采收叶及茎皮,鲜用或干燥;秋季采收未成熟果实,鲜用或干燥;秋季采挖根,洗净,切片,干燥。

【分布】 遂昌、松阳、龙泉、庆元、云和、景宁等地。

【性味】 叶及茎皮:味苦、涩,性凉。

　　　　果皮:味苦、涩,性凉。

　　　　根:味微苦、涩,性平。

【功效】 叶及茎皮:清热解毒,燥湿,收敛止泻。

　　　　果实:清热解毒。

　　　　根:健脾利湿。

【主治】 叶及茎皮:食物中毒,腹泻,痢疾,水火烫伤。

　　　　果实:水火烫伤。

　　　　根:纳呆,腹泻。

【用法用量】 叶及茎皮内服煎汤,9~15g,鲜叶可用至 30g;外用适量,研末调敷。果皮外用适量,研末撒敷。根内服煎汤,9~15g。

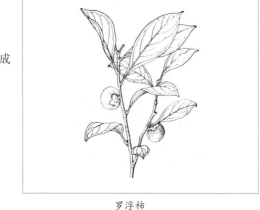

罗浮柿

老鸦柿(畲药名:丐柿、山柿、牛奶柿)

【学名】 *Diospyros rhombifolia* Hemsl.

【药用部位】 根和叶。

【生态环境】 生于山坡灌丛或岩石缝中。

【采收季节】 秋季采收,洗净,干燥。

【分布】 丽水市山区各地。

【性味】 味苦,性平。

【功效】 清湿热,利肝胆,活血化瘀。

【主治】 急性黄疸性肝炎,肝硬化,跌打损伤。

【用法用量】 内服煎汤,10~30g。

481

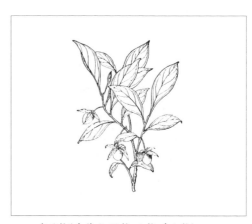

老鸦柿(畲药名:丐柿、山柿、牛奶柿)

山矾科 Symplocaceae

华山矾(畲药名:白染、白桑)

【学名】 *Symplocos chinensis*(Lour.)Druce

【药用部位】 叶、果实、根。

【生态环境】 生于海拔 300~1 000m 的山地或丘陵。

【采收季节】 夏、秋季采叶,洗净,鲜用或干燥;秋季采收成果实,干燥;夏、秋季采挖根,洗净切片,鲜用或干燥。

【药材性状】 叶多皱缩有的破碎。表面黄色或黄绿色,完整者展平后椭圆形或倒卵状椭圆形,长 4~9cm,宽 2~5cm,先端急尖或渐尖,基部楔形或圆形,边缘有小锯齿,下面有灰黄色皱曲柔毛。气微,味苦,有小毒。

根圆柱形,稍弯曲,长短粗细不一。表面棕黄色,具瘤状隆起,有不规则的纵裂及支根痕,栓皮常片状剥离。质坚硬,难折断,断面皮部外侧棕黄色,内侧淡黄色,形成层明显,木部灰白色至淡黄色,射线纤细,不明显,有环状年轮。

【分布】 遂昌、松阳、龙泉等地。

【性味】 叶:味苦,性凉,小毒。

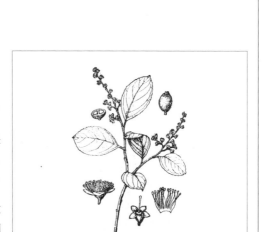

华山矾(畲药名:白染、白桑)

根:味苦,性凉,小毒。

【功效】 叶:清热利湿,解毒,止血生肌。

果实:清热解毒(治烂疮)。

根:清热解毒,化痰截疟,通络止痛。

【主治】 叶:泻痢,疮疡肿毒,创伤出血,烫火伤,溃疡出血。

果实:烂疮。

根:感冒发热,泻痢,疮疡肿毒,毒蛇咬伤,疟疾,筋骨疼痛,跌打损伤。

【用法用量】 叶内服煎汤,鲜品 15～30g 或捣汁;外用适量,捣敷或研末撒。果实外用适量,研末撒。根内服煎汤, 9～15g,大剂量可用至30g;外用适量,煎水洗或鲜根皮捣敷。

【注意】 根:有小毒。多服可引起恶心、呕吐头晕、胸闷等;可用甘草 15～30g,或生姜 30～60g 水煎服。 全株烧成灰是遂昌、龙泉制作"黄粿"的材料之一。

密花山矾

【学名】 *Symplocos congesta* Benth.

【药用部位】 根。

【生态环境】 生于海拔 200～1 000m 山坡常绿阔叶林中。

【采收季节】 全年可采收,洗净,切片,鲜用或干燥。

【分布】 龙泉等地。

【功效】 消肿止痛。

【主治】 跌打损伤。

【用法用量】 内服煎汤,9～15g;外用适量,煎水洗或捣敷。

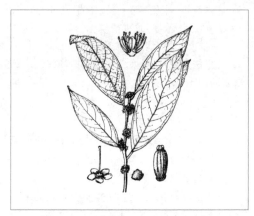

密花山矾

光叶山矾

【学名】 *Symplocos lancifolia* Sieb. et Zucc.

【药用部位】 根或叶。

【生态环境】 生于海拔 700～1 600m 山坡林中。

【采收季节】 全年可采收,洗净,根切片,鲜用或干燥;叶鲜用。

【分布】 遂昌、龙泉、庆元、景宁等地。

【性味】 味甘,性平。

【功效】 止血生肌,和肝健脾。

【主治】 外伤出血,吐血,咯血,疮疖,疳积,眼结膜炎。

【用法用量】 内服煎汤,30～60g;外用适量,鲜品捣敷或干品研末敷。

【注意】 全株烧成灰是遂昌、龙泉制作"黄粿"的材料之一。

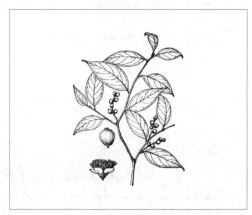

光叶山矾

黄牛奶树

【学名】 *Symplocos laurina*(Retz.)Wall.

【药用部位】 树皮。

【生态环境】 生于海拔 800m 以下的杂木林中。

【采收季节】 全年可采收,干燥。

【分布】 遂昌、龙泉、庆元等地。

【性味】 味苦,性凉。

【功效】 清热,解表。

【主治】 感冒身热,头昏口燥。

【用法用量】 内服煎汤,15～30g。

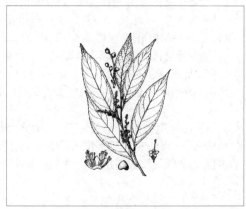

黄牛奶树

白檀

【学名】 *Symplocos paniculata*（Thunb.）Miq.

【药用部位】 根及全株。

【生态环境】 生于山脊阔叶林中或山坡灌丛中。

【采收季节】 夏、秋季采收,洗净,切段,干燥。

【分布】 丽水市山区各地。

【性味】 味苦,性微寒。

【功效】 清热解毒,调气散结,祛风止痒。

【主治】 乳腺炎,淋巴腺炎,肠痈,疮疖,疝气,荨麻疹,皮肤瘙痒。

【用法用量】 内服煎汤,9～24g,单用根可至 30～45g;外用适量,煎水洗或研末调敷。

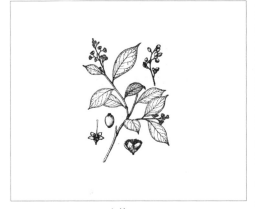

白檀

四川山矾

【学名】 *Symplocos setchuensis* Brand

【药用部位】 根及全株。

【生态环境】 生于海拔 250～1 000m 的山坡林间。

【采收季节】 夏、秋季采收,洗净,切段,干燥。

【分布】 丽水市山区各地。

【性味】 味苦,性寒。

【功效】 行水,定喘,清热解毒。

【主治】 水湿胀满,咳嗽喘逆,火眼,疮癣。

【用法用量】 内服煎汤,9～15g。

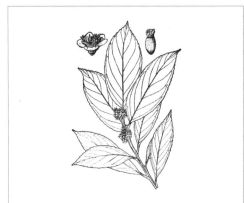

四川山矾

483

老鼠矢

【学名】 *Symplocos stellaris* Brand

【药用部位】 叶或根。

【生态环境】 生于海拔 200～900m 的山地林中。

【采收季节】 叶,春、夏季采摘;根,秋、冬季采挖,洗净。均鲜用或干燥。

【分布】 丽水市山区各地。

【功效】 活血,止血。

【主治】 治跌打损伤、内出血。

【用法用量】 内服煎汤,9～15g;外用适量,捣敷。

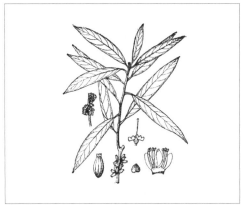

老鼠矢

山矾（畲药名:土白芍）

【学名】 *Symplocos sumuntia* Buch. – Ham.

【药用部位】 叶、花、根。

【生态环境】 生于海拔 200～800m 山地林间。

【采收季节】 夏,秋季采叶,鲜用或干燥;春季采花,干燥;秋季采挖根,洗净,切片,干燥。

【药材性状】 叶皱缩或破碎。表面黄绿色或黄褐色,完整者展平后卵形、卵状披针形或椭圆形,长 4～8cm,宽 1.5～3.5cm,先端尾状渐尖,基部宽楔形,边缘有稀疏浅锯齿,中脉在上面 2/3 以下部分凹下,1/3 以上部分凸起。薄革质。气微,味淡。

【分布】 丽水市山区各地。

【性味】 叶:味酸、涩、微甘,性平。
　　　　 花:味苦、辛,性平。
　　　　 根:味苦、辛,性平。

【功效】 叶:清热解毒,收敛止血。

花:化痰解郁,生津止喝。

根:清热利湿,凉血止血,祛风止痛。

【主治】 叶:久痢,风火赤眼,扁桃体炎,中耳炎,咳血,便血,鹅口疮。

花:咳嗽胸闷,小儿消渴。

根:黄疸,泄泻,痢疾,血崩,风火牙痛,头痛,风湿痹痛。

【用法用量】 叶内服煎汤,15~30g;外用适量,煎水洗或捣汁含漱、滴耳。花内服煎汤,6~9g。根内服煎汤,15~30g。

【注意】 全株烧成灰是遂昌、龙泉制作:"黄粿"的主材料之一。

安息香科 Styracaceae

拟赤杨(赤杨叶)

【学名】 *Alniphyllum fortunei*(Hemsl.)Pork.

【药用部位】 根和叶。

【生态环境】 生于向阳山坡杂木林中。

【采收季节】 夏、秋季采收,洗净,干燥。

【分布】 丽水市山区各地。

【性味】 味辛,性微温。

【功效】 祛风除湿,利水消肿。

【主治】 风湿痹痛,水肿,小便不利。

【用法用量】 内服煎汤,3~10g;外用适量,煎水洗。

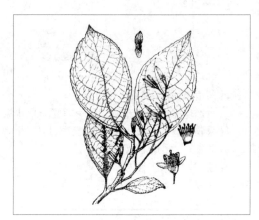

拟赤杨(赤杨叶)

赛山梅

【学名】 *Styrax confusus* Hemsl.

【药用部位】 果实及虫瘿内的白粉。

【生态环境】 生于山地杂木林中或灌丛中。

【采收季节】 秋季采收,干燥。

【分布】 丽水市山区各地。

【功效】 祛风除湿,清热解毒。

【主治】 风湿痹痛,头昏发热。

【用法用量】 内服煎汤 3~10g。

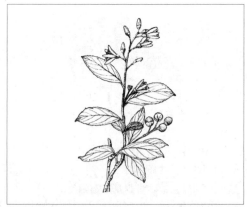

赛山梅

垂珠花

【学名】 *Styrax dasyanthus* Perk.

【药用部位】 叶。

【生态环境】 生于向阳山坡杂木林中。

【采收季节】 夏、秋季采收,干燥。

【分布】 遂昌、龙泉等地。

【性味】 味甘、苦,性微寒。

【功效】 润肺,生津,止咳。

【主治】 肺燥咳嗽,干咳无痰,口燥咽干。

【用法用量】 内服煎汤,10~15g。

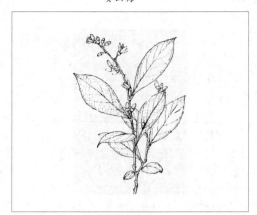

垂珠花

野茉莉

【学名】 *Styrax japonicus* Sieb. et Zucc.

【药用部位】 叶或果实。

【生态环境】 生于海拔 1 000 ~ 1 800m 的林中。

【采收季节】 叶春、夏季采收;果实秋季成熟时采收。均鲜用或干燥。

【分布】 遂昌、龙泉、庆元、缙云等地。

【性味】 味辛、苦,性温,小毒。

【功效】 祛风除湿,舒经通络。

【主治】 风湿痹痛,瘫痪。

【用法用量】 内服煎汤,3 ~ 10g。

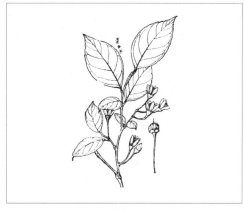

野茉莉

玉玲花

【学名】 *Styrax obassia* Sieb. et Zucc.

【药用部位】 果实。

【生态环境】 生于海拔 1 000m 左右常绿阔叶林或混交林中。

【采收季节】 秋季果实成熟时采收干燥。

【分布】 遂昌、景宁等地。

【性味】 味辛,性微温。

【功效】 驱虫。

【主治】 治蛲虫病。

【用法用量】 内服煎汤,3 ~ 10g。

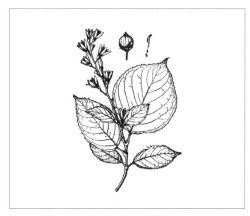

玉玲花

郁香安息香

【学名】 *Styrax odoratissimus* Champ.

【药用部位】 叶。

【生态环境】 生于林中或灌丛中。

【采收季节】 夏、秋季采收,干燥。

【分布】 莲都、庆元等地。

【性味】 味甘、苦,性微寒。

【功效】 润肺,生津,止咳。

【主治】 肺燥咳嗽,干咳无痰,口燥咽干。

【用法用量】 内服煎汤,3 ~ 9g。

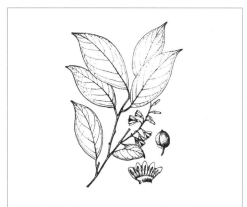

郁香安息香

红皮树(栓叶安息香)

【学名】 *Styrax suberifolius* Hook. et Arn.

【药用部位】 叶和根。

【生态环境】 生于海拔 200 ~ 700m 的山坡杂木林中。

【采收季节】 夏、秋季采收,洗净,根切片,干燥。

【分布】 遂昌、松阳、龙泉、庆元、景宁等地。

【性味】 味辛,性微温。

【功效】 祛风湿,理气止痛。

【主治】 风湿痹痛,腹胀胀痛。

【用法用量】 内服煎汤,3 ~ 10g,或研末;外用适量,煎水熏洗。

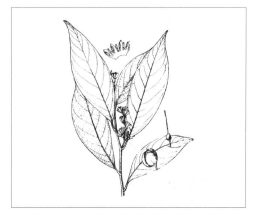

红皮树(栓叶安息香)

木犀科 Oleaceae

金钟花(畲药名:大黄花)

【学名】 *Forsythia viridissima* Lindl.

【药用部位】 果壳及叶或根。

【生态环境】 生于海拔 800m 以下沟谷或溪沟边杂木林下或灌丛中。

【采收季节】 夏、秋季采收,洗净,鲜用或干燥。

【药材性状】 果实卵球形,裂成两爿的分离果瓣,长 1～1.5cm。直径 4～6mm,每瓣中间有残留的膜质中隔,先端向外反卷,基部钝圆。表面黄棕色至黄褐色,有不规则的纵横细脉纹,中部至顶部的纵沟两散生棕色鳞秕或疣点,基部有果梗或果梗痕。质硬脆。气微,味苦。

【分布】 遂昌、龙泉、景宁、缙云、莲都等地。

【性味】 味苦,性凉。

【功效】 清热,解毒,散结。

【主治】 感冒发热,目赤肿痛,痈疮,丹毒,瘰疬。

【用法用量】 内服煎汤,10～15g,鲜品加倍;外用适量,煎水洗。

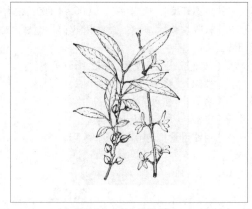

金钟花(畲药名:大黄花)

白蜡树

【学名】 *Fraxinus chinensis* Roxb.

【药用部位】 树皮(秦皮)。

【生态环境】 生于海拔 800m 以下沟谷或溪沟边杂木林中。

【采收季节】 春、秋二季采剥,干燥。

【药材性状】 树皮呈卷筒状或槽状,长短不一,厚 1～3mm。外表面灰白色、灰棕色至黑棕色或相间呈斑状,平坦或稍粗糙,并有灰白色圆点状皮孔及细斜皱纹,有的具分枝痕。内表面黄白色或枘棕色,平滑。质硬而脆,断面纤维性,黄白色。气微,味苦。

【分布】 遂昌、龙泉、庆元、莲都等地。

【性味】 味苦、涩,性寒。

【功效】 清热燥湿,收涩,明目。

【主治】 热痢,泄泻,赤白带下,目赤肿痛,目生翳膜。

【用法用量】 内服煎汤,6～12g;外用适量,煎水洗。

【注意】 脾胃虚寒者禁服。

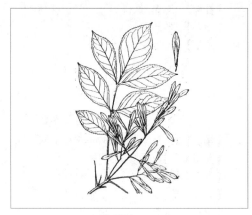

白蜡树

清香藤

【学名】 *Jasminum lanceolarium* Roxb.

【药用部位】 根及茎叶。

【生态环境】 生于 200～600m 沟谷或溪沟边林下或灌丛中。

【采收季节】 深秋采收,洗净,切片,鲜用或干燥。

【药材性状】 根长圆锥形,稍扭曲,长短不一,直径 0.5～1.5cm。表面黄白色,有残存的黄褐色栓皮。质坚硬,不易折断,断面有放射状纹理,皮部浅黄色,木部黄白色。气微,味淡。

【分布】 遂昌、龙泉、青田、缙云、莲都等地。

【性味】 味苦、辛,性平。

【功效】 祛风除湿,凉血解毒。

【主治】 风湿痹痛,跌打损伤,头痛,外伤出血,无名肿毒,蛇伤。

【用法用量】 内服煎汤,9～15g,或泡酒;外用适量,鲜品捣敷、研末撒或煎水洗。

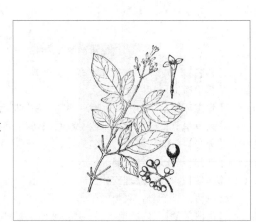

清香藤

迎春（迎春花）

【学名】　*Jasminum nudiflorum* Lindl.

【药用部位】　花、叶、根。

【生态环境】　栽培于公园、住宅小区、庭院或阳台。

【采收季节】　春季采收花，鲜用或干燥；夏、秋季采叶，鲜用或干燥；深秋采挖根，洗净，切段，干燥。

【药材性状】　花皱缩成团，展开后，可见狭窄的黄绿色叶状苞片；萼片 5~6 枚，条形或长圆状披针形，与萼筒等长或稍长；花冠棕黄色，长 1~1.5cm，裂片 6 枚，倒卵形或椭圆形，约为筒长的 1/2。气清香，味微涩。

【分布】　市内各地有作观赏植物种植。

【性味】　花：味苦、微辛，性平。

　　　　　叶：味苦、性寒。

　　　　　根：味苦，性平。

【功效】　花：清热解毒，活血消肿。

　　　　　叶：清热，利湿，解毒。

　　　　　根：清热熄风，活血调经。

【主治】　花：发热头痛，咽喉肿痛，小便热痛，恶疮痈肿，跌打损伤。

　　　　　叶：感冒发热，小便淋痛，外阴瘙痒，肿毒恶疮，跌打损伤，刀伤出血。

　　　　　根：肺热咳嗽，小儿惊风，月经不调。

【用法用量】　花内服煎汤，10~15g；外用适量，捣敷或调麻油搽。叶内服煎汤，10~20g；外用适量，煎水洗或捣敷。根内服煎汤，15~30g；外用适量，研末撒或调敷。

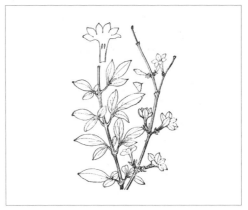

迎春（迎春花）

茉莉花

【学名】　*Jasminum sambac*（L.）Ait.

【药用部位】　花、花的蒸馏液、叶、根。

【生态环境】　栽培于花盆、庭院或凉台。

【采收季节】　夏季花将开放前采收花蕾，立即低温干燥；夏、秋季采叶，鲜用或干燥；秋、冬季采挖根，洗净，切片，鲜用或干燥。

【分布】　市内作花卉或制作茉莉花茶而种植。

【性味】　花：味辛、微甘，性温。

　　　　　花的蒸馏液：味淡，性温。

　　　　　叶：味辛、微苦，性温。

　　　　　根：味苦，发热，有毒。

【功效】　花：理气止痛，辟秽开郁。

　　　　　花的蒸馏液：醒脾辟秽，理气，美容泽肌。

　　　　　叶：疏风解表，消肿止痛。

　　　　　根：麻醉，止痛。

【主治】　花：湿浊中阻，胸膈不舒，泻痢腹痛，头晕头痛，目赤，疮毒。

　　　　　花的蒸馏液：胸膈陈腐之气，润泽肌肤。

　　　　　叶：外感发热，泻痢腹胀，脚气肿痛，毒虫蜇伤。

　　　　　根：跌打损伤，龋齿疼痛，头痛，失眠。

【用法用量】　花内服煎汤，3~10g 或代茶饮；外用适量，煎水洗目或菜油浸滴耳。花的蒸馏液内服适量，点茶；外用适量，涂搽或对水烧汤沐浴。叶内服煎汤，6~9g；外用适量，煎水洗或捣敷。根内服研末，1~1.5g 或磨汁；外用适量，捣敷或塞龋洞。

【注意】　根：有毒，内服宜慎。

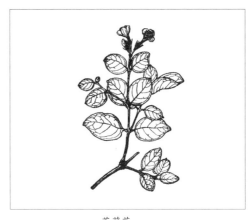

茉莉花

华素馨(华清香藤)

【学名】 *Jasminum sinense* Hemsl.

【药用部位】 全株。

【生态环境】 生于海拔 600m 以下的山沟溪沟边疏林下或灌丛中。

【采收季节】 夏、秋季采收,洗净,切段,鲜用或干燥。

【分布】 龙泉、遂昌。

【性味】 味苦、性寒。

【功效】 清热解毒。

【主治】 疮疖肿毒,金属及竹木刺伤。

【用法用量】 内服煎汤,15～30g,鲜品加倍;外用适量,捣敷。

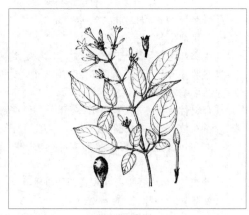

华素馨(华清香藤)

日本女贞

【学名】 *Ligustrum japonicum* Thunb.

【药用部位】 叶。

【生态环境】 栽培于公园、花坛、道路两旁。

【采收季节】 夏、秋季采收,鲜用或干燥。

【药材性状】 叶多破碎或数片粘合。表面绿褐色、茶褐色或棕褐色,完整者展平后椭圆形或卵状椭圆形,长 5～8cm,宽 2.5～5cm,先端锐尖或渐尖,基部楔形或圆形,全缘,上面平滑光亮,下面主脉突起。革质,质脆。微具焦糖气,味苦、甘。

【分布】 市内有作观赏植物种植。

【性味】 味苦、微甘、性凉。

【功效】 清肝火,解热毒。

【主治】 头目眩晕,火眼,口疮,无名肿毒,水火烫伤。

【用法用量】 内服煎汤,10～15g 或沸水泡代茶饮;外用适量,煎水洗或研末撒。

女贞

【学名】 *Ligustrum lucidum* Ait.

【药用部位】 果实(女贞子)、叶、树皮、根。

【生态环境】 生于海拔 500m 以下的山谷杂木林中或栽培于道路两旁或庭院。

【采收季节】 秋季采收成熟果实,稍蒸或置沸水中略烫后,干燥;全年可采叶,鲜用或干燥;秋、冬季剥取树皮,切片,干燥;深秋采挖根,洗净,切片,干燥。

【药材性状】 果实呈卵形、椭圆形或肾形,长 6～8.5mm,直径 3.5～5.5mm。表面黑紫色,皱缩不平,基部有果梗痕或具宿萼及短梗。体轻,外果皮薄,中果皮较松软,易剥离,内果皮木质,黄棕色,具纵棱,破开后种子通常为 1 粒,肾形,紫黑色,油性。气微,味甘、微苦涩。

【分布】 丽水市各地。

【性味】 果实:味甘、苦,性凉。

叶:味苦,性凉。

树皮:味微苦,性凉。

根:味苦,性平。

【功效】 果实:补益肝肾,清虚热,明目。

叶:清热明目,解毒散瘀,消肿止咳。

树皮:强筋健骨。

根:行气活血,止咳喘,祛湿浊。

【主治】 果实:头昏目眩,腰膝酸软,遗精,耳鸣,须发早白,骨蒸潮热,目暗不明。

叶:头目昏痛,风热赤眼,口舌生疮,牙龈肿痛,疮肿溃烂,水火烫伤,肺热咳嗽。

树皮:腰膝酸痛,两脚无力,水火烫伤。

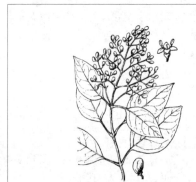

女贞

根:哮喘,咳嗽,经闭,带下。

【用法用量】 果实内服煎汤,6～12g。叶内服煎汤,9～15g;外用适量,捣敷。树皮内服煎汤30～60g,或浸酒;外用适量,研末调敷。根内服炖肉,45g,或浸酒。

【注意】 果实:脾胃虚寒泄泻及阳虚者慎服。清虚热宜生用,补肝肾宜熟用。

小蜡

【学名】 *Ligustrum sinense* Lour.

【药用部位】 树皮及枝叶。

【生态环境】 生于海拔500m以下的沟谷或溪沟边疏林下及灌丛中。亦作绿篱或盆景栽培。

【采收季节】 夏、秋季采收,鲜用或干燥。

【分布】 丽水市各地。

【性味】 味苦,性凉。

【功效】 清热利湿,解毒消肿。

【主治】 感冒发热,肺热咳嗽,咽喉肿痛,口舌生疮,湿热黄疸,痢疾,痈肿疮毒,湿疹,皮炎,跌打损伤,烫伤。

【用法用量】 内服煎汤,10～15g,鲜品加倍;外用适量,煎水含漱或捣烂或绞汁敷。

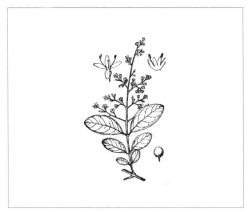

小蜡

木犀(桂花)

【学名】 *Osmanthus fragrans*(Thunb.)Lour.

【药用部位】 花、花的蒸馏液(桂花露)、果实(桂花子)、枝叶、根或根皮。

【生态环境】 栽培于庭院、住宅小区或行道边,也有逸出生于山坡杂木林中。

【采收季节】 秋季采收花,阴干;春季采收成熟果实,温水泡过,干燥;全年可采枝叶,鲜用或干燥;深秋采挖根或根皮,洗净,切片,干燥。

【药材性状】 花皱缩,长2～3mm。表面淡黄色至黄棕色,花萼浅4裂,膜质;花冠4裂,裂片距圆形。气芳香,味淡。

果实长卵形,长1.5～2cm,直径7～9mm。表面棕色或紫棕色,有不规则的网状皱纹。外果皮菲薄,易脱落。果核淡黄色,表面具不规则的网状皱纹。种子1粒。胚乳坚硬,肥厚,黄白色,富油性。气微,味淡。

【分布】 丽水市各地。

【性味】 花:味辛,性温。

花的蒸馏液:味微辛,微苦,性温。

果实:味辛、甘,性温。

枝叶:味辛、微甘,性温。

根或根皮:味辛、甘,性温。

【功效】 花:温肺化饮散寒止痛。

花的蒸馏液:疏肝理气,醒脾辟秽,明目,润喉。

果实:温中行气,止痛。

枝叶:发表散寒,祛风止痒。

根:根或根皮:祛风除湿,散寒止痛。

【主治】 花:痰饮咳喘,脘腹冷痛,肠风血痢,经闭痛经,牙痛,口臭。

花的蒸馏液:肝气郁积,胸胁不舒,龈肿,牙痛,咽干,口燥,口臭。

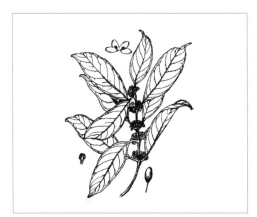

木犀(桂花)

果实:胃寒疼痛,肝胃气痛。

枝叶:风寒感冒,皮肤瘙痒,漆疮。

根或根皮:风湿痹痛,肢体麻木,胃脘冷痛,肾虚牙痛。

【用法用量】 花内服煎汤,3～9g或泡茶;外用适量,煎汤含漱或蒸热外熨。花的蒸馏液内服炖温,30～60ml。果实内服煎汤,5～10g。枝叶内服煎汤,5～10g;外用适量,煎水洗。根或根皮内服煎汤,15～30g;外用适量,煎水洗。

牛矢果

【学名】 *Osmanthus matsumuranus* Hayata
【药用部位】 叶及树皮。
【生态环境】 生于海拔 300～600m 的向阳山谷杂木林中。
【采收季节】 全年可采收,洗净,鲜用或干燥。
【分布】 遂昌、龙泉、莲都等地。
【性味】 味苦,性寒。
【功效】 解毒排脓消痈。
【主治】 痈疮。
【用法用量】 外用适量,煎浓液涂敷。

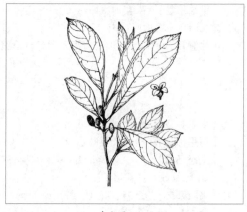

牛矢果

马钱科 Loganiaceae

醉鱼草(畲药名:柴花树、牛目引、山步仁)

【学名】 *Buddleja lindleyana* Fort.
【药用部位】 茎叶、花、根。
【生态环境】 生于向阳山坡灌丛中、溪沟边、路旁的石缝间。
【采收季节】 夏、秋季采收茎叶,切碎,鲜用或干燥;春、夏季采花,干燥;秋季采根,洗净,切片,干燥。
【分布】 丽水市山区各地。
【性味】 茎叶:味辛、苦,性温,有毒。
　　　　花:味辛、苦,性温,小毒。
　　　　根:味辛、苦,性温,小毒。
【功效】 茎叶:祛风解毒,驱虫,化骨鲠。
　　　　花:祛痰,截疟,解毒。
　　　　根:活血化瘀,消积解毒。
【主治】 茎叶:疔腮,痈肿,瘰疬,蛔虫病,钩虫病,诸鱼骨鲠。
　　　　花:痰饮喘促,疟疾,疳积,烫伤。
　　　　根:经闭,癥瘕,血崩,小儿疳积,疔腮,哮喘,肺脓疡。
【用法用量】 茎叶内服煎汤,9～15g,鲜品 15～30g,或捣汁;外用适量,捣敷。花内服煎汤,9～15g;外用适量,捣敷或研末调敷。根内服煎汤,9～15g,鲜品 30～60g。
【注意】 茎叶:有毒,口服过量可产生头晕、呕吐、呼吸困难、四肢麻木和震颤等不良反应。
　　　　花:孕妇禁服。
　　　　根:孕妇禁服。

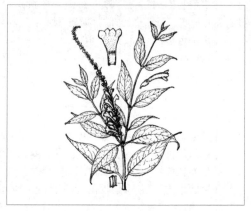

醉鱼草(畲药名:柴花树、牛目引、山步仁)

蓬莱葛

【学名】 *Gardneria multiflora* Makino
【药用部位】 根或种子。
【生态环境】 生于山坡阴湿处的林下、灌丛中或岩石旁。
【采收季节】 秋季采收,洗净,干燥。
【分布】 丽水市山区各地。
【性味】 味苦、辛,性温。
【功效】 祛风通络,止血。
【主治】 风湿痹痛,创伤出血。
【用法用量】 内服煎汤,15～30g,鲜品 60～90g;外用种子适量,鲜品捣敷。

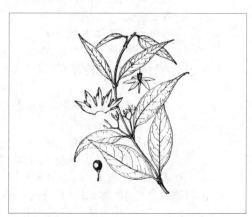

蓬莱葛

龙胆科 Gentianaceae

五岭龙胆(畲药名:矮脚黑鱼胆、九头青)

【学名】 *Gentiana davidii* Franch.

【药用部位】 带花全草。

【生态环境】 生于海拔 700~1 800m 山坡路旁草丛中、林下、湿地或山谷溪沟边。

【采收季节】 夏、秋季采收,洗净,鲜用或干燥。

【药材性状】 卷缩或缠绕成团。根表面淡黄色至灰黄色,直径 1~2mm,茎细,灰绿色,丛生,分枝或不分枝,有棱角。叶对生,皱缩,易破碎,在营养枝上密集,基部成莲座状,在花枝下部较稀疏;完整者展平后,长圆状披针形,狭长椭圆形或披针状线形,长 2~6cm,宽 0.5~1cm,先端稍钝,基部渐狭连合,无柄,上面有毛,下面中脉及边缘有短刺毛。花顶生 3~10 朵,蓝色。气微,味苦。

【分布】 丽水市山区各地。

【性味】 味苦,性寒。

【功效】 清热解毒,利湿。

【主治】 小儿惊风,目赤,咽痛,肝炎,痢疾,淋证,化脓性骨髓炎,痈疮肿毒,毒蛇咬伤。

【用法用量】 内服煎汤,15~30g,大剂量可用至60g;外用适量,鲜品捣敷。

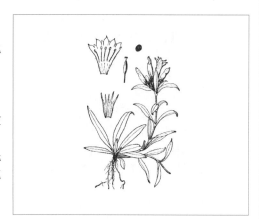

五岭龙胆(畲药名:矮脚黑鱼胆、九头青)

华南龙胆

【学名】 *Gentiana lourieri* (D. Don) Griseb.

【药用部位】 带根全草。

【生态环境】 生于海拔 1 880m 以下丘陵地带草丛中及山顶灌草丛中。

【采收季节】 春、夏季花初开时采收,洗净,干燥。

【药材性状】 全草皱缩成团状。根部灰黄色,茎长 3~8cm,自基部丛生,紫红色,枝端有淡紫色或淡灰黄色的钟状花。叶对生,皱缩或破碎,完整者展平后长圆状椭圆形或圆状披针形,几无柄,近基部叶较密集,较大,上部叶稀疏,较小。质脆易碎。有青草气,味微苦。

【分布】 龙泉、景宁、青田等地。

【性味】 味苦,性寒。

【功效】 清热利湿,解毒消痈。

【主治】 肝炎,痢疾,小儿发热,咽喉肿痛,白带,血尿,肠痈,疮疡肿毒,淋巴结结核。

【用法用量】 内服煎汤,9~15g;外用适量,鲜品捣敷。

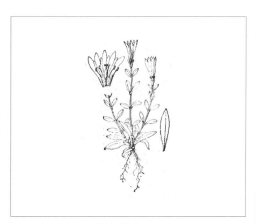

华南龙胆

491

条叶龙胆

【学名】 *Gentiana manshurica* Kitagawa

【药用部位】 根及根茎(龙胆)。

【生态环境】 生于700~1 300m 向阳茅草山上、山坡草丛地灌丛中或山顶草丛中。

【采收季节】 春、秋二季采收,洗净,干燥。

【药材性状】 根茎多直生,呈不规则块状或长块状,长 0.5~1.5cm,直径 4~7mm;表面暗灰棕色或深棕色,上端有茎痕或残留茎基,周围和下端着生多数细长的根。根圆柱形,长 10~15cm,直径 2~4mm;表面淡黄色或黄棕色,上部有显著的横皱纹,下部较细,有扭曲的纵皱纹及枝根痕。质脆,易折断,断面略平坦,皮部淡黄棕色,木部色较浅,呈点状环列。气微,味甚苦。

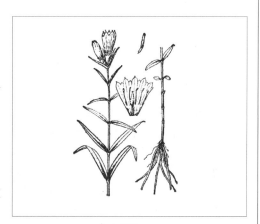

条叶龙胆

【分布】 遂昌。

【性味】 味苦,性寒。

【功效】 清热燥湿,泻肝胆火。

【主治】 湿热黄疸,阴肿阴痒,带下,湿疹瘙痒,目赤,耳聋,胁痛,口苦,惊风抽搐。

【用法用量】 内服煎汤,3~6g;外用适量,煎水洗或研末调敷。

【注意】 脾胃虚寒者禁服。

龙胆(畲药名:高脚鲤鱼胆)

【学名】 *Gentiana scabra* Bunge

【药用部位】 根及根茎(龙胆)。

【生态环境】 生于700~1 800m 向阳茅草山上、山坡草丛地灌丛中或山顶草丛中。

【采收季节】 春、秋二季采收,洗净,干燥。

【药材性状】 根茎多横生,呈不规则块状,长0.5~3cm,直径3~9mm;表面暗灰棕色或深棕色,上端有茎痕或残留茎基,周围和下端着生多数细长的根。根圆柱形,长10~20cm,直径1~3mm;表面灰白色或浅棕黄色,上部有显著的横皱纹,下部较细,有扭曲的纵皱纹及枝根痕。质脆,易折断,断面略平坦,皮部黄白色或淡黄棕色,木部色较浅,呈点状环列。气微,味甚苦。

【分布】 丽水市山区各地。

【性味】 味苦,性寒。

【功效】 清热燥湿,泻肝胆火。

【主治】 湿热黄疸,阴肿阴痒,带下,湿疹瘙痒,目赤,耳聋,胁痛,口苦,惊风抽搐。

【用法用量】 内服煎汤,3~6g;外用适量,煎水洗或研末调敷。

【注意】 脾胃虚寒者禁服。

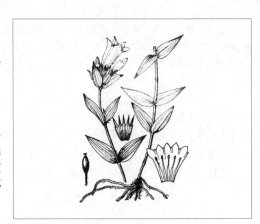

龙胆(畲药名:高脚鲤鱼胆)

匙叶草

【学名】 *Latouchea fokiensis* Franch.

【药用部位】 全草。

【生态环境】 生于海拔1 000m 左右林下及沟边草丛中。

【采收季节】 夏、秋季采收,洗净,干燥。

【分布】 龙泉、庆元。

【性味】 味苦、辛,性寒。

【功效】 活血化瘀,清热止咳。

【主治】 腹内血瘀痞块,劳伤咳嗽。

【用法用量】 内服煎汤,9~15g。

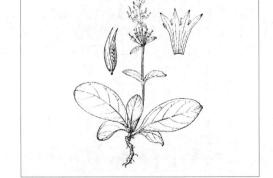

匙叶草

莕菜

【学名】 *Nymphoides peltata* (Gmel.) O. Ktze.

【药用部位】 全草。

【生态环境】 生于池塘及甚流动溪沟中。

【采收季节】 夏、秋季采收,鲜用或干燥。

【药材性状】 全草缠绕成团。茎细长,多分枝,节上生不定根。叶皱缩,完整者展平后心状卵形或近圆形、有的肾形,长5~12cm,宽2.5~10cm,先端圆形,基部深心形;叶柄长短不一,基部扩大成鞘。气微,味辛。

【分布】 丽水市各地。

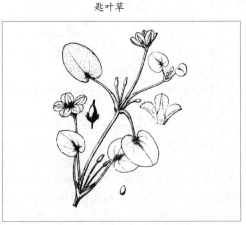

莕菜

【性味】 味辛、甘,性寒。

【功效】 清热解毒,利尿。

【主治】 感冒发热无汗,麻疹透发不畅,水肿,小便不利,热淋,诸疮肿毒,毒蛇咬伤。

【用法用量】 内服煎汤,9~15g;外用适量,鲜品捣敷。

美丽獐牙菜

【学名】 *Swertia angustifolia* Buch – Ham. var. *pulchella* (Buch. – Ham.) H. Smith

【药用部位】 全草。

【生态环境】 生于海拔1 100m以下荒山草丛中。

【采收季节】 春、夏季采收,洗净。鲜用或干燥。

【分布】 遂昌、龙泉、景宁等地。

【性味】 味苦,性寒。

【功效】 清热解毒,利湿退黄。

【主治】 湿热黄疸,热淋涩痛,湿热泻痢,赤白带下,流行性感冒,疟疾发热,急性胃炎,急性咽喉炎,急性扁桃体炎。外用可治结膜炎,过敏性皮炎。

【用法用量】 内服煎汤,9~15g;外用适量,鲜品捣敷或煎水洗。

【注意】 虚寒者慎服。

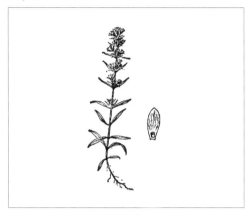

美丽獐牙菜

獐牙菜(畲药名:黑黑草)

【学名】 *Swertia bimaculata* Hook. f. et Thoms.

【药用部位】 全草。

【生态环境】 生于山坡灌丛中、山路旁草地湿处或山谷溪沟边。

【采收季节】 夏、秋季采收,洗净,干燥。

【分布】 丽水市山区各地。

【性味】 味苦、辛,性寒。

【功效】 清热解毒,利湿,疏肝利胆。

【主治】 急、慢性肝炎,胆囊炎,感冒发热,咽喉肿痛,牙龈肿痛,尿路感染,肠胃炎,痢疾,火眼,小儿疳积。

【用法用量】 内服煎汤,9~15g,或研末冲服;外用适量,捣敷。

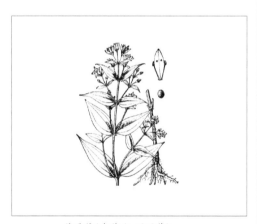

獐牙菜(畲药名:黑黑草)

江浙獐牙菜

【学名】 *Swertia hicknii* Burkill

【药用部位】 全草。

【生态环境】 生于海拔1 500m以下山沟或小山坡草丛中及林下阴湿地。

【采收季节】 夏、秋季采收,洗净,鲜用或干燥。

【分布】 遂昌、龙泉、景宁等地。

【性味】 味苦,性寒。

【功效】 清热,利湿,解毒。

【主治】 湿热黄疸,肝炎,肠胃炎,咽喉肿痛。

【用法用量】 内服煎汤,15~30g;外用适量,鲜品捣敷。

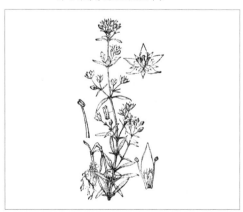

江浙獐牙菜

华双蝴蝶(肺形草 畲药名:铁交杯)

【学名】 *Tripterospermum chinense*（Migo）H. Smith ex Nilsson

【药用部位】 全草。

【生态环境】 生于海拔1800m以下山坡林下阴湿处及高山草地。

【采收季节】 夏、秋季采收,洗净,鲜用或干燥。

【分布】 丽水市山区各地。

【性味】 味辛、甘、苦,性寒。

【功效】 清肺止咳,凉血止血,利尿解毒。

【主治】 肺热咳嗽,肺痨咯血,肺痈,肾炎,乳痈,疮痈疗肿,创伤出血,毒蛇咬伤。

【用法用量】 内服煎汤,9～15g,鲜品30～60g;外用适量,鲜品捣敷或研末撒。

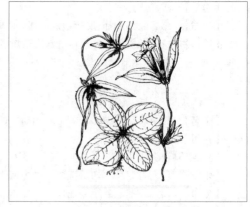

华双蝴蝶(肺形草 畲药名:铁交杯)

香港双蝴蝶

【学名】 *Tripterospermum nienkui*（Marq.）C. J. Wu

【药用部位】 全草。

【生态环境】 生于山沟林下。

【采收季节】 全年可采收,洗净,鲜用或干燥。

【分布】 庆元(百山祖)。

【性味】 味甘、辛,性寒。

【功效】 清热解毒,止咳,止血。

【主治】 肺热咳嗽,咯血,肺痈,小便淋涩,乳痈,疗疮疖肿,外伤出血。

【用法用量】 内服煎汤,15～30g;外用适量,鲜品捣敷。

494

夹竹桃科 Apocynaceae

念珠藤(畲药名:瓜子藤)

【学名】 *Alyxia sinensis* Champ. ex Benth.

【药用部位】 根及全株。

【生态环境】 生于海拔300～900m山谷沟边、坑边、岩壁、阔叶林下和林缘灌丛中。

【采收季节】 夏、秋季采收,洗净,切段,干燥。

【分布】 遂昌、松阳、龙泉、庆元、景宁、莲都等地。

【性味】 味辛、微苦,性温,小毒。

【功效】 祛风除湿,活血止痛。

【主治】 风湿痹痛,血瘀经闭,胃痛,泄泻,跌打损伤,湿脚气。

【用法用量】 内服煎汤,15～30g,或浸酒。

【注意】 有小毒。孕妇及体质阴虚者禁服。

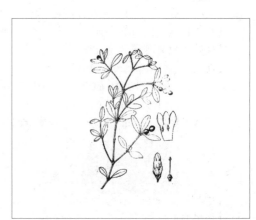

念珠藤(畲药名:瓜子藤)

长春花

【学名】 *Catharanthus roseus*（L.）G. Don

【药用部位】 全草。

【生态环境】 栽培于花盆、庭院或阳台。

【采收季节】 秋季采收,洗净,切段,干燥。

【药材性状】 全草长30～50cm。主根圆锥形,稍弯曲。茎类圆柱形,表面绿色或红褐色,有棱,折断面纤维性,髓部中空。叶对生,皱缩或破碎,完整者展平后倒卵状长圆形或长椭圆形,长2.5～7cm,宽1.5～

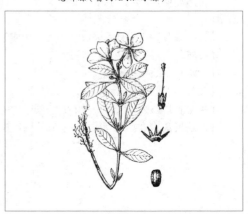

长春花

3cm,先端钝圆,具短尖或急尖,基部楔形,渐狭成叶柄,表面深绿色或绿褐色,羽状脉明显。枝端叶腋有花,花冠高脚蝶形,长约3cm,淡红色或紫红色。气微,味微甘、苦。

【分布】 市内有作花卉种植。

【性味】 味苦,性寒,有毒。

【功效】 解毒抗癌,清热平肝。

【主治】 多种癌肿,高血压,痈肿疮毒,烫伤。

【用法用量】 内服煎汤,5~10g,或作原料药;外用适量,捣敷或研末调敷。

【注意】 有毒。

夹竹桃

【学名】 *Nerium indicum* Mill.

【药用部位】 叶及枝皮。

【生态环境】 栽培于公园、公路两旁。

【采收季节】 夏、秋季采收,干燥。

【分布】 全市均有种植。

【性味】 味苦,性寒,大毒。

【功效】 强心利尿,祛痰定喘,镇痛,祛瘀。

【主治】 心脏病心力衰竭,喘咳,癫痫,跌打肿痛,血瘀经闭。

【用法用量】 内服煎汤,0.3~0.9g,研末0.05~0.1g;外用适量,捣敷。

【注意】 有大毒,内服宜慎。孕妇禁用。

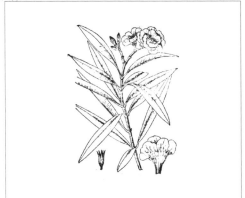

夹竹桃

紫花络石

【学名】 *Trachelospermum axillare* Hook. f.

【药用部位】 茎或茎皮。

【生态环境】 生于山坡路边灌丛中、混交林下及山坑水边。

【采收季节】 夏、秋季采收,洗净,切段,干燥。

【药材性状】 茎圆柱形,表面灰褐色,皮孔横向突起并有微突起的横纹;质硬,折断时皮部有稀疏的白色胶丝,无弹性。茎皮卷筒状或槽状,外表面灰褐色,内表面黄白色或黄棕色,具细纵裂纹;折断时有稀疏的白色胶丝。气微,味微苦。

【分布】 遂昌、龙泉、庆元、云和、景宁等地。

【性味】 味辛、微苦,性温,有毒。

【功效】 祛风解表,活络止痛。

【主治】 感冒头痛,咳嗽,风湿痹痛,跌打损伤。

【用法用量】 内服煎汤,9~15g,研末3~5g,或浸酒。

【注意】 有毒。

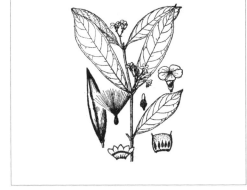

紫花络石

乳儿绳

【学名】 *Trachelospermum cathayanum* Schneid.

【药用部位】 带叶的茎。

【生态环境】 生于山坡林中及溪边树上。

【采收季节】 夏、秋季采收,洗净,切段,干燥。

【分布】 龙泉。

【性味】 味苦、微涩,性微温。

【功效】 补肾止泻,祛风通络。

【主治】 肾虚腹泻,腰肌劳损,风湿性关节炎。

【用法用量】 内服煎汤,9~15g,单味可用至30~60g。

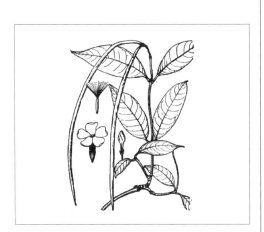

乳儿绳

495

络石（畲药名：石岩竹、石络藤）

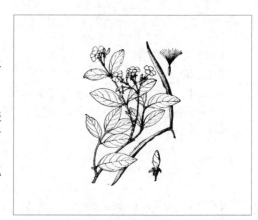

络石（畲药名：石岩竹、石络藤）

【学名】 *Trachelospermum jasminoides*（Lindl.）Lem.

【药用部位】 带叶的茎（络石藤）。

【生态环境】 生于山野、林缘或杂木林中，常攀援于树干上、墙上或岩石上。

【采收季节】 夏、秋季采收，洗净，切段，干燥。

【药材性状】 茎圆柱形，弯曲，多分枝，长短不一，直径1~5mm；表面红褐色，有点状皮孔和不定根；质硬，断面淡黄白色，常中空。叶对生，有短柄；展平后叶片呈椭圆形或卵状披针形，长1~8cm，宽0.7~3.5cm；全缘，略反卷，上表面暗绿色或棕绿色，下表面色较浅；革质。气微，味微苦。

【分布】 丽水市山区各地。

【性味】 味苦、辛，性微寒。

【功效】 通络止痛，凉血清热，解毒消肿。

【主治】 风湿痹痛，腰膝酸软，筋脉拘挛，咽喉肿痛，疔疮肿毒，跌打损伤，外伤出血。

【用法用量】 内服煎汤，6~12g，单味可用至30g；外用适量，研末调敷或捣汁搽。

【注意】 阳虚畏寒、大便溏薄者禁服。

石血

【学名】 *Trachelospermum jasminoides*（Lindl.）Lem. var. *heterophyllum* Tsiang

【药用部位】 带叶的茎。

【生态环境】 生于山野、林缘或杂木林中，常攀援于树干上、墙上或岩石上。

【采收季节】 秋季采收，洗净，切段，干燥。

【分布】 丽水市山区各地。

【性味】 味苦、微涩，性温。

【功效】 祛风湿，强筋骨，补肾止泻。

【主治】 风湿久痹，腰膝酸痛，跌打损伤，肾虚腹泻。

【用法用量】 内服煎汤，6~15g，鲜品12~24g。

萝藦科 Asclepiadaceae

牛皮消（畲药名：野蕃其、山番署、九层壳）

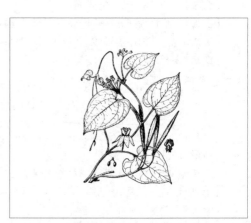

牛皮消（畲药名：野蕃其、山番署、九层壳）

【学名】 *Cynanchum auriculatum* Royle ex Wight

【药用部位】 块根（白首乌）。

【生态环境】 生于海拔1 000m以下山路旁灌丛中或林缘。

【采收季节】 春初或秋季采收，洗净，切片，鲜用或干燥。

【药材性状】 块根长圆柱形、长纺锤形或切成类圆形的片，直径1~4cm。表面浅棕色，有明显的纵皱纹及横长皮孔，栓皮脱落处灰黄色或淡黄棕色，具网状纹理。质坚硬，断面或切面类白色，粉性，具鲜黄色放射状纹理。气微，味微甘后苦。

【分布】 丽水市山区各地。

【性味】 味甘、微苦，性平。

【功效】 补肝肾，强筋骨，健脾消食，解毒疗疮。

【主治】 腰膝酸痛，阳痿遗精，头晕耳鸣，心悸失眠，食欲不振，小儿疳积，产后乳汁稀少，疮痈肿痛，毒蛇咬伤。

【用法用量】 内服煎汤，6~15g，鲜品加倍，研末1~3g；外用适量，鲜品捣敷。

【注意】 内服不宜过量。

蔓剪草

【学名】 *Cynanchum chekiangense* M. Cheng ex Tsiang et P. T. Li

【药用部位】 根。

【生态环境】 生于海拔 800～1 500m 山坡路旁草丛中、溪沟边及密林中湿地。

【采收季节】 夏、秋季采收,洗净,切片,鲜用或干燥。

【分布】 庆元。

【性味】 味辛,性温。

【功效】 行气散瘀,杀虫。

【主治】 胃痛,跌打损伤,疔疮。

【用法用量】 内服煎汤,6～9g;外用适量,鲜品捣敷或捣汁敷患处。

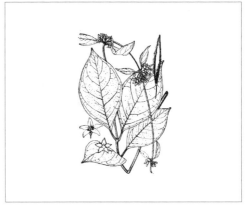

蔓剪草

白前(芫花白前)

【学名】 *Cynanchum glaucescens* (Decne.) Hand. – Mazz.

【药用部位】 根茎及根(白前)。

【生态环境】 生于江滨、河岸边及路旁。

【采收季节】 秋季采收,洗净,干燥。

【药材性状】 根茎短小略呈块状;表面灰绿色或灰黄色,节间长 1～2cm,顶端有残茎。质较硬,断面中空。根稍弯曲,直径约 1mm,分枝少。气微,味微甜。

【分布】 青田。

【性味】 味辛、甘,性微温。

【功效】 祛痰止咳,泻肺降气,健胃调中。

【主治】 肺气壅实之咳嗽痰多,气逆喘促,胃脘疼痛,小儿疳积,跌打损伤。

【用法用量】 内服煎汤,3～10g。

【注意】 肺虚咳喘者慎服。生品用量过大,对胃有刺激性。

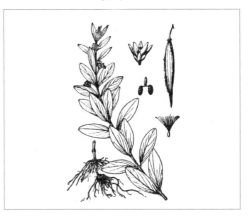

白前(芫花白前)

毛白前(毛白薇)

【学名】 *Cynanchum mooreanum* Hemsl.

【药用部位】 根。

【生态环境】 生于海拔 700m 以下山坡林中、灌丛中或溪沟边。

【采收季节】 夏、秋季采收,洗净,干燥。

【分布】 丽水市山区各地。

【性味】 根:味甘、苦,性平。

【功效】 全草:杀虫。

　　　　 根:清虚热,调肠胃。

【主治】 全草:疔疮。

　　　　 根:体虚发热,腹痛便泻,小儿疳积。

【用法用量】 内服煎汤,6～9g;外用适量,煎水洗。

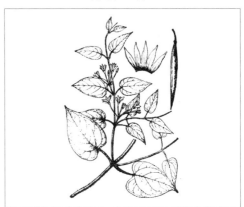

毛白前(毛白薇)

徐长卿(畲药名:硬秆天竹、水汤菊)

【学名】 *Cynanchum paniculatum* (Bunge) Kitagawa

【药用部位】 根及根茎(徐长卿)。

【生态环境】 生于向阳山坡路旁或草丛中。

【采收季节】 夏、秋季采收,洗净,干燥。

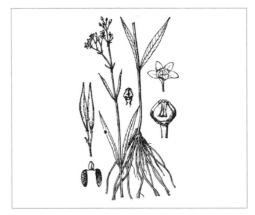

徐长卿(畲药名:硬秆天竹、水汤菊)

【药材性状】 根茎呈不规则柱状,有盘节,长0.5~3.5cm,直径2~4mm。有的顶端带有残茎,细圆柱形,长约2cm,直径1~2mm,断面中空;根茎节处周围着生多数根。根呈细长圆柱形,弯曲,长10~16cm,直径1~1.5mm。表面淡黄白色至淡棕黄色或棕色,具细微的纵皱纹,并有纤细的须根。质脆,易折断,断面粉性,皮部类白色或黄白色,形成层淡棕色,木部细小。气香,味微辛凉。

【分布】 丽水市山区各地。

【性味】 味辛,性温。

【功效】 祛风除湿,行气活血,去痛止痒,解毒消肿。

【主治】 风湿痹痛,腰痛,脘腹疼痛,牙痛,跌仆损伤,小便不利,泄泻,痢疾,湿疹,荨麻疹,毒蛇咬伤。

【用法用量】 内服煎汤,3~12g,后下,研末1~3g。

【注意】 体弱者慎服。

柳叶白前(畲药名:水天竹、水杨柳)

【学名】 *Cynanchum stauntonii* (Decne.) Sechltr. ex Lévl.

【药用部位】 根茎及根(白前)。

【生态环境】 生于低海拔溪沟边、溪滩石砾中或林缘阴湿处。

【采收季节】 秋季采收,洗净,干燥。

【药材性状】 根茎呈细长圆柱形,有分枝,稍弯曲,长4~15cm,直径1.5~4mm。表面黄白色或黄棕色,节明显,节间长1.5~4.5cm,顶端有残茎。质脆,断面中空。节处簇生纤细弯曲的根,长可达10cm,直径不及1mm,有多次分枝呈毛须状,常盘曲成团。气微,味微甜。

【分布】 丽水市各地。

【性味】 味辛、甘,性微温。

【功效】 降气,消痰,止咳。

【主治】 肺气壅实之咳嗽痰多,气逆喘促,胃脘疼痛,小儿疳积,跌打损伤。

【用法用量】 内服煎汤,3~10g。

【注意】 肺虚咳喘者慎服。生品用量过大,对胃有刺激性。

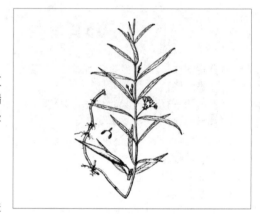

柳叶白前(畲药名:水天竹、水杨柳)

海枫藤(药用牛奶菜)

【学名】 *Marsdenia officinalis* Tsiang et P. T. Li

【药用部位】 全株。

【生态环境】 生于海拔720m左右山谷路边树上。

【采收季节】 全年可采收,洗净,切片,干燥。

【分布】 景宁、龙泉等地。

【性味】 味辛、微苦,性温。

【功效】 祛风湿,活血止痛。

【主治】 风寒湿痹,外伤肿痛。

【用法用量】 内服煎汤,9~15g。

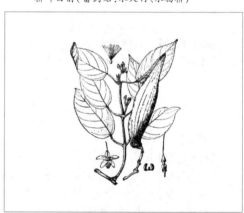

海枫藤(药用牛奶菜)

牛奶菜

【学名】 *Marsdenia sinensis* Hemsl.

【药用部位】 全株或根。

【生态环境】 生于山坡岩石旁、山谷树上或疏林中。

【采收季节】 全年可采收,洗净,切片,干燥。

【分布】 遂昌、龙泉、景宁等地。

【性味】 味微苦,性平。

【功效】 祛风湿、强筋骨、解蛇毒。

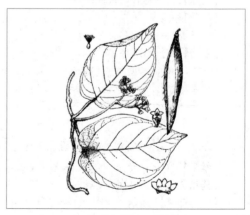

牛奶菜

498

【主治】 风湿性关节炎,跌打扭伤,毒蛇咬伤。
【用法用量】 内服煎汤,9～15g,或浸酒。

萝藦

【学名】 *Metaplexis japonica* (Thunb.) Makino
【药用部位】 全株或根、果壳(天浆壳)。
【生态环境】 生于低海拔山坡林缘灌丛中或田野、路旁。
【采收季节】 夏、秋季采收全株或根,鲜用或干燥;秋季采收成熟
果实,干燥。
【药材性状】 呈小艇状,长7～10cm,宽3～4cm,厚约1cm。顶端
狭尖而稍反卷,基部圆钝,可见圆形的果柄痕。外表面黄绿色,凹凸不
平,具细密皱纹;内表面黄白色,光滑,外果皮纤维性,中果皮白色疏松,
内果皮脆而易碎。质韧,不易折断。气微,味微酸。
【分布】 丽水市山区各地。
【性味】 全株或根:味甘、辛,性平。
　　　　 果壳:味甘、微辛,性温。
【功效】 全株或根:补精益气,通乳,解毒。
　　　　 果壳:宣肺化痰,止咳平喘,透疹。
【主治】 全株或根:虚损劳伤,遗精白带,乳汁不足,丹毒,瘰疬,疔疮,蛇虫咬伤。
　　　　 果壳:咳嗽痰多,气喘,麻疹透发不畅。
【用法用量】 全株或根内服煎汤,15～60g;外用适量,鲜品捣敷。果壳内服煎汤,9～15g;外用适量,捣敷。

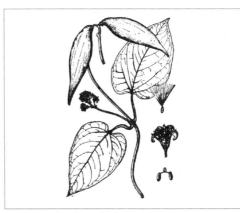

萝藦

黑鳗藤(畲药名:白藤扭)

【学名】 *Stephanotis mucronata* (Bl.) Merr.
【药用部位】 全株或根。
【生态环境】 生于海拔500m以下山坡杂木林中,常攀援于大树上。
【采收季节】 夏、秋季采收,洗净,扎成小把,干燥。
【分布】 云和、景宁、龙泉、莲都等地。
【性味】 味辛、微苦,性温。
【功效】 祛风除湿,通络止痛。
【主治】 风湿痹痛,腰肌劳损,腰扭伤。
【用法用量】 内服煎汤,15～30g。

499

黑鳗藤(畲药名:白藤扭)

七层楼

【学名】 *Tylophora floribunda* Miq.
【药用部位】 根。
【生态环境】 生于山坡路边、山脚草丛中或林缘。
【采收季节】 秋、秋季采收,洗净,鲜用或干燥。
【药材性状】 根茎簇生,多数细长。根圆柱形,表面黄白色或淡黄
色,稍皱缩。质脆,易折断,断面黄白色。气香,味辛辣麻。
【分布】 丽水市山区各地。
【性味】 味辛,性温,小毒。
【功效】 祛风化痰,活血止痛,解毒消肿。
【主治】 小儿惊风,风湿痹痛,咳喘痰多,白喉,跌打损伤,骨折,毒
蛇咬伤,疮肿疔疖,赤眼,口腔炎,肝脾肿大。
【用法用量】 内服煎汤,3～9g。外用适量。鲜品捣敷。
【注意】 孕妇慎服。

七层楼

旋花科 Convolvulaceae

月光花

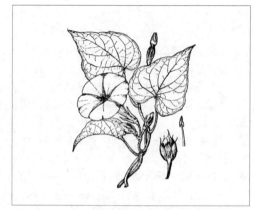

月光花

【学名】 *Calonyction aculeatum*（L.）House

【药用部位】 全草、种子。

【生态环境】 栽培。

【采收季节】 秋季采收全草,鲜用;秋、冬季采收成熟种子,干燥。

【分布】 市内有作花卉零星种植。

【性味】 全草:味苦、辛,性凉。

　　　　 种子:味苦、辛,性平。

【功效】 全草:解蛇毒。

　　　　 种子:活血散瘀,消肿止痛。

【主治】 全草:毒蛇咬伤。

　　　　 种子:跌打肿痛,骨折。

【用法用量】 全草外用适量,捣敷。种子内服煎汤,6~10g;外用适量,研末调敷。

打碗花

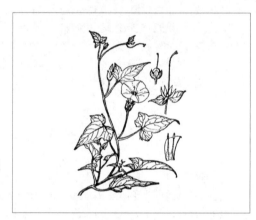

打碗花

【学名】 *Calystegia hedracea* Wsll. ex Roxb.

【药用部位】 全草。

【生态环境】 生于田间、路旁、荒地上。

【采收季节】 夏、秋季采收,洗净,鲜用或干燥。

【分布】 莲都、松阳、缙云等地。

【性味】 味甘、微苦,性平。

【功效】 健脾,利湿,调经。

【主治】 脾胃虚弱,消化不良,小儿吐乳,疳积,五淋,带下,月经不调。

【用法用量】 内服煎汤,10~30g。

500

旋花

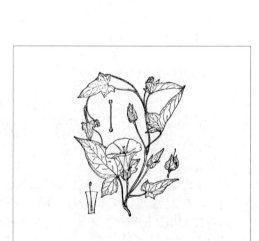

旋花

【学名】 *Calystegia sepium*（L.）R. Br.

【药用部位】 花、茎叶、根。

【生态环境】 生于荒地、路边或山坡林缘。

【采收季节】 夏季采收花,阴干;夏、秋季采收茎叶,鲜用或干燥;3~9月采收根,洗净鲜用或干燥。

【分布】 丽水市各地。

【性味】 花:味甘,性温。

　　　　 茎叶:味甘、微苦,性平。

　　　　 根:味甘、微苦,性温。

【功效】 花:益气,养颜,涩精。

　　　　 茎叶:清热解毒。

　　　　 根:益气补虚,续筋接骨,解毒,杀虫。

【主治】 花:面皯,遗精,遗尿。

　　　　 茎叶:丹毒。

　　　　 根:劳损,金疮,丹毒,蛔虫病。

【用法用量】 花内服煎汤,6~10g。茎叶内服煎汤,10~15g,或绞汁。根内服煎汤,10~15g;外用适量,捣敷。

南方菟丝子

【学名】 *Cuscuta australis* R．Br.

【药用部位】 种子(菟丝子)、全草。

【生态环境】 寄生于草本或小灌木上。

【采收季节】 秋季果实成熟时采收种子,干燥;秋季采收全草,鲜用或干燥。

【药材性状】 种子卵圆形,直径 1～2mm。表面灰棕色至棕褐色,粗糙,腹棱线不明显,种脐线形或扁圆形。质坚实,不易以指甲压碎。气微,味淡。

【分布】 丽水市各地。

【性味】 种子:味辛、甘,性平。

全草:味苦、甘,性平。

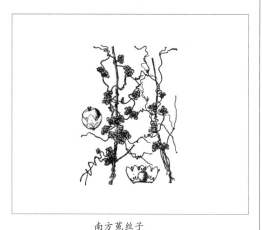

南方菟丝子

【功效】 滋补肝肾,固精缩尿,安胎,明目,止泻。

【主治】 种子:腰膝酸痛,遗精,阳痿,早泄,不育,消渴,淋浊,遗尿,目昏耳鸣,胎动不安,流产,泄泻。

全草:痢疾,黄疸,吐血,衄血,便血,血崩,淋浊,带下,便溏,目赤肿痛,咽喉肿痛,痈疽肿毒,痱子。

【用法用量】 种子内服煎汤,6～12g;外用适量,炒研调敷。全草内服煎汤,9～15g;外用适量,煎水洗或捣敷。

【注意】 种子:阴虚火旺、阳强不痿及大便燥结者禁服。

菟丝子

【学名】 *Cuscuta chinensis* Lam.

【药用部位】 种子(菟丝子)、全草。

【生态环境】 常寄生于豆科、茄科、蓼科和菊科等草本植物上。

【采收季节】 秋季果实成熟时采收种子,干燥;秋季采收全草,鲜用或干燥。

【药材性状】 种子类球形或近圆形,直径 1～1.5mm。表面灰棕色或黄棕色,具致密的白霜状网纹。略小的一端可见种脐色略浅,近圆形,微凹陷,中央有一白色的脐线。内胚乳坚硬,半透明;胚卷旋状,无胚根及子叶。质坚实,不易压碎。气微,味淡。

【分布】 丽水市各地。

【性味】 种子:味辛、甘,性平。

全草:味苦、甘,性平。

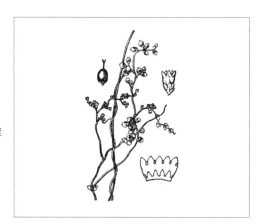

菟丝子

【功效】 滋补肝肾,固精缩尿,安胎,明目,止泻。

【主治】 全草:腰膝酸痛,遗精,阳痿,早泄,不育,消渴,淋浊,遗尿,目昏耳鸣,胎动不安,流产,泄泻。

全草:痢疾,黄疸,吐血,衄血,便血,血崩,淋浊,带下,便溏,目赤肿痛,咽喉肿痛,痈疽肿毒,痱子。

【用法用量】 种子内服煎汤,6～12g;外用适量,炒研调敷。全草内服煎汤,9～15g;外用适量,煎水洗或捣敷。

【注意】 种子:阴虚火旺、阳强不痿及大便燥结者禁服。

金灯藤

【学名】 *Cuscuta japonica* Choisy

【药用部位】 种子、全草。

【生态环境】 一般寄生于茶树、小蜡树上。

【采收季节】 秋季果实成熟时采收种子,干燥;秋季采收全草,鲜用或干燥。

【分布】 丽水市山区各地。

【性味】 种子:味辛、甘,性平。

全草:味苦、甘,性平。

【功效】 补肾益精,养肝明目,固胎止泄。

金灯藤

501

【主治】 种子:阳痿,遗精,肝肾虚,流产,血崩,消化不良。

全草:痢疾,黄疸,吐血,衄血,便血,血崩,淋浊,带下,便溏,目赤肿痛,咽喉肿痛,痈疽肿毒,痱子。

【用法用量】 种子内服煎汤,6～12g;外用适量,炒研调敷。全草内服煎汤,9～15g;外用适量,煎水洗或捣敷。

【注意】 阴虚火旺、阳强不痿及大便燥结者禁服。

马蹄金(畲药名:大叶洋皮近)

【学名】 *Dichondra repens* Forst.

【药用部位】 全草(荷包草)。

【生态环境】 生于山坡路边石缝间或草地阴湿处。

【采收季节】 夏、秋季采收,洗净,鲜用或干燥。

【药材性状】 全草缠绕成团。茎纤细,黄棕色,具细柔毛,节上生根。叶互生,肾状圆形,先端微凹入,基部深陷成心形,全缘,叶脉7～9条,掌状基出,下面被短柔毛,具长柄。花小,花冠短钟状。蒴果近球形,内含种子2粒。气微,味淡。

【分布】 丽水市各地。

【性味】 味苦、辛,性凉。

【功效】 清热,利湿,解毒。

【主治】 黄疸,痢疾,砂淋,疔疮肿毒,跌打损伤,毒蛇咬伤。

【用法用量】 内服煎汤,9～15g;鲜品30～60g;外用适量,捣敷。

【注意】 忌盐及辛辣食物。

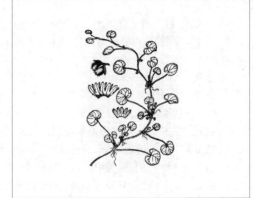

马蹄金(畲药名:大叶洋皮近)

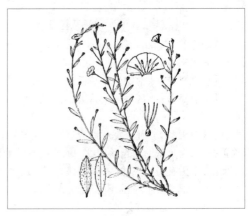

土丁桂

【学名】 *Evolvulus alsinoides* (L.) L.

【药用部位】 全草。

【生态环境】 生于旷野山坡、路旁、灌丛间。

【采收季节】 夏秋季采收,洗净,鲜用或干燥。

【分布】 龙泉、莲都等地。

【性味】 味甘、微苦,性凉。

【功效】 清热,利湿,解毒。

【主治】 黄疸,痢疾,淋浊,带下,疔疮,疥疮。

【用法用量】 内服煎汤,3～10g;鲜品30～60g,或捣汁饮;外用适量,捣敷或煎水洗。

土丁桂

蕹菜(空心菜)

【学名】 *Ipomoea aquatica* Forsk.

【药用部位】 茎叶、根。

【生态环境】 广泛栽培于田间的蔬菜。

【采收季节】 夏、秋季采收茎叶,洗净,鲜用;秋季采收根,洗净,鲜用或干燥。

【分布】 丽水市各地。

【性味】 茎叶:味甘,性寒。

根:味淡,性平。

【功效】 茎叶:凉血清热,利湿解毒。

根:健脾利湿。

【主治】 茎叶:鼻衄,便血,尿血,便秘,淋浊,痔疮,疮肿,折伤,蛇虫咬伤。

根:白带,虚淋。

【用法用量】 茎叶内服煎汤,鲜品60～120g,或捣汁;外用适量,煎水洗或捣敷。根内服煎汤,120～250g。

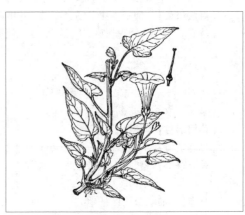

蕹菜(空心菜)

甘薯(番薯)

【学名】 *Ipomoea batatas* (L.) Lam.

【药用部位】 块根、茎叶。

【生态环境】 广泛栽培于疏松、肥沃和排水良好的旱地。

【采收季节】 秋、冬季采收块根,洗净切片,干燥;夏、秋季采收茎叶,多鲜用。

【分布】 丽水市各地。

【性味】 块根:味甘,性平。

【功效】 块根:补中和血,益气生津,宽肠胃,通便秘。
　　　　 茎叶:止血,排脓。

【主治】 块根:脾虚水肿,便泄,疮疡肿毒,大便秘结。
　　　　 茎叶:崩漏,无名肿毒。

【用法用量】 块根内服适量,生食或煮食;外用适量,捣敷。茎叶内服煎汤,30~60g;外用适量,鲜品捣敷。

【注意】 块根:湿阻中焦、气滞食积者慎服。

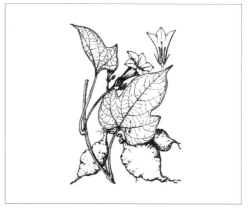

甘薯(番薯)

牵牛(喇叭花)

【学名】 *Pharbitis nil* (L.) Choisy

【药用部位】 种子(牵牛子)。

【生态环境】 常栽培于篱笆或墙边,逸生于路边、田边、墙脚下及灌丛中。

【采收季节】 秋季果实成熟时采收种子,干燥。

【药材性状】 种子卵形,长5~8mm,宽3.5~5mm。表面灰黑色或淡黄色,背面弓状隆起,有一条浅纵沟,腹面具3棱,种脐圆形,下凹,位于中棱的基部。质硬。子叶淡黄色或黄绿色,皱缩而折叠,微显油性。气微,味辛、苦,有麻舌感。

【分布】 丽水市各地。

【性味】 味苦、辛,性寒,有毒。

【功效】 利水通便,祛痰逐饮,消积杀虫。

【主治】 水肿,腹水,脚气,痰壅喘咳,大便秘结,食滞虫积,腰痛,阴囊肿胀,痈疽肿毒,痔疮便血。

【用法用量】 内服煎汤,3~6g。

【注意】 孕妇禁服,体质虚弱者慎服。

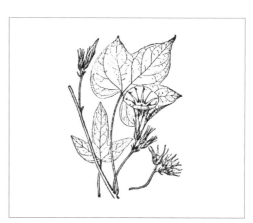

牵牛(喇叭花)

圆叶牵牛(喇叭花)

【学名】 *Pharbitis purpurea* (L.) Voigt

【药用部位】 种子(牵牛子)。

【生态环境】 常栽培于篱笆或墙边,逸生于路边、田边、墙脚下及灌丛中。

【采收季节】 秋季果实成熟时采收种子,干燥。

【药材性状】 种子卵圆形,长4~5mm,宽2.5~3.5mm。表面灰棕黑色,背面弓状隆起,有一条浅纵沟,腹面具3棱,种脐圆形,下凹,位于中棱的基部。质硬。子叶淡黄色或黄绿色,皱缩而折叠,微显油性。气微,味辛、苦,有麻舌感。

【分布】 丽水市各地。

【性味】 味苦、辛,性寒,有毒。

【功效】 利水通便,祛痰逐饮,消积杀虫。

【主治】 水肿,腹水,脚气,痰壅喘咳,大便秘结,食滞虫积,腰痛,阴囊肿胀,痈疽肿毒,痔疮便血。

【用法用量】 内服煎汤,3~6g。

【注意】 孕妇禁服,体质虚弱者慎服。

圆叶牵牛(喇叭花)

茑萝(五角星花)

【学名】 *Quamoclit pennata*（Desr.）Boj.

【药用部位】 全草或根。

【生态环境】 栽培于庭院、阳台等。

【采收季节】 夏、秋季采收，洗净，鲜用或干燥。

【分布】 市内有作花卉种植。

【性味】 味甘，性寒。

【功效】 清热解毒，凉血止血。

【主治】 耳疔，痔漏，蛇咬伤。

【用法用量】 内服煎汤，6~9g；外用适量，鲜品捣敷或煎水洗。

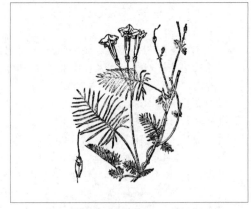

茑萝(五角星花)

紫草科 Boraginaceae

柔弱斑种草

【学名】 *Bothriospermum tenellum*（Hornem.）Fisch. et Mey.

【药用部位】 全草。

【生态环境】 生于海拔1 400m以下荒地及山坡草地上。

【采收季节】 夏、秋季采收，洗净，干燥。

【分布】 丽水市各地。

【性味】 味微苦、涩，性平，小毒。

【功效】 止咳，止血。

【主治】 咳嗽，吐血。

【用法用量】 内服煎汤，9~12g；止血炒焦用。

柔弱斑种草

小花琉璃草

【学名】 *Cynoglossum lanceolatum* Forsk.

【药用部位】 全草。

【生态环境】 生于海拔300~400m山脚路边及山坡坑边。

【采收季节】 夏、秋季采收，洗净，鲜用或干燥。

【药材性状】 茎圆柱形，表面有毛茸。叶互生，皱缩或破碎，完整者展平后，先端急尖，基部楔形而下延，下面具明显的叶脉，两面均有粗毛，全缘。花皱缩成团，淡黄色。果实卵球形，直径2mm，密生锚状刺。气微，味微苦。

【分布】 庆元。

【性味】 味苦，性凉。

【功效】 清热解毒，利水消肿。

【主治】 急性肾炎，牙周炎，牙周脓肿，下颌急性淋巴结炎，毒蛇咬伤。

【用法用量】 内服煎汤，9~15g；研末0.9~1.8g；外用适量，捣敷。

小花琉璃草

琉璃草

【学名】 *Cynoglossum zeylanicum*（Vahl.）Thunb.

【药用部位】 根及叶。

【生态环境】 生于海拔200~1 500m林下、山坡林缘及水坑边荒地中。

【采收季节】 夏、秋季采收，洗净，切段，鲜用或干燥。

琉璃草

【分布】 龙泉、庆元、景宁、缙云等地。
【性味】 味苦,性凉。
【功效】 清热解毒,散瘀止血。
【主治】 痈肿疮疖,崩漏,咳血,跌打肿痛,外伤出血,毒蛇咬伤。
【用法用量】 内服煎汤,9～12g;外用适量,捣敷或研末敷。

厚壳树

【学名】 *Ehretia thysiflora*（Sieb. et Zucc.）Nakai
【药用部位】 心材、树皮、叶。
【生态环境】 生于丘陵山坡上或山地林中。
【采收季节】 全年可采收心材、树皮,干燥;夏、秋季采叶,干燥。
【分布】 丽水市山区各地。
【性味】 心材:味甘、咸,性平。
　　　　 树皮:味苦、涩,性平。
　　　　 叶:味甘、微苦,性平。
【功效】 心材:散瘀,消肿,止痛。
　　　　 树皮:收敛止泻。
　　　　 叶:清热解毒。
【主治】 心材:跌打肿痛,骨折,痈疮红肿。
　　　　 树皮:慢性肠炎。
　　　　 叶:外感暑热。
【用法用量】 心材外用适量,捣敷或研末调酒敷。树皮内服煎汤,9～15g。叶内服煎汤,10～15g。

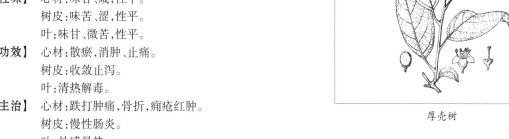

厚壳树

505

紫草(小花紫花)

【学名】 *Lithospermum erythrorhizon* Sieb. et Zucc.
【药用部位】 全草。
【生态环境】 生于海拔800m左右的山坡路边及林缘草丛中。
【采收季节】 夏、秋季采收,洗净,干燥。
【分布】 遂昌、云和、缙云等地。
【性味】 味甘、辛,性温。
【功效】 清热解毒。
【主治】 关节炎。
【用法用量】 外用适量,煎水洗。

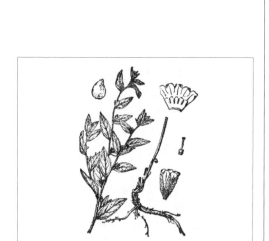

紫草(小花紫花)

梓木草

【学名】 *Lithospermum zollingeri* DC.
【药用部位】 果实。
【生态环境】 生于山坡路边、岩石上及林下草丛中。
【采收季节】 秋季果实成熟时采收,干燥。
【药材性状】 果实椭圆形,长2.5～3mm。表面乳白色,光滑润泽,腹面中线凹陷成纵沟。质坚硬,破碎后种皮与果壳愈合,棕黑色,种仁淡黄白色,富油性。
【分布】 丽水市山区各地。
【性味】 味甘、辛,性温。
【功效】 温中散寒,消肿止痛,行气活血。
【主治】 胃脘冷痛作胀,泛吐酸水,跌打肿痛,骨折。
【用法用量】 内服煎汤,3～6g,或研末;外用适量,捣敷。

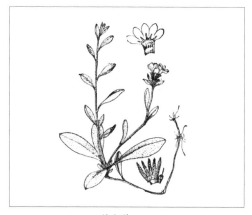

梓木草

盾果草

【学名】 *Thyrocarpus sampsonii* Hance

【药用部位】 全草。

【生态环境】 生于山路边或岩石灌丛中。

【采收季节】 4~6月采收,洗净,鲜用或干燥。

【药材性状】 全草皱缩成团,茎1条至数条,长10~35cm,表面枯绿色,具灰白色糙毛。基生叶丛生,皱缩或破碎,完整者展平后匙形,具柄;茎生叶较小,无柄;两面均有灰白色糙毛。有的可见蓝色或紫色小花,或有两层碗状突起的小坚果,其顶端外层有直立的齿轮,内层紧贴边缘。气微,味微苦。

【分布】 丽水市山区各地。

【性味】 味苦,性凉。

【功效】 清热解毒消肿。

【主治】 痈肿,疔疮,咽喉疼痛,泄泻,痢疾。

【用法用量】 内服煎汤,9~15g,鲜品30g;外用适量,鲜品捣敷。

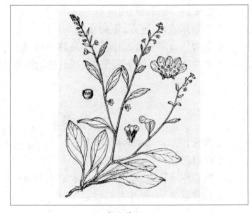

盾果草

附地菜

【学名】 *Trigonotis peduncularis*（Trev.）Benth.

【药用部位】 全草。

【生态环境】 生于平原田边、地边、沟边、湿地及山坡地杂草丛中。

【采收季节】 初夏采收,洗净,鲜用或干燥。

【分布】 丽水市各地。

【性味】 味苦、辛,性平。

【功效】 行气止痛,解毒消肿。

【主治】 胃痛吐酸,痢疾热毒痈肿,手足麻木。

【用法用量】 内服煎汤,15~30g;外用适量,捣敷。

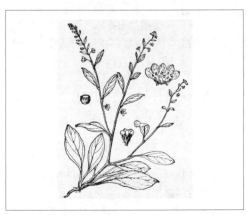

附地菜

马鞭草科 Verbenaceae

紫珠

【学名】 *Callicarpa bodinieri* Lévl.

【药用部位】 根或茎叶、果实。

【生态环境】 生于海拔1 000m以下的林中、林缘和灌木丛中。

【采收季节】 夏、秋季采收根或茎叶,洗净,根切片,干燥;秋季采收果实,干燥。

【药材性状】 茎枝圆柱形,小枝有毛。叶皱缩或破碎,完整者展平后卵形或倒卵状称椭圆形,长7~18cm,宽4~8cm,先端渐尖,基部楔形,边缘具细钝锯齿,上面有短柔毛,下面密被星状毛,两面有暗红色细粒状腺点,叶柄长0.5~1cm。气微,味淡。

【分布】 丽水市山区各地。

【性味】 根或茎叶:味苦、微辛,性平。
果实:味辛,性温。

【功效】 根或茎叶:散瘀止血,祛风除湿,解毒消肿。
果实:发表散寒。

【主治】 根或茎叶:血瘀痛经,衄血,咯血,吐血,崩漏,尿血,风湿痹痛,跌打瘀肿,外伤出血,烫伤,丹毒。
果实:风寒感冒。

【用法用量】 根或茎叶内服煎汤,10~15g;外用适量,捣敷或研末调敷。果实内服煎汤,6~12g。

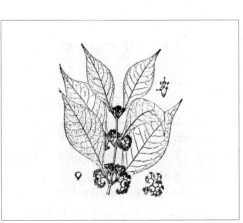

紫珠

华紫珠(畲药名:珍珠莲)

【学名】 *Callicarpa cathayana* H. T. Chang

【药用部位】 叶(紫珠叶)、根。

【生态环境】 生于海拔1 000m以下山沟或山坡灌丛中。

【采收季节】 夏、秋季枝叶茂盛时采摘叶,干燥;秋季采根,洗净,干燥。

【药材性状】 叶多皱缩卷曲,有的破碎,完整者展平后卵状椭圆形至卵状披针形,长4~10cm,宽1.5~4cm。先端长渐尖,基部楔形下延,边缘有细钝锯齿,上表面灰绿色或棕绿色,下表面散生红色腺点,两面无毛或近无毛。气微,味微苦涩。

【分布】 遂昌、龙泉、庆元、景宁等地。

【性味】 叶:味苦、涩,性平。

【功效】 叶:止血,散瘀,消肿。

　　　　　根:止血。

【主治】 叶:创伤出血,咳血,鼻衄,胃出血,拔牙出血。

　　　　　根:产后恶露不尽。

【用法用量】 叶内服煎汤,15~30g;外用适量,鲜品捣敷或研末撒。根内服煎汤,15~30g。

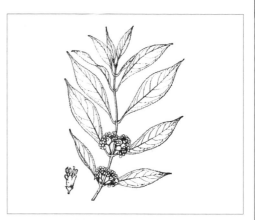

华紫珠(畲药名:珍珠莲)

白棠子树

【学名】 *Callicarpa dichotoma* (Lour.) K. Koch

【药用部位】 叶。

【生态环境】 生于海拔700m以下溪沟边或山坡灌丛中。

【采收季节】 夏、秋季枝叶茂盛时采收,干燥。

【药材性状】 叶多皱缩卷曲,有的破碎。完整者展平后倒卵形,长3~6cm,宽1~2.5cm,先端急尖至渐尖,基部楔形,边缘上半部疏生锯齿,上表面粗糙,下表面无毛,密被细小黄色腺点,叶柄长2~5mm。气微,味微苦涩。

【分布】 遂昌、龙泉、庆元、景宁、云和等地。

【性味】 味苦、涩,性凉。

【功效】 收敛止血,清热解毒。

【主治】 咯血,呕血,衄血,牙龈出血,尿血,便血,痔漏,皮肤紫癜,外伤出血,痈疽肿毒,毒蛇咬伤,烧伤。

【用法用量】 内服煎汤,15~30g;外用适量,鲜品捣敷或研末撒敷。

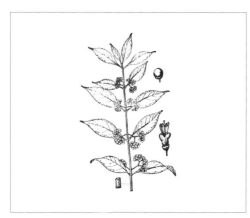

白棠子树

507

杜红花

【学名】 *Callicarpa formosana* Rolfe

【药用部位】 叶(紫珠叶)。

【生态环境】 生于600m以下山坡、沟谷灌丛中。

【采收季节】 夏、秋季枝叶茂盛时采收,干燥。

【药材性状】 叶多皱缩卷曲,有的破碎。完整者展平后呈卵状椭圆形或椭圆形,长6~15cm,宽3~8cm。先端渐尖,基部宽楔形或钝圆,边缘有细锯齿,近基部全缘。上表面灰绿色或棕绿色,被星状毛或短粗毛,下表面淡绿色或淡棕绿色,密被黄褐色星状毛和金黄色腺点,主脉和侧脉突出,小脉深入齿端。叶柄长0.5~1.5cm。气微,味微苦涩。

【分布】 遂昌、龙泉、庆元、云和、景宁等地。

【性味】 味苦、涩,性平。

【功效】 止血,散瘀,消肿。

【主治】 叶:创伤出血,咳血,鼻衄,胃出血,拔牙出血。

【用法用量】 内服煎汤,15~30g;外用适量,鲜品捣敷或研末撒。

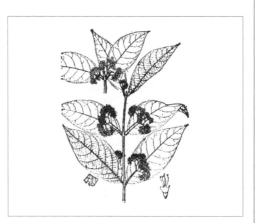

杜红花

老鸦糊

【学名】 *Callicarpa giraldii* Hesse ex Rehd.

【药用部位】 叶。

【生态环境】 生于海拔 1 000m 以下的疏林或灌丛中。

【采收季节】 7~8 月枝叶茂盛时采收,干燥。

【分布】 丽水市山区各地。

【性味】 味苦、涩,性凉。

【功效】 收敛止血,清热解毒。

【主治】 咯血,呕血,衄血,牙龈出血,尿血,便血,痔漏,皮肤紫癜,外伤出血,痈疽肿毒,毒蛇咬伤,烧伤。

【用法用量】 内服,煎汤 15~30g;外用适量,鲜品捣敷或研末撒。

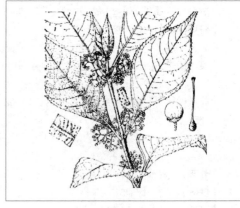

老鸦糊

全缘叶紫珠

【学名】 *Callicarpa integerrima* Champ.

【药用部位】 叶。

【生态环境】 生于海拔 100~700m 山地沟谷或山坡林中。

【采收季节】 7~8 月枝叶茂盛时采收,干燥。

【分布】 丽水市山区各地。

【性味】 味苦、涩,性凉。

【功效】 清热,凉血,止血。

【主治】 咯血,呕血,衄血,牙龈出血,尿血,便血,痔漏,皮肤紫癜,外伤出血,痈疽肿毒,毒蛇咬伤,烧伤。

【用法用量】 内服煎汤,15~30g;外用适量,鲜品捣敷或研末撒。

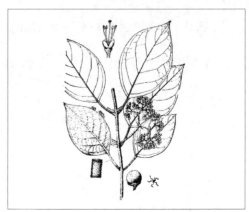

全缘叶紫珠

日本紫珠

【学名】 *Callicarpa japonica* Thunb.

【药用部位】 叶。

【生态环境】 生于海拔 500~1 300m 的沟边林中或山坡灌丛中。

【采收季节】 7~8 月枝叶茂盛时采收,干燥。

【分布】 遂昌、莲都等地。

【性味】 味苦、涩,性凉。

【功效】 收敛止血,清热解毒。

【主治】 各种内外伤出血,疮疖痈肿,牙疳。

【用法用量】 内服煎汤,15~30g;外用适量,鲜品捣敷或研末撒。

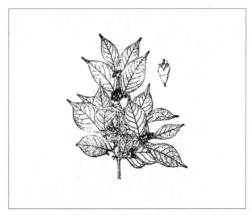

日本紫珠

广东紫珠

【学名】 *Callicarpa kwangtumgensis* Chun

【药用部位】 叶和茎(广东紫珠)。

【生态环境】 栽培。

【采收季节】 夏、秋季采收,切成 10~20cm 段,干燥。

【药材性状】 茎叶圆柱形,少分枝,长 10~20cm,直径 0.2~1.5cm。表面灰绿色或灰褐色,有的具白色花斑,有细纵纹及多数长圆形稍突起的黄白色皮孔;嫩枝可见对生的类三角形叶柄痕,腋芽明显。质硬,切面皮部呈纤维状,中部具较大的类白色髓。叶片多已脱落,完整者呈狭椭圆状披针形,顶端渐尖,基部楔形,边缘具锯齿,下表面有黄色腺点;叶柄长 0.5~1.2cm。气微,味微苦涩。

【分布】 云和。

【性味】 味苦、涩,性凉。

【功效】 收敛止血,散瘀,清热解毒。

【主治】 衄血,咯血,吐血,便血,崩漏,外伤出血,肺热咳嗽,咽喉肿痛,热毒疮疡,水火烫伤。
【用法用量】 内服煎汤,9～15g。

枇杷叶紫珠

【学名】 *Callicarpa kochiana* Makino
【药用部位】 根或茎叶。
【生态环境】 生于海拔200～700m山坡、沟谷林中或灌丛中。
【采收季节】 7～8月枝叶茂盛时采收,鲜用或干燥。
【分布】 遂昌、龙泉、庆元、景宁等地。
【性味】 味苦、辛,性平。
【功效】 祛风除湿,活血止血。
【主治】 风湿痹痛,风寒咳嗽,头痛,胃出血,外伤出血。
【用法用量】 内服煎汤,15～30g,鲜品加倍或捣汁饮;外用适量,捣敷或研末撒。

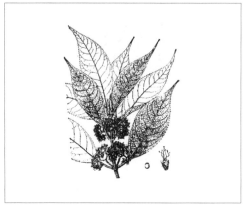

枇杷叶紫珠

光叶紫珠

【学名】 *Callicarpa lingii* Merr.
【药用部位】 根。
【生态环境】 生于海拔300～1 600m山坡林下或灌丛中。
【采收季节】 秋、冬季采收,干燥。
【分布】 遂昌、龙泉、庆元、景宁、缙云等地。
【性味】 味苦、涩,性凉。
【功效】 清热,凉血,止血。
【主治】 风寒咳嗽,头痛,胃出血,外伤出血。
【用法用量】 内服煎汤,15～30g。

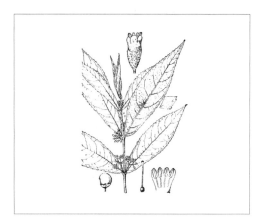

光叶紫珠

509

红紫珠

【学名】 *Callicarpa rubella* Lindl.
【药用部位】 叶及嫩枝、根。
【生态环境】 生于海拔250～700m的山坡、沟谷林中或灌丛中。
【采收季节】 叶及嫩枝夏、秋两季采收;根秋、冬季采挖。
【分布】 丽水市山区各地。
【性味】 叶及嫩枝:味微苦,性凉。
　　　　　根:味辛,微苦,性平。
【功效】 叶及嫩枝:凉血止血,解毒消肿。
　　　　　根:凉血止血,祛风止痛。
【主治】 叶及嫩枝:衄血,吐血,咯血,痔血,跌打损伤,外伤出血,痈肿疮毒。
　　　　　根:吐血,尿血,偏头痛,风湿痹痛。
【用法用量】 叶及嫩枝内服煎汤,15～30g;外用适量,捣敷或研末撒。根内服煎汤,15～30g。

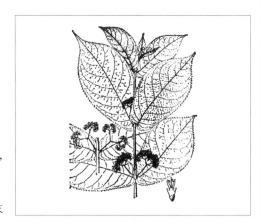

红紫珠

兰香草(畲药名:满山香)

【学名】 *Caryopteris incana* (Thunb.) Miq.
【药用部位】 全草。
【生态环境】 生于海拔1 600m以下的较干燥的草坡、林缘及路旁。

【采收季节】　夏、秋季两季采收,鲜用或干燥。

【药材性状】　根圆柱形,长短不一,直径 3～8mm;表面黄棕色,粗糙不平,有纵向裂纹和皱纹。茎略钝方形,表面灰褐色或棕紫色,被毛茸。叶对生,多皱缩或破碎,完整者展平后呈卵状披针形或长圆形,长1.5～6cm,宽 0.8～3cm,先端钝,基部圆形至截形,边缘有粗齿,上表面灰褐色至黑褐色,下表面黄色并有黄色腺点,两面密生短柔毛。有的可见花或球形果实。有特异香气,味苦。

【分布】　丽水市山区各地。

【性味】　味辛,性温。

【功效】　疏风解表,祛寒除湿,散瘀止痛。

【主治】　风寒感冒,头痛,咳嗽,脘腹冷痛,伤食吐泻,寒瘀痛经,产后瘀滞腹痛,风寒湿痹,跌打瘀肿,阴疽不消,湿疹,蛇伤。

【用法用量】　内服煎汤,10～15g;外用适量,捣敷或煎水熏洗。

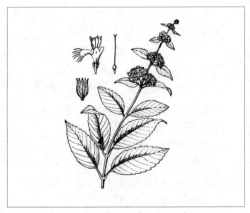

兰香草(畲药名:满山香)

单花莸

【学名】　*Caryopteris nepetaefolia*(Benth.)Maxim.

【药用部位】　全草。

【生态环境】　生于海拔 1 000m 以下的阴湿山坡、林缘及沟边。

【采收季节】　夏、秋两季枝叶茂盛时采收。

【分布】　缙云、遂昌、龙泉等地。

【性味】　味微甘,性凉。

【功效】　消暑解表,利湿解毒。

【主治】　夏季感冒,中暑,热淋,带下,外伤出血。

【用法用量】　内服煎汤,15～30g;外用适量,捣敷。

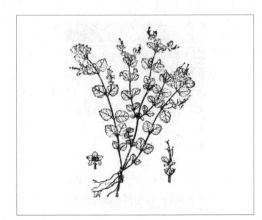

单花莸

臭牡丹(畲药名:臭桐柴、赤木丹)

【学名】　*Clerodendrum bungei* Steud.

【药用部位】　茎叶、根。

【生态环境】　栽培于房前屋后阴湿肥沃处。

【采收季节】　茎叶夏、秋季枝叶茂盛时采收,鲜用或干燥。根秋、冬季采挖,切片干燥。

【药材性状】　小茎圆柱形,长短不一,直径 3～12mm,表面灰棕色至灰褐色,皮孔点状或稍呈纵向延长,节处叶痕呈凹点状;质硬,不易折断,切面皮部要棕色,菲薄,木部灰黄色,髓部白色。气微,味淡。叶多皱缩或破碎,完整者展平后呈宽卵形或卵形,长 8～16cm,宽 6～12cm,先端急尖或渐尖,基部通常心形,边缘有粗锯齿或小齿,上面棕褐色至棕黑色,疏被短柔毛,下面色稍浅,无毛或仅脉上有毛,基部脉腋处可见黑色疤痕状的腺体。叶柄黑褐色,长 4～12cm。气臭,味微苦、辛。

【分布】　全市农村有零星作草药种植。

【性味】　茎叶:味辛、微苦,性平。

　　　　　根:味辛、苦,性微温。

【功效】　茎叶:解毒消肿,祛风湿,降血压。

　　　　　根:行气健脾,祛风除湿,解毒消肿,降血压。

【主治】　茎叶:痈疽,疔疮,发背,乳痈,痔疮,湿疹,丹毒,风湿痹痛,高血压。

　　　　　根:食滞腹胀,头昏,虚咳,久痢脱肛,肠痔下血,淋浊带下,风湿痛,脚气,痈疽肿毒,漆疮,高血压病。

【用法用量】　茎叶内服煎汤,9～15g,鲜品 30～60g,或捣汁;外用适量,煎水熏洗、捣敷或研末调敷。根内服煎汤,15～30g,或浸酒;外用适量,煎水熏洗。

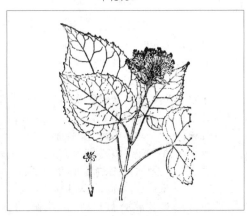

臭牡丹(畲药名:臭桐柴、赤木丹)

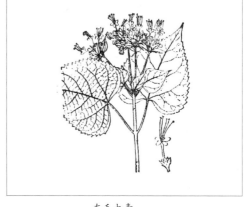

灰毛大青

【学名】 *Clerodendrum canescens* Wall.

【药用部位】 全株。

【生态环境】 生于海拔 300m 以下的山谷地和溪沟边。

【采收季节】 夏、秋两季枝叶茂盛时采收,晒干。

【分布】 松阳。

【性味】 味甘、淡,性凉。

【功效】 清热解毒,凉血止血。

【主治】 感冒发热,赤白痢疾,肺痨咯血,疮疡。

【用法用量】 内服煎汤,15～30g。

灰毛大青

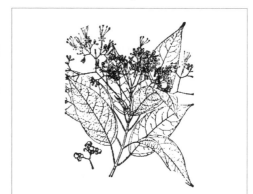

大青

【学名】 *Clerodendrum cyrtophyllum* Turcz.

【药用部位】 茎叶、根。

【生态环境】 生于海拔 1 200m 以下的平原、丘陵、山坡林下或溪沟边。

【采收季节】 茎叶夏、秋两季枝叶茂盛时采收,鲜用或干燥;根秋、冬季采挖,干燥。

【分布】 丽水市各地。

【性味】 茎叶:味苦,性寒。

　　　　 根:味苦,性寒。

【功效】 茎叶:清热解毒,凉血止血。

　　　　 根:清热,凉血,解毒。

【主治】 茎叶:外感热病热盛烦渴,咽喉肿痛,口疮,黄疸,热毒痢,急性肠炎,痛疖肿毒,衄血,血淋,外伤出血。

　　　　 根:流感,感冒高热,乙脑,流脑,腮腺炎,血热发斑,麻疹肺炎,黄疸型肝炎,热泻热痢,风湿热痹,头痛,咽喉肿痛,风火牙痛,睾丸炎。

【用法用量】 茎叶内服煎汤,15～30g,鲜品加倍;外用适量,捣敷或煎水熏洗。根内服煎汤,10～15g,鲜品 30～60g。

【注意】 茎叶:脾胃虚寒者慎服。

大青

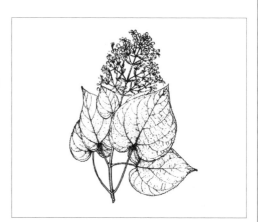

赪桐

【学名】 *Clerodendrum japonicum*（Thunb.）Sweet

【药用部位】 花、叶、根。

【生态环境】 栽培于公园、庭院、阳台等,或逸生于村边、路旁。

【采收季节】 花开花时采摘;叶夏、秋季茂盛时采摘;根秋、冬季采挖。

【分布】 市内有作花卉或草药种植。

【性味】 花:味甘,性平。

　　　　 叶:味辛、甘,性平。

　　　　 根:味甘,性凉。

【功效】 花:安神,止血。

　　　　 叶:祛风,散瘀,解毒消肿。

　　　　 根:清肺热,利小便,凉血止血。

【主治】 花:心悸失眠,痔疮出血。

　　　　 叶:偏头痛,跌打瘀肿,痈肿疮毒。

　　　　 根:肺热咳嗽,热淋小便不利,咳血,痔疮出血,风湿骨折。

【用法用量】 花内服煎汤,15～30g,外用适量,捣汁涂。叶外用适量,捣敷或研末调敷。根内服煎汤,15～30g,鲜品加倍或研末。

赪桐

尖齿臭茉莉

【学名】 *Clerodendrum lindleyi* Decne. ex Planch.

【药用部位】 全株。

【生态环境】 生于海拔 200m 以下的山坡路边或村落、房舍旁。

【采收季节】 全年可采,干燥。

【分布】 松阳、龙泉、云和、景宁等地。

【性味】 味苦,性温。

【功效】 祛风除湿,活血消肿。

【主治】 风湿痹痛,偏头痛,白带,子宫脱垂,湿疹,疮疡。

【用法用量】 内服煎汤,9~15g。

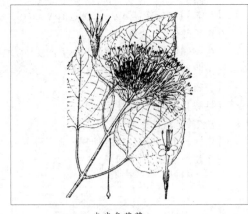

尖齿臭茉莉

海州常山

【学名】 *Clerodendrum trichotomum* Thunb.

【药用部位】 嫩枝及叶(臭梧桐叶)、花(臭梧桐花)、带宿萼的果实、根(臭梧桐根)。

【生态环境】 生于海拔 700m 以下的山坡灌丛、地边及村旁。

【采收季节】 嫩枝及叶 6~10 月采收;花 7 月采摘;带宿萼的果实 10~11 月采摘;根深秋采挖。

【药材性状】 嫩枝类圆柱形或略带方形,直径 2~3mm,黄绿色,有纵向细皱纹,具黄色点状皮孔,密被短茸毛,稍老者茸毛脱落;质脆,易折断,断面木部淡黄色,髓部白色。叶对生,多皱缩卷曲,或破碎,完整者展平后卵形或卵状椭圆形,长 6~16cm,宽 3~13cm,先端急尖,基部宽楔形至截形,偶心形,全缘或具波状齿,上面灰绿色,下面黄绿色,两面均有短柔毛;叶柄长 2~8cm,有短柔毛。气异臭,味苦、涩。

【分布】 遂昌、缙云等地。

【性味】 嫩枝及叶:味苦、微辛,性平。

花:味苦、微辛,性平。

带宿萼的果实:味苦、微辛,性平。

根:味苦、微辛,性温。

【功效】 嫩枝及叶:祛风除湿,平肝降压,解毒杀虫。

花:祛风,降压,止痢。

带宿萼的果实:祛风,止痛,平喘。

根:祛风止痛,行气消食。

【主治】 嫩枝及叶:风湿痹痛,半身不遂,高血压病,偏头痛,痢疾,疟疾,痈疽疮毒,湿疹,疥疮。

花:风气头痛,高血压病,痢疾,疝气。

带宿萼的果实:风湿痹痛,牙痛,气喘,高血压。

根:头风痛,风湿痹痛,食积气滞,脘腹胀满,小儿疳积,跌打损伤,乳痈肿毒。

【用法用量】 嫩枝及叶内服煎汤,10~15g,鲜品 30~60g,或浸酒;外用适量,煎水洗或研末调敷。花内服煎汤,5~10g,研末或浸酒。带宿萼的果实内服煎汤,10~15g;外用适量,捣敷。根内服煎汤,10~30g,或鲜品捣汁冲酒。

【注意】 嫩枝及叶:久煎影响降压效果。

马缨丹(五色梅)

【学名】 *Lantana camara* L.

【药用部位】 花、叶、根。

【生态环境】 栽培。

【采收季节】 花:5~10 月采摘;叶:春、夏茂盛时采摘;根:深秋采挖。

【分布】 市内有零星作观赏植盆栽于阳台、客厅等。

【性味】 花:味苦、微甘,性凉,有毒。

叶:味辛、苦,性凉,有毒。

根:味苦,性寒。

【功效】 花:清热,止血。

叶:清热解毒,祛风止痒。

根:清热泻火,解毒散结。

【主治】 花:肺痨咯血,腹痛吐泻,湿疹,阴痒。

叶:痈肿毒疮,湿疹,疥癣,皮炎,跌打损伤。

根:感冒发热,伤暑头痛,胃火牙痛,咽喉炎,痄腮,风湿痹痛,瘰疬痰核。

【用法用量】 花内服煎汤,5~10g,研末3~5g;外用适量,捣敷。叶内服煎汤,15~30g,或捣汁冲酒;外用适量,煎水洗、捣敷或绞汁涂。根内服煎汤,15~30g,鲜品加倍;外用适量,煎水含漱。

【注意】 花:内服不可过量。孕妇及体弱者禁服。

叶:内服不可过量。孕妇及体弱者禁服。

根:孕妇及体弱者禁服。

豆腐柴(畲药名:豆腐柴、苦蓼)

【学名】 *Premna microphylla* Turcz.

【药用部位】 茎叶、根。

【生态环境】 生于海拔1 400m以下的山坡林下或林缘。

【采收季节】 茎叶:春、夏、秋季均可采收;根全年可采挖。

【药材性状】 茎圆柱形,长短粗细不一,表面淡棕色,具纵沟,嫩枝被黄色短柔毛。叶对生,皱缩或破碎,灰绿色至淡棕黄色,完整者展平后呈卵状披针形或椭圆形,长4~11cm,宽1.5~5cm,先端急尖或渐尖,基部楔形下延,边缘中部以上有不规则粗锯齿,两面均有短柔毛;叶柄长0.2~1.5cm。气微,味苦。

【分布】 丽水市山区各地。

【性味】 茎叶:味苦、微辛,性寒。

根:味苦,性寒。

【功效】 茎叶:清热解毒。

根:清热解毒。

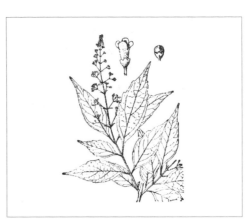

豆腐柴(畲药名:豆腐柴、苦蓼)

513

【主治】 茎叶:疟疾,痢疾,醉酒头痛,痈肿,疔疮,丹毒,蛇虫咬伤,创伤出血。

根:疟疾,小儿夏季热,风湿痹痛,风火牙痛,跌打损伤,水火烫伤。

【用法用量】 茎叶内服煎汤,10~15g,或研末;外用适量,捣敷、研末调敷或煎水洗。根内服煎汤,10~15g,鲜品30~60g;外用适量,捣敷或研末调敷。

马鞭草(畲药名:铁马鞭、鸭母草)

【学名】 *Verbena officinalis* L.

【药用部位】 全草(马鞭草)。

【生态环境】 生于低海拔到高海拔山脚地边、路旁或村边荒地。

【采收季节】 夏、秋季开花时采收,干燥。

【药材性状】 茎呈四方形,多分枝,四面有纵沟,长35~100cm;表面绿褐色,粗糙;质硬而脆,断面有髓或中空。叶对生,皱缩,多破碎,绿褐色,完整者展平后叶片3深裂,边缘有锯齿。穗状花序细长,有小花多数。气微,味苦。

【分布】 丽水市山区各地。

【性味】 味苦、辛,性微寒。

【功效】 清热解毒,活血通经,利水消肿,截疟。

【主治】 感冒发热,咽喉肿痛,牙龈肿痛,黄疸,痢疾,血瘀经闭,痛经,癥瘕,水肿,小便不利,疟疾,痈疮肿毒,跌打损伤。

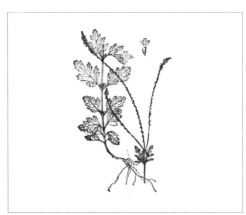

马鞭草(畲药名:铁马鞭、鸭母草)

【用法用量】 内服煎汤,15~30g,鲜品30~60g;外用适量,捣敷或煎水洗。

【注意】 孕妇慎服。

牡荆(畲药名:黄荆条、大叶黄荆、白埔酱根)

【学名】 *Vitex negundo* L. var. *cannabifolia* (Sieb. et Zucc.) Hand. – Mazz.

【药用部位】　果实、叶(牡荆叶)、茎、根。

【生态环境】　生于海拔 800m 以下山坡、林缘、谷地灌丛或林中。

【采收季节】　果实:秋季果实成熟时采收,干燥;叶:夏季茂盛时摘采,鲜用;茎:夏、秋季采收;根:深秋采挖。

【药材性状】　鲜叶为掌状复叶,小叶 5 片或 3 片,披针形或椭圆状披针形,中间小叶长 5 ~ 10cm,宽 2 ~ 4cm,两侧小顺依次渐小,先端急尖,基部楔形,边缘具粗锯齿;上表面绿色,下表面淡绿色,两面沿脉有短茸毛,嫩叶下表面毛较密;总叶柄长 2 ~ 6cm,有一浅沟槽,密被灰白色茸毛。气芳香,味辛微苦。

【分布】　丽水市山区各地。

【性味】　果实:味苦、辛,性温。

　　　　　叶:味辛、苦,性平。

　　　　　茎:味辛、微苦,性平。

　　　　　根:味辛、微苦,性温。

【功效】　果实:化湿祛痰,止咳平喘,理气止痛。

　　　　　叶:解表化湿,祛痰平喘,解毒。

　　　　　茎:祛风解表,消肿止痛。

　　　　　根:祛风解表,除湿止痛。

【主治】　果实:咳嗽气喘,胃痛,泄泻,痢疾,疝气痛,脚气肿胀,白带,白浊。

　　　　　叶:伤风感冒,咳嗽哮喘,胃痛,腹痛,暑湿泻痢,脚气肿胀,风疹瘙痒,脚癣,乳痈肿痛,蛇虫咬伤。

　　　　　茎:感冒,喉痹,牙痛,脚气,疮肿,烧伤。

　　　　　根:感冒头痛,牙痛,疟疾,风湿痹痛。

【用法用量】　果实内服煎汤,6 ~ 9g,或浸酒。叶内服煎汤,9 ~ 15g,鲜品 30 ~ 60g,或捣汁饮;外用适量,捣敷或煎水熏洗。茎内服煎汤 9 ~ 15g;外用适量,煎水洗或含漱。根内服煎汤,10 ~ 15g。

单叶蔓荆

【学名】　*Vitex trifolia* L. var. *simplicifolia* Cham.

【药用部位】　果实(蔓荆子)。

【生态环境】　生于江边沙滩草丛。

【采收季节】　7 ~ 11 月果实成熟时采摘。

【药材性状】　果实球形,直径 4 ~ 6mm。表面灰黑色或黑褐色,被灰白色粉霜状茸毛,有纵向沟 4 条,顶端微凹,基部有灰白色宿萼及短果梗。萼长为果实 1/3 ~ 2/3,5 齿裂,其中 2 裂较深,密被茸毛。体轻,质坚韧,不易破碎,横切面可见 4 室,每室有种子 1 枚。气特异而芳香,味淡、微辛。

【分布】　青田。

【性味】　味辛、苦,性微寒。

【功效】　疏散风热,清利头目。

【主治】　外感风热,头昏头痛,偏头痛,牙龈肿痛,目赤肿痛多泪,目眼内痛,昏暗不明,湿痹拘挛。

【用法用量】　内服煎汤,5 ~ 10g;外用适量,煎水洗。

【注意】　胃寒者慎服。

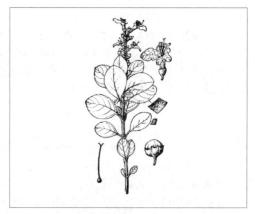

单叶蔓荆

唇形科 Labiatae

藿香(畲药名:薄荷)

【学名】　*Agastache rugosa* (Fisch. et Mey.) O. Ktze.

【药用部位】　全草(土藿香)。

【生态环境】　多栽培于菜地、农村庭院。

【采收季节】　6 ~ 7 月花穗已抽花未开放时割取地上部分,低温干燥。

【药材性状】　茎方柱形,多分枝,长 30 ~ 70cm,直径 2 ~ 9mm;表面

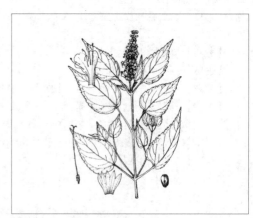

藿香(畲药名:薄荷)

暗绿色至棕绿色,四角有棱脊,节明显,老茎坚硬,质脆,易折断,断面白色,髓部中空。叶对生,皱缩,多破碎,完整者展平后呈卵形,长3~10cm,宽1.5~6cm,先端尾状渐尖,基部心形,边缘具粗齿,上表面深绿色,无毛,下表面浅绿色,微具毛茸,顶端有的有穗状轮伞花序。气芳香,味淡而微凉。

【分布】 丽水市各地作佐料种植,遂昌有大面积种植。

【性味】 味辛,性微温。

【功效】 祛暑解表,化湿和胃。

【主治】 夏令感冒,寒热头痛,胸脘痞闷,呕吐泄泻,妊娠呕吐,鼻渊,手、足癣。

【用法用量】 内服煎汤,6~9g;外用适量,煎水洗或研末调敷。

【注意】 不宜久煎。阴虚火旺者禁服。

金疮小草(畲药名:苦草、白地蜂蓬、大叶地汤蒲)

【学名】 *Ajuga decumbens* Thunb.

【药用部位】 全草(筋骨草)。

【采收季节】 初夏采收,洗净,干燥。

【生态环境】 生于海拔1 000m以下的溪沟边、路旁、林缘及湿润荒地草丛中。

【药材性状】 全草长10~20cm。根细小,暗黄色。地上部分灰黄色或黄绿色,密被白色柔毛。细茎丛生,质软柔韧,不易折断。叶对生,多皱缩,破碎,完整者展平后呈匙形或倒卵状披针形,长3~7cm,宽1.5~3cm,绿褐色,边缘有波状粗齿,叶柄具狭翅。轮伞花序腋生,小花二唇形,黄棕色。气微,味苦。

【性味】 味苦,性寒。

【分布】 丽水市山区各地。

【功效】 清热解毒,化痰止咳,凉血散瘀。

【主治】 急、慢性支气管炎,咽炎,目赤肿痛,扁桃体炎,痈肿疔疮,关节疼痛,外伤出血,毒蛇咬伤,跌打损伤。

【用法用量】 内服煎汤,3~9g,或研粉冲服,鲜品30~60g或捣汁;外用适量,捣敷或煎水洗。

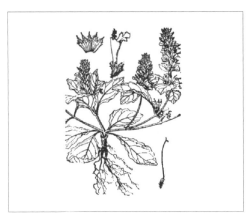
金疮小草(畲药名:苦草、白地蜂蓬、大叶地汤蒲)

紫背金盘(畲药名:苦草、白地蜂蓬、大叶地汤蒲)

【学名】 *Ajuga nipponensis* Makino

【药用部位】 全草。

【生态环境】 生于海拔1 000m以下溪沟边、林缘及疏林下。

【采收季节】 春、夏季采收,干燥。

【药材性状】 全草长15~35cm。根细小,暗黄色。地上部分灰黄色或黄绿色,密被白色柔毛。茎丛生,质软柔韧,不易折断。叶对生,多皱缩,破碎,完整者展平后呈宽椭圆形或倒卵状椭圆形,长2~8cm,宽1.2~5cm,绿褐色,边缘有不整齐波状圆齿,叶柄具狭翅。轮伞花序腋生,小花二唇形,黄棕色。气微,味苦。

【分布】 丽水市山区各地。

【性味】 味苦、辛,性寒。

【功效】 清热解毒,凉血散瘀,消肿止痛。

【主治】 肺热咳嗽,咳血,咽喉肿痛,乳痈,肠痈,疮疖肿毒,痔疮出血,跌打肿痛,外伤出血,水火烫伤,毒蛇咬伤。

【用法用量】 内服煎汤,15~30g;外用适量,煎水洗或烧烟熏。

【注意】 孕妇慎服。

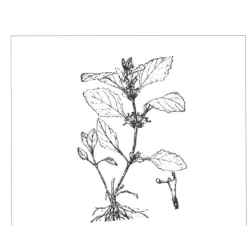
紫背金盘(畲药名:苦草、白地蜂蓬、大叶地汤蒲)

光风轮(畲药名:野仙草)

【学名】 *Clinopodium confine*(Hance)O. Ktze.

【药用部位】 全草(剪刀草)。

【生态环境】 生于海拔500m以下田边、山坡路旁、草地及墙脚边。

【采收季节】 6～8月采收,鲜用或干燥。

【药材性状】 茎方柱形,长短不一,直径2～5mm;表面棕红色或棕褐色,具纵条纹,密被柔毛。叶对生,多皱缩,破碎,完整者展平后卵形或长卵形,长1.5～5cm,宽0.5～3cm,边缘具整齐的锯齿,上面褐绿色,下面灰绿色,均有柔毛。轮伞花序具残存的花萼,外被毛茸。小坚果倒卵形,黄棕色。质脆,易折断,茎断面淡黄白色,中空。气微香,味微辛。

【分布】 丽水市山区各地。

【性味】 味苦、辛,性凉。

【功效】 祛风清热,行气活血,解毒消肿。

【主治】 感冒发热,食积腹胀,呕吐,泄泻,痢疾,白喉,咽喉肿痛,痈肿丹毒,荨麻疹,毒虫咬伤,跌打肿痛,外伤出血。

【用法用量】 内服煎汤,10～15g;外用适量,捣敷或煎水洗。

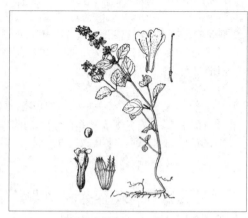

光风轮(畲药名:野仙草)

细风轮菜(畲药名:野仙草)

【学名】 *Clinopodium gracile*(Benth.)Matsum

【药用部位】 全草(剪刀草)。

【生态环境】 生于山坡路旁、沟边、草地及墙脚草丛中。

【采收季节】 6～8月采收,鲜用或干燥。

【药材性状】 茎细小,直径约1.5mm;表面紫棕色,有纵槽,具短柔毛;质脆易断,断面黄白色。叶皱缩,破碎,表面黄棕色或淡绿色,完整者展平后卵形或圆卵形,长1～3cm,宽0.8～2cm,先端钝或急尖,基部圆形或宽楔形,边缘具锯齿,下面疏生短柔毛,叶柄长0.5～1cm,基部常带紫红色,密被短柔毛。轮伞花序具残花萼,有时可见黄白色小坚果。气微,味微苦。

【分布】 丽水市山区各地。

【性味】 味苦、辛,性凉。

【功效】 祛风清热,行气活血,解毒消肿。

【主治】 感冒发热,食积腹胀,呕吐,泄泻,痢疾,白喉,咽喉肿痛,痈肿丹毒,荨麻疹,毒虫咬伤,跌打肿痛,外伤出血。

【用法用量】 内服煎汤,15～30g,鲜品30～60g;外用适量,捣敷或煎水洗。

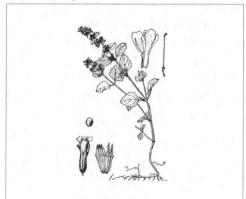

细风轮菜(畲药名:野仙草)

风轮菜(畲药名:假仙草)

【学名】 *Clinopodium umbrosum*(Bieb.)C. Koch［*C. chinense*(Benth.)O. Ktze］

【药用部位】 全草(断血流)。

【生态环境】 生于山坡、林缘、路边、草地及灌丛中。

【采收季节】 夏、秋季采收,鲜用或干燥。

【药材性状】 茎方柱形,四面凹下呈槽,分枝对生,长30～90cm,直径1.5～4mm,上部密被白色茸毛,下部仅棱上有毛,节间长2～8cm,上表面灰绿色或绿褐色;质脆,易折断,断面不平整,中央有髓或中空。叶对生,有柄,叶片多皱缩,破碎,完整者展平呈卵形,长1.5～5cm,宽0.5～3cm;边缘具疏锯齿,上表面绿褐色,下表面灰绿色,两面均被白色茸毛。气微香,味涩、微苦。

【分布】 丽水市山区各地。

【性味】 味辛、苦,性凉。

【功效】 疏风清热,解毒消肿,止血。

　　【主治】　感冒发热,中暑,咽喉肿痛,白喉,急性胆囊炎,肝炎,肠炎,痢疾,痄腮,乳痈,疔疮肿毒,过敏性皮炎,急性结膜炎,尿血,血崩,牙龈出血,外伤出血。

　　【用法用量】　内服煎汤,10~15g;外用适量,捣敷或煎水洗。

绵穗苏

　　【学名】　*Comanthosphace ningpoensis*（Hemsl.）Hand. – Mazz.

　　【药用部位】　全草。

　　【生态环境】　生于海拔1 300m以下的山坡林下,溪沟边草丛中。

　　【采收季节】　夏、秋季采收,鲜用或干燥。

　　【分布】　云和等地。

　　【性味】　味辛、微苦,性温。

　　【功效】　祛风发表,止血调经,消肿解毒。

　　【主治】　感冒,头痛,瘫痪,劳伤吐血,崩漏,月经不调,痛经,疮痈肿毒。

　　【用法用量】　内服煎汤,10~30g;外用适量,捣敷。

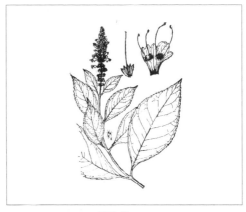

绵穗苏

香薷（畲药名:大叶香薷、细叶黄荆）

　　【学名】　*Elsholtzia ciliata*（Thunb.）Hyland.

　　【药用部位】　全草。

　　【生态环境】　生于丘陵低山坡、山脚村旁路边草丛中及沟边、荒地上。

　　【采收季节】　夏、秋季采收,鲜用或低温干燥。

　　【药材性状】　茎方柱形,多分枝,长30~50cm,表面紫褐色;质脆。叶皱缩或卷曲,破碎,完整者展平后卵状披针形或椭圆状披针形,长2~5.5cm,宽1~2.5cm,上面暗绿色,有疏生硬毛,下面灰绿色,散生多数亮黄色腺点;叶柄长0.5~3cm,疏生小硬毛,顶生假穗状花序,稍偏向一侧,花淡紫色。搓揉后有特异清香气,味辛凉。

　　【分布】　丽水市山区各地。

　　【性味】　味辛,性微温。

　　【功效】　发汗解表,化湿利尿。

　　【主治】　夏季感冒,中暑,泄泻,小便不利,水肿,湿疹,痈疮。

　　【用法用量】　内服煎汤,9~15g,鲜品加倍;外用适量,捣敷或煎水含漱或熏洗。

　　【注意】　热病汗多表虚者禁服。

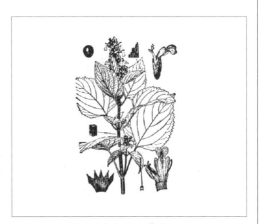

香薷（畲药名:大叶香薷、细叶黄荆）

广防风（畲药名:野薄荷）

　　【学名】　*Epimeredi inidca*（L.）Rothm.

　　【药用部位】　全草。

　　【生态环境】　生于向阳山坡林缘草丛中及空旷荒地上。

　　【采收季节】　夏、秋季采收,鲜用或干燥。

　　【药材性状】　茎方柱形,有分枝,长短不一,直径1.5~5mm;表面棕色或棕红色,密被黄白色短柔毛;质硬,断面纤维性,髓白色。叶皱缩或卷曲,破碎,完整者展平后呈阔卵形,长2~9cm,宽1.3~5.5cm,边缘有不规则牙齿或重锯齿,上面灰棕色,下面灰绿色,两面均有极密的短柔毛。有的可见密被毛茸的顶生假穗状花序,残存花萼灰绿色;小坚果表面黑褐色。气微,味微苦。

　　【分布】　莲都、景宁、龙泉、庆元等地。

　　【性味】　味辛、苦,性平。

广防风（畲药名:野薄荷）

【功效】 祛风湿,消疮毒。

【主治】 感冒发热,风湿痹痛,痈肿疮毒,皮肤湿疹,虫蛇咬伤。

【用法用量】 内服煎汤,9～15g;外用适量,煎水洗或鲜品捣敷。

小野芝麻

【学名】 *Galeobdolon chinense*（Benth.）C. Y. Wu

【药用部位】 块根。

【生态环境】 生于低海拔山坡路旁及疏林下。

【采收季节】 夏季采收,鲜用。

【分布】 丽水市山区各地。

【功效】 止血。

【主治】 外伤出血。

【用法用量】 外用适量,鲜品捣敷。

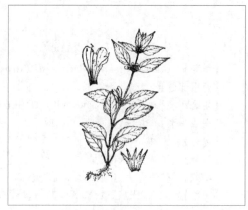

小野芝麻

活血丹(畲药名:红老鸦碗、方梗老鸦碗、入骨箭)

【学名】 *Glechoma longituba*（Nakai）Kupr.

【药用部位】 全草(连钱草)。

【生态环境】 生于林缘、路旁、地边、溪沟边及阴湿草丛中。

【采收季节】 春至秋季采收,干燥。

【药材性状】 全草长10～20cm,疏生短柔毛。茎呈方柱形,细而扭曲;表面黄绿色或紫红色,节上有不定根;质脆,易折断,断面常中空。叶对生,叶片多皱缩,展平后呈肾形或近心形,长1～3cm,宽1.5～3cm,灰绿色或绿褐色,边缘具圆齿;叶柄纤细,长4～7cm。轮伞花序腋生,花冠二唇形,长达2cm。搓之气芳香,味微苦。

【分布】 丽水市山区各地。

【性味】 味辛、微苦,性微寒。

【功效】 利湿通淋,清热解毒,散瘀消肿。

【主治】 热淋,石淋,湿热黄疸,疮痈肿毒,跌仆损伤。

【用法用量】 内服煎汤,15～30g;外用适量,煎水洗。

【注意】 阴疽、血虚及孕妇慎服。

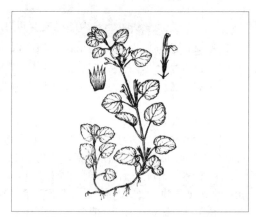

活血丹(畲药名:红老鸦碗、方梗老鸦碗、入骨箭)

宝盖草

【学名】 *Lamium amplexicaule* L.

【药用部位】 全草。

【生态环境】 生于路边、林缘及荒地上。

【采收季节】 夏季采收,鲜用或干燥。

【药材性状】 茎方柱形,长10～30cm,表面略带紫色。叶片多皱缩,破碎,完整者展平后圆形或肾形,基部截形或心形,边缘具圆齿或浅裂,两面被毛;茎生叶无柄,基生叶具柄。轮伞花序。小坚果长圆形,具3棱,先端截形,黑褐色,表面有白色疣状突起。质脆。气微,味苦。

【分布】 丽水市各地。

【性味】 味辛、苦,性微温。

【功效】 活血通络,解毒消肿。

【主治】 跌打损伤,筋骨疼痛,四肢麻木,半身不遂,面瘫,黄疸,鼻渊,瘰疬,肿毒,黄水疮。

【用法用量】 内服煎汤,10～15g;外用适量,捣敷或研末调敷。

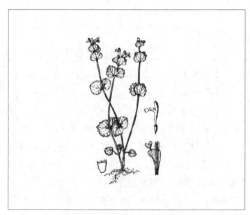

宝盖草

野芝麻

【学名】 *Lamium barbatum* Sieb. et Zucc.

【药用部位】 全草、花、根。

【生态环境】 生于山坡路旁、林下及溪沟边。

【采收季节】 初夏采收全草;4～5月采摘花;秋季采挖根,干燥。

【药材性状】 茎呈类方柱形,长20～70cm。叶对生,多皱缩,破碎,完整者展平后呈卵状心形或卵状披针形,长2～8cm,宽2～5.5cm,先端长渐尖或急尖,基部浅心形,边缘具粗齿,两面具伏毛;叶柄长0.5～6cm。轮伞花序生于茎上部叶腋,苞片线形,具睫毛,花萼钟形,5裂,花冠多皱缩,灰白色至灰黄色。气微香,味淡、微辛。

【分布】 丽水市山区各地。

【性味】 全草:味辛、甘,性平。

　　　　花:味甘、辛,性平。

　　　　根:味微甘,性平。

【功效】 全草:凉血止血,活血止痛,利湿消肿。

　　　　花:活血调经,凉血清热。

　　　　根:清肝利湿,活血消肿。

【主治】 全草:肺热咳血,血淋,月经不调,崩漏,水肿,白带,胃痛,小儿疳积,跌打损伤,肿毒。

　　　　花:月经不调,痛经,赤白带下,肺热咳嗽,小便淋痛。

　　　　根:眩晕,肝炎,咳嗽咯血,水肿,白带,疳积,痔疮,肿毒。

【用法用量】 内服煎汤,9～15g;外用适量,鲜品捣敷或研末调敷。

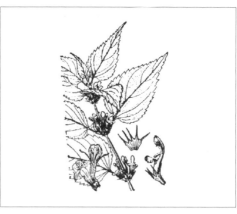

野芝麻

熏衣草

【学名】 *Lavandula angustifolia* Mill.

【药用部位】 全草。

【生态环境】 栽培。

【采收季节】 6月采收,阴干。

【分布】 遂昌有作提取芳香油原料种植。

【性味】 味辛,性凉。

【功效】 清热解毒,散风止痒。

【主治】 头痛,头晕,口舌生疮,咽喉红肿,水火烫伤,风疹,疥癣。

【用法用量】 内服煎汤,3～9g;外用适量,捣敷。

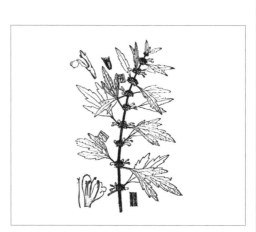

熏衣草

519

益母草

【学名】 *Leonurus japonicus* Houtt. ［*L. artemisia*（Lour.）S. Y. Wu］

【药用部位】 全草(益母草)、果实(茺蔚子)、花。

【生态环境】 生于原野路边、山坡林缘、草地及溪沟边。

【采收季节】 全草:花未开放时采收,干燥;果实:秋季果实成熟时采收,干燥;花:夏季花初开时采收,干燥。

【药材性状】 茎方柱形,上部多分枝,四面凹下呈纵沟,长30～60cm,直径3～5mm;表面灰绿色或黄绿色;体轻,质韧,断面中部有髓。叶片灰绿色,多皱缩,破碎,易脱落。轮伞花序腋生,小花淡紫色,花冠筒状,花冠二唇形。气微,味微苦。

果实三棱形,长2～3mm,宽约1.5mm。表面灰棕色至灰褐色,有深色斑点,一端稍宽,平截状,另一端渐窄而钝尖。果皮薄,子叶类白色,富油性。气微,味苦。

【分布】 丽水市各地。

益母草

【性味】　全草:味辛、苦,性微寒。
　　　　　果实:味甘、辛,性微寒,小毒。
　　　　　花:味甘、微苦,性凉。

【功效】　全草:活血调经,利尿消肿,清热解毒。
　　　　　果实:活血调经,清肝明目。
　　　　　花:养血,活血,利水。

【主治】　全草:月经不调,经闭,胎漏难产,胞衣不下,产后血晕,瘀血腹痛,跌打损伤,小便不利,水肿,痈肿疮疡。
　　　　　果实:月经不调,痛经,闭经,产后瘀滞腹痛,肝热头痛,头晕,目赤肿痛,目生翳障。
　　　　　花:贫血,疮疡肿毒,血滞经闭,痛经,产后瘀阻腹痛,恶露不下。

【用法用量】　全草内服煎汤,9～30g,鲜品12～40g;外用适量,煎水洗或鲜品捣敷。果实内服煎汤,5～10g。花内服煎汤,6～9g。

【注意】　全草:阴虚血少、月经过多、瞳仁散大者均禁服。
　　　　　果实:瞳孔散大及孕妇禁服。

硬毛地笋(硬毛地瓜儿苗)

【学名】　*Lycopus lucidus* Turcz. var. *hirtus* Regel

【药用部位】　全草(泽兰)、根茎。

【生态环境】　生于湿地、田边及沟边。

【采收季节】　夏、秋季茎叶茂盛时采割全草,干燥;深秋采挖根茎,洗净,干燥。

【药材性状】　茎方柱形,少分枝,四面均有浅纵沟,长50～100cm,直径2～6mm;表面黄绿色或带紫色,节处紫色明显,有白色茸毛;质脆,断面黄白色,髓部中空。叶对生,有短柄或近无柄;叶片多皱缩,展平后呈披针形或长圆形,长5～10cm;上表面黑绿色或暗绿色,下表面灰绿色,密具腺点,两面均有短毛;先端尖,基部渐狭,边缘有锯齿。轮伞花序腋生,花冠多脱落,苞片和花萼宿存,小苞片披针形,有缘毛,花萼钟形,5齿。气微,味淡。
　　　　根茎形似地蚕,长4～8cm,直径约1cm。表面黄棕色,有7～12个环节。质脆,断面白色。气香,味甘。

【分布】　丽水市各地。

【性味】　全草:味苦、辛,性温。
　　　　　根茎:味甘、辛,性平。

【功效】　全草:活血化瘀,行水消肿,解毒消痈。
　　　　　根茎:化瘀止血,益气利水。

【主治】　全草:月经不调,闭经,痛经,产后瘀血腹痛,癥瘕,全身浮肿,跌打损伤,痈肿疮毒。
　　　　　根茎:衄血,吐血,产后腹痛,黄疸,水肿,带下气虚乏力。

【用法用量】　全草内服煎汤,6～12g;外用适量,鲜品捣敷或煎水洗。根茎内服煎汤,4～9g;外用适量,捣敷或浸酒搽。

【注意】　全草:无血瘀或血虚者慎服。

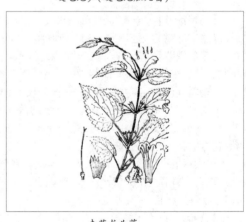

硬毛地笋(硬毛地瓜儿苗)

走茎龙头草

【学名】　*Meehania urticifolia* (Miq.) Makino var. *angustifolia* (Dunn) Hand. – Mazz.

【药用部位】　全草。

【生态环境】　生于1200～1500m沟谷林下阴湿处。

【采收季节】　4～6月采收,鲜用或干燥。

【分布】　遂昌等地。

【性味】　味辛,性微温。

【功效】　发表散寒,消肿解毒。

【主治】　风寒感冒,跌打损伤,疮疡肿毒,蛇咬伤。

【用法用量】　内服煎汤,3～9g;外用适量,捣敷。

走茎龙头草

薄荷(野薄荷 畲药名:山薄荷)

【学名】 *Mentha haplocalyx* Briq.

【药用部位】 全草或叶(薄荷)。

【生态环境】 生于溪沟边草丛中、山谷及水旁阴湿处。有栽培。

【采收季节】 夏、秋二季茎叶茂盛或花开至三轮时,择晴天分次采收,低温干燥。

【药材性状】 茎方柱形,有对生分枝,长 15～40cm,直径 2～4mm;表面紫棕色或淡绿色,棱角处具茸毛,节间长 2～5cm。质脆,断面白色,髓部中空。叶对生,有短柄;叶片皱缩卷曲,完整者展平后呈宽披针形、长椭圆形或卵形,长 2～7cm,宽 1～3cm;上表面深绿色,下表面灰绿色,稀被茸毛,有凹点状腺鳞。轮伞花序腋生,花萼钟状,先端 5 齿裂,花冠淡紫色。揉搓后有特殊清凉香气,味辛凉。

【分布】 丽水市各地。

【性味】 味辛,性凉。

【功效】 散风热,清头目,利咽喉,透疹,解郁。

【主治】 风热感冒,风温初起,头痛,目赤,喉痹,口疮,风疹,胸胁胀闷。

【用法用量】 内服煎汤,3～6g;外用适量,煎水洗或捣汁涂。

【注意】 表虚汗多者禁服。水煎时后下。

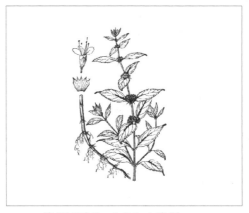

薄荷(野薄荷 畲药名:山薄荷)

留兰香

【学名】 *Mentha spicata* L.

【药用部位】 全草。

【生态环境】 栽培。

【采收季节】 夏、秋二季茎叶茂盛时采收,多鲜用。

【分布】 市内有作香料种植。

【性味】 味辛,性微温。

【功效】 解表,和中,理气。

【主治】 感冒,咳嗽,头痛,咽痛,目赤,鼻衄,胃痛,腹胀,霍乱吐泻,痛经,肢麻,跌打肿痛,疮疖,皲裂。

【用法用量】 内服煎汤,3～9g,鲜品 15～30g;外用适量,捣敷。

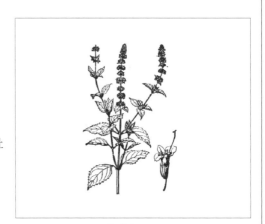

留兰香

凉粉草(畲药名:仙人草、甜仙草、仙人冻)

【学名】 *Mesona chinensis* Benth.

【药用部位】 全草。

【生态环境】 生于山谷溪沟边或山谷草丛中。有栽培。

【采收季节】 夏季采收,干燥。

【药材性状】 茎方柱形,有分枝,长 15～45cm,直径 3～6mm;表面灰褐色或棕黄色,被疏毛,嫩茎毛更明显,质脆,断面中空。叶对生,多皱缩卷曲,黄褐色,完整者展平后呈狭卵形、宽卵形或长椭圆形,长 2.5～4.5cm,宽 0.8～2.2cm,先端钝尖,基部渐收成细柄,边缘疏生胼胝硬尖的圆齿,两面密被柔毛状绒毛;质稍韧,手捻不易破碎,水湿后显黏滑感。气微,味甘淡。

【分布】 丽水市山区各地。

【性味】 味甘、淡,性寒。

【功效】 消暑,清热,凉血,解毒。

【主治】 中暑,糖尿病,黄疸,泄泻,痢疾,高血压病,肌肉、关节疼痛,急性肾炎,风火牙痛,烧烫伤,丹毒,梅毒,漆过敏。

【用法用量】 内服煎汤,15～30g,大剂量可用到60g;外用适量,研末调敷、煎水洗或鲜品捣敷。

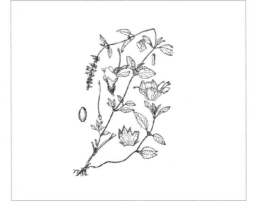

凉粉草(畲药名:仙人草、甜仙草、仙人冻)

小花荠苎

【学名】 *Mosla cavaleriei* Lévl.

【药用部位】 全草。

【生态环境】 生于海拔 700m 以上山坡路边疏林下、水边湿地及林缘草丛中。

【采收季节】 深秋采收,鲜用或干燥。

【分布】 龙泉、云和、缙云等地。

【性味】 味辛,性微温。

【功效】 发汗解暑,利湿解毒。

【主治】 感冒,中暑,呕吐,泄泻,水肿,湿疹,疮疡肿毒,带状疱疹,阴疽瘰疬,跌打伤痛,毒蛇咬伤。

【用法用量】 内服煎汤,9～15g,或鲜品捣汁;外用适量,煎水洗或鲜品捣敷。

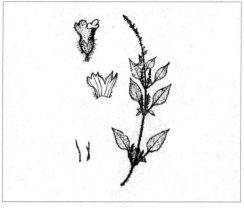

小花荠苎

石香薷(华荠苎)

【学名】 *Mosla chinensis* Maxim.

【药用部位】 全草(香薷)。

【生态环境】 生于向阳山坡、路边草丛中及丘陵岩石上。

【采收季节】 夏季采收,低温干燥。

【药材性状】 长 10～35cm,基部紫红色,上部黄绿色或淡黄色,有疏生向下的白柔毛。茎方柱形,直径 1～2mm,节明显;质脆,易折断。叶对生,多皱缩或脱落,叶片展平后线状披针形,暗绿色或黄绿色,边缘有 3～5 疏浅锯齿。穗状花序顶生或腋生,苞片圆形稀卵形,脱落或残存;花萼宿存,钟状,淡紫红色或灰绿色,密被茸毛。小坚果直径 0.7～1.1mm,近圆形,具网纹。气清香而浓,味微辛而凉。

【分布】 丽水市山区各地。

【性味】 味辛,性微温。

【功效】 发汗解表,和中化湿,行水消肿。

【主治】 暑湿感冒,恶寒发热,头痛无汗,腹痛吐泻,小便不利。

【用法用量】 内服煎汤,3～10g;外用适量,捣敷。

【注意】 表虚者禁服。内服宜凉饮,热饮易致呕吐。

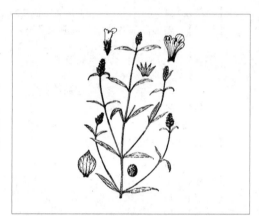

石香薷(华荠苎)

小鱼鲜草(疏花荠苎)

【学名】 *Mosla dianthera* (Buch. – Ham.) Maxim.

【药用部位】 全草。

【生态环境】 生于路边、山坡林缘、溪沟边石缝中及沟边草丛中。

【采收季节】 夏、秋二季枝叶茂盛时采收,鲜用或低温干燥。

【药材性状】 茎方柱形,多分枝,长 20～80cm,近无毛。叶皱缩,展平后叶片卵形、卵状披针形或菱状卵形,长 1～3cm,宽 0.5～1.7cm,边缘有锐尖疏齿,两面近无毛,下面有棕黄色凹陷腺点;叶柄长 0.2～1.5cm。有的可见轮伞花序组成的顶生总状花序,花冠淡棕黄色。小坚果类球形,直径约 1mm,表面灰褐色,具疏网纹。揉搓后有特异清香,味辛凉。

【分布】 丽水市山区各地。

【性味】 味辛、苦,性微温。

【功效】 发表祛暑,利湿和中,消肿止血,散风止痒。

【主治】 风寒感冒,阴暑头痛,恶心,脘痛,白痢,水肿,衄血,痔血,疮疖,阴痒,湿疹,痱毒,外伤出血,蛇虫咬伤。

【用法用量】 内服煎汤,9～15g;外用适量,捣敷或煎水洗。

【注意】 体虚多汗者慎服。

石荠苎

【学名】 *Mosla scabra* (Thunb.) C. Y. Wu et H. W. Li

【药用部位】 全草。

【生态环境】 生于路边、田边、山坡灌丛中或沟边湿土上。

【采收季节】 夏、秋二季枝叶茂盛时采收鲜用或干燥。

【药材性状】 茎方柱形,多分枝,长35~70cm,表面密被短柔毛。叶皱缩,展平后呈卵形或卵状披针形,长1.5~4.5cm,宽0.5~2cm,边缘有浅锯齿,近无毛,下面密布凹陷的黄褐色腺点。可见轮伞花序组成的顶生假总状花序,花多脱落,花萼宿存。小坚果类球形,表面黄褐色,有网状凸起的皱纹。气清香浓郁,味辛、凉。

【分布】 丽水市各地。

【性味】 味辛、苦,性凉。

【功效】 疏风解表,清暑除湿,解毒止痒。

【主治】 感冒头痛,咳嗽,中暑,风疹,肠炎,痢疾,痔血,血崩,热痱,湿疹,脚癣,蛇虫咬伤。

【用法用量】 内服煎汤,4.5~15g;外用适量,煎水洗或捣敷。

【注意】 体虚感冒及孕妇慎服。

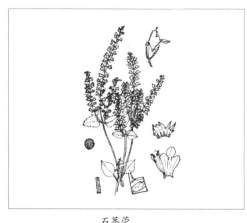
石荠苎

苏州荠苎

【学名】 *Mosla soochowensis* Matsuda

【药用部位】 全草(苏荠苎)。

【生态环境】 生于山坡路边、荒田上或林下。

【采收季节】 夏、秋二季枝叶茂盛时采收,鲜用或干燥。

【药材性状】 茎方柱形,多分枝,长10~40cm,表面灰绿色或紫色,疏生短柔毛。叶皱缩卷曲,展平后呈线状披针形或披针形,长1~4cm,宽0.2~1cm,边缘有细锐锯齿,上面近无毛,下面脉上疏生短硬毛和密布凹陷的黄褐色腺点。可见轮伞花序疏离,花皱缩。小坚果类球形,表面黑褐色,有细网纹。气清香浓郁,味辛、凉。

【分布】 莲都、龙泉等地。

【性味】 味辛,性温。

【功效】 解表,祛暑,理气止痛。

【主治】 感冒,中暑,痧气,胃气痛,咽喉肿痛,疖子,蜈蚣咬伤。

【用法用量】 内服煎汤,9~15g,大剂量可用至30~45g;外用适量,鲜品捣敷。

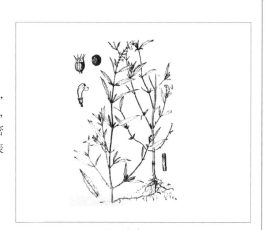
苏州荠苎

523

牛至(畲药名:土茵陈、猫艾)

【学名】 *Origanum vulgare* L.

【药用部位】 全草(草茵陈)。

【生态环境】 生于山坡、林缘、路边、草地及灌丛中。有栽培。

【采收季节】 开花前割取地上部分,鲜用或扎把干燥。

【药材性状】 全草长20~70cm。根较细小,略弯曲,表面灰棕色;质稍韧,断面黄白色。茎方柱形,紫棕色至淡棕色,具短柔毛。叶皱缩,多脱落,展平后呈卵圆形或卵形,长1~3cm,宽0.7~2cm,先端钝,基部近圆形,近全缘,近无毛,两面均有棕黑色腺点及细柔毛。气微香,味微苦。

【分布】 丽水市山区各地。莲都有零星作草药种植。

【性味】 味辛、微苦,性凉。

【功效】 解表,理气,清暑,利湿。

【主治】 感冒发热,中暑,胸膈胀满,腹痛吐泻,痢疾,黄疸,水肿,带下,小儿疳积,麻疹,皮肤瘙痒,疮疡肿毒,跌打损伤。

【用法用量】 内服煎汤,3~9g,大剂量可用至15~30g;外用适量,煎水洗或鲜品捣敷。

【注意】 表虚汗多者禁服。

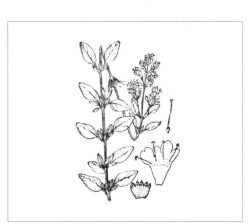
牛至(畲药名:土茵陈、猫艾)

白苏

【学名】 *Perilla frutescens*（L.）Britt.

【药用部位】 果实(白苏子)、叶、茎。

【生态环境】 栽培。

【采收季节】 秋季采收成熟果实,干燥;夏季采叶、茎,鲜用或干燥。

【药材性状】 果实呈卵圆形或类球形,直径1.8~2.5mm。表面灰白色至黄白色,有明显微隆起与表面同色的网纹,一端有灰绿色或灰褐色稍偏斜的类圆形的果柄痕。果皮脆,易碎,种仁黄白色

【分布】 市内有作香料或草药种植。

【性味】 果实:味辛,性温。

　　　　叶:味辛,性温。

　　　　茎:味辛,性温。

【功效】 果实:降气祛痰,润肠通便。

　　　　叶:疏风宣肺,理气消食,解鱼蟹毒。

　　　　茎:顺气消食,止痛,安胎。

【主治】 果实:咳逆,痰喘,气滞便秘。

　　　　叶:感冒风寒,咳嗽气喘,脘腹胀闷,食积不化,吐泻,冷痢,中鱼蟹毒,男子阴肿,脚气肿毒,蛇虫咬伤。

　　　　茎:食滞不化,脘腹腹胀痛,感冒,胎动不安。

【用法用量】 果实内服煎汤,5~10g。叶内服煎汤,5~10g或研末;外用适量,和醋调敷。茎内服煎汤,5~10g。

【注意】 叶:阴虚者慎服。

紫苏

【学名】 *Perilla frutescens*（L.）Britt.

【药用部位】 叶(紫苏叶)、茎(紫苏梗)、果实(紫苏子)、宿萼、近根老茎。

【生态环境】 栽培于菜地、房舍旁等。

【采收季节】 夏季采收叶,鲜用或阴干;深秋采收茎,干燥。果实成熟时采收,干燥;秋季将成熟果实打下,留取宿存果萼,干燥;深秋采收近根老茎,洗净,切片,干燥。

【药材性状】 叶片多皱缩卷曲、破碎,完整者展平后呈卵圆形,长4~11cm,宽2.5~9cm。先端长尖或急尖,基部圆形或宽楔形,边缘具圆锯齿。两面紫色或上表面绿色,下表面紫色,疏生灰白色毛,下表面有多数凹点状的腺鳞。叶柄长2~7cm,紫色或绿紫色。质脆。带嫩枝者,枝的直径2~5mm,紫绿色,断面中部有髓。气清香,味微辛。

茎方柱形,四棱钝圆,长短不一,直径0.5~1.5cm。表面紫棕色或暗紫色,四面有纵沟和细纵纹,节部稍膨大,有对生的枝痕和叶痕。体轻,质硬,断面裂片状。切片厚2~5mm,常呈斜长方形,木部黄白色,射线细密,呈放射状,髓部白色,疏松或脱落。气微香,味淡。

果实卵圆形或类球形,直径约1.5mm。表面灰棕色或灰褐色,有微隆起的暗紫色网纹,基部稍尖,有灰白色点状果梗痕。果皮薄而脆,易压碎。种子黄白色,种皮膜质,子叶2,类白色,有油性。压碎有香气,味微辛。

【分布】 丽水市各地作佐料或草药种植。

【性味】 叶:味辛,性温。

　　　　茎:味辛,性温。

　　　　果实:味辛,性温。

　　　　宿萼:味微辛,性平。

　　　　近根老茎:味辛,性温。

【功效】 叶:散寒解表,宣肺化痰,行气和中,安胎,解鱼蟹毒。

　　　　茎:理气宽中,安胎,和血。

　　　　果实:降气,消痰平喘,润肠。

　　　　宿萼:解表。

　　　　近根老茎:疏风散寒,降气祛痰,和中安胎。

【主治】 叶:风湿感冒,咳嗽呕恶,妊娠呕吐,胎气不和,腹痛吐泻,鱼蟹中毒。

　　　　茎:脾胃气滞,脘腹痞满,胎动不安,水肿脚气,咯血吐衄。

　　　　果实:痰壅气逆,咳嗽气喘,肠燥便秘。

　　　　宿萼:血虚感冒。

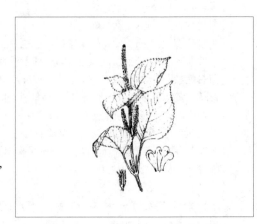

紫苏

近根老茎:头晕,身痛,鼻塞流涕,咳逆上气,胸膈痰饮,胸闷肋痛,腹痛泄泻,妊娠呕吐,胎动不安。

【用法用量】 叶内服煎汤,5～10g。茎内服煎汤,5～10g。果实内服煎汤,3～10g。宿萼内服煎汤,3～9g。近根老茎内服煎汤,6～12g;外用适量,煎水洗。

【注意】 叶:阴虚、气虚及温病者慎服。

果实:肺虚咳喘、脾虚便溏者禁服。

近根老茎:体虚无外感者慎服。

野紫苏

【学名】 *Perilla frutescens* (L.) Britt. var. *acuta* (Thunb.) Kudo

【药用部位】 叶、果实(紫苏子)、茎(紫苏梗)。

【生态环境】 生于路边、地边、低山疏林下或林缘。

【采收季节】 夏季采收叶,鲜用或阴干;果实成熟时采收,干燥。深秋采收茎,干燥。

【药材性状】 果实三棱状类球形,直径约1mm。表面灰棕色或灰褐色,有微隆起的暗紫色网纹,基部稍尖,有灰白色点状果梗痕。果皮薄而脆,易压碎。种子黄白色,种皮膜质,子叶2,类白色,有油性。压碎有香气,味微辛。

茎方柱形,四棱钝圆,长短不一,直径0.5～1cm。表面紫棕色或暗紫色,四面有纵沟和细纵纹,节部稍膨大,有对生的枝痕和叶痕。体轻,质硬,断面裂片状。切片厚2～5mm,常呈斜长方形,木部黄白色,射线细密,呈放射状,髓部白色,疏松或脱落。气微香,味淡。

【分布】 丽水市各地。

【性味】 叶:味辛,性温。

果实:味辛,性温。

茎:味辛,性温。

【功效】 叶:散寒解表,行气和胃。

果实:降气,消痰平喘,润肠。

茎:理气宽中,安胎,和血。

【主治】 叶:风寒表证,脘腹胀满。

果实:痰壅气逆,咳嗽气喘,肠燥便秘。

茎:胸膈痞满,胃脘疼痛,嗳气呕吐,胎动不安。

【用法用量】 叶内服煎汤,5～10g。果实内服煎汤,3～10g。茎内服煎汤,5～10g。

【注意】 叶:阴虚、气虚及温病者慎服。

果实:肺虚咳喘、脾虚便溏者禁服。

回回苏(畲药名:狗食麻)

【学名】 *Perilla frutescens* (L.) Britt. var. *crispa* (Thunb.) Hand. – Mazz.

【药用部位】 叶、果实、茎。

【生态环境】 栽培。

【采收季节】 夏季采收叶,鲜用或阴干;果实成熟时采收,干燥;深秋采收茎,干燥。

【分布】 龙泉、遂昌、莲都等地作紫苏种植。

【性味】 叶:味辛,性温。

果实:味辛,性温。

茎:味辛,性温。

【功效】 叶:解表散寒,解鱼蟹毒。

果实:下气定喘,止咳消痰。

茎:理气宽中。

【主治】 叶:风寒表证,鱼蟹中毒。

果实:痰壅气逆,咳嗽痰多。

茎:胸膈痞满,脾胃气滞。

【用法用量】 叶内服煎汤,5～10g。果实内服煎汤,3～9g。茎内服煎汤,5～10g。

夏枯草(畲药名:雷独草、好公草)

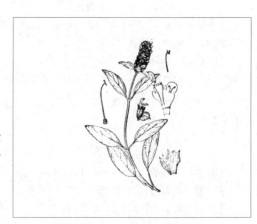

夏枯草(畲药名:雷独草、好公草)

【学名】 *Prunella vulgaris* L.

【药用部位】 果穗(夏枯草)、全草。

【生态环境】 生于山坡、路边、草地及溪沟边。

【采收季节】 夏季果穗呈棕红色时采收,干燥;开花期采收全草,干燥。

【药材性状】 果穗呈圆柱形,略扁,长 1.5～5cm,直径 0.8～1.2cm;淡棕色至棕红色。全穗由数轮至 10 数轮宿萼与苞片组成,每轮有对生苞片 2 片,呈扇形,先端尖尾状,脉纹明显,外表面有白毛。每一苞片内有花 3 朵,花冠多已脱落,宿萼二唇形,内有小坚果 4 枚,卵圆形,尖端有白色突起。体轻。气微,味淡。

【分布】 丽水市各地。

【性味】 味辛、苦,性寒。
全草:味辛、苦,性寒。

【功效】 果穗:清肝明目,散结解毒,消肿。
全草:降肝火,止痛。

【主治】 果穗:目赤肿痛,目珠夜痛,头痛眩晕,瘰疬,瘿瘤,乳痈肿痛,甲状腺肿大,淋巴结结核,乳腺增生,高血压。
全草:目赤肿痛,头痛眩晕,中暑。

【用法用量】 果穗内服煎汤,9～15g;外用适量,捣敷或煎水洗。全草内服煎汤,10～15g,或泡茶饮。

【注意】 果穗:脾胃虚弱者慎服。

香茶菜(畲药名:铁丁头、铁拳头)

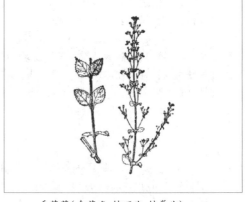

香茶菜(畲药名:铁丁头、铁拳头)

【学名】 *Rabdosia amethystoides* (Benth.) Hara

【药用部位】 地上部分(香茶菜)、根茎(香茶菜)。

【生态环境】 生于林下、山坡路边湿润处或草丛中。

【采收季节】 7～9 月开花时割取地上部分,干燥;深秋采挖根茎,洗净,干燥。

【药材性状】 地上部分茎方柱形,上部多分枝,长 25～90cm,直径 2～6mm;表面灰绿色至灰棕色或略带紫色,被多节柔毛或短柔毛;质硬脆,易折断,断面中央有髓。叶对生,有柄;叶片灰绿色,多皱缩,易破碎,完整者展平后呈宽卵形至披针形,长 2～12cm,宽 0.5～5.5cm,边缘具圆齿或锯齿,两面被多节柔毛或沿脉贴生短柔毛,下面可见黄色腺点。花小,花萼钟形或二唇形,萼齿 5,花冠二唇形,基部上方呈浅囊状,雄蕊 4,2 强,下倾,内藏或稍伸出。气微,味苦。

根茎结节状,大小不一。表面灰褐色,具皱纹,有的可见残留的须根或须根痕。质坚硬,难折断,切面皮部薄,灰褐色;木部淡黄棕色常带有绿色,或绿色明显,具致密的放射状纹理。气微,味微苦。

【分布】 丽水市山区各地。

【性味】 地上部分:味辛、苦,性凉。
根茎:味甘、苦,性凉。

【功效】 地上部分:清热利湿,活血散瘀,解毒消肿。
根:清热解毒,消肿止痛。

【主治】 地上部分:湿热黄疸,淋证,水肿,咽喉肿痛,关节痹痛,闭经,乳痈,痔疮,发背,跌打损伤,毒蛇咬伤。
根茎:胃脘疼痛,疮疡肿毒,经闭,跌打损伤,肿痛。

【用法用量】 地上部分内服煎汤,10～30g;外用适量,鲜品捣敷或煎水洗。根茎内服煎汤,15～30g;外用适量,煎水洗或鲜品捣敷。

【注意】 地上部分:孕妇慎服。

长管香茶菜

【学名】 *Rabdosia longituba*（Miq.）Hara

【药用部位】 根及全草。

【生态环境】 生于山谷溪沟边阴湿地、山坡林下或山坡草丛中。

【采收季节】 夏、秋季采收,鲜用或干燥。

【分布】 遂昌、龙泉、庆元等地。

【性味】 味苦,性寒。

【功效】 清热解毒,消肿止痛。

【主治】 中暑腹痛,尿路感染,乳腺炎,跌打伤痛,蕲蛇咬伤。

【用法用量】 内服煎汤,15～30g;外用适量,鲜品捣敷。

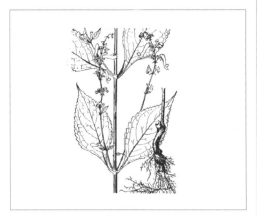

长管香茶菜

线纹香茶菜

【学名】 *Rabdosia lophanthoides*（Buch.－Ham. ex D. Don）Hara

【药用部位】 全草(溪黄草)。

【生态环境】 生于山坡路边、林中阴湿地、山谷路旁岩石中或荒草地上。

【采收季节】 夏、秋季采收,干燥。

【药材性状】 全草长25～70cm。茎方柱形,具槽,被多节长柔毛。叶对生,多皱缩,完整者展平后呈宽卵形或卵形,长1～4cm,宽0.5～3cm,边缘具圆齿,两面被具节微硬毛,下面密布褐色腺点;圆锥花序由聚伞花序组成,苞片卵形,被短柔毛;花萼长约2mm,果时长达4mm,外具串珠状具节长柔毛,布满约褐色腺点;花冠白色或粉红色,具紫色斑点,雄蕊及花柱伸出花冠。

【分布】 龙泉、庆元、景宁、缙云等地。

【性味】 味苦,性寒。

【功效】 清热解毒,利湿退黄,散瘀消肿。

【主治】 湿热黄疸,胆囊炎,泄泻,痢疾,疮肿,跌打伤痛。

【用法用量】 内服煎汤,15～30g;外用适量,捣敷或研末搽。

【注意】 脾胃虚寒者慎服。

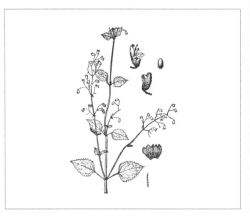

线纹香茶菜

大萼香茶菜

【学名】 *Rabdosia macrocalyx*（Dunn）Hara

【药用部位】 根茎或地上部分(香茶菜)。

【生态环境】 生于山坡林下、路边及溪沟边草丛中。

【采收季节】 夏、秋季割取地上部分,深秋采挖根茎,干燥。

【分布】 龙泉、云和、遂昌等地。

【性味】 味苦、微辛,性凉。

【功效】 清热解毒,散瘀消肿。

【主治】 用于胃脘疼痛,疮疡肿毒,经闭,跌打损伤,肿痛。

【用法用量】 内服煎汤,15～30g。

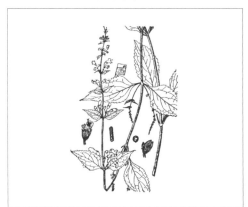

大萼香茶菜

显脉香茶菜

【学名】 *Rabdosia nervosa*（Hemsl.）C. Y. Wu. et H. W. Li

【药用部位】 全草。

【生态环境】 生于海拔400m左右溪边、水沟边及路旁溪涧石滩上。

【采收季节】 夏、秋季割取地上部分,鲜用或干燥。

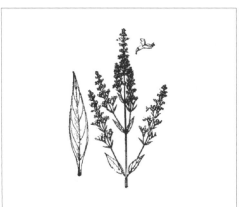

显脉香茶菜

【分布】　遂昌、龙泉等地。

【性味】　味微辛、苦,性寒。

【功效】　利湿和胃,解毒敛疮。

【主治】　急性肝炎,消化不良,脓疱疮,皮肤瘙痒,烧烫伤,毒蛇咬伤。

【用法用量】　内服煎汤,15~60g;外用适量,鲜品捣敷或煎水洗。

南丹参(畲药名:热红草、月风草、活血丹)

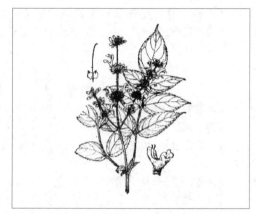

南丹参(畲药名:热红草、月风草、活血丹)

【学名】　*Salvia bowleyana* Dunn

【药用部位】　根。

【生态环境】　生于山坡林下、灌丛中、溪沟边或山脚草丛中。

【采收季节】　深秋采挖,洗净,干燥。

【药材性状】　根茎粗状,上端残留有茎基。根数条,圆柱形,微卷曲,长5~20cm,直径2~8mm;表面灰棕色或灰红色。质坚硬,易折断,断面不平坦,角质样。气微,味微苦。

【分布】　丽水市山区各地。

【性味】　味苦,性微寒。

【功效】　活血化瘀,调经止痛。

【主治】　胸痹绞痛,心烦,心悸,脘腹疼痛,月经不调,痛经,闭经,乳汁稀少,产后瘀滞腹痛,崩漏,肝脾肿大,关节痛,疝气痛,疮肿。

【用法用量】　内服煎汤,9~15g。

华鼠尾草(紫参　畲药名:细叶活血丹)

【学名】　*Salvia chinensis* Benth.

【药用部位】　全草(石见穿)。

【生态环境】　生于山坡路边、林缘、林下溪沟边草丛中。

【采收季节】　秋季采收,干燥。

【药材性状】　全草长25~80cm。茎方柱形,表面灰绿色至暗紫色,微被白色柔毛。叶对生,茎上部叶为单叶,基部多心形或圆形,边缘有钝锯齿,两面均被白色柔毛;茎下面叶为三出复叶。轮伞花序疏生;花萼筒外面脉上有毛,筒内喉部有长硬毛;花冠二唇形。小坚果卵形。气微,味微苦、涩。

【分布】　丽水市山区各地。

【性味】　味苦、辛,性平。

【功效】　活血化瘀,清热利湿,散结消肿。

华鼠尾草(紫参　畲药名:细叶活血丹)

【主治】　月经不调,痛经,闭经,崩漏,便血,湿热黄疸,热毒血痢,淋痛,带下,风湿骨痛,瘰疬,疮肿,乳痈,带状疱疹,麻风,跌打伤肿。

【用法用量】　内服煎汤,15~30g;外用适量,捣敷。

鼠尾草

【学名】　*Salvia japonica* Thunb.

【药用部位】　全草(石见穿)。

【生态环境】　生于海拔1 500m以下山坡草丛中、林缘或林下。

【采收季节】　夏、秋季割取地上部分,干燥。

【药材性状】　全草长25~90cm。茎方柱形,表面灰绿色至暗紫色,微被白色柔毛或无毛。叶对生,茎上部叶为羽状复叶,顶生小叶基部楔形下延,边缘有钝锯齿,两面疏生白色柔毛或无毛;茎下面叶为二回羽状复叶。轮伞花序疏生;花萼筒外面脉上有毛,筒内喉部有长硬毛;花冠二唇形。小坚果卵形。气微,味微苦、涩。

【分布】　丽水市山区各地。

【性味】　味苦、辛,性平。

【功效】 清热利湿,活血调经,解毒消肿。

【主治】 黄疸,赤白下痢,湿热带下,月经不调,痛经,疮疡疖肿,跌打损伤。

【用法用量】 内服煎汤,15～30g。

丹参(畲药名:活血丹)

【学名】 *Salvia miltiorrhiza* Bunge

【药用部位】 根(丹参)。

【生态环境】 生于海拔250m以下山坡林下或溪沟边脚灌草丛中。有栽培。

【采收季节】 初春、深秋二季采挖,洗净,干燥。

【药材性状】 根茎短粗,顶端有时残留茎基。根数条,长圆柱形,略弯曲,有的分枝并具须状细根,长5～15cm,直径3～6mm。表面棕红色或暗棕红色,粗糙,具纵皱纹。老根外皮疏松,多显紫棕色,常呈鳞片状剥落。质硬而脆,断面疏松,有裂隙或略平整而致密,皮部棕红色,木部灰黄色或紫褐色,导管束黄白色,呈放射状排列。气微,味微苦涩。

【分布】 遂昌(上江)。市内有作草药零星种植。

【性味】 味苦、性微寒。

【功效】 活血祛瘀,调经止痛,养血安神,瘀血消痈。

【主治】 月经不调,闭经,痛经,癥瘕积聚,胸腹刺痛,热痹疼痛,疮疡肿痛,心烦不眠,肝脾肿大,心绞痛。

【用法用量】 内服煎汤,10～15g,大剂量可用至30g。

【注意】 月经过多及无瘀血者禁服;孕妇慎服。不宜与藜芦同用。

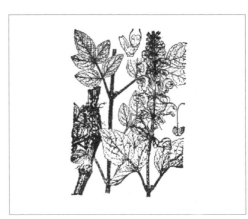

丹参(畲药名:活血丹)

529

荔枝草

【学名】 *Salvia plebeia* R. Br.

【药用部位】 全草(荔枝草)。

【生态环境】 生于田边、路边、沟边湿地及山脚。

【采收季节】 夏季茎叶茂盛时采割,扎成小把,干燥。

【药材性状】 全草长20～70cm,多分枝。茎方柱形,具槽,直径2～6mm;表面灰绿色至棕褐色,有向下的灰白色短柔毛,断面类白色,中空。叶对生,常脱落,皱缩或破碎,完整者展平后呈卵状椭圆形或长圆形,长2～7cm,宽0.8～4cm,边缘具圆齿或牙齿,两面有短毛,下面有黄褐色小腺点;叶柄长0.4～3cm,密被短柔毛。轮伞花序顶生或腋生,花序具花多6朵,花冠多脱落;宿存花萼钟状,长约3mm,灰绿色或灰棕色,背面有金黄色腺点及短柔毛,内有芝褐色小坚果。

【分布】 丽水市山区各地。

【性味】 味苦、辛,性凉。

【功效】 清热解毒,凉血散瘀,利水消肿。

【主治】 感冒发热,咽喉肿痛,肺热咳嗽,咳血,吐血,尿血,崩漏,痔疮出血,肾炎水肿,白浊,痢疾,痈肿疮毒,湿疹瘙痒,跌打损伤,蛇虫咬伤。

【用法用量】 内服煎汤,9～30g,鲜品15～60g;外用适量,捣敷或煎水洗。

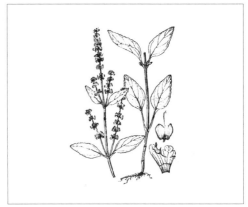

荔枝草

红根草(黄埔鼠尾)

【学名】 *Salvia prionitis* Hance

【药用部位】 全草。

【生态环境】 生于山坡林缘、山路边及林下阴湿处。

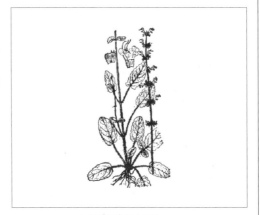

红根草(黄埔鼠尾)

【采收季节】 夏、秋季采收,干燥。
【分布】 遂昌、龙泉等地。
【性味】 味微苦,性凉。
【功效】 疏风清热,利湿,止血,安胎。
【主治】 感冒发热,肺炎咳喘,咽喉肿痛,肝炎胁痛。腹泻,痢疾,肾炎,吐血,胎漏。
【用法用量】 内服煎汤,15~30g,大剂量可用至45~60g,研末6~9g。

蔓茎鼠尾草(佛光草)

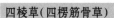

【学名】 *Salvia substolonifera* Stib.
【药用部位】 全草(荔枝肾)。
【生态环境】 生于溪沟边、林下阴湿地。
【采收季节】 夏、秋季采收,鲜用或干燥。
【分布】 遂昌等地。
【性味】 味微苦,性平。
【功效】 益肾,调经,清肺止血。
【主治】 肺热咳嗽,痰多气喘,吐血,肾虚腰酸,小便频数,带下,月经过多。
【用法用量】 内服煎汤,15~30g;外用适量,鲜品捣敷。

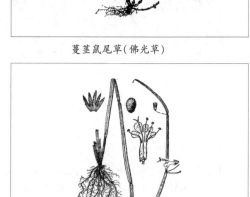

蔓茎鼠尾草(佛光草)

四棱草(四楞筋骨草)

【学名】 *Schnabelia oligophylla* Hand. – Mazz.
【药用部位】 全草。
【生态环境】 生于山坡草丛中及溪边、路旁。
【采收季节】 5月采收,干燥。
【药材性状】 全草长25~70cm。根短小,棕红色;茎四棱,多分枝,棱边具膜质翅,节处较细,呈断裂状,表面灰绿色或绿褐色;质柔脆,易折断,断面髓心白色,松泡如灯心草。叶多脱落;完整者展平后呈卵形或三角状卵形,长0.8~3cm,宽0.8~1.7cm,先端尖,基部近圆形或楔形,下部叶多3裂,两面均被毛。气微,味淡。
【分布】 遂昌等地。
【性味】 味辛、苦,性平。
【功效】 祛风除湿,活血通络。
【主治】 风湿痹痛,四肢麻木,腰膝酸痛,跌打损伤,经闭。
【用法用量】 内服煎汤,9~15g,或浸酒;外用适量,捣敷。
【注意】 孕妇禁服。

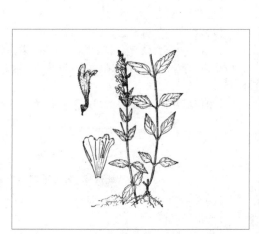

四棱草(四楞筋骨草)

半枝莲(畲药名:四方草)

【学名】 *Scutellaria barbata* D. Don
【药用部位】 全草(半枝莲)。
【生态环境】 生于溪沟边、田边或湿润草地上。
【采收季节】 夏、秋季采收,干燥。
【药材性状】 全草长10~20cm,无毛或花轴上疏被毛。根纤细。茎丛生,较细,方柱形;表面暗绿色或棕绿色。叶对生有短柄;叶片多皱缩,展平后呈三角状卵形或披针形,长1~3cm,宽0.5~1cm;先端钝,基部宽楔形,全缘或有少数不明显的钝齿;上表面暗绿色,下表面灰绿色。花单生于茎枝上部叶腋,花萼裂片钝或较圆;花冠二唇形,棕黄色或浅蓝紫色,长约1.2cm,被毛。果实扁球形,浅棕色。气微,味微苦。

半枝莲(畲药名:四方草)

【分布】　丽水市各地。

【性味】　味辛、苦,性寒。

【功效】　清热解毒,散瘀止血,利尿消肿。

【主治】　疔疮肿毒,咽喉肿痛,毒蛇咬伤,跌仆伤痛,水肿,黄疸。

【用法用量】　内服煎汤,15~30g,鲜品加倍;外用适量,鲜品捣敷。

【注意】　体虚及孕妇慎服。

岩藿香

【学名】　*Scutellaria franchetiana* Lévl.

【药用部位】　全草。

【生态环境】　生于溪边林下、岩石旁及山坡路边湿地上。

【采收季节】　夏季采收,鲜用或干燥。

【分布】　龙泉、庆元、遂昌等地。

【性味】　味辛、苦,性凉。

【功效】　祛暑清热,活血解毒。

【主治】　感冒暑湿,风热咳嗽,风湿痹痛,痱子,跌打损伤,蜂蜇伤。

【用法用量】　内服煎汤,3~15g;外用适量,捣敷或煎水洗。

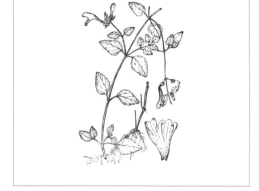

岩藿香

印度黄芩(韩信草、耳挖草)

【学名】　*Scutellaria indica* L.

【药用部位】　全草。

【生态环境】　生于山坡路边、林下或阴湿溪沟边草丛中。

【采收季节】　夏、秋季采收,鲜用或干燥。

【药材性状】　全草长6~30cm,全体被毛,叶上尤多。根纤细,茎方柱形,有分枝,表面灰绿色。叶对生,灰绿色或绿褐色,多皱缩卷曲,完整者展平后呈卵圆形或肾圆形,长1~4.5cm,宽1~3.5cm,先端圆钝,基部浅心形或平截,边缘有圆锯齿;叶柄长0.3~2.5cm。总状花序顶生,花偏向一侧,花冠蓝色,二唇形,多脱落;宿萼钟形,萼筒背面有一囊状盾鳞,呈"耳挖"状。小坚果圆形,淡棕色。气微,味微苦。

【分布】　丽水市山区各地。

【性味】　味辛、苦,性寒。

【功效】　清热解毒,活血止痛,止血消肿。

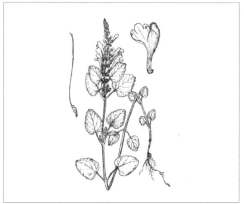

印度黄芩(韩信草、耳挖草)

【主治】　疮肿疔毒,肺痈,肠痈,瘰疬,毒蛇咬伤,肺热咳喘,牙痛,喉痹,咽痛,筋骨疼痛,吐血咯血,便血,跌打损伤,创伤出血,皮肤瘙痒。

【用法用量】　内服煎汤,10~15g,鲜品30~60g;外用适量,捣敷或煎水洗。

【注意】　孕妇慎服。

地蚕(畲药名:耳念鼓)

【学名】　*Stachys geobombycis* C. Y. Wu

【药用部位】　根茎或全草。

【生态环境】　生于溪沟滩边细砂质地的荒地草丛中。

【采收季节】　秋季采收鲜用或蒸熟后干燥。

【药材性状】　根茎呈纺锤形,长1~3cm,直径2~5mm。表面淡黄色或棕黄色,略皱缩而扭曲,具环节多4~8个,节上有点状芽痕和须根痕。质脆,易折断,断面略平坦,类白色,颗粒状,可见棕色形成层环。气微,味甜,有黏性。

【分布】　遂昌、龙泉、景宁等地。

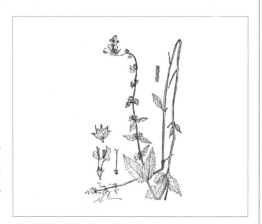

地蚕(畲药名:耳念鼓)

【性味】 味甘,性平。
【功效】 益肾润肺,滋阴补血,清热除烦。
【主治】 肺痨咳嗽,吐血,盗汗,肺虚气喘,血虚体弱,小儿疳积。
【用法用量】 内服煎汤,9～15g;外用适量,研末调敷。

水苏(畲药名:白马兰)

【学名】 *Stachys japonica* Miq.
【药用部位】 全草。
【生态环境】 生于沟边、坑边、水塘边及岸旁潮湿地上。
【采收季节】 夏、秋季生长茂盛时采收,鲜用或干燥。
【分布】 丽水市各地。
【性味】 味辛,性凉。
【功效】 清热解毒,止咳利咽,止血消肿。
【主治】 感冒,痧症,肺痿,肺痈,头风目眩,咽痛,失音,吐血,咯血,衄血,崩漏,痢疾,淋证,跌打肿痛。
【用法用量】 内服煎汤,9～15g;外用适量,煎水洗、捣敷或研末撒。
【注意】 体虚者慎服。

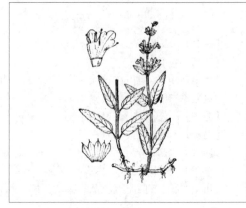

水苏(畲药名:白马兰)

庐山香科科

【学名】 *Tencrium pernyi* Franch.
【药用部位】 全草。
【生态环境】 生于海拔1000m以下山坡路边、林下阴湿处、溪沟边或山谷田边草丛中。
【采收季节】 夏、秋季采收,鲜用或干燥。
【分布】 莲都、龙泉等地。
【性味】 味辛、微苦,性凉。
【功效】 清热解毒,凉肝活血。
【主治】 肺脓疡,小儿惊风,痈疮,跌打损伤。
【用法用量】 内服煎汤,6～15g;外用适量,捣敷或煎水洗。

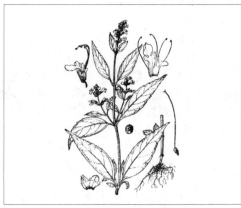

庐山香科科

血见愁

【学名】 *Tencrium viscidum* Bl.
【药用部位】 全草。
【生态环境】 生于山坡路边,溪沟边及林下阴湿处。
【采收季节】 夏、秋季生长茂盛时采收,鲜用或干燥。
【药材性状】 全草长10～60cm。根须状。茎方柱形,有分枝,表面黑褐色或灰褐色,上部被毛。叶对生,灰绿色或灰褐色,皱缩或破碎,完整者展平后呈卵形或卵状长圆形,长3～10cm,宽1～5cm,先端急尖或短渐尖,基部圆形或宽楔形,下延,边缘具重圆齿,上面有短伏毛或无毛,下面脉上疏生短毛并散生有黄色小腺点;叶柄长约1.5cm。有的枝端或叶腋有小花,花萼钟形。小坚果扁球形。叶手搓之微具香气,味微辛、苦。
【分布】 遂昌、龙泉、庆元、云和等地。
【性味】 味辛、苦,性凉。
【功效】 凉血止血,解毒消肿。
【主治】 咳血,吐血,衄血,肺痈,跌打损伤,痈疽肿毒,痔疮肿痛,漆疮,脚癣,狂犬咬伤,毒蛇咬伤。
【用法用量】 内服煎汤,15～30g,鲜品加倍或捣汁;外用适量,捣敷或煎水熏洗。

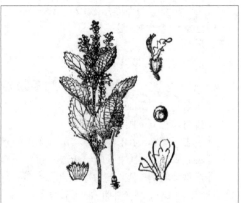

血见愁

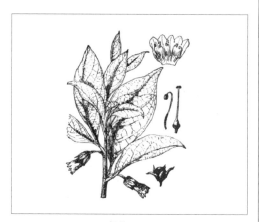

茄科 Solanaceae

颠茄

【学名】 *Atropa belladonna* L.

【药用部位】 全草(颠茄草)。

【生态环境】 栽培。

【采收季节】 夏天摘叶,秋天挖根,鲜用或干燥。

【药材性状】 叶皱缩或破碎,互生,常大小两面集生于一处,完整者宽卵形、卵状椭圆形或椭圆形,长 5 ~ 20cm,宽 3.5 ~ 11cm,先端渐尖,基部楔形,并下延到叶柄,全缘,表面黄绿色至深棕色,两面沿脉有白色柔毛;叶柄长 0.5 ~ 2cm。气微,味微苦、辛。根圆柱形,稍扭曲,直径 5 ~ 15mm;表面浅灰棕色,具纵皱纹,偶有支根痕。老根较硬,木质,细根质脆,易折断,断面平坦,皮部狭,灰白色,木部宽广,棕黄色,形成层环明显。气微,味苦、辛。

【分布】 市内有乡村医生作草药种植。

【功效】 止痛。

【主治】 胃及十二指肠溃疡,胃肠炎,肾、胆绞痛,呕恶,盗汗,流涎。

【用法用量】 内服多作原料药。

【注意】 青光眼患者禁服。

颠茄

辣椒

【学名】 *Capsicum annuum* L.

【药用部位】 果实(辣椒)、茎、叶、根。

【生态环境】 栽培于菜地、大田。

【采收季节】 果实成熟时采摘;倒苗前采收茎;夏季茂盛时摘采叶;秋季采挖根。

【药材性状】 果实呈圆锥形,类圆锥形,略弯曲。表面橙红色、红色或深红色,光滑或较皱缩,显油性,基部微圆,常有绿棕色、具 5 齿裂的宿萼及果柄。果肉薄。质较脆,横切面可见中轴胎座,有菲薄的膈膜将果实分为 2 ~ 3 室,内有多数种子。气特异,味辛、辣。

【分布】 丽水市各地作蔬菜种植。

【性味】 果实:味辛,性热。

　　　　茎:味辛、甘,性热。

　　　　叶:味苦,性温。

　　　　根:味辛、甘,性热。

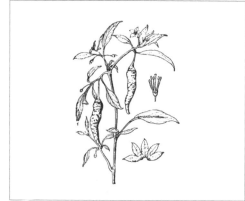

【功效】 果实:温中散寒,开胃消食。

　　　　茎:散寒除湿,活血化瘀。

　　　　叶:活血消肿,杀虫止痒。

　　　　根:散寒除湿,活血消肿。

【主治】 果实:寒滞腹痛,呕吐,泻痢,冻疮。

　　　　茎:风寒冷痛,冻疮。

　　　　叶:水肿,顽癣,疥疮,冻疮,痈肿。

　　　　根:手足无力,肾囊肿胀,冻疮。

辣椒

【用法用量】 果实内服煎汤,0.9 ~ 2.4g;外用适量,煎水洗或捣敷。茎外用适量,煎水洗。根内服煎汤,9 ~ 15g;外用适量,煎水洗或热敷。

【注意】 果实:阴虚火旺及诸出血者禁服。

朝天椒

【学名】 *Capsicum annuum* L. var. *conoides* (Mill.) Irish

【药用部位】 果实(辣椒)。

【生态环境】 栽培于花盆、菜地等。

【采收季节】 果实成熟时采收,干燥。
【分布】 市内各地作蔬菜或观赏植物种植。
【性味】 味辛,性温。
【功效】 活血,消肿,解毒。
【主治】 疮疡,脚气,狂犬咬伤。
【用法用量】 外用适量,煎水洗或捣敷。

灯笼椒(菜椒)

【学名】 *Capsicum annuum* L. var. *grossum* (L.) Sendt.
【药用部位】 果实。
【生态环境】 栽培于菜地、大田等处。
【采收季节】 果实成熟时采摘,干燥。
【分布】 市内各地作蔬菜种植。
【性味】 味辛,性温。
【功效】 温中散寒,活血消肿。
【主治】 寒滞腹痛,水肿,痈肿,冻疮。
【用法用量】 内服煎汤3~9g;外用适量,煎水洗或捣敷。

毛曼陀罗

【学名】 *Datura innoxia* Mill.
【药用部位】 花、叶、种子。
【生态环境】 栽培于庭院等。

【采收季节】 7~8月花盛开量采摘花,阴干;夏、秋季叶茂盛时采摘叶,干燥;秋季果实成熟时采摘,干燥后取出种子。
【药材性状】 花带花萼。萼筒长5~8cm,顶端5裂,裂片长约1.5cm,表面密被毛茸;花冠长13~17cm,边缘有10尖头,共药长约1cm。质脆,易碎。气微臭,味辛苦。
【分布】 市内有作观赏植物种植。
【性味】 花:味辛,性温,有毒。
　　　　 叶:味苦、辛,性温,有毒。
　　　　 种子:味辛、苦,性温,有毒。
【功效】 花:平喘止咳,止痛,止搐。
　　　　 叶:镇咳平喘,止痛拔脓。
　　　　 种子:平喘,祛风,止痛。
【主治】 花:哮喘咳嗽,脘腹冷痛,风湿痹痛,癫痫,惊风,外科麻醉。
　　　　 叶:喘咳,风湿痹痛,疥癣,恶疮,狂犬咬伤。
　　　　 种子:喘咳,惊痫,风寒湿痹,脱肛,跌打损伤,疮疖。
【用法用量】 花内服煎汤,0.3~0.5g;外用适量,煎水洗或研末调敷。叶内服煎汤,0.3~0.6g;外用适量,煎水熏洗或研末调敷。种子内服煎汤,0.3~0.6g;外用适量,煎水洗或捣汁涂。
【注意】 花:有大毒。内服宜慎。
　　　　 叶:有大毒。外用。
　　　　 种子:有大毒。成人煎服不可超过2粒。

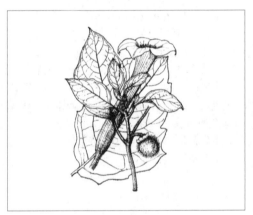

毛曼陀罗

白花曼陀罗

【学名】 *Datura metel* L.
【药用部位】 花(洋金花)、果实或种子、叶、根。

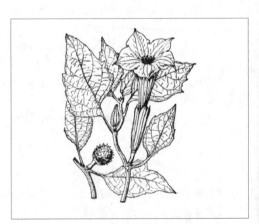

白花曼陀罗

【生态环境】 栽培于住宅附近或庭院等。

【采收季节】 夏、秋二季花初开时采收,阴干;秋季果实成熟时采摘,干燥后取出种子;夏、秋季叶茂盛时采摘叶,干燥;秋季采挖根,洗净,干燥。

【药材性状】 花多皱缩呈条状,完整者长 9～15cm。花萼呈筒状,长为花冠的 2/5,灰绿色或灰黄色,先端 5 裂,基部具纵脉 5 条,表面微有茸毛;花冠呈喇叭状,淡黄色或黄棕色,先端 5 浅裂,裂片有短尖,短尖下有明显的纵脉纹 3 条,两裂片之间微凹;雄蕊 5,花丝贴生于花冠筒内,长为花冠的 3/4;雌蕊 1,柱头棒状。烘干品质柔韧,气特异;晒干品质脆,气微,味微苦。

【分布】 市内各地有零星种植。

【性味】 花:味辛,性温,有大毒。

果实或种子:味辛、苦,性温,有大毒。

叶:味辛、苦,性温,有毒。

根:味辛、苦,性温,有毒。

【功效】 花:平喘止咳,麻醉止痛,解痉止搐。

果实或种子:平喘,祛风,止痛。

叶:镇咳平喘,止痛拔脓。

根:镇咳,止痛、拔脓。

【主治】 花:哮喘咳嗽,脘腹冷痛,风湿痹痛,小儿慢惊,外科麻醉。

果实或种子:喘咳,惊痫,风寒湿痹,脱肛,跌打损伤,疮疖。

叶:咳喘,痹痛,脚气,脱肛,痈疽疮疖。

根:喘咳,风湿痹痛,疥癣,恶疮,狂犬咬伤。

【用法用量】 花内服煎汤,煎汤 0.3～0.5g;外用适量,煎水洗或研末调敷。叶内服煎汤,0.3～0.6g;外用适量,煎水熏洗或研末调敷。种子内服煎汤,0.3～0.6g;外用适量,煎水洗或捣汁涂。根内服煎汤,0.6～0.9g;外用适量,煎水熏洗或研末调敷。

【注意】 花:系毒性中药,极易中毒,请按医师处方使用。

果实或种子:大毒,请按医师处方使用。

叶:有大毒。外用。

根:有大毒。内服煎汤不可过 1g,宜慎用。

535

曼陀罗

【学名】 *Datura stramonium* L.

【药用部位】 花(洋金花)、种子(风茄子)。

【生态环境】 生于住宅旁、路边、山坡上或杂草丛中。

【采收季节】 夏、秋二季花初开时采收,阴干。

【药材性状】 种子扁肾形,长 3～4mm,宽 2.5～3.2mm,背面厚,向脐一端渐薄。表面黑色、灰黑色或棕黑色,密布小而浅的网眼,种脐狭楔形,微凹陷,种孔裂口状。气微,味微苦、辛。

【分布】 丽水市各地。

【主治】 花:味辛,性温,有大毒。

种子:味辛、苦,性温,有大毒

【功效】 花:止咳,平喘,镇痛。

种子:平喘止咳,镇痛解痉。

【主治】 花:哮喘咳嗽,脘腹冷痛,风湿痹痛,小儿慢惊,外科麻醉。

种子:哮喘咳嗽,脘腹冷痛,风湿痹痛,牙痛,外伤疼痛。

【用法用量】 花内服煎汤,0.3～0.5g;外用适量,煎水洗或研末调敷。

【注意】 有大毒,宜慎用。外感及痰热咳喘,青光眼,高血压,心动过速者禁服。

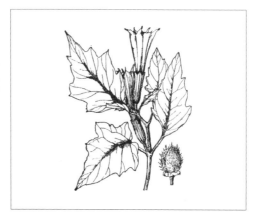

曼陀罗

枸杞

【学名】 *Lycium chinense* Mill.

【药用部位】 果实、根皮(地骨皮)、叶。

【生态环境】 生于旷野、路旁、池塘边、石砌上及宅旁墙脚下、山坡灌丛中。

【采收季节】 夏、秋季果实成熟时采摘,干燥;初春、深秋二季采挖根,剥取皮,洗净后,干燥;春季、初夏采摘叶,鲜用。

【药材性状】 根皮呈筒状或槽状,长 3～10cm,宽 0.5～1.5cm,厚 1～3mm。外表面灰黄色至棕黄色,粗糙,有不规则纵裂纹,易鳞片状剥落。内表面黄白色至灰黄色,较平坦,有细纵纹。体轻,质脆,易折断,断面不平坦,外层黄棕色,内层灰白色。气微,味微甘而后苦。

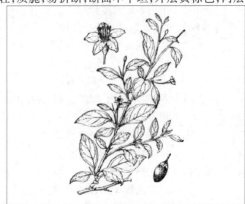

【分布】 丽水市各地。

【性味】 果实:味甘,性平。

　　　　　根皮:味甘,性寒。

　　　　　叶:味苦、甘,性凉。

【功效】 果实:养肝,滋肾,润肺。

　　　　　根皮:清虚热,泻肺火,凉血,

　　　　　叶:补虚益精,清热明目。

【主治】 果实:肝肾亏虚,头晕目眩,目视不清,腰膝酸软,阳痿遗精,虚劳咳嗽,消渴引饮。

　　　　　根皮:阴虚劳热,骨蒸盗汗,小儿疳积发热,肺热喘咳,吐血、衄血、尿血,消渴。

枸杞

　　　　　叶:虚劳发热,烦渴,目赤昏痛,障翳夜盲,崩漏带下,热毒疮肿。

【用法用量】 果实内服煎汤,5～15g。根皮内服煎汤,9～15g,大剂量可用至30g。叶内服煎汤,鲜品 60～240g 或煮食;外用适量,煎水洗。

【注意】 果实:脾虚便溏者慎服。

　　　　　根皮:脾胃虚寒者慎服。

　　　　　叶:忌于奶酪同服。

番茄(西红柿)

【学名】 *Lycopersicon esculentum* Mill.

【药用部位】 果实。

【生态环境】 栽培于菜地或农田。

【采收季节】 果实成熟时采摘,鲜用。

【分布】 丽水市各地作蔬菜种植。

【性味】 味酸甘,性微寒。

【功效】 生津止渴,健胃消食。

【主治】 口渴,食欲不振。

【用法用量】 内服煎汤,适量或生食。

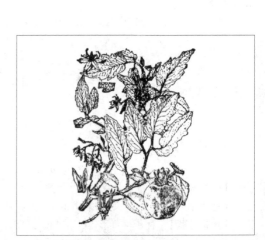

番茄(西红柿)

烟草

【学名】 *Nicotiana tabacum* L.

【药用部位】 叶。

【生态环境】 栽培于大田中。

【采收季节】 7月当叶呈淡黄色,叶尖下垂时分批采摘,鲜用或晒干、烘干。

【分布】 丽水市各地作香烟的原料种植。

【性味】 味辛,性温,有毒。

【功效】 行气止痛,燥湿,消肿,解毒杀虫。

【主治】 食滞胀饱,气结疼痛,关节痹痛,痈疽,疔疮,疥癣,湿疹,毒蛇咬伤,扭挫伤。

【用法用量】 内服煎汤,鲜叶 9～15g;外用适量,煎水洗或捣敷。

【注意】 气虚、阴虚者不宜燃吸;咳嗽、血证及一切咽证禁服。

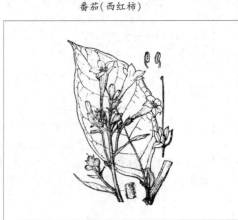

烟草

江南散血丹

【学名】 *Physaliastrum heterophyllum*（Hemsl.）Migo

【药用部位】 根。

【生态环境】 生于海拔 450～1030m 的山坡草丛中或山谷林下潮湿处。

【采收季节】 秋冬季采挖,洗净,干燥。

【分布】 遂昌、龙泉等地。

【性味】 味甘,性微温。

【功效】 补气。

【主治】 虚劳气怯。

【用法用量】 内服煎汤,3～10g。

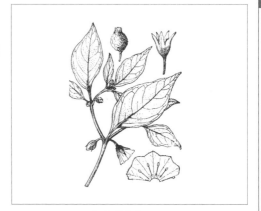

江南散血丹

挂金灯(酸浆　畲药名:灯笼草)

【学名】 *Physalis alkekengi* L. var. *franchetii*（Mastsumura）Makino

【药用部位】 全草、根、果实(挂金灯)。

【生态环境】 生于村边、路旁、山坡林下、林缘及溪沟边。

【采收季节】 夏、秋季采收全草,干燥;秋季采挖根,洗净,干燥;秋季果实成熟,宿萼橘红色时采摘,鲜用或干燥。

【药材性状】 全草长 20～50cm,茎圆柱形,不分枝。叶互生,完整者叶片宽卵形或菱状卵形,长 5～6cm,宽 2.5～6cm,先端渐尖,基部楔形,边缘具少数不规则缺刻状锯齿。宿萼形如灯笼,长 3～4cm,直径 2.5～3.5cm,薄革质,浆果球形。气微,味苦。

果实呈卵球形,似灯笼状,多压扁,长 3～4.5cm,宽 2.5～4cm。宿萼纸质,麦秆黄色或稍带橙红色,网纹;先端具 5 微齿,基部稍内凹,有果梗痕,内藏果实 1 枚;果类球形,直径约 1cm,表面紫黑色,有光泽,果皮皱缩;种子多数,扁卵形或扁肾形,表面棕黄色,具多数短线状白色膜质的附属物。气微,味甘、酸。

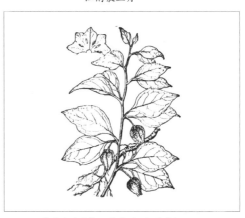

挂金灯(酸浆　畲药名:灯笼草)

537

【分布】 丽水市各地。

【性味】 全草:味酸、苦,性寒。

根:味苦,性寒。

果实:味酸、甘,性寒。

【功效】 全草:清热毒,利咽喉,通利二便。

根:清热,利湿。

果实:清肺利咽,化痰利水。

【主治】 全草:咽喉肿痛,肺热咳嗽,黄疸,痢疾,水肿,小便淋涩,大便不通,黄水疮,湿疹,丹毒。

根:黄疸,疟疾,疝气。

果实:肺热咳嗽,咽喉肿痛,骨蒸劳热,小便淋沥,天疱湿疮。

【用法用量】 全草内服煎汤,9～15g;外用适量,煎水洗或捣敷。根内服煎汤,3～6g,鲜品 24～30g。果实内服煎汤,4.5～9g;外用适量,捣敷或煎水洗。

【注意】 全草:孕妇及脾虚泄泻者禁服。

根:孕妇及脾虚泄泻者禁服。

果实:孕妇及脾胃虚寒者禁服。

苦蘵(畲药名:灯笼草)

【学名】 *Physalis angulata* L.

【药用部位】 全草、果实、根。

【生态环境】 生于山坡林下、林缘、溪边及宅旁。

【采收季节】 夏、秋季采收全草,干燥;秋季采摘成熟果实,鲜用或干燥;秋季采挖根,洗净,干燥。

【药材性状】 全草长 20～40cm,茎圆柱形,多分枝。叶互生,黄绿色,多皱缩或脱落,完整者宽卵形或卵状椭圆形,长 2～5cm,宽 1～2.5cm,先端渐尖,基部偏斜,全缘或具不等大的锯齿;叶柄长 1～2cm。花淡黄棕色钟形,先端 5 裂。果实球形,橙红色外包淡绿黄色膨大的宿萼,长约1.5cm,有5条较深的纵棱。气微。味苦。

【分布】 丽水市各地。

【性味】 全草:味苦、酸,性寒。

果实:味酸,性平。

根:味苦,性寒。

【功效】 全草:清热,利尿,解毒,消肿。

果实:解毒,利湿。

根:利水通淋。

【主治】 全草:感冒,肺热咳嗽,咽喉肿痛,牙龈肿痛,湿热黄疸,痢疾,水肿,热淋,天疱疮,疔疮。

果实:牙痛,天疱疮,疔疮。

根:水肿腹胀,黄疸,热淋。

【用法用量】 全草内服煎汤,15～30g,或捣汁;外用适量,捣敷或煎水洗。果实内服煎汤,6～9g;外用适量,捣汁涂。根内服煎汤,15～30g。

【注意】 全草:孕妇禁服。

果实:孕妇慎服。

根:孕妇禁服。

千年不烂心

【学名】 *Solanum cathayanum* C. Y. Wu et S. C. Huang

【药用部位】 全草。

【生态环境】 生于灌木丛中、山路旁及山谷阴湿处等。

【采收季节】 夏、秋季生长茂盛时采收,干燥。

【分布】 丽水市山区各地。

【性味】 味甘、苦,性寒。

【功效】 清热解毒,熄风定惊。

【主治】 小儿发热惊风,黄疸,肺热咳嗽,风火牙痛,瘰疬,妇女崩漏,带下,盆腔炎。

【用法用量】 内服煎汤,9～15g。

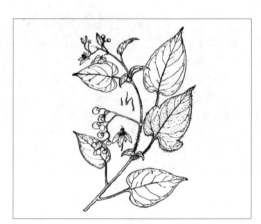

千年不烂心

野海茄

【学名】 *Solanum japonense* Nakai

【药用部位】 全草。

【生态环境】 生于海拔360m以下荒坡、山谷。溪边灌草丛中、路旁及疏林中。

【采收季节】 夏、秋季生长茂盛时采收,干燥。

【分布】 遂昌等地。

【性味】 味辛、苦,性平。

【功效】 祛风湿,活血通经。

【主治】 风湿痹痛,经闭。

【用法用量】 内服煎汤,15～30g,或浸酒。

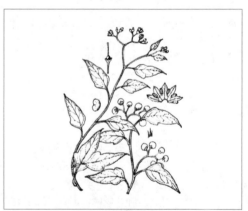

野海茄

白英(畲药名:毛道士、母根菜、飞杨草)

【学名】 *Solanum lyratum* Thunb.

【药用部位】 全草(白毛藤)、果实、根。

【生态环境】 生于阴湿路边、山坡、灌木林中。亦有零星栽培。

【采收季节】 夏、秋季采收全草,鲜用或干燥;冬季果实成熟时采摘;秋季采挖根,洗净,干燥。

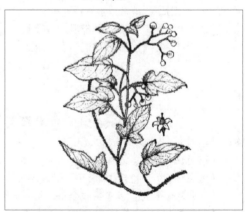

白英(畲药名:毛道士、母根菜、飞杨草)

【药材性状】 全草长短不一,直径2~7cm。根浅棕黄色。茎圆柱形,表面灰绿色或灰黄色,稍有棱,嫩茎密生具节的柔毛。叶互生,皱缩或卷曲,表面棕绿色或绿灰色,密生具节的柔毛,展平后基部心形,全缘或下部2浅裂至中裂,裂片耳状或戟状。聚伞花序与叶对生。浆果球形,绿棕色。种子近圆形,扁平。气微,味微苦。

【分布】 丽水市山区各地。

【性味】 全草:味甘、苦,性寒,小毒。

　　　　果实:味酸,性平。

　　　　根:味苦、辛,性平。

【功效】 全草:清热利湿,解毒消肿。

　　　　果实:明目,止痛。

　　　　根:清热解毒,消肿止痛。

【主治】 全草:湿热黄疸,胆囊炎,胆石症,肾炎水肿,风湿关节痛,湿热带下,小儿高热惊搐,痈肿瘰疬,湿疹瘙痒,带状疱疹。

　　　　果实:眼花目赤,迎风流泪,翳障,牙痛。

　　　　根:风火牙痛,头痛,瘰疬,痈肿,痔漏。

【用法用量】 全草内服煎汤,15~30g,鲜品30~60g;外用适量,煎水洗、捣敷或捣汁涂。果实内服煎汤,6g,或研末;外用适量,研末涂。根内服煎汤,15~30g。

【注意】 全草:有小毒,不宜过量服用。

茄（落苏）

【学名】 *Solanum melongena* L.

【药用部位】 果实、宿萼(茄蒂)、花、叶、根(茄根)。

【生态环境】 栽培于菜地、大田。

【采收季节】 夏、秋季果熟时采摘果实、宿萼,鲜用或干燥;夏、秋季采收花,干燥;夏季采收叶,干燥;秋季采挖根,洗净,干燥。

【分布】 丽水市各地作蔬菜普遍种植。

【性味】 果实:味甘,性凉。

　　　　花:味甘,性平。

　　　　叶:味甘、辛,性平。

　　　　根:味甘、辛,性寒。

【功效】 果实:清热、活血、消肿。

　　　　宿萼:凉血,解毒。

　　　　花:敛疮,止痛,利湿。

　　　　叶:散血消肿。

　　　　根:祛风利湿,清热止血。

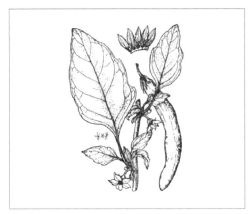

茄

【主治】 果实:肠风下血,热毒疮痈,皮肤溃疡。

　　　　宿萼:肠风下血,痈肿,对口疮,牙痛。

　　　　花:创伤,牙痛,白带过多。

　　　　叶:血淋,血痢,肠风下血,痈肿,冻伤。

　　　　根:风湿热痹,脚气,血痢,便血,痔血,血淋,妇女阴痒,皮肤瘙痒,冻疮。

【用法用量】 果实内服煎汤,15~30g;外用适量,捣敷。宿萼内服煎汤,6~9g;外用适量,研末掺或生擦。花内服研末,2~3g;外用适量,研末调敷。叶内服煎汤,6~9g;外用适量,煎水洗、捣敷或烧存性研末调敷。根内服煎汤,9~18g;外用适量,煎水洗或捣汁涂。

龙葵（畲药名:龙珠）

【学名】 *Solanum nigrum* L.

【药用部位】 全草(龙葵)、种子、根。

【生态环境】 生于山坡林缘、溪沟边灌草丛中田边、路旁及村庄

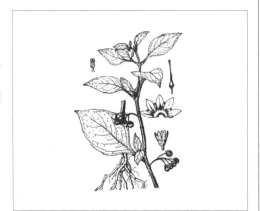

龙葵(畲药名:龙珠)

附近。

【采收季节】 夏、秋季采收全草,鲜用或干燥;秋季果实成熟时采收种子,干燥;秋季采挖根,洗净,干燥。

【药材性状】 全草长25~50cm,茎圆柱形,多分枝,直径1.5~6mm,表面黄绿色,有纵皱纹;质硬而脆,断面黄白色,断面中空。叶皱缩,破碎,暗绿色,完整者展平后呈卵形或卵状椭圆形,长2~9cm,宽2~5cm,先端锐尖或钝,基部宽楔形或圆形不对称,全缘或具不规则的波状浅齿,两面近无毛;叶柄长1~2.5cm。蝎尾状花序近伞形,腋外生,花4~10朵,花萼棕褐色,花冠棕黄色。浆果球形,黑色或绿色,皱缩;种子多数,棕色。气微,味淡。

【分布】 丽水市各地。

【性味】 全草:味苦,性寒。

种子:味苦,性寒。

根:味苦,性寒。

【功效】 全草:清热解毒,活血消肿。

种子:清热解毒,化痰止咳。

根:清热利湿,活血解毒。

【主治】 全草:疔疮,痈肿,丹毒,跌打扭伤,慢性支气管炎,肾炎水肿。

种子:咽喉肿痛,疔疮,咳嗽痰喘。

根:痢疾,淋浊,尿路结石,白带,风火牙痛,跌打损伤,痈疽肿毒。

【用法用量】 全草内服煎汤,15~30g;外用适量,捣敷或煎水洗。种子内服煎汤,6~9g,或浸酒;外用适量,煎水含漱或捣敷。根内服煎汤,9~15g,鲜品加倍;外用适量捣敷或研末调敷。

【注意】 全草:有小毒。

根:凡虚寒无实热者禁服。

珊瑚樱

【学名】 *Solanum pseudo - capsicum* L.

【药用部位】 根。

【生态环境】 常栽培于庭院、阳台或盆栽。

【采收季节】 秋季采挖,洗净,干燥。

【分布】 市内有作观赏植物种植。

【性味】 味辛,微苦,性温,有毒。

【功效】 活血止痛。

【主治】 腰肌劳损,闪挫扭伤。

【用法用量】 内服浸酒,1.5~3g。

【注意】 有毒内服宜慎,内服不可过量。

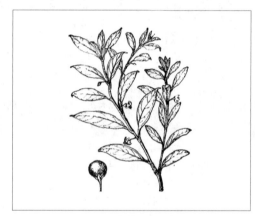

珊瑚樱

珊瑚豆

【学名】 *Solanum pseudo - capsicum* L. var. *diflorum*(Vell.)Bitter

【药用部位】 全株。

【生态环境】 常栽培于庭院、阳台或盆栽。

【采收季节】 夏、秋季采收,干燥。

【分布】 市内有作观赏植物种植。

【性味】 味辛,性温,小毒。

【功效】 祛风湿,通经络,消肿止痛。

【主治】 风湿痹痛,腰背疼痛,跌打损伤,无名肿毒。

【用法用量】 内服煎汤,5~10g;外用适量,研末调敷。

【注意】 有毒内服宜慎。中毒可引起恶心、呕吐、头晕、腹痛、瞳孔散大、心律失常等。

牛茄子(癫茄、刺茄)

【学名】 *Solanum surattense* Burm. f.

【药用部位】 全株(丁茄根)。

【生态环境】 生于海拔400m左右的路旁荒地草丛中或村庄附近旷地上。

【采收季节】 全年可采,鲜用或干燥。

【药材性状】 根近圆柱形,表面灰黄色,分枝而扭曲。茎具细直而尖锐的皮刺,直径3~8mm。体轻,质松,断面黄白色,有裂隙,髓心淡绿色。气特异,味苦、辛。

【分布】 遂昌、云和、龙泉等地。

【性味】 味苦、辛,性微温,有毒。

【功效】 镇咳平喘,散瘀止痛。

【主治】 慢性支气管炎,哮喘,胃痛,风湿腰腿痛,瘰疬,寒性脓疮,痈肿疮毒,跌打损伤。

【用法用量】 内服煎汤,3~6g,研末0.3~0.9g;外用适量,捣敷或煎水洗。

【注意】 有毒,用量不宜过大。青光眼患者禁用。

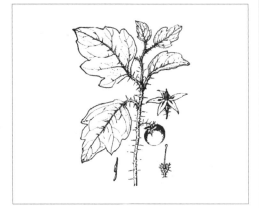

牛茄子(癫茄、刺茄)

马铃薯(洋芋)

【学名】 *Solanum tuberosum* L.

【药用部位】 块茎。

【生态环境】 栽培于大田或旱地中。

【采收季节】 夏季采挖,洗净,鲜用或干燥。

【分布】 丽水市各地普遍有种植。

【性味】 味甘,性平。

【功效】 和胃健中,解毒消肿。

【主治】 胃痛,疟腮,痈肿,湿疹,烫伤。

【用法用量】 内服适量,煮食或煎汤;外用适量,磨汁涂。

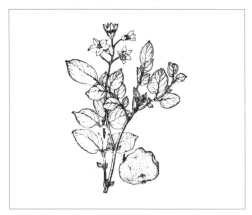

马铃薯(洋芋)

541

龙珠

【学名】 *Tubocapsicum anomalum* (Franch. et Sav.) Makino

【药用部位】 全草及根或果实。

【生态环境】 生于山坡林缘、山谷溪沟边及灌草丛中。

【采收季节】 7~8月采收全草;秋季果实成熟时采收果实或挖根,鲜用或干燥。

【分布】 丽水市山区各地。

【性味】 味苦,性寒。

【功效】 清热解毒,利小便。

【主治】 小便淋痛,痢疾,疔疮。

【用法用量】 内服煎汤,30~60g;外用适量,捣敷。

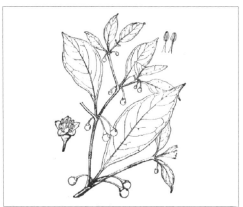

龙珠

玄参科 Scrophulariaceae

金鱼草

【学名】 *Antirrhinum majus* L.

【药用部位】 全草。

【生态环境】 栽培于公园、庭院、阳台。

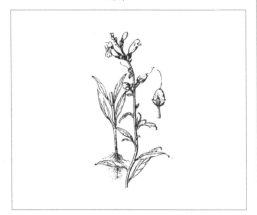

金鱼草

【采收季节】 夏、秋季采收,鲜用或干燥。

【分布】 市内有作观赏植物种植。

【性味】 味苦,性凉。

【功效】 清热解毒,活血消肿。

【主治】 疮疡肿毒,跌打损伤。

【用法用量】 内服煎汤,15～30g;外用适量,鲜品捣敷。

黑草

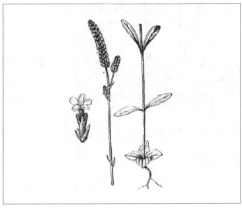

【学名】 *Buchnera cruciata* Hamilt.

【药用部位】 全草。

【生态环境】 生于旷野、山坡草地及疏林下。

【采收季节】 秋季采挖,晒至半干后焖2天,晒干。

【药材性状】 全草长8～25cm,表面黑色或黑褐色,被弯曲的短柔毛。茎中空。根生叶排成莲座状,卵形或倒卵形;茎生叶长圆形至线形。顶端多具花序或果序。气微,味微苦。

【分布】 遂昌、松阳、龙泉等地。

【性味】 味淡、微苦,性凉。

【功效】 清热解毒,凉血止血。

【主治】 流行性感冒,中暑腹痛,身发斑疹,伤寒,癫痫,皮肤风毒肿痛。

【用法用量】 内服煎汤,9～15g;外用适量,鲜品捣敷。

黑草

胡麻草

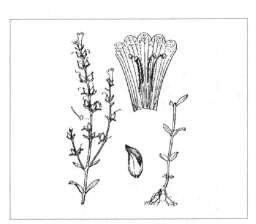

【学名】 *Centranthera cochinchinensis* (Lour.) Merr.

【药用部位】 全草。

【生态环境】 生于山坡草地、田边及路旁干燥或湿润处。

【采收季节】 夏、秋季采收,鲜用或干燥。

【药材性状】 全草长10～35cm,全体被刚毛。须根棕黄色。茎刚直,分枝。叶对生,皱缩或破碎,完整者展平后呈线状披针形,长2～3cm,宽3～5mm,全缘,无柄。花腋生,花萼佛焰苞状,苞片叶状;花冠管状,棕黄色。气微,味酸、微麻。

【分布】 遂昌、庆元等地。

【性味】 味酸、微辛,性温。

【功效】 散瘀止血,消肿止痛。

【主治】 咯血、咳血、吐血,跌打骨折,内伤瘀血,风湿痹痛。

【用法用量】 内服煎汤,15～30g;外用适量,鲜品捣敷。

胡麻草

鞭打绣球

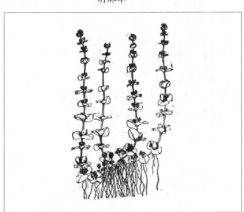

【学名】 *Hemiphragma heterophyllum* Wall.

【药用部位】 全草。

【生态环境】 生于海拔1 450m左右的灌丛下或石缝中。

【采收季节】 夏、秋季采收,干燥。

【分布】 遂昌(九龙山)。

【性味】 味微甘、淡,性温。

【功效】 祛风除湿,清热解毒,活血止痛。

【主治】 风湿痹痛,经闭腹痛,瘰疬,疮肿湿毒,咽痛,齿龈肿痛,跌打损伤。

【用法用量】 内服煎汤,10～15g;外用适量,煎水含漱、鲜品捣敷或捣汁涂。

鞭打绣球

石龙尾

【学名】 *Limnophila sessiliflora*（Vahl）Bl.

【药用部位】 全草。

【生态环境】 生于水塘、沼泽、水田或路旁。

【采收季节】 夏、秋季采收，干燥。

【分布】 丽水市各地。

【性味】 味苦，性寒。

【功效】 消肿解毒，杀虫灭虱。

【主治】 烧烫伤，疮疖肿毒，头虱。

【用法用量】 内服煎汤，6～9g；外用适量，捣敷或煎水洗。

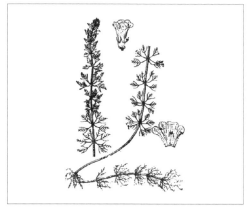

石龙尾

柳穿鱼

【学名】 *Linaria vulgaris* Mill.

【药用部位】 全草。

【生态环境】 栽培于庭院、阳台。

【采收季节】 夏季花盛开时采收，干燥。

【分布】 市内有作观赏植物种植。

【性味】 味甘，微苦，性寒。

【功效】 清热解毒，散瘀消肿。

【主治】 感冒，头痛头晕，黄疸，痔疮便秘，皮肤病，烫火伤。

【用法用量】 内服煎汤，9～15g；外用适量，研末调敷或煎水熏洗。

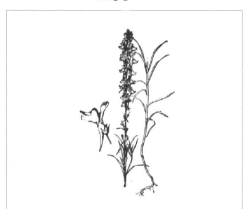

柳穿鱼

长蒴母草

【学名】 *Lindernia anagallis*（Burm. f.）Pennell

【药用部位】 全草。

【生态环境】 生于田野、路边、溪沟边潮湿处。

【采收季节】 夏、秋季采收，干燥。

【分布】 遂昌、松阳、庆元等地。

【性味】 味甘，微苦，性凉。

【功效】 清热解毒，活血消肿。

【主治】 风热咳嗽，扁桃体炎，肠炎，消化不良，月经不调，闭经，白带，目赤肿痛，牙痛，痈疖，肿毒，毒蛇咬伤，跌打损伤。

【用法用量】 内服煎汤，9～15g，鲜品30～60g；外用适量，鲜品捣敷或捣汁涂。

【注意】 孕妇禁服。

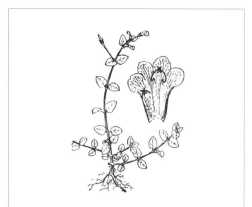

长蒴母草

狭叶母草

【学名】 *Lindernia angustifolia*（Benth.）Wettst.

【药用部位】 全草。

【生态环境】 生于山坡、水田、河边低湿处。

【采收季节】 夏、秋季采收，干燥。

【分布】 松阳、莲都、缙云等地。

【性味】 味辛、苦，性平。

【功效】 清热利湿，解毒消肿。

【主治】 湿热黄疸，泄泻，痢疾，咽喉肿痛，跌打损伤。

【用法用量】 内服煎汤，15～30g；外用适量，鲜品捣敷。

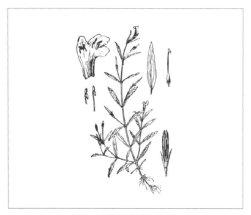

狭叶母草

泥花草

【学名】 *Lindernia antipoda*（L.）Alston
【药用部位】 全草。
【生态环境】 生于路边、田边及潮湿处。
【采收季节】 夏、秋季采收,干燥。
【分布】 丽水市各地。
【性味】 味甘、微苦,性寒。
【功效】 清热解毒,利尿通淋,活血消肿。
【主治】 肺热咳嗽,咽喉肿痛,泄泻,热淋,目赤肿痛,痈疽疔毒,跌打损伤,毒蛇咬伤。
【用法用量】 内服煎汤,9～15g,鲜品30～60g;外用适量,鲜品捣敷。

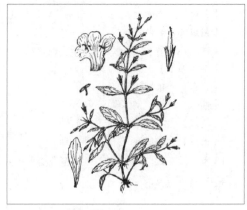

泥花草

母草

【学名】 *Lindernia crustacea*（L.）Muell.
【药用部位】 全草。
【生态环境】 生于田边、路旁或溪沟边草地。
【采收季节】 夏、秋季采收,干燥。
【分布】 丽水市各地。
【性味】 味微苦、淡,性凉。
【功效】 清热利湿,活血止痛。
【主治】 风热感冒,湿热泻痢,肾炎水肿,白带,月经不调,痈疖肿毒,毒蛇咬伤,跌打损伤。
【用法用量】 内服煎汤,9～15g,鲜品30～60g;外用适量,鲜品捣敷。

544

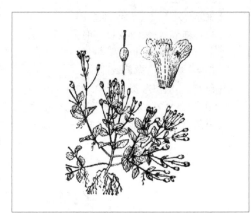

母草

宽叶母草

【学名】 *Lindernia nummularifolia*（D. Don）Wettst.
【药用部位】 全草。
【药用部位】 生于田边、沟边及路旁草地。
【采收季节】 夏、秋季采收,干燥。
【分布】 松阳、龙泉等地。
【性味】 味苦,性凉。
【功效】 凉血解毒,散瘀消肿。
【主治】 咳血,疔疮肿毒,蛇咬伤,跌打损伤。
【用法用量】 内服煎汤,9～15g,或泡酒服;外用适量,鲜品捣敷。

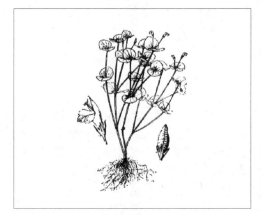

宽叶母草

陌上草

【学名】 *Lindernia procumbens*（Krock.）Philcox.
【药用部位】 全草。
【生态环境】 生于田埂、水边及潮湿处。
【采收季节】 夏、秋季采收,干燥。
【分布】 丽水市各地。
【性味】 味淡,微甘,性寒。
【功效】 清热解毒,凉血止血。
【主治】 湿热泻痢,目赤肿痛,尿血,痔疮肿痛。
【用法用量】 内服煎汤,9～15g;外用适量,煎水洗。

通泉草

【学名】 *Mazus japonicus*（Thunb.）O. Kuntze

【药用部位】 全草。

【生态环境】 生于路旁荒野的湿地或沟边、山脚潮湿处。

【采收季节】 春、夏、秋三季均可采收,干燥。

【分布】 丽水市各地。

【性味】 味苦、微甘,性凉。

【功效】 清热解毒,利湿通淋,健脾消积。

【主治】 热毒痈肿,脓疱疮,疔疮,烧烫伤,尿路感染,腹水,黄疸型肝炎,消化不良,小儿疳积。

【用法用量】 内服煎汤,9～15g;外用适量,鲜品捣敷。

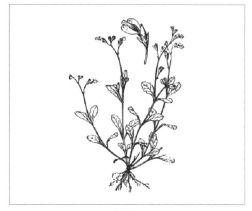

通泉草

弹刀子草

【学名】 *Mazus stachydifolius*（Turcz.）Maxim.

【药用部位】 全草。

【生态环境】 生于山坡、路旁、田野。

【采收季节】 开花结果时采收,干燥。

【分布】 丽水市各地。

【性味】 味微辛,性凉。

【功效】 清热解毒,凉血散瘀。

【主治】 便秘下血,疮疖肿毒,毒蛇咬伤,跌打损伤。

【用法用量】 内服煎汤,15～30g;外用适量,鲜品捣敷。

545

山萝花

【学名】 *Melampyrum roseum* Maxim.

【药用部位】 全草。

【生态环境】 生于山坡灌丛及高山草丛中。

【采收季节】 7～8月采收,晾干。

【分布】 遂昌、龙泉、莲都、景宁等地。

【性味】 味苦、性凉。

【功效】 清热解毒。

【主治】 痈疮肿毒,肺痈,肠痈。

【用法用量】 内服煎汤,15～30g,或根适量,泡茶;外用适量,鲜品捣敷。

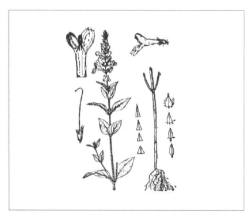

山萝花

黑蒴

【学名】 *Melasma arvense*（Benth.）Hand.

【药用部位】 全草。

【生态环境】 生于海拔500～700m的坑边、草丛、山坡或疏林中。

【采收季节】 秋、冬季采收,干燥。

【分布】 龙泉。

【性味】 味微苦,性凉。

【功效】 清热利湿,活血散瘀。

【主治】 黄疸型肝炎,肝脾肿大,跌打损伤,痛经。

【用法用量】 内服煎汤,9～15g;外用适量,鲜品捣敷。

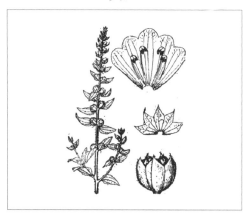

黑蒴

绵毛鹿茸草(畲药名:千年霜)

【学名】 *Monochasma savatieri* Franch. ex Maxim.

【药用部位】 全草(鹿茸草)。

【生态环境】 生于向阳山坡、岩石旁及松树林下。

【采收季节】 春、夏季采收,鲜用或干燥。

【药材性状】 全草长 10~25cm,全体灰白色,密被白色绵毛。茎圆柱形。叶对生,皱缩,完整者展平后呈长圆状披针形,叶脉不明显。花有的可见,花萼筒状,具 9 条粗肋,萼齿 4;花冠二唇形,稍带紫色。蒴果长圆柱形。气微,味淡。

【分布】 丽水市山区各地。

【性味】 味苦、涩,性凉。

【功效】 清热解毒,祛风止痛,凉血止血。

【主治】 感冒,咳嗽,肺炎发热,小儿鹅口疮,牙痛,风湿骨痛,疮疖痈肿,月经不调,崩漏,赤白带下,便血,吐血,外伤出血。

【用法用量】 内服煎汤,15~30g,鲜品 30~60g;外用适量,鲜品捣敷或煎水洗。

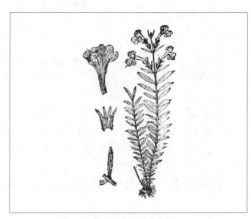

绵毛鹿茸草(畲药名:千年霜)

鹿茸草

【学名】 *Monochasma sheareri* Maxim. ex Franch. et Savat.

【药用部位】 全草。

【生态环境】 生于低山多沙山坡及草丛中。

【采收季节】 夏、秋季采收,干燥。

【分布】 丽水市山区各地。

【性味】 味苦、性凉。

【功效】 清热解毒,凉血止血。

【主治】 感冒,咳嗽,肺炎发热,小儿鹅口疮,便血,吐血,外伤出血。

【用法用量】 内服煎汤,15~30g;外用适量,鲜品捣敷。

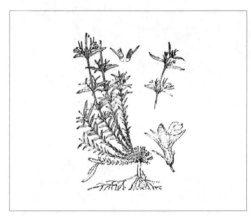

鹿茸草

白花泡桐(畲药名:泡桐)

【学名】 *Paulownia fortunei* (Seem.) Hemsl.

【药用部位】 树皮、花、果实、叶、根。

【生态环境】 多栽培于房前屋后、路边或山坡,亦有野生。

【采收季节】 全年可采树皮,干燥;春季开花时采收,干燥;夏、秋季果实成熟时采摘,干燥;夏、秋季采摘叶,干燥;深秋采挖根,洗净,干燥。

【药材性状】 花皱缩,长 7~11cm。花萼灰褐色,长 2~2.5cm,裂片被柔毛,内表面较密;花冠表面灰黄色至灰棕色,密被毛茸,内表面色浅,腹部具紫色斑点,筒部毛茸稀少。气微香,味微苦。

果实倒卵形或长椭圆形,长 6~10cm。表面粗糙,有类圆形疣状斑点,近先端处灰黄色,有星状毛;果皮厚 3~6mm,木质;宿萼 5 浅裂。种子边翅长 6~10mm。气微,味微甘苦。

根圆柱形,长短不一,直径 1~3cm。表面灰褐色至棕褐色,粗糙,有明显的皱缩和纵沟,具横裂纹及突起的侧根残痕。质坚硬,不易折断,断面不整齐,皮浅棕色或棕色,木部宽广,黄白色,显纤维性,有多数小孔及放射状纹理。气微,味微苦。

【分布】 丽水市各地。

【性味】 树皮:味苦,性寒。

花:味苦,性寒。

果实:味苦,性微寒。

根:味微苦,性微寒。

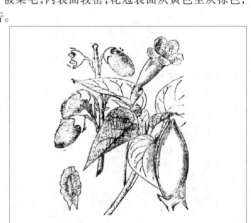

白花泡桐(畲药名:泡桐)

【功效】　树皮:祛风除湿,消肿解毒。

花:清肺利咽,解毒消肿。

果实:化痰,止咳,平喘。

叶:清热解毒,止血消肿。

根:祛风止痛,解毒活血。

【主治】　树皮:风湿热痹,淋病,丹毒,痔疮肿毒,肠风下血,外伤肿痛,骨折。

花:肺热咳嗽,急性扁桃体炎,菌痢,急性肠炎,急性结膜炎,腮腺炎,疖肿,疮癣。

果实:慢性支气管炎,咳嗽咯痰。

叶:痈疽,疔疮肿毒,创伤出血。

根:风湿热痹,筋骨疼痛,疮疡肿毒,跌打损伤。

【用法用量】　树皮内服煎汤,15～30g;外用适量,鲜品捣敷或煎汁搽。花内服煎汤,10～25g;外用适量,鲜品捣敷。果实内服煎汤,15～30g。叶内服煎汤,15～30g;外用适量,醋蒸贴、捣敷或捣汁涂。根内服煎汤,15～30g;外用适量,鲜品捣敷。

台湾泡桐

【学名】　*Paulownia kawakamii* Ito

【药用部位】　树皮、叶。

【生态环境】　生于山坡灌丛、疏林及荒地,亦有栽培。

【采收季节】　全年可采树皮,干燥;夏、秋季采摘叶,干燥。

【分布】　丽水市山区各地。

【性味】　树皮:味苦、涩,性寒。

叶:味苦,性寒。

【功效】　树皮:祛风解毒,接骨消肿。

叶:清热解毒,止血。

【主治】　树皮:风湿痹痛,疮痈肿毒,跌打骨折。

叶:痈疽,疔疮,外伤出血。

【用法用量】　树皮内服煎汤,15～30g;外用适量,鲜品捣敷。叶内服煎汤,9～15g;外用适量,鲜品捣敷。

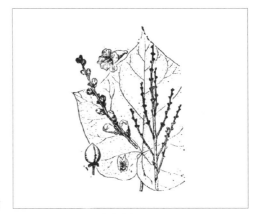

台湾泡桐

547

毛泡桐(畲药名:毛桐)

【学名】　*Paulownia tomentosa*(Thunb.)Steud.

【药用部位】　树皮、花、果实、叶、根。

【生态环境】　栽培于路边、房舍旁、山坡。

【采收季节】　全年可采树皮,干燥;春季开花时采收,干燥;夏、秋季果实成熟时采摘,干燥;夏、秋季采摘叶,干燥;深秋采挖根,洗净,干燥。

【药材性状】　花皱缩,长4～7.5cm,花萼较小。花冠灰棕色,密被毛茸,内表紫色斑点众多。气微香,味微苦。

果实倒卵圆形,长3～4.5cm,直径2～3cm。表面红褐色至黑褐色,常有黏质腺毛,先端尖嘴状,长6～8mm,基部圆形,从顶至基部两侧各有棱线1条,常易沿棱线裂成2瓣;内表面淡棕色,光滑而有光泽,各有1纵隔。果皮厚0.5～1mm。宿萼5中裂呈五角星状,裂片卵状三角形。果梗扭曲,长2～3cm。种子多数着生在半圆形肥厚的中轴上,细小,扁而有翅,长2.5～4mm。气微,味微甘、苦。

根圆柱形,长短不一,直径1～3cm。表面灰褐色至棕褐色,粗糙,有明显的皱缩和纵沟,具横裂纹及突起的侧根残痕。质坚硬,不易折断,断面不整齐,皮浅棕色或棕色,木部宽广,黄白色,显纤维性,有多数小孔及放射状纹理。气微,味微苦。

【分布】　丽水市各地。

【性味】　树皮:味苦,性寒。

花:味苦,性寒。

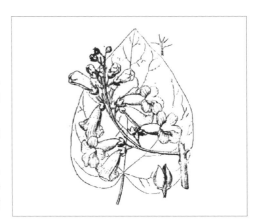

毛泡桐(畲药名:毛桐)

果实:味苦,性微寒。

　　　　根:味微苦,性微寒

【功效】　树皮:祛风除湿,消肿解毒。

　　　　花:清肺利咽,解毒消肿。

　　　　果实:化痰,止咳,平喘。

　　　　叶:清热解毒,止血消肿。

　　　　根:祛风止痛,解毒活血。

【主治】　树皮:风湿热痹,淋病,丹毒,痔疮肿毒,肠风下血,外伤肿痛,骨折。

　　　　花:肺热咳嗽,急性扁桃体炎,菌痢,急性肠炎,急性结膜炎,腮腺炎,疖肿,疮癣。

　　　　果实:慢性支气管炎,咳嗽咯痰。

　　　　叶:痈疽,疔疮肿毒,创伤出血。

　　　　根:风湿热痹,筋骨疼痛,疮疡肿毒,跌打损伤。

【用法用量】　树皮内服煎汤,15~30g;外用适量,鲜品捣敷或煎汁搽。花内服煎汤,10~25g;外用适量,鲜品捣敷。果实内服煎汤,15~30g。叶内服煎汤,15~30g;外用适量,醋蒸贴、捣敷或捣汁涂。根内服煎汤,15~30g;外用适量,鲜品捣敷。

松蒿

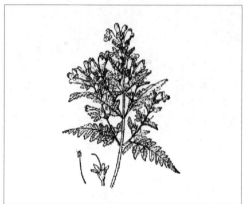

松蒿

【学名】　*Phtheirospermum japonicum*（Thunb.）Kanitz

【药用部位】　全草。

【生态环境】　生于山坡灌草丛、山地林下阴处。

【采收季节】　春、夏季采收,干燥。

【药材性状】　全草长 10~80cm,多分枝,具腺毛,有黏性。叶对生,皱缩或破碎,完整者展平后呈长三角状卵形,长 1.5~5.5cm,宽 0.8~3cm,羽状深裂,两侧裂片长圆形,顶端裂片较大,卵圆形,边缘具重锯齿或深裂,叶两面均被多细胞腺毛。穗状花序顶生,花萼钟状,长 4~10mm,5 裂;花冠淡红紫色。味微辛。

【分布】　丽水市山区各地。

【性味】　味微辛,性凉。

【功效】　清热利湿,解毒。

【主治】　黄疸,水肿,风热感冒,口疮,鼻炎,疮疖肿毒。

【用法用量】　内服煎汤,15~30g;外用适量,煎水洗或研末调敷。

天目地黄(畲药名:野芥菜)

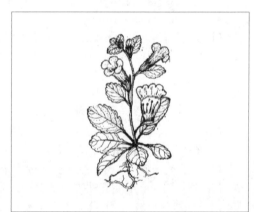

天目地黄(畲药名:野芥菜)

【学名】　*Rehmannia chingii* Li

【药用部位】　根茎。

【生态环境】　生于山坡草丛中。

【采收季节】　夏、秋季挖取根,洗净,鲜用。

【分布】　遂昌、松阳、缙云、云和、景宁等地。

【性味】　味甘、苦,性寒。

【功效】　清热凉血,养阴生津。

【主治】　温热病高热烦躁,吐血衄血,口干,咽喉肿痛,中耳炎,烫伤。

【用法用量】　内服煎汤,12~30g;外用适量,捣敷或捣汁滴耳。

爆仗竹

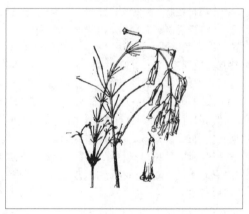

爆仗竹

【学名】　*Russelia equisetiformis* Schlecht. Et Cham.

【药用部位】　全草。

【生态环境】 多栽培于庭院、阳台花盆中。

【采收季节】 夏季采收,干燥。

【分布】 市内有作美丽的观赏植物种植。

【性味】 味甘,性平。

【功效】 续筋接骨,活血祛瘀。

【主治】 跌仆闪挫,刀伤金疮,骨折筋伤。

【用法用量】 内服煎汤,9~15g;外用适量,鲜品捣敷。

北玄参

【学名】 *Scrophularia buergerana* Miq.

【药用部位】 根。

【生态环境】 栽培。

【采收季节】 冬季茎叶枯萎时采挖,晒至半干,堆放3~6天,反复数次至干燥。

【分布】 缙云、景宁等地有栽培。

【性味】 味甘、苦、咸,性微寒。

【功效】 清热凉血,滋阴降火,解毒散结。

【主治】 热病伤阴,舌绛烦渴,温毒发斑,津伤便秘,骨蒸劳嗽,目赤,咽痛,瘰疬,白喉,痈肿疮毒。

【用法用量】 内服煎汤,9~15g;外用适量,捣敷或研末调敷。

【注意】 脾虚便溏或有湿禁服。

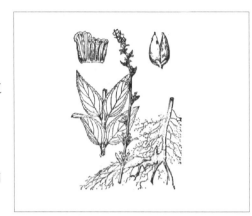

北玄参

玄参

【学名】 *Scrophularia ningpoensis* Hemsl.

【药用部位】 根(玄参)。

【生态环境】 生于山坡林下或草丛中。亦有栽培于农田中。

【采收季节】 冬季茎叶枯萎时采挖,晒至半干,堆放3~6天,反复数次至干燥。

【药材性状】 根呈类圆柱形,中间略粗或上粗下细,有的微弯曲,长6~20cm,直径1~3cm。表面灰黄色或灰褐色,有不规则的纵沟、横长皮孔样突起和稀疏的横裂纹和须根痕。质坚实,不易折断,断面黑色,微有光泽。气特异似焦糖,味甘、微苦。

【分布】 遂昌、龙泉等地。缙云、景宁、庆元有栽培。

【性味】 味甘、苦、咸,性微寒。

【功效】 清热凉血,滋阴降火,解毒散结。

【主治】 热病伤阴,舌绛烦渴,温毒发斑,津伤便秘,骨蒸劳嗽,目赤,咽痛,瘰疬,白喉,痈肿疮毒。

【用法用量】 内服煎汤,9~15g;外用适量,捣敷或研末调敷。

【注意】 脾虚便溏或有湿禁服。

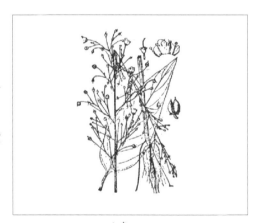

玄参

阴行草(畲药名:山油麻)

【学名】 *Siphonostegia chinensis* Benth.

【药用部位】 全草(北刘寄奴)。

【生态环境】 生于山坡及草丛中。

【采收季节】 秋季采收,干燥。

【药材性状】 全草长30~60cm,全体被短毛。根短而弯曲,稍有分枝。茎圆柱形,有棱,有的上部有分枝,表面棕褐色或黑棕色;质脆,易折断,断面黄白色,中空或有白色髓。叶对生,多脱落破碎,完整者羽状深

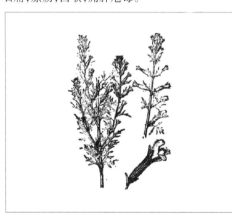

阴行草(畲药名:山油麻)

裂,黑绿色。总状花序顶生,花有短梗,花萼长筒状,黄棕色或黑棕色,有明显 10 条纵棱,先端 5 裂,花冠棕黄色,多脱落。蒴果狭卵状椭圆形,较萼稍短,棕黑色。种子细小。气微,味淡。

【分布】 丽水市山区各地。

【性味】 味苦,性寒。

【功效】 活血祛瘀,通经止痛,凉血止血。

【主治】 跌打损伤,瘀血闭经,月经不调,产后瘀痛,癥瘕积聚,血瘀,血淋,湿热黄疸,外伤出血,水肿腹胀,白带过多。

【用法用量】 内服煎汤,6~9g,鲜品 30~60g;外用适量,研末调敷。

腺毛阴行草

【学名】 *Siphonostegia laeta* S. Moore

【药用部位】 全草。

【生态环境】 生于山坡、路旁、草丛中。

【采收季节】 秋季采收,干燥。

【分布】 丽水市山区各地。

【性味】 味苦,性凉。

【功效】 清热,祛暑,利湿。

【主治】 湿热黄疸,肠炎痢疾,小便淋浊,痈疽丹毒,痛经,中暑呕吐。

【用法用量】 内服煎汤,9~15g,鲜品 30~60g;外用适量,研末调敷。

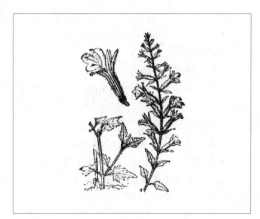

腺毛阴行草

光叶蝴蝶草

【学名】 *Torenia glabra* Osbeck

【药用部位】 全草。

【生态环境】 生于山坡、路旁阴湿处。

【采收季节】 夏、秋季采收,鲜用或干燥。

【分布】 龙泉等地。

【性味】 味甘,微苦,性凉。

【功效】 清热利湿,解毒,散瘀。

【主治】 咳嗽,黄疸,泻痢,血淋,疔毒,蛇咬伤,跌打损伤。

【用法用量】 内服煎汤,15~30g;外用适量,鲜品捣敷。

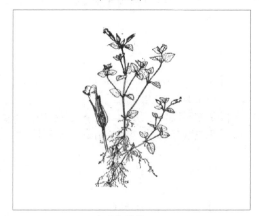

光叶蝴蝶草

紫萼蝴蝶草

【学名】 *Torenia violacea* (Azaola) Pennell

【药用部位】 全草。

【生态环境】 生于山坡草丛、林下、田边和路旁湿润处。

【采收季节】 夏、秋季采收,干燥。

【分布】 庆元等地。

【性味】 味微苦,性凉。

【功效】 消食化积,解暑,清肝。

【主治】 小儿疳积,中暑呕吐,腹泻,目赤肿痛。

【用法用量】 内服煎汤,10~15g。

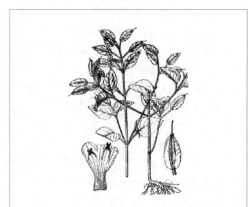

紫萼蝴蝶草

直立婆婆纳

【学名】 *Veronica arvensis* L.

【药用部位】 全草。

550

【生态环境】　生于路边荒地。
【采收季节】　春、夏间采收,鲜用或干燥。
【分布】　丽水市各地。
【性味】　味苦,性寒。
【功效】　清热,除疟。
【主治】　疟疾。
【用法用量】　内服煎汤,9～15g,鲜品30～60g。

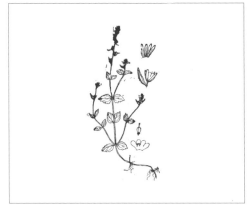

直立婆婆纳

婆婆纳

【学名】　*Veronica didyma* Tenore
【药用部位】　全草。
【生态环境】　生于路边、田间。
【采收季节】　春季采收,鲜用或干燥。
【分布】　丽水市各地。
【性味】　味甘、淡,性凉。
【功效】　补肾强腰,解毒消肿。
【主治】　肾虚腰痛,疝气,睾丸肿痛,白带,痈肿。
【用法用量】　内服煎汤,15～30g,鲜品60～90g或捣汁饮。

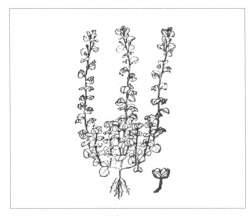

婆婆纳

多枝婆婆纳(爪哇婆婆纳)

【学名】　*Veronica javanica* Bl.
【药用部位】　全草。
【生态环境】　生于山坡路旁、溪沟边湿地。
【采收季节】　夏、秋季采收,鲜用或干燥。
【分布】　遂昌、龙泉、缙云等地。
【性味】　味辛、苦,性凉。
【功效】　清热解毒,消肿止痛。
【主治】　疮疖肿毒,乳痈,痢疾,跌打损伤。
【用法用量】　内服煎汤,15～30g;外用适量,鲜品捣敷。

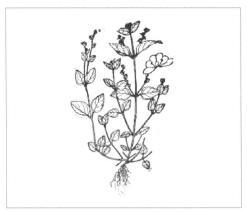

多枝婆婆纳(爪哇婆婆纳)

水蔓青

【学名】　*Veronica lineariifolia* Pall. ex Link ssp. *dilatata*（Nakai et Kitagawa）Hong
【药用部位】　全草。
【生态环境】　生于山地草丛。
【采收季节】　夏、秋季茎叶茂盛时采收,鲜用或干燥。
【药材性状】　全草长30～80cm。根须状,主根不明显,灰褐色,直径约1mm。茎单一,圆柱形,直径2～3mm,棕色,质脆,易折断,断面中空。叶对生,稀上部互生,多卷缩破碎,完整者展平后呈宽线形或线状椭圆形,长2.5～6cm,宽0.5～2cm,黄绿色或暗绿色,基部渐狭,边缘有锯齿。穗状花序顶生。蒴果扁球形,种子细小。气微,味苦。
【分布】　松阳、缙云等地。
【性味】　味苦,性寒。
【功效】　清热解毒,化痰止咳。
【主治】　肺热咳嗽,肺脓疡,咳吐脓血,痈疖肿毒,皮肤湿疹,风疹瘙痒。
【用法用量】　内服煎汤,9～15g;外用适量,煎水洗。

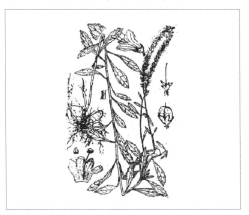

水蔓青

蚊母草(仙桃草)

【学名】 *Veronica peregrina* L.

【药用部位】 全草(仙桃草)。

【生态环境】 生于潮湿的荒地、水田边、路旁草地。

【采收季节】 春、夏间采收果未开裂的全草,鲜用或干燥。

【药材性状】 全草长 10~20cm。须根丛生,细而卷曲,表面灰棕色,折断面黄白色。茎圆柱形,直径约 1mm,表面灰黄色或棕色,老茎微带紫色,有纵棱;质柔软,折断面中空。叶多脱落,残留的叶片淡棕色或棕黑色,皱缩卷曲。蒴果棕色,有多数细小而扁的种子,种子淡棕色,有虫瘿的果实膨大为肉质桃形。气微,味淡。

【分布】 丽水市各地。

【功效】 化瘀止血,清热消肿,止痛。

【主治】 跌打损伤,咽喉肿痛,痈疽疮疡,咳血,吐血,衄血,便血,肝胃气痛,痛经,疝气痛。

【用法用量】 内服煎汤,10~30g;外用适量,鲜品捣敷或煎水洗。

【注意】 孕妇禁服。

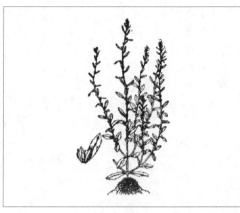

蚊母草(仙桃草)

阿拉伯婆婆纳

【学名】 *Veronica persica* Poir.

【药用部位】 全草。

【生态环境】 生于田间、路旁。

【采收季节】 夏季采收,鲜用或干燥。

【分布】 丽水市各地。

【性味】 味甘,微辛,性平。

【功效】 祛风除湿,壮腰,截疟。

【主治】 风湿痹痛,肾虚腰痛,久疟。

【用法用量】 内服煎汤,15~30g;外用适量,煎水熏洗。

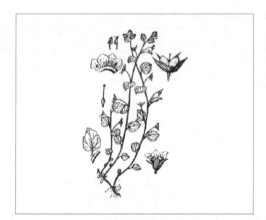

阿拉伯婆婆纳

水苦荬

【学名】 *Veronica undulata* Wall.

【药用部位】 带虫瘿果实的全草。

【生态环境】 生于湿地、水沟边、农田、菜园等。

【采收季节】 夏季果实中红虫未逸出前采收有虫瘿的全草,干燥。

【分布】 丽水市各地。

【性味】 味苦,性凉。

【功效】 清热解毒,活血止血。

【主治】 感冒,咽痛,劳伤咯血,痢疾,血淋,月经不调,疮肿,跌打损伤。

【用法用量】 内服煎汤,10~30g;外用适量,鲜品捣敷。

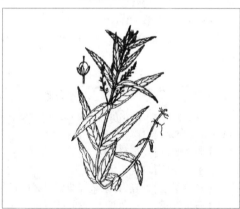

水苦荬

铁钓竿(畲药名:两头牢、两头吊、两头丁、两头生)

【学名】 *Veronicastrum villosulum* (Miq.) Yamazaki var. *glabrum* Chin et Hong

【药用部位】 全草。

【生态环境】 生于林下或灌丛下。

【采收季节】 深秋采收,干燥。

【分布】 丽水市山区各地。

【性味】 味苦,性微寒。

【功效】 行水,消肿,散瘀,解毒。

【主治】　肝硬化腹水,肾炎水肿,跌打损伤,疮肿疔毒,烫伤,毒蛇咬伤。
【用法用量】　内服煎汤,9～15g,鲜品30～60g;外用适量,捣敷或煎水洗。
【注意】　孕妇禁服。

紫威科 Bignoniaceae

凌霄(畲药名:骨地松)

【学名】　*Campsis grandiflora*（Thunb.）Schum.
【药用部位】　花(凌霄花)、茎叶、根。
【生态环境】　栽培于公园、庭院、围墙边。
【采收季节】　夏、秋季花开放时采收,干燥;夏、秋季采收茎叶,干燥;全年可采根,洗净,切片,干燥。
【药材性状】　花多皱缩卷曲,黄褐色或棕褐色,完整花朵长4～5cm。萼筒钟状,长2～2.5cm,裂片5,裂至中部,萼筒基部至萼齿尖有5条纵棱。花冠先端5裂,裂片半圆形,下部联合呈漏斗状,表面可见细脉纹,内表面较明显。雄蕊4,着生在花冠上,2长2短,花药个字形,花柱1,柱头扁平。气清香,味微苦、酸。
【分布】　丽水市各地均有作观赏植物种植。
【性味】　花:味甘、酸,性寒。
　　　　　茎叶:味苦,性平。
　　　　　根:味甘、辛,性寒。
【功效】　花:清热凉血,化瘀散结,祛风止痒。
　　　　　茎叶:清热,凉血,散瘀。
　　　　　根:凉血祛风,活血通络。
【主治】　花:经闭癥瘕,产后乳肿,风疹发红,皮肤瘙痒,痤疮。
　　　　　茎叶:血热生风,身痒,风疹,手足酸软麻木,咽喉肿痛。
　　　　　根:血热生风,身痒,风疹,腰腿不遂,痛风,风湿痹痛,跌打损伤。
【用法用量】　花内服煎汤,9～15g;外用适量,研末调敷或煎水熏洗。茎叶内服煎汤,9～15g。根内服煎汤,6～9g;外用适量,鲜品捣敷。
【注意】　花:气血虚弱、内无瘀热及孕妇慎服。
　　　　　茎叶:孕妇禁服;体虚者慎服。
　　　　　根:孕妇禁服。

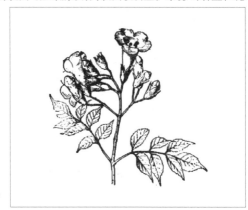

凌霄(畲药名:骨地松)

楸树

【学名】　*Catalpa bungei* C. A. Mey.
【药用部位】　树皮及根皮的韧皮部、叶、果实。
【生态环境】　栽培。
【采收季节】　全年可采树皮及根皮的韧皮部,干燥;春、夏季采摘叶,干燥;秋季采摘果实,去果柄,干燥。
【分布】　丽水市各地有零星种植。
【性味】　树皮及根皮的韧皮部:味苦,性凉。
　　　　　叶:味苦,性凉。
　　　　　果实:味苦,性凉。
【功效】　树皮及根皮的韧皮部:降逆气,解疮毒。
　　　　　叶:消肿拔毒,排脓生肌。
　　　　　果实:利尿通淋,清热解毒。
【主治】　树皮及根皮的韧皮部:吐逆,咳嗽,痈肿疮毒,痔漏。
　　　　　叶:痈肿,发背,痔疮,瘰疬,白秃。
　　　　　果实:热淋,石淋,热毒疮疖。
【用法用量】　树皮及根皮的韧皮部内服煎汤,3～9g;外用适量,捣敷。叶外用适量,捣汁涂或研末撒。果实内服煎汤,30～60g。
【注意】　果实:孕妇禁服。

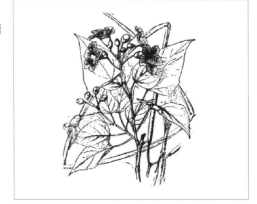

楸树

梓树(梓)

【学名】 *Catalpa ovata* G. Don

【药用部位】 树皮及根皮韧皮部、木材、果实、叶。

【生态环境】 栽培于房前屋后、路边或山坡。

【采收季节】 全年可采树皮及根皮的韧皮部,干燥;全年可采木材,切片,干燥;秋冬间摘取成熟果实,干燥;春、夏季采摘叶,干燥。

【分布】 丽水市各地有零星种植。

【性味】 树皮及根皮的韧皮部:味苦,性寒。

木材:味苦,性寒。

果实:味甘,性平。

叶:味苦,性寒。

【功效】 树皮及根皮的韧皮部:清热利湿,降逆止吐,杀虫止痒。

木材:催吐,止痛。

果实:利水消肿。

叶:清热解毒,杀虫止痒。

【主治】 树皮及根皮的韧皮部:湿热黄疸,胃逆呕吐,疥疮,湿疹,皮肤瘙痒。

木材:霍乱不吐不泻,手足痛风。

果实:小便不利,浮肿,腹水。

叶:小儿发热,疮疖,疥癣。

【用法用量】 树皮及根皮的韧皮部内服煎汤,4.5～9g;外用适量,研末调敷或煎水洗。木材内服煎汤,4.5～9g;外用适量,煎水熏蒸。果实内服煎汤,9～15g。叶外用适量,煎水洗或鲜品捣敷。

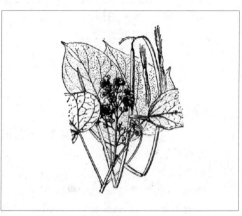

梓树(梓)

菜豆树(幸福树)

【学名】 *Radermachera sinica* (Hance) Hermsl.

【药用部位】 根及叶或果实。

【生态环境】 栽培。

【采收加工】 全年可采根,洗净,干燥;夏、秋季采叶;秋季采成熟果实,干燥。

【分布】 市内有作观赏植物盆栽于办公室、客厅等。

【性味】 味苦,性寒。

【功效】 清暑解毒,散瘀消肿。

【主治】 伤暑发热,痈肿,跌打骨折,毒蛇咬伤。

【用法用量】 内服煎汤,9～15g;外用适量,捣敷或煎水洗。

胡麻科 Pedaliaceae

胡麻(芝麻、脂麻)

【学名】 *Sesamum indicum* L.

【药用部位】 黑色种子(黑芝麻)。

【生态环境】 栽培于排水良好的沙壤土上。

【采收季节】 秋季果实成熟时采收,晒干,打下种子,干燥。

【药材性状】 种子扁卵圆形,长约3mm,宽约2mm。表面黑色,平滑或有网状皱纹。尖端有棕色点状种脐。种皮薄,子叶2,白色,富油性。气微,味甘,有油香气。

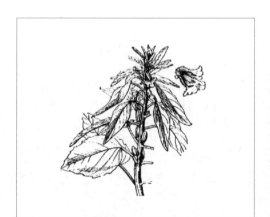

胡麻(芝麻、脂麻)

【分布】 丽水市各地均有种植。

【性味】 味甘,性平。

【功效】 补益肝肾,养血益精,润肠通便。

【主治】 精血亏虚,头晕眼花,耳鸣耳聋,须发早白,病后脱发,肠燥便秘。

【用法用量】 内服煎汤,9～15g;外用适量,煎水洗或捣敷。

【注意】 便溏者禁服。

列当科 Orobanchaceae

野菰

【学名】 *Aeginetia indica* L.

【药用部位】 带根的全草。

【生态环境】 生于林下草地或阴湿处的禾草类植物的根上。

【采收季节】 春夏季采收,洗净,鲜用或干燥。

【分布】 丽水市山区各地。

【性味】 味苦,性凉,小毒。

【功效】 清热解毒。

【主治】 治咽喉肿痛,咳嗽,小儿高热尿路感染,骨髓炎,毒蛇咬伤,疔疮。

【用法用量】 内服:煎汤 9~15g,最大量可用至 30g;外用:适量,捣敷或捣汁漱口。

【注意】 有小毒。

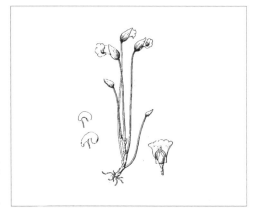

野菰

中国野菰

【学名】 *Aeginetia sinensis* G. Beck

【药用部位】 全草。

【生态环境】 生于草丛禾草类植物的根上。

【采收季节】 春、夏季采收,洗净,鲜用或干燥。

【分布】 丽水市山区各地。

【性味】 味苦,性凉。

【功效】 祛风除湿,解毒。

【主治】 风湿痹痛,骨髓炎,咽喉肿痛,尿路感染,疔疮,毒蛇咬伤。

【用法用量】 内服煎汤,9~15g,或捣汁漱口;外用适量,捣敷或浸麻油涂。

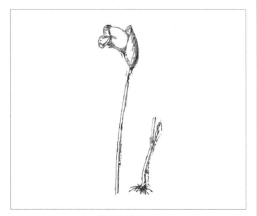

中国野菰

555

苦苣苔科 Gesneriaceae

旋蒴苣苔(猫耳朵)

【学名】 *Boea hygrometrica* (Bunge) R. Br.

【药用部位】 全草。

【生态环境】 生于低山或丘陵的石壁上。

【性味】 全年可采,鲜用或干燥。

【分布】 遂昌等地。

【性味】 味苦,性平。

【功效】 散瘀止血,清热解毒,化痰止咳。

【主治】 吐血,便血,外伤出血,跌打损伤,聤耳,咳嗽痰多。

【用法用量】 内服煎汤,9~15g,或每次 3g 研粉冲服;外用适量,研末撒或鲜品捣敷。

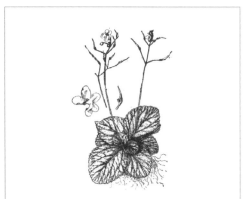

旋蒴苣苔(猫耳朵)

浙皖粗筒苣苔

【学名】 *Briggsia chienii* Chun

【药用部位】 根或全草。

【生态环境】 生于山谷沟壁上。

【采收季节】 夏、秋季采收,洗净,鲜用或干燥。

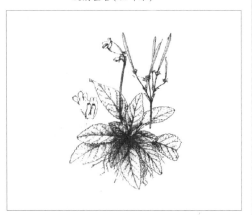

浙皖粗筒苣苔

【分布】 遂昌、龙泉、庆元、景宁等地。

【性味】 味微苦,性平。

【功效】 祛风解表,活血消痈。

【主治】 感冒头痛,劳伤,筋骨酸痛,痈疮,无名肿毒。

【用法用量】 内服煎汤,9～15g;外用适量,鲜品捣敷或捣汁涂。

苦苣苔(畲药名:石豇豆、石杨梅)

【学名】 *Conandron ramondioides* Sieb. et Zucc.

【药用部位】 全草。

【生态环境】 生于低山及溪沟边石壁或岩石上。

【采收季节】 夏、秋季采收,洗净,鲜用。

【分布】 丽水市山区各地。

【性味】 味苦,性寒。

【功效】 解蛇毒。

【主治】 毒蛇咬伤(与夏枯草、秋海棠合用)。

【用法用量】 外用适量,捣敷。

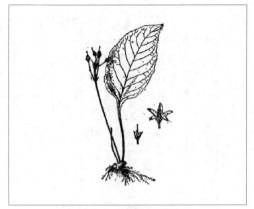

苦苣苔(畲药名:石豇豆、石杨梅)

半蒴苣苔

【学名】 *Hemiboea henryi* Clarke

【药用部位】 全草。

【生态环境】 生于丘陵和山地阴湿处、岩石缝或岩石堆中。

【采收季节】 夏、秋季采收,洗净,鲜用或干燥。

【分布】 遂昌、松阳、龙泉、庆元、景宁、莲都等地。

【性味】 味微苦,性平。

【功效】 清热、利湿、解毒。

【主治】 湿热黄疸,咽喉肿痛,毒蛇咬伤,烧烫伤。

【用法用量】 内服煎汤,15～30g;外用适量,捣敷或鲜品绞汁涂。

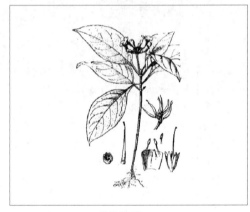

半蒴苣苔

降龙草

【学名】 *Hemiboea subcapitata* Clarke

【药用部位】 全草。

【生态环境】 生于山谷林下或沟边阴湿处。

【性味】 秋季采收,鲜用或干燥。

【分布】 龙泉、遂昌。

【性味】 味甘,性寒。

【功效】 清热利湿,解毒。

【主治】 外感暑湿,痈肿疮疖,蛇咬伤。

【用法用量】 内服煎汤,9～15g;外用适量,鲜品捣敷。

【注意】 服用期间禁食酸冷食物。

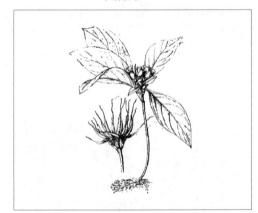

降龙草

吊石苣苔(石吊兰)

【学名】 *Lysionotus pauciflorus* Maxim.

【药用部位】 全草(石吊兰)。

【生态环境】 生于阴湿的峭壁岩缝和岩脚壁下或树上。

【采收季节】 秋季采收,鲜用或干燥。

【药材性状】 全草长5～25cm,直径2～3mm;表面淡棕色或灰褐

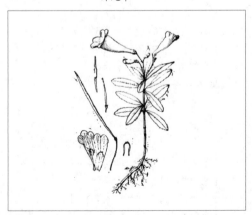

吊石苣苔(石吊兰)

色,有纵皱纹,节膨大,常有不定根;质脆,易折断,断面黄绿色或黄棕色,中心有空隙。叶轮生或对生,有短柄;叶多脱落,脱落后叶柄痕明显;叶片披针形至狭卵形,长 2.5~6cm,宽 0.5~2cm,边缘反卷,边缘上部有齿,两面灰绿色至灰棕色。气微,味苦。

【分布】 丽水市山区各地。

【性味】 味苦、辛,性温。

【功效】 软坚散结,祛风除湿,化痰止咳,祛瘀通经。

【主治】 瘰疬结核,风湿痹痛,咳喘痰多,月经不调,痛经,跌打损伤。

【用法用量】 内服煎汤,9~15g,或浸酒;外用适量,捣敷或煎水洗。

【注意】 孕妇慎服。

爵床科 Acanthaceae

穿心莲

【学名】 *Andrographis paniculata* (Burm. f.) Nees

【药用部位】 全草(穿心莲)。

【生态环境】 栽培于中性土壤中。

【采收季节】 夏、秋二季茎叶茂盛时采收,干燥。

【药材性状】 茎方柱形,多分枝,长 50~70cm,节稍膨大;质脆,易折断。单叶对生,叶柄短或无柄;叶片皱缩、易碎,完整者平后呈卵状披针形,长 3~12cm,宽 2~5cm,先端渐尖,基部楔形下延,全缘或波状;上表面绿色,下表面灰绿色,两面光滑。气微,味极苦。

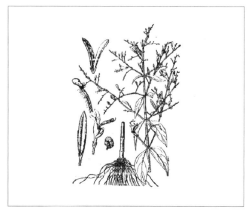

穿心莲

557

【分布】 市内有草药医作草药种植。

【性味】 味苦,性寒。

【功效】 清热解毒,泻火,燥湿。

【主治】 内热感冒,温病发热,肺热咳喘,百日咳,肺痈,咽喉肿痛,湿热黄疸,淋证,丹毒,疮疡痈肿,湿疹,毒蛇咬伤。

【用法用量】 内服煎汤,6~9g;外用适量,捣敷或煎水滴眼、耳。

【注意】 阳虚证及脾胃虚弱者慎服。

马蓝

【学名】 *Baphicacanthus cusia* (Nees) Bremek. [*Strobilanthes cusia* (Nees) O Kuntze]

【药用部位】 经加工的干燥粉末(青黛)、茎叶、根茎和根(南板蓝根)。

【生态环境】 栽培。

【分布】 庆元、青田、景宁等地。

【采收季节】 夏、秋季采收,加工;秋季采收茎叶,干燥;初冬采挖根,洗净,干燥。

【药材性状】 粉末呈深蓝色,体轻,易飞扬;或呈不规则多孔性的团块,用手搓捻即成细末。微有草腥气,味淡。

茎叶呈不规则团块状,黑绿色或灰绿色。完整叶片呈卵形、椭圆形或椭圆状长圆形,长 7~20cm,宽 4~9cm,先端渐尖,基部下延,边缘有波状锯齿。纸质,易碎。气微,味淡。

根茎类圆形,多弯曲,有分枝,长短不一,直径 0.1~1cm。表面灰棕色具纵皱纹;节上长有细根或茎残基;外皮易剥落,呈蓝灰色。质硬而脆,易折断,断面不平坦,皮部蓝灰色,木部灰蓝色至淡黄褐色,中央有髓。根粗细不一,弯曲有分枝,细根细长而柔韧。气微,味淡。

【性味】 经加工的干燥粉末:味咸,性寒。

茎叶:味苦、咸,性寒。

根茎和根:味苦,性寒。

【功效】 经加工的干燥粉末:清热解毒,凉血消斑,泻火定惊。

茎叶:清热解毒,凉血止血。

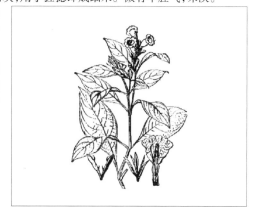

马蓝

根茎和根:清热解毒,凉血消斑。

【主治】 经加工的干燥粉末:温病发斑,血热吐衄,胸痛咳血,口疮,疖腮,喉痹,小儿惊痫。

茎叶:温热病,高热头痛,发斑,肺热咳嗽,湿热泻痢,黄疸,丹毒,猩红热,麻疹,咽喉肿痛,口疮,疖腮,淋巴结炎,肝痈,肠痈,吐血,衄血,牙龈出血,崩漏,疮疖,蛇虫咬伤。

根茎和根:温疫时毒,发热咽痛,温病发斑,丹毒。

【用法用量】 经加工的干燥粉末内服煎汤,1～3g;外用适量,干撒或调敷。茎叶内服煎汤,6～15g,鲜品30～60g;外用适量,捣敷或煎水洗。根内服煎汤,9～15g,大剂量可用到30～60g;外用适量,捣敷或煎水熏洗。

杜根藤(圆苞杜根藤)

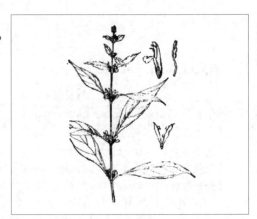

杜根藤(圆苞杜根藤)

【学名】 *Calophanoides chinensis* (Champ.) C. Y. Wu et H. S. Lo

【药用部位】 全草。

【生态环境】 生于海拔410～800m的沟谷林缘、林下、灌丛或草丛中。

【采收季节】 夏、秋季采收,干燥。

【分布】 遂昌、龙泉等地。

【性味】 味微甘、苦,性微温。

【功效】 健脾开胃,散瘀止血,消肿解毒。

【主治】 体虚乏力,食欲不振,吐血,衄血,跌打瘀痛,疮疡肿毒,蛇伤。

【用法用量】 内服煎汤,9～15g或鲜品捣汁;外用适量,捣敷。

水蓑衣

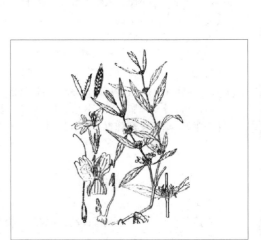

水蓑衣

【学名】 *Hygrophila salicifolia* (Vahl) Nees

【药用部位】 全草(大青草)、种子。

【生态环境】 生于海拔500m以下的山麓或山谷溪沟边阴湿地及水田边。

【采收季节】 夏季采收全草,干燥;秋季果实成熟时采收,晒干,打下种子,干燥。

【药材性状】 全草长30～60cm,茎略方柱形,具棱,节处被疏柔毛。叶对生,多皱缩,完整叶片呈披针形或披针状线形,长3～13cm,宽0.5～2cm,先端渐尖,基部下延,全缘。气微,味淡。

种子呈扁平心脏形,长1～1.5mm。表面棕红色或暗褐色,略平滑,无网纹,基部有种脐。表面有贴伏的黏液化的表皮毛,成薄膜状,遇水则膨大竖立,蓬松散开,黏液甚大,湿润即粘结成团。气微,味淡而粘舌。

【分布】 遂昌、松阳、龙泉等地。

【性味】 全草:味甘、微苦,性凉。

种子:味苦 性寒。

【功效】 全草:清热解毒,散瘀消肿。

种子:清热解毒,消肿止痛。

【主治】 全草:时行热毒,丹毒,黄疸,口疮,咽喉肿痛,乳痈,吐衄,跌打损伤,骨折,毒蛇咬伤。

种子:乳痈红肿热痛,疮肿。

【用法用量】 全草内服煎汤,6～30g;外用适量,捣敷。种子外用适量,研末调敷。

【注意】 全草:胃寒者慎服。

种子:脓成或已溃者忌用。

九头狮子草

【学名】 *Peristrophe japonica* (Thunb.) Bremek.

【药用部位】 全草。

【生态环境】 生于山坡、林下、路旁、溪边等阴湿处。

【采收季节】 夏、秋季采收,干燥。

【分布】 遂昌、龙泉、青田、庆元等地。

【性味】 味辛、微苦、甘,性凉。

【功效】 祛风清热,凉肝定惊,散瘀解毒。

【主治】 感冒发热,肺热咳喘,肝热目赤,小儿惊风,咽喉肿痛,痈肿疔毒,乳痈,聤耳,瘰疬,痔疮,蛇虫咬伤,跌打损伤。

【用法用量】 内服煎汤,9～15g;外用适量,捣敷或煎水洗。

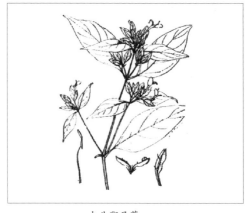

九头狮子草

爵床(小青草　畲药名:辣椒草)

【学名】 *Rostellularia procumbens* L.) Nees

【药用部位】 全草(小青草)。

【生态环境】 生于海拔850m以下的旷野、草地、林下、路旁、水沟边较阴湿处。

【采收季节】 秋季盛花期采收,鲜用或干燥。

【药材性状】 全草长8～40cm。茎通常具6棱及浅槽,节稍膨大,断面具白色疏松的髓。叶对生,完整者卵形或长圆形,两面有短线状钟乳体,疏生短柔毛。花序穗状;苞片、小苞片、萼片均呈线状披针形,背面及边缘有粗硬毛;花冠夺唇形;雄蕊2。蒴果棒状。气微,味淡。

【分布】 丽水市各地。

【性味】 味苦、咸、辛,性寒。

【功效】 清热解毒,利湿消积,活血止痛。

【主治】 感冒发热,咳嗽,咽喉肿痛,目赤肿痛,疳积,湿热泻痢,疟疾,黄疸,浮肿,小便淋浊,筋骨疼痛,跌打损伤,痈疽疔疮,湿疹。

【用法用量】 内服煎汤,9～30g,鲜品30～60g;外用适量,鲜品捣敷或煎水洗。

【注意】 脾胃虚寒者禁服。

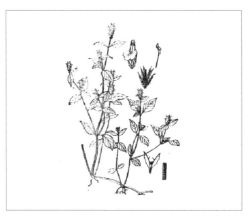

爵床(小青草　畲药名:辣椒草)

密花孩儿草

【学名】 *Rungia densiflora* H. S. Lo

【药用部位】 全草。

【生态环境】 生于海拔400～800m较温湿的沟谷林下、山坡、路旁、溪沟边及石墙缝中。

【采收季节】 夏、秋季采收,鲜用或干燥。

【分布】 遂昌、松阳、龙泉、缙云、莲都、景宁等地。

【性味】 味微苦、辛,性寒。

【功效】 疏风清热,利尿消肿。

【主治】 风热感冒,咽喉肿痛,肺热咳嗽,疳积,痢疾,水肿,疔疮痈肿。

【用法用量】 内服煎汤,9～15g;外用适量,鲜品捣敷。

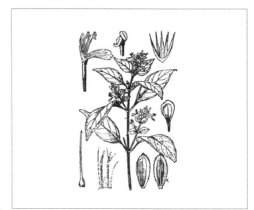

密花孩儿草

少花马蓝(紫云菜)

【学名】 *Strobilanthes oliganthus* Miq.

【药用部位】 全草。

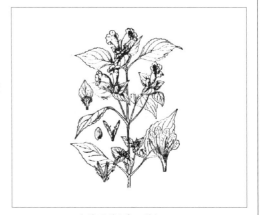

少花马蓝(紫云菜)

【生态环境】 生于山坡林下、林缘阴湿处及溪沟边或路边草丛中。

【采收季节】 夏、秋季采收,洗净,干燥。

【分布】 云和、景宁等地。

【性味】 味咸,微苦,性寒。

【功效】 清热定惊,止血。

【主治】 感冒发热,热痢惊厥,外伤出血。

【用法用量】 内服煎汤,15～30g,鲜品加倍;外用适量,鲜品捣敷。

【注意】 脾虚便溏者慎服。

透骨草科 Phrymataceae

透骨草

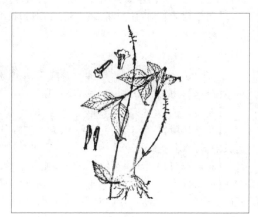

透骨草

【学名】 *Phryma leptostachya* L. var. *asiatica* Hara

【药用部位】 全草。

【生态环境】 生于山坡、阴湿林下及林缘。

【采收季节】 夏、秋季采收,鲜用或干燥。

【分布】 遂昌、龙泉、庆元、缙云等地。

【性味】 味涩,性凉。

【功效】 清热利湿,活血消肿。

【主治】 黄水疮、疥疮、湿疹、跌打损伤。

【用法用量】 内服煎汤,9～15g;外用适量,鲜品捣敷。

车前草 Plantaginaceae

车前(畲药名:蛤蟆衣)

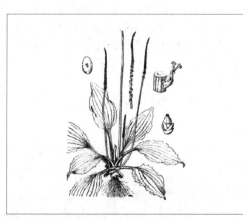

车前(畲药名:蛤蟆衣)

【学名】 *Plantago asiatica* L.

【药用部位】 全草(车前草)种子(车前子)。

【生态环境】 生于荒地、路旁草地等。

【采收季节】 夏季采挖全草,洗净,鲜用或干燥;夏、秋二季种子成熟时采收,干燥。

【药材性状】 根丛生,须状。叶基生,具长柄,叶片皱缩,展平后呈卵状椭圆形或宽卵形,长4～12cm,宽2.5～8cm;表面灰绿色或污绿色,具明显弧形脉5～7条;先端钝或短尖,基部宽楔形,全缘或有不规则波状浅齿。穗状花序数条,花茎长。蒴果盖裂,萼宿存。气微香,味微苦。

种子呈椭圆形、不规则长圆形或三角状长圆形,略扁,长约2mm,宽约1mm。表面黄棕色至黑褐色,有细皱纹,一面有灰白色凹点状种脐。持硬。气微,味淡。

【分布】 丽水市各地。

【性味】 全草:味甘,性寒。

种子:味甘,性寒。

【功效】 全草:清热利尿,凉血,解毒。

种子:清热利尿,渗湿止泻,明目,祛痰。

【主治】 全草:热淋涩痛,水肿尿少,暑湿泄泻,痰热咳嗽,吐血衄血,痈肿疮毒。

种子:热淋涩痛,水肿胀满,暑热泄泻,目赤肿痛,痰热咳嗽。

【用法用量】 全草内服煎汤,9～30g,鲜品30～60g;外用适量,煎水洗、捣敷或绞汁涂。种子内服煎汤,9～15g;外用适量,煎水洗或研末调敷。

【注意】 种子:阳气下陷、肾虚遗精及无湿热者禁服。

平车前

【学名】 *Plantago depressa* Willd.

【药用部位】 全草(车前草)、种子(车前子)。

【生态环境】 生于潮湿山坡、田野、水沟边、路边、园地等。

【采收季节】 夏季采挖全草,洗净,鲜用或干燥;夏、秋二季种子成熟时采收,干燥。

【药材性状】 主根直而长。叶基生,具长柄,叶片皱缩,展平后呈长椭圆形或椭圆状披针形,长5~14cm,宽2~3cm;表面灰绿色或污绿色,具明显弧形脉5~7条;先端钝或短尖,基部宽楔形,边缘有不规则锯齿或小齿。穗状花序数条,花茎长。蒴果盖裂,萼宿存。气微香,味微苦。

种子呈椭圆形、不规则长圆形或三角状长圆形,略扁,长0.8~1.5mm,宽约0.5~0.8mm。表面黑褐色或棕褐色,有细皱纹,一面有灰白色凹点状种脐。质硬。气微,味淡。

【分布】 丽水市各地。

【性味】 全草:味甘,性寒。

种子:味甘,性寒。

【功效】 全草:清热利尿,凉血,解毒。

种子:清热利尿,渗湿止泻,明目,祛痰。

【主治】 全草:热淋涩痛,水肿尿少,暑湿泄泻,痰热咳嗽,吐血衄血,痈肿疮毒。

种子:热淋涩痛,水肿胀满,暑热泄泻,目赤肿痛,痰热咳嗽。

【用法用量】 全草内服煎汤,9~30g,鲜品30~60g;外用适量,煎水洗、捣敷或绞汁涂。种子内服煎汤,9~15g;外用适量,煎水洗或研末调敷。

【注意】 种子:阳气下陷、肾虚遗精及无湿热者禁服。

大车前

【学名】 *Plantago major* L.

【药用部位】 全草、种子(车前子)。

【生态环境】 生于路边、沟旁田埂潮湿处。

【采收季节】 夏季采挖全草,洗净,鲜用或干燥;夏、秋二季种子成熟时采收,干燥。

【药材性状】 种子类三角形或斜方形长0.8~2mm,宽0.5~1mm,厚0.4~0.5mm。表面棕褐色,中央有1条明显的淡黄色带;腹面稍隆起或略平坦,具较清晰的辐射状排列的细皱纹。气微,味淡。

【分布】 遂昌、龙泉、莲都等地。

【性味】 全草:味甘,性寒。

种子:味甘,性寒。

【功效】 全草:清热利尿,凉血,解毒。

种子:清热利尿,渗湿止泻,明目,祛痰。

【主治】 全草:热淋涩痛,水肿尿少,暑湿泄泻,痰热咳嗽,吐血衄血,痈肿疮毒。

种子:热淋涩痛,水肿胀满,暑热泄泻,目赤肿痛,痰热咳嗽。

【用法用量】 全草内服煎汤,9~30g,鲜品30~60g;外用适量,煎水洗、捣敷或绞汁涂。种子内服煎汤,9~15g;外用适量,煎水洗或研末调敷。

【注意】 种子:阳气下陷、肾虚遗精及无湿热者禁服。

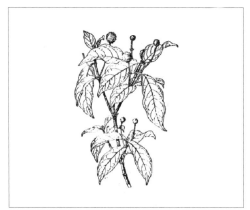

大车前

茜草科 Rubiaceae

水团花(畲药名:红水杨梅)

【学名】 *Adina pilulifera* (Lam.) Franch. ex Drake

【药用部位】 枝叶或花果、根。

【生态环境】 生于海拔310~610m山坡谷地及溪沟边路旁灌

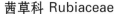

水团花(畲药名:红水杨梅)

丛中。

【采收季节】　全年可采枝叶,夏季采收花果,鲜用或干燥;全年可采根,干燥。

【分布】　丽水市山区各地。

【性味】　枝叶或花果:味苦、涩,性凉。

根:味苦、涩,性凉。

【功效】　枝叶或花果:清热祛湿,散瘀止痛,止血敛疮。

根:清热利湿,解毒消肿。

【主治】　枝叶或花果:痢疾,肠炎,浮肿,痈肿疮毒,湿疹,溃疡不敛,创伤出血。

根:感冒发热,肺热咳嗽,疬腮,肝炎,风湿性关节痛。

【用法用量】　枝叶或花果内服煎汤,枝叶15～30g,花果9～15g;外用适量,枝叶煎水洗或捣敷。根内服煎汤,15～30g,鲜品30～60g;外用适量,捣敷。

细叶水团花(畲药名:水杨梅)

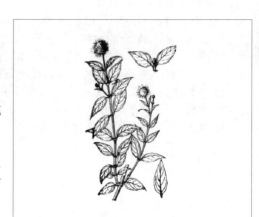

细叶水团花(畲药名:水杨梅)

【学名】　*Adina rubella* Hance

【药用部位】　地上部分、根(水杨梅根)。

【生态环境】　生于海拔600m以下的山谷、溪沟边、石隙或灌丛中。

【采收季节】　春、秋采收地上部分,秋、冬采收未成熟花序,鲜用或干燥;夏秋采挖多年老植株的根,洗净,切片 干燥。

【药材性状】　根细圆柱形,多弯曲,有分枝,长短不一,直径2～3mm。表面灰色或灰黄色,有细纵皱纹及须根痕,刮去栓皮者呈红棕色。体轻,质坚韧,不易折断,断面不平坦,皮部易剥落,木部占大部分,灰黄色至棕黄色。气微,味微苦涩。

【分布】　丽水市山区各地。

【性味】　地上部分:味苦、涩,性凉。

根:味苦、辛,性凉。

【功效】　地上部分:清热利湿,解毒消肿。

根:清热解表,活血解毒。

【主治】　地上部分:湿热泄泻,痢疾,湿疹,疮疖肿毒,风火牙痛,跌打损伤,外伤出血。

根:感冒发热,咳嗽,疬腮,咽喉肿痛,肝炎,风湿关节痛,创伤出血。

【用法用量】　地上部分内服煎汤,15～30g;外用适量,捣敷或煎水含漱。根内服煎汤,15～30g;外用适量,捣敷。

风箱树

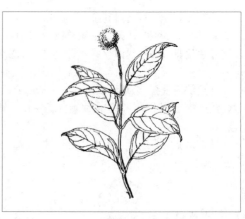

风箱树

【学名】　*Cephalanthus tetrandra*（Roxb.）Ridsdale et Bakh. f.

【药用部位】　根、叶、花。

【生态环境】　生于海拔200～300m的山坡谷地或溪边林下。

【采收季节】　全年可采根,切片,鲜用或干燥;全年可采叶,鲜用或干燥;6～8月采摘花,阴干。

【药材性状】　根圆柱形,稍扭曲,多分枝,长短粗细不一。表面灰黄色,有纵沟纹,栓皮易脱落。体轻,质韧,不易折断,断面纤维状,皮部黄棕色,木部棕黄色。气微,味微苦、凉。

【分布】　龙泉、庆元等地。

【性味】　根:味苦,性凉。

叶:味苦,性凉。

花:味苦,性凉。

【功效】　根:清热利湿,祛痰止咳,散瘀消肿。

叶:清热解毒,散瘀消肿。

花:清热利湿,收敛止血。

【主治】　根:感冒发热,咳嗽,咽喉肿痛,肝炎,尿路感染,盆腔炎,睾丸炎,风湿性关节炎,痈肿,跌打损伤。

　　叶:痢疾,肠炎,风火牙痛,疔疮肿毒,跌打骨折,外伤出血,烫伤。

　　花:泄泻,痢疾。

【用法用量】　根内服煎汤,30~60g;外用适量,煎水含漱或研末调敷。叶内服煎汤,9~15g;外用适量,捣敷或研末调敷。花内服煎汤,12~20g。

【注意】　根:孕妇禁服。

盾子木(流苏子)

【学名】　*Coptosapelta diffusa* (Champ. ex Benth.) Van Steenis

【药用部位】　根。

【生态环境】　生于海拔120~880m的山坡谷地及溪边路旁灌丛中。

【采收季节】　深秋采挖,洗净,切片,干燥。

【分布】　丽水市山区各地。

【性味】　味辛、苦,性凉。

【功效】　祛风除湿,止痒。

【主治】　皮炎,湿疹瘙痒,麻疹,风湿痹痛,疮疥。

【用法用量】　内服煎汤,6~15g;外用适量,煎水洗或研末调敷。

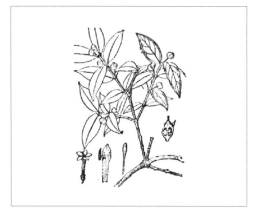

盾子木(流苏子)

虎刺(畲药名:白老虎刺)

【学名】　*Damnacanthus indicus* (L.) Gaertn. f.

【药用部位】　全草或根(虎刺根)。

【生态环境】　生于海拔1 100m以下的山谷溪沟边及路旁林下灌丛中或石隙间。

【采收季节】　全年可采,洗净,干燥。

【药材性状】　根缢缩成连珠状,肉质,长短不一,直径0.3~1cm。表面棕褐色、灰褐色或灰白色,有细纵皱纹,皮部常断裂,露出木部,木部细小,直径1~3mm,断面类白色。气微,味微苦、甘。

【分布】　丽水市山区各地。

【性味】　味苦、甘,性平。

【功效】　祛风利湿,活血消肿。

【主治】　风湿痹痛,痰饮咳嗽,肺痈,水肿,痞块,黄疸,经闭,小儿疳积,荨麻疹,跌打损伤,烫伤。

【用法用量】　内服煎汤,9~15g,鲜品30~60g;外用适量,捣敷或研末调敷。

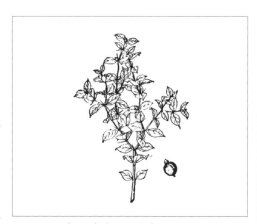

虎刺(畲药名:白老虎刺)

563

短刺虎刺

【学名】　*Damnacanthus subspinosus* Hand. - Mazz.

【药用部位】　根(虎刺根)。

【生态环境】　生于海拔1 200m以下的山坡、溪沟边和路旁林下。

【采收季节】　深秋采挖,洗净,干燥。

【药材性状】　根圆柱形,略弯曲,缢缩成连珠状,长短不一,直径4~7mm。表面棕褐色,有不规则的纵皱纹。质坚脆,易折断,断面皮部淡紫色,木部细,黄白色,约占直径的1/3。气微,味微甘。

【分布】　遂昌、龙泉、庆元、景宁等地。

【性味】　味苦、甘,性平。

【功效】　养血,止血,除湿,舒经。

【主治】　体弱血虚,小儿疳积,肝脾肿大,月经不调,肠风下血,黄疸,风湿痹痛,跌打损伤。

【用法用量】　内服煎汤,15~30g。

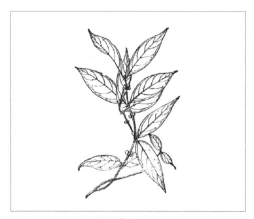

短刺虎刺

香果树

【学名】 *Emmenopterys henryi* Oliv.

【药用部位】 根及树皮。

【生态环境】 生于海拔600~1 500m的山坡谷地及溪边、路旁林中的阴湿地。

【采收季节】 全年可采,切片,干燥。

【分布】 遂昌、景宁。

【性味】 味甘、辛,性温。

【功效】 温中和胃,降逆止呕。

【主治】 反胃,呕吐,呃逆。

【用法用量】 内服煎汤,6~15g。

【注意】 本树种为国家二级保护稀有树种之一。

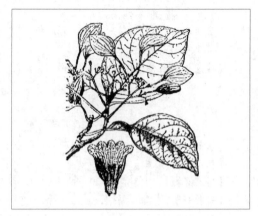

香果树

猪殃殃(畲药名:细粒草、猪娘菜)

【学名】 *Galium aparine* L. var. *echinospermon* (Wallr.) Cufod.

【药用部位】 全草(猪殃殃)。

【生态环境】 生于海拔300m以下的山坡路边、田边及溪沟边草丛中。

【采收季节】 秋季采收,鲜用或干燥。

【药材性状】 全草皱缩团,表面灰绿色或绿褐色。茎四棱,直径1~1.5mm,棱上有多数倒生刺;质脆,易折断,断面中空。叶6~8片轮生,无柄,多皱缩,破碎,完整者展平后呈线状倒披针形,长1~3cm,宽2~4mm,上面连同叶缘和中脉均倒生小刺。聚伞花序顶生或腋生,花小,易脱落。果小,常呈二半球形,密生白色钩毛。气微,味淡。

【分布】 遂昌、龙泉等地。

【性味】 味辛、微苦,性微寒。

【功效】 清热解毒,利尿通淋,消肿止痛。

【主治】 痈疽肿毒,乳痈,肠痈,水肿,感冒发热,痢疾,尿路感染,尿血,牙龈出血,刀伤出血。

【用法用量】 内服煎汤,15~30g,或鲜品捣汁饮;外用适量,捣敷。

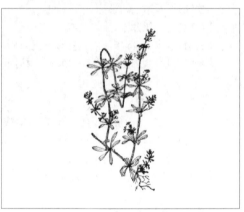

猪殃殃(畲药名:细粒草、猪娘菜)

四叶葎

【学名】 *Galium bungei* Stend.

【药用部位】 全草。

【生态环境】 生于海拔1 000m以下的山坡、溪沟边和路旁。

【采收季节】 夏季花期采收,鲜用或干燥。

【分布】 遂昌、龙泉、庆元等地。

【主治】 味甘、苦,性平。

【功效】 清热解毒,利尿消肿。

【主治】 尿路感染,痢疾,咳血,赤白带下,小儿疳积,痈肿疔毒,跌打损伤,毒虫咬伤。

【用法用量】 内服煎汤,15~30g;外用适量,鲜品捣敷。

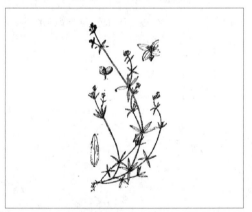

四叶葎

栀子(畲药名:黄山里、山里黄)

【学名】 *Gardenia jasminoides* Ellis

【药用部位】 果实(栀子)、花、叶、根。

【生态环境】 生于海拔900m以下的山坡、山谷溪沟边及路旁林下

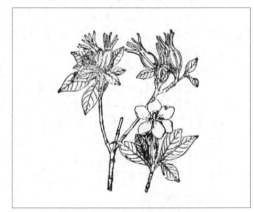

栀子(畲药名:黄山里、山里黄)

灌丛中或岩石上。

【采收季节】 秋季当果皮由绿转黄绿时采摘果实,干燥;夏季花初开时采收,鲜用或阴干;春、夏季采摘叶,干燥;全年可采根,洗净,干燥。

【药材性状】 果实呈长卵圆形或椭圆形,长 1.5~3cm,直径 1~1.5cm。表面红黄色或棕红色,具 6 条翅状纵棱,棱间有 1 条明显的纵脉纹,并有分枝。顶端残存萼片,基部稍尖,有残留果梗。果皮薄而脆,略有光泽;内表面色较浅,有光泽,具 2~3 条隆起的假隔膜。种子多数,扁卵圆形,集结成团,深红色或红黄色,表面密具细小疣状突起。气微,味微酸而苦。

根圆柱形,有分枝,长短粗细不一。表面灰黄色或灰褐色,具有瘤状突起的须根痕。质坚硬,断面白色或灰白色,具放射状纹理。气微,味淡。

【分布】 丽水市山区各地。

【性味】 果实:味苦,性寒。

花:味苦,性寒。

叶:味苦、涩,性寒。

根:味甘、苦,性寒。

【功效】 果实:泻火除烦,清热利湿,凉血解毒。

花:清肺止咳,凉血止血。

叶:活血消肿,清热解毒。

根:清热利湿,凉血止血。

【主治】 果实:热病心烦,黄疸尿赤,血淋涩痛,血热吐衄,目赤肿痛,火毒疮疡,跌打扭伤,崩漏。

花:肺热咳嗽,鼻衄。

叶:跌打损伤,疔毒,痔疮,下疳。

根:黄疸型肝炎,痢疾,胆囊炎,感冒高热,吐血,衄血,尿路感染,肾炎水肿,乳痈,风火牙痛,疮痈肿毒,跌打损伤。

【用法用量】 果实内服煎汤,6~10g;外用适量,研末调敷。花内服煎汤,6~10g。叶内服煎汤,3~9g;外用适量,捣敷或煎水洗。根内服煎汤,15~30g;外用适量,捣敷。

【注意】 果实:脾虚便溏,胃寒作痛者慎服。

565

大花栀子

【学名】 *Gardenia jasminoides* Ellis var. *grandiflora*(Lour.)Makino

【药用部位】 果实、叶、根(栀子根)。

【生态环境】 生于山坡林下灌丛中。多栽培。

【采收季节】 果实成熟时采收,干燥;春、夏季采摘叶,干燥;全年可采根,洗净,干燥。

【药材性状】 果实长圆形,长 3~7cm。表面棕红色或黄棕色,微有光泽,有翅状纵棱 5~8 条,较高。顶端有宿萼,具 5~8 个长形裂片,多碎断,基部有短果梗或果梗痕。果皮薄而脆,种子多数。气微,味酸苦。

【分布】 庆元。丽水市各地作观赏植物种植于公园、庭院等。

【性味】 果实:味苦,性寒。

叶:味涩,性平。

根:味甘,性平。

【功效】 果实:清热解毒,消肿止痛。

叶:消肿止痛。

根:清热除湿,祛风止痛。

【主治】 果实:热毒,黄疸,鼻衄,肾炎水肿,挫伤扭伤。

叶:跌打损伤。

根:湿热黄疸,风湿关节痛风火牙痛。

【用法用量】 果实内服煎汤,9~15g;外用适量,捣敷。叶外用适量,捣敷。根内服煎汤,9~30g。

水栀

【学名】 *Gardenia jasminoides* Ellis var. *radicans*(Thunb.)Makino

【药用部位】 果实。

【生态环境】 生于海拔 250m 以下的山坡谷地及溪沟边路旁灌丛中或石隙中,有作盆景栽培。

【采收季节】 果实成熟时采收,干燥。

【分布】　遂昌、龙泉、景宁等地。丽水市各地有作观赏植物种植。

【性味】　味苦,性寒。

【功效】　泻火解毒,清热利湿。

【主治】　湿热黄疸,火毒疮疡。

【用法用量】　内服煎汤,9~15g;外用适量,研末调敷。

金毛耳草(畲药名:塌地蜈蚣、陈头蜈蚣)

【学名】　*Hedyotis chrysotricha*(Palib.)Merr.

【药用部位】　全草(黄毛耳草)。

【生态环境】　生于山坡、谷地、路边草丛中及田边。

【采收季节】　夏、秋季采收,洗净,鲜用或干燥。

【药材性状】　全草缠绕皱缩成团,全体被淡黄色或灰白色柔毛。茎细,稍扭曲,表面黄绿色或绿褐色,有明显纵沟纹,节上有残留须根;质脆,易折断。叶对生,叶片多向外卷曲,完整者展平后呈卵形、卵状椭圆形或椭圆形,长1~2.4cm,宽0.5~1.5cm,全缘,上表面绿褐色,下表面黄绿色;两面均被淡黄色柔毛,托叶短,合生;叶柄短。蒴果球形,被疏毛,直径约2mm。气微,味苦。

【分布】　丽水市各地。

【性味】　味辛、苦,性凉。

【功效】　清热利湿,消肿解毒。

【主治】　暑热泄泻,湿热黄疸,急性肾炎,白带,带状疱疹,乳糜尿,跌打肿痛,毒蛇咬伤,疮疖肿毒,血崩,外伤出血。

【用法用量】　内服煎汤,9~30g,鲜品30~60g;外用适量,鲜品捣敷或绞汁涂。

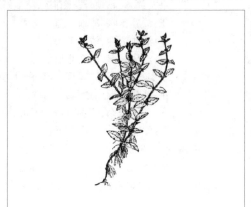

金毛耳草(畲药名:塌地蜈蚣、陈头蜈蚣)

白花蛇舌草(畲药名:蛇舌草)

【学名】　*Hedyotis diffusa* Willd.

【药用部位】　全草(白花蛇舌草)。

【生态环境】　生于山坡溪沟边草丛中及田边或菜地。

【采收季节】　秋季采收,干燥。

【药材性状】　全草扭缠成团状。主根细长,须根纤细。茎纤细,具纵棱,淡棕色或棕黑色。叶对生,展平后呈线形,棕黑色;托叶膜质,下部连合,顶端有细齿。花通常单生于叶腋,具梗。蒴果扁球形,顶端具4枚宿存的萼齿。种子深黄色,细小,多数。气微,味微涩。

【分布】　丽水市各地。

【性味】　味苦、甘,性寒。

【功效】　清热解毒,利湿。

【主治】　肺热喘咳,咽喉肿痛,肠痈,疔肿疮疡,毒蛇咬伤,热淋涩痛,水肿,痢疾,肠炎,湿热黄疸,癌肿。

【用法用量】　内服煎汤,9~30g,大剂量可用至60g;外用适量,捣敷。

【注意】　孕妇慎服。

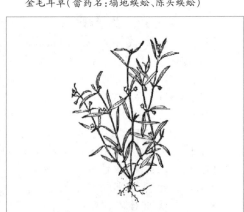

白花蛇舌草(畲药名:蛇舌草)

剑叶耳草

【学名】　*Hedyotis lancea* Thunb.

【药用部位】　全草。

【生态环境】　生于山坡草丛中、山地林下。

【采收季节】　夏、秋季采收,鲜用或干燥。

【分布】　遂昌、松阳、龙泉、庆元、景宁、缙云。

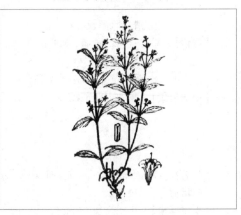

剑叶耳草

【性味】 味甘,性平。

【功效】 止咳化痰,健脾消积。

【主治】 支气管哮喘,支气管炎,肺痨咯血,小儿疳积,跌打损伤,外伤出血。

【用法用量】 内服煎汤,9~15g;外用适量,捣敷或煎水洗。

纤花耳草

【学名】 *Hedyotis tenelliflora* Bl.

【药用部位】 全草。

【生态环境】 生于田边、山坡谷地及溪沟边路旁草丛中。

【采收季节】 夏、秋季采收,鲜用或干燥。

【药材性状】 全草缠绕成团状。茎多分枝,上部锐四棱形。叶对生,向外卷曲,破碎,完整者展平后呈线形或线状披针形,长1.5~3.5cm,宽1~3mm;表面黑褐色;托叶顶部分裂成数条刺状刚毛。花无梗,2~3朵簇生于叶腋。蒴果卵形,长2~2.5mm,先端开裂,具宿萼。气微,味淡。

【分布】 遂昌、松阳、龙泉、庆元、莲都、云和、景宁。

【性味】 味微苦、辛,性寒。

【功效】 清热解毒,活血止痛。

【主治】 肺热咳嗽,慢性肝炎,膨胀,肠痈,痢疾,风火牙痛,小儿疝气,跌打损伤,蛇咬伤。

【用法用量】 内服煎汤,15~30g;外用适量,捣敷。

假缬草(红大戟)

【学名】 *Knoxia valerianoides* Thorel ex Pitard

【药用部位】 块根。

【生态环境】 生于低山坡草丛中半阴半阳处。

【采收季节】 秋季采挖,洗净,干燥。

【药材性状】 块根长圆锥形或长纺锤形,稍弯曲,长3~12cm,直径0.5~1cm。表面棕红色或灰棕色,有扭曲的纵皱纹,顶端可见茎痕。质坚实,易折断,断面皮部红褐色,木部棕黄色。气微,味微辛。

【分布】 遂昌(九龙山)。

【性味】 味苦,性寒,有毒。

【功效】 泻水逐饮,解毒散结。

【主治】 水肿胀满,痰饮喘急,痈疮肿毒。

【用法用量】 内服煎汤,1.5~3g;外用适量,捣敷或煎水洗。

【注意】 有毒。体虚者及孕妇禁服。

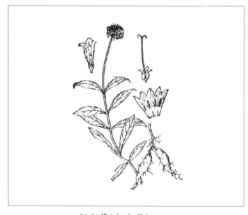

假缬草(红大戟)

污毛粗叶木

【学名】 *Lasianthus hartii* Franch.

【药用部位】 根。

【生态环境】 生于海拔150~1200m的山坡路边林下。

【采收季节】 深秋挖根,洗净,切片,干燥。

【分布】 遂昌、龙泉、庆元、景宁、莲都等地。

【性味】 味辛、微甘,性温。

【功效】 祛风除湿,活血止痛。

【主治】 风湿关节痛,腰肌劳损,跌打损伤。

【用法用量】 内服煎汤,15~30g。大剂量可用至60~120g;外用适量,捣敷。

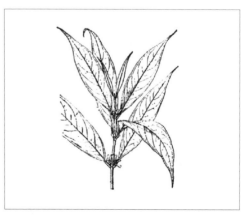

污毛粗叶木

羊角藤

【学名】 *Morinda umbellata* L.

【药用部位】 根、茎叶。

【生态环境】 生于海拔 1200m 以下的山坡谷地及溪沟边路旁林中。

【采收季节】 全年可采根,洗净,干燥;夏、秋季采摘茎叶,鲜用。

【药材性状】 根圆柱形,长短不一,直径 0.5～2cm。表面灰褐色或灰棕色,具不规则的皱纹,有少数横缢纹,有的皮部断裂而露出木部。质坚硬,柴性,易折断,断面颗粒状,皮部较薄,内表面浅灰紫色,木部约占直径的 2/3。气微。味淡微甜。

【分布】 丽水市山区各地。

【性味】 根:味辛、甘,性温。

茎叶:味甘,性凉。

【功效】 根:祛风除湿,补肾止血。

茎叶:解毒,止血。

【主治】 根:风湿关节痛,肾虚腰痛,阳痿,胃痛。

茎叶:蛇咬伤,创伤出血。

【用法用量】 根内服煎汤,15～60g。茎叶外用适量,鲜品捣敷。

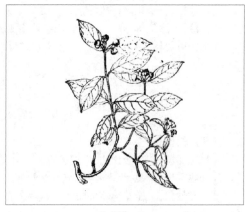

羊角藤

玉叶金花

【学名】 *Mussaenda pubescens* Ait. f.

【药用部位】 茎叶、根。

【生态环境】 生于海拔 200～600m 的山坡及山脚溪边路旁。

【采收季节】 夏季采收茎叶,干燥;深秋采挖根,洗净,干燥。

【药材性状】 茎圆柱形,长短不一,直径 3～7mm。表面棕色或棕褐色,具细纵皱纹、点状皮孔及叶痕。质坚硬,不易折断,断面黄白色,或淡黄绿色,髓部明显,白色。气微,味淡。

主根圆柱形,长短不一,直径 0.5～2cm;侧根多数,并具无数细根。表面灰棕色,具不规则纵横裂纹。质坚硬,不易折断,断面黄白色或淡黄色,皮部厚,鲜时易剥落,内面光滑。富有黏性。外形极似“常山”,但断面为白心,故有“白常山”之称。气微,味淡。

【分布】 龙泉、庆元、青田等地。

【性味】 茎叶:味甘、微苦,性凉。

根:味苦,性寒,有毒。

【功效】 茎叶:清热利湿,解毒消肿。

根:解热抗疟。

【主治】 茎叶:感冒,中暑发热,咳嗽,咽喉肿痛,泄泻,痢疾,肾炎水肿,湿热小便不利,疮疡脓肿,毒蛇咬伤。

根:疟疾。

【用法用量】 茎叶内服煎汤,15～30g,鲜品 30～60g,或捣汁;外用适量,捣敷。根内服煎汤,6～10g。

【注意】 根:体虚无食积寒热者禁服。

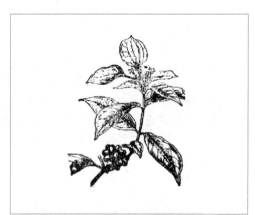

玉叶金花

大叶白纸扇

【学名】 *Mussaenda shikokiana* Makino［*M. esquirolii* Lévl］

【药用部位】 茎叶或根。

【生态环境】 生于海拔 720m 以下的山坡、溪边、路旁及林下灌丛中。

【采收季节】 夏、秋季采收茎叶,全年可采根,洗净,干燥。

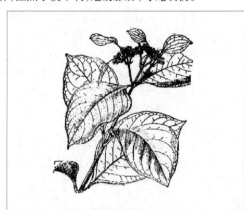

大叶白纸扇

【分布】 遂昌、松阳、龙泉、庆元、缙云等地。

【性味】 味苦、微甘,性凉。

【功效】 清热解毒,解暑利湿。

【主治】 感冒,中暑高热,咽喉肿痛,痢疾,泄泻,小便不利,无名肿毒,毒蛇咬伤。

【用法用量】 内服煎汤,9~30g;外用适量,捣敷。

蛇根草(畲药名:雪里花、四季青)

【学名】 *Ophiorrhiza japonica* Bl.

【药用部位】 全草(蛇根草)。

【生态环境】 生于海拔1 300m以下的山坡谷地及溪沟边路旁林下阴湿地或岩石上。

【采收季节】 夏、秋季采收,鲜用或干燥。

【药材性状】 全草皱缩成团,紫绿色或紫红色。老茎圆柱形,嫩茎具棱,茎下部节上有不定根。叶对生,多皱缩,破碎,完整者展平后呈卵形、卵状椭圆形或椭圆形,先端急尖,基部楔形,全缘;叶柄长1~2.5cm。聚伞花序顶生。气微,味淡。

【分布】 丽水市山区各地。

【性味】 味淡,性平。

【功效】 祛痰止咳,活血调经。

【主治】 咳嗽,劳伤吐血,大便下血,痛经,月经不调,筋骨疼痛,扭挫伤。

【用法用量】 内服煎汤,15~30g;外用适量,鲜品捣敷。

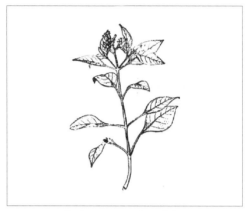

蛇根草(畲药名:雪里花、四季青)

569

鸡屎藤(畲药名:介鸡毛、鸡矢藤)

【学名】 *Paederia scandens* (Lour.) Merr.

【药用部位】 全草或根、果实。

【生态环境】 生于1 000m以下山坡谷地、溪沟边路旁林下灌丛中或围墙上。

【采收季节】 秋季采收全草或根,干燥;深秋采摘果实,干燥。

【药材性状】 茎扁圆柱形,稍扭曲,老茎灰棕色,长短不一,直径3~1cm,栓皮常脱落,有纵皱缩及叶柄断痕;易折断,断面平坦。嫩茎黑褐色,直径1~3mm,质韧。不易折断,断面纤维性,灰白色或浅绿色。叶对生,多皱缩或破碎,完整者展平后卵形、长卵形或卵状披针形,长5~12cm,宽3~7cm,先端急尖或短渐尖,基部心形至圆形,稀截形,全缘,绿褐色,两面近无毛;叶柄长1.5~7cm。聚伞花序顶生或腋生,花淡紫色。气特异,味微苦、涩。

【分布】 丽水市各地。

【性味】 全草或根:味甘、微苦,性平。

【功效】 全草或根:祛风除湿,消食化积,解毒消肿,活血止痛。
果实:解毒生肌。

【主治】 全草或根:风湿痹痛,食积腹胀,小儿疳积,腹泻,痢疾,中暑,黄疸,肝炎,肝脾肿大,咳嗽,瘰疬,肠痈,无名肿毒,脚湿肿烂,烫火伤,湿疹,皮炎,跌打损伤,蛇咬蝎蜇。
果实:毒虫螫伤,冻疮。

【用法用量】 全草或根内服煎汤,9~15g,大剂量30~60g,或浸酒;外用适量,捣敷或煎水洗。果实外用适量,捣敷。

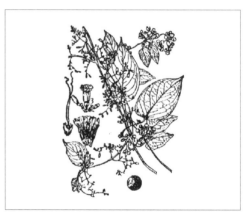

鸡屎藤(畲药名:介鸡毛、鸡矢藤)

毛鸡屎藤

【学名】 *Paederia scandens* (Lour.) Merr. var. *tomentosa* (Bl.) Hand. – Mazz.

【药用部位】 根或全草。

【生态环境】 生于海拔 150~1 500m 的山坡谷地、溪沟边路旁林下灌丛中。

【采收季节】 全草或根:秋季采收,洗净,干燥。

【分布】 遂昌、龙泉、庆元、缙云、莲都、青田。

【性味】 味酸、甘,性平。

【功效】 祛风除湿,清热解毒,理气化积,活血消肿。

【主治】 偏正头风,湿热黄疸,肝炎,痢疾,食积饱胀,跌打肿痛。

【用法用量】 内服煎汤,9~15g;外用适量,捣敷或煎水洗。

茜草(畲药名:染卵草)

【学名】 *Rubia argyi* (Lévl. et Vant.) Hara ex Lauener [*R. cordifolia* L.]

【药用部位】 根及根茎(茜草)、地上部分。

【生态环境】 生于海拔 1 450m 以下山坡路边、溪沟边或林下灌丛中。

【采收季节】 初春或深秋采挖根及根茎,洗净,干燥;夏、秋季采收地上部分,干燥。

【药材性状】 根茎呈结节状,丛生粗细不等的根。根圆柱形,略弯曲,长 10~25cm,直径 0.2~1cm;表面红棕色或暗棕色,具细纵皱纹和少数须根痕。皮部脱落处呈黄红色。质脆,易折断,断面平坦,皮部狭,紫红色,木部宽广,浅黄红色,导管孔多数。气微,味微苦,久嚼刺舌。

【分布】 丽水市山区各地。

【性味】 根及根皮:味苦,性寒。
地上部分:味苦,性凉。

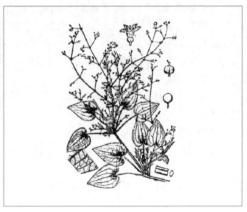

茜草(畲药名:染卵草)

【功效】 根及根茎:凉血止血,活血化瘀。
地上部分:止血,行瘀。

【主治】 根及根茎:吐血,衄血,崩漏,外伤出血,瘀阻经闭,关节痹痛,跌仆肿痛。
地上部分:吐血,血崩,跌打损伤,风痹,腰痛,痈毒,疔肿。

【用法用量】 根及根茎内服煎汤,6~10g,或浸酒。地上部分内服煎汤,9~15g,鲜品 30~60g;外用适量,捣敷或煎水洗。

【注意】 根及根茎:脾胃虚寒及无瘀滞者慎服。

六月雪(畲药名:千年勿大树)

【学名】 *Serissa japonica* (Thunb.) Thunb.

【药用部位】 全株。

【生态环境】 生于海拔 100~770m 的山坡谷地、溪边路旁林下或岩石上。有栽培。

【采收季节】 夏季采收茎叶,深秋挖根,洗净,切段,干燥。

【分布】 遂昌、景宁、青田。市内有作盆景种植。

【性味】 味淡、苦、微辛,性凉。

【功效】 活血,利湿,健脾。

【主治】 感冒,黄疸型肝炎,肾炎水肿,咳嗽,喉痛,角膜炎,肠炎,痢疾,腰腿疼痛,咳血,尿血,经闭,白带,小儿疳积,惊风,风火牙痛,痈疽肿毒,跌打损伤。

【用法用量】 内服煎汤,9~15g,鲜品 30~60g;外用适量,烧灰淋汁涂、煎水洗或捣敷。

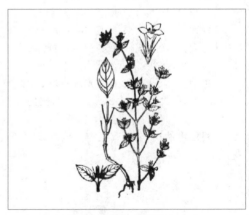

白马骨(畲药名:六月雪)

白马骨(畲药名:六月雪)

【学名】 *Serissa serissoides* (D C.) Druce

【药用部位】 全株(六月雪)。

【生态环境】 生于海拔 500m 以下山坡路旁、溪沟边林下灌丛中及石缝中。

【采收季节】 夏、秋二季采收,洗净,切段,干燥。

【药材性状】 根细长,直径 3~8cm,表面灰白色。茎木质,圆柱形,表面深灰色,有纵裂隙,外皮易剥落;嫩枝灰色,微有毛茸。叶对生或丛生,完整叶片卵形至长卵形,黄绿色,全缘,有短柄及宿存的合生托叶。花小,无梗,苞片及萼齿针刺状;花冠漏斗状,白色,子房下位。核果近球形。气微,味淡。

【分布】 丽水市山区各地。

【性味】 味苦、辛,性凉。

【功效】 活血,利湿,健脾。

【主治】 肝炎,肠炎腹泻,小儿疳积。

【用法用量】 内服煎汤,9~30g,鲜品 30~60g。

【注意】 阴疽忌用。

白花苦灯笼(密花乌口树)

【学名】 *Tarenna mollissima* (Hook. et Arn.) Robins.

【药用部位】 根及叶。

【生态环境】 生于海拔 300~700m 山坡谷地、溪边灌丛中。

【采收季节】 夏、秋二季采收,干燥。

【分布】 遂昌、龙泉、庆元、云和、景宁、缙云等地。

【性味】 味微苦,性凉。

【功效】 清热解毒,祛风利湿。

【主治】 感冒发热,咳嗽,急性扁桃体炎,头痛,风湿性关节炎,坐骨神经痛,肾炎水肿,创伤,疮疖脓肿。

【用法用量】 内服煎汤,根 30~60g;外用适量,鲜叶捣敷。

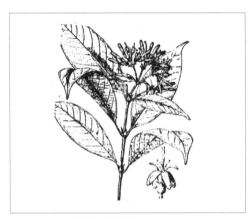

白花苦灯笼(密花乌口树)

狗骨柴

【学名】 *Tricalysia dubia* (Lindl.) Ohwi

【药用部位】 根。

【生态环境】 生于海拔 500m 以下山坡谷地、溪沟边路旁林下灌丛中。

【采收季节】 秋季采挖,洗净,干燥。

【分布】 丽水市山区各地。

【性味】 味苦,性凉。

【功效】 清热解毒,祛风利湿。

【主治】 瘰疬,背痈,头疖,跌打肿痛。

【用法用量】 内服:煎汤 30~60g;外用:适量,鲜品捣敷。

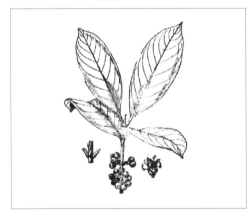

狗骨柴

钩藤(畲药名:金钩吊)

【学名】 *Uncaria rhynchophylla* (Miq.) Miq. ex Havil.

【药用部位】 带钩茎枝(钩藤)、根。

【生态环境】 生于海拔 150~550m 山谷坡地、溪边、路旁及林下灌丛中。

【采收季节】 秋冬二季采收当年带钩茎枝,干燥;秋季采挖根,洗净,干燥。

【药材性状】 带钩的茎枝圆柱形,表面红棕色或紫红色,具细纵纹。部分枝节上对生或单生下弯的钩;钩略扁,先端渐尖,基部宽。质坚韧,断面髓部黄白色或中空。气微,味微涩。

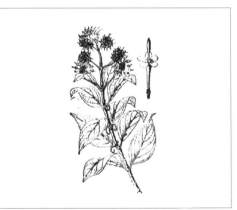

钩藤(畲药名:金钩吊)

【分布】 丽水市山区各地。

【性味】 带钩茎枝:味甘,性凉。

根:味苦,性寒。

【功效】 带钩茎枝:熄风止痉,清热平肝。

根:舒经活络,清热消肿。

【性味】 带钩茎枝:小儿惊风,夜啼,热盛动风,子痫,肝阳眩晕,肝火头胀痛。

根:关节痛风,半身不遂,癫症,水肿,跌仆损伤。

【用法用量】 带钩的茎枝内服煎汤,3~12g。根内服煎汤,15~24g,大剂量30~90g。

【注意】 带钩茎枝:脾胃虚寒者慎服。

忍冬科 Caprifoliaceae

糯米条

【学名】 *Abelia chinensis* R. Br.

【药用部位】 茎叶、根、花。

【生态环境】 生于海拔500~1 200m的山坡灌丛中。

【采收季节】 茎叶:除冬季外均可采收茎叶,鲜用;深秋采挖根,洗净,干燥;夏季采摘花,阴干。

【分布】 云和、景宁、莲都等地。

【性味】 茎叶:味苦,性凉。

【功效】 茎叶:清热解毒,凉血止血。

根:止痛。

花:祛风止痛。

【主治】 茎叶:湿热痢疾,痈疽疮疖,衄血,咳血,吐血,便血,流感,跌打损伤。

根:牙痛。

花:头风面痛。

【用法用量】 茎叶内服煎汤,6~15g,或鲜品捣汁;外用适量,捣敷或煎水洗。根内服煎汤,9~15g。花内服煎汤,6~9g。

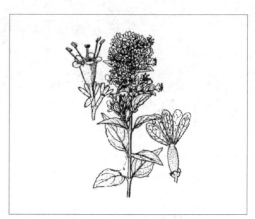

糯米条

南方六道木

【学名】 *Abelia dielsii*(Graebn.)Rehd.

【药用部位】 果实。

【生态环境】 生于高山矮林中。

【采收季节】 秋季采收,干燥。

【分布】 遂昌、庆元等地。

【功效】 祛风湿。

【主治】 风湿痹痛。

【用法用量】 内服煎汤,15~24g。

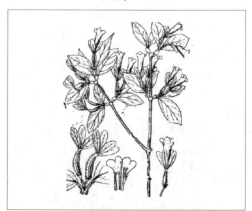

南方六道木

淡红忍冬

【学名】 *Lonicera acuminata* Wall.

【药用部位】 花及茎。

【生态环境】 生于海拔1 000~1 700m的山顶、山坡溪沟边潮湿处草丛中或岩石上。

【采收季节】 花初开时带茎一起采收,切段,干燥。

【分布】 龙泉、庆元。

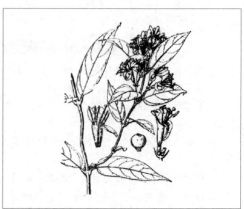

淡红忍冬

【功效】　清热解毒,通络。

【主治】　疔疮痈肿,风湿痹痛。

【用法用量】　内服煎汤,9～30g。

菰腺忍冬(红腺忍冬)

【学名】　*Lonicera hypoglauca* Miq.

【药用部位】　花(山银花)、果实、茎。

【生态环境】　生于700m以下丘陵、山坡灌丛中或山谷溪沟边、山脚路旁石隙间阴湿处。

【采收季节】　夏季花开放前采收花及花蕾,低温干燥;秋末冬初采摘果实,干燥;秋、冬二季采收茎,干燥。

【药材性状】　花呈棒状而稍弯曲,长2.5～4.5cm,直径0.8～2mm。表面黄白色至黄棕色,无毛或疏被毛,萼筒无毛,先端5裂,裂片长三角形,被毛,开放者花冠下唇反转,花柱无毛。气清香,味微苦甘。

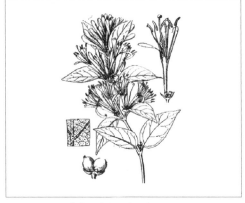

菰腺忍冬(红腺忍冬)

【分布】　丽水市山区各地。

【性味】　花:味甘,性寒。

　　　　　果实:味苦、涩、微甘,性凉。

　　　　　茎:味甘,性寒。

【功效】　花:清热解毒,疏散风热。

　　　　　果实:清肠化湿。

　　　　　茎:清热解毒,疏风通络。

【主治】　花:痈肿疔疮,喉痹,丹毒,热毒血痢,风热感冒,温热发病。

　　　　　果实:肠风泄泻,赤痢。

　　　　　茎:温病发热,疮痈肿毒,热毒血痢,风湿热痹。

【用法用量】　花内服煎汤,6～15g。果实内服煎汤,3～9g。茎内服煎汤,9～30g;外用适量,煎水洗或鲜品捣敷。

【注意】　花:脾胃虚寒及疮疡属阴证者慎服,

　　　　　果实:形寒痢下腹痛者慎服。

　　　　　茎:脾胃虚寒者慎服。

忍冬(金银花　畲药名:双色花、变色花)

【学名】　*Lonicera japonica* Thunb.

【药用部位】　花(金银花)、果实、茎(忍冬藤)。

【生态环境】　多生于海拔200～500m的丘陵灌丛边缘、山坡岩石上、山麓及山涧阴湿处。有栽培。

【采收季节】　夏初花开放前采收花,干燥;秋末冬初采摘果实,干燥;秋、冬二季采收茎,干燥。

【药材性状】　花呈棒状,上粗下细,略弯曲,长2～3cm,直径约3mm,下部直径约1.5mm。表面黄白色或绿白色(贮久色渐深),密被短柔毛。偶见叶状苞片。花萼绿色,先端5裂,裂片有毛,长约2mm。开放者花冠筒状,先端二唇形;雄蕊5,附于筒壁,黄色;雌蕊1,子房无毛。气清香,味淡、微苦。

茎长圆柱形,多分枝,常缠绕成束,直径1.5～6mm。表面红棕色至暗棕色,有的灰绿色,光滑或被茸毛;外皮易剥落。枝上多节,节间长6～9cm,有残叶或叶痕。质脆,易折断,断面黄白色,中空。气微,老茎味微苦,嫩茎味淡。

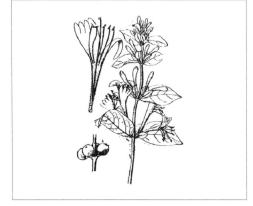

忍冬(金银花　畲药名:双色花、变色花)

【分布】　丽水市山区各地。缙云、松阳、莲都、遂昌有种植。

【性味】　花:味甘,性寒。

　　　　　果实:味苦、涩、微甘,性凉。

　　　　　茎:味甘,性寒。

【功效】　花:清热解毒,疏散风热。

　　　　　果实:清肠化湿。

　　　　　茎:清热解毒,疏风通络。

【主治】　花:痈肿疔毒,喉痹,丹毒,热毒血痢,风热感冒,温病发热。

　　果实:肠风泄泻,赤痢。

　　茎:温病发热,热毒血痢,痈肿疮疡,风湿热痹,关节红肿热痛。

　　【用法用量】　花内服煎汤,6～15g;外用适量,捣敷。果实内服煎汤,3～9g。茎内服煎汤,9～30g;外用适量,鲜品捣敷。

　　花:脾胃虚寒及疮疡属阴证者慎服。

　　果实:形寒痢下腹痛者慎服。

　　茎:脾胃虚寒者慎服。

大花忍冬

　　【学名】　*Lonicera macrantha*（D. Don）Spreng.

　　【药用部位】　花及茎。

　　【生态环境】　生于海拔 400～1 200m 山坡路旁林下或溪沟边灌丛中。

　　【采收季节】　夏季采收带花的茎,干燥。

　　【分布】　遂昌、龙泉、云和、莲都等地。

　　【性味】　味甘,性寒。

　　【功效】　清热解毒,通络。

　　【主治】　疔疮痈肿,风湿热痹。

　　【用法用量】　内服煎汤,9～15g。

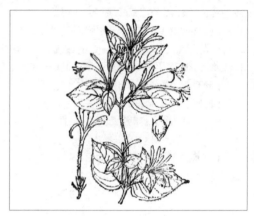

大花忍冬

灰毡毛忍冬

　　【学名】　*Lonicera macranthoides* Hand. – Mazz.

　　【药用部位】　花(山银花)、茎。

　　【生态环境】　生于山坡、山麓、山腰溪沟边、灌丛中。有栽培。

　　【采收季节】　花:夏初花开放前采收花,干燥;秋、冬二季采收茎,干燥。

　　【药材性状】　花呈棒状而稍弯曲,长 3～4.5cm,上部直径约 2mm,下部直径约 1mm。表面绿棕色至黄白色。总花梗集结成簇,开放者花冠裂片不及全长之半。质稍硬,手捏之稍有弹性。气清香,味微苦甘。

　　【分布】　丽水市山区各地。景宁、松阳、缙云、莲都有种植。

　　【性味】　花:味甘,性寒。

　　　　　　茎:味甘,性寒。

　　【功效】　花:清热解毒,疏散风热。

　　　　　　茎:清热解毒,疏风通络。

　　【主治】　痈肿疔疮,喉痹,丹毒,热毒血痢,风热感冒,温病发热。

　　　　　　茎:温病发热,疮痈肿毒,热毒血痢,风湿热痹。

　　【用法用量】　花内服煎汤,6～15g。茎内服煎汤,9～30g;外用适量,煎水洗或鲜品捣敷。

　　【注意】　花:脾胃虚寒及疮疡属阴证者慎服者。

　　　　　　茎:脾胃虚寒者慎服。

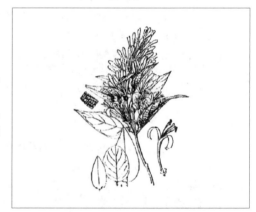

灰毡毛忍冬

短柄忍冬

　　【学名】　*Lonicera pampaninii* Lévl.

　　【药用部位】　花。

　　【生态环境】　生于海拔 1 200m 以下山谷、林下、溪沟边石隙间或灌丛中。

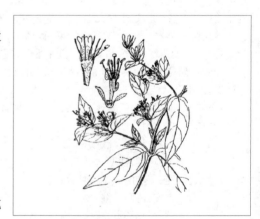

短柄忍冬

【采收季节】 初夏花初开时采收,干燥。

【分布】 遂昌、龙泉等地。

【性味】 味甘,性寒。

【功效】 清热解毒。

【主治】 痈疽疔毒,温病发热。

【用法用量】 内服煎汤,6～15g。

盘叶忍冬

【学名】 *Lonicera tragophylla* Hemsl.

【药用部位】 花。

【生态环境】 生于海拔 750～1 400m 山谷、山坡林中岩缝石隙间和阴湿处。

【采收季节】 夏天花初开时采收,干燥。

【分布】 遂昌、龙泉。

【功效】 清热解毒。

【主治】 痈肿疮疖,中暑高热。

【用法用量】 内服煎汤,6～15g。

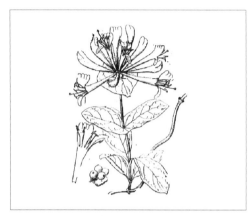

盘叶忍冬

毛萼忍冬

【学名】 *Lonicera trichosepala* (Rehd.) Hsu

【药用部位】 花。

【生态环境】 生于海拔 1 140～1 430m 的山谷林下、山坡林缘及沟边石缝间。

【采收季节】 夏季花初开时采收,干燥。

【分布】 遂昌。

【功效】 清热解毒。

【主治】 民间用于治疗咽喉肿痛,"喉上火"。

【用法用量】 内服煎汤,9～15g。

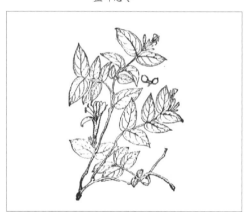

毛萼忍冬

接骨草(陆英 畲药名:燥棒)

【学名】 *Sambucus chinensis* Lindl.

【药用部位】 茎叶(陆英)、果实、根。

【生态环境】 生于、山坡、山谷路旁、或溪沟边及村庄家舍附近。

【采收季节】 夏、秋二采收茎叶,鲜用或干燥;初秋采摘果实,鲜用;深秋采挖根,洗净,干燥。

【药材性状】 茎类圆柱形,多分枝,直径 0.3～1cm;表面灰色至灰黑色,有细纵棱,嫩枝有毛;质脆,易折断,断面可见白色或淡棕色髓部。奇数羽状复叶多皱缩,易破碎,完整者展平后,呈狭卵形或卵状披针形,有小叶 3～9,边缘有细锯齿。鲜叶片揉之有臭气。气微,味微苦。

【分布】 丽水市山区各地。

【性味】 茎叶:味甘、微苦,性平。
根:味甘、酸,性平。

【功效】 茎叶:祛风、利湿、舒筋、活血。
果实:蚀疣。
根:祛风、利湿、活血、散瘀、止血。

【主治】 茎叶:风湿痹痛,腰腿痛,水肿,黄疸,跌打损伤,产后恶露不行,风疹瘙痒,丹毒,疮肿。
果实:手足生疣。
根:风湿疼痛,头风,腰腿疼痛,水肿,淋证,白带,跌打损伤,骨折,癥积,咯血,吐血,风疹瘙痒,疮肿。

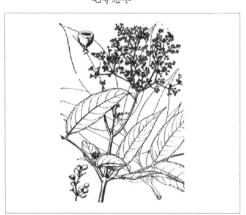

接骨草(陆英 畲药名:燥棒)

【用法用量】 茎叶内:煎汤,9~15g,鲜品60~120g;外用适量捣敷或煎水洗。果实外用适量,捣敷。根内服煎汤,9~15g,鲜品30~60g;外用适量,捣敷或煎水洗。

【注意】 茎叶:孕妇禁服。

接骨木

【学名】 *Sambucus williamsii* Hance

【药用部位】 茎(接骨木)、叶、花、根。

【生态环境】 生于海拔1 000m左右山坡疏林下或林缘灌丛中。

【采收季节】 全年可采茎,干燥;春、夏季采收叶,鲜用或干燥;4~5月采摘整个花序,干燥;深秋采挖根,洗净,切片,干燥。

【分布】 丽水市山区各地。

【性味】 茎:味甘、苦,性平。

叶:味辛、苦,性平。

花:味辛,性温。

根:味苦、甘,性平。

【功效】 茎:祛风利湿,活血,止血。

叶:活血,舒筋,止痛,利湿。

花:发汗,利尿。

根:祛风除湿,活血舒筋,利尿消肿。

【主治】 茎:风湿痹痛,痛风,大骨节炎,急、慢性肾炎,风疹,跌打损伤,骨折肿痛,外伤出血。

叶:跌打骨折,筋骨疼痛,风湿疼痛,痛风,脚气,烫火伤。

花:感冒,小便不利。

根:风湿疼痛,痰饮,黄疸,跌打瘀痛,骨折肿痛,急慢性肾炎,烫伤。

【用法用量】 茎内服煎汤,15~30g;外用适量,捣敷或煎水洗。叶内服煎汤,6~9g;外用适量,捣敷或煎水洗。花内服煎汤,4.5~9g或泡茶饮。根内服煎汤15~30g;外用适量,捣敷或研末调敷。

【注意】 茎:孕妇禁服。

根:孕妇慎服。

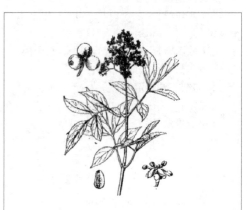

接骨木

荚蒾

【学名】 *Viburnum dilatatum* Thunb.

【药用部位】 茎叶、根。

【生态环境】 生于海拔1 050m以下山坡或谷地疏林下。

【采收季节】 夏季采收茎叶,鲜用或干燥;秋季采挖根,干燥。

【分布】 丽水市山区各地。

【性味】 茎叶:味酸,性微寒。

根:味辛、涩,性微寒。

【功效】 茎叶:疏风解表,清热解毒,活血。

根:祛瘀消肿(治丝虫病引起的淋巴结炎、跌打损伤)。

【主治】 茎叶:风热感冒,疔疮发热,产后伤风,跌打骨折。

根:跌打损伤,牙痛,淋巴结炎。

【用法用量】 茎叶内服煎汤,9~30g;外用适量,鲜品捣敷或煎水洗。根内服煎汤,15~30g或加酒煎。

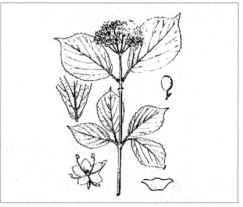

荚蒾

宜昌荚蒾

【学名】 *Viburnum erosum* Thunb.

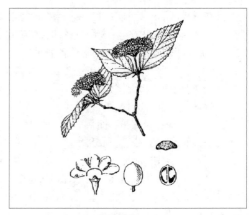

宜昌荚蒾

576

【药用部位】 根、叶。

【生态环境】 生于海拔 300～1 400m 的山坡林下或灌丛中。

【采收季节】 全年可采挖根,洗净,干燥;除冬季外均可采收叶,鲜用。

【分布】 丽水市山区各地。

【性味】 根:味涩,性平。

　　　　叶:味涩,性平。

【功效】 根:祛风除湿。

　　　　叶:解毒、祛湿、止痒。

【主治】 根:风湿痹痛。

　　　　叶:口腔炎。脚丫湿烂,湿疹。

【用法用量】 根内服煎汤,6～9g。叶外用适量,捣汁涂。

南方荚

【学名】 *Viburnum fordiae* Hance

【药用部位】 全株。

【生态环境】 生于海拔 800m 以下的山谷溪沟边疏林。

【采收季节】 夏、秋二采收,洗净,鲜用或干燥。

【分布】 龙泉。

【性味】 味苦、涩,性凉。

【功效】 疏风解表,活血散瘀,清热解毒。

【主治】 感冒,发热,月经不调,风湿痹痛,跌打损伤,淋巴结炎,疮疖,湿疹。

【用法用量】 内服煎汤,6～15g;外用适量,捣敷或煎水洗。

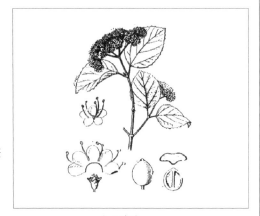

南方荚蒾

长叶荚 （披针叶荚 ）

【学名】 *Viburnum lancifolium* Hsu

【药用部位】 根。

【生态环境】 生于海拔 200～600m 的山坡疏林中、灌木丛中及林缘。

【采收季节】 全年可采,洗净,切片,鲜用或干燥。

【分布】 丽水市山区各地。

【功效】 清热解毒。

【主治】 疮疡肿毒。

【用法用量】 内服煎汤,3～9g;外用适量,捣敷。

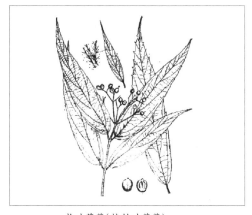

长叶荚蒾(披针叶荚蒾)

吕宋荚

【学名】 *Viburnum Iuzonicum* Rolfe

【药用部位】 茎叶。

【生态环境】 生于海拔 600m 以下的山谷溪沟边疏林中、山坡灌丛中或旷野路边。

【采收季节】 全年可采,鲜用或干燥。

【分布】 龙泉、庆元。

【性味】 味辛,性温。

【功效】 祛风除湿,活血。

【主治】 风湿痹痛,跌打损伤。

【用法用量】 内服煎汤,3～9g;外用适量,捣敷。

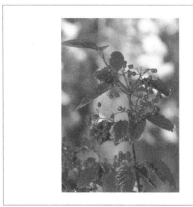

吕宋荚蒾

绣球荚

【学名】 *Viburnum macrocephalum* Fort.

【药用部位】 茎。

【生态环境】 栽培于庭院、花盆、公园等。

【采收季节】 全年可采,鲜用或干燥。

【分布】 市内有作观赏植物种植。

【性味】 味苦,性凉。

【功效】 燥湿止痒。

【主治】 疥癣,湿烂痒痛。

【用法用量】 外用适量,煎水熏洗。

珊瑚树

【学名】 *Viburnum odoratissimum* Ker – Gawl. var. *awabuki*（K. Koch）Zebel. ex Rumpl.

【药用部位】 叶和树皮及根。

【生态环境】 栽培于公园、宾馆、单位等。

【采收季节】 全年可采,洗净,鲜用或干燥。

【分布】 市内有作绿篱或园景种植。

【性味】 味辛,性温。

【功效】 祛风除湿,通经活络。

【主治】 感冒,风湿痹痛,跌打肿痛,骨折。

【用法用量】 内服煎汤,根 9～15g,树皮 30～60g;外用适量,鲜叶捣敷。

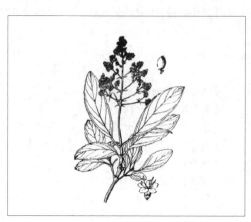

珊瑚树

蝴蝶戏珠花

【学名】 *Viburnum plicatum* Thunb. form. *tomentosum*（Thunb.）Rehd.

【药用部位】 根或茎。

【生态环境】 生于海拔 240～1400m 的山坡或山谷混交林中或沟谷旁灌木丛中。

【采收季节】 全年可采,洗净,切片,干燥。

【分布】 丽水市山区各地。

【性味】 味苦、辛、酸,性平。

【功效】 清热解毒,健脾消积,祛风止痛。

【主治】 疮毒,淋巴结炎,小儿疳积,风热感冒,风湿痹痛。

【用法用量】 内服煎汤,3～9g;外用适量,烧存性研末调敷。

球核荚

【学名】 *Viburnum propinquum* Hemsl.

【药用部位】 叶或根。

【生态环境】 生于海拔 500～1 400m 的山谷及山坡林中或灌木丛中。

【采收季节】 春夏采叶,秋冬挖根,鲜用或干燥。

【分布】 遂昌、龙泉、庆元、景宁、莲都。

【性味】 味苦、辛,性温。

【功效】 散瘀止血,续筋接骨。

【主治】 跌打损伤,筋伤骨折,外伤出血。

【用法用量】 外用适量,研末调敷或鲜品捣敷。

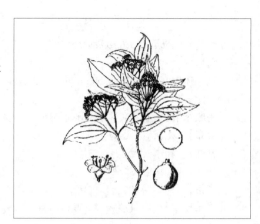

球核荚蒾

饭汤子（荼莢 ）

【学名】 *Viburnum setigerum* Hance

【药用部位】 根、果实。

【生态环境】 生于海拔 200～1 720m 的山谷溪沟边疏林中或山坡灌木丛中。

【采收季节】 深秋采挖根，洗净，切片，干燥；秋季果实成熟时采收，干燥。

【分布】 丽水市山区各地。

【性味】 根：味微苦，性平。

果实：味甘，性平。

【功效】 根：清热利湿，活血止血。

果实：健脾。

【主治】 根：小便白浊，肺痈，吐血，热瘀经闭。

果实：消化不良，食欲不振。

【用法用量】 根内服煎汤，15～30g。果实内服煎汤，9～15g。

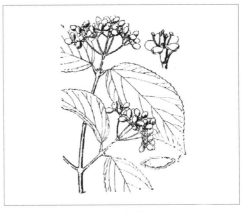

饭汤子（荼莢蓬）

水马桑

【学名】 *Weigela japonica* Thunb. var. *sinica*（Rehd.）Bailey

【药用部位】 根、枝叶。

【生态环境】 生于海拔 200～1 500m 的山坡灌丛中或溪沟边。

【采收季节】 秋、冬季采挖根，洗净，切片，干燥；春、夏季采收枝叶，切片，干燥。

【分布】 丽水市山区各地。

【性味】 根：味甘，性平。

枝叶：味苦，性寒。

【功效】 根：益气，健脾。

枝叶：清热解毒。

【主治】 根：气虚食少，消化不良。

枝叶：痈疽、疮疖。

【用法用量】 根内服煎汤，9～15g、炖鸡蛋或猪肉。枝叶外用适量，煎水洗。

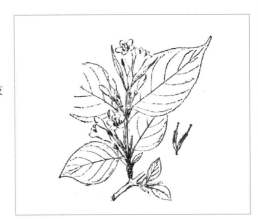

水马桑

579

败酱科 Valerianaceae

斑花败酱

【学名】 *Patrinia punctiflora* Hsu et H. J. Wang

【药用部位】 全草。

【生态环境】 多生于海拔 500～900m 山坡、路边溪沟边草丛中或灌丛中。

【采收季节】 秋季采收，干燥。

【分布】 丽水市山区各地。

【性味】 味苦，性寒。

【功效】 清热解毒，活血散瘀，消痈排脓。

【主治】 赤白带下，崩漏，泄泻痢疾，黄疸，疟疾，肠痈，跌打损伤。

【用法用量】 内服煎汤，9～15g；外用适量，鲜品捣敷。

【注意】 虚寒诸证慎服。

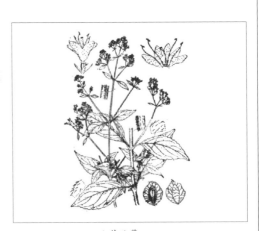

斑花败酱

败酱(黄花败酱)

【学名】 *Patrinia scabiosaefolia* Fisch. ex Trev.

【药用部位】 全草(败酱草)。

【生态环境】 多生于海拔 600～1 400m 山坡林下、路旁或草丛中。

【采收季节】 秋季采收,干燥。

【药材性状】 全草常折迭成束,茎圆柱形,长短不一,直径 2～4mm;表面黄绿色至黄棕色,主茎、分枝及花序梗一侧有白色硬毛,断面纤维性,中央具有髓或中空。叶对生;边缘有锯齿,深绿色或黄棕色,两面疏生白毛,花黄色。瘦果无翅状苞片。气特异,味微苦。

【分布】 丽水市山区各地。

【性味】 味辛、苦,性凉。

【功效】 清热解毒,活血排脓。

【主治】 肠痈,痢疾,肠炎,肝炎,眼结膜炎,产后瘀血腹痛,痈肿,疔疮。

【用法用量】 内服煎汤,9～15g;外用适量,鲜品捣敷。

【注意】 脾胃虚弱及孕妇慎服。

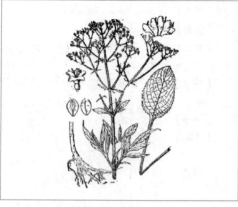

败酱(黄花败酱)

白花败酱(畲药名:苦野菜)

【学名】 *Patrinia villosa* (Thunb.) Juss.

【药用部位】 全草(败酱草)。

【生态环境】 生于海拔 1 300m 以下山地林下、林缘或溪沟边的草丛中及灌木丛中。

【采收季节】 秋季采收,干燥。

【药材性状】 全草常折迭成束,茎圆柱形,长短不一,直径 2～4mm;表面黄绿色至黄棕色,主茎、分枝及花序梗全部或二侧有白色倒生粗毛,断面纤维性,中央具有髓或中空。叶对生;边缘有锯齿,深绿色或黄棕色,两面疏生白毛,花白色。瘦果基部贴生在增大的圆翅状膜质苞片上。气特异,味微苦。

【分布】 丽水市山区各地。

【性味】 味辛、苦,性凉。

【功效】 清热解毒,活血排脓。

【主治】 肠痈,痢疾,肠炎,肝炎,眼结膜炎,产后瘀血腹痛,痈肿,疔疮。

【用法用量】 内服煎汤,9～15g;外用适量,鲜品捣敷。

【注意】 脾胃虚弱及孕妇慎服。

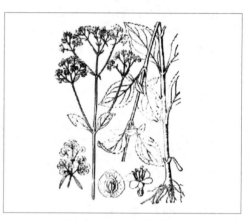

白花败酱(畲药名:苦野菜)

宽裂缬草

【学名】 *Valeriana fauriei* Briq.

【药用部位】 根及根茎。

【生态环境】 生于山坡林下或沟边。

【采收季节】 深秋采挖,洗净,干燥。

【分布】 遂昌。

【性味】 味辛、苦,性温。

【功效】 安心神,祛风湿,行气血,止痛。

【主治】 心神不安,心悸失眠,癫狂,脏燥,风湿痹痛,脘腹胀痛,痛经,经闭,跌打损伤。

【用法用量】 内服煎汤,3～9g;外用适量,研末调敷。

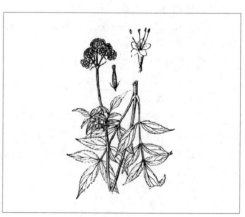

宽裂缬草

柔垂缬草

【学名】 *Valeriana flaccidissima* Maxim.

【药用部位】 根及根茎。

【生态环境】 生于海拔 500~1 300m 处的山地林缘、溪沟边、草地等水湿条件较好之处。

【采收季节】 夏、秋二采收收,洗净,干燥。

【分布】 庆元。

【性味】 味辛、微甘,性温。

【功效】 祛风,散寒,除湿,消食。

【主治】 外感风寒,风湿痹痛,食积腹胀。

【用法用量】 内服煎汤,9~15g。

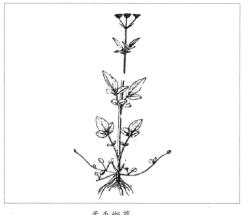

柔垂缬草

葫芦科 Cucurbitaceae

合子草

【学名】 *Actinostemma tenerum* Griff.

【药用部位】 全草或种子。

【生态环境】 生于水边草丛中。

【采收季节】 夏、秋二采收收全草,秋季采收成熟种子,干燥。

【分布】 松阳、缙云、莲都等地。

【性味】 味苦,性寒。

【功效】 利水消肿,清热解毒。

【主治】 水肿,膨胀,疳积,湿疹,疮疡,毒蛇咬伤。

【用法用量】 内服煎汤,15~30g;外用适量,捣敷或煎水洗。

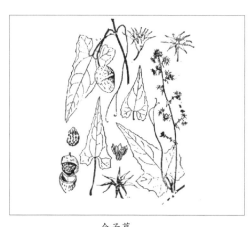

合子草

581

冬瓜

【学名】 *Benincasa hispda* (Thunb.) Cogn.

【药用部位】 果实、种子(冬瓜子)、果瓤、外果皮(冬瓜皮)、叶、茎。

【生态环境】 栽培于菜地、大田、山脚旱地等。

【采收季节】 夏、秋二采摘成熟果实,鲜用;食用冬瓜时收集成熟种子,干燥;食用冬瓜时收集果瓤,鲜用;食用冬瓜时收集外果皮,干燥;夏季采收,阴干叶;夏、秋季采收茎,干燥。

【药材性状】 种子扁卵圆形,长 1~1.4cm,宽 0.5~0.8cm。表面淡黄白色。种脐端较尖而微凹,种脐位于凹陷处,另端钝圆,边缘光滑或两面近边缘处均有一环纹。子叶 2,乳白色,有油性。体轻。气微,味微甘。

外果皮为不规则的小块,常向内卷曲。外表面灰绿色,有的被白霜;内表面较粗糙,有的可见筋脉纹。质脆。气微,味淡。

【分布】 丽水市各地作蔬菜普遍种植。

【性味】 果实:味甘、淡,性微寒。

种子:味甘,性微寒。

果瓤:味甘,性平。

外果皮:味甘,性微寒。

叶:味苦,性凉。

茎:味苦,性寒。

【功效】 果实:利尿,清热,化痰,生津,解毒。

种子:清肺化痰,消痈排脓,利湿。

果瓤:清热止渴,利水消肿。

外果皮:清热利水,消肿。

叶:清热,利湿,解毒。

茎:清肺化痰,通经活络。

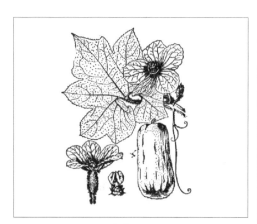

冬瓜

【主治】　果实:水肿胀满,淋证,脚气,痰喘,暑热烦闷,消渴,痈肿,痔漏,并解丹石毒、鱼毒、酒毒。

种子:痰热咳嗽,肺痈,肠痈,白浊,带下,脚气,水肿,淋证。

果瓤:热病烦渴,消渴,淋证,水肿,痈肿。

外果皮:水肿,小便不利,泄泻,疮肿。

叶:消渴,暑热泻痢,疟疾,疮毒,蜂蜇。

茎:肺热咳痰,关节不利,脱肛,疮疥。

【用法用量】　果实内服:煎汤60～120g,煨熟或捣汁;外用适量,捣敷或煎水洗。种子内服煎汤,9～30g;外用适量,研细粉调敷。果瓤内服煎汤,30～60g;外用适量,煎水洗。外果皮内服煎汤,9～30g;外用适量,煎水洗。叶内服煎汤,9～15g;外用适量,捣敷。茎内服煎汤,9～15g,鲜品加倍;外用适量,捣敷。

【注意】　果实:脾胃虚寒者不宜过食。

种子:脾胃虚寒者慎服。

外果皮:营养不良而致虚肿者慎服。

西瓜

【学名】　*Citrullus lanatus* (Thunb.) Matsumura et Nakai

【药用部位】　果瓤、外果皮(西瓜翠)、种仁、种皮、根及茎叶。

【生态环境】　栽培于大田、山坡或果树林地上。

【采收季节】　夏、秋季采收成熟果实果瓤,鲜用;夏、秋季采收,削取外层绿色部分外果皮,干燥;夏、秋季收集种子,干燥,去壳取种仁;夏、秋季收集取仁的种皮,干燥;夏、秋二采收根及茎,干燥。

【药材性状】　外果皮为不规则形的片状,边缘常向内卷曲,有的皱缩,厚约1mm。外表面深绿色、灰黄色或黄棕色,有的有深绿色条纹;内表面黄白色至黄棕色,有网状筋脉。质脆,易折断。气微,味淡。

【分布】　丽水市各地作水果普遍种植。

【性味】　果瓤:味甘,性寒。

外果皮:味甘、淡,性凉。

种仁:味甘,性平。

种皮:味淡,性平。

根及茎叶:味淡,微苦,性凉。

【功效】　果瓤:清热除烦,解暑生津,利尿。

外果皮:清热,解渴,利尿。

种仁:清肺化痰,和中润肠。

种皮:止血。

根及茎叶:清热利湿。

【主治】　果瓤:暑热烦渴,热盛津伤,小便不利,喉痹,口疮。

外果皮:暑热烦渴,小便不利,水肿,口舌生疮。

种仁:久咳,咯血,便秘。

种皮:吐血,便血。

根及茎叶:水泻,痢疾,烫伤,萎缩性鼻炎。

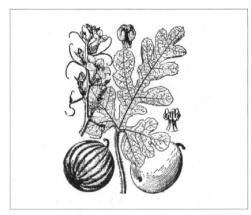

西瓜

【用法用量】　果瓤内服取汁饮,适量或作水果食。外果皮内服煎汤,15～30g;外用适量,烧存性研末撒。种仁内服煎汤,9～15g。种皮内服煎汤,60～90g。根及茎叶内服煎汤,9～30g;外用适量,鲜品捣汁搽。

【注意】　果瓤:中寒湿盛者禁服。

外果皮:中寒湿盛者禁服。

种仁:多食惹咳生痰。

甜瓜(香瓜)

【学名】　*Cucumis melo* L.

【药用部位】　果柄(甜瓜蒂)、果实、果皮、种子(甜瓜子)、花、叶、茎、根。

【生态环境】　栽培于大田、菜地、山地、果树林下。

【采收季节】　夏季采收成熟果实,切下果柄,阴干或干燥;夏季采收成熟果实,鲜用;采收成熟果实时,刨取果皮,鲜用或干燥;夏季收取成熟果实的种子,干燥;夏季花开时采收花,干燥;夏季采收花、茎,鲜用或干燥;秋季采挖根,洗净,干燥。

【药材性状】 果柄圆柱形,多扭曲,长3~5cm,直径2~4mm。表面黄绿色或黄褐色,具纵棱,微皱缩。一端渐膨大,边缘反卷。质硬而韧,断面纤维性。气微,味苦。

种子长卵形,扁平,长5~7mm,宽2~4mm。表面黄白色或浅棕红色,平滑,微有光泽。一端稍尖,另端钝圆。种皮质硬而脆,子叶2。气微,味淡。

【分布】 丽水市各地作水果普遍种植。

【性味】 果柄:味苦,性寒,有毒。

　　　　果实:味甘,性寒。

　　　　果皮:味甘、微苦,性寒。

　　　　种子:味甘,性寒。

　　　　花:味甘、苦,性寒。

　　　　叶:味甘,性寒。

　　　　茎:味甘、苦,性寒。

　　　　根:味甘、苦,性寒。

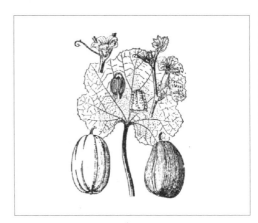

甜瓜(香瓜)

【功效】 果柄:涌吐痰食,除湿退黄。

　　　　果实:清暑热,解烦渴,利小便。

　　　　果皮:清暑热,解烦渴。

　　　　种子:清肺,润肠,散结,消瘀。

　　　　花:理气,降逆,解毒。

　　　　叶:祛瘀,消积,生发。

　　　　茎:宣鼻窍,通经。

　　　　根:祛风止痒。

【主治】 果柄:中风,癫痫,喉痹,痰涎壅盛,呼吸不利,宿食不化,胸腔胀痛,湿热黄疸。

　　　　果实:暑热烦渴,小便不利,暑热下痢腹痛。

　　　　果皮:暑热烦渴,牙痛。

　　　　种子:肺热咳嗽,口渴,大便燥结,肠痈,肺痈。

　　　　花:心痛,咳逆上气,疮毒。

　　　　叶:跌打损伤,小儿疳积,湿疹疥癞,秃发。

　　　　茎:鼻中息肉,鼻塞不通,经闭。

　　　　根:风热湿疹。

【用法用量】 果柄内服煎汤,0.6~1.5g;外用适量,研末吹鼻。果实内服适量,生食。果皮内服煎汤,3~9g;外用适量,泡水漱口。种子内服煎汤,4.5~9g或研末3~6g。花内服煎汤,3~9g;外用适量,捣敷。叶内服煎汤,9~15g;外用适量,捣敷或捣汁搽。茎内服煎汤,9~15g。根外用适量,煎水洗。

【注意】 果柄:体虚、心脏病、失血及上部无实邪者禁服。有毒,不宜大量服用。

　　　　果实:脾胃虚寒、腹胀便溏者禁服。

菜瓜

【学名】 *Cucumis melo* L var. *conomon*(Thunb.)Makino

【药用部位】 果实、果实腌制品(习称"酱瓜")。

【生态环境】 栽培于大田、菜地、果树林下。

【采收季节】 夏、秋二采收果实,鲜用。

【分布】 丽水市各地作蔬菜种植。

【性味】 果实:味甘,性寒。

　　　　果实腌制品:味甘,性微寒。

【功效】 果实:除烦热,生津液,利小便。

　　　　果实腌制品:健胃和中,生津止喝。

【主治】 果实:烦热口渴,小便不利,口疮。

　　　　果实腌制品:食欲不振,消渴。

【用法用量】 果实内服适量,生食或煮熟;外用适量,烧存性研末调敷。果实腌制品内服,适量作食品。

【注意】 果实:生食过量伤脾胃,脾胃虚寒者禁服。

　　　　果实腌制品:内服适量,作食品样服用。

黄瓜

黄瓜

【学名】 *Cucumis sativus* L.

【药用部位】 果实、果皮、种子(黄瓜子)、叶、茎、根。

【生态环境】 栽培于大田、菜地。

【采收季节】 夏季采收果实,鲜用;采收成熟果实时,刨取果皮,鲜用或干燥;夏、秋季采集成熟果实,取出种子,干燥;夏季采摘叶,鲜用或干燥;夏、秋季采收茎,鲜用或干燥;秋季采挖根,洗净,鲜用或干燥。

【分布】 丽水市各地作蔬菜普遍种植。

【性味】 果实:味甘,性凉。

果皮:味甘、淡,性凉。

叶:味苦,性寒。

茎:味苦,性凉。

根:微苦、微甘,性凉。

【功效】 果实:清热,利水,解毒。

果皮:清热,利水,通淋。

种子:续筋接骨,祛风,消痰。

叶:清湿热,消毒肿。

茎:清热,化痰,利湿,解毒。

根:清热,利湿,解毒。

【主治】 果实:热病口渴,小便短赤,水肿尿少,水火烫伤,汗斑,痱疮。

果皮:水肿尿少,热积膀胱,小便淋痛。

种子:骨折筋伤,风湿痹痛,老年痰喘。

叶:湿热泻痢,无名肿毒,湿脚气。

茎:痰热咳嗽,癫痫,湿热泻痢,湿痰流注,疮痈肿毒,高血压。

根:胃热消渴,湿热泻痢,黄疸,疮疡肿毒,聤耳流脓。

【用法用量】 果实内服适量,生食;外用适量,生擦或捣汁涂。果皮内服煎汤,9~15g,鲜品加倍。种子内服研末,3~9g;外用适量,研末调敷。叶内服煎汤,9~15g,鲜品加倍或捣汁饮;外用适量,捣敷或绞汁涂。茎内服煎汤,15~30g,鲜品加倍;外用适量,煎水洗或研末撒。根内服煎汤,9~15g,鲜品加倍;外用适量,捣敷。

【注意】 果实:中寒吐泻及病后体弱者禁服。

南瓜

【学名】 *Cucurbita moschata*(Duch.)Duch.

【药用部位】 果实、果瓤、瓜蒂(南瓜蒂)、种子(南瓜子)、花、卷须、叶、茎、根。

【生态环境】 栽培于菜地、溪沟边旱地、果树林缘等。

【采收季节】 夏、秋二季采收成熟果实,鲜用;秋季采摘成熟果实,剖开,取果瓤,除去种子,鲜用;秋季采摘成熟果实,切取瓜蒂,干燥;种子:秋季采摘成熟果实,剖开,取出种子,干燥;6~8月采摘花,鲜用或干燥;夏、秋季采收卷须,鲜用;夏、秋季采收叶,鲜用或干燥;夏、秋季采收茎,鲜用或干燥;秋季采挖根,洗净,鲜用或干燥。

【药材性状】 瓜蒂呈五至六角形的盘状。表面淡黄色,微具光泽,疏生刺状短毛,果柄柱形,略弯曲,长2~3cm,直径1~2cm,有隆起的棱脊5~6条。质硬而脆。切面黄白色。气微,味微苦。

种子呈扁椭圆形,长1~2cm,宽0.6~1.2cm。表面黄白色。一端略尖,边缘稍有棱。种皮较厚,胚乳菲薄,绿色,子叶2,肥厚,富油性。质脆。气微,味微甘。

【分布】 丽水市各地作蔬菜普遍种植。

【性味】 果实:味甘,性平。

果瓤:味甘,性凉。

瓜蒂:味苦、微甘,性平。

种子:味甘,性平。

花:味甘,性凉。

叶:味甘、微苦,性凉。

茎:味甘、苦,性凉。

根:味甘、淡,性平。

584

【功效】 果实:解毒消肿。

果瓤:解毒,敛疮。

瓜蒂:和中,益气,安胎,散结,解毒,敛疮。

种子:杀虫,下乳,利水消肿。

花:清湿热,消肿毒。

卷须:止痛。

叶:清热,解暑,止血。

茎:清肺,平肝,和胃,通络。

根:利湿热,通乳汁。

【主治】 果实:肺痈,哮证,痈肿,烫伤,毒蜂蜇伤。

果瓤:痈肿疮毒,烫伤,创伤。

瓜蒂:胃气上逆,嗳气不舒,胎动不安,痈疽肿毒,乳癌。

种子:绦虫、蛔虫、血吸虫、钩虫、蛲虫病,产后缺乳,产后手足浮肿,百日咳,痔疮。

花:黄疸,痢疾,咳嗽,痈疽肿毒。

卷须:妇人乳缩疼痛。畲药治包茎。

叶:暑热口渴,热痢,外伤出血。

茎:肺痨低热,肝胃气痛,月经不调,火眼赤痛,水火烫伤。

根:湿热淋证,黄疸,痢疾,乳汁不通。

【用法用量】 果实内服:煎汤适量,或生捣汁;外用适量,捣敷。果瓤内服适量,捣汁;外用适量,捣敷。瓜蒂内服,煎汤9~15g或研末;外用适量,研末调敷。种子内服煎汤,9~15g,大剂量30~60g;外用适量,煎水熏洗。花内服煎汤,9~15g;外用适量,捣敷或研末调敷。卷须内服适量,开水泡服;外用适量,加盐捣敷。叶内服煎汤,9~15g,鲜品加倍:外用适量,研末撒。茎内服煎汤,15~30g;外用适量,捣汁涂或研末调敷。根内服煎汤,15~30g,鲜品加倍;外用适量,磨汁涂或研末调敷。

【注意】 果实:气滞湿阻者禁服。

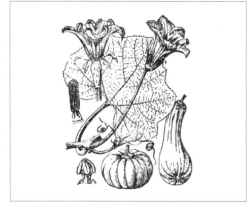

南瓜

585

红南瓜

【学名】 *Cucurbita pepo* L. var. *kintoga* Makino

【药用部位】 果实。

【生态环境】 栽培于菜地、农田等。

【采收季节】 秋季采收成熟果实,风干贮藏,鲜用。

【分布】 市内有零星作蔬菜种植。

【性味】 味甘、微苦,性平。

【功效】 止咳,平喘。

【主治】 咳嗽气喘。

【用法用量】 内服加蜜、糖蒸食,60~500g,加蜜、糖蒸食。

绞股蓝

【学名】 *Gynostemma pentaphyllum* (Thunb.) Makino

【药用部位】 全草(绞股蓝)。

【生态环境】 生于山坡疏林、灌丛中、溪沟边或路边草丛中。有栽培。

【采收季节】 夏、秋二采收,干燥。

【药材性状】 全草皱缩成团。茎细长,有棱。卷须生于叶腋。完整叶鸟足状复叶,小叶5~7;小叶片椭圆状披针形至卵形,边缘有锯齿,两面脉上有时有短毛。花序圆锥状,花冠5裂。浆果球形,成熟时黑色。气微,味苦、淡或甘。

【分布】 丽水市山区各地。

【性味】 味苦、微甘,性凉。

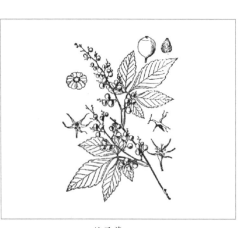

绞股蓝

【功效】 清热,补虚,解毒。

【主治】 体虚乏力,虚劳失精,白细胞减少症,高血脂症,病毒性肝炎,慢性肠胃炎,慢性气管炎。

【用法用量】 内服煎汤,15~30g,研末3~6g,或泡茶饮;外用适量,捣敷。

葫芦

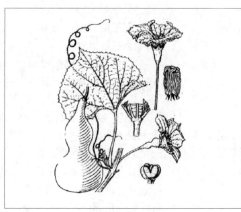

葫芦

【学名】 *Lagenaria siceraria* (Molina) Standl.

【药用部位】 果实、种子、老熟的果皮(葫芦壳)、地上部分。

【生态环境】 栽培于菜地、溪沟边旱地等。

【采收季节】 夏、秋季采收成熟但外果皮未木化的果实,用时去除外皮;秋季采收成熟果实,剖开,取出种子,洗净,干燥;深秋或冬初采摘老熟的果实,剖开,取出种子,干燥;夏、秋季采收地上部分,干燥。

【分布】 丽水市各地有作蔬菜种植。

【性味】 果实:味甘、淡,性平。

种子:味甘,性平。

老熟的果皮:味甘、苦,性平。

地上部分:味甘,性平。

【功效】 果实:利水,消肿,通淋,散结。

种子:清热解毒,消肿止痛。

老熟的果壳:利水,消肿。

地上部分:解毒,散结。

【主治】 果实:水肿,腹水,黄疸,消渴,淋病,痈肿。

种子:肺炎,肠痈,牙痛。

老熟的果皮:水肿,四肢、面目浮肿,腹水肿胀,小便不利。

地上部分:食物中毒,药物中毒,龋齿疼痛,鼠瘘,痢疾。

【用法用量】 果实内服煎汤,9~30g或煅存性研末。种子内服煎汤,9~15g。老熟的果皮内服煎汤,9~30g,或烧存性研末;外用适量,烧存性研末调敷。地上部分内服煎汤,6~30g,或煅存性研末。

【注意】 果实:脾胃虚寒者禁服。

老熟的果皮:虚寒滑泄者慎服。

瓠瓜

【学名】 *Lagenaria siceraria* (Molina) Standl. var. *depressa* (Ser.) Hara

【药用部位】 果实、种子、老熟的果皮、地上部分。

【生态环境】 栽培于菜地、溪沟边旱地或农舍旁等。

【采收季节】 夏、秋季采收成熟但外果皮未木化的果实,用时去除外皮;秋季采收成熟果实,剖开,取出种子,洗净,干燥;深秋或冬初采摘老熟的果实,剖开,取出种子,干燥;夏、秋季采收地上部分,干燥。

【分布】 丽水市各地普遍作蔬菜种植。

【性味】 果实:味甘、淡,性平。

种子:味甘,性平。

老熟的果皮:味甘、苦,性平。

地上部分:味甘,性平。

【功效】 果实:利水,消肿,通淋,散结。

种子:清热解毒,消肿止痛。

老熟的果皮:利水,消肿。

地上部分:解毒,散结。

【主治】 果实:水肿,腹水,黄疸,消渴,淋病,痈肿。

种子:肺炎,肠痈,牙痛。

老熟的果皮:水肿,四肢、面目浮肿,腹水肿胀,小便不利。

地上部分:食物中毒,药物中毒,龋齿疼痛,鼠瘘,痢疾。

【用法用量】 果实内服煎汤,9~30g,或煅存性研末。种子内服煎汤,9~15g。老熟的果皮内服煎汤,9~30g,或烧存性研末;外用适量,烧存性研末调敷。地上部分内服煎汤,6~30g,或煅存性研末。

【注意】 果实:脾胃虚寒者禁服。

老熟的果皮:虚寒滑泄者慎服。

瓠子

【学名】 *Lagenaria siceraria*（Molina）Standl. var. *hispida*（Thunb.）Hara

【药用部位】 果实、种子、老熟的果皮(蒲种壳)。

【生态环境】 栽培于菜地、溪沟边岸地等。

【采收季节】 夏、秋二季采收成熟果实,鲜用或干燥;秋季果实成熟时采收,剖开,取出种子,干燥;秋季果实成熟时采收,收集老熟的果皮,干燥。

【分布】 丽水市各地有作蔬菜种植。

【性味】 果实:味甘,性平。

老熟的果皮:味苦、淡,性寒。

【功效】 果实:利水,清热,止渴,除烦。

种子:解毒,活血,辟秽。

老熟果皮:利水,消肿。

【主治】 果实:水肿腹胀,烦热口渴,疮毒。

种子:咽喉肿痛,跌打损伤,山岚瘴气。

老熟的果皮:腹水胀满,小便不利,面目四肢浮肿。

【用法用量】 果实内服煎汤,9~30g,或煅存性研末。种子内服煎汤,9~15g。老熟的果皮内服煎汤,9~30g,或烧存性研末;外用适量,烧存性研末调敷。

【注意】 果实:中寒者禁服。

小葫芦

【学名】 *Lagenaria siceraria*（Molina）Standl. var. *microcarpa*（Naud.）Hara

【药用部位】 果实、种子、花、茎。

【生态环境】 栽培于庭院、房舍旁等。

【采收季节】 秋季采收成熟但外果皮未木化果实,去皮用;秋季采收成熟果实,剖开,取出种子,干燥;7~8月花开时采摘花,干燥;秋季采收茎,切段,干燥。

【分布】 市内有作观赏植物种植。

【性味】 果实:味苦,性寒。

种子:味苦,性寒。

【功效】 果实:利水,消肿,清热散结。

种子:利水,通窍,杀虫,解毒。

花:散结,拔毒,敛疮。

茎:杀虫解毒。

【主治】 果实:水肿,黄疸,消渴,癃闭,痈肿恶疮,疥癣。

种子:小便不利,水肿,鼻塞,鼻息肉,龋齿,聤耳,疥癣。

花:鼠瘘。

茎:麻疮、白秃疮。

【用法用量】 果实内服煎汤,6~9g;外用适量,煎水熏洗。种子内服煎汤,3~6g;外用适量,煮汁涂,煎水含漱或研末撒。花外用适量,研末调敷。茎外用适量,煎水洗浴。

【注意】 果实:虚寒体弱者禁服。

棱角丝瓜

【学名】 *Luffa acutangula*（L.）Roxb.

【药用部位】 果实、果实的维管束(丝瓜络)、种子、果皮、瓜蒂、花、叶、茎、根。

【生态环境】 栽培于较湿润的菜地、大田、山脚沟边旱地等。

【采收季节】 夏、秋季采收嫩果实,鲜用,秋季采收老果实,干燥;秋季果实成熟变黄,内部干枯时采收果实的维管束,除去外皮、果肉和种子,干燥;秋季果实老熟后采收种子,干燥;夏、秋季收集嫩果实的果皮、瓜蒂,鲜用或干燥;夏季采收花,鲜用或干燥;夏、秋季采收叶、茎、根,洗净,鲜用或干燥。

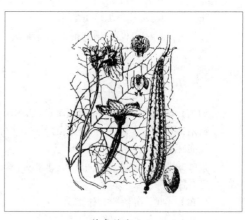

棱角丝瓜

【药材性状】 果实的维管束丝状交织而成,多呈长棱形,略弯曲,长 15～40cm,直径 5～7cm。表面淡黄白色。体轻,质韧,有弹性,不能折断。横切面可见子房 3 室,呈空洞状。气微,味淡。

【分布】 丽水市各地普遍作蔬菜种植。

【性味】 果实:味甘,性凉。

果实的维管束:味甘,性平。

种子:味苦,性寒。

果皮:味甘,性凉。

瓜蒂:味苦,性微寒。

花:味甘、微苦,性寒。

叶:味苦,性微寒。

茎:味苦,性微寒。

根:味甘、微苦,性寒。

【功效】 果实:清热化痰,凉血解毒。

果实维管束:通经活络,解毒消肿。

种子:清热,利水,通便,驱虫。

果皮:清热解毒。

瓜蒂:清热解毒,化痰定惊。

花:清热解毒,化痰止咳。

叶:清热解毒,止血,祛暑。

茎:舒筋活血,止咳化痰,解毒杀虫。

根:活血通络,清热解毒。

【主治】 果实:热病身热烦渴,咳嗽痰喘,肠风下血,痔疮出血,血淋,崩漏,痈疽疮疡,乳汁不通,无名肿毒,水肿。

果实的维管束:痹痛拘挛,胸胁胀痛,乳汁不通。

种子:水肿,石淋,肺热咳嗽,肠风下血,痔疮,便秘,蛔虫病。

果皮:金疮,痈肿,疔疮,坐板疮。

瓜蒂:痘疮不起,咽喉肿痛,癫狂,痫证。

花:肺热咳嗽,消烦渴,鼻窦炎,疔疮肿毒,痔疮。

叶:痈疽,疔肿,疮癣,蛇咬,烫火伤,咽喉肿痛,创伤出血,暑热烦渴。

茎:腰膝酸痛,肢体麻木,月经不调,咳嗽痰多,鼻渊,牙宣,龋齿。

根:偏头痛,腰痛,痹证,乳腺炎,鼻炎,鼻窦炎,咽风肿痛,肠风下血,痔漏。

【用法用量】 果实内服煎汤,9～15g,鲜品 60～120g 或烧存性研粉每次 3～9g;外用适量,捣汁涂或捣敷。果实的维管束内服煎汤,5～12g 或烧存性研粉每次 1.5～3g;外用适量煅存性研末调敷。种子内服煎汤,6～9g 或炒焦研末;外用适量,研末调敷。果皮内服煎汤,9～15g;外用适量,研末调敷或捣敷。瓜蒂内服煎汤,1～3g;外用适量,研细粉吹喉或搐鼻。花内服煎汤,6～9g。外用适量,捣敷。叶内服煎汤,6～15g,鲜品 15～60g 或捣汁;外用适量,煎水洗、捣敷、捣敷或研末调敷。茎内服煎汤,30～60g 或烧存性研粉每次 3～6g;外用适量,煅存性研末调敷。根内服煎汤,3～9g,鲜品 30～60g;外用适量,煎水洗或捣汁涂。

【注意】 果实:脾胃虚寒或肾阳虚弱者慎服。

种子:脾虚及孕妇慎服。

瓜蒂:脾胃虚弱者慎服。

588

丝瓜

【学名】 *Luffa cylindrical*（L.）Roem.

【药用部位】 果实、果实的维管束(丝瓜络)、种子、果皮、瓜蒂、花、叶、茎、根。

【生态环境】 栽培于较湿润的菜地、大田、山脚沟边旱地等。

【采收季节】 夏、秋季采收嫩果实,鲜用,秋季采收老果实,干燥;秋季果实成熟变黄,内部干枯时采收果实的维管束,除去外皮、果肉和种子,干燥;秋季果实老熟后采收种子,干燥;夏、秋季收集嫩果实的果皮、瓜蒂,鲜用或干燥;夏季采收花,鲜用或干燥;夏、秋季采收叶、茎、根,洗净,鲜用或干燥。

【药材性状】 果实的维管束丝状交织而成,多呈长圆形,略弯曲,长 30～70cm,直径 7～10cm。表面淡黄白色。体轻,质韧,有弹性,不能折断。横切面可见子房 3 室,呈空洞状。气微,味淡。

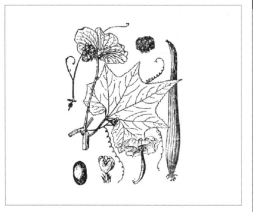

丝瓜

【分布】 丽水市各地普遍作蔬菜种植。

【性味】 果实:味甘,性凉。

　　　　果实的维管束:味甘,性平。

　　　　种子:味苦,性寒。

　　　　果皮:味甘,性凉。

　　　　瓜蒂:味苦,性微寒。

　　　　花:味甘、微苦,性寒。

　　　　叶:味苦,性微寒。

　　　　茎:味苦,性微寒。

　　　　根:味甘、微苦,性寒。

【功效】 果实:清热化痰,凉血解毒。

　　　　果实维管束:通经活络,解毒消肿。

　　　　种子:清热,利水,通便,驱虫。

　　　　果皮:清热解毒。

　　　　瓜蒂:清热解毒,化痰定惊。

　　　　花:清热解毒,化痰止咳。

　　　　叶:清热解毒,止血,祛暑。

　　　　茎:舒筋活血,止咳化痰,解毒杀虫。

　　　　根:活血通络,清热解毒。

【主治】 果实:热病身热烦渴,咳嗽痰喘,肠风下血,痔疮出血,血淋,崩漏,痈疽疮疡,乳汁不通,无名肿毒,水肿。

　　　　果实的维管束:痹痛拘挛,胸胁胀痛,乳汁不通。

　　　　种子:水肿,石淋,肺热咳嗽,肠风下血,痔疮,便秘,蛔虫病。

　　　　果皮:金疮,痈肿,疔疮,坐板疮。

　　　　瓜蒂:痘疮不起,咽喉肿痛,癫狂,痫证。

　　　　花:肺热咳嗽,消烦渴,鼻窦炎,疔疮肿毒,痔疮。

　　　　叶:痈疽,疔肿,疮癣,蛇咬,烫火伤,咽喉肿痛,创伤出血,暑热烦渴。

　　　　茎:腰膝酸痛,肢体麻木,月经不调,咳嗽痰多,鼻渊,牙宣,龋齿。

　　　　根:偏头痛,腰痛,痹证,乳腺炎,鼻炎,鼻窦炎,咽风肿痛,肠风下血,痔漏。

【用法用量】 果实内服煎汤,9～15g,鲜品 60～120g 或烧存性研粉每次 3～9g;外用适量,捣汁涂或捣敷。果实的维管束内服煎汤,5～12g 或烧存性研粉每次 1.5～3g;外用适量煅存性研末调敷。种子内服煎汤,6～9g 或炒焦研末;外用适量,研末调敷。果皮内服煎汤,9～15g;外用适量,研末调敷或捣敷。瓜蒂内服煎汤,1～3g;外用适量,研细粉吹喉或搐鼻。花内服煎汤,6～9g。外用适量,捣敷。叶内服煎汤,6～15g,鲜品 15～60g 或捣汁;外用适量,煎水洗、捣敷、捣敷或研末调敷。茎内服煎汤,30～60g 或烧存性研粉每次 3～6g;外用适量,煅存性研末调敷。根内服煎汤,3～9g,鲜品 30～60g;外用适量,煎水洗或捣汁涂。

【注意】 果实:脾胃虚寒或肾阳虚弱者慎服。

　　　　种子:脾虚及孕妇慎服。

　　　　瓜蒂:脾胃虚弱者慎服。

苦瓜

【学名】 *Momordica charantia* L.

【药用部位】 果实、种子、花、叶、茎、根。

【生态环境】 栽培于菜地,农田等。

【采收季节】 秋季采收果实,切片,鲜用或干燥;秋季采收成熟种子,干燥;夏季花初开时采收,鲜用或干燥;夏、秋季采收叶、茎、根,洗净,切碎,鲜用或干燥。

【分布】 丽水市各地作蔬菜普遍种植。

【性味】 果实:味苦,性寒。

种子:味苦、甘,性温。

花:味苦,性寒。

叶:味苦,性凉。

茎:味苦,性寒。

根:味苦,性寒。

【功效】 果实:祛暑涤热,明目,解毒。

种子:温补肾阳。

花:清热解毒,和胃。

叶:清热解毒。

茎:清热解毒。

根:清湿热,解毒。

【主治】 果实:暑热烦渴,消渴,赤眼疼痛,痢疾,疮痈肿毒。

种子:肾阳不足,小便频数,遗尿,遗精,阳痿。

花:痢疾,胃气痛。

叶:疮痈肿毒,梅毒,痢疾。

茎:痢疾,疮痈肿毒,胎毒,牙痛。

根:湿热泻痢,便血,疔疮肿毒,风火牙痛。

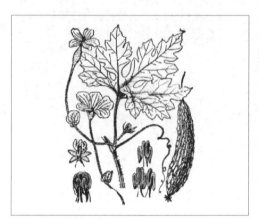

苦瓜

【用法用量】 果实内服煎汤,6~15g,鲜品 30~60g;外用适量,鲜品捣敷或取汁涂。种子内服煎汤,9~15g。花内服煎汤,6~9g。叶内服煎汤,9~15g,鲜品 30~60g;外用适量,煎水洗、捣敷或捣汁涂。茎内服煎汤,3~12g;外用适量,煎水洗或捣敷。根内服煎汤,9~15g,鲜品 30~60g;外用适量,煎水洗或捣敷。

【注意】 果实:脾胃虚寒者慎服。

南赤瓟

【学名】 *Thladiantha nudiflora* Hemsl. ex Forbes et Hemsl.

【药用部位】 根或叶。

【生态环境】 生于山坡、沟边、路边灌丛。

【采收季节】 秋后采根,洗净,切片,鲜用或干燥;春、夏采叶,鲜用或干燥。

【药材性状】 根块片状,灰棕色,去皮者灰黄色,有细纵纹,断面纤维性。味淡微苦。

【分布】 云和、龙泉。

【功效】 清热解毒,消食化滞。

【主治】 痢疾,肠炎,消化不良,脘腹胀闷,毒蛇咬伤。

【用法用量】 内服煎汤,9~18g;外用适量,鲜品捣敷。

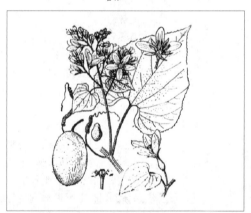

南赤瓟

王瓜(畲药名:山苦瓜)

【学名】 *Trichosanthes cucumeroides* (Ser.) Maxim.

【药用部位】 果实、果皮(王瓜皮)、种子(王瓜子)、根。

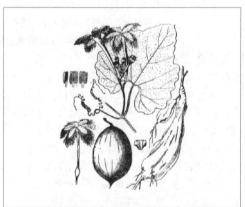

王瓜(畲药名:山苦瓜郎)

【生态环境】　生于山坡、沟旁疏林中或灌草丛中。

【采收季节】　秋季采收连柄成熟果实,鲜用或通风处干燥;秋季果实成熟时采收果皮,干燥;秋季采收成熟种子,洗净,干燥;秋季采挖根,洗净,切片,鲜用或干燥。

【药材性状】　果实卵状椭圆形或卵圆形,长5~6cm,直径4~5cm。表面橙红色或橙黄色,光滑,有光泽,先端渐窄留有3~7mm长的柱基,基部钝圆。具香气,味甘微酸。

果皮多呈两片,外表面橙红色或橙黄色,有光泽,内表面淡黄色或类白色。气微,味微苦。

种子呈长方十字形,长0.9~1.5cm,宽约1cm。表面棕色,粗糙,有众多的小突起,中部有4~5mm宽的环带状隆起,俗称"玉带缠腰"。种仁1枚,扁平三角形或类长方圆形,黄褐色或黄白色,富油性。体轻,质坚实。气微,味淡。

【分布】　丽水市山区各地。

【性味】　果实:味苦,性寒。

果皮:味苦,性寒。

种子:味酸、苦,性平。

根:味苦,性寒。

【功效】　果实:清热,生津,化瘀,通乳。

果皮:宽胸润肺,通乳散结。

种子:清热利湿,凉血止血。

根:泻热通结,散瘀消肿。

【主治】　果实:消渴,黄疸,噎膈反胃,经闭,乳汁不通,痈肿,慢性咽喉炎。

果皮:痰热咳嗽,胸闷痞满,噎膈反胃,乳汁滞少,乳痈。

种子:肺痿吐血,黄疸,痢疾,肠风下血。

根:热病烦渴,黄疸,热结便秘,小便不利,经闭,乳汁不下,癥瘕,痈肿。

【用法用量】　果实内服煎汤,9~15g;外用适量,捣敷。果皮内服煎汤9~12g。种子内服:煎汤9~12g。根内服煎汤,5~15g,鲜品60~90g;外用适量,捣敷或磨汁涂。

【注意】　果实:孕妇、虚证者禁服。

根:脾胃虚寒及孕妇慎服。

591

栝楼(畲药名:老虎爪)

【学名】　*Trichosanthes kirilowii* Maxim.

【药用部位】　果实(瓜蒌)、种子(瓜蒌子)、果皮(瓜蒌皮)、根(天花粉)。

【生态环境】　向阳山坡、山脚、路边、田野草丛中。

【采收季节】　秋季采收成熟果实,阴干;秋季采收成熟种子,洗净,干燥;秋季采收果皮,阴干;秋、冬二季采挖根,除去外皮,切片,干燥。

【药材性状】　果实类球形或宽椭圆形,长7~15cm,直径6~10cm。表面橙红色或橙黄色,皱缩或较光滑,顶端有圆形的花柱残基,基部略尖,具残存的果梗。轻重不一。质脆,易破开,内表面黄白色,有红黄色的丝络,果瓤橙黄色,黏稠,与多数种子粘结成团。具焦香气,味微酸、甜。

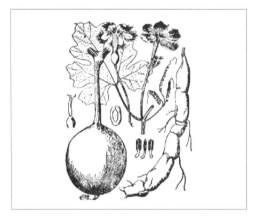

栝楼(畲药名:老虎爪)

种子扁平椭圆形,长12~15mm,宽6~10mm,厚约3.5mm。表面浅棕色至棕褐色,平滑,沿边缘有1圈沟纹。顶端较尖,有种脐,基部钝圆或较狭。种皮坚硬,内种皮膜质,灰绿色,子叶2,黄白色,富油性。气微,味淡。

果皮常切成2至数瓣,边缘向内卷曲,长6~12cm。外表面橙红色或橙黄色,皱缩,有的有残存果梗;内表面黄白色。质较脆,易折断。具焦糖气,味淡、微酸。

根呈不规则圆柱形、纺锤形或瓣块状,长8~16cm,直径1.5~5.5cm。表面黄白色或淡棕黄色,有纵皱纹、细根痕及略凹陷的横长皮孔,有的有黄棕色外皮残留。质坚实,断面白色或淡黄色,富粉性,横切面可见黄色木质部,略呈放射状排列,纵切面可见黄色条纹状木质部。气微,味微苦。

【分布】　丽水市山区各地。

【性味】　果实:味甘、微苦,性寒。

种子:味甘,性寒。

果皮:味甘,性寒。

根:味甘、微苦,性微寒。

【功效】 果实:清热化痰,宽胸散结,润燥滑肠。

种子:清肺化痰,润肠通便。

果皮:清肺化痰,利气宽胸散结。

根:清热生津,润肺化痰,消肿排脓。

【主治】 果实:肺热咳嗽,痰湿黄稠,胸痹心痛,结胸痞满,乳痈,肺痈,肠痈肿痛,大便秘结。

种子:燥咳痰黏,肠燥便秘。

果皮:痰热咳嗽,胸闷胁痛。

根:热病烦渴,肺热燥咳,内热消渴,疮疡肿毒。

【用法用量】 果实内服煎汤,9~15g;外用适量,捣敷。种子内服煎汤,9~15g;外用适量,研末调敷。果皮内服煎汤,6~10g;外用适量,烧存性研末调敷。根内服煎汤,10~15g;外用适量,研末调敷。

【注意】 果实:脾胃虚寒,便溏及寒痰、湿痰者慎服。

种子:脾胃虚冷作泄者禁服。

果皮:脾虚者慎服。

根:脾胃虚寒、大便溏泄者慎服。

长萼栝楼

【学名】 *Trichosanthes laceribratea* Hayata

【药用部位】 果实、根。

【生态环境】 栽培于大田或溪边土地上。

【采收季节】 秋季采收成熟果实,阴干;秋季采收果皮,阴干;秋、冬二季采挖根,除去外皮,切片,干燥。

【分布】 庆元、龙泉、松阳等地有大面积种植。

【性味】 果实:味甘、苦,性寒。

根:味甘,性凉。

【功效】 果实:清肺化痰,宽胸。

根:生津止渴。降火润燥。

【主治】 果实:虚热咳嗽,胸结,消渴,便秘。

根:热病口渴,黄疸,肺燥咳血,痈肿,痔漏。

【用法用量】 果实内服煎汤,9~15g;外用适量,捣敷。根内服煎汤,10~15g;外用适量,研末调敷。

马胶儿

【学名】 *Zehneria indica* (Lour.) Keraudren

【药用部位】 根或全草。

【生态环境】 生于水沟边、山沟及路边灌草丛中。

【采收季节】 夏、秋季采收,洗净,切碎,鲜用或干燥。

【药材性状】 块根呈薯状,大小不一。表面土黄色或棕黄色。切面类白色至黄白色,粉性;质坚脆,易折断。茎纤细扭曲,暗绿色或灰白色,有细纵棱。卷须细丝状。单叶互生,卷曲,多破碎,完整者展平后呈三角状宽卵形、卵状心形或戟形,上表面绿色,密布灰白色瘤基状毛,下表面灰绿色,叶脉明显。气微,味微涩。

【分布】 松阳、遂昌、龙泉等地。

【性味】 味甘、苦,性凉。

【功效】 清热解毒,消肿散结,化痰利尿。

【主治】 痈疮疖肿,痰核瘰疬,咽喉肿痛,疰腮,石淋,小便不利,皮肤湿疹,目赤黄疸,脱肛,外伤出血,毒蛇咬伤。

【用法用量】 内服煎汤,15~30g;外用适量,捣敷或煎水洗。

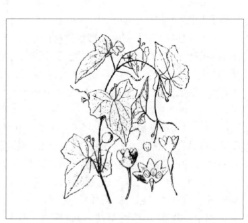

马胶儿

桔梗科 Campanulaceae

华东杏叶沙参

【学名】 *Adenophora hunaneusis* Nannf. ssp. *huadungensis* Hong

【药用部位】 根(南沙参)。

【生态环境】 生于山坡、林下或林缘草丛中。

【采收季节】 春、秋二季采收,除去须根,洗净,干燥。

【药材性状】 根圆锥形或圆柱形,略弯曲,长5～15cm,直径0.8～3cm。表面灰黄色至棕黄色,具纵皱纹,上部多有深陷的横纹,呈断续的环状,顶端具1或2个根茎。体轻,质松泡,易折断,断面不平坦,黄白色,多裂隙。气微,味微甘。

【分布】 丽水市山区各地。

【性味】 味甘、微苦,性微寒。

【功效】 润肺,化痰,止咳。

【主治】 肺热咳嗽,阴虚劳咳,气阴不足,烦热口渴。

【用法用量】 内服煎汤,9～15g,鲜品15～30g。

【注意】 风寒咳嗽者禁服。

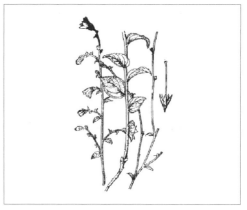

华东杏叶沙参

沙参

【学名】 *Adenophora stricta* Miq.

【药用部位】 根(南沙参)。

【生态环境】 生于山脚沙质土的向阳坡地草丛中。

【采收季节】 春、秋二季采收,除去须根,洗净,干燥。

【药材性状】 根圆锥形或圆柱形,略弯曲,长5～25cm,直径0.8～3cm。表面灰黄色至棕黄色,上部多有深陷的横纹,呈断续的环状,下部有纵纹和纵沟,顶端具1或2个根茎。体轻,质松泡,易折断,断面不平坦,黄白色,多裂隙。气微,味微甘。

【分布】 遂昌(云峰)。

【性味】 味甘、微苦,性微寒。

【功效】 养阴清热,润肺化痰,益胃生津。

【主治】 肺热咳嗽,阴虚劳咳,气阴不足,烦热口渴。

【用法用量】 内服煎汤,9～15g,鲜品15～30g。

【注意】 风寒咳嗽者禁服。

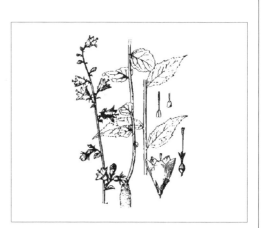

沙参

轮叶沙参(畲药名:沙参)

【学名】 *Adenophora tetraphylla* (Thunb.) Fisch.

【药用部位】 根。

【生态环境】 生于山坡、林缘草地或灌草丛中。

【采收季节】 春、秋二季采收,除去须根,洗净,干燥。

【药材性状】 根圆锥形或圆柱形,略弯曲,长7～25cm,直径0.8～3cm。表面灰黄色至棕黄色,上部多有深陷的横纹,呈断续的环状,下部有纵纹和纵沟,顶端具1或2个根茎。体轻,质松泡,易折断,断面不平坦,黄白色,多裂隙。气微,味微甘。

【分布】 丽水市山区各地。

【性味】 味甘、微苦,性微寒。

【功效】 养阴清热,润肺化痰,益胃生津。

【主治】 肺热咳嗽,阴虚劳咳,气阴不足,烦热口渴。

【用法用量】 内服煎汤,9～15g,鲜品15～30g。

【注意】 风寒咳嗽者禁服。

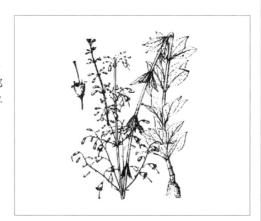

轮叶沙参(畲药名:沙参)

荠苨

【学名】 *Adenophora trachelioides* Maxim.

【药用部位】 根。

【生态环境】 生于山地草坡或林缘。

【采收季节】 春季采收,洗净,干燥。

【分布】 遂昌、莲都。

【性味】 味甘,性寒。

【功效】 润燥化痰,清热解毒。

【主治】 肺虚咳嗽,咽喉肿痛,消渴,疔痈疮毒,药物中毒。

【用法用量】 内服煎汤,5～10g;外用适量,捣敷。

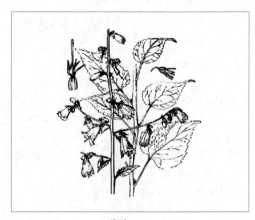

荠苨

金钱豹

【学名】 *Campanumoea javanica* Bl. ssp. *japonica*（Makino）Hong

【药用部位】 根。

【生态环境】 生于山坡林下草丛中。

【采收季节】 秋季采收,洗净,干燥。

【分布】 龙泉、庆元、景宁等地。

【性味】 味甘,性平。

【功效】 健脾益气,补肺止咳,下乳。

【主治】 虚劳内伤,气虚乏力,心悸,多汁,脾虚泄泻,白带,乳汁稀少,小儿疳积,遗尿,肺虚咳嗽。

【用法用量】 内服煎汤,9～15g,鲜品15～30g;外用适量,鲜品捣敷。

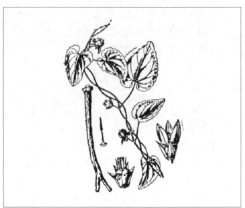

金钱豹

长叶轮钟草

【学名】 *Campanumoea lancifolia*（Roxb.）Merr.

【药用部位】 根。

【生态环境】 生于山地灌草丛及山坡草地中。

【采收季节】 夏、秋季采收,洗净,切片,干燥。

【分布】 龙泉、云和、景宁等地。

【性味】 味甘、微苦,性平。

【功效】 补虚益气,祛痰止痛。

【主治】 劳倦气虚乏力,跌打损伤,肠绞痛。

【用法用量】 内服煎汤,15～30g或泡酒服;外用适量,捣敷。

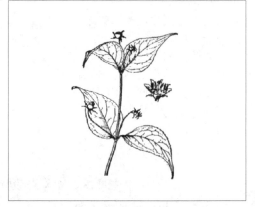

长叶轮钟草

羊乳

【学名】 *Codonopsis lanceolata*（Sieb. et Zucc.）Trautv.

【药用部位】 根(羊乳)。

【生态环境】 生于山地灌丛林下阴湿处。

【采收季节】 夏、秋季采收,洗净,切片,干燥。

【药材性状】 根圆锥形或纺锤形,长10～20cm,直径2～7cm。表面黄白色至棕褐色,皱缩,上部有环纹,下部有纵纹,具瘤状突起。质硬而脆,断面略平坦,形成层环明显,木质部淡黄色,有裂隙。气微,味微甜。

【分布】 丽水市山区各地。

【性味】 味甘,辛,性平。

【功效】 益气养阴,解毒消肿,排脓,通乳。

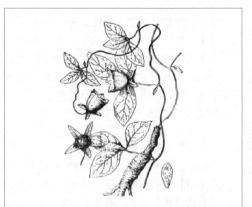

羊乳

【主治】 神疲乏力,头晕头痛,肺痈,乳痈,肠痈,疮疖肿毒,喉蛾,瘰疬,产后乳少,白带,毒蛇咬伤。

【用法用量】 内服煎汤9~30g,鲜品45~120g;外用适量,鲜品捣敷。

【注意】 外感初起,无汗者慎服。

半边莲(畲药名:半爿莲)

【学名】 *Lobelia chinensis* Lour.

【药用部位】 全草(半边莲)。

【生态环境】 生于潮湿的路边、田埂、沟旁及潮湿草地上。

【采收季节】 夏、秋季生长茂盛时边根拔起,洗净,鲜用或干燥。

【药材性状】 全草常缠结成团,根茎极细,直径1~2mm;表面淡棕黄色,平滑或有细纵纹。根细小,黄色,侧生纤细须根。茎细长,有分枝,灰绿色,节明显,有的可见附生的细根。叶互生,无柄,叶片多皱缩,绿褐色,展平后叶片呈狭披针形,长1~2.5cm,宽0.2~0.5cm,边缘具疏而浅的齿或全缘。花梗细长,花小,单生于叶腋,花冠基部筒状,上部5裂,偏向一边,浅紫红色,花冠筒内有白色茸毛。气微特异,味微甘而辛。

【分布】 丽水市各地。

【性味】 味甘,性平。

【功效】 清热解毒,利水消肿。

【主治】 痈肿疔疮,扁桃体炎,湿疹,足癣,跌打损伤,湿热黄疸,肠痈,肠炎,肾炎,肝硬化腹水,及多种癌症。

【用法用量】 内服煎汤,9~30g;外用适量,捣敷或捣汁调涂。

【注意】 虚证水肿禁服。

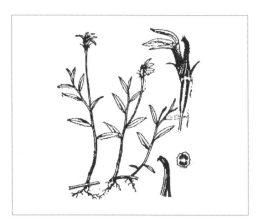

半边莲(畲药名:半爿莲)

595

江南山梗菜

【学名】 *Lobelia davidii* Franch.

【药用部位】 根或全草。

【生态环境】 生于山地林缘或沟边较阴湿处。

【采收季节】 夏、秋季采收,洗净,切段,鲜用或干燥。

【分布】 龙泉、庆元、景宁等地。

【性味】 味辛、甘,性平,小毒。

【功效】 宣肺化痰,清热解毒,利尿消肿。

【主治】 咳嗽痰多,水肿,痈肿疮毒,下肢溃疡,蛇虫咬伤。

【用法用量】 内服煎汤,3~9g;外用适量,鲜品捣敷。

【注意】 有小毒。

江南山梗菜

东南山梗菜(线萼山梗菜)

【学名】 *Lobelia melliana* E. Wimm.

【药用部位】 全草。

【生态环境】 生于林下灌草丛中。

【采收季节】 夏、秋季采收,洗净,切段,鲜用或干燥。

【分布】 龙泉、庆元、景宁等地。

【性味】 味辛,性平,小毒。

【功效】 宣肺化痰,清热解毒,利尿消肿。

【主治】 咳嗽痰多,水肿,痈肿疔疮,毒蛇咬伤,蜂蜇。

【用法用量】 内服煎汤,6~9g;外用适量,捣敷或煎水洗患处。

【注意】 有小毒。

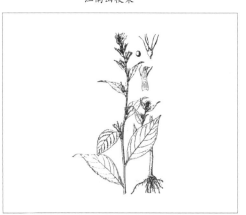

东南山梗菜(线萼山梗菜)

桔梗

【学名】 *Platycodon grandiflorus* (Jacq.) A. DC.

【药用部位】 根(桔梗)。

【生态环境】 生于山地、山坡草丛中。有零星栽培。

【采收季节】 春、秋二季采收,洗净,趁鲜刮去外皮,干燥。

【药材性状】 根圆柱形或略呈纺锤形,下部渐细,有分枝,略扭曲,长5~15cm,直径5~15mm。表面白色或淡黄色,不去外皮者表面黄棕色至灰棕色,具纵扭纵沟,并有横长的皮孔样斑痕,上部有横纹。有的顶端有较短的根茎,其上有数个半月形茎痕。质脆,断面不平坦,形成层环棕色,皮部类白色,有裂隙,木部淡黄白色。气微,味微甜后苦。

【分布】 丽水市山区各地。

【性味】 味苦、辛,性平。

【功效】 宣肺,祛痰,利咽,排脓。

【主治】 咳嗽痰多,咽喉肿痛,肺痈吐脓,胸满胁痛,痢疾腹痛,小便癃闭。

【用法用量】 内服煎汤,3~10g;外用适量,烧灰研末敷。

【注意】 阴虚久咳及咳血者禁服;胃溃疡者慎服。内服过量可引起恶心、呕吐。

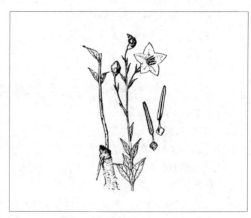

桔梗

铜锤玉带草(畲药名:白珍珠)

【学名】 *Pratia nummularia* (Lam.) A. Br. et Aschers.

【药用部位】 全草(铜锤玉带草)、果实。

【生态环境】 生于低山草坡、山脚边坡地或疏林下潮湿地及田埂边。

【采收季节】 夏季采收全草,洗净,鲜用或干燥;秋季采收果实,鲜用或干燥。

【分布】 龙泉、景宁、庆元等地。

【性味】 全草:味辛、苦,性平。
果实:味辛、苦,性平。

【功效】 全草:祛风除湿,活血,解毒。
果实:祛风,利湿,理气,散瘀。

【主治】 全草:风湿疼痛,跌打损伤,月经不调,目赤肿痛,乳痈,无名肿毒。

【用法用量】 全草内服煎汤,9~15g或研粉每次0.9~1.2g;外用适量,捣敷。果实内服煎汤,30~60g;外用适量,鲜品捣敷。

【注意】 孕妇慎服。

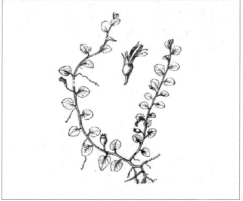

铜锤玉带草(畲药名:白珍珠)

兰花参(畲药名:绿花白根草)

【学名】 *Wahlenbergia marginata* (Thunb.) A. DC.

【药用部位】 带根的全草。

【生态环境】 生于田边、田埂、路边、荒地及山坡潮湿处。

【采收季节】 夏、秋季采收,洗净,鲜用或干燥。

【药材性状】 全草长20~40cm。根细长,稍扭曲,长4~8cm,直径约3~4mm;表面鲜品白色,干燥后棕褐色或淡棕黄色,具细纵纹,断面黄白色。茎自基部多分枝,似丛生,纤细。叶互生,无柄,多皱缩,展平后叶片披针形至线状披针形,长1~3cm,宽2~4mm;灰绿色或棕绿色。花单生于枝端,浅蓝紫色。蒴果倒圆锥形,长5~7mm。种子多数,细小。气微,味微甜。

【分布】 丽水市各地。

【性味】 味甘、微苦,性平。

【功效】 益气健脾,止咳祛痰,止血。

【主治】 虚损劳伤,自汗,盗汗,小儿疳积,白带,感冒,咳嗽,衄血,疟疾,瘰疬。

【用法用量】 内服煎汤,15~30g,鲜品30~60g;外用适量,捣敷。

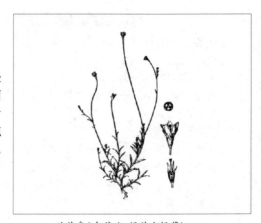

兰花参(畲药名:绿花白根草)

菊科 Compositae

腺梗菜（和尚菜）

【学名】 *Adenocaulon himalaicum* Edgew.

【药用部位】 根及根茎。

【生态环境】 生于沟边阴湿林下。

【采收季节】 夏、秋季采挖,洗净,鲜用或干燥。

【分布】 遂昌等地。

【性味】 味辛、苦,性温。

【功效】 宣肺平喘,利水消肿,散瘀止痛。

【主治】 咳嗽气喘,水肿小便不利,产后瘀滞腹痛,跌打损伤。

【用法用量】 内服煎汤,9~15g;外用适量,鲜品捣敷。

下田菊

【学名】 *Adenostemma lavenia*（L.）O. Kuntze

【药用部位】 全草。

【生态环境】 生于路边、溪沟边、山坡草丛中。

【采收季节】 夏、秋季采收,洗净,切段,鲜用或干燥。

【分布】 遂昌、松阳、龙泉、庆元等地。

【性味】 味辛、微苦,性凉。

【功效】 清热解毒,祛风除湿。

【主治】 感冒发热,黄疸肝炎,肺热咳嗽,咽喉肿痛,风湿热痹,乳痈,痈肿疮疖,毒蛇咬伤。

【用法用量】 内服煎汤,9~15g,鲜品加倍;外用适量捣敷。

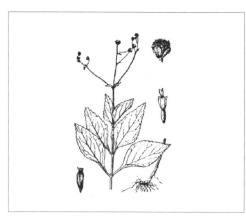

下田菊

597

宽叶下田菊

【学名】 *Adenostemma lavenia*（L.）O. Kuntze var. *latifolium*（D. Don）Hand.

【药用部位】 全草。

【生态环境】 生于路边、沟边、林下、草地等处。

【采收季节】 夏、秋季采收,洗净,切段,鲜用或干燥。

【分布】 遂昌、松阳等地。

【性味】 味辛、微苦,性凉。

【功效】 清热解毒,祛风除湿。

【主治】 感冒发热,黄疸肝炎,肺热咳嗽,咽喉肿痛,风湿痹痛,乳痈,痈肿疮疖,毒蛇咬伤。

【用法用量】 内服煎汤,9~15g,鲜品加倍;外用适量,捣敷。

藿香蓟（胜红蓟）

【学名】 *Ageratum conyzoides* L.

【药用部位】 全草。

【生态环境】 原栽培,现逸生于山谷、山坡林下、荒坡草地、水果林下等。

【采收季节】 夏、秋季采收,洗净,鲜用或干燥。

【分布】 丽水市各地。

【性味】 味辛、微苦,性凉。

【功效】 清热解毒,止血,止痛。

【主治】 感冒发热,咽喉肿痛,口舌生疮,咯血,衄血,崩漏,脘腹疼痛,风湿痹痛,跌打损伤,外伤出血,痈肿疮毒,湿疹瘙痒。

【用法用量】 内服煎汤,15~30g,鲜品加倍;外用适量,捣敷或研末吹喉。

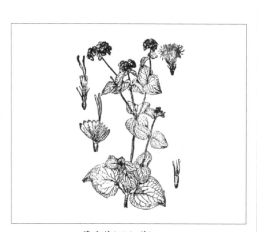

藿香蓟(胜红蓟)

杏香兔儿风(畲药名:叶下红、铁交杯)

【学名】 *Ainsliaea frangrans* Champ.

【药用部位】 全草(杏香兔儿风)。

【生态环境】 生于山坡灌丛下、沟边草丛。

【采收季节】 夏、秋季采收,快速洗净,鲜用或干燥。

【药材性状】 全草皱缩卷曲,拉直后长 20～30cm。茎不分枝,密被棕色长毛。叶 5～6 片,基部假轮生,完整叶展平后卵状长圆形,长 3～10cm,宽 2～6cm,先端圆钝,基部心形,全缘,上面几无毛,叶缘、下表面及叶柄被褐色柔毛;叶柄与叶片近等长。气微香,味苦。

【分布】 丽水市山区各地。

【性味】 味甘、微苦,性凉。

【功效】 清热补虚,凉血止血,利湿解毒。

【主治】 虚劳骨蒸,肺痨咳血,崩漏,湿热黄疸,水肿,痈疽肿毒,瘰疬结核,跌打损伤,毒蛇咬伤。

【用法用量】 内服煎汤,9～15g;外用适量,捣敷或绞汁滴耳。

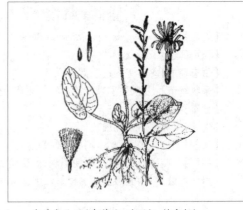

杏香兔儿风(畲药名:叶下红、铁交杯)

铁灯兔儿风

【学名】 *Ainsliaea macroclinidioides* Hayata

【药用部位】 全草。

【生态环境】 生于山坡灌草丛中、河谷林下湿处。

【采收季节】 夏、秋季采收,洗净,干燥。

【分布】 丽水市山区各地。

【性味】 味微辛,性凉。

【功效】 清热解毒。

【主治】 鹅口疮。

【用法用量】 内服煎汤,15～30g。

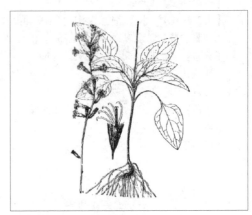

铁灯兔儿风

香青

【学名】 *Anaphalis sinica* Hance

【药用部位】 全草(香青)。

【生态环境】 生于林下、向阳山坡草丛或岩石缝中。

【采收季节】 霜降后采收,洗净,干燥。

【药材性状】 全株密被白色或灰白色绵毛。茎长 20～40cm,灰白色,基部毛脱落处显淡棕色,有纵沟纹。叶互生,无柄,叶片皱缩,展平后呈倒披针状长圆形或线形,长 5～7cm,宽 0.2～1.5cm,先端急尖,基部下延。头状花序排成伞房状,顶生,淡黄白色。瘦果细小,长椭圆形,被有小腺点,冠毛白色。气香,味微苦。

【分布】 丽水市山区各地。

【性味】 味辛、微苦,性微温。

【功效】 祛风解表,宣肺止咳。

【主治】 感冒,气管炎,肠炎,痢疾。

【用法用量】 内服煎汤,10～30g。

【注意】 不宜久煎。

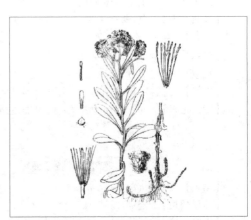

香青

翅茎香青(畲药名:白百里风、四干毛老张)

【学名】 *Anaphalis sinica* Hance form. *pterocaula* (Franch. et Savat.) Ling

【药用部位】 全草。

【生态环境】　生于林下、向阳山坡草丛或岩石缝中。

【采收季节】　霜降后采收,洗净,干燥。

【分布】　丽水市山区各地。

【性味】　味辛、微苦,性微温。

【功效】　祛风解表,宣肺止咳。

【主治】　感冒,气管炎,肠炎,痢疾。

【用法用量】　内服煎汤,10~30g。

【注意】　不宜久煎。

牛蒡

【学名】　*Arctium lappa* L.

【药用部位】　果实(牛蒡子)、茎叶(鲜牛蒡草)、根。

【生态环境】　生于山坡、溪沟路边、荒地、林缘。

【采收季节】　秋季采收成熟果实,干燥;夏、秋季采收茎叶,鲜用或干用;深秋采挖根,洗净,干燥。

【药材性状】　果实呈长倒卵形,略扁,稍弯曲,长5~7mm,宽2~3mm。表面灰褐色,带紫黑色斑点,有数条纵棱,通常中间1~2条较明显。顶端钝圆,稍宽,顶面有圆环,中间具点状花柱残迹;基部略窄,着生面色较淡。果皮较硬,子叶2,淡黄白色,富油性。气微,味苦后微辛而稍麻舌。

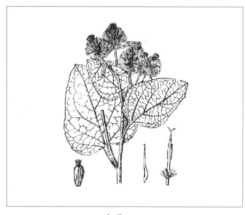

牛蒡

【分布】　遂昌、庆元、龙泉等地。

【性味】　果实:味辛、苦,性寒。

茎叶:味苦,微甘,性凉。

根:味苦,微甘,性凉。

【功效】　果实:疏散风热,宣肺透疹,利咽散结,解毒消肿。

茎叶:清热除烦,消肿止痛。

根:散风热,消毒肿。

【主治】　果实:风热咳嗽,咽喉肿痛,斑疹不透,风疹瘙痒,疮疡肿毒。

茎叶:风热头痛,心烦口渴,咽喉肿痛,小便涩少,痈肿疮疖,皮肤风痒,白屑风。

根:风热感冒,头痛,咳嗽,热毒面肿,咽喉肿痛,齿龈肿痛,风湿痹痛,癥瘕积块,痈疖恶疮,痔疮脱肛。

【用法用量】　果实内服煎汤,6~12g;外用适量,煎汤含漱。茎叶内服煎汤,9~15g,鲜品加倍;外用适量,鲜品捣敷或绞汁。根内服煎汤,6~15g;外用适量,捣敷或煎水洗。

【注意】　果实:脾虚便溏者禁服。

黄花蒿

【学名】　*Artemisia annua* L.

【药用部位】　全草(青蒿)、果序(青蒿子)、根、茎(青蒿梗)。

【生态环境】　生于山坡、路边及荒地。

【采收季节】　花蕾期采收全草,干燥;秋季采收成熟果实,干燥;冬季采挖根,洗净,切段,干燥;干燥秋季采收茎,切片,干燥。

【药材性状】　全草茎圆柱形,上部多分枝,长30~80cm,直径2~6mm;表面黄绿色或棕黄色,具纵棱线;质略硬,易折断,断面中部有髓。叶互生,暗绿色或棕绿色,卷曲易碎,完整者展平后为三回羽状深裂,裂片和小裂片矩圆形或长椭圆形,两面被短毛。气香特异,味微苦。

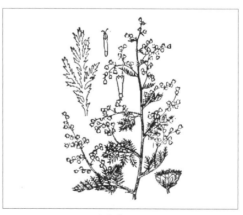

黄花蒿

果序大多已散碎,完整的果序呈球形,直径1.5~2mm,有短梗。总苞片2~3层,外层狭长圆形,绿色,内层椭圆形,边缘宽膜质。瘦果长圆形至椭圆形,长约0.7mm,褐色。气香,味苦。

茎多切成类圆形的片或段。表面黄绿色至棕黄色,有纵沟纹及棱线状突起;切面黄白色,髓类白色。质坚而脆。气微香,味淡。

【分布】 丽水市山区各地。

【性味】 全草:味苦、微辛,性寒。

果序:味苦,性凉。

茎:味苦,性寒。

【功效】 全草:清热,解暑,除蒸,截疟。

果序:清热明目,杀虫。

根:清虚热。

茎:清暑辟秽,除虚热。

【主治】 全草:暑热,暑湿,湿温,阴虚发热,疟疾,黄疸。

果序:劳热骨蒸,痢疾,恶疮,疥癣,风疹。

根:劳热骨蒸,关节酸痛,大便下血。

茎:暑热痞闷,骨蒸劳热,盗汗。

【用法用量】 全草内服煎汤,6～12g,鲜品加倍;外用适量,研末调敷、鲜品捣敷或煎水洗。果序内服煎汤,3～6g;外用适量,煎水洗。根内服煎汤,3～15g。茎内服煎汤,4.5～9g。

【注意】 全草:脾胃虚寒者慎服。不宜久煎。

奇蒿(畲药名:野葵花、天葵草)

【学名】 *Artemisia anomala* S. Moore

【药用部位】 全草(刘寄奴)。

【生态环境】 生于林缘、山坡、灌草丛中。

【采收季节】 夏、秋季开花时采收,洗净,干燥。

【药材性状】 全草长50～110cm。茎圆柱形,直径2～4mm,表面棕黄色或棕绿色,具多数纵棱,被白色柔毛;质硬而脆,断面纤维性,黄白色,中央具白色而疏松的髓。叶互生皱缩或脱落,完整者展平后卵圆形,长7～11cm,宽3～4cm,边缘有尖锯齿,上表面棕绿色,无毛,下表面灰绿色,被微毛。头状花序椭圆状倒卵形,总苞片无毛,边缘宽膜质;花小,全为管状花。气香,味淡。

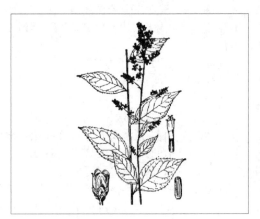

奇蒿(畲药名:野葵花、天葵草)

【分布】 丽水市山区各地。

【性味】 味辛、微苦,性温。

【功效】 破瘀通经,止血消肿,消食化积。

【主治】 经闭,痛经,产后瘀滞腹痛,恶露不尽,癥瘕,跌打损伤,金疮出血,风湿痹痛,便血,尿血,痈疮肿毒,烫伤,食积腹痛,泄泻痢疾。

【用法用量】 内服煎汤,4.5～9g,消食积单味可用至15～30g;外用适量,捣敷。

【注意】 孕妇禁服;气血虚弱、脾虚作泄者慎服。

艾蒿(畲药名:共吾回、回棉、卫棉)

【学名】 *Artemisia argyi* Lévl. et Vant.

【药用部位】 叶(艾叶)、果实。

【生态环境】 生于山坡、岩石旁。有栽培。

【采收季节】 夏季花未开前采收叶,干燥;秋季采收成熟果实,干燥。

【药材性状】 叶多皱缩而破碎。完整者展平后呈卵状椭圆形,羽状深裂,裂片椭圆状披针形;边缘有不规则的粗锯齿;上表面深绿色至黄绿色,有蛛丝状柔毛和白色腺点,有时腺点脱落仅存腺窝,下表面密被白色绒毛,质柔软。气清香,味苦。

【分布】 丽水市各地。

【性味】 叶:味辛、苦,性温。

果实:味苦、辛,性温。

【功效】 叶:温经止痛,散寒止痛,祛湿止痒。

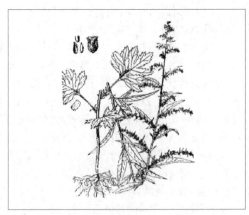

艾蒿(畲药名:共吾回、回棉、卫棉)

果实:温肾壮阳。

【主治】 叶:少腹冷痛,经寒不调,宫冷不孕,咯血,衄血,崩漏经多,妊娠下血,皮肤瘙痒。

果实:肾虚腰酸,阳虚内寒。

【用法用量】 叶内服煎汤,3～9g;外用适量,供炙制或熏洗用。果实内服研末,1.5～4.5g。

【注意】 叶:阴虚血热者慎服。

茵陈蒿

【学名】 *Artemisia capillaris* Thunb.

【药用部位】 幼嫩茎叶(茵陈)。

【生态环境】 生于山脚沙质地较潮湿的灌草丛中。

【采收季节】 春季采收,干燥。

【药材性状】 幼嫩茎叶多卷曲成团,灰白色或灰绿色,全体密被白色茸毛,绵软如绒。茎细小,长1.5～2.5cm,直径1～2mm,除去表面白色茸毛后可见明显纵棱;质脆,易折断。叶具柄;展平后叶片呈一至三回羽状分裂,叶片长1～3cm,宽约1cm;小裂片线状倒披针形。气清香,味微苦。

【分布】 遂昌等地。

【性味】 味苦、辛,性微寒。

【功效】 清湿热,退黄疸。

【主治】 黄疸尿少,湿疮瘙痒,传染性黄疸型肝炎。

【用法用量】 内服煎汤,6～15g;外用适量,煎汤熏洗。

【注意】 脾虚血亏而致的虚黄、萎黄者慎服。

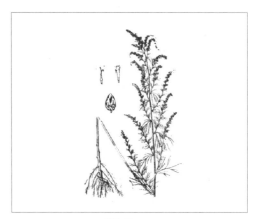

茵陈蒿

601

青蒿

【学名】 *Artemisia caruifolia* Buch.

【药用部位】 全草。

【生态环境】 生于山坡草丛、荒地、沟边、路旁向阳处。

【采收季节】 春季采收,洗净,阴干。

【分布】 丽水市各地。

【功效】 清热,辟秽,利肠胃,通血脉。

【主治】 胸膈中臭烂恶邪气,脾胃肠辟,大热渴中,恶冷疾恶疮。

【用法用量】 内服煎汤,6～15g。

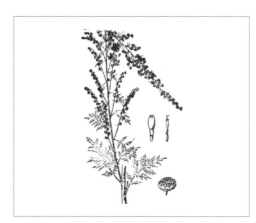

青蒿

牡蒿(畲药名:马仁莱、火烧菜)

【学名】 *Artemisia japonica* Thunb.

【药用部位】 全草(牡蒿)、根。

【生态环境】 生于路边荒野、林缘、疏林下、山坡等地。

【采收季节】 夏、秋季采收全草,洗净,鲜用或干燥;秋季采挖根,洗净,干燥。

【药材性状】 全草长20～90cm,全体灰绿色至暗绿色。茎圆柱形,直径1～3mm,表面有纵棱,被微柔毛或近无毛。叶互生,多皱缩破碎,完整叶展平后倒卵形匙形或楔形,上部浅裂至中裂,裂片上有齿,有的线状披针形而全缘,无柄。头状花序球形或卵球形,直径1～2mm;总苞片无毛;中央的两性花不结实。气清香。味微苦。

【分布】 丽水市山区各地。

【性味】 全草:味苦,微甘,性寒。

根:味苦,微甘,性平。

【功效】 全草:清热,凉血,解毒。

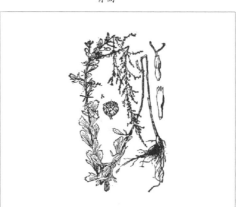

牡蒿(畲药名:马仁莱、火烧菜)

根:祛风、补虚、杀虫截疟。

【主治】 全草:夏季感冒,肺结核潮热,咯血,小儿疳积,衄血,便血,崩漏,带下,黄疸型肝炎,丹毒,毒蛇咬伤。

根:产后风寒感冒,风湿痹痛,劳伤乏力,虚肿,疟疾。

【用法用量】 全草内服煎汤,9～15g,鲜品加倍;外用适量,煎水洗或鲜品捣敷。根内服煎汤,15～30g。

【注意】 全草:不可久服。

白苞蒿(畲药名:假荁菜)

【学名】 *Artemisia lactiflolia* Wall.

【药用部位】 全草(四季菜)。

【生态环境】 生于山坡、林下、沟边、林缘等。

【采收季节】 夏、秋季采收,洗净,鲜用或干燥。

【药材性状】 全草长50～120cm。茎圆柱形,多分枝,有纵棱,直径2～5mm;表面灰黄色至黄棕色;质硬,易折断,断面纤维性,灰白色,中央髓部白色。叶互生,灰绿色或黄绿色,多皱缩破碎,易脱落,完整叶展平后倒卵形,一至二回羽状深裂,顶生裂片披针形,边缘有不规则锯齿,两面无毛。头状花序多排列呈圆锥状,花小,黄白色。气香,味微苦。

【分布】 丽水市山区各地。

【性味】 味辛、微苦,性微温。

【功效】 活血散瘀,理气化湿。

【主治】 血瘀痛经,经闭,产后瘀滞腹痛,慢性肝炎,肝脾肿大,食积腹胀,寒湿泄泻,疝气,脚气,阴疽肿痛,跌打损伤,水火烫伤。

【用法用量】 内服煎汤,9～15g,鲜品加倍;外用适量捣敷或研末调敷。

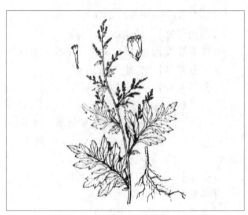

白苞蒿(畲药名:假荁菜)

602

野艾蒿(畲药名:茶水蓬)

【学名】 *Artemisia lavandulaefolia* D C.

【药用部位】 叶及根。

【生态环境】 生于山坡、路边荒野及草地。

【采收季节】 夏、秋季采收,干燥。

【分布】 丽水市山区各地。

【性味】 味辛、苦,性温。

【功效】 温经散寒,止痛,止血。

【主治】 少腹冷痛,经寒不调,宫冷不孕,咯血,衄血,崩漏经多,妊娠下血,皮肤瘙痒。

【用法用量】 内服煎汤,3～9g;外用适量,叶可供炙制或熏洗用。

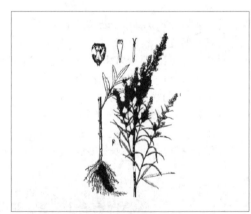

野艾蒿(畲药名:茶水蓬)

猪毛蒿(滨蒿)

【学名】 *Artemisia scoparia* Waldst. et Kit.

【药用部位】 地上部分(茵陈)。

【生态环境】 生于山坡、路边及林缘。

【采收季节】 春季采收幼苗或秋季花蕾长成时采收,干燥。

【药材性状】 幼嫩茎叶多卷曲成团,灰白色或灰绿色,全体密被白色茸毛,绵软如绒。茎细小,长1.5～2.5cm,直径1～2mm,除去表面白色茸毛后可见明显纵棱;质脆,易折断。叶具柄;展平后叶片呈一至三回羽状分裂,叶片长1～3cm,宽约1cm;小裂片线状倒披针形。气清香,味微苦。

【分布】 丽水市山区各地。

【性味】 味苦、辛,性微寒。

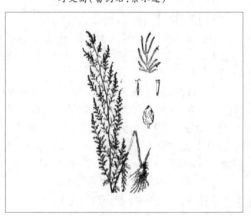

猪毛蒿(滨蒿)

【功效】 清热利湿,退黄。

【主治】 黄疸尿少,湿疮瘙痒,传染性黄疸型肝炎。

【用法用量】 内服煎汤,6～15g;外用适量,煎汤熏洗。

【注意】 脾虚血亏而致的虚黄、萎黄,慎服。

三脉紫菀(三脉叶马兰　畲药名:苦连饭)

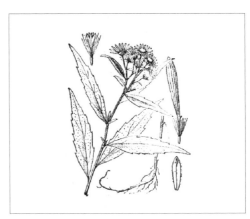

三脉紫菀(三脉叶马兰　畲药名:苦连饭)

【学名】 *Aster ageratoides* Turcz.

【药用部位】 全草或根。

【生态环境】 生于海拔1400m以下路旁、林缘、山坡灌草丛中。

【采收季节】 夏、秋季采收,洗净,鲜用或干燥。

【药材性状】 根茎较粗壮,有多数棕黄色须根。茎圆柱形,直径1～3mm;上部茎暗紫色,下部茎暗绿色;质脆,易折断,断面不整齐,髓部黄白色。叶互生,灰绿色,多皱缩或破碎,完整叶展平后呈长椭圆状披针形,边缘具疏锯齿,具明显的离基三出脉,表面粗糙。头状花序顶生,排列成伞房状或圆锥状,舌状花紫色或浅红色,管状花黄色。瘦果椭圆形,冠毛灰白色或褐色。气微香,味微苦。

【分布】 丽水市山区各地。

【性味】 味苦、辛,性凉。

【功效】 清热解毒,祛痰镇咳,凉血止血。

【主治】 感冒发热,扁桃体炎,支气管炎,肝炎,肠炎,痢疾,热淋,血热吐衄,痈肿疔毒,蛇虫咬伤。

【用法用量】 内服煎汤,15～60g;外用适量,鲜品捣敷。

微糙三脉紫菀

【学名】 *Aster ageratoides* Turcz. var. *scaberulus*（miq.）Ling

【药用部位】 全草或根。

【生态环境】 生于山坡、路旁、林缘。

【采收季节】 夏、秋季采收,洗净,鲜用或干燥。

【分布】 遂昌、龙泉、庆元、缙云。

【性味】 味苦、辛,性凉。

【功效】 清热解毒,祛痰镇咳,凉血止血。

【主治】 感冒发热,扁桃体炎,支气管炎,肝炎,肠炎,痢疾,热淋,血热吐衄,痈肿疔毒,蛇虫咬伤。

【用法用量】 内服煎汤,15～60g;外用适量,鲜品捣敷。

琴叶紫菀

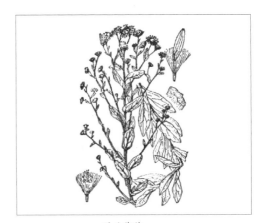

琴叶紫菀

【学名】 *Aster panduratus* Nees ex Walp.

【药用部位】 带根的全草。

【生态环境】 山坡草丛中、路旁、溪沟边。

【采收季节】 夏、秋季采收,洗净,切段,干燥。

【分布】 遂昌、龙泉、庆元、莲都、缙云等地。

【性味】 味苦、辛,性温。

【功效】 温肺止咳,散寒止痛。

【主治】 肺寒咳喘,胃脘冷痛。

【用法用量】 内服煎汤,15～30g。

陀螺紫菀(畲药名:老虎舌、毛舌、草鞋芎草)

【学名】 *Aster turbinatus* S. Mooce

【药用部位】 全草、根。

【生态环境】 生于低山山坡、林下阴地。

【采收季节】 夏、秋季采收全草,洗净,鲜用或干燥;秋季采收根,洗净,干燥。

【分布】 丽水市山区各地。

【性味】 全草:味微苦,性凉。

　　　　 根:味微苦,性凉。

【功效】 全草:清热解毒,止痢。

　　　　 根:清热解毒。

【主治】 全草:感冒发热,痢疾。

　　　　 根:喉蛾,乳痈,小儿疳积。

【用法用量】 全草内服煎汤,15～30g。根内服煎汤,10～30g。

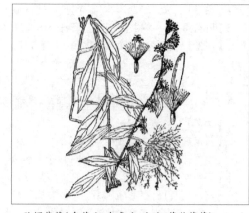

陀螺紫菀(畲药名:老虎舌、毛舌、草鞋芎草)

仙白草

【学名】 *Aster turbinatus* S. Mooce var. *chekiangensis* C. Ling ex Ling

【药用部位】 全草(仙白草)。

【生态环境】 生于山坡疏林下、灌草丛中。

【采收季节】 夏、秋季采收全草,洗净,鲜用或干燥。

【分布】 云和等地。

【性味】 味辛、涩,性温。

【功效】 解蛇毒。

【主治】 毒蛇咬伤。

【用法用量】 内服煎汤,15～30g;外用适量,捣敷。

604

白术

【学名】 *Atractylodes macrocephala* Koidz.

【药用部位】 根茎(白术)

【生态环境】 栽培于大田或山坡旱地上。

【采收季节】 冬季采收,烘干或晒干,除去须根。

【药材性状】 根茎为不规则的肥厚团块,长3～13cm,直径1.5～7cm。表面灰黄色或灰棕色,有瘤状突起及断续的纵皱缩和沟纹,并有须根痕,顶端有残留茎基和芽痕。质坚硬,不易折断,断面不平坦,黄白色至淡棕色,有棕黄色的点状油室散在;烘干者断面角质样,色泽较深或有裂隙。气清香,味甘、微辛,嚼之略带黏性。

【分布】 丽水市各地有种植。

【性味】 味苦、甘,性温。

【功效】 健脾益气,燥湿利水,止汗,安胎。

【主治】 脾虚食少,腹胀泄泻,痰饮眩悸,自汗,胎动不安。

【用法用量】 内服煎汤,6～12g。

【注意】 阴虚内热、津液亏耗者慎服。

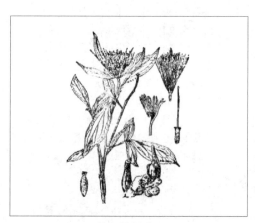

白术

婆婆针

【学名】 *Bidens bipinnata* L.

【药用部位】 全草(鬼针草)。

【生态环境】 生于路边荒坡、山坡、田间、溪沟边。

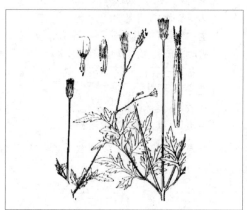

婆婆针

【采收季节】　秋季花后采收,洗净,鲜用或干燥。

【药材性状】　全体暗绿色。茎方柱形或近圆柱形,紫褐色,有纵向棱槽。叶对生;叶片二回羽状深裂,裂片两面被疏短毛,边缘具不规则锯齿。头状花序近圆柱形;总苞片1层,狭椭圆形;花黄色,舌状花1~3朵,不育,管状花多数,能育。瘦果狭圆柱形,冠毛3~4枚,针芒状,具多数倒生的小刺。气微,味微苦。

【分布】　丽水市山区各地。

【性味】　味苦,性微寒。

【功效】　清热解毒,祛风除湿,活血消肿。

【主治】　咽喉肿痛,泄泻,痢疾,黄疸,肠痈,疔疮肿毒,蛇虫咬伤,风湿痹痛,跌打损伤。

【用法用量】　内服煎汤,9~30g,鲜品加倍;外用适量,捣敷或煎水洗。

金盏银盆

【学名】　*Bidens biternata* (Lour.) Merr. et Sherff.

【药用部位】　全草(鬼针草)。

【生态环境】　生于路边、溪沟边、村旁及荒地上。

【采收季节】　秋季花后采收,洗净,鲜用或干燥。

【药材性状】　全草长30~80cm。茎略具四棱,基部直径2~7mm。表面暗褐色。叶对生,完整者二回三出复叶,边缘具规则的粗齿。头状花序干枯,具长梗。瘦果易脱落,残存花托近圆形。气微,味淡。

【分布】　丽水市各地。

【性味】　味微甘、微苦,性凉。

【功效】　清热解毒,凉血止血。

【主治】　感冒发热,黄疸,泄泻,痢疾,血热吐血,血崩,跌打损伤,痈肿疮毒,鹤膝风,疥癞。

【用法用量】　内服煎汤,10~30g;外用适量,捣敷或煎水洗。

605

鬼针草(三叶鬼针草　畲药名:一包针)

【学名】　*Bidens pilosa* L.

【药用部位】　全草(鬼针草)。

【生态环境】　生于路边、村旁及荒地上。

【采收季节】　秋季花后采收,洗净,鲜用或干燥。

【药材性状】　全草长20~50cm。茎钝四棱形,基部直径2~5mm。表面暗褐色。叶对生,完整者多为一回羽状复叶,易脱落和破碎。头状花序总苞草质,绿色。瘦果易脱落,残存花托近圆形。气微,味淡。

【分布】　丽水市各地。

【性味】　味苦,性微寒。

【功效】　清热解毒,利湿,健脾。

【主治】　时行感冒,咽喉肿痛,黄疸肝炎,暑湿吐泻,肠炎,痢疾,肠痈,小儿疳积,血虚黄肿,痔疮,蛇虫咬伤。

【用法用量】　内服煎汤,9~30g,鲜品加倍;外用适量,捣敷或煎水洗。

【注意】　妇女经期慎服。

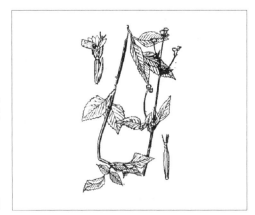

鬼针草(三叶鬼针草　畲药名:一包针)

狼把草

【学名】　*Bidens tripartita* L.

【药用部位】　全草。

【生态环境】　生于路边荒野。

【采收季节】　秋季采收,洗净,切段,鲜用或干燥。

【分布】　丽水市各地。

【性味】　味甘、微苦,性凉。

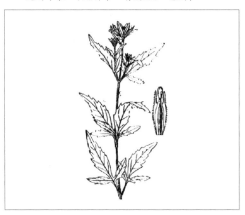

狼把草

【功效】 清热解毒,利湿,通经。

【主治】 肺热咳嗽,咯血,咽喉肿痛,赤白痢疾,黄疸,月经不调,闭经,小儿疳积,瘰疬结核,湿疹癣疮,毒蛇咬伤。

【用法用量】 内服煎汤,9～30g,鲜品加倍;外用适量,捣敷或研末调敷。

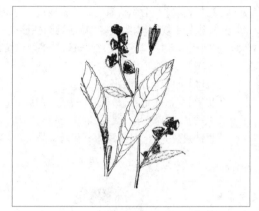

台湾艾纳香

台湾艾纳香

【学名】 *Blumea formosana* Kitamura

【药用部位】 全草。

【生态环境】 生于低山山坡、草丛、疏林下、山地路旁。

【采收季节】 夏、秋季采收,洗净,切段,鲜用或干燥。

【分布】 松阳、龙泉等地。

【性味】 味苦、微辛,性凉。

【功效】 清热解毒,利尿消肿。

【主治】 急性支气管炎,肠炎,痢疾,急性肾炎,尿路感染,多发性疖肿。

【用法用量】 内服煎汤,15～30g;外用适量,鲜品捣敷。

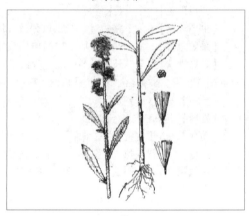

毛毡草

【学名】 *Blumea hieracifolia*(D. Don)D C.

【药用部位】 全草。

【生态环境】 生于田边、路旁、草地或低山灌丛中。

【采收季节】 全年可采收,洗净,切段,鲜用或干燥。

【分布】 遂昌、庆元等地。

【性味】 味微辛,性凉。

【功效】 清热解毒。

【主治】 泄泻,毒虫蜇伤。

【用法用量】 内服煎汤,9～15g;外用适量,煎水洗或捣汁涂。

毛毡草

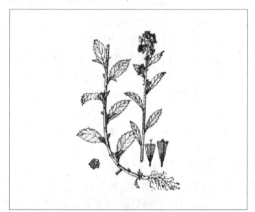

柔毛艾纳香

【学名】 *Blumea mollis*(D. Don)Merr.

【药用部位】 全草。

【生态环境】 生于田野或空旷地草丛中。

【采收季节】 夏、秋季采收,洗净,切段,鲜用或干燥。

【分布】 遂昌、松阳、龙泉、庆元等地。

【性味】 味微苦,性凉。

【功效】 清肺止咳,解毒止痛。

【主治】 肺热咳嗽或咯血,小儿疳积,头痛,鼻渊,胸膜炎,口腔炎,乳腺炎。

【用法用量】 内服煎汤,9～15g,或捣烂冲开水含服;外用适量,煎水洗或捣汁涂。

柔毛艾纳香

长圆叶艾纳香(畲药名:庙风、大黄草)

【学名】 *Blumea oblongifolia* Kitamura

【药用部位】 全草。

【生态环境】 生于路旁、田边、山坡草丛中。

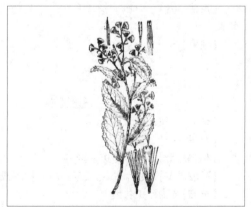

长圆叶艾纳香(畲药名:庙风、大黄草)

【采收季节】 夏、秋季采收,洗净,切段,鲜用或干燥。

【药材性状】 全草长40~60cm,不分枝或基部有分枝。茎具条棱,上部被较密的长柔毛。叶多皱缩,完整者长圆形或椭圆状长圆形,先端急尖或钝,基部楔形,边缘有不规则重锯齿,两面有毛,中脉在两面凸起,网脉下面明显。总苞球状钟形,绿色;花托被白色粗毛。气微,味微辣。

【分布】 龙泉、庆元、云和、景宁等地。

【性味】 味苦、微辛,性凉。

【功效】 清热解毒,利水消肿。

【主治】 急性支气管炎,肠炎,痢疾,急性肾炎,尿路感染,多发性疖肿。

【用法用量】 内服煎汤,15~30g;外用适量,鲜品捣敷。

丝毛艾纳香

【学名】 *Blumea sericans*(Kurz)Hook. f.

【药用部位】 全草。

【生态环境】 生于路旁、荒地、田边、丘陵地带草丛中。

【采收季节】 夏、秋季采收,洗净,切段,鲜用或干燥。

【分布】 松阳、龙泉、庆元等地。

【性味】 味微苦、淡,性平。

【功效】 清热利尿。

【主治】 急、慢性肾炎,肿毒疮疡。

【用法用量】 内服煎汤,10~30g;外用适量,鲜品捣敷。

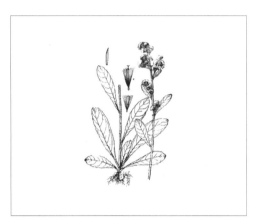

丝毛艾纳香

607

金盏菊

【学名】 *Calendula officinalis* L.

【药用部位】 全草、花、根。

【生态环境】 栽培于庭院、公园或凉台花盆中。

【采收季节】 春、夏季采收全草,洗净,切段,鲜用或干燥;春、夏季采收花,鲜用或阴干;夏季开花时采收根,洗净,鲜用或干燥。

【分布】 市内有作观赏植物普遍种植。

【性味】 全草:味苦,性寒。

　　　　 花:味淡,性平。

　　　　 根:味微苦,性平。

【功效】 全草:清热解毒,活血调经。

　　　　 花:凉血止血,清热泻火。

　　　　 根:活血散瘀,行气止痛。

【主治】 全草:中耳炎,月经不调。

　　　　 花:肠风便血,目赤肿痛。

　　　　 根:癥瘕,疝气,胃寒疼痛。

【用法用量】 全草内服煎汤,5~15g;外用适量,鲜品捣汁滴耳。花内服煎汤,5~10朵;外用适量,捣敷或煎水洗。根内服煎汤,30~60g,鲜品加倍。

天名精(畲药名:张老花、野烟)

【学名】 *Carpesium abrotanoides* L.

【药用部位】 全草(天名精)、果实(鹤虱)。

【生态环境】 生于路边荒地、村旁空旷地、溪沟边及林缘。

【采收季节】 夏季花盛开时采收全草,洗净,鲜用或干燥;秋季采收果实,干燥。

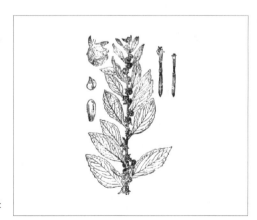

天名精(畲药名:张老花、野烟)

【药材性状】 全草长 30～80cm。茎圆柱形,上部的密生短柔毛。完整叶片下表面具网状脉,有柔毛及腺点。头状花序单生叶腋,直径约6mm,近无柄;总苞片3层;花全为管状,黄色。瘦果黑褐色,细长。气臭,味微苦、涩。

果实圆柱形,细小,长 3～4mm,直径不及 1mm。表面黄褐色或暗褐色,具多数纵棱。顶端收缩呈细喙状,先端扩展成灰白色圆环;基部稍尖,有着生痕迹。果皮薄,纤维性,种皮菲薄透明,子叶 2,类白色,稍有油性。气特异,味微苦。

【分布】 丽水市各地。

【性味】 全草:味苦、辛,性寒。

　　　　　果实:味苦、辛,性平,小毒。

【功效】 全草:清热,化痰,解毒,杀虫,破瘀,止血。

　　　　　果实:杀虫消积。

【主治】 全草:乳蛾,喉痹,急慢惊风,牙痛,疔疮肿毒,痔瘘,皮肤痒疹,毒蛇咬伤,虫积,血瘕,吐血,衄血,血淋,创伤出血。

　　　　　果实:蛔虫病,蛲虫病,绦虫病,钩虫病,小儿疳积。

【用法用量】 全草内服煎汤,9～15g;外用适量,捣敷或煎水熏洗及含漱。果实内服煎汤,3～9g。

【注意】 全草:脾胃虚寒者及孕妇禁服。

　　　　　果实:孕妇慎服。

烟管头草

【学名】 *Carpesium cernuum* L.

【药用部位】 全草、根。

【生态环境】 生于路旁荒地及山坡、沟边、林缘处。

【采收季节】 秋季花初开时采收全草,鲜用或干燥;秋季采根,洗净,切片,干燥。

【分布】 丽水市山区各地。

【性味】 全草:味苦、辛,性寒。

　　　　　根:味苦,性凉。

【功效】 全草:清热解毒,消肿止痛。

　　　　　根:清热解毒。

【主治】 全草:感冒发热,高热惊风,咽喉肿痛,乳蛾,风火牙痛,痄腮,尿路感染,淋巴结结核,疮疡疔肿,乳腺炎。

　　　　　根:痢疾,牙痛,乳蛾,子宫脱垂,脱肛。

【用法用量】 全草内服煎汤,6～15g,鲜品 15～30g;外用适量,捣敷或煎水熏洗及含漱。根内服煎汤,6～15g。

【注意】 全草:脾胃虚寒者慎服。

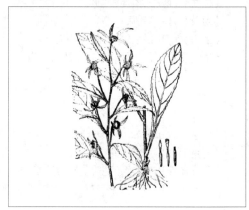

烟管头草

金挖耳

【学名】 *Carpesium dlvaricatum* Sieb. et Zucc.

【药用部位】 全草、根。

【生态环境】 生于路旁及山坡草地。

【采收季节】 秋季花期采收全草,洗净,切段,鲜用或干燥;秋季采收根,洗净,切段,鲜用或干燥。

【分布】 丽水市各地。

【性味】 全草:味苦、辛,性寒。

　　　　　根:味微苦、辛,性平。

【功效】 全草:清热解毒,消肿止痛。

　　　　　根:清热解毒,祛风杀虫。

【主治】 全草:感冒发热,头风,风火赤眼,咽喉肿痛,痄腮,牙痛,乳痈,痈疖肿毒,痔疮出血,腹痛泄泻,急惊风。

　　　　　根:产后腹痛,水泻腹痛,牙痛,乳蛾。

【用法用量】 全草内服煎汤,6～15g;外用适量,鲜品捣敷或煎水洗。根内服煎汤,6～15g,或捣烂冲酒;外用适量,捣敷。

【注意】 全草:气虚者慎服。

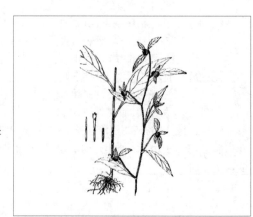

金挖耳

红花

【学名】 *Carthamus tinctorius* L.

【药用部位】 花(红花)。

【生态环境】 栽培于庭院或盆栽。

【采收季节】 夏季花由黄变红时采摘,干燥。

【药材性状】 花为不带子房的管状花,长 1 ~ 2cm,表面红黄色或红色。花冠筒细长,先端 5 裂,裂片呈狭条形,长 5 ~ 8mm;雄蕊 5,花药聚合成筒状,黄白色;柱头长圆柱形,顶端微分叉。质柔软。气微香,味微苦。

【分布】 缙云、遂昌原有种植,现部分地方作花卉栽培于庭院。

【性味】 味辛,性温。

【功效】 活血通经,祛瘀止痛。

【主治】 经闭,痛经,恶露不行,癥瘕痞块,跌仆损伤,疮疡肿痛。

【用法用量】 内服煎汤,3 ~ 10g。

【注意】 孕妇及月经过多者禁服。

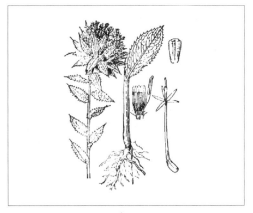

红花

石胡荽(鹅不食草、球子草　畲药名:塌地胡椒)

【学名】 *Centipeda minima*（L.）A. Br. et Aschers.

【药用部位】 全草(鹅不食草)。

【生态环境】 生于路边及田野阴湿处。

【采收季节】 初秋花开时采收,洗净,鲜用或干燥。

【药材性状】 全草缠结成团。须根纤细,淡黄色。茎细,多分枝;质脆,易折断,断面黄白色。叶小近无柄;叶片多皱缩、破碎,完整者展平后呈匙形,表面灰绿色或棕褐色,边缘有 3 ~ 5 个锯齿。头状花序黄色或黄褐色。气微香,久嗅有刺激感,味苦、微辛。

【分布】 丽水市各地。

【性味】 味辛,性温。

【功效】 祛风通窍,解毒消肿。

【主治】 感冒,头痛,鼻渊,鼻息肉,咳嗽,哮喘,喉痹,耳聋,目赤翳膜,疟疾,痢疾,风湿痹痛,跌打损伤,肿毒,疥癣。

【用法用量】 内服煎汤,6 ~ 9g;外用适量,捣敷、捣烂塞鼻或研末吹鼻。

【注意】 气虚胃弱者禁服。

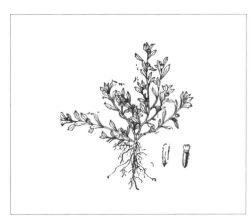

石胡荽(鹅不食草、球子草　畲药名:塌地胡椒)

南茼蒿(茼蒿)

【学名】 *Chrysanthemum segetum* L.

【药用部位】 茎叶。

【生态环境】 栽培于菜地、农田。

【采收季节】 春、夏季采收,鲜用。

【分布】 丽水市各地作蔬菜种植。

【性味】 味辛、甘,性凉。

【功效】 和脾胃,消痰饮,安心神。

【主治】 脾胃不和,二便不通,咳嗽痰多,烦热不安。

【用法用量】 内服煎汤,鲜品 60 ~ 90g。

【注意】 泄泻者禁服。

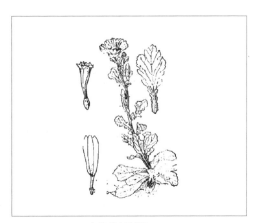

南茼蒿(茼蒿)

蓟(大蓟　畲药名：大叶牛须刺、牛节刺、牛尿刺)

【学名】　*Cirsium japonicum* Fisch. ex DC.

【药用部位】　地上部分(大蓟)、根(大蓟根)。

【生态环境】　生于田边或荒地、旷野、山坡路边。

【采收季节】　夏、秋二季采收地上部分，干燥；秋季采挖根，洗净，干燥。

【药材性状】　地上部分茎圆柱形，基部直径可达 1.2cm；表面绿褐色或棕褐色，有数条纵棱，被丝状毛；断面灰白色，髓部疏松或中空。叶皱缩，多破碎，完整叶展平后呈倒披针形或倒卵状椭圆形，羽状深裂，边缘具不等长的针刺；上表面灰绿色或黄棕色，下表面色较浅，两面均具灰白色丝状毛。状状花序顶生，球形或椭圆形，总苞黄褐色，羽状冠毛灰白色。气微，味淡。

根长纺锤形，常簇生而扭曲，长 5～15cm。直径 2～8mm。表面灰褐色至暗褐色，有纵皱纹。质硬而脆，易折断，断面较粗糙，皮部薄，棕褐色，有细小裂隙，木部灰白色至灰黄色。气微特异，味甘、微苦、涩。

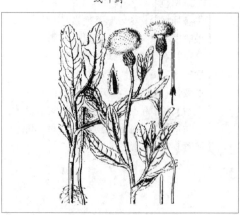
蓟(大蓟　畲药名：大叶牛须刺、牛节刺、牛尿刺)

【分布】　丽水市各地。

【性味】　地上部分：味甘、苦，性凉。
　　　　　根：味甘、苦，性凉。

【功效】　地上部分：凉血止血，散瘀解毒消痈。
　　　　　根：凉血止血，祛瘀消肿。

【主治】　地上部分：衄血，吐血，便血，崩漏，外伤出血，痈肿疮毒。
　　　　　根：衄血，吐血，尿血，便血，崩漏下血，外伤出血，痈肿疮毒。

【用法用量】　地上部分内服煎汤，9～15g，鲜品 30～60g；外用适量，捣敷，根内服煎汤，9～15g；外用适量，鲜品捣敷。

【注意】　虚寒出血、脾胃虚寒者禁服。

610

线叶蓟

【学名】　*Cirsium lineare* (Thunb.) Sch. – Bip.

【药用部位】　根或全草。

【生态环境】　生于山坡、路边。

【采收季节】　秋季采收，洗净，鲜用或干燥。

【分布】　丽水市山区各地。

【性味】　味酸，性温。

【功效】　活血散瘀，解毒消肿。

【主治】　月经不调，闭经，痛经，乳腺炎，跌打损伤，尿路感染，痈疖，蛇伤。

【用法用量】　内服煎汤，15～30g；外用适量，捣敷。

线叶蓟

刺儿菜(小蓟　畲药名：小叶牛须刺)

【学名】　*Cirsium setosum* (Willd.) MB.

【药用部位】　全草(小蓟)或根。

【生态环境】　生于山坡、河旁或荒地、田间。

【采收季节】　夏季花盛开时采收，洗净，鲜用或干燥。

【药材性状】　全草长 25～45cm，直径 2～5mm。茎圆柱形，有的上部分枝。表面灰绿色或带紫色，具纵棱及白色柔毛；质脆，易折断，断面中空。呈互生，无柄或有短柄；叶片皱缩或破碎，完整者展平后呈长圆状披针形，长 7～10cm，宽 1.5～2.5cm，近全缘或有疏锯齿，齿尖具针刺；上表面绿褐色，下表面灰绿色，两面均有白色柔毛，头状花序单个或数个顶生；总苞片钟状，苞片 5～8 层，黄绿色；花紫红色。气微，味微苦

刺儿菜(小蓟　畲药名：小叶牛须刺)

【分布】 丽水市山区各地。

【功效】 凉血止血,清热消肿。

【主治】 咳血、吐血、衄血、尿血、血淋、便血、血痢、崩漏、外伤出血、疮痈肿毒。

【用法用量】 内服煎汤,5～12g,鲜品 30～60g;外用适量,捣敷。

【注意】 虚寒出血及脾胃虚寒者禁服。

野塘蒿(香丝草)

【学名】 *Conyza bonariensis*（L.）Cronq.

【药用部位】 全草。

【生态环境】 生于旷野、路边、田野等。

【采收季节】 夏、秋季采收,洗净,鲜用或干燥。

【分布】 丽水市各地。

【性味】 味苦,性凉。

【功效】 清热解毒,除湿止痛,止血。

【主治】 感冒、疟疾、风湿性关节炎、疮疡脓肿、外伤出血。

【用法用量】 内服煎汤,9～12g;外用适量,捣敷。

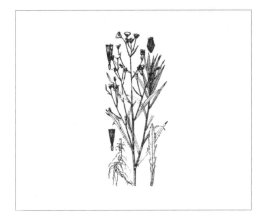

野塘蒿(香丝草)

小蓬草(加拿大蓬、小飞蓬)

【学名】 *Conyza canadensis*（L.）Cronq.

【药用部位】 全草。

【生态环境】 生于旷野、荒地、田间和路边。

【采收季节】 夏、秋季采收,洗净,鲜用或干燥。

【药材性状】 全草长 30～90cm。茎圆柱形,上部多分枝,表面黄绿色或绿色,具细纵棱及粗糙毛。单叶互生,完整叶片展平后倒披针形,先端急尖,基部渐狭成柄,边缘具疏锯齿或全缘。多数小头状花序集成圆锥花序状,花黄棕色。气香特异,味微苦。

【分布】 丽水市各地。

【性味】 味微苦、辛,性凉。

【功效】 清热利湿,散瘀消肿。

【主治】 痢疾、肠炎、肝炎、胆囊炎、跌打损伤、风湿骨痛、疮疖肿痛、外伤出血、牛皮癣。

【用法用量】 内服煎汤,15～30g;外用适量,鲜品捣敷。

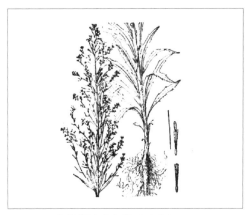

小蓬草(加拿大蓬、小飞蓬)

白酒草

【学名】 *Conyza japonica*（Thunb.）Less.

【药用部位】 根。

【生态环境】 生于路边、山谷田边、山坡草地或林缘。

【采收季节】 夏、秋季采收,洗净,鲜用或干燥。

【分布】 丽水市各地。

【性味】 味苦、辛,性寒。

【功效】 清热止痛,祛风化痰。

【主治】 肋膜炎、肺炎、咽喉肿痛、小儿惊风。

【用法用量】 内服煎汤,9～15g。

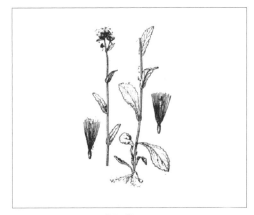

白酒草

苏门白酒草

【学名】 *Conyza sumatrensis*（Retz.）Walker

【药用部位】 全草。

【生态环境】 生于山坡草地、路旁。

【采收季节】 夏、秋季采收,洗净,鲜用或干燥。

【分布】 遂昌、龙泉、缙云等地。

【性味】 味辛,性平。

【功效】 化痰,通络,止血。

【主治】 咳嗽痰多,风湿痹痛,子宫出血。

【用法用量】 内服煎汤,3～10g。

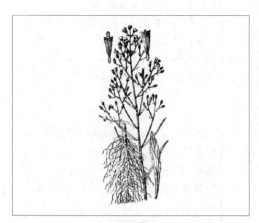

苏门白酒草

剑叶金鸡菊

【学名】 *Coreopsis lanceolata* L.

【药用部位】 全草。

【生态环境】 栽培于公园、庭院、阳台花盆中。

【采收季节】 夏、秋季采收,洗净,鲜用或干燥。

【分布】 市内有作花卉种植。

【性味】 味辛,性平。

【功效】 解热毒,消痈肿。

【主治】 疮疡肿毒。

【用法用量】 外用适量,捣敷。

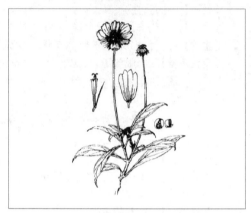

剑叶金鸡菊

612

两色金鸡菊

【学名】 *Coreopsis tinctoria* Nutt.

【药用部位】 全草。

【生态环境】 栽培于公园、庭院、阳台花盆中。

【采收季节】 春、夏季采收,洗净,鲜用或干燥。

【分布】 市内有作花卉种植。

【性味】 味甘,性平。

【功效】 清湿热,解毒消痈。

【主治】 湿热痢疾,目赤肿痛,痈肿疮毒。

【用法用量】 内服煎汤,15～30g;外用适量,捣敷。

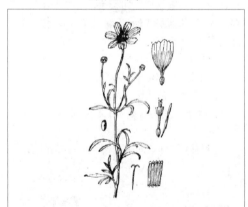

两色金鸡菊

大丽菊

【学名】 *Dahlia pinnata* Cav.

【药用部位】 块根。

【生态环境】 栽培于庭院、阳台花盆中、农舍旁。

【采收季节】 秋季采挖,洗净,切片,鲜用或干燥。

【分布】 丽水市各地作观赏植物种植。

【性味】 味辛、甘,性平。

【功效】 清热解毒,散瘀止痛。

【主治】 腮腺炎,齿龈疼痛,无名肿毒,跌打损伤。

【用法用量】 内服煎汤,6～12g;外用适量,捣敷。

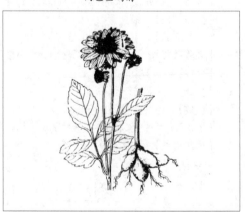

大丽菊

野菊(畲药名:艾花、吉花、黄菊花)

【学名】 *Dendranthema indica*(L.)Des Moul.

【药用部位】 花(野菊花)、根或全草。

【生态环境】 生于旷野、山坡。

【采收季节】 秋、冬季花初开时采收,干燥;夏、秋间采收根或全草。

【药材性状】 花类球形,直径 0.3~1cm,棕黄色。总苞由 4~5 层苞片组成,外层苞片卵形或条形,外表面中部灰绿色或浅棕色,通常被白毛,边缘膜质;内层苞片长椭圆形,膜质,外表面无毛。总苞基部有的残留总花梗。舌状花 1 轮,黄色至棕黄色,皱缩卷曲;管状花多数,深黄色。体轻。气芳香,味苦。

【分布】 丽水市各地。

【性味】 花:味苦、辛,性微寒。

根或全草:味苦、辛,性寒。

【功效】 花:清热解毒,疏风平肝。

根或全草:清热解毒。

【主治】 花:疗疮痈肿,丹毒,湿疹,皮炎,风热感冒,咽喉肿痛,高血压症。

根或全草:感冒,气管炎,肝炎,高血压症,痢疾,痈肿,疗疮,目赤肿痛,瘰疬,湿疹。

【用法用量】 花内服煎汤,9~15g,鲜品 30~60g;外用适量,捣敷或煎水洗。根或全草内服煎汤,6~12g,鲜品 30~60g;外用适量,捣敷或煎水洗。

【注意】 花:脾胃虚寒者慎服。

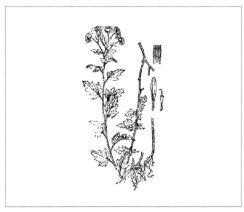

野菊(畲药名:艾花、吉花、黄菊花)

甘菊(岩香菊、菊米)

【学名】 *Dendranthema lavandulifolia*(Fisch. ex Trautv.)Ling et Shih

【药用部位】 花(菊米)、根或全草。

【生态环境】 生于山坡、路边、荒地,遂昌、松阳等地有栽培。

【采收季节】 秋、冬季采收花蕾,微火炒后,干燥;夏、秋间采收根或全草。

【分布】 遂昌、松阳、龙泉、庆元等地。遂昌有大面积种植。

【性味】 花:味苦、辛,性微寒。

根或全草:清热解毒。

【功效】 花:清热解毒,疏风平肝。

根或全草:清热解毒。

【主治】 花:疗疮痈肿,丹毒,湿疹,皮炎,风热感冒,咽喉肿痛,高血压症。

根或全草:感冒,气管炎,肝炎,高血压症,痢疾,痈肿,疗疮,目赤肿痛,瘰疬,湿疹。

【用法用量】 花内服煎汤,9~15g,鲜品 30~60g;外用适量,捣敷或煎水洗。根或全草内服煎汤,6~12g,鲜品 30~60g;外用适量,捣敷或煎水洗。

【注意】 花:脾胃虚寒者慎服。

甘菊(岩香菊、菊米)

菊花

【学名】 *Dendranthema morifolia*(Ramat.)Tzvel.

【药用部位】 头状花序(菊花)、幼嫩茎叶、叶、根、嫩茎尖。

【生态环境】 栽培于农田、公园、庭院、阳台花盆中。

【采收季节】 深秋花盛开时分批采收,低温干燥;春季采收细嫩茎叶,鲜用或阴干;夏、秋季采摘叶,鲜用或干燥;秋、冬季采挖根,洗净,鲜用或干燥;7~9 月采收嫩茎尖,鲜用或干燥。

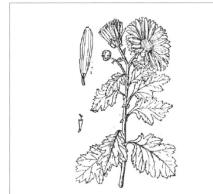

菊花

【分布】 丽水市各地普遍种植。

【性味】 头状花序:味甘、苦,性寒。

幼嫩茎叶:味甘、苦,性凉。

叶:味辛、甘,性平。

根:味苦、甘,性寒。

嫩茎尖:味苦、辛,性凉。

【功效】 头状花序:疏风清热,平肝明目,解毒消肿。

幼嫩茎叶:清肝明目。

叶:清肝明目,解毒消肿。

根:利小便,清热解毒。

嫩茎尖:清热解毒。

【主治】 头状花序:风热感冒,头痛眩晕,目赤肿痛,眼目昏花。

幼嫩茎叶:头风眩晕,目生翳膜。

叶:头风,目玄,疔疮,痈肿。

根:癃闭,咽喉肿痛,痈肿疔毒。

嫩茎尖:风火赤眼,鼻炎,咽喉肿痛,支气管炎,疮疖肿痛。

【用法用量】 头状花序内服煎汤,10～15g或泡茶外用:适量,煎水洗或捣敷。幼嫩茎叶内服煎汤,6～12g;外用:适量,煎水熏洗。叶内服煎汤,9～15g;外用适量,捣敷。根内服煎汤,15～30g;外用适量,捣敷。嫩茎尖内服煎汤,15～30g;外用:适量,捣敷或煎水熏洗。

【注意】 头状花序:气虚胃寒、食减泄泻者慎服。

鱼眼草

【学名】 *Dichrocephala auricuiata*(Thunb.)Druce

【药用部位】 全草。

【生态环境】 生于田埂边、路旁、水沟边、山地等。

【采收季节】 夏、秋季采收,洗净,鲜用或干燥。

【分布】 遂昌、松阳、龙泉、庆元等地。

【性味】 味苦、辛,性平。

【功效】 活血调经,解毒消肿。

【主治】 月经不调,扭伤肿痛,疔毒,毒蛇咬伤。

【用法用量】 内服煎汤,9～15g,研末3～6g;外用适量,鲜品捣敷。

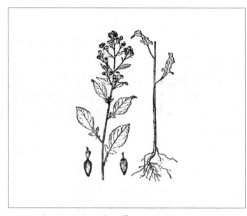

鱼眼草

东风菜(畲药名:哈罗丁、哈卢弟)

【学名】 *Doellingeria scaber*(Thunb.)Nees

【药用部位】 根茎及全草。

【生态环境】 生于山谷坡地、草丛和灌丛中。

【采收季节】 秋季采收洗净,鲜用或干燥。

【分布】 丽水市山区各地。

【性味】 味辛,甘,性寒。

【功效】 清热解毒,明目,利咽。

【主治】 风热感冒,头痛目眩,目赤肿痛,咽喉红肿,急性肾炎,肺病吐血,跌打损伤,痈肿疔疮,蛇咬伤。

【用法用量】 内服煎汤,15～30g;外用适量,鲜全草捣敷。

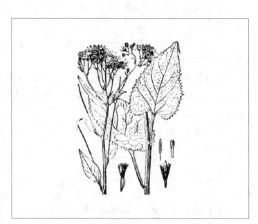

东风菜(畲药名:哈罗丁、哈卢弟)

鳢肠(畲药名:日花草、墨黑草)

【学名】 *Eclipta prostrata* L.

【药用部位】 全草(墨旱莲)。

【生态环境】 生于路旁草丛、田埂、沟边草地等。

【采收季节】 夏、秋季花开前采收,洗净,鲜用或干燥。

【药材性状】 全草被白色茸毛。茎圆柱形,有纵棱,直径 2～5mm;表面绿褐色或墨绿色。叶对生,近无柄,叶片皱缩卷曲或破碎,完整者展平后呈长披针形,全缘或具浅齿,墨绿色。头状花序直径 2～6mm。瘦果椭圆形而扁,长 2～3mm,棕色或浅褐色。气微,味微咸。

【分布】 丽水市各地。

【性味】 味甘、酸,性寒。

【功效】 补益肝肾,凉血止血。

【主治】 肝肾不足,头晕目眩,须发早白,吐血,咯血,衄血,便血,血痢,崩漏,外伤出血。

【用法用量】 内服煎汤,6～12g,大剂量可用至 30g;外用适量,捣敷、捣绒塞鼻或研末撒。

【注意】 脾肾虚寒者慎服。

地胆草(畲药名:牛嘴婆)

【学名】 *Elephantopus scaber* L.

【药用部位】 全草(儿童草)。

【生态环境】 生于山坡路旁、田边地角。

【采收季节】 夏未采收,洗净,鲜用或干燥。

【分布】 丽水市山区各地。

【性味】 味苦、辛,性寒。

【功效】 清热,凉血,解毒,利湿。

【主治】 感冒,百日咳,扁桃体炎,咽喉炎,眼结膜炎,黄疸,肾炎水肿,月经不调,白带,疮疖,湿疹,虫蛇咬伤。

【用法用量】 内服煎汤,6～15g,鲜品 30～60g;外用适量,捣敷或煎水熏洗。

【注意】 寒证禁服。

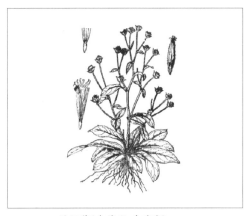

地胆草(畲药名:牛嘴婆)

615

缨绒花(绒缨花)

【学名】 *Emilia japonica*(Brum . f.)Roxb,〔*E. sagittata*(Vahl)D C.〕

【药用部位】 全草。

【生态环境】 栽培。

【采收季节】 夏、秋季采收,洗净,鲜用。

【分布】 市内有作花卉种植。

【性味】 味苦,性寒。

【功效】 散毒,行血。

【主治】 蛇咬伤。

【用法用量】 外用适量,鲜品捣敷。

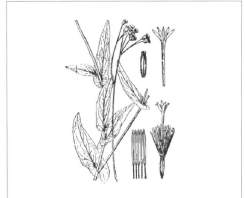

缨绒花(绒缨花)

细红背叶(畲药名:叶下红)

【学名】 *Emilia prenanthoidea* DC.

【药用部位】 全草。

【生态环境】 生于海拔 300～1 200m 的路边、溪沟边草地上。

【采收季节】 夏、秋季采收,洗净,鲜用或干燥。

【分布】 遂昌、松阳、景宁、龙泉、庆元、缙云等地。

【性味】 味苦,性凉。

【功效】 清热解毒,散瘀消肿。

【主治】 上呼吸道感染,口腔溃疡,肺炎,乳腺炎,肠炎,菌痢,尿路感染,痈疖痈肿,湿疹,跌打损伤。

【用法用量】 内服煎汤,9～18g,鲜品 30～60g;外用适量,捣敷或煎水洗。

【注意】 孕妇慎用。

一点红

【学名】 *Emilia sonchifolia*（L.）D C.

【药用部位】 全草(一点红)。

【生态环境】 生于山坡、路边、茶园、菜地等。

【采收季节】 夏、秋季采收,洗净,鲜用或干燥。

【分布】 丽水市各地。

【性味】 味苦,性凉。

【功效】 清热解毒,散瘀消肿。

【主治】 上呼吸道感染、口腔溃疡、肺炎、乳腺炎、肠炎、菌痢、尿路感染、痈疖痈肿、湿疹、跌打损伤。

【用法用量】 内服煎汤,9～18g,鲜品 30～60g;外用适量,捣敷或煎水洗。

【注意】 孕妇慎服。

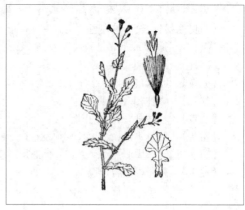

一点红

一年蓬

【学名】 *Erigeron annuus*（L.）Pers.

【药用部位】 全草。

【生态环境】 生于路边、旷野、山坡荒地。

【采收季节】 夏、秋季采收,洗净,鲜用或干燥。

【分布】 丽水市各地。

【性味】 味甘、苦,性凉。

【功效】 消食止泻,清热解毒,截疟。

【主治】 消化不良、胃肠炎、齿龈炎、疟疾、毒蛇咬伤。

【用法用量】 内服煎汤,30～60g;外用适量,捣敷。

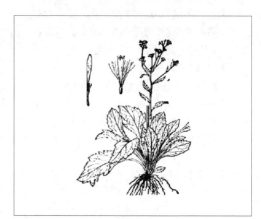

一年蓬

华泽兰

【学名】 *Eupatorium chinense* L.

【药用部位】 根、全草。

【生态环境】 生于山坡草地、林缘、林下灌丛。

【采收季节】 秋季采挖根,洗净,切段,干燥;夏、秋季采收全草,洗净,鲜用或干燥。

【药材性状】 根须状圆柱形,长 5～15cm,直径 1～3mm。表面棕黄色。质坚实而脆,易折断,断面类白色。略具甘草样气,味淡。

【分布】 遂昌、缙云等地。

【性味】 根:味苦、甘,性凉,有毒。

全草:味苦、辛,性平,有毒。

【功效】 根:清热利咽,凉血散瘀,解毒消肿。

全草:清热解毒,疏肝活血。

【主治】 根:吐血、血淋、赤白下痢、咽喉肿痛、白喉、跌打损伤、痈疮肿毒、毒蛇咬伤、水火烫伤。

全草:风热感冒、胸胁痛、脘痛腹胀、跌打损伤、痈肿疮毒、蛇咬伤。

【用法用量】 根内服煎汤,10～20g,鲜品 30～60g;外用适量,捣敷或煎水洗。全草内服煎汤,10～20g,鲜品 30～60g;外用适量,捣敷或煎水洗。

【注意】 根:孕妇禁服。

全草:孕妇禁服。

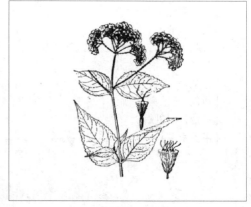

华泽兰

佩兰(畲药名:白头翁、马头翁)

【学名】 *Eupatorium fortunei* Turcz.

【药用部位】 地上部分(佩兰)、花。

【生态环境】 生于路边灌丛、山坡草丛中。

【采收季节】 地上部分:夏、秋季分二次采收,洗净,鲜用或干燥;秋季采收花,鲜用或干燥。

【药材性状】 地上部分茎圆柱形,长 30～100cm,直径 2～5mm;表面黄棕色或黄绿色,有的带紫色,有明显的节和纵棱线;质脆,断面髓部白色或中空。叶对生,有柄,叶片多皱缩、破碎,绿褐色,完整呈片 3 裂或不分裂,分裂者中间裂片较大,展平后呈披针形或长圆状披针形,基部渐狭,边缘有锯齿;不分裂者展平后呈卵形、卵状披针形或椭圆形。气芳香,味微苦。

【分布】 遂昌、松阳、云和、景宁、莲都等地。

【性味】 地上部分:味辛,性平。
花:味苦、辛,性平。

【功效】 地上部分:解暑化湿,辟秽和中。
花:化湿宣气。

【主治】 地上部分:感受暑湿,寒热头痛,湿浊内蕴,脘痞不饥,恶心呕吐,口中甜腻,消渴。
花:痢疾。

【用法用量】 地上部分内服煎汤,3～10g,鲜品 15～30g。花内服煮酒,3～6g。

【注意】 阴虚血燥、气虚者慎服。

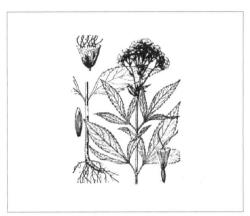

佩兰(畲药名:白头翁、马头翁)

泽兰(畲药名:大发散、千里橘)

【学名】 *Eupatorium japonicum* Thunb.

【药用部位】 全草。

【生态环境】 生于山坡、林下或灌草丛中。

【采收季节】 夏、秋季采收,洗净,鲜用或干燥。

【分布】 丽水市山区各地。

【性味】 味辛、苦,性平。

【功效】 祛暑发表,和湿化中,理气活血,解毒。

【主治】 夏伤暑湿,发热头痛,胸闷腹胀,消化不良,肠胃炎,感冒,咳嗽,咽喉炎,扁桃体炎,月经不调,跌打损伤,痈肿,蛇咬伤。

【用法用量】 内服煎汤,3～10g,鲜品 15～30g。

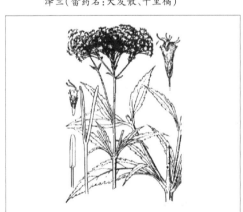

泽兰(畲药名:大发散、千里橘)

林泽兰(轮叶泽兰、白鼓丁、尖泽兰)

【学名】 *Eupatorium lindleyanum* DC.

【药用部位】 全草(野马追)。

【生态环境】 生于山坡、荒地、草丛中。

【采收季节】 秋季采收,洗净,干燥。

【分布】 遂昌、松阳、龙泉、庆元等地。

【性味】 味苦,性平。

【功效】 清肺止咳,化痰平喘,降血压。

【主治】 支气管炎,咳嗽痰多,高血压症。

【用法用量】 内服煎汤,30～60g。

617

毛大丁草(畲药名:白花一枝香、一支花)

【学名】 *Gerbera piloselloides* Cass.

林泽兰(轮叶泽兰、白鼓丁、尖泽兰)

【药用部位】 全草、根及根茎。

【生态环境】 生于路边、山坡及空旷的坡地。

【采收季节】 夏季采收全草,洗净,鲜用或干燥;夏、秋季采收根及根茎,洗净,干燥。

【药材性状】 全草皱缩。叶簇生于茎基部,完整叶展平后长圆形或卵形,长5~10cm,宽2.5~5cm,上表面黑褐色,下表面棕褐色,下面密被绒毛,有的叶丛中具1灰白色花,花梗中空。质脆。气微,味涩。

【分布】 丽水市山区各地。

【性味】 全草:味苦、辛,性凉。

　　　　　根及根茎:味苦、辛,性凉。

【功效】 全草:清热解毒,宣肺止咳,行气活血。

　　　　　根及根茎:清热解毒,理气和血。

【主治】 全草:伤风咳嗽,胃脘胀痛,泄泻痢疾,水肿,淋浊,疮疖肿毒,跌打肿痛,毒蛇咬伤。

　　　　　根及根茎:痢疾,乳蛾,痄腮,胸胁痞满,疝气瘰疬,便血,尿血,肿毒。

【用法用量】 全草内服煎汤,6~15g,鲜品30~60g;外用适量,捣敷。根内服煎汤,6~9g;外用适量,捣敷。

【注意】 全草:孕妇及胃虚寒者慎服。

宽叶鼠曲草

【学名】 *Gnaphalium adnatum*(Wall. ex D C.)Kitamura

【药用部位】 全草或叶。

【生态环境】 生于山坡、山地、路旁。

【采收季节】 夏、秋季采收,洗净,鲜用。

【分布】 丽水市山区各地。

【性味】 味苦,性寒。

【功效】 清热燥湿,解毒散结,止血。

【主治】 湿热痢疾,痈疽肿毒,瘰疬,外伤出血。

【用法用量】 内服煎汤,9~15g;外用适量,捣敷。

鼠曲草(畲药名:小白蓬、白狗妳)

【学名】 *Gnaphalium affine* D. Don

【药用部位】 全草(佛耳草)。

【生态环境】 生于田埂、荒地、路旁草丛。

【采收季节】 夏季花盛开时采收,洗净,鲜用或干燥。

【药材性状】 全草皱缩成团,根纤细,灰棕色。茎通常下部分枝,丛生状,长5~25cm,密被白色绵毛。叶皱缩卷曲,展平后叶片匙状倒披针形或倒卵状匙形,长2~6cm,宽0.3~1cm,全缘,两面密被白色绵毛;质韧软。头状花序顶生多数,金黄色或棕黄色。气微,味微甘。

【分布】 丽水市各地。

【性味】 味甘,微酸,性平。

【功效】 化痰止咳,祛风除湿,解毒。

【主治】 咳嗽,痰喘,风湿痹痛,泄泻,水肿,蚕豆病,赤白带下,痈肿疔疮,阴囊湿疹,荨麻疹,高血压症。

【用法用量】 内服煎汤,9~15g;外用适量,煎水洗或捣敷。

【注意】 脾胃虚寒者慎服。

秋鼠曲草

【学名】 *Gnaphalium hypoleucum* D C.

【药用部位】 全草。

【生态环境】 生于路旁草丛、疏林下、山坡、草地及林缘。

【采收季节】 夏、秋季采收,洗净,鲜用或干燥。

【分布】 遂昌、龙泉、庆元等地。

【性味】 味苦、甘,性微寒。

【功效】 疏风清热,解毒,利湿。

【主治】 感冒,咳嗽,泄泻,痢疾,风湿痛,疮疡,瘰疬。

【用法用量】 内服煎汤,9～15g;外用适量,鲜品捣敷。

白背鼠曲草(天青地白　畲药名:白日、叶下白)

【学名】 *Gnaphalium japonicum* Thunb.

【药用部位】 全草。

【生态环境】 生于低山路旁、山坡、草地或耕地上。

【采收季节】 春季开花后采收,洗净,鲜用或干燥。

【分布】 丽水市山区各地。

【性味】 味甘,淡,性微寒。

【功效】 疏风清热,利湿,解毒。

【主治】 感冒,咳嗽,咽喉痛,目赤肿痛,淋浊带下,疮疡疔毒,蛇伤,跌打损伤。

【用法用量】 内服煎汤,9～30g;外用适量,捣敷。

多茎鼠曲草

【学名】 *Gnaphalium polycaulon* Pers.

【药用部位】 全草。

【生态环境】 生于山坡路旁、路边草丛。

【采收季节】 夏、秋季采收,洗净,鲜用或干燥。

【分布】 缙云、龙泉等地。

【性味】 味微甘,性平。

【功效】 宣肺祛痰,止咳平喘,祛风湿。

【主治】 咳嗽,痰喘,风湿痹痛。

【用法用量】 内服煎汤,9～15g。

619

两色三七菜(观音菜　畲药名:猪比菜)

【学名】 *Gynura bicolor* (Willd.) D C.

【药用部位】 全草或叶。

【生态环境】 栽培于菜地。

【采收季节】 夏、秋季采收,洗净,鲜用或干燥。

【分布】 丽水市各地作蔬菜种植。

【性味】 味辛,甘,性凉。

【功效】 清热凉血,解毒消肿。

【主治】 咳嗽,崩漏,外伤出血,痛经,痢疾,疮疡肿毒,跌打损伤,溃疡久不收口。

【用法用量】 内服煎汤,10～30g,鲜品30～90g;外用适量,鲜品捣敷或研末撒。

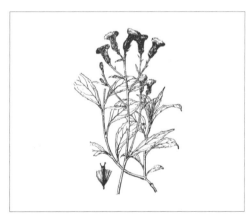

两色三七菜(观音菜　畲药名:猪比菜)

革命菜

【学名】 *Gynura crepidiodes* Benth.

【药用部位】 全草。

【生态环境】 多生于海拔1 000m以下路旁、林缘、草丛、新荒地。

【分布】 丽水市山区各地。

【采收季节】 4～7月采收,洗净,干燥。

【性味】 味苦,辛,性平。

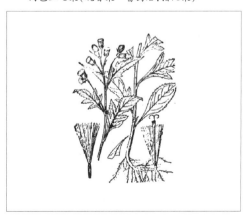

革命菜

【功效】 行气消肿,健脾利尿。

【主治】 消化不良,脾虚水肿。

【用法用量】 内服煎汤,30~60g。

白背三七

【学名】 *Gynura divaricata* (L.) D C.

【药用部位】 全草。

【生态环境】 栽培于农舍附近田边地角或菜地。

【采收季节】 全年均可采收,洗净,鲜用或干燥。

【分布】 青田、庆元作中草药种植。

【性味】 味辛、淡,性平。

【功效】 清热凉血,活血止痛,止血。

【主治】 咳嗽,疮疡,烫火伤,跌打损伤,风湿痛,崩漏,外伤出血。

【用法用量】 内服煎汤,6~15g;外用适量,鲜品捣敷或研末敷。

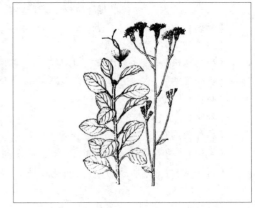

白背三七

菊叶三七(畲药名:三七)

【学名】 *Gynura segetum* (Lour.) Merr.

【药用部位】 根(菊叶三七)或全草。

【生态环境】 多栽培于农舍附近肥厚湿润土壤上;亦有野生于山坡、路旁。

【采收季节】 夏、秋季生长茂盛时采收,洗净,鲜用或干燥。

【分布】 丽水市各地。

【性味】 味甘、微苦,性温。

【功效】 止血,散瘀,消肿止痛,清热解毒。

【主治】 吐血,衄血,咯血,便血,崩漏,外伤出血,痛经,产后瘀滞腹痛,跌打损伤,风湿痛,疮痈疔疗,虫蛇咬伤。

【用法用量】 内服煎汤,根3~15g,全草10~30g;外用适量,鲜品捣敷。

【注意】 孕妇慎服。

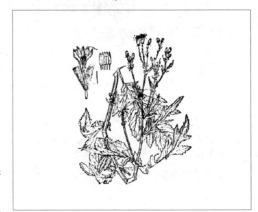

菊叶三七(畲药名:三七)

620

向日葵(畲药名:日头花)

【学名】 *Helianthus annuus* L.

【药用部位】 果实、花、花托(葵花盘)、叶、茎髓(葵花茎髓)、根。

【生态环境】 栽培于田头地角或菜园。

【采收季节】 秋季采收成熟果实、花托,干燥;夏季采收花,鲜用或干燥;夏、秋季采收叶,鲜用或干燥;秋季采收茎髓,鲜用或干燥;夏、秋季采挖根,洗净,鲜用或干燥。

【分布】 丽水市各地作"葵花子"种植。

【性味】 果实:味甘,性平。

花:味微甘,性平。

花托:味甘,性寒。

叶:味苦,性凉。

茎髓:味甘,性平。

根:味甘、淡,性微寒。

【功效】 果实:透疹,止痢,透痈脓。

花:祛风,平肝,利湿。

花托:清热,平肝,止痛,止血。

叶:降压,截疟,解毒。

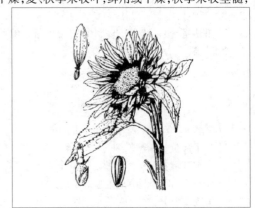

向日葵(畲药名:日头花)

茎髓:清热,利尿,止咳。

根:清热利湿,行气止痛。

【主治】 果实:疹发不透,血痢,慢性骨髓炎。

花:头晕,耳鸣,小便淋沥。

花托:高血压病,头痛,头晕,耳鸣,脘腹痛,痛经,子宫出血,疮疹。

叶:高血压病,疟疾,疔疮。

茎髓:淋浊,白带,乳糜尿,百日咳,风疹。

根:淋湿,水肿,带下,疝气,脘腹胀痛,跌打损伤。

【用法用量】 果实内服煎汤,15~30g;外用适量,捣敷或榨油涂。花内服煎汤,15~30g。花托内服煎汤15~60g;外用适量,捣敷或研粉敷。叶内服煎汤,25~30g,鲜品加倍;外用适量,捣敷。茎髓内服煎汤,9~15g。根内服煎汤9~15g,鲜品加倍;外用适量,捣敷。

菊芋(畲药名:广东芋)

【学名】 *Helianthus tuberosus* L.

【药用部位】 块茎(洋姜)或茎叶。

【生态环境】 栽培于田头地角或荒坡地。

【采收季节】 秋季采收块茎,夏、秋采收茎叶;鲜用或干燥。

【分布】 丽水市各地作腌制酱菜原料种植。

【性味】 味甘、微苦,性凉。

【功效】 清热凉血,消肿。

【主治】 热病,肠热出血,跌打损伤,骨折肿痛。

【用法用量】 内服煎汤,9~15g,或生嚼1个;外用适量,鲜茎叶捣敷。

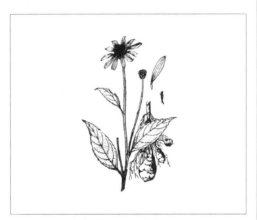
菊芋(畲药名:广东芋)

621

泥胡菜

【学名】 *Hemistepta lyrata* Bumge

【药用部位】 全草或根。

【生态环境】 生于山坡、田野、路旁、耕地上。

【采收季节】 夏、秋季采收,洗净,鲜用或干燥。

【药材性状】 全草长20~60cm。茎具纵棱,光滑或有蛛丝状毛。叶互生,多皱缩卷曲,完整叶展平后倒披针形或卵圆形,羽状深裂。常有头状花序或球形总苞。瘦果楔形或偏斜楔形,具13~16条粗细不等的纵肋,冠毛白色。气微,味微苦。

【分布】 丽水市各地。

【性味】 味辛、苦,性寒。

【功效】 清热解毒,散结消肿。

【主治】 痔漏,痈肿疔疮,乳痈,淋巴结炎风疹瘙痒,外伤出血,骨折。

【用法用量】 内服煎汤,9~15g;外用适量,捣敷或煎水洗。

【注意】 开花前经漂洗处理后,可作"野菜"食用。

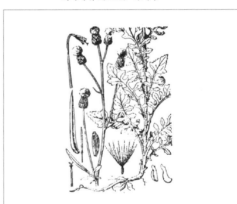
泥胡菜

狗哇花

【学名】 *Heteropappus hispidus* (Thunb.) Less.

【药用部位】 根。

【生态环境】 生于山坡草地、路旁空旷地或林缘草地。

【采收季节】 夏、秋季采收,洗净,鲜用或干燥。

【分布】 莲都、缙云等地。

【性味】 味苦,性凉。

【功效】 清热解毒,消肿。

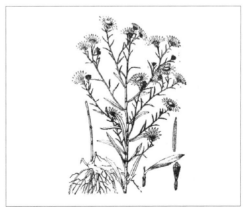
狗哇花

【主治】 疮肿,蛇咬伤。
【用法用量】 外用适量,捣敷。

山柳菊(伞花山柳菊)

【学名】 *Hieracium umbellatum* L.
【药用部位】 根或全草。
【生态环境】 生于海拔1100～1300m高山草地或山地草丛中。
【采收季节】 夏、秋季采收,洗净,多鲜用或干燥。
【分布】 遂昌、松阳、龙泉等地。
【性味】 味苦,性凉。
【功效】 清热解毒,利湿,消积。
【主治】 疮痈疖肿,尿路感染,痢疾,腹痛积块。
【用法用量】 内服煎汤,9～15g;外用适量,捣敷。

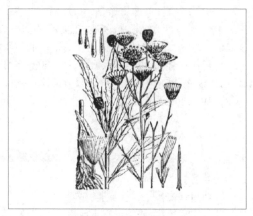

山柳菊(伞花山柳菊)

羊耳菊(畲药名:半片风)

【学名】 *Inula cappa* (Buch.－Ham.) D C.
【药用部位】 全草(羊耳菊)、根。
【生态环境】 生于低山坡地、荒地、灌草丛或草地。
【采收季节】 夏、秋季采收全草,洗净,鲜用或干燥;立夏后采挖根,洗净,鲜用或干燥。
【药材性状】 根圆柱形,有分枝,长2～5cm,直径0.3～1.5cm。表面灰黑色或黑褐色,顶端常残留茎基,下部有稀疏须根或须根脱落痕。根皮薄,刮去表皮呈灰褐色而有油性。质坚硬,切断面木质部灰黄色,有黄色油点散在,根头部中央有髓,呈海绵状。有特殊香气,用手刮擦气更香,味辛、微苦。
【分布】 龙泉、庆元、云和、景宁等地。
【性味】 全草:味苦、甘、微苦,性微温。
　　　　 根:味辛、甘,性温。
【功效】 全草:祛风散寒,行气利湿,解毒消肿。
　　　　 根:祛风散寒,止咳定喘,行气止痛。
【主治】 全草:风寒感冒,咳嗽,风湿痹痛,泄泻,肝炎,乳腺炎,痔疮,湿疹,疥癣。
　　　　 根:风寒感冒,咳嗽,哮喘,头痛,牙痛,胃痛,疝气,风湿痹痛,跌打损伤,月经不调,白带,肾炎水肿。
【用法用量】 全草内服煎汤,15～30g;外用适量,捣敷或煎水洗。根内服煎汤,15～30g;外用适量,研末撒敷。
【注意】 全草:服药期间禁用酸、辣食物。
　　　　 根:服药期间禁用酸、辣食物。

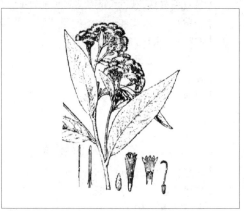

羊耳菊(畲药名:半片风)

旋覆花

【学名】 *Inula japonica* Thunb.
【药用部位】 花序(旋覆花)、全草(金沸草)、根。
【生态环境】 生于山坡路旁、湿润草地、河岸和田埂上。
【采收季节】 夏、秋季花开时采收花序,低温干燥;秋季花初开时采收全草,洗净,干燥;秋季采挖根,洗净,干燥。
【药材性状】 花序球形类球形,直径多为1～2cm。总苞蝶形;总苞片披针形,长4～11mm,覆瓦状排列,外层总苞片与内层总苞片近等长,灰白色,被柔毛;舌状花1列,黄色,长约1cm,多卷曲,常脱落,先端3齿裂;管状花多数,棕黄色,长约5mm,先端5齿裂;冠毛20～30枚,约与管状花等长。瘦果小椭圆形。体轻,易散碎。气微,味微苦。

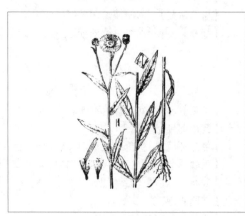

旋覆花

全草长 15 ~ 50cm。茎圆柱形,表面绿褐色或棕褐色,疏被短柔毛,有多数细纵纹。完整叶椭圆状披针形,全缘,两面有毛,无柄。头状花序直径约 1.5cm;总苞密被柔毛;花黄色,有舌状花和管状花之分。瘦果具白色冠毛。气微,味微苦。

【分布】 丽水市各地。

【性味】 花序:味苦、辛、咸,性微温。
　　　　全草:味苦、辛、咸,性温。
　　　　根:味咸,性温。

【功效】 花序:消痰行水,降气止呕。
　　　　全草:散风寒,化痰饮,消肿毒,祛风湿。
　　　　根:祛风湿,平咳喘,解毒生肌。

【主治】 花序:风寒咳嗽,咳喘痰黏,呕吐噫气,胸痞胁痛。
　　　　全草:风寒咳嗽,痰饮聚积,痰壅蓄积,胸隔痞满,喘咳痰多,疔疮肿毒,风湿疼痛。
　　　　根:风湿痹痛,咳喘,疔疮。

【用法用量】 花序内服煎汤,3 ~ 9g。全草内服煎汤,4.5 ~ 9g 或鲜用捣汁;外用适量,捣敷或煎水洗。根内服煎汤,9 ~ 15g;外用适量,捣敷。

【注意】 花序:阴虚劳咳,风热燥咳者禁服。
　　　　全草:阴虚劳咳,风热燥咳者禁服。

线叶旋覆花

【学名】 *Inula lineariifolia* Turcz.

【药用部位】 全草(金沸草)。

【生态环境】 生于山坡草地、荒地、路旁、田埂。

【采收季节】 秋季采收,洗净,干燥。

【分布】 缙云、龙泉等地。

【性味】 味苦、辛、咸,性温。

【功效】 散风寒,化痰饮,消肿毒,祛风湿。

【主治】 风寒咳嗽,痰饮聚积,痰壅蓄积,胸隔痞满,喘咳痰多,疔疮肿毒,风湿疼痛。

【用法用量】 内服煎汤,4.5 ~ 9g。

【注意】 阴虚劳咳,风热燥咳者禁服。

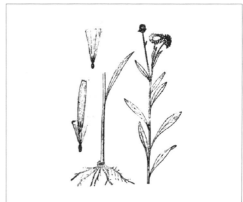
线叶旋覆花

中华苦荬菜

【学名】 *Ixeris chinensis* (Thunb.) Nakai

【药用部位】 全草或根(苦菜)。

【生态环境】 生于山坡荒野、田间路旁。

【采收季节】 春季采收,洗净,鲜用或干燥。

【分布】 丽水市各地。

【性味】 味苦,性寒。

【功效】 清热解毒,消肿排脓,凉血止血。

【主治】 肠痈,肺脓疡,肺热咳嗽,肠炎,痢疾,胆囊炎,盆腔炎,疮疖肿毒,阴囊湿疹,吐血,衄血,血崩,跌打损伤。

【用法用量】 内服煎汤,9 ~ 15g,研末每次 3g;外用适量,研末调敷或煎水熏洗。

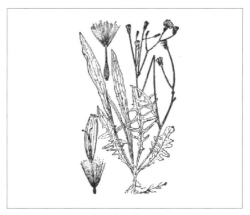
中华苦荬菜

剪刀股

【学名】 *Ixeris debelis* (Thunb.) A. Gray

【药用部位】 全草。

【生态环境】 生于低湿地、路旁、田边、沟边荒地。

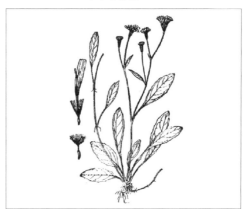
剪刀股

【采收季节】 春季采收,洗净,鲜用或干燥。

【分布】 丽水市各地。

【性味】 味苦,性寒。

【功效】 清热解毒,利尿消肿。

【主治】 肺脓疡,咽痛,目赤,乳腺炎,痈疽疮疡,水肿,小便不利。

【用法用量】 内服煎汤,9~15g;外用适量,捣敷。

【注意】 气血虚弱者慎服。

齿缘苦荬菜

【学名】 *Ixeris dentata*(Thunb.)Nakai

【药用部位】 全草。

【生态环境】 生于林下溪沟边、路旁、稻田边。

【采收季节】 春季采收,洗净,鲜用或干燥。

【分布】 丽水市山区各地。

【性味】 味苦,性寒。

【功效】 清热解毒,破血活血,排脓。

【主治】 喉痛,腹痛,肠痈,痈肿疮毒,风疹。

【用法用量】 内服煎汤,15~30g;外用适量,鲜品捣敷或煎水洗。

【注意】 孕妇禁服。

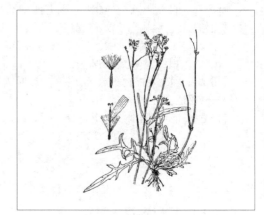

齿缘苦荬菜

苦荬菜(畲药名:苦荬菜)

【学名】 *Ixeris denticulata*(Houtt.)Stebb.

【药用部位】 全草。

【生态环境】 生于路边荒野、田野、山坡。

【采收季节】 春季采收,洗净,鲜用或干燥。

【药材性状】 全草长25~65cm。茎圆柱形,多分枝,有纵棱;表面紫红色至青紫色;质硬而脆,断面髓部白色。叶多皱缩卷曲,完整叶展平后呈卵形、长圆形或披针形,长5~10cm,宽2~4cm,先端急尖,基部耳状并渐窄成柄,边缘具不规则锯齿,无毛,表面黄绿色。头状花序顶生,黄色,冠毛白色;总苞圆筒形。果实纺锤形,稍扁平。气微,味苦、微酸涩。

【分布】 丽水市各地。

【性味】 味苦,性寒。

【功效】 清热解毒,消肿止痛。

【主治】 痈疖疔毒,乳痈,咽喉肿痛,黄疸,痢疾,淋症,带下,跌打损伤。

【用法用量】 内服煎汤,9~15g,鲜品30~60g;外用适量捣敷、研末调敷或煎水洗。

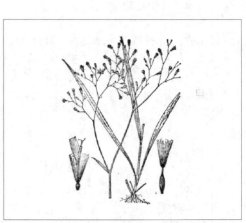

苦荬菜(畲药名:苦荬菜)

细叶苦荬菜

【学名】 *Ixeris gracilis*(DC.)Stebb.

【药用部位】 全草。

【生态环境】 生于路边草丛。

【采收季节】 夏、秋季采收,洗净,鲜用或干燥。

【药材性状】 全草长20~35cm。茎上部多分枝。叶互生,叶片多皱缩卷曲,完整叶展平后呈线状披针形,长6~13cm,宽7~9mm,全缘,几无柄。头状花序排列成聚伞状。果实纺锤形,棕褐色,具条棱。气微,味苦。

【分布】 庆元。

【性味】 味苦,性微寒。

【功效】 清热解毒。

【主治】 黄疸型肝炎、结膜炎、疖肿。

【用法用量】 内服煎汤,6~12g;外用适量,捣敷。

多头苦荬菜

【学名】 *Ixeris polycephala* Cass.

【药用部位】 全草。

【生态环境】 生于田野、路旁或山坡草丛。

【采收季节】 春季采收,洗净,鲜用或干燥。

【分布】 丽水市各地。

【性味】 味苦、甘,性凉。

【功效】 清热,解毒,利湿。

【主治】 咽痛,目赤肿痛,肠痈,疔疮肿毒。

【用法用量】 内服煎汤,9~15g,鲜品30~45g;外用适量,鲜品捣敷。

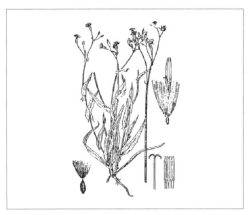

多头苦荬菜

抱茎苦荬菜

【学名】 *Ixeris sonchifolia*（Bunge）Hance

【药用部位】 全草。

【生态环境】 生于荒野、山坡及路旁。

【采收季节】 夏季采收,洗净,鲜用或干燥。

【药材性状】 全草长25~55cm。根圆锥形。茎圆柱形,上部有分枝,直径1.5~4mm;表面绿色至黄棕色,有纵棱,无毛;质轻脆,易折断,折断时有粉尘飞出,断面纤维性,髓部白色。叶互生,多皱缩破碎,完整者展平后长圆形,长3~7cm,宽1.5~2cm,基部耳状抱茎。头状花序伞房状,有细梗,总苞片2层;全为舌状花,黄色,顶端5齿裂。果实类纺锤形,黑色。气微,味微甘苦。

【分布】 丽水市各地。

【性味】 味苦、辛,性寒。

【功效】 止痛消肿,清热解毒。

【主治】 头痛,牙痛,胃痛,手术后疼痛,跌打损伤,肠痈,肺痈,咽喉肿痛,痈肿疮疖。

【用法用量】 内服煎汤,9~15g;外用适量,捣敷或煎水洗。

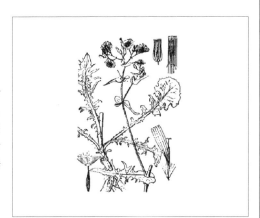

抱茎苦荬菜

马兰(畲药名:田岸青)

【学名】 *Kalimeris indica*（L.）Sch.

【药用部位】 全草或根(鸡儿肠)。

【生态环境】 生于山坡、沟边、湿地、路旁。

【采收季节】 夏、秋季采收,洗净,鲜用或干燥。

【药材性状】 根茎圆柱形,着生多数浅棕黄色的细根和须根。茎圆柱形,直径2~3mm;表面黄绿色,有细纵纹;质脆,易折断,断面髓部白色。叶互生,多皱缩卷曲或脱落,完整者展平后披针形至倒卵状长圆形,两面有疏微毛或近无毛;有的枝端具头状花序,花淡紫色或已结果,果实倒卵圆形,极扁,有毛。气微,味淡微涩。

【分布】 丽水市各地。

【性味】 味辛。性凉。

【功效】 凉血止血,清热利湿,解毒消肿。

【主治】 吐血,衄血,血痢,崩漏,创伤出血,黄疸,水肿,淋浊,感冒,咳嗽,咽痛喉痹,痔疮,痈肿,丹毒,小儿疳积。

【用法用量】 内服煎汤,10~30g,鲜品30~60g;外用适量,捣敷或煎水熏洗。

【注意】 孕妇慎服。

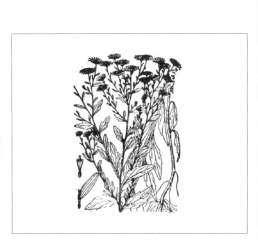

马兰(畲药名:田岸青)

狭苞马兰

【学名】　*Kalimeris indica*（L.）Sch. var. *stenolepis*（Hand.‒Mazz.）Hitamura

【药用部位】　全草。

【生态环境】　生于路旁。

【采收季节】　夏、秋季采收,洗净,鲜用或阴干。

【分布】　缙云等地。

【性味】　味苦、辛,性平。

【功效】　健脾利湿,解毒止血。

【主治】　小儿疳积,腹泻,痢疾,蛇咬伤,外伤出血。

【用法用量】　内服煎汤,6～9g;外用适量,捣敷。

全缘叶马兰

【学名】　*Kalimeris integrifolia* Turcz. ex D C.

【药用部位】　全草。

【生态环境】　生于山坡、林缘、路旁和灌丛中。

【采收季节】　秋季采收,洗净,干燥。

【分布】　丽水市山区各地。

【性味】　味苦,性寒。

【功效】　清热解毒,止咳。

【主治】　感冒,咳嗽,咽炎。

【用法用量】　内服煎汤,15～30g。

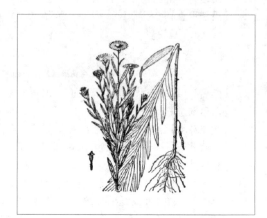

全缘叶马兰

毡毛马兰

【学名】　*Kalimeris shimadae*（Kitamura）Kutamura

【药用部位】　全草。

【生态环境】　生于田埂、路旁草丛及林缘。

【采收季节】　春、夏季采收,洗净,鲜用或干燥。

【分布】　龙泉、庆元、遂昌等地。

【性味】　味辛、苦,性微寒。

【功效】　清热解毒,利尿,凉血止血。

【主治】　疔腮,咽喉肿痛,支气管炎,慢性肝炎,尿路感染,衄血,尿血,外伤出血。

【用法用量】　内服煎汤,15～30g;外用适量,鲜品捣敷。

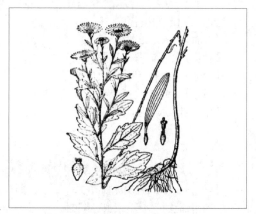

毡毛马兰

莴苣

【学名】　*Lactuca sativa* L.

【药用部位】　茎叶、果实。

【生态环境】　栽培于菜地。

【采收季节】　春季嫩茎肥大时采收茎和叶,洗净,鲜用;夏、秋季采收成熟果实,干燥。

【分布】　丽水市各地作蔬菜种植。

【性味】　茎叶:味苦、甘,性凉。
　　　　　果实:味辛、苦,性微温。

【功效】　茎叶:利尿,通淋,清热解毒。
　　　　　果实:通乳汁,利小便,活血行瘀。

【主治】　茎叶:小便不利,尿血,乳汁不通,虫蛇咬伤,肿毒。

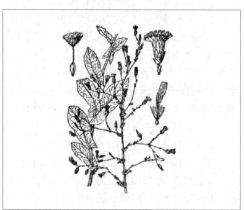

莴苣

果实:乳汁不通,小便不利,跌打损伤,瘀肿疼痛,阴囊肿痛。

【用法用量】　茎叶内服煎汤鲜品,30～60g;外用适量,鲜品捣敷。果实内服煎汤,6～15g,或研末每次服3g;外用适量,研末调敷或煎水洗。

【注意】　茎叶:脾胃虚寒者禁服。

生菜

【学名】　*Lactuca sativa* L. var. *romana* Hort.

【药用部位】　茎叶。

【生态环境】　栽培于菜地。

【采收季节】　春、夏季采收,洗净,鲜用。

【分布】　丽水市各地作蔬菜种植。

【性味】　味苦、甘,性寒。

【功效】　清热解毒,止渴。

【主治】　热毒疮肿,口渴。

【用法用量】　内服煎汤,鲜品30～60g;外用适量,鲜品捣汁滴。

【注意】　脾胃虚寒者慎服。

六棱菊(畲药名:百江通)

【学名】　*Laggera alata* (D. Don) Sch.

【药用部位】　全草、根。

【生态环境】　生于山坡、荒地、路旁及田埂上。

【采收季节】　秋季采收全草、根,洗净,鲜用或干燥。

【药材性状】　全草长30～90cm。老茎近木质,直径4～8mm,灰棕色,有沟纹,枝条有淡黄色腺状柔毛,翅全缘,4～6条,灰绿色至灰褐色,被腺毛;质硬而脆。叶互生,多皱缩破碎,灰绿色至枥棕色,被黄色短腺毛。气香,味微苦、辛。

【分布】　遂昌、龙泉、云和、景宁、莲都等地。

【性味】　全草:味辛、苦,性微温。
　　　　　根:味辛,性凉。

【功效】　全草:祛风除湿,散瘀,解毒。
　　　　　根:祛风,解毒,散瘀。

【主治】　全草:感冒发热,肺热咳嗽,风湿关节炎,腹泻,肾炎水肿,经闭,跌打损伤,疔疮痈肿,瘰疬,毒蛇咬伤,湿疹瘙痒。
　　　　　根:头痛,毒蛇咬伤,肝硬化,闭经。

【用法用量】　全草内服煎汤,9～15g,鲜品30～60g;外用适量,捣敷或煎水洗。根内服煎汤,15～30g;鲜品30～60g;外用适量,捣敷。

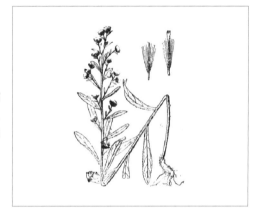

六棱菊(畲药名:百江通)

稻槎菜

【学名】　*Lapsana apogonoides* Maxim.

【药用部位】　全草。

【生态环境】　生于路边、山坡及空旷的坡地。

【采收季节】　春、夏季采收,洗净,鲜用或干燥。

【分布】　丽水市各地。

【性味】　味苦,性平。

【功效】　清热解毒,透疹。

【主治】　咽喉肿痛,痢疾,疮疡肿毒,蛇咬伤,麻疹透发不畅。

【用法用量】　内服煎汤,15～30g,或捣汁;外用适量,鲜品捣敷。

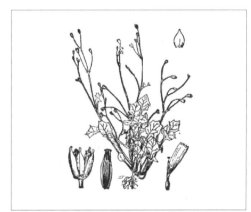

稻槎菜

大丁草

【学名】 *Leibnitzia anandria*（L.）Nakai

【药用部位】 全草。

【生态环境】 生于山坡路旁、林缘草地。

【采收季节】 夏、秋季采收，洗净，鲜用或干燥。

【分布】 丽水市山区各地。

【性味】 味苦，性寒。

【功效】 清热利湿，解毒消肿。

【主治】 肺热咳嗽，湿热泻痢，热淋，风湿关节痛，臁疮，虫蛇咬伤，烧烫伤，外伤出血。

【用法用量】 内服煎汤，15～30g；外用适量，捣敷。

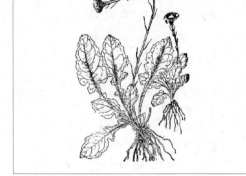

大丁草

蹄叶橐吾

【学名】 *Ligularia fischeri*（Ledeb.）Turcz.

【药用部位】 根及根茎。

【生态环境】 生于山坡荒野、林下。

【采收季节】 夏、秋季采收，洗净，干燥。

【药材性状】 根茎为不规则块状，上面有茎基痕及残留叶柄，下面密生多数细长的须根。根长3～10cm，直径1～1.5mm，集成马尾状或扭曲成团块状。表面黄棕色或棕褐色，密生黄色或黄棕色短柔毛，有纵皱纹。质轻，质脆，易折断，断面中央有浅黄色木心。具特殊香气，味辛辣。

【分布】 庆元、景宁等地。

【性味】 味辛，性微温。

【功效】 祛痰，止咳，理气活血，止痛。

【主治】 咳嗽，痰多气喘，百日咳，腰腿痛，劳伤，跌打损伤。

【用法用量】 内服煎汤，8～15g，或研粉。

【注意】 阴虚、肺热、干咳者慎服。

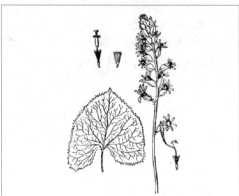

蹄叶橐吾

大头橐吾

【学名】 *Ligularia japonica*（Thunb.）Less.

【药用部位】 根及全草。

【生态环境】 生于山坡草丛、路旁灌丛及林下。

【采收季节】 夏、秋季采收，洗净，鲜用或干燥。

【分布】 遂昌、龙泉、庆元等地。

【性味】 味辛，性平。

【功效】 舒筋活血，解毒消肿。

【主治】 跌打损伤，无名肿毒，毒蛇咬伤，痈疖，湿疹。

【用法用量】 内服煎汤，15～30g；外用适量，鲜品捣敷。

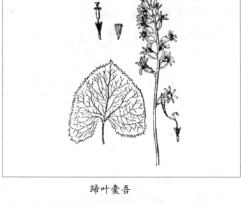

大头橐吾

窄头橐吾

【学名】 *Ligularia stenocephala*（Maxim.）Matsumura et Koidz.

【药用部位】 根。

【生态环境】 生于沟边草丛、山坡及林下。

【采收季节】 夏、秋季采收，洗净，干燥。

【分布】 遂昌、松阳、龙泉、庆元、缙云等地。

【性味】 味苦、辛，性平。

【功效】 清热，解毒，散结，利尿。

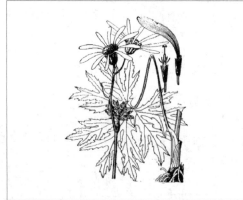

窄头橐吾

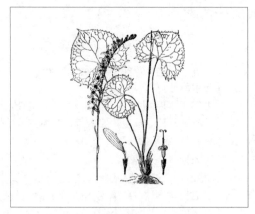

【主治】 乳痈,水肿,瘰疬,河豚鱼中毒。
【用法用量】 内服煎汤,30～60g;外用适量,鲜品捣敷。

假福王草

【学名】 *Paraprenanthes sororia*（Miq.）Shih〔*Lactuca sororia* Miq.〕
【药用部位】 全草及根。
【生态环境】 生于荒地、山坡杂木下或草丛中。
【采收季节】 夏、秋季采收,洗净,鲜用或干燥。
【分布】 遂昌、龙泉、庆元、景宁等地。
【性味】 味苦,性寒。
【功效】 清热解毒,止血。
【主治】 疮疖肿毒,腹蛇咬伤,外伤出血。
【用法用量】 外用适量,鲜品捣敷。

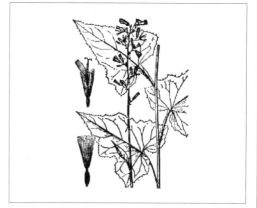

假福王草

蜂斗菜

【学名】 *Petasites japonicus*（Sieb. et Zucc.）F. Schmidt.
【药用部位】 根茎及全草。
【生态环境】 生于山坡、山脚阴湿地。
【采收季节】 夏、秋季采收,洗净,鲜用或干燥。
【分布】 龙泉、庆元等地。
【性味】 味苦、辛,性凉。
【功效】 清扫解毒,散瘀消肿。
【主治】 咽喉肿痛,疮肿疔毒,毒蛇咬伤,跌打损伤。
【用法用量】 内服煎汤,9～15g;外用适量,鲜品捣敷或水煎含漱。

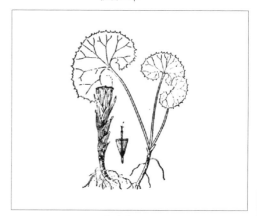

蜂斗菜

高大翅果菊

【学名】 *Pterocypsela elata*（Hemsl.）Shih〔*Lactuca elata* Hemsl.〕
【药用部位】 全草。
【生态环境】 生于山坡、疏林下、林缘草丛中。
【采收季节】 夏季采收,洗净,干燥。
【分布】 缙云、遂昌。
【性味】 味辛,性平。
【功效】 止咳化痰。
【主治】 风寒咳嗽。
【用法用量】 内服煎汤,6～9g。

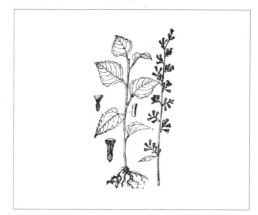

高大翅果菊

台湾翅果菊

【学名】 *Pterocypsela formosana*（Maxim.）Shih〔*Lactuca focrmosana* Maxim.〕
【药用部位】 根或全草。
【生态环境】 生于山坡路旁、荒野。林缘坡地上。
【采收季节】 春、夏季采收,洗净,鲜用或干燥。
【分布】 丽水市山区各地。
【性味】 味苦,性寒。
【功效】 清热解毒,祛风湿,活血。

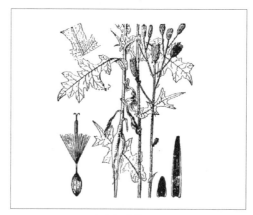

台湾翅果菊

【主治】　疔疮痈肿,咽喉肿痛,痔疮,蛇咬伤,风湿痹痛,跌打损伤。
【用法用量】　内服煎汤,15~30g;外用适量,捣敷或煎水洗。

翅果菊(山莴苣)

【学名】　*Pterocypsela indica* (L.) Shih [*Lactuca icdica* L.]
【药用部位】　全草或根。
【生态环境】　生于路边、荒野。
【采收季节】　夏、秋季采收,洗净,鲜用或干燥。
【分布】　丽水市各地。
【性味】　味苦,性寒。
【功效】　清热解毒,活血,止血。
【主治】　咽喉肿痛,肠痈,疮疖肿毒,子宫颈炎,产后瘀血腹痛,疣瘤,崩漏,痔疮出血。
【用法用量】　内服煎汤,9~15g,外用适量,鲜品捣敷。

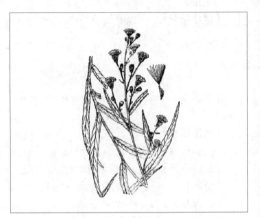

翅果菊(山莴苣)

除虫菊

【学名】　*Pyrethrum cinerariifolium* Trev.
【药用部位】　花序和全草。
【生态环境】　栽培。
【采收季节】　夏季花开时采收,洗净,干燥。
【分布】　市内有作农用杀虫药种植。
【性味】　味苦,性凉。
【功效】　杀虫。
【主治】　疥疮。
【用法用量】　外用适量,研粉调敷。
【注意】　外用。吸入或内服会引起过敏或中毒。

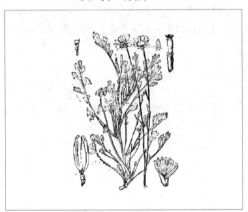

除虫菊

秋分草

【学名】　*Rhynchospermum verticillatum* Reinw.
【药用部位】　全草。
【生态环境】　生于林下、林缘。
【采收季节】　夏、秋季采收,洗净,干燥。
【分布】　龙泉。
【性味】　味淡,性平。
【功效】　清湿热,利水消肿。
【主治】　湿热带下,急、慢性肝炎,肝硬化腹水。
【用法用量】　内服煎汤,15~30g。

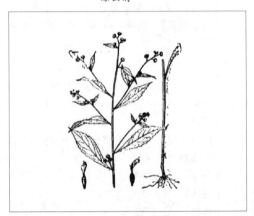

秋分草

金光菊

【学名】　*Rudbeckia laciniata* L.
【药用部位】　叶。
【生态环境】　栽培于公园、庭院、凉台花盆中。
【采收季节】　夏、秋季采收,洗净,鲜用或干燥。
【分布】　市内作美丽的花卉种植。
【性味】　味苦,性寒。
【功效】　清湿热,解毒消痈。

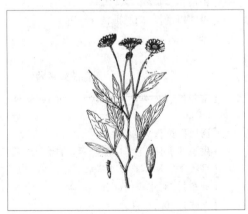

金光菊

【主治】 温热吐泻,腹痛,痈肿疮毒。

【用法用量】 内服煎汤,9~12g;外用:适量,鲜品捣敷。

三角叶风毛菊

【学名】 *Saussurea deltoidea*(D C.)C. B. Clarke

【药用部位】 根。

【生态环境】 生于海拔900~1 500m 的山坡、路旁草丛、荒坡草丛或林缘。

【采收季节】 秋季采收,洗净,干燥。

【分布】 遂昌、龙泉、景宁等地。

【性味】 味甘、微苦,性温。

【功效】 祛风湿,通经络,健脾消疳。

【主治】 风湿痹痛,白带过多,腹泻,痢疾,小儿疳积,胃寒疼痛。

【用法用量】 内服煎汤,9~15g;外用适量,捣敷。

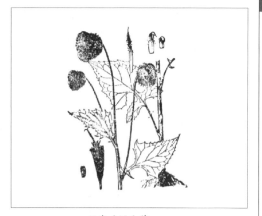
三角叶风毛菊

狗舌草(畲药名:七星明)

【学名】 *Senecio kirilowii* Turcz. ex D C.

【药用部位】 全草。

【生态环境】 生于山坡路旁、水沟边荒地。

【采收季节】 春、夏季采收,洗净,鲜用或干燥。

【分布】 丽水市山区各地。

【性味】 味苦,性寒。

【功效】 清热解毒,利尿,活血,杀虫。

【主治】 肺脓疡,疖肿,尿路感染,肾炎水肿,口腔炎,跌打损伤,湿疹,疥疮,阴道滴虫。

【用法用量】 内服煎汤,9~15g,鲜品加倍;外用适量,鲜品捣敷。

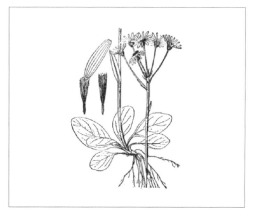
狗舌草(畲药名:七星明)

蒲儿根

【学名】 *Senecio oldhamianus* Maxim.

【药用部位】 全草。

【生态环境】 生于山沟、山坡、水沟边、荒地和路旁林下。

【采收季节】 夏季采收,洗净,鲜用或干燥。

【分布】 丽水市山区各地。

【性味】 味辛、苦,性凉,小毒。

【功效】 清热解毒,利湿,活血。

【主治】 痈疮肿毒,泌尿系统感染,湿疹,跌打损伤。

【用法用量】 内服煎汤,9~15g,鲜品60~90g;外用适量,鲜品捣敷。

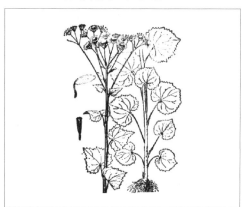
蒲儿根

千里光(畲药名:木米头、千里橘)

【学名】 *Senecio scandens* Buch. – Ham.

【药用部位】 全草(千里光)。

【生态环境】 生于山坡、山沟、林中灌丛中。

【采收季节】 秋季采收,洗净,鲜用或干燥。

【药材性状】 茎细圆柱形,稍弯曲,上部有分枝;表面灰绿色、黄棕色或紫褐色,具纵棱,密被灰白色柔毛。叶互生,多皱缩破碎,完整叶片

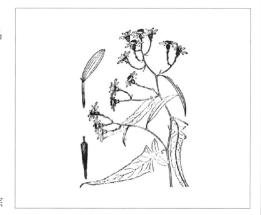
千里光(畲药名:木米头、千里橘)

展平后呈卵状披针形或长三角形,有时具 1～6 侧裂片,边缘有不规则锯齿,基部戟形或截形,两面有细柔毛。头状花序;总苞钟形;花黄色至棕色,冠毛白色。气微,味苦。

【分布】 丽水市山区各地。

【性味】 味苦、辛,性寒。

【功效】 清热解毒,明目退翳,杀虫止痒。

【主治】 流感,上呼吸道感染,肺炎,急性扁桃体炎,疟腮,急性肠炎,菌痢,黄疸型肝炎,胆囊炎,急性尿路感染,目赤肿痛翳障,痈肿疔毒,丹毒,湿疹,干渴癣疮,滴虫性阴道炎,烧烫伤。

【用法用量】 内服煎汤,15～30g;外用适量,煎水熏洗。

【注意】 对肝脏有较大的毒性,内服不可过量或长期服用。

华麻花头

【学名】 *Serratula chinensis* S. Moore.

【药用部位】 根。

【生态环境】 生于山坡路旁,林缘。

【采收季节】 秋季采收,洗净,切片,鲜用或干燥

【药材性状】 根圆柱形,长短不一,直径 0.5～1cm。表面灰黄色至浅棕色,有纵皱缩或纵沟,并有少数须根痕。质脆,易折断,断面浅棕色或灰白色。气微,味微苦。

【分布】 丽水市山区各地。

【性味】 味辛、苦,性寒。

【功效】 散风透疹,清热解毒,升阳举陷。

【主治】 风热头痛,麻疹透发不畅,斑疹,肺热咳喘,咽喉肿痛,胃炎牙痛,久泻脱肛,子宫脱垂。

【用法用量】 内服煎汤,3～9g;外用适量,煎水洗。

毛梗豨莶

【学名】 *Siegesbeckia glabrescens* Kakino

【药用部位】 全草(豨莶草)、果实、根。

【生态环境】 生于路边、旷野荒草地和山坡灌丛中。

【采收季节】 夏、秋季采收全草、果实,洗净,干燥;秋冬季挖根,洗净,切段,鲜用。

【药材性状】 茎略呈方柱形,多分枝,长 25～80cm;表面灰绿色、黄棕色或紫棕色,有纵沟和细纵纹,被平贴短伏毛,节明显,略膨大;质脆,易折断,断面黄白色或带绿色,髓部宽广,类白色,中空。叶对生,叶片多皱缩、卷曲,展平后呈卵圆形,灰绿色,边缘有规则的锯齿,两面皆有白色柔毛,下面有腺点,主脉 3 出。有的可见黄色头状花序,总苞片匙形。气微,味微苦。

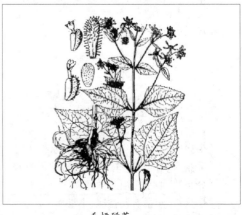

毛梗豨莶

【分布】 丽水市各地。

【性味】 全草:味苦、辛,性寒,小毒。

【功效】 全草:祛风湿,通经络,清热解毒。

果实:驱虫。

根:祛风、除湿、生肌。

【主治】 全草:风湿痹痛,腰膝酸软,四肢麻木,半身不遂,风疹湿疹。

果实:蛔虫病。

根:风湿顽痹,头风,带下,烧烫伤。

【用法用量】 全草内服煎汤,9～12g;外用适量,捣敷或煎水洗。果实内服煎汤,9～15g,早晨饭后煎浓汁顿服,连服 2 天。根内服煎汤,60～120g;外用适量,捣敷。

【注意】 全草:无风湿者慎服;生用或大剂量应用,易致呕吐。

豨莶（畲药名:介狗粘）

【学名】 *Siegesbeckia orientalis* L.

【药用部位】 全草(豨莶草)、果实、根。

【生态环境】 生于旷野草地上、果园林下、路边草丛中。

【采收季节】 夏、秋季采收全草、果实,洗净,干燥;秋冬季挖根,洗净,切段,鲜用。

【药材性状】 茎略呈方柱形,多分枝,长 25～90cm;表面灰绿色、黄棕色或紫棕色,有纵沟和细纵纹,被灰色柔毛毛,节明显,略膨大;质脆,易折断,断面黄白色或带绿色,髓部宽广,类白色,中空。叶对生,叶片多皱缩、卷曲,展平后呈卵圆形,灰绿色,边缘有不规则的锯齿,两面皆有白色柔毛,下面有腺点,主脉 3 出。有的可见黄色头状花序,总苞片匙形。气微,味微苦。

【分布】 丽水市各地。

【性味】 全草:味苦,辛,性寒,小毒。

【功效】 全草:祛风湿,通经络,清热解毒。

　　　　果实:驱虫。

　　　　根:祛风、除湿、生肌。

【主治】 全草:风湿痹痛,腰膝酸软,四肢麻木,半身不遂,风疹湿疹。

　　　　果实:蛔虫病。

　　　　根:风湿顽痹,头风,带下,烧烫伤。

【用法用量】 全草内服煎汤,9～12g;外用适量,捣敷或煎水洗。果实内服煎汤,9～15g,早晨饭后煎浓汁顿服,连服 2 天。根内服煎汤,60～120g;外用适量,捣敷。

【注意】 全草:无风湿者慎服;生用或大剂量应用,易致呕吐。

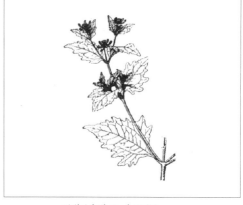

豨莶(畲药名:介狗粘)

腺梗豨莶

【学名】 *Siegesbeckia pubescens* Makino

【药用部位】 全草(豨莶草)、果实、根。

【生态环境】 生于路边荒地、林下、沟边。

【采收季节】 夏、秋季采收全草、果实,洗净,干燥;秋冬季挖根,洗净,切段,鲜用。

【药材性状】 茎略呈方柱形,多分枝,长 25～110cm;表面灰绿色、黄棕色或紫棕色,有纵沟和细纵纹,上部被灰色短柔毛,节明显,略膨大;质脆,易折断,断面黄白色或带绿色,髓部宽广,类白色,中空。叶对生,叶片多皱缩、卷曲,展平后呈卵圆形,灰绿色,边缘有规则锯齿,两面皆有白色柔毛,下面有腺点,主脉 3 出。有的可见黄色头状花序,总苞片匙形。气微,味微苦。

【分布】 丽水市各地。

【性味】 全草:味苦,辛,性寒,小毒。

【功效】 全草:祛风湿,通经络,清热解毒。

　　　　果实:驱虫。

　　　　根:祛风、除湿、生肌。

【主治】 全草:风湿痹痛,腰膝酸软,四肢麻木,半身不遂,风疹湿疹。

　　　　果实:蛔虫病。

　　　　根:风湿顽痹,头风,带下,烧烫伤。

【用法用量】 全草内服煎汤,9～12g;外用适量,捣敷或煎水洗。果实内服煎汤,9～15g,早晨饭后煎浓汁顿服,连服 2 天。根内服煎汤,60～120g;外用适量,捣敷。

【注意】 全草:无风湿者慎服;生用或大剂量应用,易致呕吐。

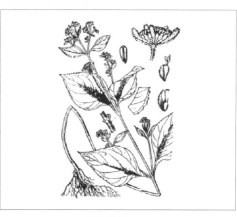

腺梗豨莶

水飞蓟

【学名】 *Silybum marianum* (L.) Gaertn.

【药用部位】 果实(水飞蓟)。

【生态环境】 栽培于公园、庭院、阳台花盆中。

【采收季节】 夏、秋季采收,洗净,干燥。

【分布】 市内有零星作观赏植物种植。

【性味】 味苦,性凉。

【功效】 清热利湿,疏肝利胆。

【主治】 急、慢性肝炎,肝硬化,脂肪肝,胆石症,胆管炎。

【用法用量】 内服煎汤,6~15g。

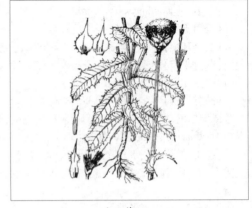

水飞蓟

一枝黄花(畲药名:八月黄花、金钗花、土柴胡)

【学名】 *Solidago decurrens* Lour.

【药用部位】 带根的全草(一枝黄花)。

【生态环境】 生于山坡、草地、路旁。

【采收季节】 秋季采收,洗净,切段,鲜用或干燥。

【药材性状】 带根的全草长30~100cm。根茎短粗,簇生淡黄色细根。茎圆柱形,直径2~5mm;表面黄绿色、灰棕色或暗紫红色,有棱线,上部被毛;质脆,易折断,断面纤维性,有髓。单叶互生,多皱缩破碎,完整叶片展平后呈卵形或披针形,长1~9cm,宽0.3~1.5cm;先端稍尖或钝,全缘或有不规则的疏锯齿,基部下延成柄。头状花序直径约7mm,排成总状,偶有黄色舌状花残留,多数皱缩扭曲,苞片3层,卵状披针形。瘦果细小,冠毛黄白色。气微香,味微苦辛。

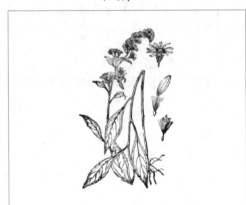

一枝黄花(畲药名:八月黄花、金钗花、土柴胡)

【分布】 丽水市山区各地。

【性味】 味辛、苦,性凉。

【功效】 疏风泄热,解毒消肿。

【主治】 风热感冒,咽喉肿痛,肺热咳嗽,黄疸,泄泻,热淋,痈肿疮疖,毒蛇咬伤。

【用法用量】 内服煎汤,9~15g,鲜品20~30g;外用适量,鲜品捣敷或煎汁搽。

【注意】 孕妇慎服。

苦苣菜

【学名】 *Sonchus oleraceus* L.

【药用部位】 全草。

【生态环境】 生于路旁、田野、荒地、山脚坑边。

【采收季节】 春、夏、冬季均可采收,洗净,鲜用或干燥。

【药材性状】 根纺锤形,灰褐色,有多数须根。茎圆柱形,上部呈压扁状,长40~85cm;表面黄绿色,基部略带紫色,具纵棱,上部有暗褐色腺毛;质脆,易折断,断面中空。叶互生,皱缩破碎,完整叶片展平后呈长圆形至倒披针形,羽状深裂,边缘有不规则的短刺状齿。有的茎顶可见头状花序,舌状花淡黄色或已结果。气微,味微咸。

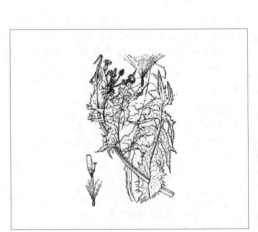

苦苣菜

【分布】 丽水市各地。

【性味】 味苦,性寒。

【功效】 清热解毒,凉血止血。

【主治】 肠炎,痢疾,黄疸,淋证,咽喉肿痛,痈疮肿毒,乳腺炎,痔漏,吐血,衄血,咯血尿血,便血,崩漏。

【用法用量】 内服煎汤,15~30g;外用适量,鲜品捣敷或煎水熏洗。

甜叶菊

【学名】 *Stevia rebandiana*（Bertoni）Hemsl.

【药用部位】 叶。

【生态环境】 栽培于庭院、阳台花盆中。

【采收季节】 春、夏、秋季采收,鲜用或干燥。

【分布】 市内有百姓作草药零星种植。

【性味】 味甘,性平。

【功效】 生津止渴,降血压。

【主治】 消渴,高血压症。

【用法用量】 内服煎汤,3～10g,或开水泡饮。

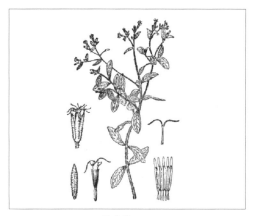

甜叶菊

兔儿伞

【学名】 *Syneilesis aconitifolia*（Bunge）Maxim.

【药用部位】 根或全草。

【生态环境】 生于山坡、荒地、林缘、路旁。

【采收季节】 春、夏季采收,洗净,切段,鲜用或干燥。

【药材性状】 根茎扁圆柱形,多弯曲,长1～4cm,直径3～6mm;表面棕褐色,粗糙,有不规则的环节和纵皱纹,两侧向下生多条根。根类圆柱形,弯曲,长5～15cm,直径1～3mm;表面灰棕色或淡棕黄色,密被灰白色根毛,具细纵皱纹;质脆,易折断,断面略平坦,皮部白色,木部棕黄色。气微特异,味辛凉。

【分布】 丽水市山区各地。

【性味】 味辛、苦,性微温,有毒。

【功效】 祛风除湿,舒筋活血,解毒消肿。

【主治】 风湿麻木,肢体疼痛,跌打损伤,月经不调,痛经,痈疽肿毒,瘰疬,痔疮。

【用法用量】 内服煎汤,9～15g;外用适量,鲜品捣敷或煎水洗。

【注意】 孕妇禁服。

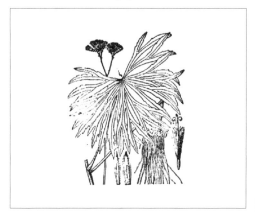

兔儿伞

635

山牛蒡

【学名】 *Synurus deltoides*（Ait.）Nakai

【药用部位】 全草或根。

【生态环境】 生于海拔1 000～1 450m林缘、林下及路边草丛中。

【采收季节】 夏、秋季采收,洗净,切段,干燥。

【分布】 遂昌、龙泉、庆元、缙云、景宁等地。

【性味】 味辛、苦,性凉,小毒。

【功效】 清热解毒,消肿散结。

【主治】 感冒,咳嗽,瘰疬,妇女炎症腹痛,带下。

【用法用量】 内服煎汤,60～90g。

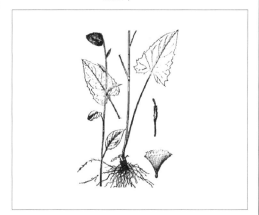

山牛蒡

万寿菊

【学名】 *Tagetes erecta* L.

【药用部位】 花。

【生态环境】 栽培于公园、庭院、凉台花盆中。

【采收季节】 夏、秋季采收,鲜用或干燥。

【分布】 丽水市各地常见观赏花卉。

【性味】 味苦、微辛,性凉。

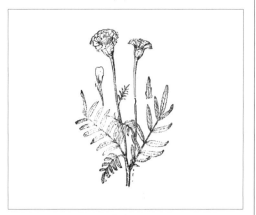

万寿菊

【功效】 清热解毒,化痰止咳。

【主治】 上呼吸道感染,百日咳,结膜炎,口腔炎,牙痛,咽炎,眩晕,小儿惊风,闭经,血瘀腹痛,痈疮肿毒。

【用法用量】 内服煎汤,3~9g;外用适量,煎水洗或鲜品捣敷。

孔雀草

【学名】 *Tagetes patula* L.

【药用部位】 全草。

【生态环境】 栽培于公园、庭院、凉台花盆中。

【采收季节】 夏、秋季采收,鲜用或干燥。

【分布】 市内作观赏花卉种植。

【性味】 味苦、性凉。

【功效】 清热解毒,止咳。

【主治】 风热感冒,咳嗽,百日咳,痢疾,痄腮,乳痈疖肿,牙痛,口腔炎,目赤肿痛。

【用法用量】 内服煎汤,9~15g;外用适量,鲜品捣敷或研末醋调敷。

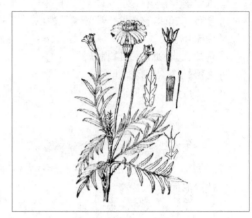

孔雀草

蒲公英

【学名】 *Taraxacum mongolicum* Hand - Mazz.

【药用部位】 全草(蒲公英)。

【生态环境】 生于路边、田野、山坡上。

【采收季节】 春季至秋季采花开时采收,洗净。,鲜用或干燥。

【药材性状】 全草皱缩卷曲成团块。根圆锥状,多弯曲,长3~7cm;表面棕褐色,抽皱;根头部有棕褐色或黄色的茸毛,有的已脱落。叶基生,多皱缩破碎,完整叶片呈倒披针形,绿褐色或暗灰绿色,先端尖或钝,边缘浅裂或羽状分裂,基部渐狭,下延呈柄状,下表面主脉明显。花茎1至数条,每条顶生头状花序,总苞片多层,内面一层较长,花冠黄褐色或淡黄白色。有的可见多数具白色冠毛的长椭圆形瘦果。气微,味微苦。

【分布】 丽水市各地有零星分布。

【性味】 味苦、甘,性寒。

【功效】 清热解毒,消痈散结。

【主治】 乳痈,肠痈,肺痈,痄腮,瘰疬,疗毒疮肿,目赤肿痛,感冒发热,咳嗽,咽喉肿痛,胃炎,肠炎,痢疾,肝炎,胆囊炎,尿路感染,蛇虫咬伤。

【用法用量】 内服煎汤,10~15g,大剂量可用至60g;外用适量,捣敷。

【注意】 非实热之证及阴疽者慎服。

夜香牛

【学名】 *Vernonia cinerea*（L.）Less.

【药用部位】 全草或根。

【生态环境】 生于路边、田边、山坡旷野。

【采收季节】 夏、秋季采收全草、秋季采挖根,洗净,切段,鲜用或干燥。

【分布】 遂昌、松阳、龙泉、庆元等地。

【性味】 味苦、辛,性凉。

【功效】 疏风清热,除湿,解毒。

【主治】 外感发热,咳嗽,急性黄疸型肝炎,湿热腹泻,白带,疗疮肿毒,乳腺炎,鼻炎,毒蛇咬伤。

【用法用量】 内服煎汤,15~30g,鲜品30~60g;外用适量,研末调敷或鲜品捣敷。

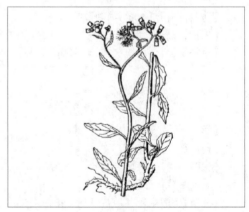

夜香牛

苍耳(畲药名:苍蝇子)

【学名】　*Xanthium sibiricum* Patrin. ex Widder

【药用部位】　全草(苍耳草)、花、带总苞的果实(苍耳子)、根。

【生态环境】　生于山坡、路边、草地、田边、溪滩边草丛中。

【采收季节】　夏、秋季枝叶茂盛时采收全草,洗净,切段,鲜用或干燥;夏季采花,鲜用或阴干;秋季采收成熟果实,干燥;深秋采挖根,洗净,切片,鲜用或干燥。

【药材性状】　全草长 20~60cm。茎圆柱形,棕褐色,具纵棱,被糙毛,散生黄白色点状皮孔或暗紫色条斑。叶片皱缩破碎,暗绿色,两面被短糙毛。有时可见球状的雄头状花序和纺锤形或卵圆形总苞密生钩刺的雌头状花序。气清香,味微咸。

带总苞的果实呈纺锤形或卵圆形,长 1~1.5cm,直径 4~7mm。表面黄棕色或黄绿色,全体有钩刺,顶端有 2 枚较粗的刺,分离或相连,基部有果梗痕。质硬而韧,横切面中央有纵隔膜,2 室,各有 1 枚瘦果。瘦果略呈纺锤形,一面较平坦,顶端具 1 突起的花柱基,果皮薄,灰黑色,具纵纹。种皮膜质,浅灰色,子叶2,有油性。气微,味微苦。

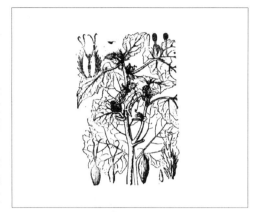

苍耳(畲药名:苍蝇子)

【分布】　丽水市各地。

【性味】　全草:味苦、辛,性微寒,小毒。

带总苞的果实:味辛、苦,性温,有毒。

根:味微苦,性平,小毒。

【功效】　全草:祛风,散热,除湿,解毒。

花:祛风,除湿,止痒。

带总苞的果实:散风寒,通鼻窍,祛风湿,止痒。

根:清热解毒,利湿。

【主治】　全草:感冒,头风,头晕,鼻渊,目赤,目翳,风湿痹痛,拘挛麻木,风癞,疔疮,疥癣,皮肤瘙痒,痔疮,痢疾。

花:白癜顽癣,白痢。

带总苞的果实:鼻渊,风寒头痛,风湿痹痛,风疹,湿疹,疥癣。

根:疔疮,痈疽,丹毒,缠喉风,肠痈,宫颈炎,痢疾,肾炎水肿,乳糜尿,风湿痹痛。

【用法用量】　全草内服煎汤,6~12g,大剂量可用至 30~60g;外用适量,捣敷或煎水洗。花内服煎汤,6~15g;外用适量,捣敷。带总苞的果实内服煎汤,3~10g;外用适量,捣敷或煎水洗。根内服煎汤,15~30g;外用适量,煎水洗。

【注意】　全草:内服不可过量;气虚血亏者慎服。

带总苞的果实:生品有小毒,需炮制后服用。

黄鹌菜

【学名】　*Youngia japonica* (L.) DC.

【药用部位】　根或全草。

【生态环境】　生于山坡、路边、林下和荒野。

【采收季节】　春季采收全草、秋季采收根,洗净,切段,鲜用或干燥。

【分布】　丽水市山区各地。

【性味】　味甘、微苦,性凉。

【功效】　清热解毒,利尿消肿。

【主治】　感冒,咽痛,眼结膜炎,乳痈,疮疖肿毒,毒蛇咬伤,痢疾,肝硬化腹水,急性肾炎,淋浊,血尿,白带,风湿关节炎,跌打损伤。

【用法用量】　内服煎汤,9~15g,鲜品 30~60g;外用适量,鲜品捣敷。

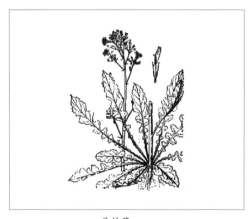

黄鹌菜

百日菊

【学名】 *Zinnia elegans* Jacq.

【药用部位】 全草。

【生态环境】 栽培于公园、庭院、阳台花盆中。

【采收季节】 夏、秋季采收,洗净,切段,鲜用或干燥。

【分布】 丽水市各地作观赏花卉种植。

【性味】 味苦、辛,性凉。

【功效】 清热,利湿,解毒。

【主治】 湿热痢疾,淋证,乳痈,疖肿。

【用法用量】 内服煎汤,15～30g;外用适量,鲜品捣敷。

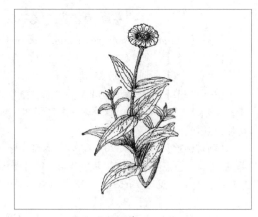

百日菊

种子植物 – 单子叶植物

香蒲科 Typhaceae

水烛(狭叶香蒲)

【学名】 *Typha angustifolia* L.

【药用部位】 花粉(蒲黄)。

【生态环境】 生于池塘、山地"烂糊田"或河沟旁。

【采收季节】 夏季采收蒲棒上部的黄色雄花序,干燥碾轧,筛取花粉。

【药材性状】 为黄色粉末。体轻放在水中则飘浮水面。手捻有滑腻感,易附着手指上。气微,味淡。

【分布】 丽水市各地。

【性味】 味甘,性平。

【功效】 止血,祛瘀,利尿。

【主治】 吐血,衄血,咯血,崩漏,外伤出血,经闭腹痛,脘腹刺痛,跌仆损伤,血淋涩痛。

【用法用量】 内服煎汤,5～10g;外用适量,敷患处。

【注意】 孕妇慎服。

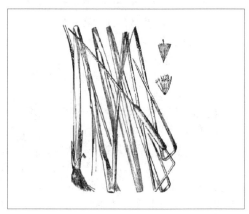

水烛(狭叶香蒲)

黑三棱科 Sparganiaceae

曲轴黑三棱

【学名】 *Sparganium fallax* Graebn.

【药用部位】 块茎。

【生态环境】 生于山地沼泽、池塘浅水处或溪沟中。

【采收季节】 冬季采收,洗净,削去外皮,切片,干燥。

【分布】 缙云、莲都等地。

【性味】 味辛、甘,性平。

【功效】 破血。行气,消积,止痛。

【主治】 癥瘕痞块,瘀血经闭,食积腹胀。

【用法用量】 内服煎汤,5～10g。

【注意】 孕妇禁服。

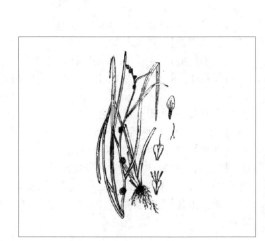

曲轴黑三棱

眼子菜科 Potamogetonaceae

小叶眼子菜(畲药名:田恶菜)

【学名】 *Potamogeton cristatus* Regel et Maack

【药用部位】 全草、根。

【生态环境】 生于池塘、田沟及水田中。

【采收季节】 春季采收全草、根,洗净,鲜用或干燥。

【分布】 丽水市各地。

【性味】 全草:味苦,性寒。

【功效】 全草:清热解毒,利湿通淋,止血。驱蛔。
根:理气和中,止血。

【主治】 全草:湿热痢疾,黄疸,热淋,带下,鼻衄,痔疮出血,蛔虫病,疮痈肿毒。

根:气瘕腹痛,腰痛,痔疮出血。

【用法用量】 全草内服煎汤,9~15g,鲜品 30~60g;外用适量,捣敷。根内服煎汤,9~15g。

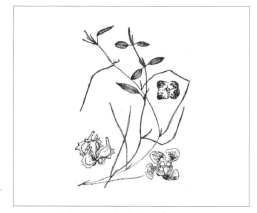

小叶眼子菜(畲药名:田恶菜)

眼子菜

【学名】 *Potamogeton distinctus* A. Benn.

【药用部位】 全草、根。

【生态环境】 生于池塘、水田和水沟中。

【采收季节】 春季采收全草、根,洗净,鲜用或干燥。

【分布】 丽水市各地。

【性味】 全草:味苦,性寒。

【功效】 全草:清热解毒,利湿通淋,止血,驱蛔。
根:理气和中,止血。

【主治】 全草:湿热痢疾,黄疸,热淋,带下鼻衄,痔疮出血,蛔虫病,疮痈肿毒。

根:气瘕腹痛,腰痛,痔疮出血。

【用法用量】 全草内服煎汤,9~15g,鲜品 30~60g;外用:适量,捣敷。根内服煎汤,9~15g。

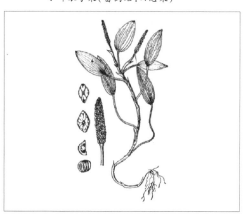

眼子菜

639

泽泻科 Alismataceae

窄叶泽泻

【学名】 *Alisma canaliculatum* A. Br. et Bouche

【药用部位】 全草。

【生态环境】 生于海拔 1 500m 下的沼泽浅水处及水田中。

【采收季节】 秋季采收,洗净,鲜用或干燥。

【分布】 缙云等地。

【性味】 味淡,性微寒。

【功效】 清热利湿,解毒消肿。

【主治】 小便不通,水肿,无名肿毒,皮肤疱疹,湿疹,蛇咬伤。

【用法用量】 内服煎汤,30~60g;外用适量,捣敷。

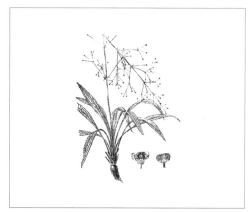

窄叶泽泻

东方泽泻(泽泻)

【学名】 *Alisma orientale*（Sam.）Juzep.

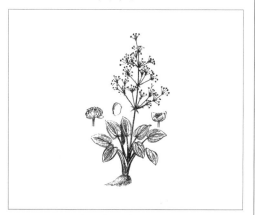

东方泽泻(泽泻)

【**药用部位**】 块茎(泽泻)、叶、果实。

【**生态环境**】 栽培于水田、水沟中。

【**采收季节**】 冬季茎叶枯萎时采挖块茎,洗净,干燥,去粗皮;夏季采叶,洗净,鲜用或干燥;秋季采收成熟果实,干燥。

【**药材性状**】 块茎类球形、椭圆形或卵圆形,长2～7cm,直径2～6cm。表面黄白色或淡黄棕色,有不规则的横向环状浅沟纹和多数细小突起的须根痕,底部有的有瘤状芽痕。质坚实,断面黄白色,粉性,有多数细孔。气微,味微苦。

【**分布**】 景宁、松阳。

【**性味**】 块茎:味甘、淡,性寒。

　　　　　叶:味微咸,性平。

　　　　　果实:味甘,性平。

【**功效**】 块茎:利水渗湿,泄热通淋。

　　　　　叶:益肾,止咳,通脉,下乳。

　　　　　果实:祛风湿,益肾气。

【**主治**】 块茎:小便不利,热淋涩痛,泄泻,水肿胀满,痰饮眩晕,遗精。

　　　　　叶:虚劳,咳喘,乳汁不下,疮肿。

　　　　　果实:风痹,肾亏体虚,消渴。

【**用法用量**】 块茎内服煎汤,6～10g。叶内服煎汤,15～30g;外用适量,捣敷。果实内服煎汤,6～9g。

【**注意**】 块茎:肾虚精不滑无湿热者禁服。

冠果草

【**学名**】 *Sagittaria guayaneusis* H. B. K. ssp. *lappula*(D. Don)Bojin

【**药用部位**】 全草。

【**生态环境**】 生于水沟或水田中。

【**采收季节**】 秋季采收,洗净,干燥。

【**分布**】 松阳。

【**性味**】 味微苦,性寒。

【**功效**】 清热利湿,解毒。

【**主治**】 肺热咳嗽,湿热痢疾,痈肿疮毒。

【**用法用量**】 内服煎汤,10～15g;外用适量,捣敷。

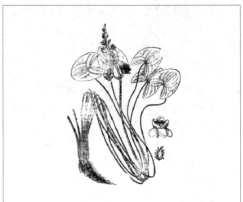

冠果草

矮慈菇

【**学名**】 *Sagittaria pygmaea* Miq.

【**药用部位**】 全草。

【**生态环境**】 生于沼泽、水田或水沟中。

【**采收季节**】 夏、秋季采收,洗净,鲜用或干燥。

【**分布**】 丽水市各地。

【**性味**】 味淡,性寒。

【**功效**】 清肺利咽,利湿解毒。

【**主治**】 肺热咳嗽,咽喉肿痛,小便热痛,痈疖肿毒,湿疹,烫伤,蛇伤。

【**用法用量**】 内服煎汤,鲜品15～30g;外用适量,捣敷。

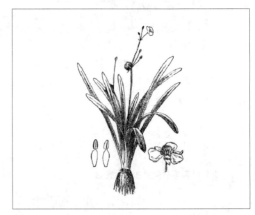

矮慈菇

野慈菇

【**学名**】 *Sagittaria trifolia* L.

【**药用部位**】 球茎、叶、花。

【**生态环境**】 生于池塘、水田和水沟中。

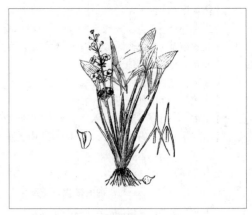

野慈菇

【采收季节】 秋季初霜后采收球茎,洗净,鲜用或干燥;夏、秋季采收叶,鲜用或干燥;秋季开花时采收花,鲜用。

【分布】 丽水市各地。

【性味】 球茎:味甘、微苦、微辛,性微寒。

叶:味苦、微辛,性寒。

花:味微苦,性寒。

【功效】 球茎:活血凉血,止咳通淋,散结解毒。

叶:清热解毒,凉血化瘀,利水消肿。

花:清热解毒,利湿。

【主治】 球茎:产后血闷,胎衣不下,带下崩漏,衄血,吐血。咳嗽痰血,淋浊,痔肿,目赤肿痛,角膜白斑,瘰疬,睾丸炎,骨膜炎,毒蛇咬伤。

叶:咽喉肿痛,黄疸,水肿,恶疮肿毒,丹毒,瘰疬,湿疹,蛇虫咬伤。

花:疔毒,痔漏,湿热黄疸。

【用法用量】 球茎内服煎汤,15～30g;外用适量,捣敷。叶内服煎汤,10～30g;外用适量,鲜品捣敷。花内服煎汤,3～9g;外用适量,鲜品捣敷。

【注意】 球茎:孕妇慎服。

叶:外用不宜久敷。

长瓣慈菇

【学名】 *Sagittaria trifolia* L. f. *longiloba*（Turcz.）Makino

【药用部位】 全草。

【生态环境】 池塘、水田、水沟或沼泽中。

【采收季节】 夏、秋季采收,洗净,鲜用。

【分布】 丽水市各地。

【性味】 味辛,性寒,有小毒。

【功效】 解毒消肿。

【主治】 疔疮疖痈,蛇虫咬伤。

【用法用量】 外用适量,鲜品捣敷。

【注意】 有小毒,外用。孕妇慎服。

慈菇

【学名】 *Sagittaria trifolia* L. var. *sinensis*（Sims）Makino

【药用部位】 球茎、叶、花。

【生态环境】 栽培于水田、水沟中。

【采收季节】 秋季初霜后采收球茎,洗净,鲜用或干燥;夏、秋季采收叶,鲜用或干燥;秋季开花时采收花,鲜用。

【分布】 丽水市各地作蔬菜种植。

【性味】 球茎:味甘、微苦、微辛,性微寒。

叶:味苦、微辛,性寒。

花:味微苦,性寒。

【功效】 球茎:活血凉血,止咳通淋,散结解毒。

叶:清热解毒,凉血化瘀,利水消肿。

花:清热解毒,利湿。

【主治】 球茎:产后血闷,胎衣不下,带下崩漏,衄血,吐血。咳嗽痰血,淋浊,痔肿,目赤肿痛,角膜白斑,瘰疬,睾丸炎,骨膜炎,毒蛇咬伤。

叶:咽喉肿痛,黄疸,水肿,恶疮肿毒,丹毒,瘰疬,湿疹,蛇虫咬伤。

花:疔毒,痔漏,湿热黄疸。

【用法用量】 球茎内服煎汤,15～30g;外用适量,捣敷。叶内服煎汤,10～30g;外用适量,鲜品捣敷。花内服煎汤,3～9g;外用适量,鲜品捣敷。

【注意】 球茎:孕妇慎服。

叶:外用不宜久敷。

水鳖科 Hydrocharitaceae

水鳖

【学名】 *Hydrocharis dubia*（Bl.）Bacher

【药用部位】 全草。

【生态环境】 生于海拔 400m 以下池塘、水沟中。

【采收季节】 夏、秋季采收,洗净,鲜用或干燥。

【分布】 丽水市各地。

【性味】 味苦,性寒。

【功效】 清热利湿。

【主治】 湿热带下。

【用法用量】 内服研末,2～4g。

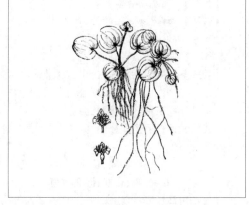

水鳖

水车前（龙舌草）

【学名】 *Ottelia alismoides*（L.）Pers.

【药用部位】 全草。

【生态环境】 生于海拔 800m 以下的水田、水沟和池塘中。

【采收季节】 夏、秋季采收,洗净,鲜用或干燥。

【分布】 龙泉、庆元、遂昌、松阳、青田等地。

【性味】 味甘、淡,性微寒。

【功效】 清热化痰,解毒利尿。

【主治】 肺热咳嗽,咯痰黄稠,水肿,小便不利,痈肿,烫火伤。

【用法用量】 内服煎汤,15～30g;外用适量,捣敷或研末调敷。

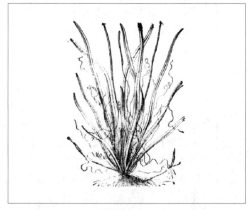

水车前（龙舌草）

苦草

【学名】 *Vallisneria natans*（Lour.）Hara

【药用部位】 全草。

【生态环境】 生于水深 0.5～2m 的河流、池塘、沟渠中。

【采收季节】 夏、秋季采收,洗净,鲜用或干燥。

【分布】 遂昌等地。

【性味】 味苦,性温。

【功效】 燥湿止带,行气活血。

【主治】 带下色白,产后恶露不尽。

【用法用量】 内服煎汤,6～10g。

苦草

禾本科 Gramineae

看麦娘（畲药名:火扛　）

【学名】 *Alopecurus aequalis* Sobol.

【药用部位】 全草。

【生态环境】 生于田间、路边、及山地林缘。

【采收季节】 春、夏季采收,洗净,鲜用或干燥。

【分布】 丽水市各地。

【性味】 味淡,性凉。

【功效】 清热利湿,止泻,解毒。

【主治】 水肿,水痘,泄泻,黄疸型肝炎,赤眼,毒蛇咬伤。

【用法用量】 内服煎汤,30～60g;外用适量,捣敷或煎水洗。

看麦娘（畲药名:火扛杆）

荩草

【学名】 *Arthraxoa hispidus*（Thunb.）Makino

【药用部位】 全草。

【生态环境】 生于田边、路旁、沟边及山坡潮湿处。

【采收季节】 夏、秋季采收,洗净,干燥。

【分布】 丽水市各地。

【性味】 味苦、性平。

【功效】 止咳定喘,解毒杀虫。

【主治】 久咳气喘,肝炎,咽喉炎,口腔炎鼻炎,淋巴结炎,乳腺炎,疮疡疥癣。

【用法用量】 内服煎汤,6～15g;外用适量,煎水洗或捣敷。

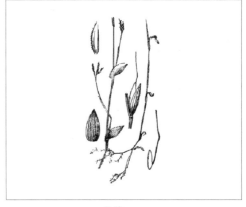

荩草

芦竹

【学名】 *Arundo donax* L.

【药用部位】 根茎(芦竹根)、嫩苗。

【生态环境】 栽培于河岸。

【采收季节】 夏季采挖根茎,洗净,切片,鲜用或干燥;春季采收,嫩苗,洗净,鲜用。

【药材性状】 鲜根茎为圆柱形的段,直径2～2.5cm。表面棕黄色,有光泽,节部可见大小不等突起的潜伏芽及叶鞘裂痕。切面淡黄白色,中空。质坚而韧。气微,味甘、微苦。干根茎为扁圆形的厚片。表面浅黄棕色,具纵皱纹。

【分布】 遂昌、松阳、莲都等地。

【性味】 根茎:味苦、甘,性寒。

嫩苗:味苦,性寒。

【功效】 根茎:清热泻火,生津除烦,利尿。

嫩苗:清热泻火。

【主治】 根茎:热毒烦渴,虚劳骨蒸,吐血,热淋,小便不利,风火牙痛。

嫩苗:肺热吐血,骨蒸潮热,头晕,热淋,聤耳,牙痛。

【用法用量】 根茎内服煎汤,9～15g,鲜品30～60g;外用适量,捣敷。嫩苗内服煎汤,鲜品15～60g;外用适量,捣汁滴耳。

【注意】 根茎:体虚无热者慎服。

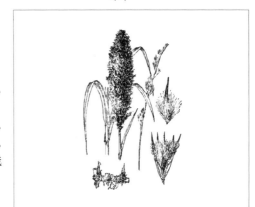

芦竹

643

野燕麦

【学名】 *Avena fatua* L.

【药用部位】 全草、种子。

【生态环境】 生于荒野、路边或田间。

【采收季节】 在未结实前采收全草,干燥;夏、秋季果实成熟时采收种子,干燥。

【分布】 丽水市各地。

【性味】 全草:味甘,性平。

种子:味甘,性温。

【功效】 全草:收敛止血,固表止汗。

种子:补虚止汗。

【主治】 全草:吐血,便血,血崩,自汗,盗汗,白带。

种子:虚汗不止。

【用法用量】 全草内服煎汤,15～30g。种子内服煎汤,10～15g。

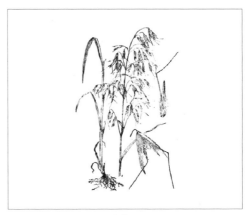

野燕麦

无毛野燕麦（畲药名：吊儿麦）

【学名】 *Avena fatua* L. var. *glabrata* Peterm.

【药用部位】 全草。

【生态环境】 生于荒田野。

【采收季节】 在未结实前采收,干燥。

【分布】 丽水市各地。

【性味】 味甘,性平。

【功效】 收敛止血,固表止汗。

【主治】 吐血,便血,血崩,自汗,盗汗,白带。

【用法用量】 全草内服:煎汤 15～30g。种子内服:煎汤 10～15g。

凤尾竹

【学名】 *Bambusa glaucescens*（Will.）Sieb. ex Munro var. *riviereorum*（R. Maire）Chia et F. L. Fung

【药用部位】 全株。

【生态环境】 栽培于溪沟边、山脚坡地、路边。

【采收季节】 全年可采,鲜用或干燥。

【分布】 丽水市各地,以青田、莲都、景宁种植较多。

【性味】 味甘,性凉。

【功效】 清热利尿,除烦。

【主治】 湿热,小便不利,热病烦渴。

【用法用量】 内服煎汤,9～15g。

撑篙竹

【学名】 *Bambusa pervariabilis* McClure

【药用部位】 叶或茎皮。

【生态环境】 栽培。

【采收季节】 全年可采,刮外皮,取中间层,干燥。

【分布】 青田。

【性味】 味甘,微苦,性凉。

【功效】 清热、除烦,止呕,止血。

【主治】 热病烦渴,呕吐,小儿惊厥,吐血,衄血。

【用法用量】 内服煎汤,6～15g。

青皮竹

【学名】 *Bambusa textilis* McClure

【药用部位】 竹节间的固体物（天竹黄）。

【生态环境】 20 世纪 70 年代引种栽培。

【采收季节】 冬季采收,剖取竹间的固体物,干燥。

【药材性状】 固体物为不规则的片状或颗粒,大小不一。表面灰蓝色、灰黄色或灰白色,半透明,略带光泽。体轻,质硬而脆,易破碎,吸湿性强。气微,味淡。

【分布】 青田。

【性味】 味甘,性寒。

【功效】 清热化痰,凉心定惊。

【主治】 小儿惊风,癫痫,中风痰迷,热病神昏,痰热咳喘。

【用法用量】 内服煎汤,3～9g。

【注意】 无湿热痰火者慎服,脾胃虚寒者禁服。

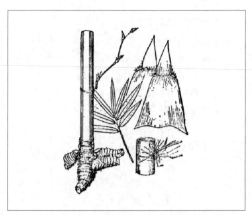

青皮竹

644

佛肚竹

【学名】 *Bambusa ventricosa* McClure
【药用部位】 嫩叶。
【生态环境】 栽培于公园、庭院或盆栽。
【采收季节】 春季采收,鲜用或干燥。
【分布】 市内有作观赏竹类种植。
【功效】 清热除烦。
【主治】 热病烦渴。
【用法用量】 内服煎汤,6~9g。

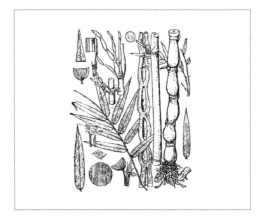

佛肚竹

荩草

【学名】 *Beckmannia syzigachne*（Staud.）Fern.
【药用部位】 种子。
【生态环境】 生于水沟边及潮湿处。
【采收季节】 秋季采收,洗净,干燥。
【分布】 丽水市各地。
【性味】 味甘,性寒。
【功效】 益气健胃。
【主治】 呕吐,气虚,消化不良。
【用法用量】 内服煮食,适量。

645

毛臂形草

【学名】 *Brachiaria villosa*（Lam.）A. Camus
【药用部位】 全草。
【生态环境】 生于山坡路旁及草丛中。
【采收季节】 夏、秋季采收,洗净,鲜用或干燥。
【分布】 龙泉等地。
【性味】 味甘、淡,性微寒。
【功效】 清热利尿,通便。
【主治】 小便赤涩,大便秘结。
【用法用量】 内服煎汤,15~30g,鲜品30~90g。

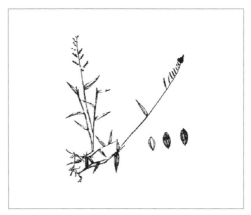

毛臂形草

雀麦(畲药名:脚麦)

【学名】 *Bromus japonicus* Thunb.
【药用部位】 全草、种子。
【生态环境】 生于山坡、路旁及草丛中。
【采收季节】 4~6月采收全草,洗净。干燥;夏季采收种子,干燥。
【分布】 丽水市山区各地。
【性味】 全草:味甘,性平。
　　　　 种子:味甘,性平。
【功效】 全草:止汗,催产。
　　　　 种子:滑肠。
【主治】 全草:汗出不止,难产。
　　　　 种子:大便秘结。
【用法用量】 全草内服:煎汤15~30g。种子内服:煮食,适量。

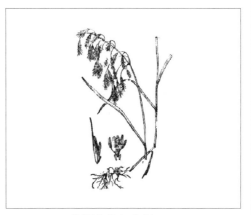

雀草(畲药名:脚麦)

菩提子(畲药名:介狗珠、米珠)

【学名】 *Coix lacryma – jobi* L.

【药用部位】 根和根茎。

【生态环境】 多生于路边、沟边、荒地。

【采收季节】 秋季采收,洗净,干燥。

【分布】 丽水市各地。

【性味】 味甘、淡,性微寒。

【功效】 清热利湿,通淋止血,消积杀虫。

【主治】 热淋,血淋,膏淋,崩漏,白带,水肿,湿热黄疸,食积腹胀,蛔虫病。

【用法用量】 内服煎汤,30 ~ 60g。

意苡(米仁)

【学名】 *Coix lacryma – jobi* L. var. *ma – yuen*（Roman.）Stapf

【药用部位】 种仁(薏苡仁)、叶、根(薏苡根)。

【生态环境】 栽培于水田、水沟中或潮湿的地上。

【采收季节】 秋季果实成熟时采收,除去外壳,碾去果皮,干燥;夏、秋季采收叶,鲜用或干燥;秋季采挖根,洗净,切段,干燥。

【药材性状】 种仁宽卵形或椭圆形,长 4 ~ 8m,宽 3 ~ 6mm。表面乳白色,光滑,偶有残存的浅棕色果皮。一端钝圆另端较宽而微凹,有一淡棕色的点状种脐,背面圆凸,腹面有 1 条较宽而深的纵沟。质坚实,断面黄白色,富粉性。气微,味微甘。

根为段状,外表面灰黄色或灰棕色,具纵皱缩及须根痕。切面灰黄色或淡棕色,有众多小孔排列面环或已破裂,外皮易于内部分离,根茎灰黄色或黄棕色,外表面可见着生多数残根及茎基。质坚韧。气微,味淡。

【分布】 丽水市各地,以缙云、松阳种植较多。

【性味】 种仁:味甘、淡,性凉。

　　　　根:味苦、甘,性微寒。

【功效】 种仁:利湿健脾,舒经除痹,清热排脓。

　　　　叶:和中,益气血。

　　　　根:清热通淋,利湿杀虫。

【主治】 种仁:水肿,脚气,小便淋沥,湿温病,泄泻,带下,风湿痹痛,筋脉拘挛,肺痈,肠痈,扁平疣。

　　　　叶:胃寒腹痛,初生小儿煎水洗浴可防病。

　　　　根:热淋,血淋,石淋,黄疸,水肿,白带过多,脚气,风湿痹痛,蛔虫病。

【用法用量】 种仁内服煎汤,9 ~ 30g,或煮粥。叶内服煎汤,15 ~ 30g。根内服煎汤,15 ~ 30g;外用适量,煎水洗。

【注意】 种仁:本品力缓,宜多服、久服。脾虚无湿,大便燥结及孕妇慎服。

　　　　根:孕妇禁服。

橘草

【学名】 *Cymbopogon goeringii*（Steud.）A. Camus

【药用部位】 全草。

【生态环境】 生于山坡草地。

【采收季节】 夏、秋季早晨采收,干燥。

【药材性状】 全草长 50 ~ 130cm,杆丛生,较细软,无毛。叶片条形,长 30 ~ 50cm,宽 3 ~ 6mm,两面无毛,有白粉;叶鞘基部多破裂而向外反卷,内面红棕色。全体有香气。

【分布】 丽水市山区各地。

【性味】 味辛,性温。

【功效】 止咳平喘,祛风除湿,通经止痛,止泻。

【主治】 急慢性支气管炎,支气管哮喘,风湿性关节炎,头痛,跌打损伤,心胃气痛,腹痛,水泻。

【用法用量】 内服煎汤,30 ~ 60g;外用适量,煎水洗。

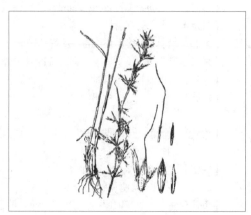

橘草

扭鞘香茅

【学名】　*Cymbopogon tortilis*（Presl.）A. Camus

【药用部位】　全草。

【生态环境】　生于山坡、林缘草丛中。

【采收季节】　夏季采收,洗净,鲜用或干燥。

【分布】　丽水市山区各地。

【性味】　味辛、微苦,性微寒。

【功效】　疏散风热,行气和胃。

【主治】　风热感冒,胸腹胀满,脘腹疼痛,呕吐泄泻,疮毒。

【用法用量】　内服煎汤,9～15g;外用适量,捣敷或酒浸涂。

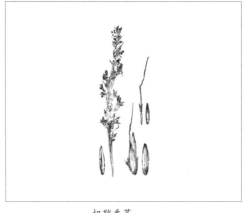

扭鞘香茅

狗牙根

【学名】　*Cynodon dactylon*（L.）Pers.

【药用部位】　全草。

【生态环境】　生于路旁、田边及旷野草地。

【采收季节】　夏、秋季采收,洗净,鲜用或干燥。

【药材性状】　根茎细长呈竹鞭状,匍匐茎部分长可达1m,直立部分高10～30cm。叶线形,长1～6cm,宽1～3mm;叶鞘具脊,鞘口通常具柔毛。气微,味微苦。

【分布】　丽水市各地。

【性味】　味苦、微甘,性凉。

【功效】　祛风活络,凉血止血,解毒。

【主治】　风湿痹痛,半身不遂,劳伤吐血,鼻衄,便血,跌打损伤,疮疡肿毒。

【用法用量】　内服煎汤,30～60g;外用适量,捣敷。

647

油芒

【学名】　*Eccoilopus cotulifer*（Thunb.）A. Camus［*Spodiopgon cotulifer*（Thunb.）Hack.

【药用部位】　全草。

【生态环境】　生于山坡、溪边、路旁及疏林下。

【采收季节】　夏、秋季采收,洗净,鲜用或干燥。

【分布】　丽水市山区各地。

【性味】　味甘,性平。

【功效】　解表,清热,活血通经。

【主治】　风热感冒,痢疾,痛经,经闭。

【用法用量】　内服煎汤,9～15g。

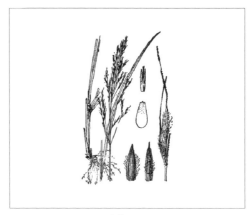

油芒

光头稗(芒稷)

【学名】　*Echinochloa colonum*（L.）Link

【药用部位】　根。

【生态环境】　生于山坡、路旁、田边潮湿处。

【采收季节】　夏、秋季采收,洗净,鲜用或干燥。

【分布】　丽水市山区各地。

【性味】　味微苦,性平。

【功效】　利水消肿,止血。

【主治】　水肿,腹水,咯血。

【用法用量】　内服煎汤,30～120g,大剂量可用至180g。

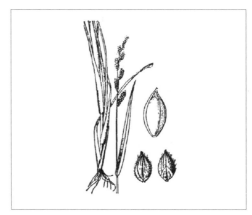

光头稗(芒稷)

稗(稗子)

【学名】 *Echinochloa crusgalli* （L.）Beauv.

【药用部位】 根或苗叶、种子。

【生态环境】 生于田边及沼泽处。

【采收季节】 夏季采收根或苗叶,洗净,鲜用或干燥;夏、秋季采收成熟种子,干燥。

【分布】 丽水市各地。

【性味】 根或苗叶:味苦、甘,性微寒。

种子:味辛、苦、甘,性微寒。

【功效】 根或苗叶:止血生肌。

种子:益气宜脾。

【主治】 根或苗叶:金疮,外伤出血。

种子:疳积。

【用法用量】 根或苗叶外用适量,捣敷或研末撒。种子内服煮食,适量。

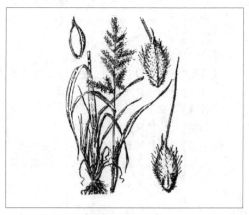

稗(稗子)

穇子(穇、龙爪稷、鸡爪粟)

【学名】 *Eleusine coracana* （L.）Gaertn.

【药用部位】 种仁。

【生态环境】 栽培于山坡旱地、干梯田等。

【采收季节】 秋季果实成熟时采收,干燥,搓下种子,再干燥。

【药材性状】 种子球形,直径约1.5mm。种皮褐色,表面有不明显的皱缩;种仁小,黄白色。气微,味淡。

【分布】 丽水市山区各地。

【性味】 味甘,性温。

【功效】 补中益气,厚肠胃。

【主治】 面黄肌瘦,脱肛不收。

【用法用量】 内服适量,煮粥食或磨作面蒸食。

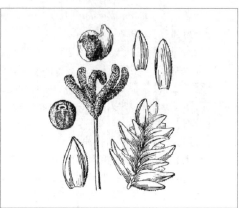

穇子(穇、龙爪稷、鸡爪粟)

牛筋草(畲药名:千斤拔、千人拔)

【学名】 *Eleusine indica* （L.）Gaertn.

【药用部位】 根或全草。

【生态环境】 生于山坡、路边、田野草丛中。

【采收季节】 秋季采收,洗净,鲜用或干燥。

【药材性状】 根须状,直径0.5~1mm;表面黄棕色。茎扁圆柱形,淡灰绿色,有纵棱,节明显,节间长4~8mm,直径1~4mm。叶线形,长达15cm,宽3~5mm。穗太花序2至数个呈指状排列于茎顶端。气微,味淡。

【分布】 丽水市各地。

【性味】 味甘、淡,性凉。

【功效】 清热利湿,凉血解毒。

【主治】 伤暑发热,小儿惊风,乙脑,流脑,黄疸,淋证,小便不利,痢疾,便血,疮疡肿痛,跌打损伤。

【用法用量】 内服煎汤,9~15g,鲜品30~90g。

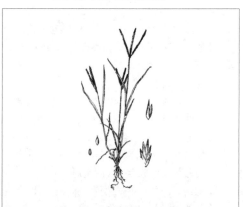

牛筋草(畲药名:千斤拔、千人拔)

大画眉草

【学名】 *Eragrostis cilianensis* （All.）Vignolo - Lutati

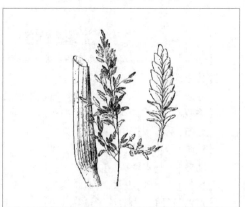

大画眉草

648

【药用部位】　全草、花序。

【生态环境】　生于路边及荒野草丛中。

【采收季节】　夏、秋季采收全草,洗净,鲜用或干燥;秋季采收花序,干燥。

【分布】　丽水市各地。

【性味】　全草:味甘、淡,性凉。

　　　　　花序:味淡,性平。

【功效】　全草:利尿通淋,疏风清热。

　　　　　花序:解毒,止痒。

【主治】　全草:热淋,石淋,目赤肿痛。

　　　　　花序:黄水疮。

【用法用量】　全草内服煎汤,15～30g,鲜品60～120g;外用适量,煎水洗。花序外用适量,炒黑研末调敷或撒。

知风草

【学名】　*Eragrostis ferruginea*（Thunb.）Beauv.

【药用部位】　根。

【生态环境】　生于山坡路旁、田边草丛中。

【采收季节】　初秋采收,洗净,鲜用或干燥。

【分布】　丽水市各地。

【性味】　味甘,性平。

【功效】　舒筋散瘀。

【主治】　跌打损治,筋骨疼痛。

【用法用量】　内服煎汤,6～9g;外用适量,捣敷。

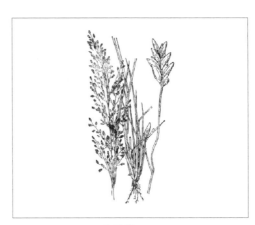

知风草

649

乱草

【学名】　*Eragrostis japonica*（Thunb.）Trin.

【药用部位】　全草。

【生态环境】　生于山坡、路旁及田野潮湿处。

【采收季节】　夏季采收,洗净,干燥。

【分布】　丽水市各地。

【性味】　味咸,性平。

【功效】　凉血止血。

【主治】　咳血,吐血。

【用法用量】　内服煎汤,30～60g。

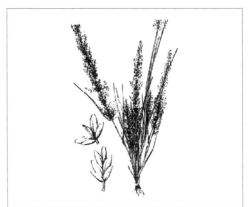

乱草

小画眉草

【学名】　*Eragrostis minor* Host.

【药用部位】　全草。

【生态环境】　生于田边、路旁及荒野草丛中。

【采收季节】　夏季采收,洗净,鲜用或干燥。

【分布】　丽水市各地。

【性味】　味淡,性凉。

【功效】　疏风清热,凉血,利尿。

【主治】　目赤云翳,崩漏,热淋,小便不利。

【用法用量】　内服煎汤,15～30g;外用适量,煎水洗。

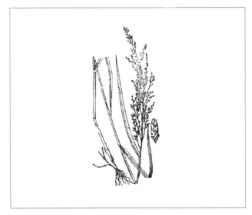

小画眉草

画眉草

【学名】 *Eragrostis pilosa* (L.) Beauv.

【药用部位】 全草。

【生态环境】 生于山坡、路旁及荒野草丛中。

【采收季节】 夏、秋季采收,洗净,干燥。

【分布】 丽水市各地。

【性味】 味甘、淡,性凉。

【功效】 利尿通淋,清热活血。

【主治】 热淋,石淋,目赤痒痛,跌打损伤。

【用法用量】 内服煎汤,9~15g;外用适量,煎水洗或烧存性研末调敷。

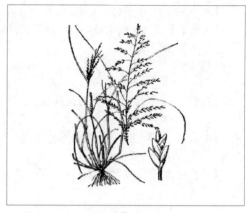

画眉草

无毛画眉草

【学名】 *Eragrostis pilosa* (L.) Beauv. var. *imberbis* Franch.

【药用部位】 全草、花序。

【生态环境】 生于山坡、路旁及荒野草地。

【采收季节】 夏、秋季采收全草,洗净,干燥;夏季采收花序,干燥。

【分布】 丽水市各地。

【性味】 全草:味甘、淡,性凉。

花序:味淡,性平。

【功效】 全草:疏风清热,利尿。

花序:解毒,止痒。

【主治】 全草:尿路感染,肾盂肾炎。

花序:脓疱疮。

【用法用量】 全草内服煎汤,9~15g。花序外用适量,烧存性调香油擦患处。

650

假俭草(畲药名:马鞭草)

【学名】 *Eremochloa ophiuroides* (Munro) Hack.

【药用部位】 嫩茎叶。

【生态环境】 生于山坡、路边、田边及草地。

【采收季节】 春、夏季采收,洗净,鲜用或干燥。

【分布】 丽水市各地。

【主治】 畲族用于治疗小儿疝气。

【用法用量】 内服煎汤,3~6g。

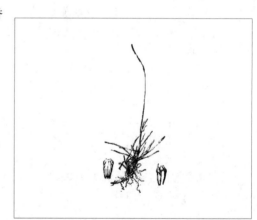

假俭草(畲药名:马鞭草)

大麦

【学名】 *Hordeum vulgare* L.

【药用部位】 果实、发芽的果实(麦芽)、幼苗、茎。

【生态环境】 栽培于农田。

【采收季节】 4~5月采收成熟果实,干燥;冬季采收幼苗,鲜用或干燥;麦收时采集茎,干燥。

【药材性状】 发芽的果实呈棱形,长8~12mm,直径3~4mm。表面淡黄色。外稃具5脉,先端具已断落的芒;内稃具2脊,大部分被外稃包围。颖果腹面有1条纵沟,基部在稃内向上生出幼芽,在稃内向下生出幼根;幼芽长被针状条形,露出外稃外长约5mm,幼根数条,纤细而弯曲。质硬,断面白色,粉性。气微,味微甘。

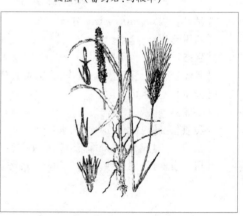

大麦

【分布】 丽水市各地。

【性味】 果实:味甘,性凉。

　　　　发芽的果实:味甘,性平。

　　　　幼苗:味苦、辛,性寒。

　　　　茎:味甘、苦,性温。

【功效】 果实:健脾和胃,宽肠,利水。

　　　　麦芽:消食化积,回乳。

　　　　幼苗:利湿退黄,护肤敛疮。

　　　　茎:利湿消肿,理气。

【主治】 果实:腹胀,食滞泄泻,小便不利。

　　　　发芽的果实:食积不消,腹满泄泻,恶心呕吐,食欲不振,乳汁郁积,乳房胀痛。

　　　　幼苗:黄疸,小便不利,皮肤皲裂,冻疮。

　　　　茎:小便不通,心胃气痛。

【用法用量】 果实内服煎汤,30~60g;外用适量,煎水洗或炒后研末调敷。发芽的果实内服煎汤,9~15g,回乳用炒60g。幼苗内服煎汤,30~60g;外用适量,煎水洗。茎内服煎汤,30~60g。

【注意】 发芽的果实:哺乳期妇女禁服,孕妇、无积滞者慎服。

白茅(畲药名:毛筋草)

【学名】 *Imperata cylindrica* (L.) Beauv. var. *major* (Nees) C. E. Hubb.

【药用部位】 根茎(白茅根)、未开放花序、花穗(茅针花)、叶。

【生态环境】 生于山坡、路边、田边及旷野荒野草丛中。

【采收季节】 春、秋二季采挖根茎,洗净,鲜用或干燥;春季采收未开放花序,鲜用或干燥;4~5月采收将开放的花穗,干燥;全年可采叶,干燥。

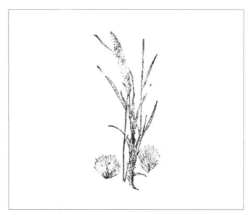

白茅(畲药名:毛筋草)

651

【药材性状】 根茎长圆柱形,长20~50cm,直径2~4mm。表面黄白色或淡黄色,微有光泽,具纵皱纹,节明显,稍突起,节间长短不等,通常长1~3cm。体轻,质略脆,断面皮部白色多有裂隙,放射状排列,中柱淡黄色,易于皮部剥离。气微,味微甜。

　　花穗圆柱形,棉絮状,长5~15cm。穗轴纤细,小穗背腹压扁,双生于穗轴各节上,一具长柄,一具短柄;穗轴、小穗柄及小穗密生白色丝状长柔毛。体轻,柔软。气微,味淡。

【分布】 丽水市山区各地。

【性味】 根茎:味甘,性平。

　　　　未开放花序:味甘,性平。

　　　　花穗:味甘,性微温。

　　　　叶:味辛、微苦,性平。

【功效】 根茎:凉血止血,清热生津,利尿通淋。

　　　　未开放花序:止血,解毒。

　　　　花穗:止血,定痛。

　　　　叶:祛风除湿。

【主治】 根茎:血热吐血,衄血,尿血,热病烦渴,黄疸,水肿,热淋涩痛,急性肾炎水肿。

　　　　未开放花序:衄血,尿血,大便下血,外伤出血,疮痈肿毒。

　　　　花穗:吐血,衄血,刀伤出血。

　　　　叶:风湿痹痛,皮肤风疹。

【用法用量】 根茎内服煎汤,9~30g,鲜品30~60g;外用适量,鲜品捣汁涂。未开放花序内服煎汤,9~15g;外用:适量,捣敷或塞鼻。花穗内服煎汤,9~15g;外用适量,塞鼻。叶内服煎汤,15~30g;外用适量,煎水洗。

【注意】 根茎:脾胃虚寒。溲多不渴者禁服。

阔叶箬竹

【学名】 *Indocalamus latifolius*（Keng）McClure

【药用部位】 叶、叶基部。

【生态环境】 生于山坡林下、山沟灌丛、路边。

【采收季节】 全年可采收叶、叶基部，干燥。

【分布】 丽水市山区各地。

【性味】 叶:味甘,性寒。

叶基部:味甘、微苦,性凉。

【功效】 叶:清热止血,解毒消肿。

叶基部:降逆和胃,解毒。

【主治】 叶:吐血,衄血,便血,崩漏,小便不利,喉痹,痈肿。

叶基部:胃热呃逆,烧烫伤。

【用法用量】 叶内服煎汤,9～15g;外用适量,炒炭存性,研末吹喉。叶基部内服煎汤,9～15g;外用适量,煅存性研末调敷。

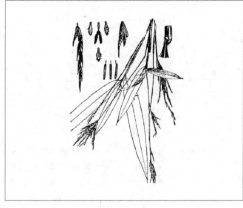

阔叶箬竹

米箬竹（箬竹）

【学名】 *Indocalamus tessellatus*（Munro）Keng f.

【药用部位】 叶、叶基部。

【生态环境】 生于山坡林下、山沟灌丛、路边。

【采收季节】 全年可采收叶、叶基部,干燥。

【分布】 丽水市山区各地。

【性味】 叶:味甘,性寒。

叶基部:味甘、微苦,性凉。

【功效】 叶:清热止血,解毒消肿。

叶基部:降逆和胃,解毒。

【主治】 叶:吐血,衄血,便血,崩漏,小便不利,喉痹,痈肿。

叶基部:胃热呃逆,烧烫伤。

【用法用量】 内服煎汤,9～15g;外用适量,炒炭存性研末吹喉。叶基部内服煎汤,9～15g;外用适量,煅存性研末调敷。

千金子（油草）

【学名】 *Leptochloa chinensis*（L.）Nees

【药用部位】 全草。

【生态环境】 生于路边、田边潮湿处。

【采收季节】 夏、秋季采收,洗净,切段,干燥。

【分布】 丽水市各地。

【性味】 味辛、淡,性平。

【功效】 行水破血,化痰散结。

【主治】 癥瘕积聚,久热不退。

【用法用量】 内服煎汤,9～15g。

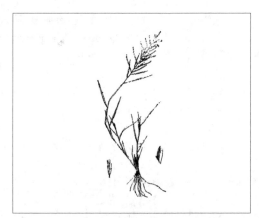

千金子（油草）

淡竹叶（畲药名:竹叶草、淡竹米）

【学名】 *Lophatherum gracile* Brongn.

【药用部位】 全草（淡竹叶）、根茎及块根。

【生态环境】 生于山坡、路旁树荫下或荫蔽处。

【采收季节】 夏季未抽花穗前采收全草,干燥;夏、秋季采收根茎及块根,洗净,干燥。

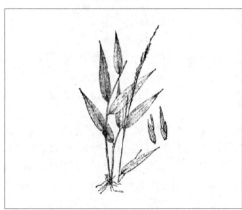

淡竹叶（畲药名:竹叶草、淡竹米）

【药材性状】 全草长25～75cm。茎圆柱形,有节,表面淡黄绿色,断面中空。叶片披针形,有的皱缩卷曲,长5～20cm,宽1～3.5cm;表面浅绿色或黄绿色。叶脉平行,具横行小脉,形成长方形的网格状,下表面尤为明显。体轻,质柔韧。气微,味淡。

【分布】 丽水市山区各地。

【性味】 全草:味甘、淡,性寒。

　　　　 根茎及块根:味甘,性寒。

【功效】 全草:清热、除烦、利尿。

　　　　 根茎及块根:清热利尿。

【主治】 全草:烦热口渴,口舌生疮,牙龈肿痛,小儿惊啼,小便短赤,淋浊。

　　　　 根茎及块根:发热,口渴,心烦,小便不利。

【用法用量】 全草内服煎汤,6～10g。根茎及块根内服煎汤,9～15g。

【注意】 全草:无实火、湿热者慎服,体虚有寒者禁服。

　　　　 根茎及块根:孕妇慎服。

五节芒(芭茅)

【学名】 *Miscanthus floridulus*（Labill.）Warb.

【药用部位】 茎、根茎部叶鞘内的虫瘿。

【生态环境】 生于山坡、溪边、路旁草丛。

【采收季节】 夏、秋季采收茎,切段,干燥;全年可采收根茎部叶鞘内的虫瘿,干燥。

【分布】 丽水市山区各地。

【性味】 茎:味甘、淡,性平。

　　　　 根茎部叶鞘内的虫瘿:味辛、甘,性微温。

【功效】 茎:清热通淋,祛风利湿。

　　　　 根茎部叶鞘内的虫瘿:解表透疹,行气调经。

【主治】 茎:热淋,石淋,白浊,带下,风湿痹痛。

　　　　 根茎部叶鞘内的虫瘿:小儿疹出不透,胃脘痛,疝气,月经不调。

【用法用量】 茎内服煎汤,15～30g。根茎部叶鞘内的虫瘿内服煎汤,5～10g,或浸酒。

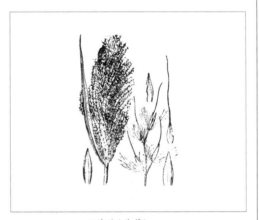

五节芒(芭茅)

荻

【学名】 *Miscanthus sacchariflorus*（Maxim.）Benth.

【药用部位】 根茎。

【生态环境】 生于山谷、山坡、荒野及滩地。

【采收季节】 全年可采收,洗净,切段,干燥。

【药材性状】 根茎扁圆柱形,常弯曲,直径2～5cm。表面黄白色,略具光泽及纵纹。节部常有极短的毛茸或鳞片,节距0.5～1.9cm。质硬脆。断面皮部裂隙小,中心有一小孔,孔周围粉红色。气微,味淡。

【分布】 丽水市山区各地。

【性味】 味甘,性凉。

【功效】 清热活血。

【主治】 妇女干血痨,潮热,产后失血口渴,牙痛。

【用法用量】 内服煎汤,60～90g。

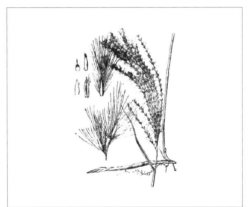

荻

芒

【学名】 *Miscanthus sinensis* Anderss.

【药用部位】 茎、含寄生虫的幼茎、根茎、花序。

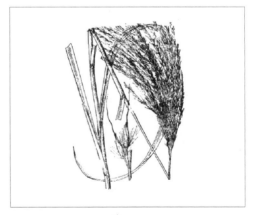

芒

653

【生态环境】　生于山坡、溪边、路旁及荒野。

【采收季节】　夏秋季采收,洗净,切段,鲜用或干燥;夏季采收含寄生虫的幼茎,干燥;秋、冬季采收,根茎,洗净,干燥;秋季采收花序,干燥。

【分布】　丽水市山区各地。

【性味】　茎:味甘,性平。

　　　　含寄生虫的幼茎:味甘,性平。

　　　　根茎:味甘,性平。

　　　　花序:味甘,性平。

【功效】　茎:清热利尿,解毒,散血。

　　　　幼茎:补肾,止呕。

　　　　根茎:止咳,利尿,活血,止渴。

　　　　花序:活血通经。

【主治】　茎:小便不利,虫兽咬伤。

　　　　含寄生虫的幼茎:肾虚阳痿,妊娠呕吐。

　　　　根茎:咳嗽,小便不利,干血痨,带下,热病口渴。

　　　　花序:月经不调,闭经,产后恶露不尽,半身不遂。

【用法用量】　茎内服煎汤,3~6g。含寄生虫的幼茎内服煎汤,5~10g。根茎内服煎汤,60~90g。花序内服煎汤,30~60g。

【注意】　根茎:孕妇禁服。

类芦

【学名】　*Neyraudia reynaudiana* (Kunth) Keng

【药用部位】　嫩苗或叶。

【生态环境】　生于山沟、溪边及路旁草丛中。

【采收季节】　春季采收,洗净,鲜用或干燥。

【分布】　丽水市山区各地。

【性味】　味甘、淡,性平。

【功效】　清热利湿,消肿解毒。

【主治】　尿路感染,肾炎水肿,毒蛇咬伤。

【用法用量】　内服煎汤,30~60g;外用适量,捣敷。

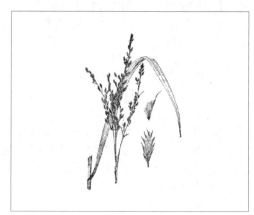

类芦

稻(粳米)

【学名】　*Oryza sativa* L.

【药用部位】　种仁(粳米)、储存年久的粳米。

【生态环境】　栽培于水田中。

【采收季节】　秋季采收,干燥,除去稻壳。

【分布】　丽水市各地普遍种植。

【性味】　种仁:味甘,性平。

　　　　储存年久的粳米:味甘、淡,性平。

【功效】　种仁:补气健脾,除烦渴,止泻痢。

　　　　储存年久的粳米:调中和胃,渗湿止泻,除烦。

【主治】　种仁:脾胃气虚,食少纳呆,倦怠乏力,心烦口渴,泻下痢疾。

　　　　储存年久的粳米:脾胃虚弱,食少,泄泻反胃,噤口痢,烦渴。

【用法用量】　种仁内服煎汤,9~30g。储存年久的粳米内服适量,煎汤。

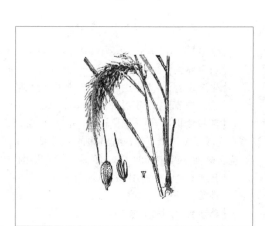

稻(粳米)

稻(籼米)

【学名】　*Oryza sativa* L.

【药用部位】　种仁、发芽的果实(稻芽)、果皮、果实上的细芒刺、茎叶。

【生态环境】 栽培于水田中。

【采收季节】 果实成熟时采收种仁、果皮、果实上的细芒刺、茎叶,干燥。

【药材性状】 发芽的果实扁长椭圆形,两端略尖,长7~9mm,直径约3mm。稃黄色,有白色细茸毛,外稃具5脉,内稃具3脉。颖2,锥形,长2~3mm,位于稃下。颖果在外稃一侧,基部破稃向上生出幼芽,向下生出幼根;幼芽长3~5mm,幼根1~3条,纤细而弯曲。质硬,断面白色,粉性。气微,味淡。

【分布】 丽水市各地普遍种植。

【性味】 种仁:味甘,性温。

　　　　 发芽的果实:味甘,性平。

　　　　 果皮:味甘、辛,性温。

　　　　 茎叶:味辛,性温。

【功效】 种仁:温中益气,健脾止泻。

　　　　 稻芽:消食化积,健脾开胃。

　　　　 米糠:开胃,下气。

　　　　 稻谷芒:利湿退黄。

　　　　 稻草:宽中,下气,消食,解毒。

【主治】 种仁:脾胃虚寒泄泻。

　　　　 发芽的果实:食积停滞,胀满泄泻,脾虚少食,脚气浮肿。

　　　　 果皮:噎膈,反胃,脚气。

　　　　 果实上的细芒刺:黄疸。

　　　　 茎叶:噎膈,反胃,食滞,腹痛,泄泻,消渴,黄疸,喉痹,痔疮,烫火伤。

【用法用量】 种仁内服煎汤,30~60g或煮粥。发芽的果实内服煎汤,9~15g,大剂量30g。果皮内服煎汤,9~30g。果实上的细芒刺内服煎汤,适量炒黄研末酒冲。茎叶内服煎汤,50~150g;外用适量,煎水浸洗。

【注意】 发芽的果实:胃下垂者慎服。

糯稻

【学名】 *Oryza sativa* L. var. *glutinosa* Matsum.

【药用部位】 种仁、根及茎基(糯稻根)。

【生态环境】 栽培于水田中。

【采收季节】 秋季采收种仁、根及根茎,洗净,干燥。

【药材性状】 根及茎基呈疏松的团状。茎圆柱形,长不足1cm,中空,外包数层黄白色的叶鞘。须根直径约1mm,簇生,细长弯曲,黄白色至黄棕色。质软。气微,味淡。

【分布】 丽水市各地普遍种植。

【性味】 种仁:味甘,性温。

　　　　 根及茎基:味甘,性平。

【功效】 种仁:补中益气,健脾止泻,缩尿,敛汗,解毒。

　　　　 根及茎基:养阴除热,止汗。

【主治】 种仁:脾胃虚寒泄泻,霍乱吐逆,消渴尿多,自汗,痘疮,痔疮。

　　　　 根及茎基:阴虚发热,自汗盗汗,口渴咽干,肝炎,丝虫病。

【用法用量】 种仁内服煎汤,30~60g或煮粥;外用适量,研末调敷。根及茎基内服煎汤,30~60g。

【注意】 种仁:湿热痰火及脾滞者禁服,小儿不宜多食。

稷(黍、糜子)

【学名】 *Panicum miliaceum* L.

【药用部位】 种子、茎、根。

【生态环境】 栽培于山坡旱地。

【采收季节】 秋季采收种子、茎、根,洗净,干燥。

【分布】 遂昌、龙泉、庆元等在零星种植。

【性味】 种仁:味甘,性微温。

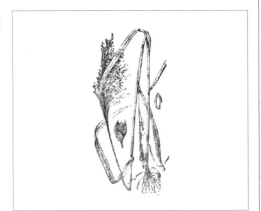

稷(黍、糜子)

茎:味辛,性热,小毒。

根:味辛,性热,小毒。

【功效】 种子:益气补中,除烦止渴,解毒。

茎:利尿消肿,止血,解毒。

根:利尿消肿,止血。

【主治】 种仁:烦渴,泻痢,吐逆,咳嗽,胃痛,小儿鹅口疮,疮痈,烫伤。

茎:小便不利,水肿,妊娠尿血,脚气,苦瓠中毒。

根:小便不利,脚气,水肿,妊娠尿血。

【用法用量】 种子内服煎汤,30～90g或煮粥;外用适量,研末调敷。茎内服煎汤,9～15g或烧存性研末每次1g,每日3次;外用适量,煎水熏洗。根内服煎汤,30～60g。

【注意】 种子:不宜多食。

双穗雀稗

【学名】 *Paspalum paspaloides*（Michx.）Scribn.

【药用部位】 全草。

【生态环境】 生于沟旁、路边及田边草丛中。

【采收季节】 夏季采收,洗净,鲜用或干燥。

【分布】 丽水市各地。

【性味】 味甘,性平。

【功效】 活血解毒,祛风除湿。

【主治】 跌打肿痛,骨折筋伤,风湿痹痛,痰火,疮毒。

【用法用量】 内服水酒煎,9～15g;外用适量,捣敷或研末调敷。

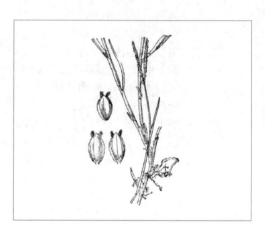

双穗雀稗

656

狼尾草(畲药名:介狗尾巴)

【学名】 *Pennisetum alopecuroides*（L.）Spreng.

【药用部位】 全草、根(畲药名:白毛根)。

【生态环境】 生于山坡、路旁、及田边。

【采收季节】 夏、秋季采收全草,洗净,干燥;全年可采根,洗净,鲜用或干燥。

【分布】 丽水市山区各地。

【性味】 全草:味甘,性平。

根:味甘,性平。

【功效】 全草:清肺止咳,凉血明目。

根:清肺止咳,解毒。

【主治】 全草:肺热咳嗽,目赤肿痛。

根:肺热咳嗽,疮毒。

【用法用量】 全草内服煎汤,9～15g。根内服煎汤,30～60g。

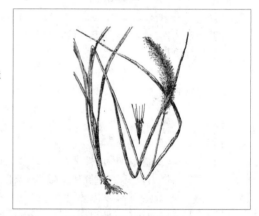

狼尾草(畲药名:介狗尾巴)

显子草

【学名】 *Phaenosperma globosum* Munro. Ex Oliv.

【药用部位】 全草。

【生态环境】 生于山坡、路边、林缘草丛。

【采收季节】 夏季采收,洗净,干燥。

【分布】 龙泉等地。

【性味】 味甘、微涩,性平。

【功效】 补虚健脾,活血调经。

【主治】 病后体虚,经闭。

【用法用量】 内服煎汤,15～30g,或泡酒。

芦苇(畲药名:苇)

【学名】 *Phragmites communis* Trin. 〔*Phragmites australis*（Cav.）Trin.〕

【药用部位】 根茎(芦根)、嫩茎、嫩苗、叶、箨叶(嫩苗外壳)、花。

【生态环境】 生于河岸、路旁。亦有栽培。

【采收季节】 全年可采根茎,洗净,鲜用或干燥;夏、秋季采收嫩茎、嫩苗,洗净,鲜用或干燥;春、夏、秋季采收叶、箨叶,鲜用或干燥;秋季采收花,干燥。

【药材性状】 根茎长圆柱形,有的略扁,长短不一,直径1~2cm。表面黄白色,有光泽,外皮疏松可剥离,节呈环状,有残留根及芽痕。体轻。质韧,不易折断。切断面黄白色,中空,壁厚1~2mm,有小孔排列成环。气微,味甘。

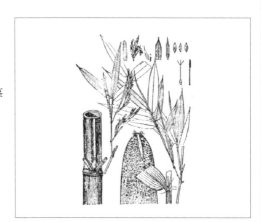

芦苇(畲药名:苇)

【分布】 丽水市各地。

【性味】 根茎:味甘,性寒。

　　　　嫩茎:味甘,性寒。

　　　　嫩苗:味甘,性寒。

　　　　叶:味甘,性寒。

　　　　箨叶:味甘,性寒。

　　　　花:味甘,性寒。

【功效】 根茎:清热生津,除烦止呕,利尿,透疹。

　　　　嫩茎:清肺解毒,止咳排脓。

　　　　嫩苗:清热生津,利水通淋。

　　　　叶:清热辟秽,止血,解毒。

　　　　箨叶:生肌敛疮,止血。

　　　　花:止泻,止血,解毒。

【主治】 根茎:热病烦渴,肺热咳嗽,肺痈吐脓,胃热呕哕,热淋涩痛。

　　　　嫩茎:肺痈吐脓,肺热咳嗽,痈疽。

　　　　嫩苗:热病口渴心烦,肺痈,肺痿,淋病,小便不利;解鱼、肉中毒。

　　　　叶:霍乱吐泻,吐血,衄血,肺痈。

　　　　箨叶:金疮,吐血。

　　　　花:吐泻,衄血,血崩,外伤出血,鱼蟹中毒。

【用法用量】 根茎内服煎汤,15~30g。鲜品加倍或捣汁用。嫩茎内服煎汤,15~30g,鲜品60~120g。嫩苗内服煎汤,30~60g或鲜品捣汁。叶内服煎汤,30~60g;外用适量,研末调敷。箨叶内服烧灰研末冲,3~6g;外用适量,研末撒。花内服煎汤,15~30g;外用适量,捣敷。

【注意】 根茎:脾胃虚寒者慎服。

　　　　嫩苗:脾胃虚寒者慎服。

桂竹

【学名】 *Phyllostachys bambusoides* Sieb. et Zucc.

【药用部位】 根茎及根、箨叶。

【生态环境】 栽培。

【采收季节】 秋季采挖根茎及根,洗净,切段,干燥;4~7月采收箨叶。去毛,鲜用或干燥。

【分布】 莲都、庆元等地。

【性味】 根茎及根:味淡、微苦,性寒。

　　　　箨叶:味苦,性寒。

【功效】 根茎及根:祛风除湿,止咳平喘,止血。

　　　　箨叶:凉血透疹。

【主治】 根茎及根:风湿痹痛,四肢筋骨疼痛,咳嗽气喘,血崩。

　　　　箨叶:热病身发斑疹。

【用法用量】 根茎及根内服煎汤,15~30g。箨叶内服煎汤,6~9g或烧灰存性冲服。

桂竹

紫竹

【学名】　*Phyllostachys nigra*（Lodd.）Munro

【药用部位】　根茎。

【生态环境】　栽培于公园、庭院或盆栽。

【采收季节】　全年可采收，洗净，干燥。

【分布】　丽水市各地作观赏竹种植。

【性味】　味辛、淡，性凉。

【功效】　祛风除湿，活血解毒。

【主治】　风湿热痹，筋骨酸痛，经闭，癥瘕，狂犬咬伤。

【用法用量】　内服煎汤，15～30g。

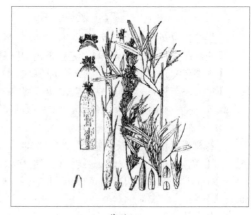

紫竹

金竹(淡竹)

【学名】　*Phyllostachys nigra*（Lodd.）Munro var. *henonis* Stapf et Rendle

【药用部位】　茎的中间层(竹茹)、茎经火烤后流出的液汁(竹沥)、叶、卷曲未开放的幼叶、嫩苗、箨叶、枯死的幼竹茎、根茎。

【生态环境】　栽培，现逸生于山谷、山坡、荒坡草地等。

【采收季节】　冬季采伐当年新竹，取茎的中间层，干燥；全年可采，鲜用；春、夏季清晨采收卷曲未开放的幼叶，鲜用；春、夏季嫩苗，鲜用或干燥；夏季采收箨叶，鲜用或干燥；全年可采收枯死的幼竹茎、根茎，干燥。

【药材性状】　茎的干燥中间层为卷曲成团的不规则丝条状或呈长条形薄片状。宽窄厚薄不等。浅绿色、黄绿色或黄白色。纤维性，体轻松，质柔韧，有弹性。气微，味淡。

茎经火烤后流出的液汁为青黄色或黄棕色的透明液体。具竹香气，味微甜。

【分布】　丽水市山区各地。

【性味】　茎的中间层:味甘,性微寒。

茎经火烤后流出的液汁:味甘、苦,性寒。

叶:味甘、淡,性寒。

卷曲未开放的幼叶:味甘、微苦、淡,性寒。

嫩苗:味甘,性寒。

箨叶:味甘、淡,性寒。

枯死的幼竹茎:味咸,性平。

根茎:味甘、淡,性寒。

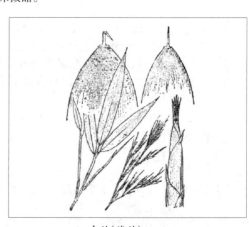

金竹(淡竹)

【功效】　竹茹:清热化痰,除烦止呕,安胎凉血。

竹沥:清热降火,滑痰利窍。

叶:清热除烦,生津,利尿。

卷曲未开放的幼叶:清心除烦,利尿,解毒。

嫩苗:清热消痰。

箨叶:明目退翳(治目翳)。

枯死的幼竹茎:和胃,利湿,截疟。

根茎:清热除烦,涤痰定惊。

【主治】　茎的中间层:肺热咳嗽,烦热惊悸,胃热呕逆,妊娠恶阻,胎动不安,吐血,衄血,尿血,崩漏。

茎经火烤后流出的液汁:中风痰迷,肺热痰壅,惊风,癫痫,热病痰多,壮热烦渴,破伤风。

叶:热病烦渴,小儿惊厥,咳逆吐衄,小便短赤,口糜舌疮。

卷曲未开放的幼叶:热病烦渴,小便短赤,烧烫伤。

嫩苗:狂热,头风,头痛,心胸烦闷,眩晕,惊痫,小儿惊风。

箨叶:目翳。

枯死的幼竹茎:呕逆反胃,小儿吐乳,水肿,脚气,疟疾,痔疮。

根茎:发热心烦,惊悸,小儿惊厥。

【用法用量】　茎的中间层内服煎汤,5～10g。茎经火烤后流出的液汁内服冲服,30～60g;外用适量,调敷或点眼。叶内服煎汤,6～12g。卷曲未开放的幼叶内服煎汤,鲜品6～12g;外用适量,煅存性研末调敷。嫩苗内服煎汤,30～60g。箨叶外用适量,烧灰研末点眼。枯死的幼竹茎内服煎汤,15～30g;外用适量,煎水熏洗。根茎内服煎汤,30～60g;外用适

658

量,煎水洗。

　　【注意】　茎的中间层:寒痰咳喘、胃寒呕逆及脾虚泄泻者禁服。
　　　　　　　竹沥:寒饮湿痰及脾虚便溏者禁服。

石竹(净竹)

　　【学名】　*Phyllostachys nuda* McClure
　　【药用部位】　茎经火烤沥出的液汁(鲜竹沥)。
　　【生态环境】　生于山脚、丘陵山麓、路边等。
　　【采收季节】　全年可采。
　　【分布】　遂昌、松阳等地。
　　【性味】　味甘,性寒。
　　【功效】　清热化痰。
　　【主治】　肺热咳嗽痰多,气滞胸闷,中风舌强,痰涎壅盛,小儿痰热惊风。
　　【用法用量】　内服冲服,30~60g。

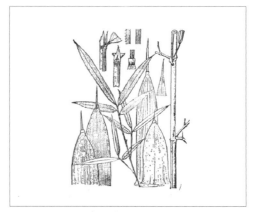

石竹(净竹)

旱竹

　　【学名】　*Phyllostachys praecox* C. D. Chu et C. S. Chao
　　【药用部位】　茎的中间层。
　　【生态环境】　生于山坡、山脚村庄附近。
　　【采收季节】　全年可采收茎的中间层,干燥。
　　【分布】　遂昌、松阳、龙泉、庆元等地。
　　【性味】　味甘,性寒。
　　【功效】　清热化痰,止呕。
　　【主治】　肺热咳嗽,咯痰稠厚,胃热呕吐,呃逆。
　　【用法用量】　内服煎汤,5~10g。

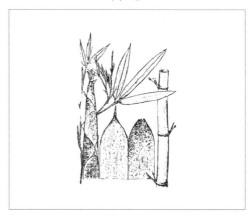

旱竹

毛竹

　　【学名】　*Phyllostachys pubescens* Mazel ex H. de Lehaie
　　【药用部位】　嫩苗(习称"竹笋、毛笋")、茎节。
　　【生态环境】　生于海拔1250m以下的山坡。
　　【采收季节】　冬、春季采收嫩苗,鲜用;全年可采收茎节。
　　【分布】　丽水市山区各地。
　　【性味】　嫩苗:味甘,性寒。
　　【功效】　嫩苗:化痰,消食,透疹。
　　【主治】　嫩苗:食积腹胀,痘疹不出。
　　　　　　　茎节:畲医用于治疗突然耳聋。
　　【用法用量】　嫩苗内服煎汤,30~60g或煮食。茎节内服煎汤,
30~60g。
　　【注意】　脾胃虚寒者慎服。

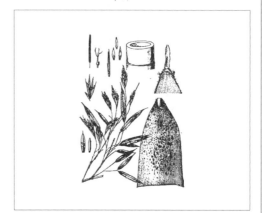

毛竹

苦竹(畲药名:鸪鹕竹)

　　【学名】　*Pleioblastus amarus* (Keng) Keng f.
　　【药用部位】　嫩叶、嫩苗、茎的中间层、茎经火烤后流出的液汁、根茎。
　　【生态环境】　生于向阳山坡。

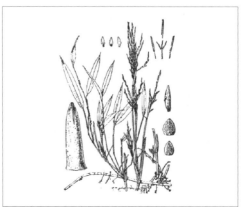

苦竹(畲药名:鸪鹕竹)

【采收季节】 春、夏季采收,鲜用或干燥;5~6月笋期采收嫩苗,多鲜用;全年可采茎的中间层、茎经火烤后流出的液汁、根茎。

【分布】 丽水市山区各地。

【性味】 嫩叶:味苦,性寒。

嫩苗:味苦,性寒。

茎的中间层:味苦,性凉。

茎经火烤后流出的液汁:味苦,性寒。

根茎:味苦,性寒。

【功效】 嫩叶:清心,利尿明目,解毒。

嫩苗:清热除烦,除湿,利水。

茎的中间层:清热,化痰,凉血。

茎经火烤后流出的液汁:清火,解毒利窍。

根茎:清热,除烦,清痰。

【主治】 嫩叶:热病烦渴,失眠,小便短赤,口疮,目痛,失音,烫火伤。

嫩苗:热病烦渴,湿热黄疸,小便不利,脚气。

茎的中间层:烦热呕逆,痰热咳喘,小便涩痛,尿血。

茎经火烤后流出的液汁:目赤,牙痛,口疮。

根茎:发热,烦闷,咳嗽痰黄。

【用法用量】 嫩叶内服煎汤,6~12g;外用适量,烧存性研末调敷。嫩苗内服煎汤,60~70g。茎的中间层内服煎汤,5~10g。茎经火烤后流出的液汁冲服,30~60g;外用适量,点眼或揩牙。根茎内服煎汤,9~15g鲜品30~60g。

金丝草

【学名】 *Pogonatherum crinitum*(Thunb.)Kunth

【药用部位】 全草。

【生态环境】 生于山坡、路旁田边及石缝中。

【采收季节】 秋季采收,洗净,切段,干燥。

【分布】 丽水市山区各地。

【性味】 味苦,性寒。

【功效】 清热解毒,凉血止血,利湿。

【主治】 热病烦渴,吐血,衄血,咳血,尿血,血崩,黄疸水肿,淋浊带下,泻痢,小儿疳热,疔疮痈肿。

【用法用量】 内服煎汤,9~15g鲜品30~60g;外用适量,煎水洗或研末调敷。

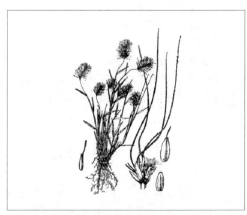

金丝草

斑茅(芒秆)

【学名】 *Saccharum arundinaceum* Retz.

【药用部位】 根、花。

【生态环境】 生于溪沟边及河岸草丛中。

【采收季节】 夏、秋季采收根,洗净,干燥;秋季采收花,阴干。

【分布】 丽水市各地。

【性味】 根:味甘、淡,性平。

【功效】 根:活血通经,通窍利水。

花:止血。

【主治】 根:跌打损伤,筋骨风痛,经闭,月经不调,水肿蛊胀。

花:咯血,吐血,衄血,创伤出血。

【用法用量】 根内服煎汤,15~60g。花内服煎汤,15~60g;外用适量,捣敷。

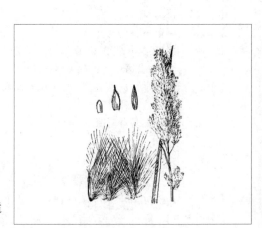

斑茅(芒秆)

甘蔗

【学名】 *Saccharum sinense* Roxb.

【药用部位】 茎、榨取糖汁后的渣滓(习称甘蔗渣)、茎皮、嫩芽、茎液汁制成的冰块状结晶(商品名冰糖)、茎液汁制成的乳白色结晶(商品名白糖)、茎液汁制成的赤色结晶(商品名红糖)。

【生态环境】 栽培于农田。

【采收季节】 秋季采收茎、茎皮,茎鲜用,茎皮干燥;夏季采收嫩芽,鲜用。

【分布】 丽水市各地均有种植。

【性味】 茎:味甘,性寒。

　　　　甘蔗滓:味甘,性寒。

　　　　茎皮:味甘,性寒。

　　　　冰糖:味甘,性平。

　　　　白糖:味甘,性平。

　　　　红糖:味甘,性温。

【功效】 茎:清热生津,润燥和中,解毒。

　　　　甘蔗渣:清热解毒。

　　　　茎皮:清热解毒。

　　　　嫩芽:清热生津。

　　　　冰糖:健脾和胃,润肺止咳。

　　　　白糖:和中缓急,生津润燥。

　　　　红糖:补脾缓肝,活血散瘀。

【主治】 茎:烦热,消渴,呕哕反胃,虚热咳嗽,大便燥结,痈疽疮肿。

　　　　甘蔗渣:秃疮,痈疽,疔疮。

　　　　茎皮:小儿口疳,秃疮,坐板疮。

　　　　嫩芽:消渴。

　　　　冰糖:脾胃气虚,肺燥咳嗽,或痰中带血。

　　　　白糖:中虚腹痛,口干燥渴,肺燥咳嗽。

　　　　红糖:产后恶露不行,中干呕哕,虚羸寒热。

【用法用量】 茎内服煎汤,30~90g或榨汁饮;外用适量,捣敷。甘蔗渣外用适量,煅存性研末撒或调敷。茎皮外用适量,煅存性研末撒或调敷。嫩芽内服煎汤,60~90g。冰糖内服入汤,9~15g或含化。白糖内服入汤,9~15g;外用适量,捣敷。红糖内服开水、酒或药汁冲服,9~15g;外用适量,化水涂或研敷。

【注意】 茎:脾胃虚寒者慎服。

　　　　白糖:湿重中满者慎服。小儿勿多食。

　　　　红糖:湿热中满及儿童慎服。

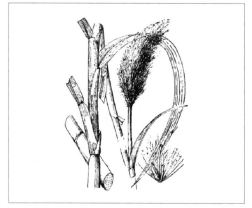

甘蔗

661

大狗尾草

【学名】 *Setaria faberi* Herrm.

【药用部位】 全草或根。

【生态环境】 生于山坡、田野草丛中。

【采收季节】 夏、秋季采收,洗净,鲜用或干燥。

【分布】 丽水市山区各地。

【性味】 味甘,性平。

【功效】 清热消疳,祛风止痛。

【主治】 小儿疳积,风疹,牙痛。

【用法用量】 内服煎汤,10~30g。

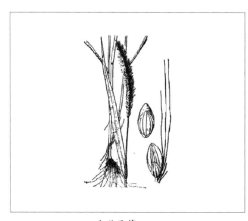

大狗尾草

金色狗尾草

【学名】　*Setaria glauca*（L.）Beauv.

【药用部位】　全草。

【生态环境】　生于田间、荒野及路旁。

【采收季节】　夏、秋季采收，洗净，干燥。

【分布】　丽水市各地。

【性味】　味甘、淡，性平。

【功效】　清热，明目，止痢。

【主治】　目赤胀痛，眼睑炎，赤白痢疾。

【用法用量】　内服煎汤，9～15g。

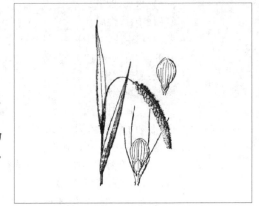

金色狗尾草

小米（粟、谷子粟）

【学名】　*Setaria italica*（L.）Beauv.

【药用部位】　种仁（秫米）、发芽的果实（谷芽）、种皮。

【生态环境】　栽培于山坡旱地上。

【采收季节】　秋末冬初谷粒成熟时采收种仁、种皮，干燥。

【药材性状】　种仁类球形，直径约1mm。表面淡黄白色，腹面有1条黄棕色的纵沟槽。质硬，断面白色，富粉性。气微，味微甘。

　　发芽的果实类圆球形，直径约2mm，顶端钝圆，基部略尖。外壳为革质的稃片，淡黄色，具点状皱纹，下端有初生的细须根，长约3～6mm，剥去稃片，内含淡黄色或黄白色颖果（小米）1粒。气微，味微甘。

【分布】　丽水市山区各地有零星种植。

【性味】　种仁：味甘、咸，性凉。

　　发芽的果实：味甘，性温。

　　种皮：味苦，性凉。

【功效】　种仁：和中，益肾，除热，解毒。

　　谷芽：健脾，消食。

【主治】　种仁：脾胃虚弱，反胃呕吐，胀满食少，消渴，泻痢，烫火伤。

　　发芽的果实：食积不消，腹胀口臭，脾胃虚弱，不饥食少。

　　种皮：痔漏脱肛。

【用法用量】　种仁内服煎汤，15～30g，或煮粥；外用适量，研末撒或煎汁涂。发芽的果实内服煎汤，9～15g。种皮外用适量，烧烟熏。

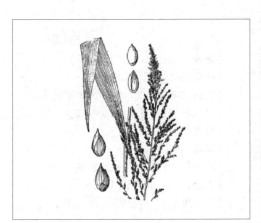

小米（粟、谷子粟）

662

棕叶狗尾草

【学名】　*Setaria palmifolia*（Koen.）Stapf

【药用部位】　全草。

【生态环境】　生于山谷溪沟边及阴湿处。

【采收季节】　秋季采收，洗净，干燥。

【分布】　龙泉、庆元、景宁等地。

【功效】　益气固脱。

【主治】　肛脱，子宫下垂。

【用法用量】　内服煎汤，15～30g；外用适量，煎水洗。

棕叶狗尾草

皱叶狗尾草

【学名】 *Setaria plicata*（Lamk.）T. Cooke

【药用部位】 全草。

【生态环境】 生于山坡、路边、沟边及树林下。

【采收季节】 秋季采收，洗净，干燥。

【分布】 丽水市山区各地。

【性味】 味淡，性平。

【功效】 解毒，杀虫。

【主治】 疥癣，丹毒，疮疡。

【用法用量】 内服煎汤，15～30g。外用适量，捣敷。

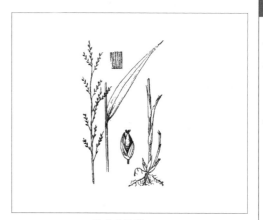

皱叶狗尾草

狗尾草

【学名】 *Setaria viridis*（L.）Beauv.

【药用部位】 全草、种子。

【生态环境】 生于荒野、田间及路旁。

【采收季节】 夏、秋季采收全草，洗净，鲜用或干燥；秋季采收成熟果实，搓下种子，干燥。

【分布】 丽水市各地。

【性味】 全草：味甘、淡，性凉。

【功效】 全草：清热利湿，祛风明目，解毒，杀虫。

　　　　 种子：解毒，止泻，截疟。

【主治】 全草：风热感冒，黄疸，小儿疳积，痢疾，小便涩痛，目赤肿痛，痔肿，寻常疣，疮癣。

　　　　 种子：缠腰火丹，泄泻，疟疾。

【用法用量】 全草内服煎汤，6～12g，鲜品30～60g；外用适量，煎水洗或捣敷。种子内服煎汤，9～15g；外用适量，炒焦研末调敷。

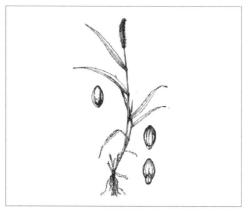

狗尾草

高粱

【学名】 *Sorghum bicolor*（L.）Moench［*S. vulgare* Pgrs.］

【药用部位】 种仁、种皮、根。

【生态环境】 栽培于山坡旱地上。

【采收季节】 秋季采收成熟种子、种皮，干燥；秋季挖根，洗净，干燥。

【分布】 丽水市山区各地有零星种植。

【性味】 种仁：味甘、涩，性温。

　　　　 根：味甘，性平。

【功效】 种仁：健脾止泻，化痰安神。

　　　　 种皮：和胃消食。

　　　　 根：平喘，利水，止血，通络。

【主治】 种仁：脾虚泄泻，霍乱，消化不良，痰湿咳嗽，失眠多梦。

　　　　 种皮：小儿消化不良。

　　　　 根：咳嗽喘满，小便不利，产后出血，血崩，足膝疼痛。

【用法用量】 种仁内服煎汤，30～60g。种皮内服炒香，每次1.5～3g，每天3～4次。根内服煎汤，15～30g。

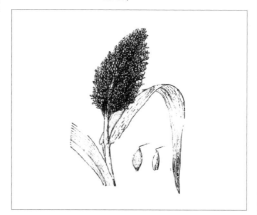

高粱

鼠尾粟

【学名】 *Sporobolus fertilis*（Steud.）W. D. Clayt.

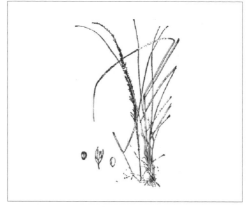

鼠尾粟

663

【药用部位】 全草或根。

【生态环境】 生于山坡、路边、田野草丛中。

【采收季节】 夏、秋季采收,洗净,鲜用或干燥。

【分布】 丽水市山区各地。

【性味】 味甘、淡,性平。

【功效】 清热,凉血,解毒,利尿。

【主治】 流脑,乙脑高热神昏,传染性肝炎,黄疸,痢疾,热淋,尿血,乳痈。

【用法用量】 内服煎汤,30~60g,鲜品60~120g。

黄背草

【学名】 *Themeda japonica*(Willd.)C. Tanaka

【药用部位】 全草、幼苗、根、果实。

【生态环境】 生于山坡、路边草丛中。

【性味】 夏、秋季采收全草,洗净,干燥;春季采收幼苗,干燥;秋季采收根,洗净,干燥;深秋采收果实,干燥。

【分布】 丽水市山区各地。

【性味】 全草:味甘,性温。

幼苗:味甘,性平。

根:味甘,性平。

果实:味甘,性平。

【功效】 全草:活血通经,祛风除湿。

幼苗:平肝。

根:祛风湿。

果实:固表敛汗。

【主治】 全草:经闭,风湿痹痛。

幼苗:高血压病。

根:风湿痹痛。

果实:盗汗。

【用法用量】 全草内服煎汤,30~60g。幼苗内服煎汤,15~30g。根内服煎汤,30~60g。果实内服煎汤,9~15g。

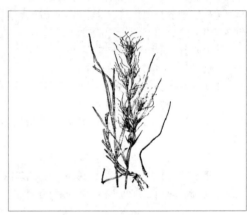

黄背草

小麦

【学名】 *Triticum aestivum* L.

【药用部位】 种子或面粉、干瘪的果实(浮小麦)。

【生态环境】 栽培于农田。

【采收季节】 果实成熟时采收种子,筛取干瘪的果实,干燥。

【药材性状】 干瘪的果实长圆形,长3~6mm,直径1.5~2.5mm。表面黄棕色或灰黄色,略皱缩。顶端具黄白色短柔毛,背面近基部处有椭圆形略下凹的胚,腹面具一深纵沟。体轻,断面白色,有空隙。气微,味淡。

【分布】 丽水市各地普遍有种植。

【性味】 种子或面粉:味甘,性凉。

干瘪的果实:味甘,性凉。

【功效】 种子或面粉:养心,益肾,除热,止渴。

干瘪的果实:除虚热,止汗。

【主治】 种子或面粉:脏燥,烦热,消渴,泄痢,痈肿,外伤出血,烫伤。

干瘪的果实:阴虚发热,盗汗,自汗。

【用法用量】 种子或面粉内服种子煎汤,50~100g,或煮粥,面粉炒黄温开水调服;外用适量,种子炒黑研末调敷,面粉干撒或炒黄调敷。干瘪的果实内服煎汤15~30g(止汗微炒用)。

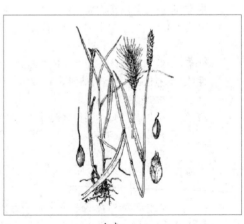

小麦

玉米(玉蜀黍)

【学名】 *Zea mays* L.

【药用部位】 种子、脂肪油(商品名玉米油)、花柱和柱头(玉米须)、雄花穗(玉米花)、穗轴、鞘状苞片、叶、根。

【生态环境】 栽培于农田、山坡旱地等。

【采收季节】 夏、秋季采收种子、花柱和柱头、雄花穗、穗轴、鞘状苞片、叶、根,洗净,鲜用或干燥。

【分布】 丽水市各地普遍有种植。

【性味】 种子:味甘,性平。

　　　　 玉米须:味甘、淡,性平。

　　　　 玉米花:味甘,性凉。

　　　　 穗轴:味甘,性平。

　　　　 鞘状苞片:味甘,性平。

　　　　 叶:味微甘,性凉。

　　　　 根:味甘,性平。

【功效】 种子:调中开胃,利尿消肿。

　　　　 玉米油:降压,降血脂。

　　　　 玉米须:利尿消肿,清肝利胆。

　　　　 玉米花:疏肝利胆。

　　　　 穗轴:健脾利湿。

　　　　 鞘状苞片:清热利尿,和胃。

　　　　 叶:利尿通淋。

　　　　 根:利尿通淋,祛瘀止血。

【主治】 种子:食欲不振,小便不利,水肿,尿路结石。

　　　　 脂肪油:高血压症,高血脂,动脉硬化,冠心病。

　　　　 玉米须:水肿小便淋沥,黄疸,胆囊炎,胆结石,高血压,糖尿病,乳汁不通。

　　　　 玉米花:肝炎,胆囊炎。

　　　　 穗轴:消化不良,泻痢,小便不利,水肿,脚气,小儿夏季热,口舌糜烂。

　　　　 鞘状苞片:尿路结石,水肿,胃痛吐酸。

　　　　 叶:砂淋,小便涩痛。

　　　　 根:小便不利,水肿,砂淋,胃痛,吐血。

【用法用量】 种子内服煎汤,30～60g,煮食或磨作细粉作饼。玉米油内服,9～15g。玉米须内服煎汤,15～30g,大剂量60～90g。玉米花内服煎汤,9～15g。穗轴内服煎汤,9～12g;外用适量,烧灰调敷。鞘状苞片内服煎汤,9～15g。叶内服煎汤,9～15g。根内服煎汤,30～60g。

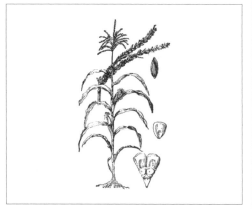

玉米(玉蜀黍)

665

菰(茭白　畲药名:茭笋)

【学名】 *Zizania caduciflora* (Turcz.) Hand. – Mazz.

【药用部位】 嫩茎肥大部分(习称茭白)、根(茭白根)。

【生态环境】 栽培于水田、水沟或水塘边。

【采收季节】 秋季采收,洗净,鲜用或干燥。

【分布】 丽水市各地。

【性味】 茭白:味甘,性微寒。

　　　　 根:味甘,性寒。

【功效】 茭白:解热毒,除烦渴,利二便。

　　　　 根:除烦止渴,清热解毒。

【主治】 茭白:烦热,消渴,二便不通,黄疸,痢疾,热淋,目赤,乳汁不瞅不下,疮疡。

　　　　 根:消渴,心烦,小便不利,小儿麻疹高热不退,黄疸,鼻衄,烧烫伤。

【用法用量】 茭白内服煎汤,30～60g。根内服煎汤,鲜品60～90g或绞汁。

【注意】 茭白:脾虚泄泻者泄泻禁服。

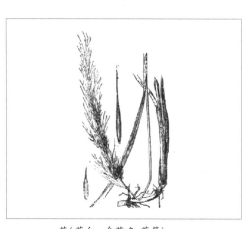

菰(茭白　畲药名:茭笋)

莎草科 Cyperaceae

球柱草

【学名】 *Bulbostylis barbata*（Rottb.）Kunth

【药用部位】 全草。

【生态环境】 生于路边、田边、山坡、溪沟边流畅地。

【采收季节】 夏、秋季采收,洗净,干燥。

【分布】 丽水市各地。

【性味】 味苦,性寒。

【功效】 凉血止血。

【主治】 咯血,呕血,衄血,尿血,便血。

【用法用量】 内服煎汤,3～9g。

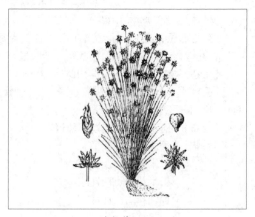

球柱草

丝叶球柱草

【学名】 *Bulbostylis densa*（Wall.）Hand. – Mazz.

【药用部位】 全草。

【生态环境】 生于路边田边、山坡湿地。

【采收季节】 夏、秋季采收,洗净,干燥。

【分布】 遂昌、松阳、龙泉、缙云等地。

【性味】 味甘、淡,性凉。

【功效】 清凉,散热。

【主治】 斑疹伤寒,中暑感冒,腹泻,跌打肿痛,尿频。

【用法用量】 内服煎汤,3～9g。

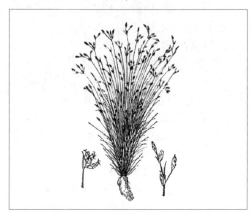

丝叶球柱草

十字苔草

【学名】 *Carex cruciata* Wahlenb.

【药用部位】 全草。

【生态环境】 生于海拔300～1000m的山坡疏林、山坡草丛、山谷、林下阴湿处。

【采收季节】 夏、秋季采收,洗净,干燥。

【分布】 遂昌、松阳、龙泉、庆元、景宁、青田等地。

【性味】 味辛、甘,性平。

【功效】 解表透疹,理气健脾。

【主治】 风热感冒,麻疹透发不畅,消化不良。

【用法用量】 内服煎汤,6～15g。

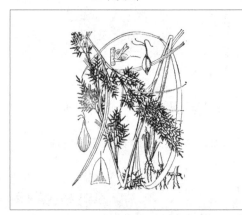

十字苔草

密叶苔草

【学名】 *Carex maubertiana* Boott

【药用部位】 全草。

【生态环境】 生于溪坑边、山坡、山谷两旁、林下草丛。

【采收季节】 夏、秋季采收,洗净,干燥。

【分布】 遂昌、龙泉、庆元、缙云等地。

【性味】 味苦,性凉。

【功效】 清热利尿。

【主治】 淋证,烧烫伤。

【用法用量】 内服煎汤,3～9g;外用适量,捣敷。

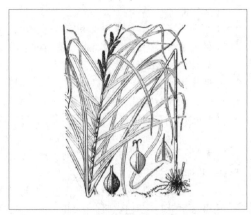

密叶苔草

镜子苔草

【学名】 *Carex phacota* Spreng.

【药用部位】 带根的全草。

【生态环境】 生于沟边草丛、山坡湿地。

【采收季节】 夏、秋季采收,洗净,切段,鲜用或干燥。

【分布】 遂昌、龙泉、庆元等地。

【性味】 味辛,性平。

【功效】 解表透疹。

【主治】 小儿痧疹不出。

【用法用量】 内服煎汤,6~15g,鲜品 30~60g。

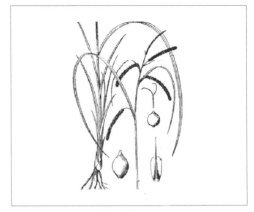

镜子苔草

花葶苔草

【学名】 *Carex scaposa* C. B. Clarke

【药用部位】 全草。

【生态环境】 生于密林中、山谷两旁较阴湿处。

【采收季节】 夏、秋季采收,洗净,鲜用或干燥。

【分布】 遂昌、松阳、龙泉、庆元等地。

【性味】 味苦,性寒。

【功效】 清热解毒,凉血散瘀。

【主治】 急性胃肠炎。跌打损伤,瘀血作痛,腰肌劳损。

【用法用量】 内服煎汤,3~9g;外用适量,鲜品捣敷。

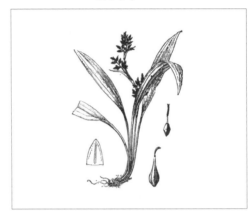

花葶苔草

宽叶苔草(崖棕)

【学名】 *Carex siderosticta* Hance

【药用部位】 根。

【生态环境】 生于林下、草地阴湿的腐殖质土上。

【采收季节】 夏、秋季采收,洗净,切段,干燥。

【分布】 龙泉等地。

【性味】 味甘、辛,性温。

【功效】 益气养血,活血调经。

【主治】 气血虚弱,倦怠无力,心悸失眠,月经不调,经闭。

【用法用量】 内服煎汤,9~12g。

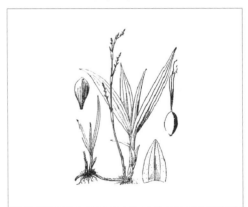

宽叶苔草(崖棕)

风车草

【学名】 *Cyperus alternifolius* L. ssp. *flabelliformis* (Rottb.) Kükenth.

【药用部位】 茎叶。

【生态环境】 栽培于庭院、阳台花盆中。

【采收季节】 全年可采收,洗净,鲜用或干燥。

【分布】 丽水市各地作观赏植物种植。

【性味】 味酸、甘、微苦,性凉。

【功效】 行气活血,解毒。

【主治】 瘀血作痛,蛇虫咬伤。

【用法用量】 内服煎汤,9~15g;外用适量,浸酒擦。

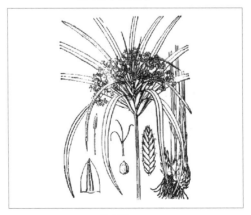

风车草

667

异型莎草

【学名】 *Cyperus difformis* L.

【药用部位】 带根的全草。

【生态环境】 生于水田或水沟边潮湿处。

【采收季节】 夏、秋季采收,洗净,鲜用或干燥。

【分布】 丽水市各地。

【性味】 味咸、微苦,性凉。

【功效】 利尿通淋,行气活血。

【主治】 热淋,小便不利,跌打损伤。

【用法用量】 内服煎汤,9~15g,鲜品30~60g。

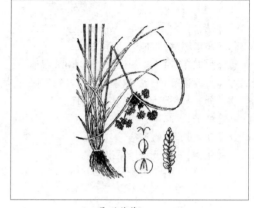

异型莎草

畦畔莎草

【学名】 *Cyperus haspan* L.

【药用部位】 全草。

【生态环境】 生于水沟边、坡地草丛阴湿处。

【采收季节】 夏、秋季采收,洗净,干燥。

【分布】 龙泉、庆元、缙云等地。

【性味】 味甘,性平。

【功效】 息风止痉。

【主治】 婴儿破伤风。

【用法用量】 内服煎汤,1~3g。

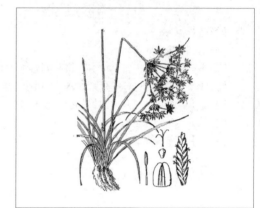

畦畔莎草

668

碎米莎草(畲药名:三棱草)

【学名】 *Cyperus iria* L.

【药用部位】 全草。

【生态环境】 生于田边、路边、溪边、林缘潮湿处。

【采收季节】 秋季采收,洗净,干燥。

【分布】 丽水市各地。

【性味】 味辛,性微温。

【功效】 祛风除湿,活血调经。

【主治】 风湿筋骨疼痛,瘫痪,月经不调,闭经痛经,跌打损伤。

【用法用量】 内服煎汤,10~30g,或浸酒。

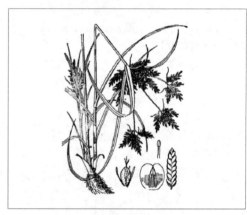

碎米莎草(畲药名:三棱草)

毛轴莎草

【学名】 *Cyperus pilosus* Vahl

【药用部位】 全草。

【生态环境】 生于水田边、河内沙滩、河边潮湿处。

【采收季节】 春、夏季采收,洗净,鲜用或干燥。

【分布】 龙泉、景宁等地。

【性味】 味辛,性温。

【功效】 活血散瘀,利水消肿。

【主治】 跌打损伤,浮肿。

【用法用量】 内服煎汤,3~9g。

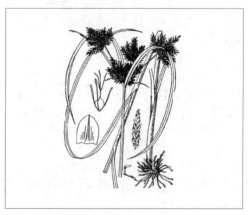

毛轴莎草

香附子(莎草　畲药名:地口姜)

【学名】　*Cyperus rotundus* L.

【药用部位】　茎叶、根茎(香附)。

【生态环境】　生于山坡荒地、路边草丛中或溪沟边潮湿处。

【采收季节】　春、夏季采收茎叶,洗净,鲜用或干燥;深秋采挖根茎,燎去须根,干燥。

【药材性状】　根茎纺锤形,有的略弯曲,长 2 ~ 3.5cm,直径 0.5 ~ 1cm。表面棕褐色或黑褐色,有纵皱纹,并有 5 ~ 10 个略隆起的环节,节上有未除尽的棕色毛须和须根断痕。去尽毛者较光滑,环节不明显。质硬,经蒸煮者断面黄棕色或红棕色,角质样;生晒者断面白色显粉性,内皮层环纹明显,中柱色较深,点状维管束散在。气香,味微苦。

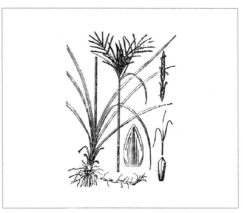

香附子(莎草　畲药名:地口姜)

【分布】　丽水市各地。

【性味】　茎叶:味苦、辛,性凉。

　　　　　根茎:味辛、甘、微苦,性平。

【功效】　茎叶:行气开郁,祛风止痒,宽胸利痰。

　　　　　根茎:理气解郁,调经止痛,安胎。

【主治】　茎叶:胸闷不舒,风疹瘙痒,痈疮肿毒。

　　　　　根茎:胁肋胀痛,乳房胀痛,疝气疼痛,月经不调,脘腹痞满疼痛,嗳气吞酸,呕恶,经行腹痛,崩漏带下,胎动不安。

【用法用量】　茎叶内服煎汤,10 ~ 30g;外用适量,鲜品捣敷。根茎内服煎汤,6 ~ 10g;外用适量,研末撒或调敷。

【注意】　根茎:气虚无滞,阴虚、血热者慎服。

透明鳞荸荠

【学名】　*Eleocharis pellucida* Presl

【药用部位】　全草。

【生态环境】　生于水边湿地。

【采收季节】　夏、秋季采收,洗净,干燥。

【分布】　遂昌、龙泉、庆元、缙云、景宁等地。

【主治】　治头痛,诸疮。

【用法用量】　内服煎汤,3 ~ 9g;外用适量,鲜品捣敷。

669

荸荠

【学名】　*Eleocharis tuberosa* (Roxb.) Roem. et Schult.

【药用部位】　球茎(荸荠)、地上部分(通天草)。

【生态环境】　栽培于水田中。

【采收季节】　冬季采收球茎,洗净,鲜用或风干;夏、秋季采收地上部分,洗净,鲜用或干燥。

【药材性状】　地上部分茎扁柱形,长 30 ~ 60cm,直径 4 ~ 7cm。表面浅棕色,具细纵纹和隐约可见的短横纹,中空,剖开后内壁具多数白色极薄的节片状髓。气微,味微咸。

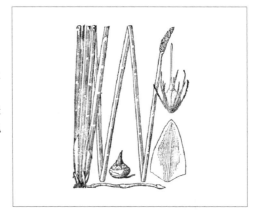

荸荠

【分布】　丽水市各地有种植。

【性味】　球茎:味甘,性寒。

　　　　　地上部分:味苦,性凉。

【功效】　球茎:清热生津,化痰,消积。

　　　　　地上部分:清热解毒,利尿,降逆。

【主治】　球茎:温病口渴,咽喉肿痛,痰热咳嗽,目赤,消渴,痢疾,黄疸,热淋,食积,赘疣。

　　　　　地上部分:热淋,小便不利,水肿疔疮,呃逆。

【用法用量】　球茎内服煎汤,60 ~ 120g 或嚼食;外用适量,鲜品涂擦。地上部分内服煎汤,3 ~ 9g,大剂量 15 ~ 30g。外用适量,捣敷。

【注意】　球茎:虚寒及血虚者慎服。

牛毛毡

【学名】 *Eleocharis yokoscensis*（Franch. et Sav.）Tang et Wang

【药用部位】 全草。

【生态环境】 生于田边、河滩及塘边潮湿处。

【采收季节】 夏季采收,洗净,干燥。

【分布】 丽水市各地。

【性味】 味苦,性温。

【功效】 发散风寒,祛痰平喘,活血散瘀。

【主治】 风寒感冒,支气管炎,跌打损伤。

【用法用量】 内服煎汤,15～30g,研末3～9g。

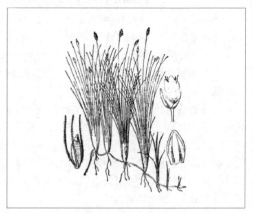

牛毛毡

两歧飘拂草

【学名】 *Fimbristylis dichotoma*（L.）Vahl

【药用部位】 全草。

【生态环境】 生于路边、坑边、田边湿地。

【采收季节】 夏、秋季采收,洗净,干燥。

【分布】 丽水市各地。

【性味】 味淡,性寒。

【功效】 清热利尿,解毒。

【主治】 小便不利,湿热浮肿,淋病,小儿胎毒。

【用法用量】 内服煎汤,6～9g;外用适量,煎水洗。

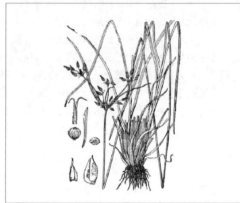

两歧飘拂草

日照飘拂草（水虱草）

【学名】 *Fimbristylis miliacea*（L.）Vahl

【药用部位】 全草。

【生态环境】 生于田边、水塘边、溪沟边草丛潮湿地。

【采收季节】 夏、秋季采收,洗净,鲜用或干燥。

【分布】 丽水市各地。

【性味】 味甘、淡,性凉。

【功效】 清热利尿,活血解毒。

【主治】 风热咳嗽,小便短赤,胃肠炎,跌打损伤。

【用法用量】 内服煎汤,鲜品30～60g;外用适量,捣敷。

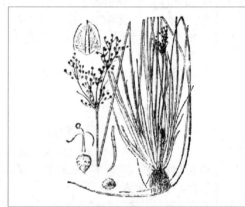

日照飘拂草（水虱草）

黑莎草

【学名】 *Gahnia tristis* Nees

【药用部位】 根或种子。

【生态环境】 生于海拔600m以下的干燥山坡或山脚、路边灌丛中。

【采收季节】 夏、秋季采收,洗净,干燥。

【分布】 龙泉、缙云等地。

【主治】 子宫下垂。

【用法用量】 内服煎汤,6～9g。

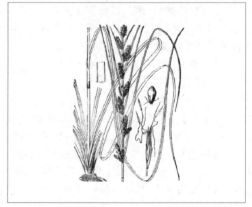

黑莎草

水蜈蚣(畲药名:细竹草、一粒雪)

【学名】　*Kyllinga brevifolia* Rottb.

【药用部位】　全草。

【生态环境】　生于山坡水沟边或潮湿的地方。

【采收季节】　夏、秋季采收,洗净,鲜用或干燥。

【分布】　丽水市山区各地。

【性味】　味辛、微苦,甘,性平。

【功效】　疏风解表,清热利湿,活血解毒。

【主治】　感冒发热头痛,急性支气管炎,百日咳,疟疾,黄疸,痢疾,乳糜尿,疮疡肿毒,皮肤瘙痒,毒蛇咬伤。风湿性关节炎,跌打损伤。

【用法用量】　内服煎汤,15～30g,鲜品30～60g;外用适量,捣敷。

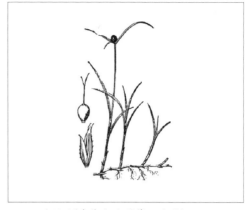

水蜈蚣(畲药名:细竹草、一粒雪)

湖瓜草

【学名】　*Lipocarpha microcephala*（R. Br.）Kunth

【药用部位】　全草。

【生态环境】　生于田边、溪沟边、草地。

【采收季节】　夏、秋季采收,洗净,鲜用或干燥。

【分布】　遂昌、松阳、龙泉、庆元、缙云等地。

【性味】　味微苦,性平。

【功效】　清热定惊。

【主治】　小儿惊风。

【用法用量】　内服煎汤,9～15g。

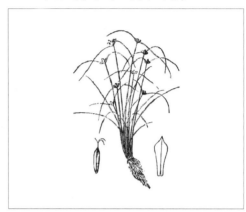

湖瓜草

671

萤蔺

【学名】　*Scirpus juncoides* Roxb.［*Schoenoplectus juncoides*（Roxb.）Palla］

【药用部位】　全草。

【生态环境】　生于沟旁、路边、田边草丛中。

【采收季节】　夏、秋季采收,洗净,干燥。

【分布】　缙云、庆元、莲都等地。

【性味】　味甘、淡,性凉。

【功效】　清热凉血,解毒利湿,消积开胃。

【主治】　麻疹热毒,肺痨咳血,牙痛目赤,热淋,白浊,食积停滞。

【用法用量】　内服煎汤,60～120g。

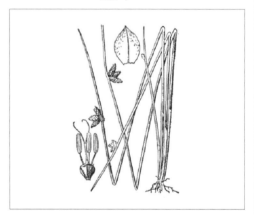

萤蔺

类头状花序薹草(龙须草)

【学名】　*Scirpus subcapitatus* Thw.

【药用部位】　全草(龙须草)。

【生态环境】　生于海拔300～1 800m的山地沟边、山坡岩石上。

【药材性状】　秆圆柱形,长20～70cm,直径2～3mm。表面黄绿色,具8～20条纵棱,光滑;断面可见致密节片状海绵质的髓。可见卷曲成圆筒形的叶鞘和锥形的叶片。气微,味淡。

【采收季节】　夏季采收,洗净,干燥。

【分布】　丽水市山区各地。

【性味】　味淡,性寒。

【功效】　利尿通淋,清热安神。

【主治】　尿路感染,糖尿病,心悸失眠,目赤肿痛。

【用法用量】　内服煎汤,9～15g。

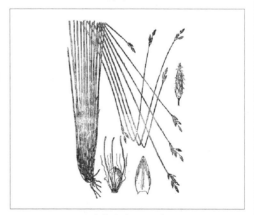

类头状花序薹草(龙须草)

荆三棱

【学名】 *Scirpus yagara* Ohwi

【药用部位】 块茎。

【生态环境】 生于沼泽地中。

【采收季节】 秋季采收,洗净,削去外皮,干燥。

【分布】 遂昌等地。

【性味】 味辛、苦,性平。

【功效】 祛瘀通经,破血消癥,行气消积。

【主治】 血滞经闭,痛经,产后瘀滞腹痛,跌打瘀肿,腹中包块,食积腹胀。

【用法用量】 内服煎汤,4.5~9g。

【注意】 体虚、血枯经闭及孕妇禁服。

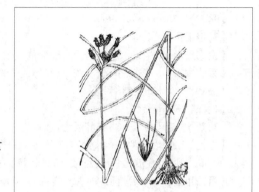

荆三棱

毛果珍珠茅(畲药名:三角黄麻)

【学名】 *Scleria levis* Retz.

【药用部位】 根。

【生态环境】 生于海拔300~1 000m 的山坡草地或荒坡灌草丛中。

【采收季节】 秋、冬季采收,洗净,干燥。

【分布】 松阳、龙泉、庆元、缙云等地。

【性味】 味苦、辛,性平。

【功效】 清热解毒,消食开胃。

【主治】 毒蛇咬伤,小儿单纯性消化不良。

【用法用量】 内服煎汤,3~9g;外用适量,捣敷。

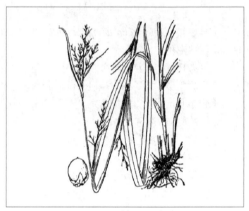

毛果珍珠茅(畲药名:三角黄麻)

672

棕榈科 Palmae

鱼尾葵

【学名】 *Caryota ochlandra* Hance

【药用部位】 根、叶。

【生态环境】 栽培于庭院、花盆中。

【采收季节】 全年可采收根、叶,洗净,干燥。

【分布】 莲都、青田等有作观赏植物种植。

【性味】 根:味微甘、涩,性平。

叶:味微甘、涩,性平。

【功效】 根:强筋骨,补肾虚。

叶:收敛止血。

【主治】 根:肝肾亏虚,筋骨痿软。

叶:咳血,吐血,便血,血崩。

【用法用量】 根内服煎汤,9~15g。叶内服炒炭煎汤,9~15g。

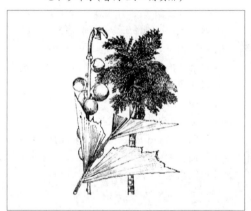

鱼尾葵

蒲葵

【学名】 *Livistona chinensis* R. Br.

【药用部位】 根、叶、种子。

【生态环境】 栽培于街道隔离带中。

【采收季节】 全年可采收根、叶,洗净,切碎,干燥;春季采收种子,干燥。

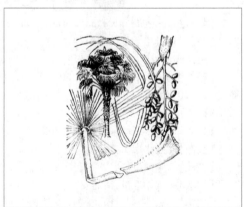

蒲葵

【分布】 莲都等地。

【性味】 根:味甘、苦、涩,性凉。

叶:味甘、涩,性平。

种子:味甘、苦,性平,有小毒。

【功效】 根:止痛,平喘。

叶:收敛止血,止汗。

种子:活血化瘀,软坚散结。

【主治】 根:各种疼痛,哮喘。

叶:咳血,吐血,衄血,崩漏,外伤出血,自汗,盗汗。

种子:慢性肝炎,癥瘕积聚。

【用法用量】 根内服煎汤,6~9g。叶内服煎汤,6~9g,或煅存性研末 3~6g;外用适量,煅存性研末撒。种子内服煎汤,15~30g。

棕竹(筋头竹)

【学名】 *Rhapis excelsa* (Thunb.) Henry ex Rehd.

【药用部位】 叶、根。

【生态环境】 栽培于花盆中。

【采收季节】 全年可采收叶、根,洗净,切片,干燥。

【分布】 丽水市各地有作观赏植物种植。

【性味】 叶:味甘、涩,性平。

根:味甘、涩,性平。

【功效】 叶:收敛止血。

根:祛风除湿,收敛止血。

【主治】 叶:鼻衄,吐血,咯血,产后出血过多。

根:风湿痹痛,鼻衄,咯血,跌打劳伤。

【用法用量】 叶内服煅炭研末冲,3~6g。根内服煎汤,9~20g,鲜品可用至90g。

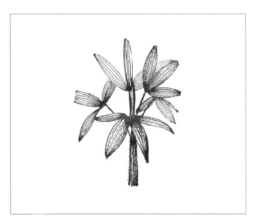

棕竹(筋头竹)

棕榈(棕树)

【学名】 *Trachycarpus fortunei* (Hook f.) H. Wendl.

【药用部位】 叶柄(棕榈)、根、心材、叶、花蕾及花、成熟果实(棕榈子)。

【生态环境】 生于山地疏林中,亦有栽培。

【采收季节】 秋季采收叶柄及叶鞘纤维、果实,洗净,干燥;全年可采收根、心材、叶,洗净,鲜用或干燥;春季采收花蕾及花:干燥。

【药材性状】 叶柄呈长条扳状,一端较窄而厚,另端较宽而稍薄,大小不等。表面红棕色,粗糙,有纵直皱纹;一面有明显的凸出纤维,纤维的两端着生多数棕色茸毛。质坚而韧,不易折断,断面纤维性。气微,味淡。

种子呈肾形或扁球形,直径 8~12mm,高 5~8mm。表面灰黄色至棕褐色,凹面有 1 条纵沟,沟的上端有点状花柱痕,下端有果柄或果柄痕。果皮薄,膜质,易脱落;果肉棕黑色;胚乳肥厚,白色,角质。质坚硬。气微,味涩、微甘。

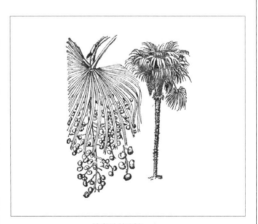

棕榈(棕树)

【分布】 野生分布于丽水市山区各地;多种植于房前屋后、菜地边缘、路边或山脚坡地上。

【性味】 叶柄:味苦、涩,性平。

根:味苦、涩,性凉。

心材:味苦、涩,性平。

叶:味苦、涩,性平。

花蕾及花:味苦、涩,性平。

成熟果实:味苦、甘、涩,性平。

【功效】 叶柄:收敛止血。

　　　　根:收敛止血,涩肠止痢,除湿,消肿,解毒。

　　　　心材:养心安神,收敛止血。

　　　　叶:收敛止血,降血压。

　　　　花蕾及花:止血,止泻,活血,散瘀。

　　　　成熟果实:止血,涩肠,固精。

【主治】 叶柄:吐血,衄血,便血,尿血,血崩,外伤出血。

　　　　根:吐血,便血,崩漏,带下,痢疾,淋浊,水肿,关节疼痛,瘰疬,流注,跌打肿痛。

　　　　心材:心悸,头昏,崩漏,脱肛,子宫脱垂。

　　　　叶:吐血,劳伤,高血压病。

　　　　花蕾及花:血崩,带下,肠风,痢疾,瘰疬。

　　　　成熟果实:肠风,崩漏,带下,泻痢,遗精。

【用法用量】 叶柄内服煎汤,9~15g;外用适量,炒炭研末外敷。根内服煎汤,15~30g;外用适量,煎水洗或捣敷。心材内服煎汤,9~15g;外用适量,捣敷。叶内服煎汤,6~12g,或泡茶。花蕾及花内服煎汤,3~10g;外用适量,煎水洗。成熟果实内服煎汤,3~10g。

【注意】 叶柄:出血诸证瘀滞未尽者不宜独用。

天南星科 Aracaeae

菖蒲(畲药名:水菖蒲)

【学名】 *Acorus calamus* L.

【药用部位】 根茎。

【生态环境】 生于沼泽地或水塘边,亦有栽培。

【采收季节】 秋季采收,洗净,鲜用或干燥。

【药材性状】 根茎扁圆柱形,少有分枝,长短不一,直径1~1.5cm。表面类白色至棕红色,有细纵纹;节间长2~15mm,上侧有较大的类三角形叶痕,下侧有凹陷的圆点状根痕,节上残留棕色毛须。质硬,断面海绵样,类白色或淡棕色;横切面内皮层明显的多数小空洞及维管束小点。气浓烈而特异,味苦辛。

【分布】 丽水市各地。

【性味】 味辛、苦,性温。

【功效】 化痰开窍,除湿健脾,杀虫止痒。

【主治】 痰厥昏迷,中风,癫痫,惊悸健忘,耳鸣耳聋,食积腹痛,痢疾泄泻,风湿疼痛,湿疹,疥疮。

【用法用量】 内服煎汤,3~6g;外用适量,煎水洗或研末调敷。

【注意】 阴虚阳亢,汗多、滑精者慎服。

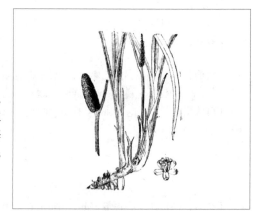

菖蒲(畲药名:水菖蒲)

金钱蒲(畲药名:坑仙)

【学名】 *Acorus gramineus* Soland.

【药用部位】 根茎。

【生态环境】 生于山谷水沟旁岩石中。

【采收季节】 秋季采收,洗净,鲜用或干燥。

【分布】 丽水市山区各地。

【性味】 味辛、苦,性微温。

【功效】 化痰开窍,化湿行气,祛风利痹,消肿止痛。

【主治】 热病神昏,痰厥,健忘,耳鸣,耳聋,脘腹胀痛,噤口痢,风湿痹痛,跌打损伤,痈疽疥癣。

【用法用量】 内服煎汤,3~9g。

【注意】 阴虚阳亢,汗多、滑精者慎服。

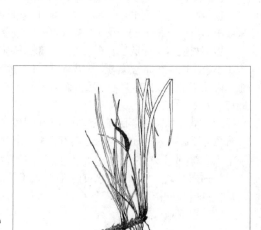

金钱蒲(畲药名:坑仙)

石菖蒲（畲药名：坑香、坑仙）

【学名】 *Acorus tatarinowii* Schott

【药用部位】 根茎（石菖蒲）。

【生态环境】 生于湿地或溪沟边岩石上。

【采收季节】 秋、冬季采收，洗净，鲜用或干燥。

【药材性状】 根茎呈扁圆柱形，多弯曲，常有分枝，长 3 ~ 20cm，直径 3 ~ 6mm。表面棕褐色至灰棕色，粗糙，有疏密不均匀的环节，节间长 2 ~ 8mm，具细纵纹，一面残留须根或圆点状根痕；叶痕呈三角形，左右交互排列，有的其上有毛鳞状的叶基残留。质硬，断面纤维性，类白色或微红色，内皮层环明显，可见多数维管束小点及棕色油细胞。气芳香，味苦、微辛。

【分布】 丽水市山区各地。

【性味】 味辛、苦，性温。

【功效】 化湿开胃，开窍豁痰，醒神益智。

【主治】 脘痞不饥，噤口下痢，神昏癫痫，健忘耳鸣。

【用法用量】 内服煎汤，3 ~ 10g。

【注意】 阴虚阳亢，汗多、滑精者慎服。

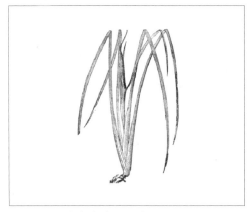

石草蒲（畲药名：坑香、坑仙）

广东万年青（亮丝草）

【学名】 *Aglaonema modestum* Schott ex Engl.

【药用部位】 根茎或茎叶。

【生态环境】 栽培于花盆中。

【采收季节】 秋天采收根茎，洗净鲜用或干燥；茎叶夏季采收，鲜用或干燥。

【分布】 市内有作观赏植物种植。

【性味】 味辛、微苦，性寒，有毒。

【功效】 清热凉血，消肿拔毒，止痛。

【主治】 咽喉肿痛，白喉，肺热咳嗽，吐血，热毒便血，疮疡肿毒，蛇、犬咬伤。

【用法用量】 内服煎汤，6 ~ 15g；外用适量，捣汁含漱、煎水洗或捣敷。

【注意】 有毒，多外用，内服宜慎。

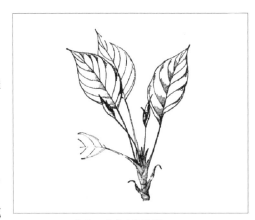

广东万年青（亮丝草）

675

魔芋

【学名】 *Amorphophallus rivieri* Durieu

【药用部位】 块茎（蛇六谷）。

【生态环境】 栽培于土壤肥沃湿润的林下。

【采收季节】 秋季采挖，洗净，除去外皮，切片，干燥。

【药材性状】 块茎切成圆形、类圆形或不规则形的厚片，直径 3 ~ 8cm。表面类白色、黄色至淡棕色，较光滑，有时可见凹陷的茎痕、麻点状根痕及暗褐色残留外皮。切面类白色至灰棕色，有细密的颗粒状突起或凹陷，有时略具胶样光泽。质坚硬。微具鱼腥气，味淡，嚼之有麻舌感。

【分布】 庆元、遂昌等地。

【性味】 味辛，性温，有毒。

【功效】 化痰消积，解毒散结，行瘀止痛。

【主治】 痰嗽，积滞，疟疾，经闭，跌打损伤，痈肿，疔疮，丹毒，烫伤。

【用法用量】 内服煎汤，5 ~ 10g；外用适量，捣敷。

【注意】 有毒。不宜生服。内服须久煎 2 小时。

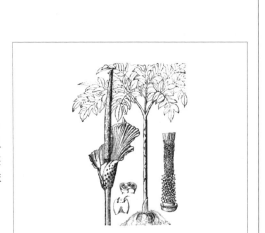

魔芋

华东魔芋(疏毛魔芋 畲药名:蛇公卵)

【学名】 *Amorphophallus sinensis* Belval

【药用部位】 块茎(蛇六谷)。

【生态环境】 生于海拔800m以下山地林下、草坡或荒地。有栽培。

【采收季节】 秋季采挖,洗净,除去外皮,切片,干燥。

【分布】 庆元、龙泉、松阳、景宁、遂昌、云和等地。

【性味】 味辛,性温,有毒。

【功效】 化痰消积,解毒散结,行瘀止痛。

【主治】 痰嗽,积滞,疟疾,经闭,跌打损伤,痈肿,疔疮,丹毒,烫伤。

【用法用量】 内服煎汤,5~10g;外用适量,捣敷。

【注意】 有毒。不宜生服。内服须久煎2小时。

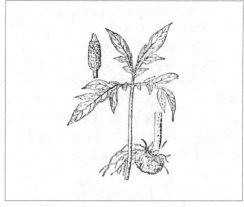

华东魔芋(疏毛魔芋 畲药名:蛇公卵)

云台南星

【学名】 *Arisaema du – bois – reymondiae* Engl.

【药用部位】 块茎。

【生态环境】 生于山区竹林内、灌丛中。

【采收季节】 芒种至大暑间采收,洗净,除去外皮,干燥。

【分布】 龙泉等地。

【性味】 味苦、辛,性温,有毒。

【功效】 燥湿化痰,祛风定惊,消肿散结。

【主治】 无痰咳嗽,风痰眩晕,口眼㖞斜,中风,癫痫,破伤风,痈肿,痰核。

【用法用量】 内服煎汤炮制品,3~6g。

【注意】 有毒。不能生服,需炮制后服用。

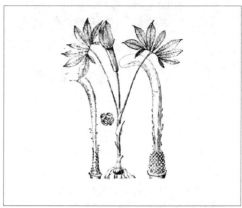

云台南星

一把伞南星(天南星)

【学名】 *Arisaema erubescens*(Wall.)Schott

【药用部位】 块茎(天南星)。

【生态环境】 生于山坡林下、灌丛、草坡、荒地。

【采收季节】 秋、冬季采收,洗净,除去外皮,干燥。

【药材性状】 块茎呈扁球形,高1~2cm,直径1.5~6.5cm。表面类白色或淡棕色,较光滑,顶端有凹陷的茎痕,周围有麻点状根痕,有的块茎周边有小扁球状侧芽。质坚硬,不易破碎,断面不平坦,白色,粉性。气微辛,味麻舌。

【分布】 丽水市山区各地。

【性味】 味苦、辛,性温,有毒。

【功效】 祛风止痉,化痰消结。

【主治】 无痰咳嗽,风痰眩晕,中风痰壅,口眼歪斜,半身不遂,癫痫,惊风,破伤风,痈肿,毒蛇咬伤。

【用法用量】 内服煎汤炮制品,3~9g;外用生品适量,以醋或酒调敷患处。

【注意】 生品有毒,不宜生服。阴虚燥咳,热极、血虚动风者禁服,孕妇慎服。

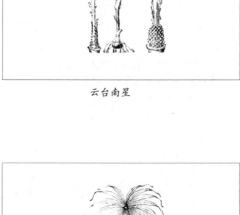

一把伞南星(天南星)

天南星(异叶天南星　畲药名:野蛇公卵)

【学名】　*Arisaema heterophyllum* Bl.

【药用部位】　块茎(天南星)。

【生态环境】　生于山坡林下、灌丛或草地。

【采收季节】　秋、冬季采收,洗净,除去外皮,干燥。

【分布】　丽水市山区各地。

【性味】　味苦、辛,性温,有毒。

【功效】　祛风止痉,化痰消结。

【主治】　无痰咳嗽,风痰眩晕,中风痰壅,口眼歪斜,半身不遂,癫痫,惊风,破伤风,痈肿,毒蛇咬伤。

【用法用量】　内服煎汤炮制品,3~9g;外用生品适量,以醋或酒调敷患处。

【注意】　生品有毒,不宜生服。阴虚燥咳,热极、血虚动风者禁服,孕妇慎服。

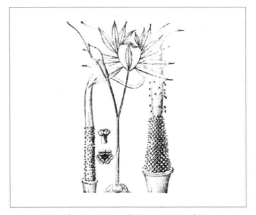

天南星(异叶天南星　畲药名:野蛇公卵)

蛇头草(日本南星)

【学名】　*Arisaema japonicum* Bl.

【药用部位】　块茎。

【生态环境】　生于山区林下。

【采收季节】　秋、冬季采收,洗净,除去外皮,干燥。

【分布】　丽水市山区各地有零星分布。

【性味】　味苦、辛,性温,有毒。

【功效】　燥湿化痰,祛风定惊,消肿散结。

【主治】　无痰咳嗽,痰湿壅滞,风痰眩晕,口眼㖞斜,中风,癫痫,破伤风,痈肿,痰核。

【用法用量】　内服煎汤炮制品,3~9g;外用生品适量,以醋或酒调敷患处。

【注意】　生品有毒,不宜生服。阴虚燥咳,热极、血虚动风者禁服,孕妇慎服。

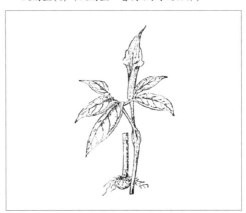

蛇头草(日本南星)

677

花南星(浅裂南星)

【学名】　*Arisaema lobatum* Eugl.

【药用部位】　块茎。

【生态环境】　生于海拔900m左右沟边林下草丛中。

【采收季节】　秋、冬季采收,洗净,除去外皮,干燥。

【分布】　遂昌(柘岱口乡北洋)。

【性味】　味苦、辛,性温,有毒。

【功效】　燥湿,化痰,祛风,消肿,散结。

【主治】　咳嗽痰多,中风口眼㖞斜,半身不遂,小儿惊风,痈肿,毒蛇咬伤。

【用法用量】　内服煎汤炮制品,3~6g;外用生品适量,捣敷。

【注意】　阴虚燥咳及孕妇禁服。

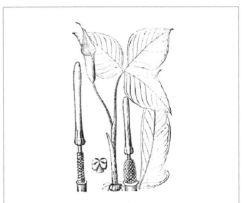

花南星(浅裂南星)

全缘灯台莲

【学名】　*Arisaema sikokianum* Franch. et Sav.

【药用部位】　块茎。

【生态环境】　生于山坡沟边灌丛下、林下阴湿处。

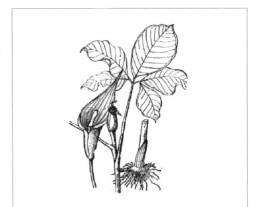

全缘灯台莲

【采收季节】　秋、冬季采收,洗净,除去外皮,干燥。

【分布】　遂昌、庆元、景宁等地。

【性味】　味苦、辛,性温,有毒。

【功效】　祛风止痉,化痰消结。

【主治】　无痰咳嗽,风痰眩晕,中风痰壅,口眼歪斜,半身不遂,癫痫,惊风,破伤风,痈肿,毒蛇咬伤。

【用法用量】　内服煎汤炮制品,3～9g;外用生品适量,以醋或酒调敷患处。

【注意】　生品有毒,不宜生服。阴虚燥咳,热极、血虚动风者禁服,孕妇禁服。

灯台莲

【学名】　*Arisaema sikokianum* Franch. et Sav. var. *serratum*（Makino）Hand. – Mazz.

【药用部位】　块茎。

【生态环境】　生于海拔650～1500m山坡林下、沟谷岩石上。

【采收季节】　秋、冬季采收,洗净,除去外皮,鲜用或干燥。

【公布】　遂昌、龙泉等地。

【性味】　味苦、辛,性温,有毒。

【功效】　燥湿化痰,熄风止痉,消肿止痛。

【主治】　痰湿咳嗽,风痰眩晕,癫痫,中风,口眼㖞斜,破伤风,毒蛇咬伤。

【用法用量】　内服煎汤炮制品,3～6g;外用生品适量,以醋或酒调敷患处。

【注意】　有毒。阴虚燥咳及孕妇禁服。

野芋

【学名】　*Colocasia antiquorum* Schott

【药用部位】　块茎、叶。

【生态环境】　生于林下阴湿处。

【采收季节】　秋季采收块茎,洗净,切片,鲜用或干燥;春、夏季采收叶:鲜用或干燥。

【分布】　丽水市山区各地。

【性味】　块茎:味辛,性寒,有毒。

　　　　　叶:味辛,性寒,有毒。

【功效】　块茎:清热解毒,散瘀消肿。

　　　　　叶:清热解毒,消肿止痛。

【主治】　块茎:痈肿疮毒,乳痈,瘰疬,痔疮,疥癣,跌打损伤,虫、蛇咬伤。

　　　　　叶:疔疮肿毒,蛇、虫咬伤。

【用法用量】　块茎外服适量,捣敷或磨汁涂。叶外用适量,捣敷。

【注意】　块茎:有毒,禁生服,只作外用。

　　　　　叶:有毒,不宜内服。

芋(毛芋)

【学名】　*Colocasia esculenta*（L.）Schott

【药用部位】　块茎、叶、叶柄、花序。

【生态环境】　栽培于菜地、农田。

【采收季节】　秋季采收块茎,洗净,鲜用或干燥;7～8月采收叶、叶柄,洗净,鲜用或干燥;开花时采收花序,鲜用或干燥。

【分布】　丽水市各地作蔬菜种植。

【性味】　块茎:味甘、辛,性平。

　　　　　叶:味辛、甘,性平。

　　　　　叶柄:味辛,性平。

　　　　　花序:味辛,性平,有毒。

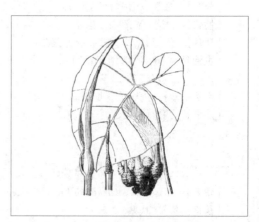

芋(毛芋)

【功效】 块茎:健脾补虚,散结解毒。
　　　　叶:止泻,敛汗,消肿,解毒。
　　　　叶柄:祛风,利湿,解毒,化瘀。
　　　　花序:理气止痛,散瘀止血。

【主治】 块茎:脾胃虚弱,纳少乏力,消渴,瘰疬,腹中痞块,肿毒,赘疣,鸡眼,烫火伤。
　　　　叶:泄泻,自汗,盗汗,痈疽肿毒,黄水疮,蛇虫咬伤。
　　　　叶柄:荨麻疹,过敏性紫癜,腹泻,痢疾,小儿盗汗,黄水疮,无名肿毒,蛇头疔,蜂蜇伤。
　　　　花序:气滞胃痛,噎膈,吐血,子宫脱垂,小儿脱肛,内外痔,鹤膝风。

【用法用量】 块茎内服煎汤,60~120g;外用适量,捣敷或醋磨汁涂。叶内服煎汤,15~30g,鲜品 30~60g;外用适量,捣汁涂或捣敷。叶柄内服煎汤,15~30g;外用适量,捣敷。花序内服煎汤,15~30g;外用适量,捣敷。

滴水珠(畲药名:岩芋)

【学名】 *Pinellia cordata* N. E. Brown

【药用部位】 块茎(滴水珠)。

【生态环境】 生于海拔 800m 以下的山地溪沟边、潮湿草地、岩石边。岩隙中或岩壁上。

【采收季节】 春、夏季采收,洗净,鲜用或干燥。

【药材性状】 块茎球形、卵球形或长圆形,高约 1cm,直径 3~12mm。表面浅黄色或浅棕色,顶端平,中心有凹陷有茎痕,有的可见点状须根痕,有的四周可见疣状突起的小块茎;底剖扁圆,有皱缩,较粗糙。质坚实,断面白色,粉性。气微,味辛辣,麻舌而刺喉。

【分布】 丽水市山区各地。

【性味】 味辛,性温,小毒。

【功效】 解毒消肿,散瘀止痛。

【主治】 毒蛇咬伤,乳痈,肿毒,深部脓肿,瘰疬,头痛,胃痛,腰痛,跌打损伤。

【用法用量】 内服研末装胶囊,每次 0.3~0.6g 或 1~3 粒吞服(不可嚼服);外用适量,捣敷。

【注意】 有小毒。孕妇及阴虚、热证禁服。内服切忌过量,否则可引起喉舌麻痹。

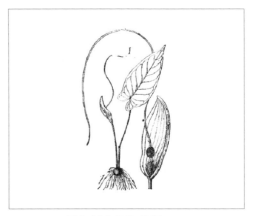

滴水珠(畲药名:岩芋)

679

掌叶半夏(虎掌)

【学名】 *Pinellia pedatisecta* Schott

【药用部位】 块茎(天南星)。

【生态环境】 生于山坡林下、山谷阴湿处。

【采收季节】 深秋采挖,洗净,干燥。

【分布】 遂昌、景宁、龙泉、莲都等地。

【性味】 味苦、辛,性温,有毒。

【功效】 祛风止痉,化痰散结。

【主治】 无痰咳嗽,风痰眩晕,中风痰壅,口眼歪斜,半身不遂,癫痫,惊风,破伤风,痈肿,毒蛇咬伤。

【用法用量】 内服煎汤炮制品,3~9g;外用生品适量,以醋或酒调敷患处。

【注意】 有毒。阴虚燥咳,热极、血虚动风者禁服,孕妇慎服。

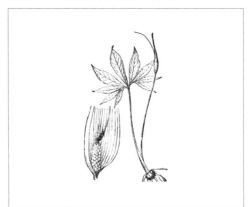

掌叶半夏(虎掌)

盾叶半夏(畲药名:石芋)

【学名】 *Pinellia peltata* Pei

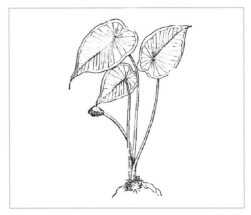

盾叶半夏(畲药名:石芋)

【药用部位】 块茎。

【生态环境】 生于山坡林下岩石上或草丛中。

【采收季节】 全年可采,洗净,鲜用或干燥。

【分布】 庆元、景宁、云和等地。

【性味】 味辛,性温,小毒。

【功效】 消肿解毒,散瘀止痛。

【主治】 乳痈,肿毒,毒蛇咬伤,跌打损伤。

【用法用量】 内服研末装胶囊,每次 0.3~0.6g 或 1~3 粒吞服(不可嚼服);外用适量,捣敷。

【注意】 有小毒。

半夏

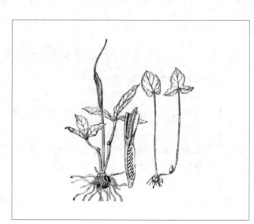

半夏

【学名】 *Pinellia ternata* (Thunb.) Breit.

【药用部位】 块茎(半夏)。

【生态环境】 生于草坡、荒地、田边、果树林下,亦有栽培。

【采收季节】 夏、秋季采收,洗净,干燥。

【药材性状】 块茎类球形,有的稍偏斜,直径 1~1.5cm。表面白色或浅黄色,顶端有凹陷的茎痕,周围密布麻点状根痕,栽培者有的边缘有侧芽痕;下面纯圆,较光滑。质坚实,断面洁白,富粉性。气微,味辛辣、麻舌而刺喉。

【分布】 丽水市各地。

【性味】 味辛,性温,有毒。

【功效】 燥湿化痰,降逆止呕,消痞散结。

【主治】 咳喘痰多,呕吐反胃,胸腔痞满,头痛眩晕,夜卧不安,瘿瘤痰核,痈疽肿毒。

【用法用量】 内服煎汤炮制品,3~9g;外用适量,磨汁涂或研末酒调敷。

【注意】 有毒,炮制后服用。阴虚燥咳、津伤口渴、血证及燥痰者禁服、孕妇慎服。

大薸(水浮莲)

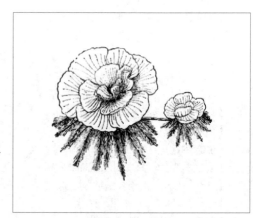

大薸(水浮莲)

【学名】 *Pistia stratiotes* L.

【药用部位】 全草。

【生态环境】 栽培于池塘、水田和水沟中。

【采收季节】 夏季采收,除去须根,洗净,鲜用或干燥。

【分布】 丽水市各地作饲料种植。

【性味】 味辛,性寒。

【功效】 疏风透疹,利尿除湿,凉血活血。

【主治】 风热感冒,麻疹不透,荨麻疹,血热瘙痒,汗斑,湿疹,水肿,小便不利,风湿痹痛,臁疮,丹毒,无名肿毒,跌打肿痛。

【用法用量】 内服煎汤,9~15g;外用适量,捣敷或煎水熏洗。

鞭檐犁头尖(水半夏)

【学名】 *Typhonium flagelliforme* (Lodd.) Bl.

【药用部位】 块茎(水半夏)。

【生态环境】 栽培于潮湿的农田中。

【采收季节】 11 月采收,洗净,除去外皮,鲜用或干燥。

【药材性状】 块茎略呈椭圆形、圆锥形或半圆形,高 0.5~2.5cm,直径 0.3~1.2cm。表面类白色或淡红黄色,不平滑,全体有多数隐约可见的点状根痕;上端类圆形,常呈偏斜而凸起叶痕或芽痕,呈黄棕色;有的下端略尖。质坚实,断面白色,粉性。气微,味辛辣、麻舌而刺喉。

【分布】 缙云、莲都等作中药材种植。

【性味】 味辛,性温,小毒。

【功效】 燥湿化痰,解毒消肿,止血。

【主治】 咳嗽痰多,痈疮疖肿,无名肿毒,毒虫蜇伤,外伤出血。

【用法用量】 内服煎汤,3~9g;外用适量,捣敷或研末调敷。

【注意】 阴虚燥咳及孕妇慎服。

浮萍科 Lemnaceae

浮萍(青萍)

【学名】 *Lemna minor* L.

【药用部位】 全草。

【生态环境】 生于水田、池塘、水沟中。

【采收季节】 夏、秋季采收,洗净,干燥。

【分布】 丽水市各地。

【性味】 味辛,性寒。

【功效】 发汗解表,透疹止痒,利水消肿,清热解毒。

【主治】 风热表证,麻疹不透,隐疹瘙痒,水肿,癃闭,疮癣,丹毒,烫伤。

【用法用量】 内服煎汤,3~9g,鲜品15~30g;外用适量,煎水洗或研末调敷。

【注意】 表虚自汗者禁服。

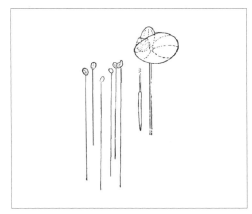

浮萍

紫萍(紫背浮萍)

【学名】 *Spirodela polyrhiza* (L.) Schleid.

【药用部位】 全草(浮萍)。

【生态环境】 生于池塘、水田和水沟中。

【采收季节】 夏、秋季采收,洗净,干燥。

【药材性状】 叶状扁平体,卵形或卵圆形,长3~7mm。上面淡绿色或灰绿色,边缘常微向上内卷,下面紫红色至紫棕色,着生数条须根。体轻,手捻易碎。气微,味淡。

【分布】 丽水市各地。

【性味】 味辛,性寒。

【功效】 发汗解表,透疹止痒,利水消肿,清热解毒。

【主治】 风热表证,麻疹不透,隐疹瘙痒,水肿,癃闭,疮癣,丹毒,烫伤。

【用法用量】 内服煎汤,3~9g,鲜品15~30g;外用适量,煎水洗。

【注意】 表虚自汗者禁服。

681

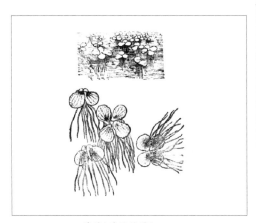

紫萍(紫背浮萍)

谷精草科 Eriocaulaceae

谷精草(畲药名:耳朵刷、满田星)

【学名】 *Eriocaulon buergerianum* Koern.

【药用部位】 带花茎的头状花序(谷精草)。

【生态环境】 生于溪沟边、田埂、稻田边阴湿处或稻田间。

【采收季节】 秋季采收,除去杂质,干燥。

【药材性状】 头状花序半球形,直径4~6mm,具细长有花茎。总苞片层层紧密排列;苞片浅棕黄色,有光泽,上部密生白色短毛。花序托有短柔毛,外轮花被片合生呈拂焰苞状;内轮花被片雌花为棒状,雄花合生呈高脚杯状;柱头3。搓碎花序可见多数黑色花药及细小红棕色未成熟的果实。气微,味淡。

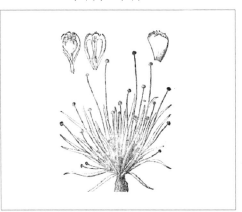

谷精草(畲药名:耳朵刷、满田星)

【分布】 丽水市各地。

【性味】 味辛、甘,性平。

【功效】 疏散风热,明目,退翳。

【主治】 风热目赤,肿痛羞明,眼生翳膜,风热头痛。鼻渊,喉痹,牙痛。

【用法用量】 内服煎汤,4.5~9g;外用适量,煎水洗、烧存性研末撒或研末吹鼻。

【注意】 血虚目疾慎服;忌用铁器煎药。

白药谷精草

【学名】 *Eriocaulon cinereum* R. Br.

【药用部位】 带花茎的头状花序。

【生态环境】 生于浅水旁或水田沟里。

【采收季节】 秋季采收,除去杂质,干燥。

【分布】 遂昌、龙泉、庆元等地。

【性味】 味辛、甘,性平。

【功效】 疏风散热,明目退翳。

【主治】 风热目赤,肿痛羞明,眼生翳膜,风热头痛。鼻渊,喉痹,牙痛。

【用法用量】 内服煎汤,9~12g;外用适量,煎水洗、烧存性研末撒或研末吹鼻。

【注意】 血虚目疾慎服;忌用铁器煎药。

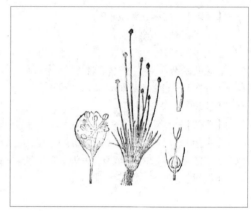

白药谷精草

长苞谷精草

【学名】 *Eriocaulon decemflorum* Maxim.

【药用部位】 带花茎的头状花序。

【生态环境】 生于路边、溪沟边湿地、田间。

【采收季节】 秋季采收,除去杂质,干燥。

【分布】 丽水市山区各地。

【性味】 味辛、甘,性平。

【功效】 疏风散热,明目退翳。

【主治】 风热目赤,肿痛羞明,眼生翳膜,风热头痛。鼻渊,喉痹,牙痛。

【用法用量】 内服煎汤,9~12g;外用适量,煎水洗、烧存性研末撒或研末吹鼻。

【注意】 血虚目疾慎服;忌用铁器煎药。

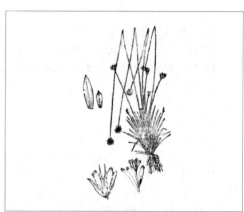

长苞谷精草

鸭趾草科 Commelinaceae

饭包草

【学名】 *Commelina bengalensis* L.

【药用部位】 全草。

【生态环境】 生于田边、溪沟边、山坡林下潮湿处。

【采收季节】 夏、秋季采收,洗净,鲜用或干燥。

【分布】 丽水市山区各地。

【性味】 味苦,性寒。

【功效】 清热解毒,利水消肿。

【主治】 热病发热,烦渴,咽喉肿痛,热痢,热淋,痔疮,疔疮痈肿,蛇虫咬伤。

【用法用量】 内服煎汤,15~30g,鲜品30~60g;外用适量,鲜品捣敷或煎水洗。

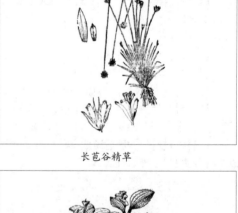

饭包草

鸭趾草(畲药名:竹叶草、鸦雀草)

【学名】 *Commelina communis* L.

【药用部位】 全草(鸭趾草)。

【生态环境】 生于田边、路边或山坡沟边潮湿处。

【采收季节】 夏、秋季采收,洗净,鲜用或干燥。

【药材性状】 全草长 20~50cm。茎圆柱形,有纵棱,节稍膨大,断面有髓。叶互生,展平后叶片卵状披针形或披针形,先端尖,全缘,基部下延成膜质叶鞘,叶脉平行。总苞佛焰苞状,有柄,心状卵形,长 1.2~2cm,边缘对合折叠。基部不相连;花瓣皱缩,蓝色,果椭圆形。气微,味淡。

【分布】 丽水市各地。

【性味】 味甘、淡,性寒。

【功效】 清热解毒,利尿消肿,凉血。

【主治】 风热感冒,高热不退,咽喉肿痛,痈肿疔毒,水肿尿少,热淋涩痛。

【用法用量】 内服煎汤,15~30g,鲜品 60~90g;外用适量,捣敷。

【注意】 脾胃虚寒者慎服。

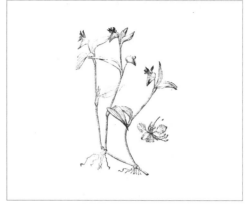

鸭趾草(畲药名:竹叶草、鸦雀草)

聚花草

【学名】 *Floscopa scandens* Lour.

【药用部位】 全草。

【生态环境】 生于山坡林下,溪沟边潮湿处。

【采收季节】 夏、秋季采收,洗净,鲜用或干燥。

【分布】 龙泉、庆元等地。

【性味】 味苦,性凉。

【功效】 清热解毒,利水消肿。

【主治】 肺热咳嗽,目赤肿痛,淋证,水肿,疮疖肿毒。

【用法用量】 内服煎汤,9~15g;外用适量,鲜品捣敷。

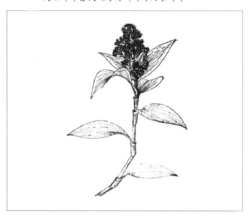

聚花草

牛轭草

【学名】 *Murdannia loriformis*(Hassk.) Rolla Rao et Kammathy

【药用部位】 全草。

【生态环境】 生于溪沟边、路边潮湿处。

【采收季节】 夏、秋季采收,洗净,鲜用或干燥。

【分布】 龙泉、庆元、遂昌等地。

【性味】 味甘、淡、微苦,性寒。

【功效】 清热止咳,解毒,利尿。

【主治】 小儿高热,肺热咳嗽,目赤肿痛,热痢,疮痈肿毒,热淋,小便不利。

【用法用量】 内服煎汤,15~30g。外用适量,捣敷。

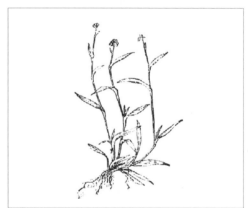

牛轭草

疣草

【学名】 *Murdannia keisak*(Hassk.) Hand.

【药用部位】 全草。

【生态环境】 生于田边、沟边或路旁潮湿处。

【采收季节】 夏、秋季采收,洗净,鲜用或干燥。

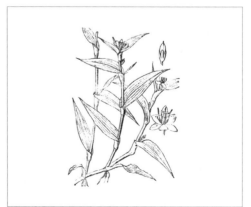

疣草

【分布】 丽水市各地。
【性味】 味甘,性凉。
【功效】 拔毒攻疮。
【主治】 痈疽疔肿。
【用法用量】 外用适量,鲜品捣敷。
【注意】 外用。

裸花水竹叶

【学名】 *Murdannia nudiflora* (L.) Brenan
【药用部位】 全草。
【生态环境】 生于山坡沟边、路旁潮湿处或浅水沟中。
【采收季节】 夏、秋季采收,洗净,鲜用或干燥。
【分布】 丽水市山区各地。
【性味】 味甘、淡,性凉。
【功效】 清肺热,凉血解毒。
【主治】 肺热咳嗽,咳血,吐血,咽喉肿痛,目赤肿痛,疮痈肿毒。
【用法用量】 内服煎汤,15~30g,大剂量60g;外用适量,鲜品捣敷。

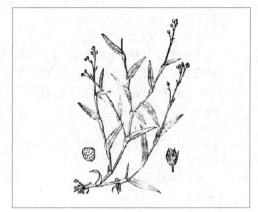

裸花水竹叶

水竹叶

【学名】 *Murdannia triquetra* (Wall.) Bruckn.
【药用部位】 全草。
【生态环境】 生于田边、沟边路旁潮湿处。
【采收季节】 夏、秋季采收,洗净,鲜用或干燥。
【分布】 丽水市各地。
【性味】 味甘,性寒。
【功效】 清热解毒,利尿。
【主治】 发热,咽喉肿痛,肺热喘咳,咳血,热淋,热痢,痈疖疔肿,蛇虫咬伤。
【用法用量】 内服煎汤,9~15g,鲜品30~60g;外用适量,捣敷。

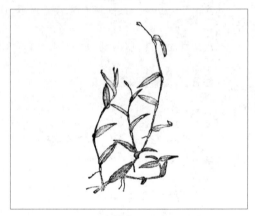

水竹叶

杜若(竹叶花)

【学名】 *Pollia japonica* Thunb.
【药用部位】 全草。
【生态环境】 生于山坡林下或沟边潮湿处。
【采收季节】 夏、秋季采收,洗净,鲜用或干燥。
【分布】 丽水市山区各地。
【性味】 味微苦,性凉。
【功效】 清热利尿,解毒消肿。
【主治】 小便短赤,热淋,疔痈疖肿,蛇虫咬伤。
【用法用量】 内服煎汤,6~12g;外用适量,捣敷。

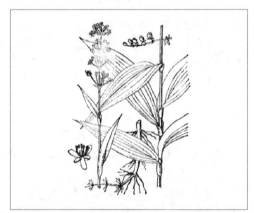

杜若(竹叶花)

紫万年青

【学名】 *Rhoeo discolor* (L.Her.) Hance
【药用部位】 花或叶。
【生态环境】 栽培于庭院花盆中。

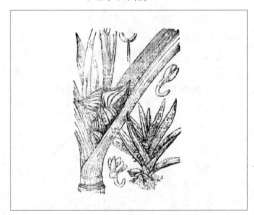

紫万年青

【采收季节】 夏季采收花,鲜用或干燥,全年可采叶,鲜用或干燥。
【分布】 市内部分家庭作名贵观赏植物种植。
【性味】 味甘、淡,性凉。
【功效】 清肺化痰,凉血止痢。
【主治】 肺热咳嗽,咳血,百日咳,鼻衄,痢疾。
【用法用量】 内服煎汤,9~15g。

吊竹梅

【学名】 *Zebrina pendula* Schnizl.
【药用部位】 全草。
【生态环境】 栽培于花盆中。
【采收季节】 全年可采收,洗净,鲜用或干燥。
【分布】 丽水市各地有作观赏植物种植。
【性味】 味甘、淡,性寒。
【功效】 清热利湿,凉血解毒。
【主治】 水肿,小便不利,淋证,痢疾,带下,咳嗽咯血,目赤肿痛,咽喉肿痛,疮痈肿毒,烧烫伤,毒蛇咬伤。
【用法用量】 内服煎汤,15~30g,鲜品60~90g;外用适量,捣敷。
【注意】 孕妇禁服。

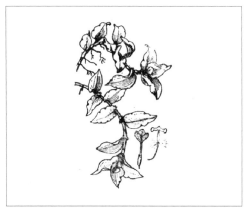

吊竹梅

雨久花科 Pontederiaceae

凤眼莲(水葫芦)

【学名】 *Eichhornia crassipes* (Mert.) Solms
【药用部位】 根或全草。
【生态环境】 逸生于池塘、水田和水沟中。
【采收季节】 春、夏季采收,洗净,鲜用或干燥。
【分布】 丽水市各地。
【性味】 味辛、淡,性寒。
【功效】 疏散风热,利水通淋,清热解毒。
【主治】 风热感冒,水肿,热淋,尿路结石,风疹,湿疮,疖肿。
【用法用量】 内服煎汤,15~30g;外用适量,捣敷。
【注意】 孕妇慎服。

685

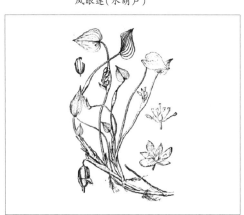

凤眼莲(水葫芦)

鸭舌草

【学名】 *Monochoria vaginalis* (Burm. f.) Presl ex Kunth
【药用部位】 全草。
【生态环境】 生于水田、水沟、池泽地中。
【采收季节】 夏、秋季采收,洗净,鲜用或干燥。
【分布】 丽水市各地。
【性味】 味苦,性凉。
【功效】 清热,凉血,利尿,解毒。
【主治】 感冒高热,肺热咳嗽,百日咳,咳血,吐血,崩漏,尿血,热淋,痢疾,肠炎,肠痈,丹毒,疮肿,咽喉肿痛,牙龈肿痛,风火赤眼,毒蛇咬伤,毒菇中毒。
【用法用量】 内服煎汤,15~30g,鲜品30~60g;外用适量,捣敷。

鸭舌草

灯心草科 Juncaceae

星花灯心草(扁秆灯心草)

【学名】 *Juncus diastrophanthus* Buch.

【药用部位】 全草。

【生态环境】 生于沟边、田边、路边或山坡林下潮湿处。

【采收季节】 夏季采收,洗净,干燥。

【分布】 丽水市各地。

【性味】 味苦,性凉。

【功效】 清热利尿,消食。

【主治】 小便赤涩热痛,宿食不化。

【用法用量】 内服煎汤,15~30g,大剂量60g。

灯心草(畲药名:水灯草)

【学名】 *Juncus effusus* L.

【药用部位】 茎髓(灯心草)或全草、根。

【生态环境】 生于沟边、田边、及路边潮湿处,亦有栽培。

【采收季节】 秋季采收茎髓或全草、根,洗净,干燥。

【药材性状】 茎髓细圆柱形,长50~90cm,直径1~3mm。表面淡黄白色。断面白色,海绵质。体轻,质软,略有弹性。气微,味淡。

【分布】 丽水市各地。

【性味】 茎髓或全草:味甘、淡,性微寒。

　　　　 根:味甘,性寒。

【功效】 茎髓或全草:利水通淋,清心降火。

　　　　 根:利水通淋,清心安神。

【主治】 茎髓或全草:淋病,水肿,小便不利,湿热黄疸,心烦不眠,小儿夜啼,喉痹,口疮,创伤。

　　　　 根:淋病,小便不利,湿热黄疸,心悸不安。

【用法用量】 茎髓或全草内服煎汤,茎髓1~3g,全草鲜品15~30g;外用适量,炒炭研末撒、吹喉或全草鲜品捣敷。根内服煎汤,15~30g。

【注意】 茎髓或全草:下焦虚寒,小便失禁者禁服。

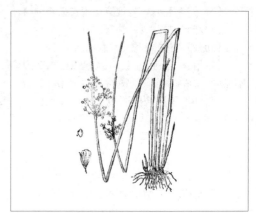

灯心草(畲药名:水灯草)

江南灯心草

【学名】 *Juncus leschenaultii* Gay

【药用部位】 全草。

【生态环境】 生于沟边、河边及路旁潮湿处。

【采收季节】 秋季采收,洗净,干燥。

【分布】 丽水市各地。

【性味】 味甘、淡,性寒。

【功效】 清热利尿。

【主治】 淋证,小便不利。

【用法用量】 内服煎汤茎髓,1~3g,全草9~15g。

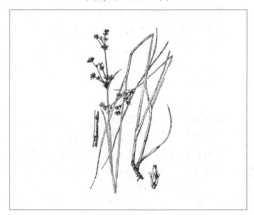

江南灯心草

野灯心草(畲药名:水灯心草)

【学名】 *Juncus setchuensis* Buch.

【药用部位】 全草、根。

【生态环境】 生于沟边及路旁潮湿处。

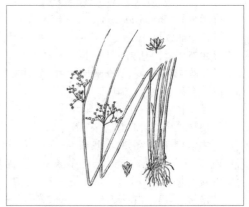

野灯心草(畲药名:水灯心草)

【采收季节】　全年可采收全草洗净,切段,鲜用或干燥;夏、秋季采收根,洗净,干燥。

【分布】　丽水市各地。

【性味】　全草:味苦,性凉。

　　　　　根:味甘、涩,性微寒。

【功效】　全草:利水通淋,泄热,安神,凉血止血。

　　　　　根:清热利湿,凉血止血。

【主治】　全草:热淋,肾炎水肿,心热烦躁,心悸失眠,口舌生疮,咽痛,齿痛,目赤肿痛,衄血,咯血,尿血。

　　　　　根:淋浊,心烦失眠,鹤膝风,目赤肿痛,齿痛,衄血,便血,崩漏,白带。

【用法用量】　全草内服煎汤,9～15g。根内服煎汤,9～15g,大剂量30～60g。

【注意】　全草:小便失禁者禁服。

多花地杨梅

【学名】　*Luzula multiflora*（Retz.）Lej.

【药用部位】　全草或果实。

【生态环境】　生于山坡草地或路旁草丛中。

【采收季节】　夏季采收全草,洗净,分取果实,分别干燥。

【分布】　遂昌。

【性味】　味辛,性平。

【功效】　清热止痢。

【主治】　赤白痢。

【用法用量】　内服煎汤,3～9g。

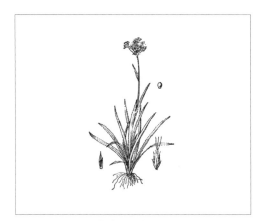

多花地杨梅

687

百部科 Stemonaceae

金钢大(黄精叶钩吻)

【学名】　*Croomia japonica* Miq.

【药用部位】　根及根茎。

【生态环境】　生于山谷沟边灌丛草地或林下阴湿处。

【采收季节】　夏季采收,洗净,鲜用或干燥。

【分布】　景宁等地。

【性味】　味辛,性凉,有毒。

【功效】　清热解毒,活血止痛。

【主治】　咽喉肿痛,毒蛇咬伤,跌打损伤。

【用法用量】　内服嚼或磨碎开水冲,1.5～2.4g;外用适量,鲜品捣敷。

【注意】　有毒,内服不可过量。

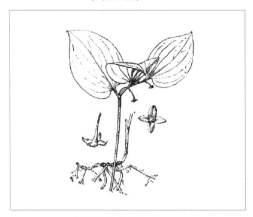

金钢大(黄精叶钩吻)

百部(蔓生百部)

【学名】　*Stemona japonica*（Bl.）Miq.

【药用部位】　块根(百部)。

【生态环境】　生于山坡灌丛草地或林缘。

【采收季节】　春、秋二季采挖,洗净,蒸至内无白心,干燥。

【药材性状】　块根纺锤形,两端稍狭细,皱缩弯曲,长5～10cm。直径0.5～1cm。表面淡灰白色,多不规则皱缩和横皱纹。质脆,易折断,断面平坦,角质样,淡黄棕色或黄白色,皮部较宽,中柱扁缩。气微,味较苦。

【分布】　丽水市山区各地。

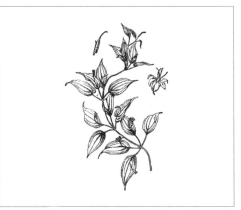

百部(蔓生百部)

【性味】 味甘、苦,性微温。
【功效】 润肺止咳,杀虫灭虱。
【主治】 新久咳嗽,肺痨咳嗽,百日咳,头虱,体虱,蛲虫病,阴痒。
【用法用量】 内服煎汤,3~9g;外用适量,煎水洗或酒浸涂擦。
【注意】 脾胃虚弱者慎服。

对叶百部(大百部)

【学名】 *Stemona tuberosa* Lour.
【药用部位】 块根(百部)。
【生态环境】 生于山地沟边灌丛中。
【采收季节】 春、秋二季采挖,洗净,蒸至内无白心,干燥。
【药材性状】 块根长纺锤形或长条形,上端较细长,皱缩弯曲,长 8~20cm。直径0.5~1.8cm。表面淡黄棕色,具浅纵皱缩和不规则纵槽。质脆,易折断,断面平坦,角质样,淡黄棕色或黄白色,皮部较宽,中柱扁缩。气微,味苦。
【分布】 遂昌、龙泉、庆元、景宁、云和等地。
【性味】 味甘、苦,性微温。
【功效】 润肺止咳,杀虫灭虱。
【主治】 新久咳嗽,肺痨咳嗽,百日咳,头虱,体虱,蛲虫病,阴痒。
【用法用量】 内服煎汤,3~9g;外用适量,煎水洗或酒浸涂擦。
【注意】 脾胃虚弱者慎服。

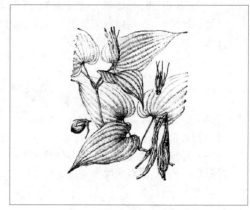

对叶百部(大百部)

688

百合科 Liliaceae

粉条儿菜(畲药名:竹米根)

【学名】 *Aletris spicata* (Thunb.) Franch.
【药用部位】 根及全草。
【生态环境】 生于山地林缘山坡路边草地。
【采收季节】 夏季采收,洗净,鲜用或干燥。
【分布】 丽水市山区各地。
【性味】 味甘、苦,性平。
【功效】 清热,润肺止咳,活血调经,杀虫。
【主治】 咳嗽,咳血,百日咳,喘息,肺痈,乳痈,腮腺炎,经闭,缺乳,小儿疳积,蛔虫病,风火牙痛。
【用法用量】 内服煎汤,10~30g,鲜品60~120g;外用适量,捣敷。

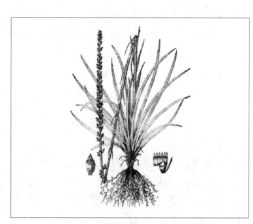

粉条儿菜(畲药名:竹米根)

细香葱(小葱、四季葱)

【学名】 *Allium ascalonicum* L.
【药用部位】 全草。
【生态环境】 栽培于菜地。
【采收季节】 全年可采,洗净,鲜用。
【分布】 丽水市各地均有种植。
【性味】 味辛,性温。
【功效】 解表,通阳,解毒。
【主治】 感冒风寒,阴寒腹痛,小便不利,痈疽肿毒,跌打肿痛。
【用法用量】 内服煎汤,鲜品5~10g;外用适量,鲜品捣敷。

洋葱

【学名】 *Allium cepa* L.

【药用部位】 鳞茎(洋葱)。

【生态环境】 栽培于菜地。

【采收季节】 当下部第1~2片叶枯黄时采收,洗净,鲜用。

【分布】 丽水市各地作蔬菜种植。

【性味】 味辛、甘,性温。

【功效】 健胃理气,解毒杀虫,降血脂。

【主治】 食少腹胀,创伤,溃疡,滴虫性阴道炎,高脂血症。

【用法用量】 内服作菜生食或熟食,30~120g;外用适量,捣敷或捣汁涂。

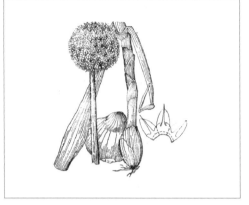

洋葱

头(荞头)

【学名】 *Allium chinense* G. Don

【药用部位】 鳞茎(薤白)。

【生态环境】 多栽培于菜地,亦有生于山坡路边草地。

【采收季节】 夏、秋季采收,洗净,鲜用或沸水烫后干燥。

【药材性状】 鳞茎略呈扁的长卵形,高1~3cm,直径0.3~1.2cm。表面淡黄棕色或棕褐色,具浅纵皱缩。质较软,断面可见鳞叶2~3层。有蒜臭,味微辣。

【分布】 丽水市各地。

【性味】 味辛、苦,性温。

【功效】 理气宽胸,通阳散结。

【主治】 胸痹疼痛,痰饮咳喘,泄痢后重。

【用法用量】 内服煎汤,5~10g,鲜品30~60g;外用适量,捣敷或捣汁涂。

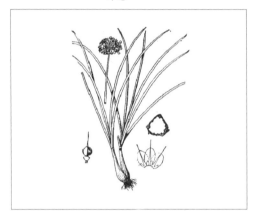

藠头(荞头)

689

葱(大葱)

【学名】 *Allium fistulosum* L.

【药用部位】 鳞茎(葱头)、须根、叶、花、种子。

【生态环境】 栽培于菜地。

【采收季节】 夏、秋季采收鳞茎、须根、叶、花,洗净,鲜用;秋季采收种子,干燥。

【分布】 市内有零星种植。

【性味】 鳞茎:味辛,性温。

　　　　须根:味辛,性平。

　　　　叶:味辛,性温。

　　　　花:味辛,性温。

　　　　种子:味辛,性温。

【功效】 鳞茎:发表,通阳,解毒,杀虫。

　　　　须根:祛风散寒,解毒,散瘀。

　　　　叶:发汗解表,解毒散肿。

　　　　花:散寒通阳。

　　　　种子:温肾,明目,解毒。

【主治】 鳞茎:感冒风寒,阴寒腹痛,二便不通,痢疾,疮痈肿痛,虫积腹痛。

　　　　须根:风寒头痛,喉疮,痔疮,冻伤。

　　　　叶:感冒风寒,风水浮肿,疮痈肿毒,跌打损伤。

　　　　花:脘腹冷痛,胀满。

　　　　种子:肾虚阳毒,遗精,目眩,礼物昏暗,疮痈。

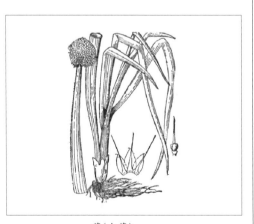

葱(大葱)

【用法用量】 鳞茎内服煎汤,9～15g;外用适量,捣敷或煎水洗。须根内服煎汤,6～9g;外用适量,煎水洗。叶内服煎汤,9～15g;外用适量,捣敷或煎水洗。花内服煎汤,6～12g。种子内服煎汤,6～12g;外用适量,煎水洗。

【注意】 鳞茎:表虚多汗者慎服。

薤白(小根蒜、野葱)

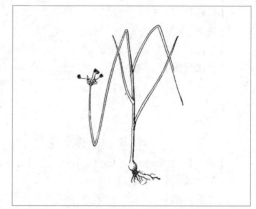

薤白(小根蒜、野葱)

【学名】 *Allium macrostemon* Bunge

【药用部位】 鳞茎(薤白)。

【生态环境】 生于荒野、路边草地或溪边坡地草丛中。

【采收季节】 夏、秋季采收,洗净,鲜用或沸水烫后干燥。

【药材性状】 鳞茎叶不规则的卵圆形,高0.5～1.5cm,直径0.5～1.8cm。表面黄白色或淡黄棕色,皱缩,半透明,有类白色膜质鳞片包被,底部有突起的鳞茎盘。质硬,角质样。有蒜臭,味微辣。

【分布】 丽水市各地。

【性味】 味辛、苦,性温。

【功效】 理气宽胸,通阳散结。

【主治】 胸痹疼痛,痰饮咳喘,泄痢后重。

【用法用量】 内服煎汤,5～10g,鲜品30～60g;外用适量,捣敷或捣汁涂。

【注意】 阴虚及发热者慎服。

蒜(大蒜)

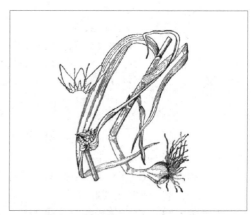

蒜(大蒜)

【学名】 *Allium sativum* L.

【药用部位】 鳞茎(大蒜)。

【生态环境】 栽培于菜地、农田。

【采收季节】 夏季叶枯黄时采收,除去须根和泥沙,通风处晾晒至外皮干燥。

【分布】 丽水市各地。

【性味】 味辛,性温。

【功效】 解毒消肿,杀虫,止痢。

【主治】 痈肿疮疡,疥癣,肺痨,顿咳,泄泻,痢疾。

【用法用量】 内服煎汤,5～10g,或生食(宜小量)、煮食(宜较大量);外用适量,捣敷,取汁涂。

【注意】 阴虚火旺,肝热目疾,口齿、喉舌诸患及时行病后均禁服生品,慎服熟品。孕妇禁用于敷脐、作栓剂或灌肠。

韭(韭菜)

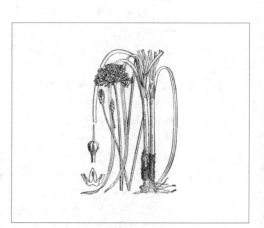

韭(韭菜)

【学名】 *Allium tuberosum* Rottl. ex Spreng.

【药用部位】 叶、根、种子(韭菜子)。

【生态环境】 栽培于菜地、农田。

【采收季节】 全年可采叶、根,洗净,鲜用;秋季果实成熟时采收种子,干燥。

【药材性状】 种子呈半圆形或半卵圆形,略扁,长2～4mm,宽1.5～3mm。表面黑色,一面突起,粗糙,有细密的皱缩,另一面微凹,皱缩不甚明显。顶端钝,基部稍尖,有点状突起的种脐。质硬。气特异,味微辛。

【分布】 丽水市各地作蔬菜种植。

【性味】 叶:味辛,性温。

根:味辛,性温。

种子:味辛、甘,性温。

【功效】 叶:补肾,温中,行气,散瘀,解毒。

根:温中,行气,散瘀,解毒。

种子:补益肝肾,壮阳固精。

【主治】 叶:肾虚阳痿,里寒腹痛,噎膈反胃,胸痹疼痛,衄血,吐血,尿血,痔疮,痈疮肿毒,漆疮,跌打损伤。

根:里寒腹痛,食积腹胀,胸痹疼痛,赤白带下,衄血,吐血,漆疮,疮癣,跌打损伤。

种子:阳痿遗精,腰膝酸痛,遗尿尿频,白浊带下。

【用法用量】 叶内服捣汁,60~120g;外用适量,捣敷或煎水洗。根内服煎汤,鲜品30~60g;外用适量,捣敷。种子内服煎汤,3~9g。

【注意】 叶:阴虚内热及疮疡、目疾患者慎服。

根:阴虚内热者慎服。

种子:阴虚火旺者禁服。

芦荟(斑纹芦荟)

【学名】 *Aloë vera* L. var. *chinensis*(Haw.)Berg.

【药用部位】 叶汁浓缩的干燥品、叶、花、根。

【生态环境】 栽培于温室中。

【采收季节】 夏、秋季采收叶,洗净,鲜用;7~8月采花,鲜用或干燥;全年可采根,洗净,切段干燥。

【分布】 市内有零星种植。

【性味】 叶汁浓缩的干燥品:味苦、性寒。

叶:味苦、涩,性寒。

花:味甘、淡,性凉。

根:味甘、淡,性凉。

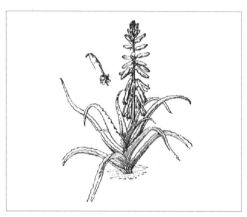

芦荟(斑纹芦荟)

691

【功效】 叶汁浓缩的干燥品:泻下,清肝,杀虫。

叶:泻火,解毒,化瘀,杀虫。

花:止咳,凉血化瘀。

根:清热利湿,化瘀。

【主治】 叶汁浓缩的干燥品:热结便秘,肝火头痛,目赤惊风,虫积腹痛,疥癣,痔瘘。

叶:目赤,便秘,白浊,尿血,小儿惊痫,疳积,烧烫伤,经闭,痔疮,疥癣,痈疖肿毒,跌打损伤。

花:咳嗽,咳血,吐血,白浊。

根:小儿疳积,尿路感染。

【用法用量】 叶汁浓缩的干燥品内服研末入胶囊,0.6~1.5g;外用适量,研末敷。叶内服煎汤,15~30g;外用适量,鲜品捣敷或绞汁涂。花内服煎汤,3~6g;外用适量,煎水洗。根内服煎汤,15~30g。

【注意】 叶汁浓缩的干燥品:脾胃虚寒及孕妇禁服。

叶:脾胃虚寒及孕妇禁服。

花:孕妇禁服。

根:孕妇禁服。

天门冬

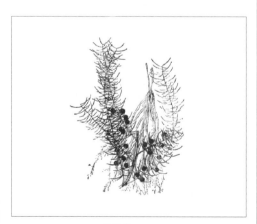

天门冬

【学名】 *Asparagus cochinchinensis*(Lour.)Merr.

【药用部位】 块根(天冬)。

【生态环境】 生于山坡林下或灌丛草地,亦有零星栽培。

【采收季节】 秋、冬季采挖,洗净,略烫后,趁热除去外皮,干燥。

【药材性状】 块根呈长纺锤形,略弯曲,长5~12cm,直径0.5~1.5cm。表面黄白色至淡黄棕色,半透明,光滑或具深浅不等的纵皱纹,偶有残存的灰棕色外皮。质硬或柔润,有黏性,断面角质样,中柱黄白色。气微,味甜、微苦。

【分布】　丽水市山区各地。

【性味】　味甘、苦,性寒。

【功效】　滋阴润燥,清肺降火。

【主治】　肺燥干咳,顿咳痰黏,咽干口渴,肠燥便秘,咽喉肿痛。

【用法用量】　内服煎汤,6~12g;外用适量,捣敷。

【注意】　虚寒泄泻及风寒咳嗽者禁服。

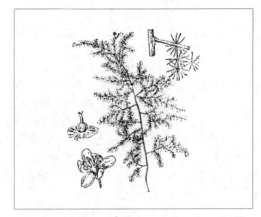

文竹

文竹

【学名】　*Asparagus setaceus*（Kunth）Jessop

【药用部位】　根或全株。

【生态环境】　栽培于庭院或阳台花盆中。

【采收季节】　秋季采收,洗净,根略烫后,干燥;全株鲜用或干燥。

【分布】　丽水市各地作观赏植物种植。

【性味】　味甘、微苦,性寒。

【功效】　润肺止咳,凉血通淋。

【主治】　阴虚肺燥,咳嗽,咯血,小便淋沥。

【用法用量】　内服煎汤,6~30g。

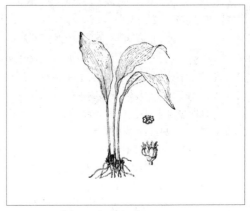

蜘蛛抱蛋(畲药名:单张白箬)

蜘蛛抱蛋(畲药名:单张白箬)

【学名】　*Aspidistra elatior* Bl.

【药用部位】　根茎。

【生态环境】　栽培于庭院、花盆中。

【采收季节】　全年可采,洗净,鲜用或干燥。

【分布】　丽水市各地作观赏植物或草药种植。

【性味】　味辛、甘,性微寒。

【功效】　活血止痛,清肺止咳,利尿通淋。

【主治】　跌打损伤,风湿痹痛,腰痛,经闭腹痛,肺热咳嗽,砂淋,小便不利。

【用法用量】　内服煎汤,9~15g,鲜品30~60g;外用适量,捣敷。

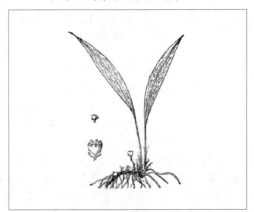

九龙盘(褐黄蜘蛛抱蛋、竹叶根)

九龙盘(褐黄蜘蛛抱蛋、竹叶根)

【学名】　*Aspidistra lurida* Ker－Gawl.

【药用部位】　根茎。

【生态环境】　生于阴湿山坡林下或沟边。

【采收季节】　全年可采,洗净,鲜用或干燥。

【分布】　龙泉等地。

【性味】　味辛、微苦,性平。

【功效】　祛风,散瘀,止痛。

【主治】　风湿痹痛,腰痛,跌打损伤,骨折,胃脘疼痛。

【用法用量】　内服煎汤,6~15g;外用适量,捣敷或研末调敷。

【注意】　孕妇慎服。

荞麦叶大百合

【学名】　*Cardiocrinum cathayanum*（Wils.）Stearn

【药用部位】　鳞茎。

【生态环境】　生于山坡林下阴湿处、山沟边草丛中。

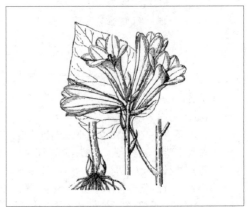

荞麦叶大百合

【采收季节】　夏季采收,洗净鲜用或干燥。

【分布】　丽水市山区各地。

【性味】　味苦,微甘,性凉。

【功效】　清肺止咳,解毒消肿。

【主治】　感冒,肺热咳嗽,咯血,鼻渊,聤耳,乳痈,无名肿毒。

【用法用量】　内服煎汤,6～15g;外用适量,捣敷或捣烂绞汁。

吊兰

【学名】　*Chlorophytum comosum*（Thunb.）Baker

【药用部位】　根或全草。

【生态环境】　栽培于庭院、阳台花盆中或室内客厅。

【采收季节】　全年可采,洗净,鲜用。

【分布】　丽水市各地普遍作观赏植物种植。

【性味】　味甘、微苦,性凉。

【功效】　化痰止咳,散瘀消肿,清热解毒。

【主治】　痰热咳嗽,跌打损伤,骨折,痈肿,痔疮,烧伤。

【用法用量】　内服煎汤,6～15g,鲜品15～30g;外用适量,捣敷或煎水洗。

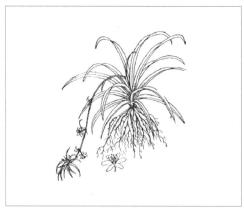

吊兰

深裂竹根七(竹根假万寿竹)

【学名】　*Disporopsis pernyi*（Hua）Diels

【药用部位】　根茎。

【生态环境】　生于山坡林下阴湿处或沟边。

【采收季节】　夏、秋季采收,洗净,鲜用或蒸后干燥。

【分布】　遂昌、庆元、景宁等地。

【性味】　味甘,性平。

【功效】　益气健脾,养阴润肺,活血舒筋。

【主治】　产后虚弱,小儿疳积,阴虚咳嗽,多汗,口干,跌打肿痛,风湿疼痛,腰痛。

【用法用量】　内服煎汤,15～30g;外用适量,鲜品捣敷或浸酒擦。

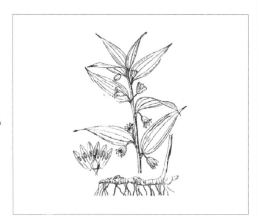

深裂竹根七(竹根假万寿竹)

宝铎草

【学名】　*Disporum sessile* D. Don

【药用部位】　根及根茎。

【生态环境】　生于山坡林下或灌丛中。

【采收季节】　夏、秋季采收,洗净,鲜用或干燥。

【药材性状】　根茎有分枝,环节明显,上有残留茎基,下生有多数须根。表面黄白色或棕黄色,具细纵纹,常弯曲,长5～10cm,直径约1mm。质硬脆,易折断,断面中间有1黄色木心,皮部色淡。气微,味淡微甜,嚼之有黏性。

【分布】　丽水市山区各地。

【性味】　味甘、淡,性平。

【功效】　润肺止咳,健脾消食,舒经活络,清热解毒。

【主治】　肺热咳嗽,肺痨咯血,食积胀满,风湿痹痛,腰腿疼痛,骨折,烧烫伤。

【用法用量】　内服煎汤,6～15g;外用适量鲜品捣敷。

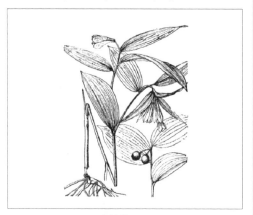

宝铎草

浙贝母(浙贝)

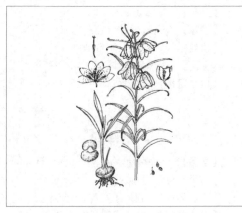

浙贝母(浙贝)

【学名】 *Fritillaria thunbergii* Miq.

【药用部位】 鳞茎(浙贝母)。

【生态环境】 栽培于农田中。

【采收季节】 初夏采收,洗净,干燥。

【药材性状】 鳞茎外层的单瓣鳞叶,略呈新月形,高1~2cm,直径2~3.5cm。外表面类白色至淡黄色,内表面白色或淡棕色,被有白色粉末。持硬而脆,易折断,断面白色至黄白色,富粉性。气微,味微苦。

完整的鳞茎呈扁圆形,高1~1.5cm,直径1~2.5cm,表面类白色,外层鳞叶2瓣,肥厚,略似肾形,互相抱合,内有小鳞叶2~3枚和干缩的残茎。

【分布】 缙云、景宁、遂昌等地,以缙云种植面积最大。

【性味】 味苦,性寒。

【功效】 清热化痰,降气止咳,散结消肿。

【主治】 风热犯肺,痰火咳嗽,肺痈,乳痈,瘰疬,疮毒。

【用法用量】 内服煎汤,5~10g。

【注意】 寒痰、湿痰及脾胃虚寒者慎服。

东贝母

【学名】 *Fritillaria thunbergii* Miq. var. *chekiangensis* Hsiao et K. C. Hsia

【药用部位】 鳞茎。

【生态环境】 栽培于农田中。

【采收季节】 初夏采收,洗净,干燥。

【分布】 缙云。

【性味】 味苦,性寒。

【功效】 清热化痰,降气止咳,散结消肿。

【主治】 风热犯肺,痰火咳嗽,肺痈,乳痈,瘰疬,疮毒。

【用法用量】 内服煎汤,5~10g。

【注意】 寒痰、湿痰及脾胃虚寒者慎服。

黄花菜(金针菜)

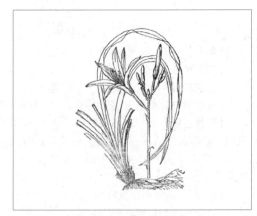

黄花菜(金针菜)

【学名】 *Hemerocallis citrina* Baroni

【药用部位】 花蕾、根(萱草根)。

【生态环境】 栽培于农田、菜地。

【采收季节】 5~8月采摘花蕾,蒸后干燥;秋季采挖根,洗净,干燥。

【分布】 丽水市各地均有作蔬菜种植,以缙云种植面积最大。

【性味】 花蕾:味甘,性凉。

　　　　　根:味甘,性凉,有毒。

【功效】 花蕾:清热利湿,宽胸解郁,凉血解毒。

　　　　　根:清热利湿,凉血止血,解毒消肿。

【主治】 花蕾:小便短赤,黄疸,胸闷心烦,少寐,痔疮出血,疮痈。

　　　　　根:黄疸,水肿,淋浊,带下,衄血,便血,崩漏,瘰疬,乳痈,乳汁不通。

【用法用量】 花蕾内服煎汤,15~30g;外用适量,捣敷或研末调蜜涂敷。根内服煎汤,6~9g;外用适量,捣敷。

【注意】 根:有毒,内服宜慎及不宜久服、过量。

萱草(野黄花菜)

【学名】 *Hemerocallis fulva* (L.) L.

【药用部位】 根(萱草根)、嫩苗。

【生态环境】 生于山坡林下、沟边阴湿处或灌草丛中。

【采收季节】 秋季采挖根,洗净,干燥;春季采收嫩苗,洗净鲜用。

【分布】 丽水市山区各地。

【性味】 根:味甘,性凉,有毒。

嫩苗:味甘,性凉。

【功效】 根:清热利湿,凉血止血,解毒消肿。

嫩苗:清热利湿

【主治】 根:黄疸,水肿,淋浊,带下,衄血,便血,崩漏,瘰疬,乳痈,乳汁不通。

嫩苗:胸隔烦热,黄疸,小便短赤。

【用法用量】 根内服煎汤,6~9g;外用适量,捣敷。嫩苗内服煎汤,鲜品 15~30g;外用适量,捣敷。

【注意】 根:有毒,内服宜慎及不宜久服、过量。

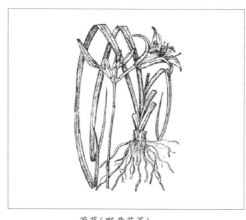

萱草(野黄花菜)

肖菝葜

【学名】 *Heterosmilax japonica* Kunth

【药用部位】 块茎。

【生态环境】 生于山坡林下或灌丛中。

【采收季节】 秋季采挖,洗净,切片,干燥。

【药材性状】 块茎呈不规则块状,长 5~10cm,直径 5~8cm。表面黄褐色,粗糙,有坚硬的须根残基。断面周围白色,中心黄色,有小亮点。气微,味淡。

【分布】 遂昌、龙泉、庆元等地。

【性味】 味甘、淡,性平。

【功效】 清热利湿,解毒消肿。

【主治】 小便淋涩,白浊,带下,痈肿疮毒。

【用法用量】 内服煎汤,15~30g。

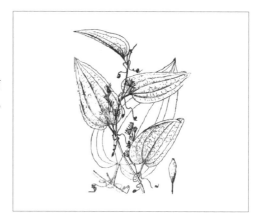

肖菝葜

695

玉簪(畲药名:白玉簪)

【学名】 *Hosta plantaginea* (Lam.) Aschers.

【药用部位】 花、叶或全草、根。

【生态环境】 栽培于庭院、阳台花盆中。

【采收季节】 7~8月采花,干燥;夏、秋季采收叶或全草,洗净,鲜用或干燥;秋季采根,除去须根,洗净,鲜用或干燥。

【分布】 市内有作观赏有植物种植。

【性味】 花:味甘、苦,性凉,小毒。

叶或全草:味苦、辛,性寒,有毒。

根:味苦、辛,性寒,有毒。

【功效】 花:清热解毒,利水,通经。

叶或全草:清热解毒,散结消肿。

根:清热解毒,下骨鲠。

【主治】 花:咽喉肿痛,疮疖肿痛,小便不利,闭经。

叶或全草:乳痈,痈肿疮疡,瘰疬,毒蛇咬伤。

根:痈肿疮疡,乳痈,瘰疬,咽喉肿痛,骨鲠。

【用法用量】 花内服煎汤,3~6g;外用适量,捣敷。叶或全草内服煎汤,鲜品 15~30g;外用适量,捣敷或捣汁涂。根内服煎汤,9~15g,鲜品加倍;外用适量,捣敷。

【注意】 花:有小毒。　叶或全草:有毒。　根:有毒。

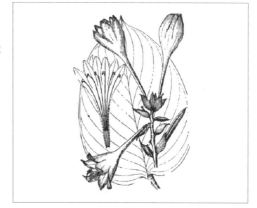

玉簪(畲药名:白玉簪)

紫萼(畲药名:山榭菜)

【学名】 *Hosta ventricosa* (Salisb.) Stearn

【药用部位】 花、叶、根。

【生态环境】 生于山坡林下、林缘或草丛中。

【采收季节】 夏、秋季采收花、叶,干燥;全年可采根,洗净,鲜用或干燥。

【分布】 丽水市山区各地。

【性味】 花:味甘、微苦,性凉。

叶:味苦、微甘,性凉。

根:味苦、微辛,性凉。

【功效】 花:凉血止血,解毒。

叶:凉血止血,解毒。

根:清热解毒,散瘀止痛,止血,下骨鲠。

【主治】 花:吐血,崩漏,湿热带下,咽喉肿痛。

叶:崩漏,湿热带下,疮肿,溃疡。

根:咽喉肿痛,痈肿疮疡,跌打损伤,胃痛,牙痛,吐血,崩漏,骨鲠。

【用法用量】 花内服煎汤,9～15g。叶内服煎汤,9～15g,鲜品加倍;外用适量,捣敷或沸水泡软敷。根内服煎汤,9～15g,鲜品加倍;外用适量,捣敷。

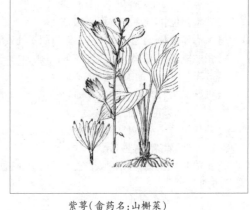

紫萼(畲药名:山榭菜)

野百合

【学名】 *Lilium brownii* F. E. Brown ex Miellez

【药用部位】 鳞茎。

【生态环境】 生于山坡林缘、路边、溪沟边。

【采收季节】 秋季茎叶枯萎时采挖,洗净,鲜用或干燥。

【分布】 丽水市山区各地。

【性味】 味甘,性寒。

【功效】 润肺止咳,清热安神。

【主治】 阴虚久咳,痰中带血,虚烦惊悸,失眠多梦,精神恍惚。

【用法用量】 内服煎汤,6～12g;外用适量,捣敷。

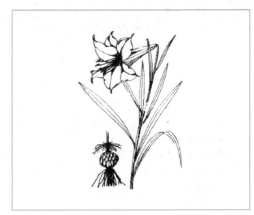

野百合

百合

【学名】 *Lilium brownii* F. E. Brown ex Miellez var. *viridulum* Baker

【药用部位】 鳞叶(百合)、花、种子。

【生态环境】 生于海拔900m以下山坡草丛、林缘、路边等。

【采收季节】 秋季茎叶枯萎时采挖鳞茎,洗净,鲜用或干燥;夏季采花,阴干;夏、秋季采收种子,干燥。

【药材性状】 鳞叶呈长椭圆形,长1.5～3cm,宽0.5～1cm。表面类白色至淡黄色,有3～5条纵直平行的白色维管束。顶端尖,基部宽,边缘薄,微波状,向内卷曲。质硬而脆,断面较平坦,角质样。气微,味微苦。

【分布】 丽水市山区各地。

【性味】 鳞叶:味甘,性寒。

花:味甘、微苦,性微寒。

种子:味甘、微苦,性凉。

【功效】 鳞叶:养阴润肺,清心安神。

花:清热润肺,宁心安神。

种子:清热止血。

【主治】 鳞叶:阴虚久咳,痰中带血,虚烦惊悸,失眠多梦,精神恍惚。

花:咳嗽痰少或黏,眩晕,心烦,夜寐不安,天疱湿疮。

种子:肠风下血。

【用法用量】 鳞叶内服煎汤,6～12g;外用适量,捣敷。花内服煎汤,6～12g;外用适量,研末调敷。种子内服煎汤,3～9g。

【注意】 鳞叶:风寒咳嗽及中寒便溏者禁服。

花:有风邪者禁服。

卷丹

【学名】 *Lilium lancifolium* Thunb.

【药用部位】 鳞叶(百合)、花、种子。

【生态环境】 生于山坡灌丛草地,有栽培。

【采收季节】 秋季茎叶枯萎时采挖鳞茎,洗净,鲜用或干燥;夏季采花,阴干;夏、秋季采收种子,干燥。

【药材性状】 鳞叶呈长椭圆形,长2~3.5cm,宽1.5~3cm。表面类白色至淡黄色,有3~8条纵直平行的白色维管束。顶端尖,基部宽,边缘薄,微波状,向内卷曲。质硬而脆,断面较平坦,角质样。气微,味微苦。

【分布】 丽水市山区各地。景宁有栽培。

【性味】 鳞叶:味甘,性寒。
　　　　 花:味甘、微苦,性微寒。
　　　　 种子:味甘、微苦,性凉。

【功效】 养阴润肺,清心安神。
　　　　 花:清热润肺,宁心安神。
　　　　 种子:清热止血。

【主治】 鳞叶:阴虚久咳,痰中带血,虚烦惊悸,失眠多梦,精神恍惚。
　　　　 花:咳嗽痰少或黏,眩晕,心烦,夜寐不安,天疱湿疮。
　　　　 种子:肠风下血。

【用法用量】 鳞叶内服煎汤,6~12g;外用适量,捣敷。花内服煎汤,6~12g;外用适量,研末调敷。种子内服煎汤,3~9g。

【注意】 鳞叶:风寒咳嗽及中寒便溏者禁服。
　　　　 花:有风邪者禁服。

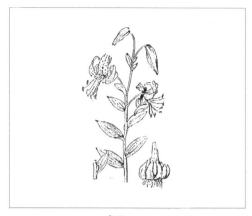

卷丹

697

药百合(鹿子百合)

【学名】 *Lilium speciosum* Thunb. var. *gloriosoides* Baker

【药用部位】 鳞叶。

【生态环境】 生于山坡灌草丛中。

【采收季节】 秋季茎叶枯萎时采挖,洗净,鲜用或干燥。

【分布】 遂昌、莲都、缙云等地。

【性味】 味甘,性寒。

【功效】 清热润肺,清心安神。

【主治】 阴虚久咳,痰中带血,虚烦惊悸,失眠多梦,精神恍惚。

【用法用量】 内服煎汤,6~12g;外用适量,捣敷。

【注意】 风寒咳嗽及中寒便溏者禁服。

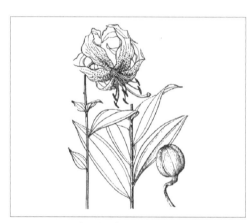

药百合(鹿子百合)

禾叶山麦冬(畲药名:山麦冬)

【学名】 *Liriope graminifolia*(L.)Baker

【药用部位】 块根。

【生态环境】 生于山坡林下、灌丛中或路边草地。

【采收季节】 夏季采收,洗净,干燥。

【分布】 丽水市山区各地。

【功效】 养阴生津。

【主治】 阴虚燥咳,胃阴不足。

【用法用量】 内服煎汤,9~15g。

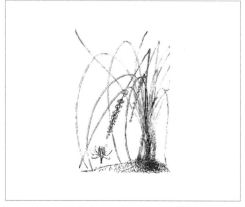

禾叶山麦冬(畲药名:山麦冬)

阔叶山麦冬(短葶山麦冬)

【学名】 *Liriope muscari* (Decne.) Bailey
【药用部位】 块根(山麦冬)。
【生态环境】 生于山坡林下阴湿处或沟边草地。
【采收季节】 夏季采收,洗净,干燥。
【分布】 丽水市山区各地。
【性味】 味甘、微苦,性微寒。
【功效】 养阴生津,清心除烦。
【主治】 阴虚肺燥,咳嗽痰黏,胃阴不足,口燥咽干,肠燥便秘。
【用法用量】 内服煎汤,9~15g。

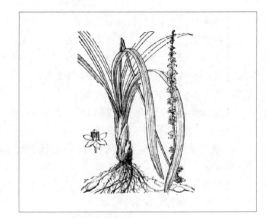

阔叶山麦冬(短葶山麦冬)

山麦冬

【学名】 *Liriope spicata* (Thunb.) Lour.
【药用部位】 块根。
【生态环境】 生于山坡林下、路边草丛中。
【采收季节】 夏季采收,洗净,干燥。
【分布】 丽水市山区各地。
【性味】 味甘、微苦,性微寒。
【功效】 补肺养胃,滋阴生津。
【主治】 阴虚肺燥,咳嗽痰黏,胃阴不足,口燥咽干,肠燥便秘。
【用法用量】 内服煎汤,9~15g。

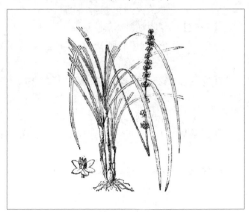

山麦冬

698

麦冬(畲药名:山韭菜)

【学名】 *Ophiopogon japonicus* (L. f.) Ker - gawl.
【药用部位】 块根(麦冬)。
【生态环境】 生于山坡林下阴湿处或沟边草地,有栽培。
【采收季节】 夏季采收,洗净,干燥。
【分布】 丽水市山区各地或种植于花坛边。
【性味】 味甘、微苦,性微寒。
【功效】 养阴生津,润肺清心。
【主治】 肺燥干咳,阴虚痨咳,喉痹咽痛,津伤口渴,心烦失眠,内热消渴,肠燥便秘。
【用法用量】 内服煎汤,6~12g。
【注意】 虚寒泄泻、湿浊中阻、风寒或寒痰咳喘者禁服。

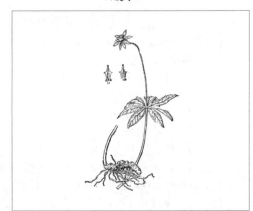

麦冬(畲药名:山韭菜)

华重楼(七叶一枝花 畲药名:金烛台、七层塔)

【学名】 *Paris polyphylla* Sm. var. *chinensis* (Frranch.) Hara
【药用部位】 根茎(重楼)。
【生态环境】 生于山坡林下阴湿处或沟边草丛中。
【采收季节】 秋季采收,除去须根,洗净,干燥。
【药材性状】 根茎呈结节状扁圆柱形或圆锥形,长3~7cm,直径0.8~2.5cm。表面淡黄棕色或黄棕色,具斜向环节,上侧有半圆形或椭圆形凹陷的茎痕,下侧有稀疏的须根及疣状的须根痕。顶端具鳞叶及茎的残基。质坚实,断面平坦,粉性,少数部分角质样,粉性者类白色,角质样者淡黄棕色,可见草酸钙针晶束亮点。气微,味苦。
【分布】 丽水市山区各地。
【性味】 味苦,性微寒,有小毒。

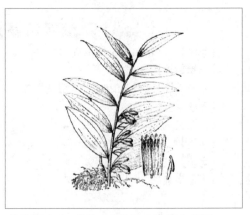

华重楼(七叶一枝花 畲药名:金烛台、七层塔)

【功效】 清热解毒,消肿止痛,凉肝定惊。

【主治】 疗疖痈肿,咽喉肿痛,毒蛇咬伤,跌仆伤痛,惊风抽搐。

【用法用量】 内服煎汤,3~9g;外用适量,研末调敷。

【注意】 虚寒证,阴证外疡及孕妇禁服。

狭叶重楼

【学名】 *Paris polyphylla* Sm. var. *stenophylla* Franch.

【药用部位】 根茎(重楼)。

【生态环境】 生于海拔900m以上山坡林下阴湿处或沟边草丛中。

【药材性状】 根茎呈扁圆锥形,长2.5~7cm,直径0.5~2cm。表面黄棕色或灰棕色,具斜向环节,上侧有半圆形或椭圆形凹陷的茎痕,下侧有稀疏的须根及疣状的须根痕。顶端具鳞叶及茎的残基。质坚实,断面平坦,粉性,少数部分角质样,粉性者类白色,角质样者淡黄棕色,可见草酸钙针晶束亮点。气微,味苦。

【采收季节】 秋季采收,除去须根,洗净,干燥。

【分布】 遂昌、龙泉、庆元、缙云等地。

【性味】 味苦,性微寒,有小毒。

【功效】 清热解毒,消肿止痛,凉肝定惊。

【主治】 疗疖痈肿,咽喉肿痛,毒蛇咬伤,跌扑伤痛,惊风抽搐。

【用法用量】 内服煎汤,3~9g;外用适量,研末调敷。

【注意】 虚寒证,阴证外疡及孕妇禁服。

多花黄精(畲药名:千年运、山姜)

【学名】 *Polygonatum cyrtonema* Hua

【药用部位】 根茎(黄精)。

【生态环境】 生于山坡林下或灌丛中阴湿处、沟谷旁阴湿肥沃土壤中。

【采收季节】 秋季采收,除去须根,洗净,蒸至内无白心,干燥。

【药材性状】 根茎呈长条结节块状,长短不等,常数个块状结节相连,宽1.5~3cm,厚0.8~1.5cm。表面棕褐色至黑褐色,粗糙,结节上侧有突出的圆盘状茎痕。质柔韧,断面棕褐色至黑褐色,有的中心黄棕色。气似焦糖,味甜,嚼之有黏性。

【分布】 丽水市山区各地。

【性味】 味甘,性平。

【功效】 养阴润肺,补脾益气,滋肾填精。

【主治】 脾胃虚弱,体倦乏力,口干食少,肺虚咳嗽,精血不足,内热消渴。

【用法用量】 内服煎汤,9~15g。

【注意】 中寒泄泻,痰湿痞满气滞者禁服。

长梗黄精(畲药名:千年运、山姜)

【学名】 *Polygonatum filipes* Merr.

【药用部位】 根茎。

【生态环境】 生于山坡林下阴湿处或灌草丛中。

【采收季节】 秋季采收,除去须根,洗净,蒸至内无白心,干燥。

【分布】 丽水市山区各地。

【性味】 味甘,性平。

【功效】 补脾润肺,益气生津。

【主治】 肺结核,高血压,糖尿病,顽癣。

【用法用量】 内服煎汤,9~15g。

【注意】 中寒泄泻,痰湿痞满气滞者禁服。

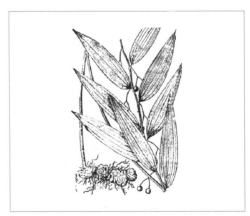

长梗黄精(畲药名:千年运、山姜)

玉竹

【学名】 *Polygonatum odoratum*（Mill.）Druce

【药用部位】 根茎(玉竹)。

【生态环境】 生于山坡草丛中或林下阴湿处。

【采收季节】 秋季采收,洗净,蒸至内无白心,干燥。

【药材性状】 根茎长圆柱形,略扁,少有分枝,长 4 ~ 18cm,直径 0.3 ~ 0.8cm。表面黄白色或淡黄棕色,半透明,具纵皱纹和微隆起的环节,有白色圆状的须根痕和圆盘状茎痕。质硬而脆或稍软,易折断,断面角质样或显颗粒性。气微,味甜,嚼之发黏。

【分布】 龙泉、遂昌等地。

【性味】 味甘,性微寒。

【功效】 滋阴润肺,养胃生津。

【主治】 肺胃伤阴,燥热咳嗽,咽干口渴,内热消渴。

【用法用量】 内服煎汤,6 ~ 12g;外用适量,捣敷。

【注意】 痰湿气滞者禁服,脾虚便溏者慎服。

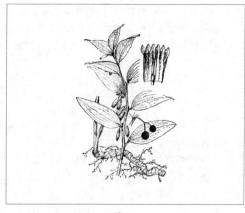

玉竹

吉祥草

【学名】 *Reineckis carnea*（Andr.）Kunth

【药用部位】 全草。

【生态环境】 生于山坡林下阴湿处、山谷沟边。

【采收季节】 全年可采,洗净,鲜用或干燥。

【分布】 龙泉、庆元等地。

【性味】 味甘,性凉。

【功效】 清肺止咳,凉血止血,解毒利咽。

【主治】 肺热咳嗽,咯血,吐血,衄血,便血,咽喉肿痛,目赤翳障,痈肿疮疖。

【用法用量】 内服煎汤,6 ~ 12g,鲜品 30 ~ 60g;外用适量,捣敷。

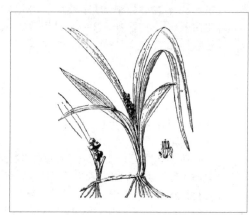

吉祥草

万年青

万年青【学名】 *Rohdea japonica*（Thunb.）Roth

【药用部位】 根茎(白河车)、叶、花。

【生态环境】 栽培于庭院、阳台花盆或客厅。

【采收季节】 全年可采根茎、叶,洗净鲜用或切片后干燥;5 ~ 6 月采花,干燥。

【药材性状】 根茎多切成类圆形的片,直径 1 ~ 2cm。表面灰白色或灰棕色,有的可见环纹。切面浅棕色或类白色,散生黄色筋脉点状的维管束。质松脆。气香,味苦、辛。

【分布】 丽水市各地。

【性味】 味微甘、苦,性寒,有毒。
        叶:味苦、涩,性微寒,小毒。

【功效】 根茎:清热解毒,强心利尿,凉血止血。
        叶:清热解毒,强心利尿,凉血止血。
        花:祛瘀止痛,补肾。

【主治】 根茎:心力衰竭,扁桃体炎,白喉,咽喉肿痛。
        叶:咽喉肿痛,疮毒,蛇伤,心力衰竭,咯血,吐血。
        花:跌打损伤,肾虚腰痛。

【用法用量】 根茎内服煎汤,3 ~ 10g,鲜品 10 ~ 30g;外用适量,捣敷或煎水洗。叶内服煎汤,3 ~ 9g,鲜品 9 ~ 15g;外用适量,煎水洗或捣汁涂。花内服煎汤,3 ~ 9g。

【注意】 根茎:有毒。孕妇禁服。内服宜慎。
        叶:有小毒,内服宜慎。

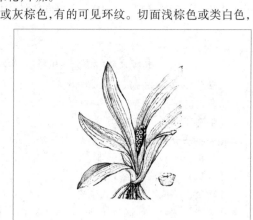

万年青

绵枣儿

【学名】 *Scilla scilloides*（Lindl.）Druce

【药用部位】 鳞茎或全草。

【生态环境】 生于山坡草地、林缘及路旁。

【采收季节】 6~7月采收,洗净,鲜用或干燥。

【分布】 丽水市山区各地。

【性味】 味苦、甘,性寒,小毒。

【功效】 活血止痛,解毒消肿,强心利尿。

【主治】 跌打损伤,筋骨疼痛,疮痈肿毒,乳痈,心脏病水肿。

【用法用量】 内服煎汤,3~9g;外用适量,捣敷。

【注意】 有小毒。孕妇禁服。

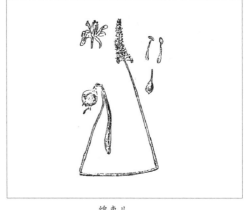

绵枣儿

鹿药

【学名】 *Smilacina japonica* A. Gray

【药用部位】 根及根茎。

【生态环境】 生于山坡林下阴湿处。

【采收季节】 秋季采收,洗净,鲜用或干燥。

【药材性状】 根茎呈连珠状结节,稍扁,长6~15cm,直径0.5~1cm。表面黄色或金黄色,有光泽,具皱纹,先端有茎基或芽基,周围密生多数须根。质稍硬,断面白色,稍粉性。气微,味苦。

【分布】 遂昌、松阳、龙泉、庆元等地。

【性味】 味甘、苦,性温。

【功效】 补肾壮阳,活血祛瘀,祛风止痛。

【主治】 肾虚阳痿,偏、正头痛,月经不调,风湿痹痛,痈肿疮毒,跌打损伤。

【用法用量】 内服煎汤,6~15g,或浸酒;外用适量,捣敷或加热熨。

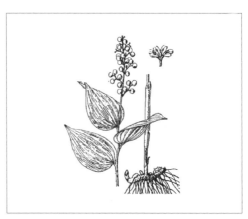

鹿药

701

菝葜(金钢刺 畲药名:白兰刺、告告刺)

【学名】 *Smilax china* L.

【药用部位】 根茎(菝葜)、叶。

【生态环境】 生于山坡、荒地、林缘、路旁灌丛中。

【采收季节】 秋、冬季采挖根茎,洗净,切片,干燥;夏、秋季采叶,鲜用或干燥。

【药材性状】 根茎呈不规则块状或弯曲扁柱形,有结节状隆起,长10~20cm,直径2~4cm。表面黄棕色或紫棕色,具圆锥状突起的茎基痕,并残留坚硬的刺状须根残基或细根。质坚硬,难折断,断面呈棕黄色或红棕色,纤维性,可见点状维管束和多数小亮点。切片呈不规则形,厚0.3~1cm,边缘不整齐,切面粗纤维性;质硬,折断时粉尘飞扬。气微,味微苦、涩。

【分布】 丽水市山区各地。

【性味】 根茎:味甘、微苦、涩,性平。

　　　　叶:味甘,性平。

【功效】 根茎:祛风利湿,解毒消痈。

　　　　叶:祛风,利湿,解毒。

【主治】 根茎:筋骨酸痛,小便淋沥,带下量多,疔疮痈肿。

　　　　叶:风肿,疮疖,肿毒,臁疮,烧烫伤,蜈蚣咬伤。

【用法用量】 根茎内服煎汤,10~15g或浸酒。叶内服煎汤,15~30g;外用适量,捣敷或煎水洗。

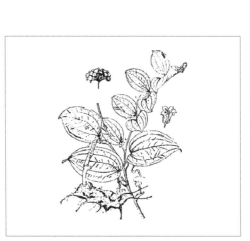

菝葜(金钢刺 畲药名:白兰刺、告告刺)

小果菝葜

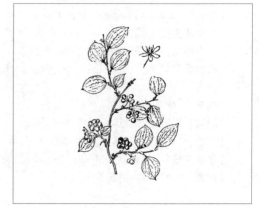

【学名】 *Smilax davidiana* A. D C.

【药用部位】 根茎、叶。

【生态环境】 生于山坡林下灌丛中。

【采收季节】 秋、冬季采挖根茎,洗净,切片,干燥;夏、秋季采叶,鲜用或干燥。

【分布】 丽水市山区各地。

【性味】 根茎:味甘、微苦、涩,性平。

叶:味甘,性平。

【功效】 根茎:祛风利湿,解毒消痈。

叶:祛风,利湿,解毒。

【主治】 根茎:筋骨酸痛,小便淋沥,带下量多,疔疮痈肿。

叶:风肿,疮疖,肿毒,臁疮,烧烫伤,蜈蚣咬伤。

【用法用量】 根茎内服煎汤,10~15g或浸酒。叶内服煎汤,15~30g;外用适量,捣敷或煎水洗。

小果菝葜

托柄菝葜

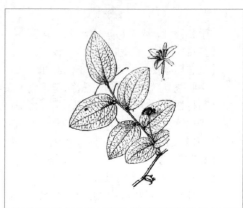

【学名】 *Smilax discotis* Warb.

【药用部位】 根茎。

【生态环境】 生于海拔1100m以上山坡林下或灌丛中。

【采收季节】 夏、秋季采收,洗净,切片,干燥。

【分布】 遂昌、龙泉等地。

【性味】 味辛、微苦,性凉。

【功效】 祛风,清热,利湿,凉血止血。

【主治】 风湿热痹,足膝肿痛,血淋,崩漏。

【用法用量】 内服煎汤,15~30g。

托柄菝葜

702

土茯苓(光叶菝葜)

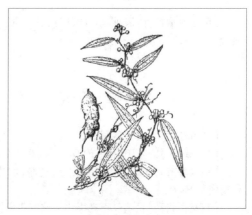

【学名】 *Smilax glabra* Roxb.

【药用部位】 根茎(土茯苓)。

【生态环境】 生于山坡林下、林缘或灌丛中。

【采收季节】 夏、秋季采收,洗净,切片,干燥。

【药材性状】 为长圆形、类圆形或不规则形的薄片,直径1~5cm。表面黄棕色或灰褐色。切面淡红棕色或类白色,致密,粉性,散生筋脉点状维管束,具多数小亮点。质略韧,折断时有粉尘飞扬。以水略煮后有黏滑感。气微,味微甘、涩。

【分布】 丽水市山区各地。

【性味】 味甘、淡,性平。

【功效】 清热除湿,泄浊解毒,通利关节。

【主治】 湿热淋浊,带下,痈肿,疥癣,梅毒及汞中毒引起肢体拘挛、筋骨疼痛。

【用法用量】 内服煎汤,15~60g;外用适量,研末调敷。

【注意】 肝肾阴虚者慎服。忌铁器,服时忌茶。

土茯苓(光叶菝葜)

黑果菝葜

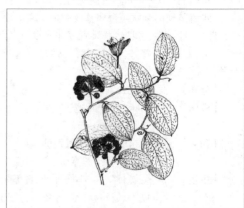

【学名】 *Smilax glauco – china* Warb.

【药用部位】 根茎或嫩叶。

黑果菝葜

【生态环境】 生于山坡林下或灌丛中。

【采收季节】 夏、秋季采收根茎,洗净,切片,干燥;春季采收嫩叶,鲜用。

【分布】 丽水市山区各地。

【性味】 味甘,性平。

【功效】 祛风,清热,利湿,解毒。

【主治】 风湿痹痛,腰腿疼痛,跌打损伤,小便淋沥,瘰疬,痈肿疮毒,臁疮。

【用法用量】 内服煎汤,15~30g或浸酒;外用适量,捣敷。

暗色菝葜

【学名】 *Smilax lanceifolia* Roxb. var. *opaca* A. DC.

【药用部位】 根茎。

【生态环境】 生于山坡林下或林缘。

【采收季节】 夏、秋季采收,洗净,切片,干燥。

【分布】 遂昌、龙泉、庆元、缙云、景宁等地。

【性味】 味甘、淡,性平。

【功效】 清热除湿,泄浊解毒,通利关节。

【主治】 梅毒,淋浊,泄泻,筋骨拘痛,脚气,痈肿,疮癣,瘰疬及汞中毒。

【用法用量】 内服煎汤,15~60g;外用适量,研末调敷。

【注意】 肝肾阴虚者慎服。忌茶,忌铁器。

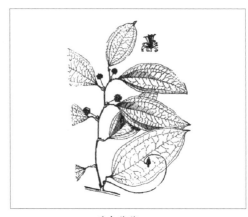

暗色菝葜

白背牛尾菜

【学名】 *Smilax nipponica* Miq.

【药用部位】 根及根茎。

【生态环境】 生于山坡林下、灌丛、山地路边或沟边草丛中。

【采收季节】 夏、秋季采收,洗净,切段,干燥。

【药材性状】 根茎结节状,略弯曲,下侧着生多数细根有。根长10~25cm,直径1~2mm;表面黄白色或黄棕色,具细皱纹。质韧,不易折断,断面白色,中央有黄色木心。气微,味微苦,有黏性。

【分布】 丽水市山区各地。

【性味】 味苦,性平。

【功效】 壮筋骨,利关节,活血止痛。

【主治】 腰腿疼痛,屈伸不利,月经不调,跌打伤痛。

【用法用量】 内服煎汤,6~12g,或浸酒。

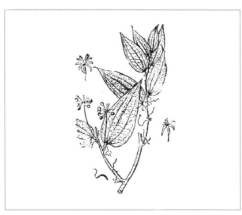

白背牛尾菜

703

牛尾菜(畲药名:占鱼须、南代须)

【学名】 *Smilax riparia* A. DC.

【药用部位】 根及根茎(牛尾菜)。

【生态环境】 生于山坡林下、灌丛、山地路边或沟边草丛中。

【采收季节】 夏、秋季采收,洗净,干燥。

【药材性状】 根茎呈不规则结节状,有分枝。表面黄棕色至棕褐色,每节具凹陷的茎痕或短而坚硬的残基。根着生于根茎一侧,圆柱形,长20~30cm,直径约2mm;表面灰黄色至浅褐色,具细纵纹和横裂纹,皮部常横裂而露出木部。质韧,断面中央有黄色木心。气微,味微苦、涩。

【分布】 丽水市山区各地。

【性味】 味甘、微苦,性平。

【功效】 祛风湿,通经络,祛痰止咳。

【主治】 风湿痹痛,劳伤腰痛,跌打损伤,咳嗽气喘。

【用法用量】 内服煎汤,9~15g;大剂量30~60g;外用适量,捣敷。

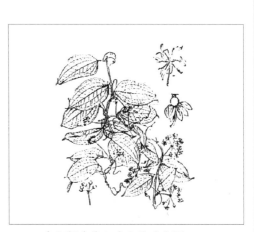

牛尾菜(畲药名:占鱼须、南代须)

华东菝葜

【学名】 *Smilax sieboldii* Miq.

【药用部位】 根及根茎(鲇鱼须)。

【生态环境】 生于山坡林下、林缘或灌丛中。

【采收季节】 夏、秋季采收,洗净,鲜用或干燥。

【药材性状】 根茎呈不规则圆柱形,略弯曲;表面黑褐色,下侧着生多数细根。根长15~60cm,直径1~2mm;表面灰褐色或灰棕色,有少数须根及细刺,刺尖微曲,触之刺手。质坚韧,有弹性,不易折断,切面灰白色或黄白色,外侧有浅棕色环纹,内有一圈导管孔。气微,味淡。

【分布】 遂昌、龙泉等地。

【性味】 味辛、微苦,性平。

【功效】 祛风除湿,活血通络,解毒散结。

【主治】 风湿痹痛,关节不利,疮疖,肿毒,瘰疬。

【用法用量】 内服煎汤,6~30g;外用适量,捣敷或煎水洗。

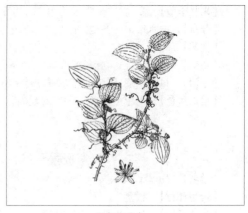

华东菝葜

鞘柄菝葜

【学名】 *Smilax stans* Maxim.

【药用部位】 根及根茎。

【生态环境】 生于海拔1 000m以上山坡林下或灌丛中

【采收季节】 夏、秋季采收,洗净,鲜用或干燥。

【分布】 龙泉、庆元等地。

【性味】 味辛、微苦,性平。

【功效】 祛风除湿,活血通络,解毒散结。

【主治】 风湿痹痛,关节不利,疮疖,肿毒,瘰疬。

【用法用量】 内服煎汤,6~30g;外用适量,捣敷或煎水洗。

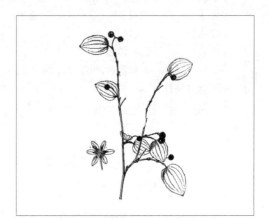

鞘柄菝葜

油点草

【学名】 *Tricyrtis macropoda* Miq.

【药用部位】 根或全草。

【生态环境】 生于山坡林下、草丛中。

【采收季节】 夏、秋季采收,洗净,干燥。

【分布】 丽水市山区各地。

【性味】 味甘,性平。

【功效】 补肺止咳。

【主治】 肺虚咳嗽。

【用法用量】 内服煎汤,9~15g。

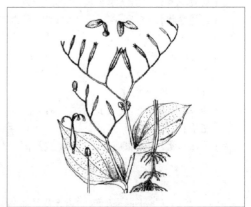

油点草

黄花油点草

【学名】 *Tricyrtis maculata*(D. Con)Machride

【药用部位】 根或全草。

【生态环境】 生于山坡林下、路旁等。

【采收季节】 夏、秋季采收,洗净,鲜用或干燥。

【分布】 遂昌(九龙山)。

【性味】 味甘,性微寒。

【功效】 清热除烦,活血消肿。

【主治】 胃热口渴,烦燥不安,劳伤,水肿。

【用法用量】 内服煎汤,9~15g。

延龄草

【学名】 *Trilium tschonoskii* Maxim.

【药用部位】 根茎。

【生态环境】 生于海拔 1 400m 以上山坡林下阴湿处或沟边。

【采收季节】 夏、秋季采收,洗净,鲜用或干燥。

【分布】 遂昌等地。

【性味】 味甘、微辛,性温,小毒。

【功效】 镇静,止痛,活血,止血。

【主治】 高血压病,神经衰弱,眩晕头痛,腰腿疼痛,月经不调,崩漏,外伤出血,跌打损伤。

【用法用量】 内服煎汤,6～9g,研末节 3g;外用适量,鲜品捣敷。

【注意】 有小毒。

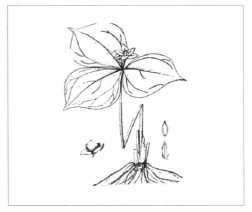

延龄草

开口箭

【学名】 *Tupistra chinensis* Baker

【药用部位】 根茎。

【生态环境】 生于山坡林下阴湿处或沟边。

【采收季节】 秋季采收,洗净,切片,鲜用或干燥。

【药材性状】 根茎呈扁圆柱形,略扭曲,长 5～10cm,直径 5～10mm。表面黄棕色至黄绿色,有皱纹,节明显略膨大,节处有芽及膜质鳞片状叶,节间短。质韧,断面淡黄白色,细颗粒状。气微,味苦涩。

【分布】 遂昌、龙泉、庆元、景宁。

【性味】 味苦、辛,性寒,有毒。

【功效】 清热解毒,祛风除湿,散瘀止痛。

【主治】 白喉,咽喉肿痛,风湿痹痛,跌打损伤,胃痛,痈肿疮毒,毒蛇、狂犬咬伤。

【用法用量】 内服煎汤,1.5～3g,研末 0.6～0.9g;外用适量,捣敷。

【注意】 孕妇禁服。

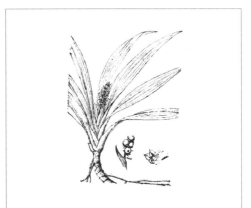

开口箭

黑紫藜芦

【学名】 *Veratrum japonicum* (Bker) Loes. f.

【药用部位】 根茎及根。

【生态环境】 生于山坡灌丛或草地。

【采收季节】 夏、秋季采收,洗净,鲜用或干燥。

【分布】 龙泉、景宁等地。

【性味】 味辛、苦,性寒,有毒。

【功效】 涌吐,散瘀,止痛,杀虫。

【主治】 中风,癫狂痰涎壅盛,跌打瘀肿,疥癣。

【用法用量】 内服研末,每次 0.3～0.6g;外用适量,研末撒或温水浸润后捣敷。

【注意】 有毒。体虚气弱、孕妇禁服。不宜与诸参同用。

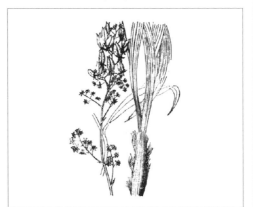

黑紫藜芦

牯岭藜芦(畲药名:七厘丹、野棕)

【学名】 *Veratrum schindleri* Loes. f.

【药用部位】 根及根茎(藜芦)。

【生态环境】 生于山坡林下阴湿处。

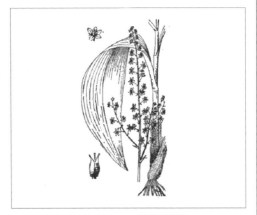

牯岭藜芦(畲药名:七厘丹、野棕)

【采收季节】 夏季花未开前采收,洗净,干燥。

【药材性状】 根茎圆柱形,长约1cm,具宿存棕褐色的网状纤维。根细圆柱形,长短不一,直径约2mm;表面黄褐色或灰褐色,有纵皱纹,上端有横皱纹;质坚脆,断面皮部厚,类白色,中柱小,淡黄色,易于皮部分离。气微,味苦辛;粉末有强烈的催嚏性。

【分布】 丽水市山区各地。

【性味】 味苦、辛,性寒,有毒。

【功效】 涌吐风痰,杀虫毒。

【主治】 中风痰壅,喉痹,疟疾,疥癣,恶疮。

【用法用量】 内服煎汤,0.3～0.6g;外用适量,研末调敷。

【注意】 有毒。体虚气弱、孕妇禁服。不宜与诸参同用。

凤尾兰(剑麻)

【学名】 *Yucca gloriosa* L.

【药用部位】 花。

【生态环境】 栽培于庭院、路边、坡地。

【采收季节】 秋季采花,鲜用或干燥。

【分布】 丽水市各地有零星种植。

【性味】 味辛、微苦,性平。

【功效】 止咳平喘。

【主治】 支气管哮喘,咳嗽。

【用法用量】 内服煎汤,3～9g。

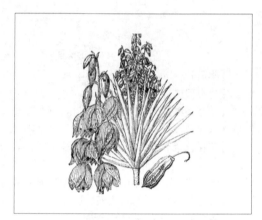

凤尾兰(剑麻)

706

石蒜科 Amaryllidaceae

龙舌兰

【学名】 *Agave americana* L.

【药用部位】 叶。

【生态环境】 栽培于庭院、阳台或室内客厅。

【采收季节】 全年可采收,洗净,鲜用或干燥。

【分布】 市内作观赏植物零星种植。

【性味】 味酸,性凉。

【功效】 清热解毒,活血消肿。

【主治】 痈疽疮疡,疥癣,盆腔炎,子宫出血。

【用法用量】 内服煎汤,9～15g;外用适量,捣敷。

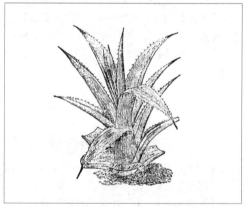

龙舌兰

金边龙舌兰

【学名】 *Agave americana* L. var. *marginata* Trel. [var. *variegata* Nichols.]

【药用部位】 叶。

【生态环境】 栽培于庭院、阳台或室内客厅。

【采收季节】 全年可采收,洗净,鲜用或烫后干燥。

【分布】 丽水市各地较常见的观赏植物。

【性味】 味苦、辛,性凉。

【功效】 润肺止咳,凉血止血,清热解毒。

【主治】 肺燥咳嗽,咯血,虚喘,麻疹不透,痈肿疮毒,烫火伤。

【用法用量】 内服煎汤,9～15g,鲜品30～60g;外用适量,捣敷。

文殊兰(畲药名:山海带)

【学名】 *Crinum asiaticum* L. var. *sinicum* (Roxb. ex Herb.) Baker
【药用部位】 叶、根。
【生态环境】 栽培于菜地角落、盆栽等。
【采收季节】 全年可采收,洗净,鲜用或干燥。
【分布】 景宁、云和等有作草药零星种植。
【性味】 叶:味辛、苦,性凉。有毒。
　　　　根:味苦、辛,性凉。有毒。
【功效】 叶:清热解毒,祛瘀止痛。
　　　　根:清热解毒,散瘀止痛。
【主治】 叶:热疮肿毒,淋巴结炎,咽喉炎,头痛,痹痛麻木,跌打瘀肿等。
　　　　根:痈疽疮肿,疥癣,乳痈,喉痛,牙痛,风湿关节痛,毒蛇咬伤。
【用法用量】 叶外用适量,捣敷或煎水洗。根外用适量,捣敷或绞汁涂。
【注意】 叶:有毒。内服宜慎,寒疽禁用。
　　　　根:有毒。内服宜慎。

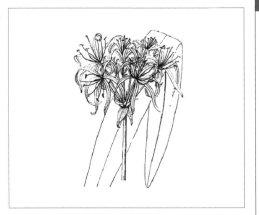

文殊兰(畲药名:山海带)

仙茅(畲药名:山棕)

【学名】 *Curculigo orchioides* Gaertn.
【药用部位】 根茎(仙茅)。
【生态环境】 生于山坡路旁、沟边或山坡草丛中。
【采收季节】 秋、冬季采收,洗净,干燥。
【药材性状】 根茎圆柱形,略弯曲,长3~10cm,直径4~8mm。表面黑褐色或棕褐色,有皱纹及细孔状须根痕。质硬脆,易折断,断面稍平坦,灰白色至棕褐色,近中心处色较深。气微香,味微苦、辛。
【分布】 丽水市山区各地。
【性味】 味辛,性温。小毒。
【功效】 温肾壮阳,祛除寒湿。
【主治】 阳痿精冷,小便失禁,脘腹冷痛,腰膝酸痛,筋骨软弱,下肢拘挛,更年期综合征。
【用法用量】 内服煎汤,3~9g;外用适量,捣敷。
【注意】 有小毒。阴虚火旺者禁服。

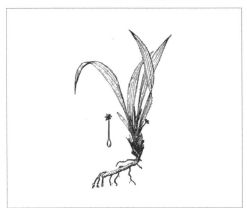

仙茅(畲药名:山棕)

707

小金梅草

【学名】 *Hypoxis aurea* Lour.
【药用部位】 全株。
【生态环境】 生于山野荒地。
【采收季节】 夏、秋季采收,洗净,鲜用或干燥。
【分布】 龙泉等地。
【性味】 味甘、微辛,性温。
【功效】 温肾壮阳,理气止痛。
【主治】 肾虚腰痛,阳痿,失眠,寒疝腹痛。
【用法用量】 内服煎汤,9~15g。

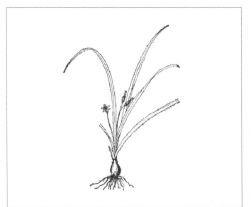

小金梅草

中国石蒜

【学名】 *Lycoris chinensis* Traub

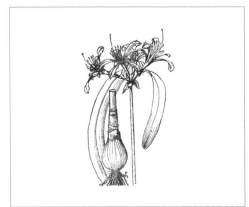

中国石蒜

【药用部位】 鳞茎。

【生态环境】 生于山坡林下阴湿处或岩石上。

【采收季节】 全年可采收,洗净,鲜用或干燥。

【分布】 丽水市山区各地。

【性味】 味辛、甘,性温。有毒。

【功效】 祛痰催吐,解毒散结。

【主治】 喉风,单双乳蛾,咽喉肿痛,痰涎壅塞,食物中毒,胸腹积水,恶疮肿毒,痰核瘰疬,痔漏,跌打损伤,风湿关节痛,顽癣,烫火伤,蛇咬伤。

【用法用量】 内服煎汤,1.5~3g;外用适量,捣敷或煎水熏洗。

【注意】 有毒。体虚无实邪及孕妇禁服;皮肤破损者禁外用。

石蒜(畲药名:老鸦葱)

【学名】 *Lycoris radiata* (L′Her.) Herb.

【药用部位】 鳞茎。

【生态环境】 生于阴湿山坡、沟边石缝处、林缘及山地路边。

【采收季节】 全年可采收,洗净,鲜用或干燥。

【分布】 丽水市山区各地。

【性味】 味辛、甘,性温。有毒。

【功效】 祛痰催吐,解毒散结。

【主治】 喉风,单双乳蛾,咽喉肿痛,痰涎壅塞,食物中毒,胸腹积水,恶疮肿毒,痰核瘰疬,痔漏,跌打损伤,风湿关节痛,顽癣,烫火伤,蛇咬伤。

【用法用量】 内服煎汤,1.5~3g;外用适量,捣敷或煎水熏洗。

【注意】 有毒。体虚无实邪及孕妇禁服;皮肤破损者禁外用。

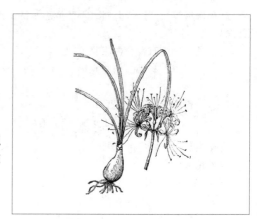

石蒜(畲药名:老鸦葱)

水仙(水仙花)

【学名】 *Narcissus tazetta* L. var. *chinensis* Roem.

【药用部位】 花、鳞茎。

【生态环境】 多栽培于客厅花盆中。

【采收季节】 春季采收花,鲜用或干燥;秋季采收鳞茎,洗净。用开水烫后,切片,鲜用或干燥。

【分布】 冬季丽水市各地部分家庭作花卉盆栽。

【性味】 花:味辛,性凉。

鳞茎:味苦、微辛,性寒。

【功效】 花:清心悦神,理气调经,解毒辟秽。

鳞茎:清热解毒,散结消肿。

【主治】 花:神疲头昏,月经不调,痢疾,疮肿。

鳞茎:痈疽肿毒,乳痈,瘰疬,痄腮,鱼骨梗喉。

【用法用量】 花内服煎汤,9~15g;外用适量,捣敷。鳞茎外用适量,捣敷或绞汁涂。

【注意】 鳞茎:有毒。不宜内服。阴疽及痈疮已溃禁用。

水仙(水仙花)

虎尾兰

【学名】 *Sansevieria trifasciata* Prain

【药用部位】 叶、根。

【生态环境】 栽培于庭院、阳台或室内客厅。

【采收季节】 全年可采叶、根,洗净,鲜用或干燥。

【分布】 市内作观赏植物零星种植。

【性味】 叶:味酸,性凉。

　　　　　　　根:味辛、微苦,性平。

【功效】　叶:清热解毒,活血消肿。

　　　　　　　根:祛风湿,通经络,活血消肿。

【主治】　叶:感冒,肺热咳嗽,疮疡肿毒,跌打损治,毒蛇咬伤,烫火伤。

　　　　　　　根:风湿关节痛,四肢麻木,跌打损治。

【用法用量】　内服煎汤,15~30g;外用适量,捣敷。

金边虎尾兰

【学名】　*Sansevieria trifasciata* Prain var. *laurenii*（De Wildem.）N. E. Brown

【药用部位】　叶。

【生态环境】　栽培于庭院、阳台或室内客厅。

【采收季节】　全年可采收。洗净,鲜用或干燥。

【分布】　市内作观赏植物零星种植。

【性味】　味酸,性凉。

【功效】　清热解毒,活血消肿。

【主治】　叶:感冒,肺热咳嗽,疮疡肿毒,跌打损治,毒蛇咬伤,烫火伤。

【用法用量】　内服煎汤,15~30g;外用适量,捣敷。

葱莲(葱兰)

【学名】　*Zephyranthes candida*（Lindl.）Herb.

【药用部位】　全草。

【生态环境】　栽培于公园、庭院、花坛等。

【采收季节】　全年可采,洗净,鲜用。

【分布】　丽水市各地有零星作花卉种植。

【性味】　味甘,性平。

【功效】　平肝熄风。

【主治】　小儿惊风,癫痫,破伤风。

【用法用量】　内服煎汤,3~4株;外用适量,捣敷。

【注意】　有催吐作用,不宜多服。

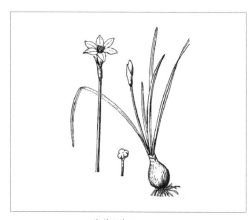

葱莲(葱兰)

韭莲(风雨花、韭莲)

【学名】　*Zephyranthes grandiflora* Lindl.

【药用部位】　全草。

【生态环境】　栽培于公园、庭院、花坛等。

【采收季节】　夏、秋季采收,洗净,干燥。

【分布】　丽水市各地有零星作花卉种植。

【性味】　味苦,性寒。

【功效】　凉血止血,解毒消肿。

【主治】　吐血,便血,崩漏,跌打红肿,疮痈红肿,毒蛇咬伤。

【用法用量】　内服煎汤,15~30g;外用适量,捣敷。

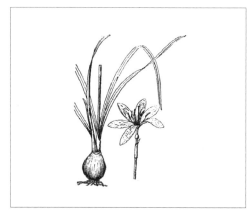

韭莲(风雨花、韭莲)

薯蓣科 Dioscoreaceae

参薯(畲药名:白苕)

【学名】　*Dioscorea alata* L.

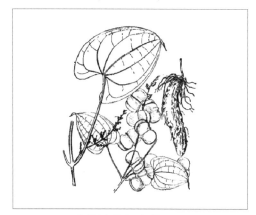

参薯(畲药名:白苕)

【药用部位】　块茎(山药)。

【生态环境】　栽培于土层较深的农田、菜地。

【采收季节】　秋季采收,洗净,鲜用或干燥。

【分布】　丽水市各地普遍作蔬菜种植。

【性味】　味甘、微涩,性平。

【功效】　健脾止泻,益肺滋肾,解毒敛疮。

【主治】　脾虚泄泻,肾虚遗精,带下,小便频数,消渴,疮疡溃烂,烫火伤。

【用法用量】　内服煎汤,9~15g;外用适量,研末敷。

黄独(畲药名:假薯、黄狗头)

【学名】　*Dioscorea bulbifera* L.

【药用部位】　块茎(黄药子)、珠芽。

【生态环境】　生于海拔 1 200m 以下山坡沟边疏林缘或村前屋后篱旁树下。

【采收季节】　秋季采收块茎、珠芽,洗净,鲜用或切片干燥。

【药材性状】　块茎多切成片。表面深褐色,凹凸不平,有类白色圆点状须根痕,切面淡黄色至棕黄色,粉性,密生黄白色疣状突起和橙黄色的小颗粒。气微,味苦。

【分布】　丽水市山区各地。

【性味】　块茎:味苦,性寒。小毒。
　　　　　珠芽:味苦、辛,性寒。小毒。

【功效】　块茎:散结消瘿,清热解毒,凉血止血。
　　　　　珠芽:清热化痰,止咳平喘,散结解毒。

【主治】　块茎:瘿瘤,喉痹,痈肿疮毒,毒蛇咬伤,肿瘤,吐血,咯血,百日咳,肺热咳喘。
　　　　　珠芽:痰热咳喘,百日咳,咽喉肿痛,瘿瘤,瘰疬,疮疡肿毒,蛇犬咬伤。

【用法用量】　内服煎汤,4.5~9g;外用适量,研末调敷。珠芽内服:煎汤6~15g;外用:适量,切片贴或捣敷。

【注意】　块茎:有小毒。内服不可过量。
　　　　　珠芽:有小毒。内服不可过量、久服;脾胃虚弱者不宜磨汁服。

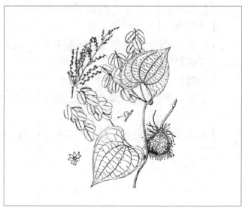

黄独(畲药名:假薯、黄狗头)

薯莨(红孩儿)

【学名】　*Dioscorea cirrhosa* Lour.

【药用部位】　块茎。

【生态环境】　生于海拔350~1 000m 的向阳山坡或开阔山谷疏林下及灌木丛中。

【采收季节】　夏、秋季采收,洗净,鲜用或干燥。

【药材性状】　块茎呈长圆形、卵圆形或结节块状,长 10~15cm,宽 3~10cm。表面深褐色,粗糙,有瘤状突起和凹纹,有须根或点状须根痕。质硬而实,断面颗粒状,有明显的红黄相间的花纹。气微,味涩、苦。

【分布】　丽水市山区各地。

【性味】　味苦,性凉。小毒。

【功效】　活血止血,理气止痛,清热解毒。

【主治】　咳血,咯血,呕血,衄血,尿血,便血,崩漏,月经不调,痛经,经闭,产后腹痛,脘腹胀痛,痧胀腹痛,热毒血痢,水泻,关节痛,跌打肿痛,疮疖,带状疱疹,外伤出血。

【用法用量】　内服煎汤,3~9g;外用适量,研末调敷。

【注意】　孕妇慎服。

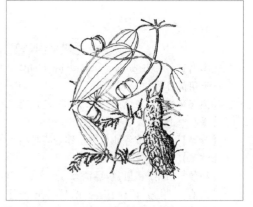

薯莨(红孩儿)

粉萆薢（粉背薯蓣　畲药名:山萆薢）

【学名】　*Dioscorea collettii* Hook. f. var. *hypoglauca*（Palibin）Pei et Ting

【药用部位】　根茎（粉萆薢）。

【生态环境】　生于 200 ~ 1 400m 的山谷沟边阴处、落叶阔叶幼林下、针叶、落叶阔混交疏林缘及落叶阔叶灌丛中。

【采收季节】　秋、冬季采收，洗净，切片干燥。

【药材性状】　根茎呈不规则的薄片，边缘不整齐，大小不一，厚红 5mm。有的有棕黑色或灰棕色的外皮。切面黄白色或淡灰棕色，维管束小点状散在。质松，略有弹性，易折断，新断面近外皮处显淡黄色。气微，味辛、微苦。

【分布】　丽水市山区各地。

【性味】　味苦，性平。

【功效】　利湿浊，祛风湿。

【主治】　膏淋，白浊，带下，疮疡，湿疹，风湿痹痛。

【用法用量】　内服煎汤，9 ~ 15g。

【注意】　肾虚阴亏者慎服。

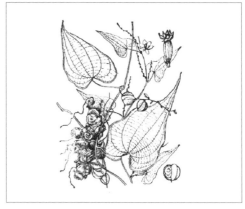
粉萆薢（粉背薯蓣　畲药名:山萆薢）

广东薯蓣（山薯）

【学名】　*Dioscorea fordii* Prain et Burkill

【药用部位】　根茎（山药）。

【生态环境】　栽培于土层深厚的农田、菜地上。

【采收季节】　秋季采收，洗净，鲜用或干燥。

【分布】　松阳、遂昌等地。

【性味】　味甘，性平。

【功效】　补脾养胃，生津益肺，补肾涩精。

【主治】　脾虚食少，久泻不止，肺虚喘咳，肾虚遗精，带下，尿频，虚热消渴。

【用法用量】　内服煎汤，9 ~ 15g;外用适量，研末敷。

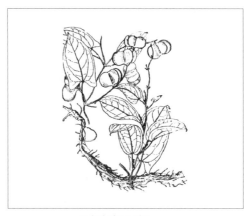
广东薯蓣（山薯）

711

白萆薢（纤细薯蓣）

【学名】　*Dioscorea gracillima* Miq.

【药用部位】　根茎。

【生态环境】　多生于海拔 200 ~ 1 200m 的近山顶山坡落叶阔叶矮灌丛中、阴湿沟边疏林下、落叶常绿阔叶混交疏林下。

【采收季节】　秋季采收，洗净，鲜用或干燥。

【分布】　丽水市山区各地。

【性味】　味苦，性平。

【功效】　利湿浊，祛风湿。

【主治】　膏淋，白浊，带下，疮疡，湿疹，风湿痹痛。

【用法用量】　内服煎汤，9 ~ 15g。

【注意】　肾虚阴亏者慎服。

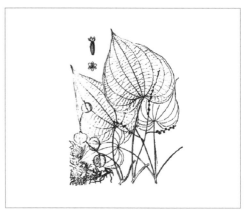
白萆薢（纤细薯蓣）

尖叶薯蓣（日本薯蓣　畲药名:野萁）

【学名】　*Dioscorea japonica* Thunb.

【药用部位】　根茎。

【生态环境】　生于海拔 1 000m 以下的向阳山坡杂木林缘及矮灌

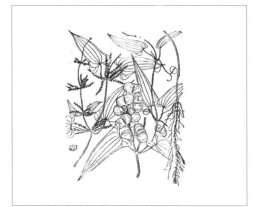
尖叶薯蓣（日本薯蓣　畲药名:野萁）

丛或草丛中。

【采收季节】 秋季采收,洗净,鲜用或干燥。

【分布】 丽水市山区各地。

【性味】 味甘,性平。

【功效】 补脾,养肺,固肾,益精。

【主治】 脾虚泄泻,食少浮肿,肺虚咳喘,消渴,遗精,带下,肾虚尿频。外用治瘰疬,痈肿。

【用法用量】 内服煎汤,9~15g;外用适量,捣敷。

【注意】 湿盛中满或实邪、积滞者禁服。

毛芋头薯蓣

【学名】 *Dioscorea kamoonensis* Kunth

【药用部位】 块茎。

【生态环境】 生于山坡林缘、次生灌丛中。

【采收季节】 秋季采收,洗净,鲜用或干燥。

【分布】 遂昌(九龙山)。

【性味】 味甘、微苦,性平。

【功效】 补脾益肾,敛肺止咳,解毒消肿。

【主治】 脾虚便溏,肾虚阳痿,遗精,白带,虚劳久咳,缺乳,无名肿毒。

【用法用量】 内服煎汤,10~30g;外用适量,捣敷。

龙萆薢(穿龙薯蓣)

【学名】 *Dioscorea nipponica* Makino

【药用部位】 根茎(穿山龙)。

【生态环境】 多生于海拔500~1 200m的阴湿山谷沟边落叶阔叶林疏林下、落叶常绿阔叶混交疏林下或针叶、阔叶混交疏林下。

【采收季节】 春、秋季采收,洗净,干燥。

【药材性状】 根茎呈类圆柱形,稍弯曲,长10~20cm,直径1~1.5cm。表面黄白色或棕黄色,有不规则纵沟、刺状残根及偏向一侧的突起茎痕。质坚硬,断面平坦,白色或黄白色,散有淡棕色维管束小点。气微,味苦涩。

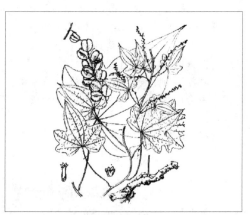

龙萆薢(穿龙薯蓣)

【分布】 遂昌、缙云等地。

【性味】 味苦,性平。

【功效】 祛风除湿,活血通络,止咳。

【主治】 风湿痹痛,肢体麻木,胸痹心痛,慢性气管炎,跌打损伤,疟疾,痈肿。

【用法用量】 内服煎汤,9~15g,或浸酒;外用适量,鲜品捣敷。

薯蓣(山药)

【学名】 *Dioscorea opposita* Thunb.

【药用部位】 根茎(山药)、珠芽(零余子)、茎叶。

【生态环境】 生于海拔800m以下的向阳山坡矮灌丛、杂草丛中、开阔山谷沟边杂木疏林缘。

【采收季节】 秋季采收根茎,洗净,鲜用或干燥;夏季采收珠芽,鲜用或干燥;夏、秋季采收茎叶,洗净,鲜用或干燥。

【分布】 丽水市山区各地。

【性味】 根茎:味甘,性平。

珠芽:味甘,性平。

茎叶:味微苦、微甘,性凉。

【功效】 根茎:补脾,养肺,固肾,益精。

珠芽:补虚益肾强腰。

茎叶:清热利湿,凉血解毒。

【主治】 根茎:脾虚泄泻,食少浮肿,肺虚咳喘,消渴,遗精,带下,肾虚尿频。外用治瘰疬,痈肿。
　　　　珠芽:虚劳羸瘦,腰膝酸软。
　　　　茎叶:湿疹,丹毒。
【用法用量】 根茎内服煎汤,15~30g;外用适量,捣敷。珠芽内服煎汤,15~30g。茎叶外用适量,煎水洗或捣敷。

五叶薯蓣

【学名】 *Dioscorea pentaphylla* L.
【药用部位】 块茎。
【生态环境】 生于海拔520~800m的山谷沟边灌木丛中。
【采收季节】 夏、秋季采收,洗净,切片,鲜用或干燥。
【分布】 遂昌、庆元等地。
【性味】 味甘,性平。
【功效】 补脾益肾,利湿消肿。
【主治】 脾肾虚弱,浮肿,泄泻,产后瘦弱,缺乳,无名肿毒。
【用法用量】 内服煎汤,9~15g;外用适量,捣敷。

绵萆薢

【学名】 *Dioscorea spongiosa* J. Q. Xi,M. Mizuno et W. L. Zhao
【药用部位】 根茎(绵萆薢)。
【生态环境】 多生于山坡落叶阔叶疏林下。
【采收季节】 夏、秋季采收,洗净,切片,干燥。
【药材性状】 根茎为不规则斜切片,边缘不整齐,大小不一,厚2~5mm。外皮黄棕色至黄褐色,有稀疏的须根残基,呈圆锥状突起。质疏松,略似海绵状,切面灰白色至浅灰棕色,蓼棕色点状维管束散在。气微,味微苦。
【分布】 青田(万阜)。
【性味】 味苦、辛,性平。
【功效】 祛风湿,利湿浊,消肿毒。
【主治】 风湿痹痛,淋痛,白浊,白带,湿疮。
【用法用量】 内服煎汤,9~15g;外用适量,鲜品捣敷。

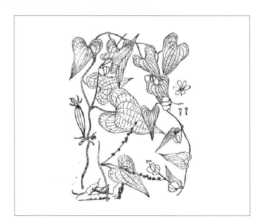

细萆薢(细柄薯蓣)

细萆薢(细柄薯蓣)

【学名】 *Dioscorea tenuipes* Franch. et Sav.
【药用部位】 根茎。
【生态环境】 多生于开阔山谷溪沟边落叶灌丛中。
【采收季节】 秋季采收,洗净,切片,鲜用或干燥。
【药材性状】 根茎细长圆柱形,少分枝,直径5~15mm。表面浅灰黄色,有明显的环状节和节间。质坚硬,断面淡黄色。气微,味苦。
【分布】 丽水市山区各地。
【性味】 味苦、辛,性平。
【功效】 祛风湿,舒筋活络。
【主治】 风湿痹痛,筋脉拘挛,四肢麻木,跌打损伤,劳伤无力。
【用法用量】 内服煎汤,6~15g;外用适量,捣敷。

山萆薢

【学名】 *Dioscorea tokoro* Makino
【药用部位】 根茎。
【生态环境】 多生于海拔700m以下的开阔山谷溪沟边落叶、常绿

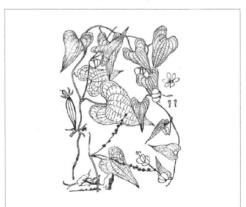

山萆薢

阔叶灌丛中、少数生于毛竹林下。

【采收季节】 夏、秋季采收,洗净,切片,鲜用或干燥。

【分布】 丽水市山区各地。

【性味】 味苦、辛,性平。

【功效】 利湿浊,祛风湿。

【主治】 膏淋,白浊,带下,疮疡,湿疹,风湿痹痛。

【用法用量】 内服煎汤,6~15g;外用适量,鲜品捣敷。

【注意】 肾虚阴亏者慎服。

盾叶薯蓣

【学名】 *Dioscorea zingiberensis* C. H. Wright

【药用部位】 根茎。

【生态环境】 栽培于缓坡旱地上。

【采收季节】 深秋季采收,洗净,切片,鲜用或干燥。

【分布】 遂昌于20世纪90年代从杭州药物研究所引种。

【性味】 味苦、微甘,性凉。小毒。

【功效】 清肺止咳,利湿通淋,通络止痛,解毒消肿。

【主治】 肺热咳嗽,湿热淋痛,风湿腰痛,痈肿恶疮,跌打扭伤,蜂螫虫咬。

【用法用量】 内服煎汤,6~15g;外用适量,捣敷。

【注意】 有小毒。内服宜慎,不可过量。

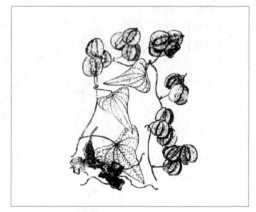

盾叶薯蓣

714

鸢尾科 Iridaceae

射干(畲药名:山芭扇、疳首)

【学名】 *Belamcanda chinensis* (L.) D C.

【药用部位】 根茎(射干)。

【生态环境】 生于山坡路旁草丛中、杂木林缘、旷野、岩石旁及溪沟边草丛中。

【采收季节】 秋季采收,洗净,切片,干燥。

【药材性状】 根茎呈不规则结节状,3~10cm,直径1~2cm。表面黄褐色、棕褐色或黑褐色,皱缩,有较密的环纹。上面有数个圆盘状凹陷的茎痕,偶有茎基残存;下面有残留细根及根痕。质硬,断面黄色,颗粒性。气微,味苦、微辛。

【分布】 丽水市山区各地。莲都区有少量种植。

【性味】 味苦、辛,性寒。有毒。

【功效】 清热解毒,祛痰利咽,消瘀散结。

【主治】 咽喉肿痛,痰壅咳喘,瘰疬结核,疟母癥瘕,痈肿疮毒。

【用法用量】 内服煎汤,3~10g;外用适量,煎水洗或研末吹喉。

【注意】 病无实热,脾虚便溏及孕妇禁服。

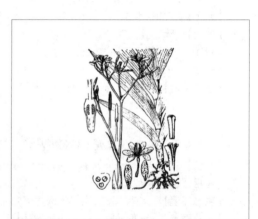

射干(畲药名:山芭扇、疳首)

西红花(藏红花、番红花)

【学名】 *Crocus sativus* L.

【药用部位】 花柱上部及柱头(西红花)。

【生态环境】 栽培。

【采收季节】 秋、冬季采收,低温干燥。

【药材性状】 柱头呈线形,三分叉,长约3cm。暗红色,上部较宽

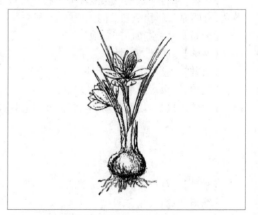

西红花(藏红花、番红花)

而略扁平,顶端边缘显不整齐的齿状,内侧有一短裂隙,下端有时残留一小段黄色花柱。体轻,质松软,无滑润光泽,干燥后质脆易断。气特异,微有刺激性,味微苦。

【分布】　缙云、遂昌、丽水农业科学院有种植。遂昌种植面积最大。

【性味】　味甘,性平。

【功效】　活血祛瘀,散郁开结,凉血解毒。

【主治】　痛经,闭经,月经不调,产后恶露不尽,腹中包块疼痛,跌扑损伤,忧郁痞闷,惊悸,温病发斑,麻疹。

【用法用量】　内服煎汤,1~3g,冲泡或酒浸炖。

【注意】　孕妇禁服。

香雪兰(小菖兰)

【学名】　*Freesia refracta* Klatt

【药用部位】　球茎。

【生态环境】　栽培于庭园、阳台或室内客厅。

【采收季节】　夏、秋季采收,洗净,切片,鲜用或干燥。

【分布】　市内有作观赏植物种植。

【功效】　清热解毒,凉血止血。

【主治】　血热衄血,吐血,便血,崩漏,痢疾,疮肿,外伤出血,蛇伤。

【用法用量】　内服煎汤,3~10g;外用适量,捣敷。

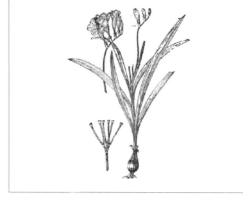

香雪兰(小菖兰)

唐菖蒲

【学名】　*Gladiolus gandavensis* Van Houtte

【药用部位】　球茎。

【生态环境】　栽培于庭园或农田。

【采收季节】　秋季采收,洗净,切片,鲜用或干燥。

【分布】　丽水市各地有作观赏植物种植。

【性味】　味苦、辛,性凉。有毒。

【功效】　清热解毒,散瘀消肿。

【主治】　痈肿疮毒,咽喉肿痛,痄腮,瘰疬,跌打损伤。

【用法用量】　内服煎汤,3~9g;外用适量,酒汁涂或捣敷。

【注意】　有毒。孕妇禁服。

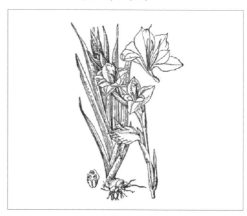

唐菖蒲

单苞鸢尾

【学名】　*Iris anguifuga* Y. T. Zhao et X. J. Xue

【药用部位】　根茎。

【生态环境】　栽培于菜地角落。

【采收季节】　春、夏季采收,洗净,切片,鲜用或干燥

【分布】　景宁、云和等有作草药种植。

【性味】　味苦,性寒。

【功效】　清热解毒,散瘀消肿。

【主治】　毒蛇咬伤,毒蜂蜇伤,痈肿疮毒,跌打瘀肿。

【用法用量】　内服煎汤,3~9g,研末 0.3~1.5g 或鲜品口嚼 1~3g;外用适量,鲜品捣敷。

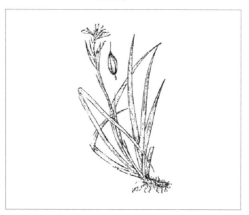

单苞鸢尾

蝴蝶花

【学名】　*Iris japonica* Thunb.

【药用部位】　全草、根茎或根。

【生态环境】 生于林缘阴湿处或路边、水沟边阴湿地带。亦有栽培。

【采收季节】 春、夏季采收,洗净,切片,干燥。

【分布】 丽水市山区各地。

【性味】 全草:味苦,性寒。小毒。

　　　　　根茎或根:味苦、辛,性寒。小毒。

【功效】 全草:清热解毒,消肿止痛。

　　　　　根茎或根:消食,杀虫,通便,利水,活血,止痛,解毒。

【主治】 全草:肝炎,肝肿大,肝区痛,胃痛,咽喉肿痛,便血。

　　　　　根茎或根:食积腹胀,虫积腹痛,热结便秘,水肿,癥瘕,久疟,牙痛,咽喉肿痛,疮肿,瘰疬,跌打损伤,子宫脱垂,蛇犬咬伤。

【用法用量】 内服煎汤,6~15g。

【注意】 全草:脾虚便溏者忌服。

　　　　　根茎或根:脾虚便溏及孕妇禁服。

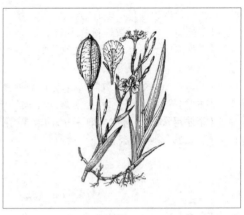

蝴蝶花

马蔺

【学名】 *Iris lactea* Pall. var. *chinensis* (Fisch.) Koidz.

【药用部位】 全草、种子(马蔺子)、花(马蔺花)、根。

【生态环境】 生于山坡、沟边草地及草甸。

【采收季节】 夏、秋季采收全草、花、根,洗净,鲜用或干燥;秋季采收种子,干燥。

【药材性状】 种子呈扁平或不规则卵形的多面体,长3~5mm,宽3~4mm。表面红棕色至黑棕色,边缘稍隆起,基部有棕黄色或淡黄色的种脐,顶端有略突起的合点。切面胚乳肥厚,灰白色,角质样。质坚硬。气微,味淡。

【分布】 遂昌、庆元等地。

【性味】 全草:味苦、微甘,性微寒。

　　　　　种子:味甘,性平。

　　　　　花:味微苦、辛、微甘,性寒。

　　　　　根:味甘,性平。

【功效】 全草:清热解毒,利尿通淋,活血消肿。

　　　　　种子:清热利湿,解毒杀虫,止血定痛。

　　　　　花:清热解毒,凉血止血,利尿通淋。

　　　　　根:清热解毒,活血利尿。

【主治】 全草:喉痹,淋浊,关节痛,痈疽恶疮,金疮。

　　　　　种子:黄疸,淋浊,小便不利,肠痈,虫积,疟疾,风湿痛,喉痹,牙痛,吐血,衄血,便血,崩漏,疮肿,瘰疬,疝气,痔疮,烫伤,蛇伤。

　　　　　花:喉痹,吐血,衄血,崩漏,便血,淋证,疝气,痔疮,痈疽,烫伤。

　　　　　根:喉痹,痈疽,传染性肝炎,风湿痹痛,淋浊。

【用法用量】 全草内服煎汤,3~9g;外用适量,煎水熏洗。种子内服煎汤,3~9g;外用适量,研末调敷或捣敷。花内服煎汤,3~6g。根内服煎汤,3~9g;外用适量,煎汤熏洗。

【注意】 全草:脾虚便溏者慎服。

　　　　　种子:脾虚便溏者慎服。

　　　　　花:脾虚便溏者慎服。

　　　　　根:孕妇禁服。

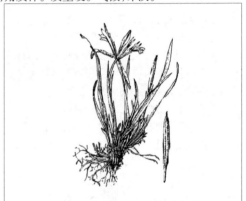

马蔺

小花鸢尾

【学名】 *Iris speculatrix* Hance

【药用部位】 根茎及根。

【生态环境】 生于山坡潮湿路边、山谷、岩隙及林下。

【采收季节】 秋季采收,洗净,切段,鲜用或干燥。

【分布】 遂昌、龙泉、庆元等地。

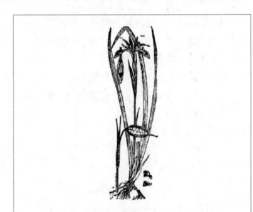

小花鸢尾

【性味】 味辛,性温。小毒。

【功效】 活血镇痛,祛风除湿。

【主治】 跌打损伤,风寒湿痹,疯狗咬伤,蛇伤。

【用法用量】 内服煎汤,3~6g;外用适量,捣敷或煎水洗。

【注意】 孕妇禁服。

鸢尾

【学名】 *Iris tectorum* Maxim.

【药用部位】 叶或全草、根茎(川射干)。

【生态环境】 栽培于公园、庭园、阳台花盆中。

【采收季节】 夏、秋季采收,洗净,切段,鲜用。

【分布】 市内有作观赏植物种植。

【性味】 叶或全草:味辛、苦。性凉。有毒。

　　　　 根茎:味苦、辛,性寒。有毒。

【功效】 叶或全草:清热解毒,祛风利湿,消肿止痛。

　　　　 根茎:消积杀虫,破瘀行水,解毒。

【主治】 叶或全草:咽喉肿痛,肝炎,肝肿大,膀胱炎,风湿痛,跌打肿痛,疮疖,皮肤瘙痒。

　　　　 根茎:食积胀满,蛔虫腹痛,癥瘕臌胀,咽喉肿痛,痔瘘,跌打伤肿,疮疖肿毒,蛇犬咬伤。

【用法用量】 叶或全草内服煎汤,6~15g;外用适量,捣敷或煎水洗。根茎内服煎汤,1~3g;外用适量,捣敷。

【注意】 叶或全草:体虚便溏及孕妇禁服。

　　　　 根茎:体虚便溏及孕妇禁服。

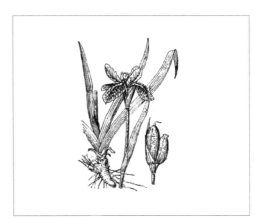

鸢尾

717

芭蕉科 Musaceae

芭蕉

【学名】 *Musa basjoo* Sieb. et Zucc.

【药用部位】 根茎、叶、茎的汁液、花、果实。

【生态环境】 栽培于庭园、农舍附近。

【采收季节】 全年采收根茎、叶,洗净,切碎,鲜用或干燥;夏季采收花,鲜用或阴干;夏、秋季采收果实,鲜用或干燥。

【分布】 丽水市各地。

【性味】 根茎:味甘,性寒。

　　　　 叶:味甘、淡,性寒。

　　　　 茎的汁液:味甘,性寒。

　　　　 花:味甘、微辛,性凉。

　　　　 果实:味甘,大寒。

【功效】 根茎:清热解毒,止渴,利尿。

　　　　 叶:清热,利尿,解毒。

　　　　 茎的汁液:清热,止渴,解毒。

　　　　 花:化痰消痞,散瘀,止痛。

　　　　 果实:(生)止渴润肺,(熟)通血脉,填骨髓。

【主治】 根茎:热病,烦闷,消渴,痈肿疔毒,丹毒,崩漏,淋浊,水肿,脚气。

　　　　 叶:热病,中暑,脚气,痈肿,烫伤。

　　　　 茎的汁液:热病烦渴,惊风,癫痫,高血压头痛,疔疮痈疽,中耳炎,烫伤。

　　　　 花:胸膈饱胀,脘腹痞痛,吞酸反胃,呕吐痰涎,头目昏眩,心痛,征仲,风湿疼痛,痢疾。

　　　　 果实:生食止渴润肺,蒸熟取仁通血脉,,填骨髓。

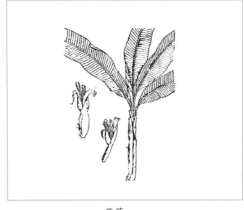

芭蕉

【用法用量】 根茎内服煎汤,15~30g,鲜品30~60g或捣汁;外用适量,捣敷或煎水含漱。叶内服煎汤,6~9g,或烧存性研末每次0.5~1g;外用适量,捣敷或烧存性研末调敷。茎的汁液内服,50~250ml;外用适量,搽涂或滴耳。花内服煎汤,5~10g或烧存性研末每次6g。果实内服生食或蒸食取仁,适量。

姜科 Zingiberaceae

山姜（畲药名：山良姜、高良姜）

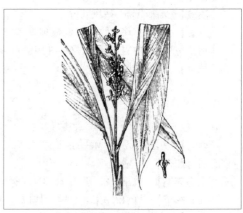

山姜（畲药名：山良姜、高良姜）

【学名】 *Alpinia japonica*（Thunb.）Miq.

【药用部位】 根茎、果实。

【生态环境】 生于海拔600m以下的林下阴湿地、山谷溪沟边草丛或灌丛中。

【采收季节】 春季采挖根茎，洗净，干燥；夏、秋季采收果实，阴干。

【分布】 龙泉、云和、景宁、青田等地。

【性味】 根茎：味辛，性温。

果实：味辛，性温。

【功效】 根茎：温中、散寒、祛风、活血。

果实：温中散寒，行气调中。

【主治】 根茎：脘腹冷痛，肺寒咳嗽，风湿痹痛，跌打损伤，月经不调，劳伤吐血。

果实：脘腹胀痛，呕吐泄泻，食欲不振。

【用法用量】 根茎内服煎汤，3～6g；外用适量，捣敷或研末调酒搽或煎水洗。果实内服煎汤，3～9g。

温郁金

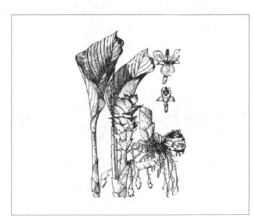

温郁金

【学名】 *Curcuma wenyujin* Y. H. Chen et C. Ling

【药用部位】 根茎（莪术）、块根（温郁金）。

【生态环境】 栽培于农田中。

【采收季节】 冬季采收根茎、块根，洗净，切片，干燥。

【药材性状】 根茎呈长卵形或长圆形，顶端长尖，基部多钝圆，长3.5～8cm，直径2～4cm。表面灰黄色至灰棕色，上部环节突起，基部有下陷的须根痕，可见短的须根，有刀削痕。体重，质坚实，断面黄棕色至棕褐色，常附有淡黄色粉末。气香，味辛、苦。

块根呈长圆形或卵圆形，稍扁，有的稍弯曲，两端渐尖，长3.5～7cm，直径1.2～2.5cm。表面灰褐色或灰棕色，具不规则的纵皱纹，皱纹隆起处色较浅。质坚实，断面灰棕色，角质样；内皮层环明显。气微香，味微苦。

【分布】 庆元、遂昌有作中药材种植。

【性味】 根茎：味辛、苦，性温。

块根：味辛、苦，性寒。

【功效】 根茎：行气破血，消积止痛。

块根：活血止痛，行气解郁，清心凉血，疏肝利胆。

【主治】 根茎：血气心痛，饮食积滞，脘腹胀痛，血滞经闭，痛经，癥瘕痞块，跌打损伤。

块根：胸腹胁肋诸痛，妇女痛经，经闭，癥瘕结块，热病神昏，癫狂，惊痫，吐血，衄血，血淋，砂淋，黄疸。

【用法用量】 根茎内服煎汤，6～9g；外用适量，煎水洗或研末调敷。块根内服煎汤，3～10g。

【注意】 根茎：月经过多及孕妇禁服。

块根：阴虚失血及无气滞血瘀者禁服，孕妇慎服。

蘘荷

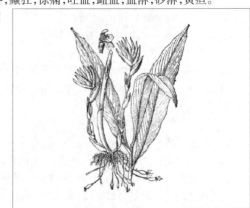

蘘荷

【学名】 *Zingiber mioga*（Thunb.）Rosc.

【药用部位】 根茎、花、果实。

【生态环境】 生于山谷林下潮湿处或溪沟边灌草丛中。

【采收季节】 夏、秋季采收根茎，洗净，切片，鲜用或干燥；7～8月采花，鲜用或干燥；深秋采收果实，干燥。

【药材性状】 根茎呈结节状的长条形,长6~11cm,直径约1cm。表面棕黄色,有纵皱纹,上端有多个凹陷的圆盘状茎痕;顶端有叶鞘残基,周围密布细长圆柱形细根。质柔韧,不易折断,折断面黄白色,木心淡黄色。气香,味淡微辛。

【分布】 遂昌、龙泉、庆元、景宁、莲都等地。

【性味】 根茎:味辛,性温。

花:味辛,性温。

果实:味辛,性温。

【功效】 根茎:活血调经,祛痰止咳,解毒消肿。

花:温肺化痰。

果实:温胃止痛。

【主治】 根茎:月经不调,痛经,跌打损伤,咳嗽气喘,痈疽肿毒,瘰疬。

花:肺寒咳嗽。

果实:胃痛。

【用法用量】 根茎内服煎汤,6~15g;外用适量,捣敷。花内服煎汤,3~6g。果实内服煎汤,9~15g。

姜(畲药名:生姜)

【学名】 *Zingiber officinale* Rosc.

【药用部位】 根茎(生姜)、根茎干燥品(干姜)、根茎炮制品(炮姜)、根茎炒炭炮制品(姜炭)、根茎外皮(生姜皮)、叶。

【生态环境】 栽培于菜地、农田。

【采收季节】 冬季茎叶枯萎时采挖根茎,洗净,鲜用或干燥;夏秋采叶,鲜用或干燥。

【药材性状】 根茎呈不规则块状,略扁,具指状分枝,长4~18cm,厚1~3cm。表面黄褐色或灰棕色,有环节,分枝顶端有痕或芽。质脆,易折断,断面浅黄色,内皮层环纹明显,维管束散在。气香特异,味辛辣。

干燥品呈扁平块状,具指状分枝,长3~7cm,厚1~2cm。表面 灰黄色或浅灰棕色,粗糙,具皱纹和明显的环节。分枝处常有鳞叶存在,分枝顶端有芽痕或芽。质坚实,断面黄白色或灰黄色,粉性或颗粒状,内皮层环纹明显,维管束或黄色油点散在。气香、特异,味辛辣。

根茎炮制品呈不规则膨胀的块,具指状分枝。表面棕黑色或棕褐色。质轻泡,断面边缘处显棕黑色,中心棕黄色,细颗粒性,维管束散在。气香、特异,味微辛、辣。

根茎外皮呈不规则的菲薄片,多卷曲,黄白色。质柔韧。揉擦后具生姜的特异香气,味辛辣。

【分布】 丽水市各地普遍作蔬菜种植。

【性味】 根茎:味辛,性温。

根茎干燥品:味辛,性热。

根茎炮制品:味苦,辛,性温。

根茎炒炭炮制品:味苦,辛,涩,性温。

根茎外皮:味辛,性凉。

叶:味辛,性温。

【功效】 根茎:散寒解表,降逆止呕,化痰止咳。

根茎干燥品:温中散寒,回阳通脉,温肺化饮。

根茎炮制品:温中止泻,温经止血。

根茎炒炭炮制品:温经止血,温脾止泻。

根茎外皮:行水消肿。

叶:活血散结。

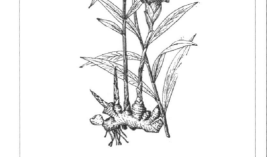

姜(畲药名:生姜)

【主治】 根茎:风寒感冒,恶寒发热,头痛鼻塞,呕吐,痰饮喘咳,胀满,泄泻。

根茎干燥品:脘腹冷痛,呕吐,泄泻,亡阳厥逆,寒饮喘咳,寒湿痹痛。

根茎炮制品:虚寒性脘腹疼痛,呕吐,泻痢,吐血,便血,崩漏。

根茎炒炭炮制品:虚寒性吐血、便血、崩漏,阳虚泄泻。

根茎外皮:水肿初起,小便不利。

叶:癥积,扑损瘀血。

【用法用量】 根茎内服煎汤,3~10g;外用适量,捣敷或炒热熨。根茎干燥品内服煎汤。3~10g;外用适量,煎水洗或研末调敷。根茎炮制品内服煎汤,3~9g;外用适量,研末调敷。根茎炒炭炮制品内服煎汤,1~6g;外用适量,研末调敷。根茎外皮内服煎汤,1.5～3g。叶内服研末,每次1.5g,或捣汁。

【注意】 根茎:阴虚内热及实热证者禁服。

根茎干燥品:阴虚内热、血热妄行者禁服。

根茎炮制品:孕妇及阴虚有热者禁服。

根茎炒炭炮制品:阴虚火旺及孕妇慎服。

美人蕉科 Cannaceae

蕉芋(蕉藕)

【学名】 *Canna edulis* Ker－Gawl.

【药用部位】 根茎。

【生态环境】 栽培农舍附近肥厚湿润土壤上或路边。

【采收季节】 全年可采收,洗净,鲜用或干燥。

【分布】 丽水市各地均有种植。

【性味】 味甘、淡,性凉。

【功效】 清热利湿,解毒。

【主治】 痢疾,泄泻,黄疸,痈疮肿毒。

【用法用量】 内服煎汤,10～15g;外用适量,捣敷。

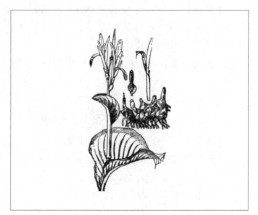

蕉芋(蕉藕)

大花美人蕉

【学名】 *Canna generalis* Bailey

【药用部位】 根茎及花。

【生态环境】 栽培于公园、庭院等。

【采收季节】 夏、秋季采收根、花,洗净,根切片,鲜用或干燥。

【分布】 丽水市各地以矮株红花型和高株桔黄花型种植较多。

【性味】 味甘、淡,性寒。

【功效】 清热利湿,解毒,止血。

【主治】 急性黄疸性肝炎,白带过多,跌打损伤,疮疡肿毒,子宫出血,外伤出血。

【用法用量】 内服煎汤根茎,15～30g,鲜品60～90g,花9～15g。外用适量,捣敷。

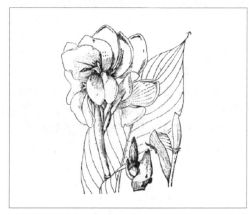

大花美人蕉

美人蕉(畲药名:美人蕉)

【学名】 *Canna indica* L.

【药用部位】 根或茎(美人蕉根)、花。

【生态环境】 栽培于公园、庭院、路边。

【采收季节】 全年可采收根或茎,洗净,切片,鲜用或干燥;夏、秋季采花,阴干。

【分布】 丽水市各地均有种植。

【性味】 根或茎:味甘、微苦、涩,性凉。

花:味甘、淡,性凉。

【功效】 根或茎:清热解毒,调经,利水。

花:凉血止血。

【主治】 根或茎:月经不调,带下,黄疸,痢疾,疮疡肿毒。

花:吐血,衄血,外伤出血。

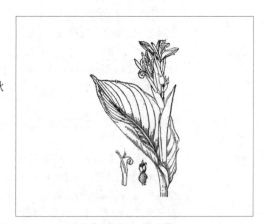

美人蕉(畲药名:美人蕉)

【用法用量】 根或根茎内服煎汤,6～15g,鲜品30～120g;外用适量,捣敷。花内服煎汤,6～15g。

水玉簪科 Burmanniaceae

三品一枝花

【学名】 *Burmannia coelestis* D. Don

【药用部位】 根及根茎。

【生态环境】 生于海拔 300m 左右的河漫滩和湿地上。

【采收季节】 秋季采挖,洗净,干燥。

【分布】 庆元。

【性味】 味甘,性平。

【功效】 健脾消积。

【主治】 小儿疳积,消化不良。

【用法用量】 内服煎汤,6 ~ 9g。

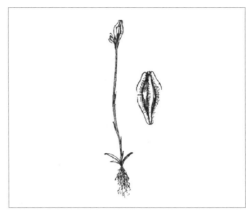

三品一枝花

兰科 Orchidaceae

细葶无柱兰

【学名】 *Amitostigma gracile* (Bl.) Schltr.

【药用部位】 全草或块茎。

【生态环境】 生于沟谷边或山坡林下阴处岩石上。

【采收季节】 夏季采收,洗净,鲜用或干燥。

【分布】 丽水市山区各地。

【性味】 味微甘,性凉。

【功效】 解毒消肿,活血止血。

【主治】 无名肿毒,毒蛇咬伤,跌打损伤,吐血。

【用法用量】 内服煎汤,15 ~ 30g,鲜品加倍;外用适量,鲜品捣敷。

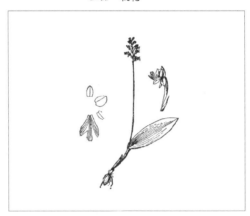

细葶无柱兰

721

大花无柱兰

【学名】 *Amitostigma pinguiculum* (Rchb. f. et S. Moore) Schltr.

【药用部位】 全草或块茎。

【生态环境】 生于山坡林下岩石上或沟谷边阴处草地。

【采收季节】 夏季采收,洗净,鲜用或干燥。

【分布】 遂昌、莲都等地。

【性味】 味微甘,性凉。

【功效】 解毒消肿,活血止血。

【主治】 无名肿毒,毒蛇咬伤,跌打损伤,吐血。

【用法用量】 内服煎汤,15 ~ 30g,鲜品加倍;外用适量,鲜品捣敷。

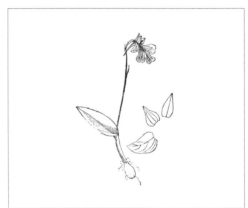

大花无柱兰

花叶开唇兰

【学名】 *Anoectochilus roxburghii* (Wall.) Lindl.

【药用部位】 全草。

【生态环境】 生于阔叶林下阴湿处。

【采收季节】 夏、秋季采收,洗净,鲜用或干燥。

【分布】 龙泉、庆元等地。

【性味】 味甘,性凉。

【功效】 清热凉血,除湿解毒。

【主治】 肺热咳嗽,肺结核咯血,尿血,小儿惊风,破伤风,肾炎水肿,膀胱炎,风湿痹痛,跌打损伤,毒蛇咬伤。

【用法用量】 内服煎汤,9 ~ 15g;外用适量,鲜品捣敷。

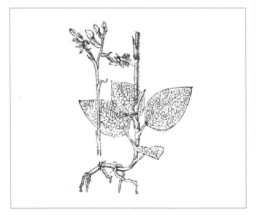

花叶开唇兰

竹叶兰

【学名】 *Arundina graminifolia*（D. Don）Hochr.

【药用部位】 全草和根茎。

【生态环境】 生于山坡草地、林缘或沙边草丛中。

【采收季节】 全年可采收,洗净,鲜用或干燥。

【分布】 龙泉、景宁、莲都等地。

【性味】 味苦,性微寒。

【功效】 清热解毒,祛风利湿,散瘀止痛。

【主治】 黄疸,热淋,水肿,脚气浮肿,疝气腹痛,风湿痹痛,毒蛇咬伤,疮痈肿毒,跌打损伤。

【用法用量】 内服煎汤,15～30g;外用适量,鲜品捣敷。

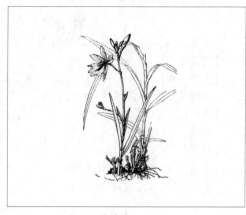

竹叶兰

白及

【学名】 *Bletilla striata*（Thunb.）Rchb. f.

【药用部位】 根茎(白及)。

【生态环境】 生于山坡草地、沟谷边滩地。

【采收季节】 夏、秋季采收,洗净,蒸至内无白心,晒至半干,除去外皮,干燥。

【药材性状】 根茎呈不规则扁圆形,多有2～3个爪状分枝,长1.5～5cm,厚0.5～1.5cm。表面灰白色或黄白色,有数圈同心环节和棕色点状须根痕,上面有突起的茎痕,下面有连接加一块茎的痕迹。质坚硬,不易折断,断面类白色,角质样。气微,味苦嚼之有黏性。

【分布】 丽水市山区各地。

【性味】 味苦、甘、涩,性微寒。

【功效】 收敛止血,消肿生肌。

【主治】 咯血,吐血,衄血,便血,外伤出血,痈疮肿毒,烫灼伤,手足皲裂,肛裂。

【用法用量】 内服煎汤,6～15g,研末吞服3～6g;外用适量,研末撒或调敷。

【注意】 外感及内热壅盛者禁服。

广东石豆兰(畲药名:岩豆、坛豆、台豆)

【学名】 *Bulbophyllum kwangtungense* Schltr.

【药用部位】 全草(石豆兰)。

【生态环境】 附生于石壁上或树干上。

【采收季节】 夏、秋季采收,洗净,鲜用或干燥。

【药材性状】 根茎纤细,节上生根,直径约1mm;假鳞茎着生于根茎节上,狭圆锥形或近圆柱形,表面黄绿色,有不规则的纵皱纹,顶端具1叶。叶片革质,倒卵状披针形或长圆形,长2～4cm,宽5～10mm,先端急尖或微凹,基部骤狭成短柄,具平行脉。气微,味淡。

【分布】 丽水市山区各地。

【性味】 味甘、淡,性凉。

【功效】 清热,滋阴,消肿。

【主治】 风热咽痛,肺热咳嗽,阴虚内热,热病口渴,风湿痹痛,跌打损伤,乳痈。

【用法用量】 内服煎汤,9～15g,鲜品15～30g;外用适量,鲜品捣敷。

【注意】 虚寒者慎服。

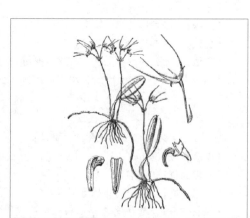

广东石豆兰(畲药名:岩豆、坛豆、台豆)

齿瓣石豆兰(畲药名:岩豆、坛豆、台豆)

【学名】 *Bulbophyllum psychoon* Rchb. f.

【药用部位】 全草。

【生态环境】 附生于石壁上。

【采收季节】 全年可采收,洗净,鲜用或干燥。

【分布】 景宁、莲都、缙云、松阳等地。

【性味】 味甘、淡,性寒。

【功效】 滋阴清热,解毒消肿。

【主治】 阴虚内热,热病口渴,肺热咳喘,口腔炎,风湿痹痛,跌打损伤,乳腺炎,疔毒。

【用法用量】 内服煎汤 6 ~ 15g,鲜品 30 ~ 60g;外用适量,捣敷。

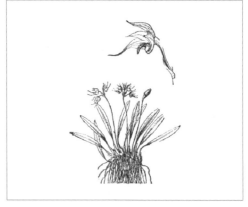

齿瓣石豆兰(畲药名:岩豆、坛豆、台豆)

虾脊兰

【学名】 *Calanthe discolor* Lindl.

【药用部位】 全草或根茎。

【生态环境】 生于山坡草地、沟谷边滩地。

【采收季节】 春、夏季花后采收,洗净,鲜用或干燥。

【分布】 丽水市山区各地。

【性味】 味辛、微苦,性微寒。

【功效】 清热解毒,活血止痛。

【主治】 瘰疬,痈肿,咽喉肿痛,痔疮,风湿痹痛,跌打损伤。

【用法用量】 内服煎汤,9 ~ 15g;外用适量,捣敷或研末调敷。

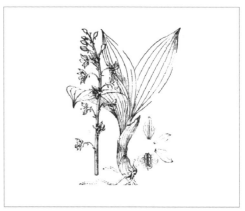

虾脊兰

钩距虾脊兰

【学名】 *Calanthe graciliflora* Hayata

【药用部位】 全草及根茎。

【生态环境】 生于山坡林下阴湿地。

【采收季节】 夏、秋季采收,洗净,鲜用或干燥。

【分布】 遂昌、龙泉、景宁、莲都等地。

【性味】 味辛、微苦,性寒。

【功效】 清热解毒,活血止痛。

【主治】 咽喉肿痛,痔疮,脱肛,风湿痹痛,跌打损伤。

【用法用量】 内服煎汤,6 ~ 15g 或磨酒,每次 1.5g,每日 2 ~ 3 次;外用适量,捣敷。

钩距虾脊兰

金兰

【学名】 *Cephalanthera falcata* (Thunb.) Lindl.

【药用部位】 全草。

【生态环境】 生于山坡林下。

【采收季节】 夏、秋季采收,洗净,鲜用或干燥。

【分布】 遂昌、缙云等地。

【性味】 味甘,性寒。

【功效】 清热泻火,解毒。

【主治】 咽喉肿痛,牙痛,毒蛇咬伤。

【用法用量】 内服煎汤,9 ~ 15g,鲜品加倍;外用适量,捣敷。

金兰

建兰（畲药名:石菖蒲）

【学名】 *Cymbidium ensifolium*（L.）Sw.

【药用部位】 花、叶、根。

【生态环境】 生于山坡林下或灌丛下腐殖质丰富的土壤中或碎石缝中。栽培于花盆中。

【采收季节】 夏季采收花,洗净,鲜用或干燥;全年可采叶,洗净,鲜用或干燥;全年可采根,洗净,鲜用或干燥。

【分布】 野生分布于遂昌、庆元、景宁、龙泉等地。丽水市各地作观赏花卉种植。

【性味】 花:味辛,性平。

叶:味辛,性微寒。

根:味辛,性微寒。

【功效】 花:调气和中,止咳,明目。

叶:清肺止咳,凉血止血,利湿解毒。

根:润肺止咳,清热利湿,活血止血解毒杀虫。

【主治】 花:胸闷,腹泻,久咳,青盲内障。

叶:肺痈,支气管炎,咳嗽,咯血,吐血,尿血,白浊,白带,尿路感染,疮毒疔肿。

根:肺结核咯血,百日咳,急性胃肠炎,热淋,带下,白浊,月经不调,崩漏,便血,跌打损伤,疮疖肿毒,痔疮,蛔虫腹痛,狂犬咬伤。

【用法用量】 花内服泡茶或水炖,3～9g。叶内服煎汤,9～15g、鲜品加倍,研末每次4g;外用适量,捣汁涂。根内服煎汤,鲜品15～30g;外用适量,捣汁涂。

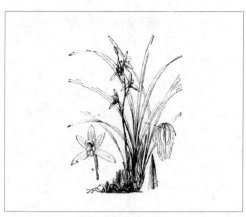

建兰（畲药名:石菖蒲）

724

蕙兰（畲药名:多花兰花）

【学名】 *Cymbidium faberi* Rolfe

【药用部位】 花、根皮、果实。

【生态环境】 生于山坡林下湿地。有栽培。

【采收季节】 春季采收花,洗净,鲜用或干燥;秋季采收根皮,洗净,干燥;夏、秋季采收果实,干燥。

【分布】 遂昌、龙泉、缙云等地。栽培于花盆中。

【性味】 花:味辛,性平。

根皮:味苦、甘,性凉,小毒。

果实:味辛,性平。

【功效】 花:调气和中,止咳,明目。

根皮:润肺止咳,清利湿热,杀虫。

果实:明目,补中。

【主治】 花:胸闷,腹泻,久咳,青盲内障。

根皮:咳嗽,小便淋浊,赤白带下,鼻衄,蛔虫病,头虱。

果实:明目,补中。

【用法用量】 花内服泡茶或水炖,3～9g。根皮内服煎汤,3～9g;外用适量,煎水洗。果实内服煎汤,3～9g。

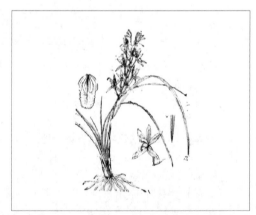

蕙兰（畲药名:多花兰花）

多花兰（畲药名:兰花）

【学名】 *Cymbidium floribundum* Lindl.

【药用部位】 花、假鳞茎或全草。

【生态环境】 生于林缘或溪沟边有覆土的岩石上。

【采收季节】 全年可采收,洗净,切段,鲜用或干燥。

【分布】 丽水市山区各地。

【性味】 花:味辛,性平。

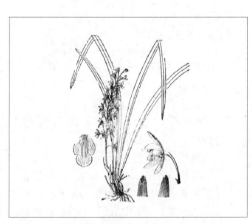

多花兰（畲药名:兰花）

假鳞茎或全草:味辛、甘、淡,性平。

【功效】 花:调气和中,止咳,明目。

假鳞茎或全草:清热化痰,补肾健脑。

【主治】 花:胸闷,腹泻,久咳,青盲内障。

假鳞茎或全草:百日咳,肺结核咯血,肾虚腰痛,神经衰弱,头晕头痛。

【用法用量】 花内服泡茶或水炖,3~9g。假鳞茎或全草内服煎汤,3~9g。

台兰

【学名】 *Cymbidium floribundum* Lindl. var. *pumilum*(Rolfe)Y. S. Wu et S. C. Chen

【药用部位】 花、叶、根。

【生态环境】 生于山坡林下或溪沟边有覆土的岩石上。

【采收季节】 4~5月采收花,洗净,鲜用或干燥;全年可采叶、根,洗净,切段,鲜用或干燥。

【分布】 遂昌、松阳、景宁等地。

【性味】 花:味辛,性平。

叶:味辛,性微寒。

根:味辛,性微寒。

【功效】 花:调气和中,止咳,明目。

叶:清肺止咳,凉血止血,利湿解毒。

根:润肺止咳,清热利湿,活血止血解毒杀虫。

【主治】 花:胸闷,腹泻,久咳,青盲内障。

叶:肺痈,支气管炎,咳嗽,咯血,吐血,尿血,白浊,白带,尿路感染,疮毒疔肿。

根:肺结核咯血,百日咳,急性胃肠炎,热淋,带下,白浊,月经不调,崩漏,便血,跌打损伤,疮疖肿毒,痔疮,蛔虫腹痛,狂犬咬伤。

【用法用量】 花内服泡茶或水炖,3~9g。叶内服煎汤,9~15g,鲜品加倍,研末每次4g;外用适量,捣汁涂。根内服煎汤,鲜品15~30g;外用适量,捣汁涂。

春兰

【学名】 *Cymbidium goeringii*(Rchb. f.)Rchb. f.

【药用部位】 花、根。

【生态环境】 生于山坡林下或沟谷边阴湿处。

【采收季节】 春季采收花,洗净,鲜用或干燥;全年可采根,洗净,鲜用或干燥。

【分布】 遂昌、龙泉等地。

【性味】 花:味辛,性平。

根:味辛,性微寒。

【功效】 花:调气和中,止咳,明目。

根:清热利湿,消肿。

【主治】 花:胸闷,腹泻,久咳,青盲内障。

根:妇女湿热白带,跌打损伤。

【用法用量】 花内服泡茶或水炖,3~9g。根内服煎汤,鲜品15~30g;外用适量,捣汁涂。

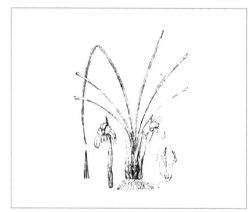

春兰

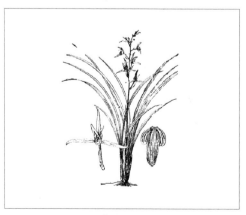

寒兰

寒兰

【学名】 *Cymbidium kanran* Makino

【药用部位】 花、叶、根。

【生态环境】 生于山坡林下腐殖质丰富之处。栽培于花盆中。

【采收季节】 秋、冬季采收花,洗净,鲜用或干燥;全年可采根,洗净,切段,鲜用或干燥。

【分布】 野生分布于遂昌、龙泉、景宁等地。丽水市各地作观赏花卉种植。

【性味】 花:味辛,性平。

叶:味辛,性微寒。

根:味辛,性微寒。

【功效】 花:调气和中,止咳,明目。

叶:清肺止咳,凉血止血,利湿解毒。

根:润肺止咳,清热利湿,活血止血,解毒杀虫。

【主治】 花:胸闷,腹泻,久咳,青盲内障。

叶:肺痈,支气管炎,咳嗽,咯血,吐血,尿血,白浊,白带,尿路感染,疮毒疔肿。

根:肺结核咯血,百日咳,急性胃肠炎,热淋,带下,白浊,月经不调,崩漏,便血,跌打损伤,疮疖肿毒,痔疮,蛔虫腹痛,狂犬咬伤。

【用法用量】 花内服泡茶或水炖,3~9g。叶内服煎汤,9~15g,鲜品加倍,研末每次4g;外用适量,捣汁涂。根内服煎汤,鲜品15~30g;外用适量,捣汁涂。

铁皮石斛

【学名】 *Dendrobium officinale* Kimura et Migo［*D. candidum* Wall. ex Lindl.］

【药用部位】 茎(铁皮石斛)。

【生态环境】 附生于大树上。栽培于温室中。

【采收季节】 冬季采收,洗净,鲜用或干燥。

【药材性状】 茎呈圆柱形,长短不等,直径2~4mm。表面黄绿色或略带金黄色,有细纵皱纹,节明显,节上有时可见残留的灰白色叶鞘。质坚实,易折断,断面平坦,灰白色至灰绿色,略角质状。气微,味淡,嚼之有黏性。

【分布】 青田(万阜)、庆元、龙泉、庆元、景宁等有作中药材种植。

【性味】 味甘,性微寒。

【功效】 益胃生津,滋阴清热。

【主治】 热病伤津,口干烦渴,胃阴不足,食少干呕,病后虚热不退,阴虚火旺,骨蒸劳热,目暗不明,筋骨痿软。

【用法用量】 内服煎汤,6~12g或研末1~3g。

【注意】 温热病早期阴未伤者、湿热病未化燥者、脾胃虚寒者均禁服。

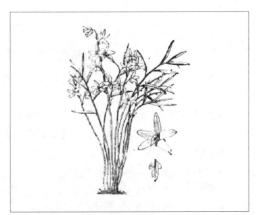

细茎石斛(畲药名:铜兰)

【学名】 *Dendrobium moniliforme* (L.) Sw.

【药用部位】 茎。

【生态环境】 附生于大树上或悬岩上。

【采收季节】 冬季采收,洗净,鲜用或干燥。

【药材性状】 茎呈圆柱形,长短不等,直径1~2mm。表面金黄色,有细纵皱纹,节明显,节上有时可见残留的灰白色叶鞘。质坚实,易折断,断面平坦,灰白色至灰绿色,略角质状。气微,味淡,嚼之有黏性。

细茎石斛(畲药名:铜兰)

【分布】 遂昌、龙泉、庆元、景宁、莲都等地。

【性味】 味甘,性微寒。

【功效】 养阴清热,生津。

【主治】 热病伤津,胃阴不足,阴虚火旺,骨蒸劳热。

【用法用量】 内服煎汤,6~12g,鲜品15~30g。

红果山珊瑚

【学名】 *Galeola septentrionalis* Rchb. f.

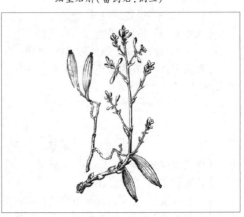

红果山珊瑚

【药用部位】 带根全草或果实。

【生态环境】 生于海拔 1000m 左右针、阔混交林下或沟边湿地。

【采收季节】 夏、秋季采收,洗净,鲜用或干燥。

【分布】 遂昌、景宁等地。

【主治】 根治惊痫抽搐;全草治疥疮;果实治淋病。

【用法用量】 内服煎汤,30g;外用适量,研末,茶油调敷。

天麻

【学名】 *Gastrodia elata* Bl.

【药用部位】 块茎(天麻)、果实。

【生态环境】 生于山坡阔叶林下或灌丛下。有栽培。

【采收季节】 立冬后至次年清明前采收块茎,洗净,蒸至透心,立即敞开,低温干燥;夏季采收果实,干燥。

【药材性状】 块茎呈椭圆形或长条形,略扁,皱缩而稍弯曲,长 3 ~ 15cm,厚 0.5 ~ 2cm。表面黄白色至淡黄棕色,有纵皱纹及由潜伏芽排列而成的横环纹多轮,有时可见棕褐色菌索。顶端有红棕色至深褐色鹦嘴状芽或残留茎基;另端有圆脐形疤痕。质坚硬,不易折断,断面较平坦,黄白色至淡棕色,角质样。气微,味淡。

【分布】 野生分布于遂昌九龙山。丽水市各地有零星种植。

【性味】 块茎:味甘、辛,性平。

　　　　 果实:味甘,性寒。

【功效】 块茎:熄风止痉,平肝阳,祛风通络。

　　　　 果实:补虚定风。

【主治】 块茎:急慢惊风,抽搐拘挛,破伤风,眩晕,头痛,半身不遂,肢麻,风湿痹痛。

　　　　 果实:眩晕,眼黑,头风头痛,少气失精,须发早白。

【用法用量】 块茎内服煎汤,3 ~ 10g,研粉吞服每次 1 ~ 1.5g。果实内服煎汤,3 ~ 9g。

【注意】 块茎:气血虚甚者慎服。

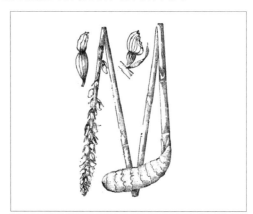

天麻

大花斑叶兰

【学名】 *Goodyera biflora* (Lindl.) Hook. f.

【药用部位】 全草。

【生态环境】 生于山坡林下或山坡草地。

【采收季节】 夏、秋季采收,洗净,鲜用或干燥。

【分布】 遂昌等地。

【性味】 味甘、辛,性平。

【功效】 润肺止咳,补肾益气,行气活血,消肿解毒。

【主治】 肺痨咳嗽,气管炎,头晕乏力,神经衰弱,阳痿,跌打损伤,骨节疼痛,咽喉肿痛,乳痈,疮疖,瘰疬,毒蛇咬伤。

【用法用量】 内服煎汤,9 ~ 15g;外用适量,捣敷。

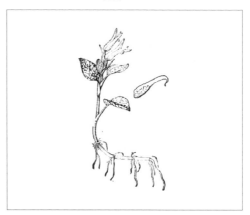

大花斑叶兰

斑叶兰(畲药名:无脑百合)

【学名】 *Goodyera schlechtendaliana* Rchb. f.

【药用部位】 全草。

【生态环境】 生于山坡林下。

【采收季节】 夏、秋季采收,洗净,鲜用或干燥。

【分布】 丽水市山区各地。

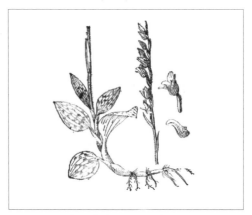

斑叶兰(畲药名:无脑百合)

【性味】 味甘、辛,性平。
【功效】 润肺止咳,补肾益气,行气活血,消肿解毒。
【主治】 肺痨咳嗽,气管炎,头晕乏力,神经衰弱,阳痿,跌打损伤,骨节疼痛,咽喉肿痛,乳痈,疮疖,瘰疬,毒蛇咬伤。
【用法用量】 内服煎汤,9～15g;外用适量,捣敷。

绒叶斑叶兰

【学名】 *Goodyera velutina* Makino
【药用部位】 全草。
【生态环境】 生于海拔1 000m左右山坡林下阴湿地或沟谷边林下。
【采收季节】 夏、秋季采收,洗净,鲜用或干燥。
【分布】 遂昌。
【性味】 味甘、辛,性平。
【功效】 润肺止咳,补肾益气,行气活血,消肿解毒。
【主治】 肺痨咳嗽,气管炎,头晕乏力,神经衰弱,阳痿,跌打损伤,骨节疼痛,咽喉肿痛,乳痈,疮疖,瘰疬,毒蛇咬伤。
【用法用量】 内服煎汤,9～15g;外用适量,捣敷。

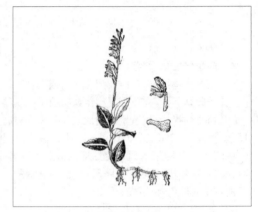

绒叶斑叶兰

鹅毛玉凤兰

【学名】 *Habenaria dentata* (Sw.) Schltr.
【药用部位】 块茎、茎叶。
【生态环境】 生于林缘山坡、路旁和沟边草地。
【采收季节】 秋季采收,洗净,鲜用或干燥。
【分布】 丽水市山区各地。
【性味】 块茎:味甘、微苦,性平。
　　　　 茎叶:味甘、微苦,性平。
【功效】 块茎:补肾益肺,利湿,解毒。
　　　　 茎叶:清热利湿。
【主治】 块茎:肾虚腰痛,阳痿,肺痨咳嗽,水肿,白带过多,疝气,痈肿疔毒,蛇虫咬伤。
　　　　 茎叶:热淋。
【用法用量】 内服煎汤,9～30g;外用适量,鲜品捣敷。

叉唇角盘兰

叉唇角盘兰

【学名】 *Herminium lanceum* (Thunb.) Vuijk
【药用部位】 块茎及全草。
【生态环境】 生于山坡草地、林缘或林下草丛中。
【采收季节】 夏、秋季采收,洗净,干燥。
【分布】 庆元等地。
【性味】 味甘,性温。
【功效】 益肾壮阳,养血补虚,理气除湿。
【主治】 虚劳,眼目昏花,阳痿,遗精,睾丸肿痛,白浊,白带。
【用法用量】 内服煎汤,6～15g。

见血清(脉羊耳蒜)

【学名】 *Liparis nervosa* (Thunb.) Lindl.

见血清(脉羊耳蒜)

【药用部位】 全草(虎头蕉)。

【生态环境】 生于山坡阔叶林下。

【采收季节】 夏、秋季采收,洗净,鲜用或切段干燥。

【分布】 龙泉、庆元、云和等地。

【性味】 味苦、涩,性凉。

【功效】 凉血止血,清热解毒。

【主治】 胃热吐血,肺热咯血,肠风下血,崩漏,手术出血,创伤出血,疮疡肿毒,毒蛇咬伤,跌打损伤。

【用法用量】 内服煎汤,9～15g、鲜品30～60g,研末每次9g;外用适量,鲜品捣敷或干品研末调敷。

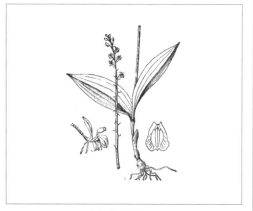

香花草耳蒜

香花羊耳蒜

【学名】 *Liparis odorata* (Will.) Lindl.

【药用部位】 全草。

【生态环境】 生于向阳山坡草地。

【采收季节】 夏、秋季采收,洗净,切段干燥。

【分布】 松阳、龙泉、庆元等地。

【性味】 味辛、苦,性温。

【功效】 解毒消肿,祛风除湿。

【主治】 疮疡肿毒,风寒湿痹,白带,腰痛,咳嗽。

【用法用量】 内服煎汤,6～15g。

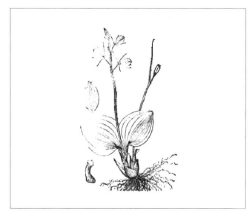

长唇羊耳蒜

长唇羊耳蒜

【学名】 *Liparis pauliana* Hand.–Mazz.［*L. cucullata* Chien］

【药用部位】 全草。

【生态环境】 生于林下阴湿处或具覆土的岩石上。

【采收季节】 夏、秋季采收,洗净,鲜用或干燥。

【分布】 遂昌、龙泉、缙云等地。

【性味】 味苦,性平。

【功效】 清热解毒,止血。

【主治】 疖肿,蝮蛇咬伤,小儿惊风,咯血。

【用法用量】 内服煎汤,9～15g。

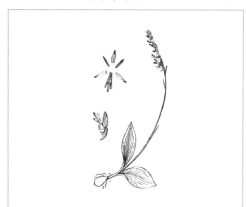

二叶兜被兰

二叶兜被兰

【学名】 *Neottianthe cucullata* (L.) Schltr.

【药用部位】 带根的全草。

【生态环境】 生于海拔1 000～1 200m林下。

【采收季节】 夏、秋季采收,洗净,干燥。

【分布】 龙泉等地。

【性味】 味甘,性平。

【功效】 活血散瘀,接骨生肌。

【主治】 跌打损伤,骨折。

【用法用量】 内服煎汤,1.5～3g;外用适量,研末调敷或捣敷。

细叶石仙桃

【学名】 *Pholidota cantonensis* Rolfe

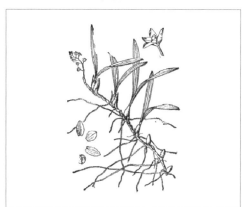

细叶石仙桃

【药用部位】 全草或假鳞茎。

【生态环境】 生于沟谷或林下石壁上。

【采收季节】 夏、秋季采收,洗净,鲜用或干燥。

【药材性状】 全草呈乱团状,根茎直径 1 ~ 3mm,表面有干枯的膜质鳞片,下侧有须状细根,上侧节处有卵形至卵状长圆形的假鳞茎,假鳞茎长 1 ~ 2cm,直径 5 ~ 7mm,顶端有叶 2 枚,长 2 ~ 8cm,宽 0.4 ~ 1cm,黄绿色或绿色。气微,味淡。

【分布】 云和、景宁、青田等地。

【性味】 味苦、微酸,性凉。

【功效】 清热凉血,滋阴润肺,解毒。

【主治】 高热,头晕,头痛,肺热咳嗽,咳血,急性胃肠炎,慢性骨髓炎,跌打损伤。

【用法用量】 内服煎汤,30 ~ 60g;外用适量,鲜品捣敷。

舌唇兰

【学名】 *Platanthera japonica* (Thunb.) Lindl.

【药用部位】 带根的全草。

【生态环境】 生于密林下草丛中。

【采收季节】 夏季采收,洗净,鲜用或干燥。

【分布】 缙云、景宁等地。

【性味】 味甘,性平。

【功效】 补气润肺,化痰止咳,解毒。

【主治】 病后虚弱,肺热咳嗽,痰喘气壅,白带,虚火牙痛,毒蛇咬伤。

【用法用量】 内服煎汤,9 ~ 15g;外用适量,鲜品捣敷。

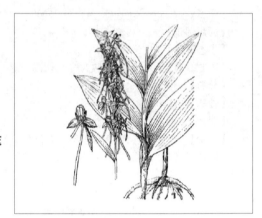

舌唇兰

小舌唇兰

【学名】 *Platanthera minor* (Miq.) Rchb. f.

【药用部位】 全草。

【生态环境】 生于山坡林下或草地。

【采收季节】 春季采收,洗净,干燥。

【分布】 遂昌、龙泉、庆元、缙云、景宁等地。

【性味】 味甘,性平。

【功效】 补肺固肾。

【主治】 咳嗽气喘,肾虚腰痛,遗精,头晕,病后体弱。

【用法用量】 内服煎汤,15 ~ 60g。

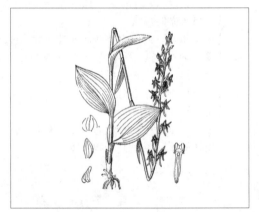

小舌唇兰

独蒜兰(畲药名:香米石)

【学名】 *Pleione bulbocodioides* (Franch.) Rolfe

【药用部位】 假鳞茎(山慈菇)、叶。

【生态环境】 生于海拔 600 ~ 1 000m 沟谷旁、密林中具覆土的岩石上。

【采收季节】 夏季采收假鳞茎,洗净,蒸至透心,鲜用或干燥;夏、秋季采叶,洗净,鲜用。

【药材性状】 假鳞茎呈圆锥形或不规则瓶颈状团块,直径 1 ~ 2cm,高 1.5 ~ 2.5cm。顶端渐尖,尖端断头处呈盘状,基部膨大且圆平,中央凹入,有 1 ~ 2 条环带,多偏向一侧。撞去外皮者表面黄白色,带皮者表面浅棕色,光滑,有不规则皱纹。质坚硬,难折断,断面浅黄色,角质半透明。气微,味淡,带黏性。

【分布】 丽水市山区各地。

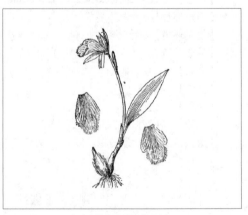

独蒜兰(畲药名:香米石)

【性味】 假鳞茎:味甘、微辛,性寒,小毒。

　　　　 叶:味甘、微辛,性寒。

【功效】 假鳞茎:清热解毒,消肿散结。

　　　　 叶:清热解毒。

【主治】 假鳞茎:痈疽恶疮、瘰疬结核、咽痛喉痹、蛇、虫咬伤。

　　　　 叶:痈肿疮毒。

【用法用量】 假鳞茎内服煎汤,3~9g;外用适量,研末调敷。叶外用适量,捣敷。

【注意】 假鳞茎:正虚体弱者慎服。

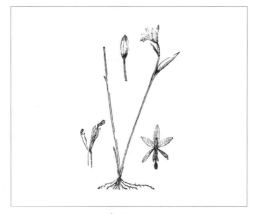

朱兰

朱兰

【学名】 *Pogonia japonica* Rchb. f.

【药用部位】 全草。

【生态环境】 生于海拔450~1400m山坡林下或草丛中。

【采收季节】 夏、秋季采收,洗净,鲜用或干燥。

【分布】 遂昌、龙泉、庆元、青田、缙云等地。

【性味】 味甘,性平。

【功效】 清热解毒。

【主治】 肝炎、胆囊炎、痈疽疮毒、毒蛇咬伤。

【用法用量】 内服煎汤,9~15g;外用适量,捣敷。

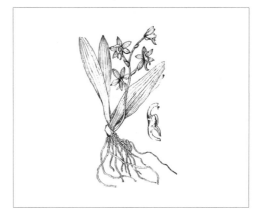

短茎萼脊兰

短茎萼脊兰

【学名】 *Sedirea subparishii* (Tsi) E. A. Chr.

【药用部位】 全草。

【生态环境】 海拔300~1100m生于常绿阔叶林的树干上。

【采收季节】 全年可采收,洗净,鲜用。

【分布】 龙泉、庆元等地。

【性味】 味苦,性凉。

【功效】 清热熄风。

【主治】 小儿惊风。

【用法用量】 内服煎汤,鲜品30g。

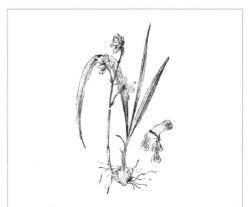

苞舌兰

苞舌兰

【学名】 *Spathoglottis pubescens* Lindl.

【药用部位】 假鳞茎。

【生态环境】 生于山坡路边和旷野草地。

【采收季节】 秋季采收,洗净,鲜用或干燥。

【分布】 龙泉。

【性味】 味苦、甘,性寒。

【功效】 补肺,止咳,清热解毒,生肌,敛疮。

【主治】 肺痨、咳嗽、咳血、咯血、痈疽疔疮、跌打损伤。

【用法用量】 内服煎汤,9g;外用适量,鲜品捣敷。

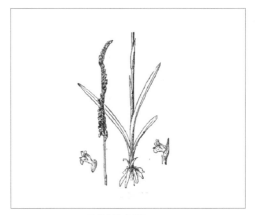

绶草(缠龙花)

绶草(缠龙花)

【学名】 *Spiranthes sinensis* (Pers.) Ames

【药用部位】 根和全草。

731

【生态环境】　生于海拔1300m以下山坡林下、灌木林下、路边草地或沟边草丛中。

【采收季节】　夏、秋季采收,洗净,鲜用或干燥。

【分布】　丽水市山区各地。

【性味】　味甘、苦,性平。

【功效】　益气养阴,清热解毒。

【主治】　病后虚弱,阴虚内热,咳嗽吐血,头晕,腰痛酸软,糖尿病,遗精,淋浊带下,咽喉肿痛,毒蛇咬伤,烫火伤,疮疡痈肿。

【用法用量】　内服煎汤,9～15g,鲜全草15～30g;外用适量,鲜品捣敷。

小花蜻蜓兰(畲药名:水包罗)

【学名】　*Tulotis ussuriensis*（Regel et Maack）Hara

【药用部位】　根茎或全草(虎头蕉)。

【生态环境】　生于沟谷林缘阴湿地。

【采收季节】　春、夏季采收,洗净,鲜用或干燥。

【分布】　遂昌、松阳、龙泉、庆元、云和、莲都、缙云等地。

【性味】　味苦、辛,性凉。

【功效】　清热,消肿,解毒。

【主治】　虚火牙痛,鹅口疮,无名肿毒,毒蛇咬伤,跌打损伤,风湿痹痛。

【用法用量】　内服煎汤,9～15g;外用适量,鲜品捣敷。

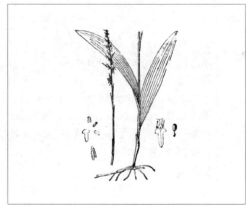

小花蜻蜓兰(畲药名:水包罗)

732

动物类

巨蚓科 Megascolecidae

威廉环毛蚓

【学名】　*Pheretima guillelmi*（Michaelsen）

【药用部位】　干燥虫体(地龙)。

【生长环境】　生活于潮湿多有机物处。

【捕捉季节】　春、夏季捕捉,及时剖腹,除去内脏和泥沙,洗净,低温干燥。

【药材性状】　干燥虫体呈长条状薄片,弯曲,边缘略卷,长8～15cm,宽0.5～1.5cm。全体具环节,背部棕褐色至黄褐色,腹部浅黄棕色;第14～16环节为生殖带,较光亮。第18环节有一对纵向裂缝状雄生殖孔。受精囊孔3对,在6/7至8/9环节间。体轻,略呈革质,不易折断。气腥,味微咸。

【分布】　缙云、莲都、云和、松阳等地。

【性味】　味咸,性寒。

【功效】　清热定惊,通络,平喘,利尿。

【主治】　高热神昏,惊痫抽搐,关节痹痛,肢体麻木,半身不遂,肺热喘咳,尿少水肿,高血压。

【用法用量】　内服煎汤,5～10g;外用适量,鲜品捣敷或干品研末调敷。

【注意】　脾胃虚寒不宜服,孕妇禁服。

栉盲环毛蚓

【学名】　*Pheretima pectinifera* Michaelsen

【药用部位】　干燥虫体(地龙)。

【生长环境】　生活于潮湿多有机物处。

【捕捉季节】　春、夏季捕捉,及时剖腹,除去内脏和泥沙,洗净,低温干燥。

【药材性状】 干燥虫体呈长条状薄片,弯曲,边缘略卷,长 8～15cm,宽 0.5～1.5cm。全体具环节,背部棕褐色至黄褐色,腹部浅黄棕色;第 14～16 环节为生殖带,较光亮。第 18 环节有一对雄生殖孔,孔内侧有 1 个或多个小乳突。受精囊孔 3 对,在 6/7 至 8/9 环节间。体轻,略呈革质,不易折断。气腥,味微咸。

【分布】 丽水市各地。

【性味】 味咸,性寒。

【功效】 清热定惊,通络,平喘,利尿。

【主治】 高热神昏,惊痫抽搐,关节痹痛,肢体麻木,半身不遂,肺热喘咳,尿少水肿,高血压。

【用法用量】 内服煎汤,5～10g;外用适量,鲜品捣敷或干品研末调敷。

【注意】 脾胃虚寒不宜服,孕妇禁服。

水蛭科 Hirndinidae

水蛭

【学名】 *Hirudo nipponica* Whitman

【药用部位】 干燥虫体(水蛭)。

【生长环境】 栖息于水田、沟渠中。

【捕捉季节】 夏、秋季捕捉,用沸水烫死,低温干燥。

【药材性状】 虫体呈扁长圆柱形,体多弯曲扭曲,长 5～12cm,宽 0.2～0.3cm。背部黑褐色或黑棕色,稍隆起,用水浸后,可见黑色斑点排成 5 条纵纹;腹面平坦,棕黄色。两侧棕黄色,前端略尖,后端钝圆,两端各具 1 吸盘,前吸盘不显著,后吸盘较大。质脆,易折断,断面胶质状。气微腥。

【分布】 丽水市各地。

【性味】 味咸、苦,性平,有小毒。

【功效】 破血,逐瘀,通经。

【主治】 癥瘕痞块,血瘀经闭,跌打损伤。

【用法用量】 内服煎汤,1～3g。

【注意】 体弱血虚、孕妇、妇女月经期及有出血倾向者禁服。

蚂蟥

【学名】 *Hirudo pigra* Whitman

【药用部位】 干燥虫体(水蛭)。

【生长环境】 栖息于水田、池塘、沟渠中。

【捕捉季节】 夏、秋季捕捉,用沸水烫死,低温干燥。有养殖。

【药材性状】 虫体呈扁平纺锤形,有多数环节,长 4～10cm,宽 0.5～2cm。背部黑褐色或黑棕色,稍隆起,用水浸后,可见黑色斑点排成 5 条纵纹;腹面平坦,棕黄色。两侧棕黄色,前端略尖,后端钝圆,两端各具 1 吸盘,前吸盘不显著,后吸盘较大。质脆,易折断,断面胶质状。气微腥。

【分布】 丽水市各地。遂昌有养殖。

【性味】 味咸、苦,性平,有小毒。

【功效】 破血,逐瘀,通经。

【主治】 癥瘕痞块,血瘀经闭,跌打损伤。

【用法用量】 内服煎汤,1～3g。

【注意】 体弱血虚、孕妇、妇女月经期及有出血倾向者禁服。

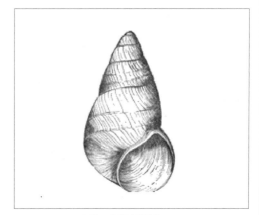

方形环棱螺(螺蛳)

田螺科 Viviparidae

方形环棱螺(螺蛳)

【学名】 *Bellamya quadrata* (Benson)

【药用部位】 全体、贝壳。

【生长环境】 生活于河流。沟渠、池塘等水底。

【捕捉季节】 全年可捕捉,洗净,鲜用或干燥;收集年久白色贝壳,洗净,干燥。

【分布】 丽水市各地。

【性味】 全体:味甘,性寒。

贝壳:味甘淡,性平。

【功效】 全体:清热,利尿,明目。

贝壳:化痰,和胃,敛疮。

【主治】 全体:黄疸,水肿,疮肿,淋浊,消渴,痢疾,目赤翳障,痔疮。

贝壳:痰热咳嗽,反胃,胃痛,吐酸,瘰疬,溃疡,烫火伤,疳疮。

【用法用量】 全体内服煎汤,20 个或煮食;外用适量,捣敷。贝壳内服研末,3～9g;外用适量,研末调敷。

【注意】 全体:不宜多食;脾胃虚寒者慎服。

中华圆田螺(田螺、薄壳田螺)

【学名】 *Cipangopaludina cathayensis*（Heude）

【药用部位】 全体、贝壳。

【生长环境】 生活于水田,沼泽,农田沟渠中。有养殖。

【捕捉季节】 全体:春季至秋季捕捉,洗净,鲜用;收集食用过的贝壳,洗净,干燥。

【分布】 丽水市各地。景宁、庆元等地有养殖。

【性味】 全体:味甘、咸,性寒。

贝壳:味甘,性平。

【功效】 全体:清热,利水,止渴,解毒。

贝壳:和胃,收敛。

【主治】 全体:小便短赤,目赤肿痛,黄疸,脚气,浮肿,消渴,痔疮,疔疮肿毒。

贝壳:反胃吐食,胃脘疼痛,泄泻,便血,疮疡脓水淋漓,子宫脱垂。

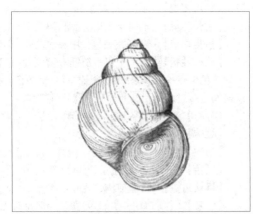

中华圆田螺(田螺、薄壳田螺)

【用法用量】 全体内服煎汤,适量或取涎;外用适量,取涎涂或捣敷。贝壳内服煅研为末,3～6g;外用适量,研末调敷。

中国圆田螺(田螺)

【学名】 *Cipangopaludina chienesis*（Gray）

【药用部位】 全体、贝壳。

【生长环境】 生活于水田,沼泽,农田沟渠中。

【捕捉季节】 全体:春季至秋季捕捉,洗净,鲜用;收集食用过的贝壳,洗净,干燥。

【分布】 丽水市各地。

【性味】 全体:味甘、咸,性寒。

贝壳:味甘,性平。

【功效】 全体:清热,利水,止渴,解毒。

贝壳:和胃,收敛。

【主治】 全体:小便短赤,目赤肿痛,黄疸,脚气,浮肿,消渴,痔疮,疔疮肿毒。

贝壳:反胃吐食,胃脘疼痛,泄泻,便血,疮疡脓水淋漓,子宫脱垂。

中国圆田螺(田螺)

【用法用量】 全体内服煎汤,适量或取涎;外用适量,取涎涂或捣敷。贝壳内服煅研为末,3～6g;外用适量,研末调敷。

巴蜗牛科 Bradybaenidae

同型巴蜗牛（蜗牛）

【学名】　*Bradybaena similaris*（Ferussde）

【药用部位】　全体、壳。

【生长环境】　生活于灌木丛、低矮草丛、农田及住宅附近阴暗潮湿地方。

【捕捉季节】　夏、秋季捕捉，静养以排出粪便，洗净，用沸水烫死，干燥。

【分布】　丽水市各地。

【性味】　全体：味咸，性寒，小毒。

　　　　　壳：味淡，性寒。

【功效】　全体：清热解毒，镇惊，消肿。

　　　　　壳：清热，杀虫，消肿。

【主治】　全体：风热惊痫，小儿脐风，消渴，喉痹，疰腮，瘰疬，痈肿丹毒，痔疮，脱肛，蜈蚣咬伤。

　　　　　壳：小儿疳积，瘰疬，酒齄鼻，脱肛。

【用法用量】　全体内服煎汤，30～60g，或焙干研末1～3g；外用适量，捣敷或焙干研末调敷。壳内服研末，3～6g；外用适量，研末调敷。

【注意】　全体：不宜久服。脾胃虚寒者禁用。

蛞蝓科 Limacidae

黄蛞蝓（蜒蚰）

【学名】　*Limar fravus*（Linnaeus）

【药用部位】　全体。

【生长环境】　生活于阴暗潮、腐殖质多的地方。

【捕捉季节】　夏季晚上捕捉，洗净，鲜用或烘干。

【分布】　丽水市各地。

【性味】　味咸，性寒。

【功效】　祛风定惊，清热解毒，消肿止痛。

【主治】　中风喎僻，筋脉拘挛，惊痫，喘息，咽肿，喉痹，痈肿，丹毒，痰核，痔疮肿痛，脱肛。

【用法用量】　内服焙干研末，2～3条；外用研末捣烂或研末，5～10条。

蚌科 Unionidae

背角无齿蚌

【学名】　*Anodonta woodiana woodiana*（Lea）

【药用部位】　肉、贝壳。

【生长环境】　多栖息于水塘、稻田、鱼塘、小河等淤泥底。

【捕捉季节】　全年可捕捉，分取肉与贝壳；肉鲜用；贝壳洗净，刮去黑皮，捣碎，研粉，干燥。

【分布】　丽水市各地。

【性味】　肉：味甘、咸，性寒。

　　　　　贝壳：味咸，性寒。

【功效】　肉：清热，滋阴，明目，解毒。

　　　　　贝壳：化痰消积，清热燥湿。

【主治】　肉：烦热，消渴，血崩，带下，痔瘘，目赤。

　　　　　贝壳：痰饮咳嗽，呕逆，疳积，白带，湿疹，痱子，烫伤。

【用法用量】　肉内服煮食，90～150g。贝壳内服研粉入丸、散，3～6g；外用适量，研粉撒或调敷。

【注意】　肉：脾胃虚寒者慎服。

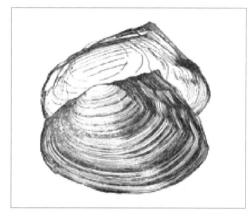

背角无齿蚌

褶纹冠蚌

【学名】　*Cristaria plicata*（Leach）

【药用部位】　贝壳（珍珠母）、珍珠（珍珠）、肉。

【生长环境】　人工养殖。

【捕捉季节】　全年可捕捞,贝壳用碱水煮去黑皮,漂净,干燥;从蚌体中取出珍珠,洗净,干燥;肉鲜用。

【分布】　云和、缙云、遂昌有养殖。

【性味】　贝壳:味咸,性寒。

　　　　　珍珠:味甘、咸,性寒。

　　　　　肉:味甘、咸,性寒。

【功效】　贝壳:平肝潜阳,定惊明目。

　　　　　珍珠:安神定惊,明目消翳,解毒生肌。

　　　　　肉:清热,滋阴,明目,解毒。

【主治】　贝壳:头痛眩晕,烦躁失眠,肝热目赤,肝虚目昏。

　　　　　珍珠:惊悸失眠,惊风癫痫,目生云翳,疮疡不敛。

　　　　　肉:烦热,消渴,血崩,带下,痔瘘,目赤。

【用法用量】　贝壳内服煎汤,10～25g。珍珠内服研粉,0.1～0.3g;外用适量,研末干撒或吹喉。肉内服煮食,90～120g。

【注意】　贝壳:脾胃虚寒者慎服。

　　　　　肉:脾胃虚寒者慎服。

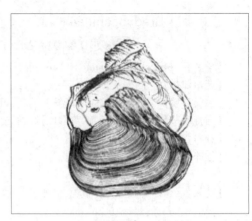

褶纹冠蚌

三角帆蚌

【学名】　*Hyriopsis cumingii*（Lea）

【药用部位】　贝壳（珍珠母）、珍珠（珍珠）、肉。

【生长环境】　人工养殖。

【捕捉季节】　全年可捕捞,贝壳用碱水煮去黑皮,漂净,干燥;从蚌体中取出珍珠,洗净,干燥;肉鲜用。

【分布】　云和、缙云、遂昌有养殖。

【性味】　贝壳:味咸,性寒。

　　　　　珍珠:味甘、咸,性寒。

　　　　　肉:味甘、咸,性寒。

【功效】　贝壳:平肝潜阳,定惊明目。

　　　　　珍珠:安神定惊,明目消翳,解毒生肌。

　　　　　肉:清热,滋阴,明目,解毒。

【主治】　贝壳:头痛眩晕,烦躁失眠,肝热目赤,肝虚目昏。

　　　　　珍珠:惊悸失眠,惊风癫痫,目生云翳,疮疡不敛。

　　　　　肉:烦热,消渴,血崩,带下,痔瘘,目赤。

【用法用量】　贝壳内服煎汤,10～25g。珍珠内服研粉,0.1～0.3g;外用适量,研末干撒或吹喉。肉内服煮食,90～120g。

【注意】　贝壳:脾胃虚寒者慎服。

　　　　　肉:脾胃虚寒者慎服。

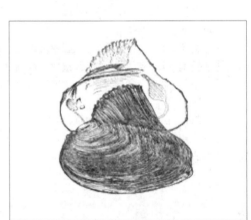

三角帆蚌

圆顶珠蚌（蛤蜊）

【学名】　*Unio douglasiae*（Gray）

【药用部位】　贝壳。

【生长环境】　生活于水库、池塘、河流等。

【捕捉季节】　冬季水位低时收集贝壳,洗净,干燥。

【药材性状】　贝壳呈半椭圆形或船形,多呈枯松状态,壳片沉重厚

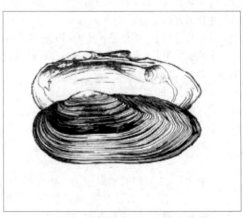

圆顶珠蚌（蛤蜊）

实,边缘较薄,顶部较厚;长 5~9cm,宽 2~3.5cm。外表面棕褐色或灰褐色,角质层多已脱落,脱落处显银白色的内层;内表面银白色,具光泽,附有白色粉霜,细腻,易粘手。质坚硬,击碎后断面起层。微有石灰味。

【分布】 丽水市各地。

【性味】 味咸、涩,性微寒。

【功效】 收敛固涩,散结清热。

【主治】 冷汗,自汗,遗精,崩漏,带下,虚热外浮,头晕烦热,瘰疬。

【用法用量】 内服煎汤,10~20g,或煅后研末。

蚬科 Corbiculidae

河蚬

【学名】 *Corbicula fluminea*（Muller）

【药用部位】 贝壳。

【生长环境】 生活于河流、水库泥沙底。

【捕捉季节】 全年可捕捉,用沸水烫死,取壳,干燥。

【分布】 遂昌、缙云、松阳、庆元等地。

【性味】 味咸,性温。

【功效】 化痰止咳,祛湿和胃。

【主治】 痰喘咳嗽,反胃吐食,胃痛吞酸,湿疮,溃疡,脚气。

【用法用量】 内服煎汤,15~20g;外用适量,煅存性研末撒或调敷。

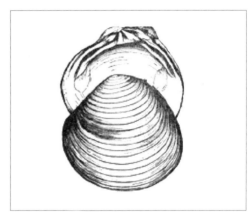

河蚬

卷甲虫科 Armadillidae

鼠妇（粗糙鼠妇）

【学名】 *Porcellio scaber* Latreille

【药用部位】 虫体(鼠妇虫)。

【生长环境】 生活于阴湿的树叶碎屑土砾堆积处。

【捕捉季节】 4~9 月捕捉,用沸水烫死,干燥。

【药材性状】 虫体椭圆形而稍扁,多卷曲呈半球形,长 7mm,宽约5mm。背面隆起,平滑,腹面内陷,有灰白色与灰黑色相间的斑纹。头部小前缘有眼及触角 1 对,后缘宽短,嵌入第一胸节前缘。胸节 7,宽广,腹节 5,较窄,均呈覆瓦状排列,各体节具一对足。质脆易碎。气腥臭,味微咸。

【分布】 丽水市各地。

【性味】 味酸、咸,性凉。

【功效】 破血,通经,利尿。

【主治】 经闭,癥瘕,久疟,小便不利。

【用法用量】 内服煎汤,0.9~1.5g;外用适量,研末调敷。

【注意】 孕妇及体虚无瘀者禁服。

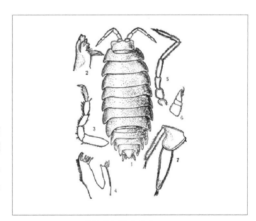

鼠妇(粗糙鼠妇)

长臂虾科 Palaemonidae

日本沼虾（虾）

【学名】 *Macrobrachium nipponense*（de Haan）

【药用部位】 全体或肉。

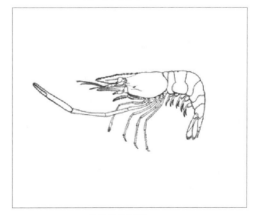

日本沼虾(虾)

【生长环境】 生活于水库、大池塘、河流等处。

【捕捉季节】 5 月或 11 月捕捉,鲜用或焙干。

【药材性状】 体较短粗,长 4~8cm。表面具青绿色及棕色斑纹,头胸部较粗大,前部有三角形的剑额。头部附肢 5 对,胸部附肢 8 对,腹部 7 节,附肢 6 对,第 6 对为尾肢,与尾节组成尾鳍。尾节背面有 2 对短小的活动刺。气腥,味淡。

【分布】 丽水市各地。

【性味】 味甘,性微温。

【功效】 补肾壮阳,通乳,托毒。

【主治】 肾虚阳痿,产妇乳少,麻疹透发不畅,阴疽,恶核,丹毒,臁疮。

【用法用量】 内服适量,煮食或炒食;外用适量,生品捣敷。

【注意】 湿热泻痢、痈肿热痛、疥癞瘙痒者慎服。

方蟹科 Grapsidae

中华绒螯蟹(毛蟹)

【学名】 *Eriochier sinensis* H. Milne – Edwards

【药用部位】 肉和内脏、爪、甲壳。

【生长环境】 生活于欧江中。

【捕捉季节】 立冬前后捕捉,洗净,烫死,鲜用或干燥。

【分布】 青田、莲都等地。

【性味】 肉和内脏:味咸,性寒。

甲壳:味咸,性寒。

【功效】 肉和内脏:清热,散瘀,消肿解毒。

爪:破血,催生。

甲壳:散瘀止血,解毒消肿。

【主治】 肉和内脏:湿热黄疸,产后瘀滞腹痛,筋骨损伤,痈肿疔毒,漆疮,烫伤。

爪:产后瘀血腹痛,难产,胎死腹中。

甲壳:蓄血发黄,血瘀崩漏,痈疮肿毒,走马牙疳,毒虫蜇伤。

【用法用量】 肉和内脏内服煅存性研末,5~10g;外用适量,鲜品捣敷。爪内服煎汤,30~60g;外用适量,研末调敷。甲壳内服煅存性研末,5~10g;外用适量,研末擦牙或调敷。

【注意】 肉和内脏:脾胃虚寒者慎服。

爪:孕妇禁服。

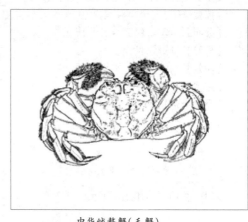

中华绒螯蟹(毛蟹)

738

园蛛科 Araneidae

大腹园蛛

【学名】 *Araneus ventricosus* (L. Koch)

【药用部位】 全体、网丝、蜕壳。

【生长环境】 多生活于屋檐,墙角和树间。

【捕捉季节】 夏、秋季捕捉,入沸水中烫死,干燥;网丝、蜕壳,随采随用。

【药材性状】 体呈圆形或椭圆形,头胸部赤褐色,边缘黑色。腹部黄褐色,有明显的黑色叶状斑纹,有 2 对黑色的肌斑;腹面前端中央有黄色或红色的斑点,腹部下面灰黄色。步足黄褐色或灰褐色,有赤褐色或黑褐色环纹,附肢 6 对,常残缺。体轻,质脆。气微,味微苦。

【分布】 丽水市各地。

【性味】 全体:味苦,性寒,有毒。

网丝:性微寒,有毒。

【功效】 全体:祛风,消肿,解毒,散结。

网丝:止血,消疣赘。

蜕壳:杀虫,止血。

【主治】 全体:狐疝偏坠,中风口锅,小儿慢惊,口噤,疳积,喉风肿闭,牙疳,聤耳,痈肿疔毒,瘰疬,恶疮,痔漏,脱肛,蛇虫咬伤。

网丝:吐血,金疮出血,疣赘,血瘤,痔瘘。

蜕壳:虫牙,牙疳出血。

【用法用量】 全体内服煎汤,0.3~1g;外用适量,捣敷或研末调敷。网丝外用适量,缠扎或研末敷。蜕壳外用适量,研末敷或棉裹填塞。

【注意】 全体、网丝有毒,需炮制后使用。

悦目金蛛

【学名】 *Argiope amoena* L. Koch

【药用部位】 全体或网丝。

【生长环境】 生活于山区、丘陵的草丛、灌丛等处,张车轮状圆网,网中央有白色似"X"形的隐蔽带。

【捕捉季节】 随用随捕,鲜用。

【分布】 丽水市山区各地。

【性味】 味微苦,性平,小毒。

【功效】 益肾兴阳,解毒消肿。

【主治】 阳痿,痈肿疔毒,痔疮瘘管。

【用法用量】 内服研末,每日1只;外用适量,研末撒或调敷。

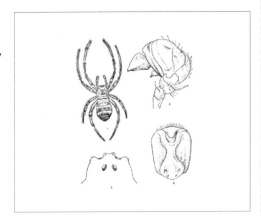

悦目金蛛

横纹金蛛

【学名】 *Argiope bruennichii* (Scopoli)

【药用部位】 全体或网丝。

【生长环境】 生活于山区、丘陵的草丛、灌丛等处,梅雨季节开始,田边旱地多见;张大型垂直圆网,网中央有锯齿状白色丝带。

【捕捉季节】 随用随捕,鲜用。

【分布】 丽水市山区各地。

【性味】 味微苦,性平,小毒。

【功效】 益肾兴阳,解毒消肿。

【主治】 阳痿,痈肿疔毒,痔疮瘘管。

【用法用量】 内服研末,每日1只;外用适量,研末撒或调敷。

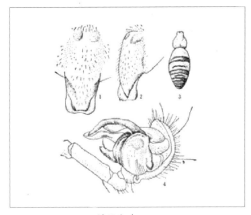

横纹金珠

棒络新妇

【学名】 *Nephila clavata* L. Koch

【药用部位】 全体或网丝。

【生长环境】 生活于林间或灌丛中,张复杂有3重网(主网前后还结有不规则网)。

【捕捉季节】 随用随捕,鲜用。

【分布】 遂昌、龙泉、松阳、莲都等地。

【性味】 味微苦,性平,小毒。

【功效】 益肾兴阳,解毒消肿。

【主治】 阳痿,痈肿疔毒,痔疮瘘管。

【用法用量】 内服研末,每日1只;外用适量,研末撒或调敷。

壁钱科 Urocteidae

华南壁钱

【学名】 *Uroctea compactilis* L. Koch
【药用部位】 全体、巢及卵囊。
【生长环境】 生活于老房子的墙角、林间树皮内或石下。
【捕捉季节】 全年可捕捉,虫体用开水烫死后,鲜用或干燥;巢及卵囊,干燥。
【分布】 丽水市各地。
【性味】 全体:味咸、微苦,性凉。
　　　　 巢及卵囊:味咸、苦,性平。
【功效】 全体:清热解毒,定惊,止血。
　　　　 巢及卵囊:清热解毒,止血,敛疮。
【主治】 全体:喉痹,乳蛾,口舌生疮,走马牙疳,小儿急惊,鼻衄,痔疮下血,金疮出血。
　　　　 巢及卵囊:喉痹,乳蛾,牙痛,鼻衄,外伤出血,疮口不敛,呕吐,咳嗽。
【用法用量】 全体内服研末,3~5个;外用适量,贴敷或研末吹患处。巢及卵囊内服煎汤,2~5枚;外用适量,贴敷或研末吹患处。

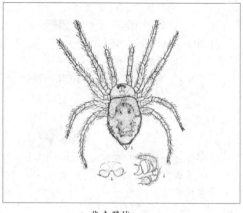

华南壁钱

漏斗蛛科 Agelenidae

迷宫漏斗蛛

【学名】 *Agelena labyrinthica* (Clerck)
【药用部位】 全体(花蜘蛛)。
【生长环境】 生活于灌木近地面、草本植物根部和果园中等。
【捕捉季节】 夏季从草丛中捕捉,鲜用。
【药材性状】 体呈椭圆形,长 10~15mm,头胸部橙黄色,眼区黑色,头胸部中央有凹陷,自凹陷向左右伸出黑色放射条纹。腹部灰褐色,有浅色纵纹,纵纹两侧有黑色线条;腹部下面橙黄色,有灰褐色环纹,纺绩器较长,橙黄色。体轻,质脆。气微,味淡。
【分布】 丽水市各地。
【功效】 清热消肿。
【主治】 疔肿,恶疮。
【用法用量】 外用适量,捣烂敷。
【注意】 外用。

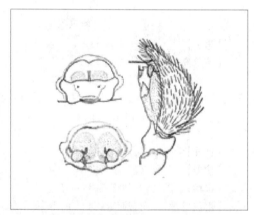

迷宫漏斗蛛

跳蛛科 Salticidea

浊斑扁蝇虎

【学名】 Menemerus confusus Bosenberg et Strand
【药用部位】 全体。
【生长环境】 生活于稻田,草丛等。
【捕捉季节】 随用随捕,鲜用。
【分布】 丽水市各地。
【功效】 活血通络。
【主治】 跌打损伤。
【用法用量】 内服研末,2~3个,酒冲服;外用适量,捣敷。

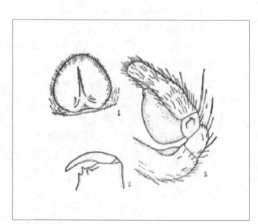

浊斑扁蝇虎

蜈蚣科 Scolopendridae

少棘蜈蚣

【学名】 *Scolopendra subspinipes multilans* L. Koch

【药用部位】 全体(蜈蚣)。

【生长环境】 生活于阴湿丘陵枯叶丛中、乱石堆或墙脚石缝中。

【捕捉季节】 春、夏季捕捉,开水烫后死,用竹片插入头尾,绷直,干燥。

【药材性状】 体呈扁平长条形,长9~15cm,宽0.5~1cm。由头部和躯干部组成,全体共22个环节。头部暗红色或红褐色,略有光泽,有头板覆着盖,头板近圆形,前端稍突出,两侧贴有颚肢1对。躯干部第1背板与头板同色,其余20个背板为棕绿色或墨绿色,具光泽,自第4背板至第20背板上常有2条纵沟纹;腹部淡黄色或棕黄色,皱缩;自第2节起,每节两侧有步足1对;步足黄色或棕黄色,偶有黄白色,呈弯钩形,最末一对步足尾状,故又称尾足,易脱落。质脆,断面有裂隙。气微腥,有特殊刺鼻和臭气,味辛、微咸。

【分布】 丽水市各地。

【性味】 味辛,性温,有毒。

【功效】 息风镇痉,攻毒,散结,通络止痛。

【主治】 小儿惊风,抽搐痉挛,中风口喎,半身不遂,破伤风症,风湿顽痹,疮疡,瘰疬,毒蛇咬伤。

【用法用量】 内服煎汤,3~5g,研末0.5~1g;外用适量,研末撒或油浸调敷。

【注意】 血虚生风及孕妇禁服。

衣鱼科 Lepismatidae

毛衣鱼

【学名】 *Ctenolepisma villosa* (Fabr)

【药用部位】 全体。

【生长环境】 生活于黑暗、潮湿或图书、衣服、档案、纸张等中。

【捕捉季节】 全年可捕捉,用开水烫死后,干燥。

【分布】 丽水市各地。

【性味】 味咸,性温。

【功效】 利尿通淋,祛风明目,解毒散结。

【主治】 淋病,尿闭,中风口喎,小儿惊痫,重舌,目翳,瘢痕疙瘩。

【用法用量】 内服煎汤或研末,5~10只;外用适量,研末撒或调敷。

蜓科 Aeschnidae

碧尾蜓(绿蜻蜓)

【学名】 *Anax parthenope* Selys

【药用部位】 全体。

【生长环境】 生活于水库、池塘、河流、大渠道等。

【捕捉季节】 夏、秋季捕捉,用开水烫后死,干燥。

【分布】 丽水市各地。

【性味】 味咸,性温。

【功效】 益肾壮阳,强阴秘精。

【主治】 肾虚阳痿,遗精,喘咳。

【用法用量】 内服研末,3~6g。

蜻科 Libellulidae

黄衣

【学名】 *Plantala flavescens*（Fsbricius）

【药用部位】 全体。

【生长环境】 生活于田野、水边等。

【捕捉季节】 夏、秋季捕捉,用开水烫后死,干燥。

【分布】 丽水市各地。

【性味】 味咸,性温。

【功效】 益肾壮阳,强阴秘精。

【主治】 肾虚阳痿,遗精,喘咳。

【用法用量】 内服研末,3~6g。

褐顶赤卒

【学名】 *Sympetrum infuscatum*（Selys）

【药用部位】 全体。

【生长环境】 生活于田野、水边等。

【捕捉季节】 夏、秋季捕捉,用开水烫后死,干燥。

【分布】 丽水市各地。

【性味】 味咸,性温。

【功效】 益肾壮阳,强阴秘精。

【主治】 肾虚阳痿,遗精,喘咳。

【用法用量】 内服煎汤,3~6g。

蜚蠊科 Blattidae

东方蜚蠊(蟑螂)

【学名】 *Blatta orientalis* Linnaeus

【药用部位】 全体。

【生长环境】 多生活于厨房间、仓库、垃圾场等。

【捕捉季节】 夏、秋季捕捉,鲜用或开水烫过干燥。

【分布】 丽水市各地。

【性味】 味咸,性寒。

【功效】 散瘀,化积,解毒。

【主治】 癥瘕积聚,小儿疳积,喉痹,乳蛾,痈疮肿毒,虫蛇咬伤。

【用法用量】 内服煎汤,0.5~1.5g;外用适量,捣敷。

鳖蠊科 Polyphagidae

中华地鳖

【学名】 *Eupolyphaga sinensis* Walker

【药用部位】 雌虫体(土鳖虫)。

【生长环境】 生活于农村房间潮湿木地板下、富含腐杂质灶土墙基裂缝中等。有养殖。

【捕捉季节】 夏、秋季捕捉,用沸水烫死,干燥。

【药材性状】 体呈扁平卵形,长1.3~3cm,宽1.2~2.4cm。前端较窄,后端较宽,背部紫褐色,具光泽,无翅。前胸背板较发达,盖住头部;腹背板9节,呈覆瓦状排列。腹面红棕色,头部较小,有丝状触角1对,常脱落,胸部有足3对,具细毛和刺。腹部有横环节。质松脆,易碎。气微腥,味微咸。

【分布】 丽水市各地。

【性味】 味咸,性寒,有小毒。

【功效】 破瘀血,续筋骨。

【主治】 筋骨折伤,瘀血经闭,癥瘕痞块。跌打瘀肿,木舌重舌。

【用法用量】 内服煎汤,3~10g,研末1~3g;外用适量,煎汤含漱、研末撒或鲜品捣敷。

【注意】 年老体弱及月经期慎服,孕妇禁服。

鼻白蚁科 Rhinotermitidae

家白蚁

【学名】 *Coptotermes formosanus* Shiraki

【药用部位】 全体。

【生长环境】 生活于林地、庭园的土壤或树干内。

【捕捉季节】 夏、秋季捕捉,用沸水烫死,干燥。

【分布】 丽水市各地。

【功效】 滋补强壮。

【主治】 久病或年老体弱,气血两虚。

【用法用量】 内服干品研粉,3~5g。

螳螂科 Mantidae

小刀螂

【学名】 *Statilia maculata*(Thunberg)

【药用部位】 全体、卵鞘(桑螵蛸 长螵蛸)。

【生长环境】 生活于草丛、灌丛中。

【捕捉季节】 夏、秋季捕捉全虫,干燥;秋季采收卵鞘,蒸死卵,干燥。

【药材性状】 卵鞘呈长条形,一端较细,长2.5~5cm,宽1~1.5cm。表面灰黄色,上面带状隆起明显,两侧各有一条暗棕色浅沟和斜向纹理,底部平坦或有凹沟。质硬而脆,横断面内层为许多放射状排列的小室,每室各有细小椭圆形卵,深棕色,有光泽。气微腥,味淡或微咸。

【分布】 丽水市各地。

【性味】 全体:味甘、咸,性温。

　　　　卵鞘:味甘、咸,性平。

【功效】 全体:定惊止搐,解毒消肿。

　　　　卵鞘:益肾固精,缩尿,止浊。

【主治】 全体:小儿惊痫抽搐,咽喉肿痛,疔肿恶疮,痔疮,脚气。

　　　　卵鞘:遗精滑精,遗尿尿频,小便白浊。

【用法用量】 全体内服研末,1~2只;外用适量,捣敷或研末调敷。卵鞘内服煎汤,5~10g;外用适量,研末撒或油调敷。

【注意】 卵鞘:阴虚火旺或膀胱有湿热者慎服。

大刀螂

【学名】 *Tenodera sinenesis* Saussure[*Poratenodera sinensis* Saussure]

【药用部位】 全体、卵鞘(桑螵蛸 团螵蛸)。

【生长环境】 生活于草丛、灌丛树枝上。

【捕捉季节】 夏、秋季捕捉全虫,干燥;秋季采收卵鞘,蒸死卵,干燥。

【药材性状】 卵鞘略呈圆柱形或半圆形,由多层膜质薄片叠成,长2.5~4cm,宽2~3cm。表面浅黄褐色,上面带状隆起不明显,底部平坦或有凹沟。体轻,质松而韧,横断面可见外层为海绵状,内层为许多放射状排列的小室,每室各有细小椭圆形卵,深棕色,有光泽。气微腥,味淡或微咸。

【分布】　丽水市各地。

【性味】　全体:味甘、咸,性温。
　　　　　卵鞘:味甘、咸,性平。

【功效】　全体:定惊止搐,解毒消肿。
　　　　　卵鞘:益肾固精,缩尿,止浊。

【主治】　全体:小儿惊痫抽搐,咽喉肿痛,疔肿恶疮,痔疮,脚气。
　　　　　卵鞘:遗精滑精,遗尿尿频,小便白浊。

【用法用量】　全体内服研末,1～2只;外用适量,捣敷或研末调敷。卵鞘内服煎汤,5～10g;外用适量,研末撒或油调敷。

【注意】　卵鞘:阴虚火旺或膀胱有湿热者慎。

蝗科 Acrididae

稻叶大剑角蝗

【学名】　*Acrida lata* Motsch

【药用部位】　成虫。

【生长环境】　生活于草丛、农田。

【捕捉季节】　夏、秋季捕捉,鲜用或用沸水烫死后干燥。

【分布】　丽水市各地。

【性味】　味辛、甘,性温。

【功效】　祛风解痉,止咳平喘。

【主治】　小儿惊风,破伤风,百日咳,哮喘。

【用法用量】　内服煎汤,5～10只,研末1.5～3g;外用适量研末撒或调敷。

飞蝗(蝗虫)

【学名】　*Locusta migratoria* Linnaeus

【药用部位】　成虫。

【生长环境】　生活于草地、农田。

【捕捉季节】　夏、秋季捕捉,鲜用或用沸水烫死后干燥。

【分布】　丽水市各地。

【性味】　味辛、甘,性温。

【功效】　祛风解痉,止咳平喘。

【主治】　小儿惊风,破伤风,百日咳,哮喘。

【用法用量】　内服煎汤,5～10只,研末1.5～3g;外用适量,研末撒或调敷

中华稻蝗

【学名】　*Oxya chinensis* Thunderg

【药用部位】　成虫。

【生长环境】　生活于山地草丛、农田。

【捕捉季节】　夏、秋季捕捉,鲜用或用沸水烫死后干燥。

【分布】　丽水市各地。

【性味】　味辛、甘,性温。

【功效】　祛风解痉,止咳平喘。

【主治】　小儿惊风,破伤风,百日咳,哮喘。

【用法用量】　内服煎汤,5～10只,研末1.5～3g;外用适量,研末撒或调敷。

螽斯科 Tettigoniidae

纺织娘(叫姑姑)

【学名】 *Mecopoda elongata* Linnaeus

【药用部位】 全体。

【生长环境】 生活于山坡、园地草丛中。

【捕捉季节】 夏、秋季捕捉,鲜用或用酒醉死,焙干。

【分布】 丽水市各地。

【功效】 定惊止搐。

【主治】 小儿惊风抽搐。

【用法用量】 内服焙干研末,1～4只。

蟋蟀科 Gryllidae

油葫芦

【学名】 *Gryiius testaceus* Walker

【药用部位】 全体。

【生长环境】 生活于杂草中或砖瓦、石砾堆中。

【捕捉季节】 秋季捕捉,用沸水烫死,干燥。

【性味】 味辛、咸,性温。

【功效】 利水消肿,解毒。

【主治】 水肿,小便不利,流注。

【用法用量】 内服研末,5～9只。

蟋蟀

【学名】 *Scapipedus aspersus* Walker

【药用部位】 全体(蟋蟀)。

【生长环境】 生活于田埂、墙角的缝隙中,乱石堆及草丛中。

【捕捉季节】 秋季捕捉,用沸水烫死,干燥。

【药材性状】 体长圆形,长1.3～1.8cm,宽4～6mm。表面黑褐色,具光泽。头部略呈三角形;复眼1对;触角1对呈丝状,多脱落。前胸背板具黑褐色与淡黄色相间的斑纹;翅2对,前翅棕褐色,侧面上半部黑色,下半部淡黄色;胸足3对,多数脱落。腹部圆筒形,腹节明显。雌虫尾端有2条尾须,1条产卵器,雄虫尾端仅有2条尾须。质轻而脆。气腥臭,味微咸。

【分布】 丽水市各地。

【性味】 味辛、咸,性温,有小毒。

【功效】 利水,消肿。

【主治】 小便不利,水肿,腹水,小儿遗尿。

【用法用量】 内服煎汤,0.3～1.5g;外用适量,研末敷。

【注意】 孕妇禁服。

蝼蛄科 Gryllotalpidae

蝼蛄(非洲蝼蛄)

【学名】 *Gryllotalpa africana* Palisot et Beauvois

【药用部位】 全体(蝼蛄)。

【生长环境】 生活于潮湿温暖土壤中,特别是施过有机肥料有土壤中。

【捕捉季节】 夏、秋季点灯诱捕,用沸水烫死,干燥。

【药材性状】 体长约 3cm,宽约 0.4cm。全体被毛,背面茶褐色,腹面淡黄色。头圆锥;复眼卵形,突出,黑色,具光泽;触角丝状,多节。前胸板较宽,后缘突出;前翅长达腹部的一半,后翅膜质,超出腹部末端 5～7mm;足 3 对,前足胫节边缘有锯齿,呈铲状,后足长大,胫节中部背侧内缘有 3～4 枚能活动的刺。腹部皱缩。气腥臭,味微咸。

【分布】 丽水市各地。

【性味】 味咸,性寒,有小毒。

【功效】 利水,消肿,解毒。

【主治】 小便不利,瘰疬,痈肿恶疮。

【用法用量】 内服煎汤,3～4.5g,研末 1～2g;外用适量,研末调敷。

【注意】 体虚者慎服,孕妇禁服。

华北蝼蛄

【学名】 *Gryllotalpa unispina* Saussure

【药用部位】 全体(蝼蛄)。

【生长环境】 生活于潮湿温暖土壤中,特别是施过有机肥料有土壤中。

【捕捉季节】 夏、秋季点灯诱捕,用沸水烫死,干燥。

【药材性状】 体长约 4cm,宽约 0.5cm。全体被毛,背面灰褐色,腹面淡黄色。头圆锥;复眼卵形,突出,黑色,具光泽;触角丝状,多节。前胸板坚硬,呈盾形;前翅不及腹部的一半,后翅膜质,超出腹部末端 3～4mm;足 3 对,前足胫节边缘有锯齿,呈铲状,后足长大,胫节中部背侧内缘有 1 枚能活动的刺。腹部皱缩。气腥臭,味微咸。

【分布】 丽水市各地。

【性味】 味咸,性寒,有小毒。

【功效】 利水,消肿,解毒。

【主治】 小便不利,瘰疬,痈肿恶疮。

【用法用量】 内服煎汤,3～4.5g,研末 1～2g;外用适量,研末调敷。

【注意】 体虚者慎服,孕妇禁服。

蝉科 Cicadidae

黑蚱(知了、蝉)

【学名】 *Cryototympana pustulata* Fabricius

【药用部位】 全体、羽化后的蜕壳(蝉蜕)。

【生长环境】 生活于树上。

【捕捉季节】 夏、秋季捕捉,蒸死,干燥。夏季收集羽化后的蜕壳,除去泥土,干燥。

【药材性状】 羽化后的蜕壳呈椭圆形而弯曲,长约 3.5cm,宽约 2cm。表面黄棕色,半透明,有光泽。头部有丝状触角 1 对,多已脱落,复眼突出;额部先端突出,口吻发达,上唇短宽,下唇伸长呈管状。胸部背面呈十字裂开,裂口向内卷曲,脊背两旁具小翅 2 对;腹足有 3 对,被黄棕色细毛。腹部钝圆,共 9 节。体轻,膜质,中空,易碎。气微,味淡。

【分布】 丽水市各地。

【性味】 全体:味咸、甘,性寒。

　　　　 羽化后的蜕壳:味甘,性寒。

【功效】 全体:清热,熄风,镇惊。

　　　　 羽化后的蜕壳:散风除热,利咽,透疹,退翳,解痉。

【主治】 全体:小儿发热,惊风抽搐,癫痫,夜啼,偏头痛。

　　　　 羽化后的蜕壳:风热感冒,咽痛,音哑,麻疹不透,风疹瘙痒,目赤翳障,惊风抽搐,破伤风。

【用法用量】 全体内服煎汤,1～3 个。羽化后的蜕壳内服煎汤,3～6g;外用适量,煎水洗或研末调敷。

【注意】 羽化后的蜕壳:孕妇慎服。

褐翅红娘子

【学名】 *Huechys philaemata* Fabricius

【药用部位】 全体(红娘虫)。

【生长环境】 生活于灌丛、草丛,低矮的树丛中。

【捕捉季节】 夏、秋季早晨露水未干时捕捉,用沸水烫死,干燥。

【药材性状】 完整者呈长圆形,长 1.5~2.3cm,宽 5~7mm。头部及胸部均黑色,唇基朱红色。头部两侧有大而突出的复眼。前胸背板前狭后宽,中胸背板左右两侧各有一个朱红色的斑块;翅 2 对,膜质,前翅灰褐色,后翅淡褐色;足 3 对,多脱落。腹部 8 节,血红色。体轻,质脆,折断面中空。气微臭,味微辛。

【分布】 丽水市山区各地。

【性味】 味苦,性平,有毒。

【功效】 破瘀,解毒。

【主治】 经闭,狂犬病;外用于瘰疬恶疮。

【用法用量】 内服煎汤,0.1~0.3g;外用适量,研末作饼敷贴。

【注意】 毒性中药。体弱、无瘀者及孕妇禁服。

红娘子(黑翅红娘子)

【学名】 *Huechys sanguinea* De Geer

【药用部位】 全体(红娘虫)。

【生长环境】 生活于灌丛、草丛,低矮的树丛中。

【捕捉季节】 夏、秋季早晨露水未干时捕捉,用沸水烫死,干燥。

【药材性状】 完整者呈长圆形,长 1.5~2.3cm,宽 5~7mm。头部及胸部均黑色,唇基朱红色。头部两侧有大而突出的复眼。前胸背板前狭后宽,中胸背板左右两侧各有一个朱红色的斑块;翅 2 对,膜质,前翅黑色,后翅褐色;足 3 对,多脱落。腹部 8 节,血红色。体轻,质脆,折断面中空。气微臭,味微辛。

【分布】 丽水市山区各地。

【性味】 味苦,性平,有毒。

【功效】 破瘀,解毒。

【主治】 经闭,狂犬病;外用于瘰疬恶疮。

【用法用量】 内服煎汤,0.1~0.3g;外用适量,研末作饼敷贴。

【注意】 毒性中药。体弱、无瘀者及孕妇禁服。

747

介壳虫科 Coccidae

白蜡虫

【学名】 *Ericerus pela* (Chavannes)

【药用部位】 雄性虫所分泌的蜡质经精制者(虫白蜡)。

【生长环境】 生活于木犀科植物白蜡树或女贞属植物的枝梢上。

【采收季节】 处暑至白露间将粘有蜡质的树枝剪下,置水中煮沸溶化,放冷,上浮蜡块,再加温溶化,过滤,放冷凝固。

【药材性状】 呈白色或类白色块状。表面平滑或稍有皱纹,具光泽。体轻,质硬而稍脆,搓捻则粉碎,断面显针状、条状或颗粒状。气微,味淡。

【分布】 丽水市山区各地。

【性味】 味甘,性温。

【功效】 止血生肌。

【主治】 尿血,便血;外用于疮口溃后不敛,刀伤出血。

【用法用量】 外用适量,调药膏用。

蝽科 Pentatomidae

九香虫

【学名】 *Aspongopus chinensis* Dallas

【药用部位】　全体(九香虫)。

【生长环境】　隐藏于石块下、石缝中或杂草堆中间。

【捕捉季节】　11 月下旬至次年 3 月中旬捕捉,用酒闷死或沸水烫死,干燥。

【药材性状】　体呈六角状扁椭圆形,长 1.6～2cm,宽约 1cm。表面棕褐色或棕黑色,略有光泽。头部小,与胸部略呈三角形,复眼突出,卵圆形,单眼 1 对,触角 1 对各 5 节,多已脱落。背部有翅 2 对,外面的 1 对基部较硬,内部 1 对膜质,透明。胸部有足 3 对,多已脱落。腹部棕红色至棕黑色,每节近边缘处有突起的小点。质脆,折断面腹内有浅棕色有内含物。气特异,味微咸。

【分布】　丽水市各地。

【性味】　味咸,性温。

【功效】　理气止痛,温中助阳。

【主治】　胃寒胀痛,肝胃气痛,肾虚阳痿,腰膝酸痛。

【用法用量】　内服煎汤,6～9g。

【注意】　阴虚内热者禁服。

稻绿蝽

【学名】　*Nezara viridula smaragdula* Fabricius

【药用部位】　全体。

【生长环境】　生活于稻田、芝麻地或稻田附近的杂草丛中。

【捕捉季节】　除冬季外均可捕捉,用沸水烫死,干燥。

【分布】　丽水市各地。

【功效】　活血散瘀,消肿止痛。

【主治】　跌打损伤,瘀血肿痛。

【用法用量】　外用适量,研末调敷。

【注意】　外用。孕妇禁用。

刺蛾科 Cochlidiidae

黄刺蛾

【学名】　*Cuidocampa flavescens* Walker

【药用部位】　虫茧。

【生长环境】　幼虫生活于梨、李、柿、枣、樱桃等果树上,虫茧结于树枝或树干上。

【捕捉季节】　秋季从果树上取下,蒸后干燥。

【药材性状】　虫蚕呈椭圆形的空壳,直径 6～10mm,其一断侧面呈截断形,正面则为一圆口;表面灰色,有纵形褐色条纹,侧面有一棕色纵形条沟,为原附着树上的残痕。体轻,石灰质,揑则易碎。气微,味淡。

【分布】　丽水市各地。

【性味】　味甘,性平。

【功效】　熄风止痉,解毒消肿。

【主治】　小儿惊风,脐风,癫痫,乳蛾肿痛。

【用法用量】　内服入丸、散,1～5 个。

螟蛾科 Pyralidae

高粱条螟

【学名】　*Proceras venosatus* Walker

【药用部位】　幼虫。

【生长环境】　生活于玉米、甘蔗等秸秆内。

【捕捉季节】　寻找有虫口的秸秆,剖开取虫,鲜用或沸水烫死后干燥。

【分布】 丽水市各地。
【功效】 凉血止血。
【主治】 血热便血。
【用法用量】 内服煎汤,1.5～3g或5～10条。

蚕蛾科 Bombycidae

家蚕(蚕)

【学名】 *Bombyx mori* Linnaeus
【药用部位】 雄性蚕蛾、僵死的全虫(僵蚕)、蜕皮、粪便(蚕砂)、蛹、卵子、卵壳、茧壳。
【生长环境】 养殖。
【采收季节】 夏季收取雄性蚕蛾,沸水烫死后干燥;收集蜕皮、粪便(蚕砂)、蛹、卵子、卵壳、茧壳,干燥。
【药材性状】 僵死的全虫略呈圆柱形,多弯曲皱缩,长2～5cm,直径5～7mm,表面灰黄色,被白色粉霜状的气生菌丝和分生孢子。头部较圆,足8对,体节明显,尾部略呈二分歧状。质硬而脆,易折断,外层白色,中间有亮棕色或亮黑色的丝线环4个。气微辛,味微咸。

　　粪便为圆柱形的颗粒,,长约3mm。表面黑褐色,粗糙,凸凹不平,有6条纵槽及横向环纹,两端钝,呈六棱形。质硬而脆。气特异,味淡。
【分布】 缙云、莲都、松阳等地有养殖。
【性味】 雄性蚕蛾:味咸,性温。
　　　　僵死的全虫:味辛、咸,性平。
　　　　蜕皮:味甘,性平。
　　　　粪便:味甘、辛,性温。
　　　　蛹:味甘、咸,性平。
　　　　卵壳:味甘,性平。
　　　　茧壳:味甘,性温。
【功效】 雄性蚕蛾:补肾壮阳,涩精,止血,解毒消肿。
　　　　僵死的全虫:息风止痉,祛风止痛,化痰散结。
　　　　蜕皮:祛风止血,退翳明目。
　　　　粪便:祛风除湿,和胃化浊,活血通经。
　　　　蛹:杀虫疗疳,生津止渴。
　　　　卵子:祛风,清热,止痉。
　　　　卵壳:止血,止痢,解毒消肿。
　　　　茧壳:止血,止渴,解毒疗疮。
【主治】 雄性蚕蛾:阳痿遗精,白浊,血淋,金疮出血,咽喉肿痛,口舌生疮,痈肿疮毒,冻疮,蛇伤。
　　　　僵死的全虫:肝风夹痰,惊痫抽搐,小儿急惊,破作风,中风口㖞,风热头痛,目赤咽痛,风疹瘙痒,发颐痄腮。
　　　　蜕皮:崩漏,带下,痢疾,肠风便血,牙疳,口疮,喉风,目翳。
　　　　粪便:风湿痹痛,腰膝冷痛,皮肤风疹,吐泻转筋。
　　　　蛹:肺痨,小儿疳积,发热,蛔虫病,消渴。
　　　　卵子:风热牙疳,破伤风,热淋,难产。
　　　　卵壳:吐血,衄血,崩漏,肠痔下血,赤白痢疾,咽喉肿痛,牙疳,口疮,聤耳,疮疡,疔肿。
　　　　茧壳:肠风便血,淋痛尿血,血崩,消渴引饮,反胃吐食,痈疽脓成不溃,疳疮。
【用法用量】 雄性蚕蛾内服研末,1.5～5g;外用适量,研末撒或调敷。僵死的全虫内服煎汤,5～10g;外用适量,煎水洗研末撒或调敷。蜕皮内服烧灰研末,1.5～5g;外用适量,研末撒。粪便内服煎汤,4.5～15g;外用适量,炒热熨、煎水洗或研末调敷。蛹内服研末,1.5～6g。卵子内服研末,1.5～6g;外用适量,研末撒。卵壳内服研末,3～5g;外用适量,研末撒或调敷。茧壳内服煎汤,3～10g;外用适量,烧存性研末撒或调敷。
【注意】 雄性蚕蛾:阴虚火旺者禁服。
　　　　粪便:血不养筋、手足不遂者禁服。

749

粉蝶科 Pieridae

白粉蝶(白蝴蝶)

【学名】 *Pieris rapae*（Linnaeus）

【药用部位】 成虫的全体。

【生长环境】 幼虫生活在十字花科植物上。

【捕捉季节】 夏季捕捉,用线穿起风干。

【分布】 丽水市各地。

【功效】 消肿止痛。

【主治】 跌打损伤。

【用法用量】 外用适量,捣敷或浸酒搽。

【注意】 外用,不内服。

凤蝶科 Papilionidae

黄凤蝶

【学名】 *Papilio machaon* Linnaeus

【药用部位】 幼虫。

【生长环境】 生活于伞形科植物上,如芹菜、胡萝卜等。

【捕捉季节】 夏季捕捉,鲜用或用酒醉死,文火焙干。

【分布】 丽水市各地。

【性味】 味辛、甘,性温。

【功效】 理气,化瘀,止痛。

【主治】 胃脘痛,疝气腹痛,呃逆,噎嗝。

【用法用量】 内服研末,1.5~3g 或 1~3 条。

【注意】 胃热及体虚者慎服。

灯蛾科 Arctiidae

灯蛾

【学名】 *Arctia caja* Linnaeus

【药用部位】 成虫的全体。

【生长环境】 多生活于桑科植物上。

【捕捉季节】 秋季捕捉,鲜用或文火焙干。

【分布】 丽水市各地。

【功效】 解毒敛疮。

【主治】 痔瘘。

【用法用量】 外用适量,研末撒。

【注意】 外用,不内服。

丽蝇科 Calliphoridae

大头金蝇

【学名】 *Chrysomyia megacephala*（Fabricius）

【药用部位】 幼虫(五谷虫)或蛹壳。

【生长环境】 生活于人粪、垃圾、腐烂动物上。

【捕捉季节】 夏、秋季捕捉,反复洗净,使虫体内容物排除尽净,干燥。

【分布】 丽水市各地。

【性味】 味咸、甘,性寒。

【功效】 健脾消积,清热除疳。

【主治】 疳积发热,食积泻痢,疳疮,疳眼,走马牙疳。

【用法用量】 内服煎汤研末,3～5g;外用适量,研末撒或调敷。

虻科 Tabanidae

双斑黄虻(黄绿虻虫)

【学名】 *Atylotus bivittateinus* Takahasi

【药用部位】 雌性全体(虻虫)。

【生长环境】 生活于草丛及树丛中,雌虫吸食动物血液。

【捕捉季节】 夏、秋季捕捉,用沸水烫死或用线穿来起干燥。

【药材性状】 虫体长1.3～1.7cm。全体黄绿色,头部与胸部分离。头部复眼位于额的两侧;额部基瘤和中瘤小,分别呈圆形和心脏形,彼此分离甚远。中胸背板及小盾片密覆黄色毛,腋瓣上的一小撮毛为金黄色;腹背板1～4节的两侧具大块黄色斑纹。翅透明,翅脉黄色。质松而脆。气微腥,味咸。

【分布】 丽水市各地。

【性味】 味苦,性微寒,有小毒。

【功效】 逐瘀,破血,通经。

【主治】 癥瘕积聚,少腹蓄血,血滞经闭,扑损瘀血。

【用法用量】 内服煎汤,1.5～3g,研末每次0.3g;外用适量,研末调敷。

【注意】 气血虚者、孕妇及月经期禁服。

751

华虻

【学名】 *Tabanus mandarinus* Schiner

【药用部位】 雌性全体。

【生长环境】 生活于草丛及树丛中,雌虫吸食动物血液。

【捕捉季节】 夏、秋季捕捉,用沸水烫死或用线穿来起干燥。

【分布】 丽水市各地。

【性味】 味苦、微咸,性微寒,有小毒。

【功效】 破血通经。

【主治】 血瘀经闭,产后恶露不尽,干血痨,少腹蓄血,癥瘕积块,跌打伤痛,痈肿,喉痹。

【用法用量】 内服煎汤,1.5～3g,研末每次0.3g;外用适量,研末调敷。

【注意】 气血虚者、孕妇及月经期禁服。

狂蝇科 Oestridae

蜂蝇

【学名】 *Eristalis tenax* Linnaeus

【药用部位】 幼虫。

【生长环境】 幼虫生活于污水、粪坑或臭水潭中。

【捕捉季节】 夏、秋季捕捉,反复漂洗至清洁,拌以草木灰,再用清水洗净,沸水中略汤,干燥。

【分布】 丽水市各地。

【功效】 健脾消食。

【主治】 脾虚食滞,消化不良。

【用法用量】 内服研末,3～5g。

步行虫科 Carabidae

虎斑步甲（放屁虫）

【学名】 *Pheropsophus jessoensis*（Moraw）

【药用部位】 全虫。

【生长环境】 生活于潮湿处、田间、乱石堆下。

【捕捉季节】 春至秋季带手套捕捉，用沸水烫死，干燥。

【分布】 丽水市各地。

【性味】 味辛，性温。

【功效】 活血化瘀，温经止痛。

【主治】 寒瘀经闭，痛经，产后瘀滞腹痛，癥瘕积聚，跌打瘀肿。

【用法用量】 内服研末，3～5g。

隐翅虫科 Staphilinidae

多毛隐翅虫

【学名】 *Paederus densipennis* Bernh.

【药用部位】 全虫。

【生长环境】 生活于田边、沟旁及玉米根周围。

【捕捉季节】 夏、秋季捕捉，鲜用。

【分布】 丽水市各地。

【性味】 味苦，性寒，有毒。

【功效】 解毒散结，杀虫止痒。

【主治】 瘰疬，牙痛，神经性皮炎，癣疮。

【用法用量】 外用适量，捣敷或酒浸搽。

【注意】 有毒。只能外用，不可内服。

龙虱科 Dytiscidae

黄边大龙虱

【学名】 *Cybister japonicus* Sharp

【药用部位】 全虫。

【生长环境】 生活于池沼、水田、河边或水库边多水草处。

【捕捉季节】 全年捕捉，用沸水烫死，干燥。

【分布】 丽水市各地。

【性味】 味甘、微咸，性平。

【功效】 补肾，缩尿，活血。

【主治】 小儿遗尿，老人尿频，面部褐斑。

【用法用量】 内服煮熟、炒香，3～5g或8～12只。

三星龙虱

【学名】 *Cybister tripunctatus orientalis* Gschwendtner

【药用部位】 全虫。

【生长环境】 生活于池沼、水田、河边或水库边多水草处。

【捕捉季节】 全年捕捉，用沸水烫死，干燥。

【分布】 丽水市各地。

【性味】 味甘、微咸，性平。

【功效】 补肾,缩尿,活血。

【主治】 小儿遗尿,老人尿频,面部褐斑。

【用法用量】 内服煎汤煮熟、炒香,3~5g 或 8~12 只。

芫青科 Meloidae

锯角豆芫菁(葛上亭长)

【学名】 *Epicauta gorhami* Marseul

【药用部位】 全虫。

【生长环境】 生活于田间。

【捕捉季节】 夏、秋季捕捉,用沸水烫死,干燥。

【药材性状】 全虫长圆形,长 1~1.8cm。头红色,体和足黑色。前胸较狭小呈颈状,前胸背板有一条白色纵纹。鞘翅黑色,内外缘及中部具灰白色纵纹。足 3 对。

【分布】 丽水市各地。

【性味】 味辛,性温,有毒。

【功效】 逐瘀,破积,攻毒。

【主治】 血瘀经闭,癥瘕积聚,白癜。

【用法用量】 内服入丸、散,1~2 只;外用适量,捣敷或煮酒搽。

【注意】 有毒。经炮制后内服入丸、散剂;体虚及孕妇禁服。

绿芫菁

【学名】 *Lytta caragana* Pallas

【药用部位】 全虫。

【生长环境】 生活于野生豆科植物中。

【捕捉季节】 4~5 月捕捉,用沸水烫死,干燥。

【药材性状】 全虫长圆形,长 1~2cm,宽 4~5mm。头部略三角形,蓝紫色,有光泽,眼小,微突出。背部有鞘翅 1 对,亮绿色、蓝紫色或红紫色,光亮美丽,鞘翅下有膜质翅 1 对,淡棕色,有 4 条明显脉纹。胸部突起,腹部具 5 体节。足 3 对,多残缺,色青绿。触角多已脱落。气微臭。粉末接触皮肤会发疱。

【分布】 丽水市各地。

【性味】 味辛,性温,有毒。

【功效】 攻毒,破瘀,逐水。

【主治】 瘰疬,狂犬咬伤,血瘀经闭,水肿尿少。

【用法用量】 内服入丸、散,1~2 只;外用适量,研末调敷。

【注意】 剧毒。一般不内服,体虚及孕妇禁用。

地胆

【学名】 *Meloe coarctatus* Motschulsky

【药用部位】 全虫。

【生长环境】 成虫生活于草丛中。

【捕捉季节】 夏、秋季捕捉,用沸水烫死,干燥。

【药材性状】 全虫长 1.8~2.2cm。外表黑蓝色,雄虫触角中部膨大,鞘翅短,腹部大部分露于翅外,腹部干瘪,足和触角常缺损。质轻而脆。气微臭。

【分布】 丽水市各地。

【性味】 味辛,性微温,有毒。

【功效】 攻毒,逐瘀,消癥。

【主治】 瘰疬,恶疮,鼻息肉,癥瘕痞块。

【用法用量】 内服入丸、散,1~2 只;外用适量。研末贴敷、发泡或酒煮搽。

【注意】 有毒。内服宜慎,体虚及孕妇禁服。

南方大斑蝥

【学名】 *Mylabris phalerata* Pallas

【药用部位】 全虫(斑蝥)。

【生长环境】 多群栖,喜生活在大豆、棉花、花生、茄子及瓜类植物叶上。

【捕捉季节】 夏、秋季捕捉,用沸水烫死,干燥。

【药材性状】 全虫长圆形,长1.5~2.5cm,宽0.5~1cm。头及口器向下垂,有较大的复眼及触角各1对,触角多已脱落。背部具革质鞘翅1对,黑色,有3条黄色或棕黄色的横纹;鞘翅下面有棕褐色薄膜状透明的内翅2片。胸部乌黑色,胸部有足3对。有特殊的臭气。

【分布】 丽水市各地。

【性味】 味辛,性热,大毒。

【功效】 破血消癥,攻毒蚀疮,引赤发疱。

【主治】 癥瘕肿块,积年顽癣,瘰疬,赘疣,痈疽不溃,恶疮死肌。

【用法用量】 内服炮制后煎汤,0.03~0.06g,多入丸、散;外用适量,研末或浸酒醋,或制油膏敷患处,不宜大面积用。

【注意】 系毒性中药。大毒,炮制后入丸、散剂用,外用也能引起皮肤起疱,体虚及孕妇禁服用。

叩头虫科 Elateridae

有沟叩头虫

【学名】 *Pleonomus canaliculatus* Faldermann

【药用部位】 全虫。

【生长环境】 成虫多栖于山地草丛、林缘灌木丛中。

【捕捉季节】 春至秋季捕捉,用沸水烫死,干燥。

【分布】 丽水市各地。

【性味】 味辛,性微温。

【功效】 强壮筋骨,截疟。

【主治】 手足痿软无力,小儿迟行,疟疾。

【用法用量】 内服炖熟,10~15只或研末;外用适量,贴敷。

萤科 Lampyridae

萤火虫

【学名】 *Luciola vitticollis* Kies.

【药用部位】 全虫。

【生长环境】 成虫多栖于水边草丛中,昼伏夜出。

【捕捉季节】 夏、秋季捕捉,用沸水烫死,干燥。

【分布】 丽水市各地。

【性味】 味辛,性微温。

【功效】 明目,乌发,解毒。

【主治】 青盲目暗,头发早白,水火烫伤。

【用法用量】 内服煎汤,7~14只;外用适量,研末点眼。

天牛科 Cerambycidae

星天牛

【学名】 *Anoplophora chinensis* Forster

【药用部位】 全虫、幼虫。

【生长环境】 寄生于桑、柳、白杨、梨等树干上。

【捕捉季节】 夏季捕捉,入沸水中烫死,干燥。

【分布】 丽水市各地。

【性味】 全虫:味甘,性温,有毒。

幼虫:味苦、性温,有毒。

【功效】 全虫:活血通经,散瘀止痛,解毒消肿。

幼虫:化瘀,止痛,止血,解毒。

【主治】 全虫:血瘀经闭,痛经,跌打瘀肿,疔疮肿毒。

幼虫:胸痹心痛,血瘀崩漏,瘀膜遮睛,痘疮毒盛不起,痈疽脓成不溃。

【用法用量】 全虫内服煎汤,3~5只;外用适量,作膏敷贴或化水点眼。幼虫内服煎汤,3~6g。

【注意】 孕妇禁服。

桑天牛

【学名】 *Apriona germari*(Hope)

【药用部位】 全虫、幼虫。

【生长环境】 寄生于桑、柳、柑橘、梨等树干上。

【捕捉季节】 夏季捕捉,入沸水中烫死,干燥。

【分布】 丽水市各地。

【性味】 全虫:味甘,性温,有毒。

幼虫:味苦、性温,有毒。

【功效】 全虫:活血通经,散瘀止痛,解毒消肿。

幼虫:化瘀,止痛,止血,解毒。

【主治】 全虫:血瘀经闭,痛经,跌打瘀肿,疔疮肿毒。

幼虫:胸痹心痛,血瘀崩漏,瘀膜遮睛,痘疮毒盛不起,痈疽脓成不溃。

【用法用量】 全虫内服煎汤,3~5只;外用适量,作膏敷贴或化水点眼。幼虫内服煎汤,3~6g。

【注意】 孕妇禁服。

金龟子科 Scarabaeidae

屎壳螂

【学名】 *Catharsius molossus* Linnaeus

【药用部位】 全虫(蜣螂)。

【生长环境】 常栖息于牛粪、人粪堆中,或在粪堆下穴居。

【捕捉季节】 夏、秋季晚上用灯光诱捕,沸水中烫死,干燥。

【药材性状】 全虫长圆形,长3~4cm,直径1.8~3cm,黑褐色。雄虫头部前方呈扇面形,中央具长约6mm的角突1枚;前胸背板呈宽半圆形,顶部有横形隆脊,两侧各有角突1枚;后श约占体长1/2,为翅覆盖。雌者稍小,头部中央及前胸背板横形隆脊的两侧无角突;前翅革质,黑褐色,有7条纵向平行的纹理;后翅膜质,黄色或黄棕色;足3对。质坚而硬。气微臭,味微咸。

【分布】 丽水市各地。

【性味】 味咸,性寒,有毒。

【功效】 定惊,破瘀,通便,攻毒。

【主治】 惊痫,癫狂,癥瘕,腹胀便结,血痢,痔漏,疔毒。

【用法用量】 内服煎汤,1.5~3g;外用适量,研末调敷。

【注意】 脾胃虚寒者及孕妇禁服。

鳃金龟科 Melolonthidae

东北大黑鳃金龟

【学名】　*Holotrichia diomphalia* Bates

【药用部位】　幼虫。

【生长环境】　生活于 3~6cm 深的土内。

【捕捉季节】　夏、秋季翻土捕捉,洗净,用沸水烫死,干燥。

【分布】　丽水市各地。

【性味】　味咸,性微温,有毒。

【功效】　破瘀,散结,止痛,解毒。

【主治】　血瘀经闭,癥瘕,折伤瘀痛,痛风,破伤风,喉痹,痈疽,丹毒。

【用法用量】　内服研末,2~5g;外用适量,研末调敷或用汁涂。

【注意】　体虚者及孕妇禁服。

粉蠹科 Lyctidae

褐粉蠹

【学名】　*Lyctus brunneus* Steph.

【药用部位】　幼虫。

【生长环境】　生活于老竹或竹制品内,蚀害竹质。

【捕捉季节】　夏季捕捉,用沸水烫死,干燥。

【分布】　丽水市各地。

【性味】　味苦,性寒。

【功效】　解毒,祛湿,敛疮。

【主治】　秃疮,聤耳。

【用法用量】　外用适量,捣敷或研末撒。

象虫科 Curculionidae

竹象鼻虫

【学名】　*Cyrtotruchelus longimanus*（Fabr.）

【药用部位】　全虫。

【生长环境】　生活于竹林中。

【捕捉季节】　夏、秋季触动竹干使其落地,捕捉,用沸水烫死,干燥。

【分布】　丽水市各地竹林中。

【功效】　祛风湿,止痹痛。

【主治】　风湿痹痛。

【用法用量】　内服浸酒,3~5 个。

吉丁虫科 Buprestidae

日本吉丁虫

【学名】　*Chalcophora japonica*（Gory.）

【药用部位】　全虫。

【生长环境】　栖于丛林中。

【捕捉季节】　夏季捕捉,捕后浸于 75% 的乙醇中,每 100ml 浸 15 只。

【分布】　丽水市山区各地。

【功效】 杀虫,止痒。

【主治】 疥癣,风疹瘙痒。

【用法用量】 外用适量,浸酒涂搽。

蜾蠃科 Eumenidae

蜾蠃(细腰蜂、土蜂)

【学名】 *Eumenes pomifomis* Fadr.

【药用部位】 全虫、巢。

【生长环境】 平时自由生活,产卵时才衔泥造巢于室壁、树枝上。

【捕捉季节】 夏、秋季捕捉全虫,沸水烫死,干燥;全年可采巢。

【分布】 丽水市各地。

【性味】 全虫:味辛,性平。

　　　　 巢:味甘,性平。

【功效】 全虫:止咳降逆。

　　　　 巢:祛风止痛,和中,解毒。

【主治】 全虫:咳嗽,呕逆,鼻塞。

　　　　 巢:头风痛,霍乱吐泻,痈肿,蜂蜇伤。

【用法用量】 全虫内服研末,0.5~1g;外用适量,捣敷。巢内服煎汤,3~6g,研末1.5~3g;外用适量,研末调敷。

蜜蜂科 Apidae

中华蜜蜂(蜜蜂)

【学名】 *Apis cerana* Fobr.

【药用部位】 蜜(蜂蜜)、蜂王浆、蜂毒、蜡(蜂蜡)、分泌物(蜂胶)、幼虫、巢。

【生长环境】 群体性生活的社会性昆虫。蜂群由工蜂、雌蜂(蜂王)、雄蜂组成。

【捕捉(采收)季节】 春至秋季采收蜜、蜂王浆、蜂毒、蜂蜡、蜂胶、幼虫、巢。

【药材性状】 蜡呈不规则块状,大小不一。全体黄白色、黄色或淡黄棕色,不透明或微透明,表面光滑。体轻,蜡质,断面砂粒状,手搓捏能软化。有蜂蜜样香气,味微甘。

【分布】 丽水市各地山区有野生蜂群,亦有山区农户养殖蜂群。

【性味】 蜜:味甘,性平。

　　　　 蜂王浆:味甘、酸,性平。

　　　　 蜂毒:味辛、苦,性平,有毒。

　　　　 蜡:味甘、淡,性平。

　　　　 分泌物:味微甘,性平。

　　　　 幼虫:味甘,性平。

　　　　 巢:味微甘,性凉。

【功效】 蜜:补中,润燥,止痛,解毒。

　　　　 蜂王浆:滋补,强壮,益肝,健脾。

　　　　 蜂毒:祛风除湿,止痛。

　　　　 蜡:解毒,生肌,止痢,止血,定痛。

　　　　 分泌物:润肤生肌,消炎止痛。

　　　　 幼虫:祛风,解毒,杀虫,通乳。

　　　　 巢:解毒消肿,祛风杀虫。

【主治】 蜜:脘腹虚痛,肺燥干咳,肠燥便秘,解乌头类药毒;外治疮疡不敛,水火烫伤。

　　　　 蜂王浆:病后体虚,小儿营养不良,老年体衰,白细胞减少症,迁延性及慢性肝炎,十二指肠溃疡,高血压症,风湿性关节炎,糖尿病,功能性子宫出血。

　　　　 蜂毒:风湿性关节炎,腰肌酸痛,神经痛,高血压,荨麻疹,哮喘。

蜡:痈疽发背,溃疡不敛,急心痛,下痢脓血,久泻不止,胎动下血,遗精,带下。

分泌物:胃溃疡,口腔溃疡,宫颈糜烂,带状疱疹,牛皮癣,银屑病,皮肤裂痛,鸡眼,烧烫伤。

幼虫:头风,麻风,丹毒,风疹,虫积腹痛,带下,产后乳少。

巢:疮痈肿毒,咽痛咳嗽,慢性鼻炎,鼻窦炎,湿疹瘙痒,疥癣。

【用法用量】 蜜内服冲调,15~30g;外用适量,涂敷。蜂王浆内服:温开水冲服,0.05~0.2g。蜂毒多注射剂的原料。蜡外用适量,溶化敷患处。分泌物内服制成片,1~2g;外用适量,制成酊剂涂敷。幼虫内服炒炙研末,1~2g。巢内服咀嚼吮汁,1~5g或烧存性冲3~5g。

【注意】 蜜:痰湿内蕴、中满痞胀及大便不实者禁服。

蜂王浆:湿热泻痢者禁服,孕妇慎服。

蜂毒:结核病、糖尿病、先天性心脏病、动脉硬化、肾脏病、血液病、神经系统疾病、精神病及对蜂毒过敏者禁服。儿童及老年患者慎服。

蜡:湿热痢初起者禁服。

意大利蜜蜂

【学名】 *Apis mellifera* L.

【药用部位】 蜜(蜂蜜)、蜂王浆、蜂毒、蜡(蜂蜡)、分泌物(蜂胶)、幼虫、巢。

【生长环境】 群体性生活的社会性昆虫。蜂群由工蜂、雌蜂(蜂王)、雄蜂组成。

【捕捉(采收)季节】 春至秋季采收蜜、蜂王浆、蜂毒、蜂蜡、蜂胶、幼虫、巢。

【分布】 丽水市各地有农户养殖蜂群。

【性味】 蜜:味甘,性平。

蜂王浆:味甘、酸,性平。

蜂毒:味辛、苦,性平,有毒。

蜡:味甘、淡,性平。

分泌物:味微甘,性平。

幼虫:味甘,性平。

巢:味微甘,性凉。

【功效】 蜜:补中,润燥,止痛,解毒。

蜂王浆:滋补,强壮,益肝,健脾。

蜂毒:祛风除湿,止痛。

蜡:解毒,生肌,止痢,止血,定痛。

分泌物:润肤生肌,消炎止痛。

幼虫:祛风,解毒,杀虫,通乳。

巢:解毒消肿,祛风杀虫。

【主治】 蜜:脘腹虚痛,肺燥干咳,肠燥便秘,解乌头类药毒;外治疮疡不敛,水火烫伤。

蜂王浆:病后体虚,小儿营养不良,老年体衰,白细胞减少症,迁延性及慢性肝炎,十二指肠溃疡,高血压症,风湿性关节炎,糖尿病,功能性子宫出血。

蜂毒:风湿性关节炎,腰肌酸痛,神经痛,高血压,荨麻疹,哮喘。

蜡:痈疽发背,溃疡不敛,急心痛,下痢脓血,久泻不止,胎动下血,遗精,带下。

分泌物:胃溃疡,口腔溃疡,宫颈糜烂,带状疱疹,牛皮癣,银屑病,皮肤裂痛,鸡眼,烧烫伤。

幼虫:头风,麻风,丹毒,风疹,虫积腹痛,带下,产后乳少。

巢:疮痈肿毒,咽痛咳嗽,慢性鼻炎,鼻窦炎,湿疹瘙痒,疥癣。

【用法用量】 蜜内服冲调,15~30g;外用适量,涂敷。蜂王浆内服温开水冲服,0.05~0.2g。蜂毒多注射剂的原料。蜡外用适量,溶化敷患处。分泌物内服制成片,1~2g;外用适量,制成酊剂涂敷。幼虫内服炒炙研末,1~2g。巢内服咀嚼吮汁,1~5g或烧存性冲3~5g。

【注意】 蜜:痰湿内蕴、中满痞胀及大便不实者禁服。

蜂王浆:湿热泻痢者禁服,孕妇慎服。

蜂毒:结核病、糖尿病、先天性心脏病、动脉硬化、肾脏病、血液病、神经系统疾病、精神病及对蜂毒过敏者禁服。儿童及老年患者慎服。

蜡:湿热痢初起者禁服。

胡蜂科 Vespidae

黄星长脚黄蜂(马蜂)

【学名】 *Polistes mandarinus* Saussure

【药用部位】 巢。

【生长环境】 群栖性,营巢于树木上或屋檐下。

【采收季节】 冬季采收,干燥,倒出死蜂,再干燥。

【分布】 丽水市各地。

【性味】 味微甘,性平,小毒。

【功效】 祛风止痛,攻毒消肿,杀虫止痒。

【主治】 风湿痹痛,风虫牙痛,痈疽恶疮,瘰疬,喉舌肿痛,痔疮,风疹瘙痒,皮肤顽癣。

【用法用量】 内服煎汤,5~10g,研末服2~5g;外用适量,煎水洗,研末掺和调敷。

【注意】 气虚血亏及肾功能不全者慎服。

蚁科 Formicidae

林蚁(大黑蚁)

【学名】 *Formica fusca* Linnaeus

【药用部位】 全体。

【生长环境】 群体生活,常筑巢于地下、马尾松或黄山松中。

【捕捉季节】 选择阴雨天蚁群归巢时捕捉,60℃水中迅速处死,低温干燥。

【分布】 丽水市各地。

【性味】 味咸、酸,性平。

【功效】 补肾益精,通经活络,解毒消肿。

【主治】 肾虚头昏耳鸣,失眠多梦,阳痿遗精,风湿痹痛,中风偏瘫,手足麻木,红斑狼疮,硬皮病,皮肌炎,痈肿疔疮,毒蛇咬伤。

【用法用量】 内服研末,2~5g,或浸酒饮;外用适量,捣敷。

银鱼科 Salangidae

太湖新银鱼(银鱼)

【学名】 *Neosalanx tankankeii taihuensis* Chen

【药用部位】 全体。

【生长环境】 生活于淡水中上层,以浮游生物为主食。

【捕捉季节】 春季捕捞,洗净,鲜用或干燥。

【分布】 青田。云和、遂昌有养殖。

【性味】 味甘,性平。

【功效】 补虚,润肺,健胃。

【主治】 营养不良,咳嗽,脾虚泄泻,小儿疳积。

【用法用量】 内服煎汤,30~90g。

鲤科 Cyprinidae

鳙鱼(胖头鱼、黑鲢)

【学名】 *Aristichthys nobilis* (Richardson)

【药用部位】 全体。

【生长环境】 养殖。

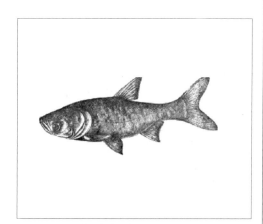

鳙鱼(胖头鱼、黑鲢)

【捕捉季节】　全年可捕捞,除去鳞片及内脏,洗净,鲜用。

【分布】　丽水市各地中型以上水库及欧江中、下游均有人工饲养或放养。

【性味】　味甘,性温。

【功效】　温中健脾,壮筋骨。

【主治】　脾胃虚弱,消化不良,四肢肿胀,腰膝酸痛,步履无力。

【用法用量】　内服适量,煎汤。

【注意】　多食动风热,发疮疖。

鲫鱼(土鲫)

【学名】　*Carassius auratus*（Linnaeus）

【药用部位】　肉、骨骼、头、脑髓、卵、胆。

【生长环境】　生活于江河、水库、水田、沟渠、池塘的水底层。有养殖。

【捕捉季节】　全年可捕捞,去鳞,分取肉、骨骼、头、脑髓、卵、胆,鲜用。

【分布】　丽水市各地。

【性味】　肉:味甘,性平。

头:味甘,性温。

卵:味甘,性平。

胆:味苦,性寒,有毒。

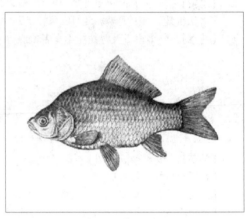

鲫鱼(土鲫)

【功效】　肉:健脾和胃,利水消肿,通血脉。

骨骼:杀虫,敛疮。

头:止咳,止痢,敛疮。

卵:调中,补肝,明目。

胆:清热明目,杀虫,敛疮。

【主治】　肉:脾胃虚弱,纳少反胃,产后乳汁不行,痢疾,便血,水肿,痈肿,瘰疬,牙疳。

骨骼:疮肿。

头:咳嗽,痢疾,小儿口疮,黄水疮。

脑髓:耳聋。

卵:目中障翳。

胆:消渴,砂眼,痔疮,阴蚀疮。

【用法用量】　肉内服适量,煮食;外用适量,捣敷、煅存性研末撒或调敷。骨骼外用适量,烧灰研末敷。头内服烧存性研末,3～6g;外用适量,烧存性研末调敷。脑髓外用适量,蒸熟滴耳。卵内服适量,煮食。胆外用适量,点眼、滴鼻或调敷。

【注意】　骨骼:烧灰外用。

胆:有毒。不宜直接吞服,肝肾功能不全者禁服。

金鱼

【学名】　*Carassius auratus*（Linnaeus）var. *Goldfish*

【药用部位】　全体。

【生长环境】　养殖。

【捕捉季节】　全年可捕捞,除去内脏,鲜用或干燥。

【分布】　丽水市各地有作观赏鱼饲养。

【性味】　味苦、微咸,性寒。

【功效】　利尿清热,解毒。

【主治】　水臌,黄疸,水肿,小便不利,肺炎,咳嗽,百日咳。

【用法用量】　内服煎汤,1～3条。

草鱼

【学名】 *Ctenopharyngodon idellus*（Cuvier et Valenciens）

【药用部位】 肉、胆。

【生长环境】 养殖。

【捕捉季节】 全年可捕捞,除去鳞片、鳃、内脏,留肉与胆,洗净,鲜用。

【分布】 丽水市各地水库、池塘有饲养或放养。

【性味】 肉:味甘,性温。

胆:味苦,性寒,有毒。

【功效】 肉:平肝祛风,温中和胃。

胆:清热利咽明目,祛痰止咳。

【主治】 肉:虚劳,肝风头痛,久疟,食后饱胀

胆:咽喉肿痛,目赤肿痛,咳嗽痰多。

【用法用量】 肉内服煎汤,100～200g。胆外用适量,滴耳、滴眼或搽。

【注意】 肉:不宜久服。

胆:肝、肾功能不全者禁服。

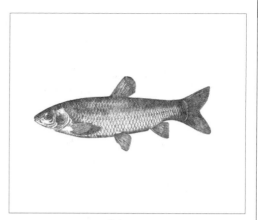

草鱼

红鳍 （黄掌皮、翘嘴巴）

【学名】 *Culter erythropherus* Basilewsky

【药用部位】 肉。

【生长环境】 生活于江河缓流区及大型水库中的水体中上层。

【捕捉季节】 春、夏季捕捉,除去鳃、鳞、内脏,洗净,鲜用。

【分布】 莲都、青田、景宁、龙泉、云和、遂昌、松阳。

【性味】 味甘,性平。

【功效】 开胃消食,健脾行水。

【主治】 食积不化,水肿。

【用法用量】 内服煎汤,100～200g。

【注意】 疮疖患者慎服。

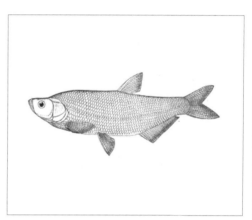

红鳍鲌(黄掌皮、翘嘴巴)

鲤鱼（鲤）

【学名】 *Cyprinus carpio* Linnaeus

【药用部位】 肉、鳞片、皮、血、脑、眼球、牙齿、胆、肠、脂肪。

【生长环境】 生活于各类水较深的天然水域中。有养殖。

【捕捉季节】 全年可捕捞,分取肉、鳞片、皮、血、脑、眼球、牙齿、胆、肠、脂肪,鲜用。

【分布】 丽水市各地。水库、池塘有饲养。

【性味】 肉:味甘,性平。

脑:味甘,性平。

胆:味苦,性寒,有毒。

【功效】 肉:健脾和胃,利水下气,通乳,安胎。

鳞片:散血,止血。

皮:安胎,止血。

血:解毒消肿。

脑:明目,聪耳,定痫。

牙齿:利水通淋。

胆:清热明目,退翳消肿,利咽。

肠:解毒,敛疮。

脂肪:定惊止痛。

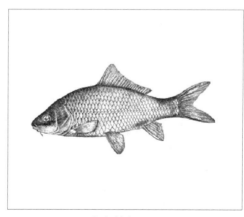

鲤鱼(鲤)

【主治】 肉:胃痛,泄泻,水湿肿满,小便不利,脚气,黄疸,咳嗽气逆,胎动不安,妊娠水肿,产后乳汁稀少。

鳞片:血瘀吐血,衄血,崩漏,带下,产后瘀滞腹痛,痔瘘。

761

皮:胎动不安,胎漏,骨鲠。

血:小儿火丹,口唇肿痛,口眼㖞斜。

脑:青盲,暴聋,久聋,诸痫。

眼球:刺在肉中,水肿。

牙齿:淋证,小便不利。

胆:目赤肿痛,青盲障翳,咽痛喉痹。

肠:聤耳,痔瘘,肠痈。

脂肪:小儿惊痫。

【用法用量】 肉内服煎汤,100～240g;外用适量,烧灰醋调敷。鳞片内服烧灰研末,3～6g。皮内服煎汤,适量或烧灰。血外用适量,涂敷。脑内服适量,煮食外用:适量,溶化灌耳。眼球外用适量,烧灰敷。牙齿内服研末,0.3～1g。胆外用适量,汁点、涂。肠内服适量,煮食;外用适量,捣敷或塞耳。脂肪内服适量,溶化。

【注意】 肉:风热者慎服。

胆:有毒。不宜吞服较大鱼胆,肝、功能不全者禁服。

鱼( )

【学名】 *Elopichthys bambusa* (Richarrdson)

【药用部位】 肉。

【生长环境】 生活于欧江、大型水库中上层水中。

【捕捉季节】 春、夏季捕捞,取肉,鲜用。

【分布】 青田、龙泉、遂昌、松阳、云和等地。

【性味】 味甘,性温。

【功效】 健脾益胃,温中止呕。

【主治】 脾胃虚弱,反胃呕吐。

【用法用量】 内服煮食,100～200g。

【注意】 疥疮患者慎服,

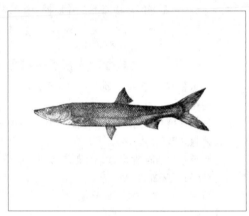

鳡鱼(鳡)

翘嘴红 (翘嘴巴)

【学名】 *Erythroculter ilishaeformis* (Bleeker)

【药用部位】 肉。

【生长环境】 生活于江河及大型水库中的水体中上层。

【捕捉季节】 春、夏季捕捉,除去鳃、鳞、内脏,洗净,鲜用。

【分布】 莲都、青田、景宁、龙泉、云和、遂昌。

【性味】 味甘,性平。

【功效】 开胃消食,健脾行水。

【主治】 食积不化,水肿。

【用法用量】 内服煎汤,100～200g。

【注意】 疮疖患者慎服。

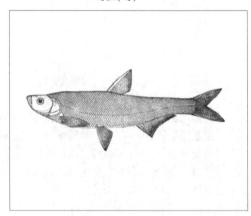

翘嘴红鲌(翘嘴巴)

唇(鲭、鲮、竹鱼)

【学名】 *Hemibarbus laleo* (Pallas)

【药用部位】 全体。

【生长环境】 生活于江河及小溪水流较大,沙石底质的水域中下层中。

【捕捉季节】 全年可捕捞,除去鳞片及内脏,洗净,鲜用或干燥。

【分布】 市全各地水系。

【性味】 味甘,性平。

【功效】 补气利水,祛风湿,强筋骨。

【主治】 水肿,小便不利,腰膝酸软,行动艰难。

【用法用量】 内服煮食,100～200g。

鲦鱼(白鲦、差鱼)

【学名】 *Hemicuiter leucisculus*（Basilewsky）

【药用部位】 肉。

【生长环境】 生活于江河及小溪等水域中,常群栖于水体沿岸区的上层。

【捕捉季节】 全年可捕捞,除去鳞片及内脏,洗净,鲜用。

【分布】 丽水市各地水系。

【性味】 味甘,性温。

【功效】 温中止泻。

【主治】 胃脘冷痛,肠寒泄泻。

【用法用量】 内服煮食,100～200g。

鲢鱼(白鲢)

【学名】 *Hypophthalmichthys molirix*（Cuvier et Valenciennes）

【药用部位】 肉。

【生长环境】 养殖于水库、池塘、河流等水域中。

【捕捉季节】 全年可捕捞,除去鳞片及内脏,洗净,鲜用。

【分布】 丽水市各地有饲养或放养。

【性味】 味甘,性温。

【功效】 温中益气,利水。

【主治】 久病体虚,水肿。

【用法用量】 内服煮食,100～200g。

【注意】 痘疹、疟疾、痢疾,目疾及疮疡患者慎服。

鲢鱼(白鲢)

763

三角鲂(鳊鱼、乌鳊)

【学名】 *Megalobrama terminalis*（Richardson）

【药用部位】 肉。

【生长环境】 养殖于水库、池塘,栖息于底质为淤泥或石砾水域中下层中。

【捕捉季节】 全年可捕捞,除去鳞片及内脏,洗净,鲜用。

【分布】 丽水市各地有饲养或放养。

【性味】 味甘,性平。

【功效】 健脾益胃,消食和中。

【主治】 消化不良,胸腹胀满。

【用法用量】 内服煮食,100～200g。

【注意】 患痢疾者慎服。

三角鲂(鳊鱼、乌鳊)

青鱼(螺蛳青)

【学名】 *Mylopharyngodon piceus*（Richardson）

【药用部位】 肉、枕骨、胆。

【生长环境】 养殖于水库、池塘、江河,栖息于水域中下层中。

【捕捉季节】 全年可捕捞,除去鳞片及内脏,洗净,肉鲜用;枕骨干燥;胆鲜用或干燥。

【分布】 丽水市各地有饲养或放养.

【性味】 味甘,性平。

　　　　 胆:味苦,性寒,有毒。

【功效】 肉:化湿除痹,益气和中。

　　　　 枕骨:散瘀止痛,利水。

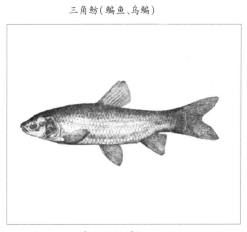

青鱼(螺蛳青)

胆:清热解毒,明目退翳。

【主治】 肉:脚气湿痹,腰脚软弱,胃脘疼痛,痢疾。

枕骨:心腹疼痛,水气浮肿。

胆:目赤肿痛,翳障,喉痹,热疮。

【用法用量】 肉内服煮食,100～200g。枕骨内服适量,水研磨。胆外用适量,鲜汁或研末点眼、吹喉或涂搽。

【注意】 胆:内服宜慎。

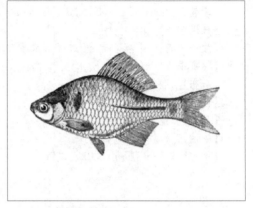

中华鳑鲏(鳑鲏、鳑古、枫叶)

中华鳑鲏(鳑鲏、鳑古、枫叶)

【学名】 *Rhodeus sinensis* Günther

【药用部位】 肉。

【生长环境】 生活于江河、水库、大池塘中。

【捕捉季节】 全年可捕捞,除去鳞片及内脏,洗净,鲜用。

【分布】 丽水市各地水系。

【性味】 味甘,性平。

【功效】 补脾健胃,解毒。

【主治】 久病体虚,痘毒。

【用法用量】 内服煮食,100～200g。

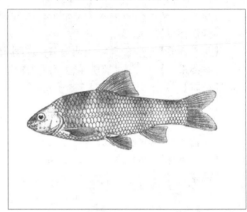

华鳈(灶子菩萨)

华　(灶子菩萨)

【学名】 *Sarcocheilichthys sinensis* Bleeker

【药用部位】 肉。

【生长环境】 生活于江河、水库、大池塘中,栖息于水域中下层中。

【捕捉季节】 全年可捕捞,除去鳞片及内脏,洗净,鲜用。

【分布】 丽水市各地水系。

【性味】 味甘,性平。

【功效】 健脾胃,利小便,解热毒。

【主治】 脾胃虚弱,消化不良,食后饱胀,水肿胀满,黄疸,痈疮肿毒。

【用法用量】 内服煮食,50～100g。

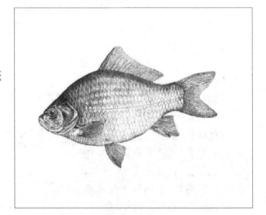

银鲴(黄尾巴)

银鲴(黄尾巴)

【学名】 *Xenocypris argentea* Gunther

【药用部位】 肉。

【生长环境】 生活于江河的中上游,栖息于水面开阔、水质洁净、流速不大的水域中下层中。

【捕捉季节】 全年可捕捞,除去鳞片及内脏,洗净,鲜用。

【分布】 丽水市各地水系。

【性味】 味甘,性温。

【功效】 温中止泻。

【主治】 胃寒泄泻。

【用法用量】 内服煮食,100～200g。

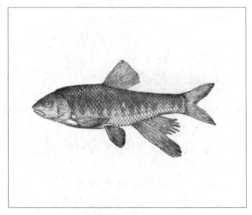

宽鳍鱲(白鱼)

宽鳍鱲(白鱼)

【学名】 *Zacco platypus* (Schlegel)

【药用部位】 肉。

【生长环境】 生活于江、河、溪的上游,栖息于水流较急,底质为砂石的浅滩。

【捕捉季节】 全年可捕捞,除去鳞片及内脏,洗净,鲜用。

【分布】 丽水市各地水系。

【性味】 味甘,性平。

【功效】 解毒,杀虫。

【主治】 疮疖,疥癣。

【用法用量】 内服煮食,100~200g;外用适量,鲜品捣敷或焙研撒敷。

鳅科 Cohitidae

泥鳅

【学名】 *Misgurnus anguillicaudatus*（Cantor）

【药用部位】 全体。

【生长环境】 生活于河流、水库、池塘、水田和水沟中。有养殖。

【捕捉季节】 全年可捕捞,除去内脏,洗净,鲜用或干燥。

【分布】 丽水市各地有野生亦有饲养。

【性味】 味甘,性平。

【功效】 补脾健胃,利水,解毒。

【主治】 脾虚泻痢,热病口渴,消渴,小儿盗汗,水肿,小便不利,阳事不举,病毒性肝炎,痔疮,疔疮,皮肤瘙痒。

【用法用量】 内服煮食,100~250g;外用适量,烧存性研末调敷或生品捣敷。

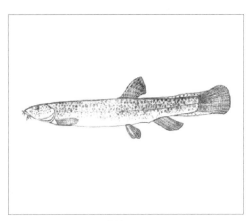

泥鳅

765

鲶科 Clariidae

鲶鱼（鲇袋、鲇鱼）

【学名】 *Silurus asotus* Linnaeus

【药用部位】 全体或肉、鱼鳔、尾。

【生长环境】 生活于各种环境的水域中,日间潜居于水下缝隙、洞穴中,晚上觅食。有养殖。

【捕捉季节】 全年可捕捞,除去内脏,分取肉、鱼鳔、尾,洗净,肉、尾鲜用;鱼鳔鲜用或干燥。

【分布】 丽水市各地水系,亦有饲养。

【性味】 全体或肉:味甘,性平。

　　　　尾:味甘,性平。

【功效】 全体或肉:滋阴补虚,健脾开胃,下乳,利尿。

　　　　鱼鳔:止血,敛疮。

　　　　尾:活血通络。

【主治】 全体或肉:虚损羸弱,脾胃不健,消化不良,产后乳少,水肿,小便不利。

　　　　鱼鳔:呕血,阴疮,瘘疮。

　　　　尾:口眼㖞斜。

【用法用量】 全体或肉内服煮食,250g。鱼鳔内服炙,研末每次6g;外用适量,煅炭研末敷。尾外用适量,鲜品敷贴。

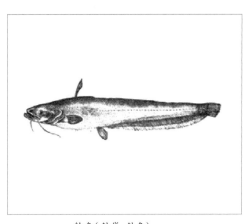

鲶鱼（鲇袋、鲇鱼）

（鮠）科 Bagridae

黄颡鱼（黄刺鱼）

【学名】 *Pseudobagrus fulvidraco*（Richardson）

【药用部位】 肉、颊骨。

【生长环境】 生活于河流中底层,日间潜居于水下缝隙、洞穴中,晚上觅食。

【捕捉季节】 全年可捕捞,除去内脏,分取肉、颊骨。

【分布】 丽水市各地水系。

【性味】 肉:味甘,性平。

【功效】 肉:祛风利水,解毒敛疮。
颊骨:解毒开痹。

【主治】 肉:水气浮肿,小便不利,瘰疬,恶疮。
颊骨:喉痹。

【用法用量】 肉内服煮食,100~200g;外用适量,烧存性研末调敷。颊骨内服烧存性研末,每次 3g。

胡子鲶 Clariidae

胡子鲶（塘虱）

【学名】 *Clarias fuscus*（Lacépède）

【药用部位】 肉。

【生长环境】 生活于江河、水库、大池塘及溪流中。

【捕捉季节】 全年可捕捞,放入清水池中,用时从鳃孔取出内脏,洗净,鲜用。

【分布】 丽水市各地水系。

【性味】 味甘,性平。

【功效】 益肾,调中,养血,止血。

【主治】 久病体虚,腰膝酸痛,小儿疳积,哮喘,衄血,倒经。

【用法用量】 内服煮食,100~200g。

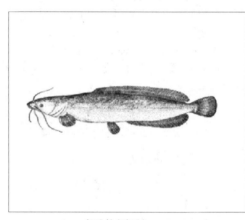

胡子鲶（塘虱）

鳗鲡科 Anguillidae

鳗鲡（河鳗、鳗鱼）

【学名】 *Anguilla japonica* Temminck et Schlegel

【药用部位】 全体、血、骨、脂肪。

【生长环境】 生活于江河、水库及溪流中,栖息于水域的中下层。有养殖。

【捕捉季节】 全年可捕捞,除去内脏,分取全体、血、骨、脂肪;全体、血鲜用;骨干燥;将全体放入水中煮,取水面脂肪。

【分布】 丽水市各地水系。有饲养。

【性味】 全体:味甘,性温。

【功效】 全体:健脾补肺,益肾固冲,祛风除湿,解毒杀虫。
血:明目退翳。
骨:杀虫,敛疮。
脂肪:解毒消肿。

【主治】 全体:五脏虚损,消化不良,小儿疳积,肺痨咳嗽,阳痿,崩漏带下,脚气水肿,风湿骨痛,肠风,痢疾,疮疡痔漏,疟疾,肠道寄生虫。
血:疮疹入眼和生翳。
骨:疳痢,肠风,崩带,恶疮,痔漏。
脂肪:痔漏,恶疮,耳内肿痛。

【用法用量】 全体内服煮食,100~250g;外用适量,烧存性研末调

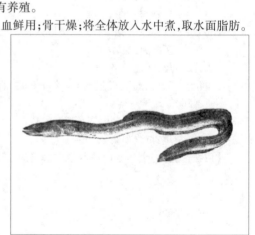

鳗鲡（河鳗、鳗鱼）

敷。血外用适量,点眼。骨内服炙研末,适量;外用适量,烧灰研末敷或烧烟熏。脂肪外用适量,熬油涂敷。

【注意】 全体:痰多泄泻者慎服。

花鳗

【学名】 *Anguilla marmorata* Quoy et Gaimard
【药用部位】 全体。
【生长环境】 生活于瓯江中下游。
【捕捉季节】 全年可捕捞,除去内脏,洗净,鲜用。
【分布】 青田、莲都瓯江中。
【性味】 味甘,性温。
【功效】 健脾补肺,益肾固冲,祛风除湿,解毒杀虫。
【主治】 五脏虚损,消化不良,小儿疳积,肺痨咳嗽,阳痿,崩漏带下,脚气水肿,风湿骨痛,肠风,痢疾,疮疡痔漏,疟疾,肠道寄生虫。
【用法用量】 内服煮食,100~250g;外用适量,烧存性研末调敷。
【注意】 痰多泄泻者慎服。

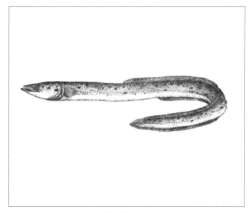

花鳗

鲻科 Mugilidae

鲻鱼

【学名】 *Mugil cephalus* Linnaeus
【药用部位】 肉。
【生长环境】 生活于咸淡水交汇河口的中上层。
【捕捉季节】 全年可捕捞,除去内脏,洗净,鲜用。
【分布】 青田。
【性味】 味甘,性平。
【功效】 益气健脾,开胃消食,散瘀止痛。
【主治】 脾胃虚弱,消化不良,小儿疳积,贫血,百日咳,产后瘀血,跌打损伤。
【用法用量】 内服煎汤,60~120g。
【注意】 疾病初愈者慎服。

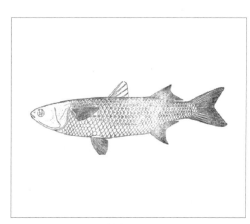

鲻鱼

合鳃科 Synbranchidae

黄鳝(鳝鱼)

【学名】 *Monopterus albus* (Zuiew)
【药用部位】 肉、皮、骨、血液、头部。
【生长环境】 生活水田、池塘、泥质水沟或渠道、河边泥岸。有养殖。
【捕捉季节】 夏、秋季捕捉,除去内脏,分取肉、皮、骨、血液、头部,除头部干燥外,均鲜用。
【分布】 丽水市各地。有饲养。
【性味】 肉:味甘,性温。
　　　　血液:味咸,性温。
　　　　头部:味甘,性平。
【功效】 肉:益气血,补肝肾,强筋骨,祛风湿。
　　　　皮:散结止痛。
　　　　骨:清热解毒。
　　　　血液:祛风缓络,活血,壮阳,解毒,明目。

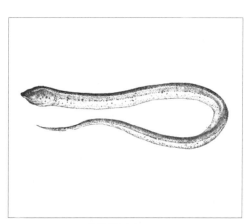

黄鳝(鳝鱼)

头部:健脾益胃,解毒杀虫。

【主治】 肉:虚劳,疳积,阳痿,腰痛,腰膝酸软,风寒湿痹,产后淋沥久痢脓血,痔漏,臁疮。

皮:乳房肿块,乳腺炎。

骨:流火,风热痘毒,臁疮。

血液:口眼㖞斜,跌打损伤,阳痿,耳痛,癣,痔瘘,目翳。

头部:消化不良,痢疾,消渴,痞块,脱肛,小肠痈,百虫入耳。

【用法用量】 肉内服煮食,100～250g;外用适量,剖片敷贴。皮内服:焙干研末每次3g,黄酒冲服。骨外用适量,烧炭研末,麻油调敷或敷贴。血液外用适量,涂敷或滴耳、鼻。头部内服焙干研粉,每次3g黄酒冲服;外用适量,焙干研粉绵裹塞耳。

【注意】 肉:虚热及外感病患者慎服。

(鮨)科 Serranidae

鲈鱼

【学名】 *Lateolabrax japonicus*（Cuvier et Valenciennes）

【药用部位】 肉。

【生长环境】 养殖。

【捕捉季节】 全年可捕捞,除去鳞片和内脏,洗净,鲜用或干燥。

【分布】 市内水塘、水库有饲养。

【性味】 味甘,性平。

【功效】 益脾胃,补肝肾。

【主治】 脾虚泻痢,消化不良,疳积,百日咳,水肿,筋骨痿弱,胎动不安,疮疡久不愈合。

【用法用量】 内服煮食,60～240g。

【注意】 不可与乳酪同食。

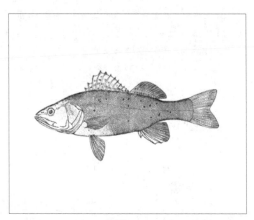

鲈鱼

鳜鱼(桂花鱼、老虎鱼)

【学名】 *Siniperca chuatsi*（Basilewsky）

【药用部位】 肉、胆。

【生长环境】 生活于静水或缓流水域敞水区。

【捕捉季节】 春、秋季捕捞,除去鳞片和内脏,取肉、胆,洗净,鲜用或干燥。

【分布】 遂昌乌溪江水库。

【性味】 肉:味甘,性平。

【功效】 肉:补气血,益脾胃。

【主治】 肉:虚劳羸瘦,脾胃虚弱,肠风便血。

胆:诸骨鲠咽。

【用法用量】 肉内服煮食,适量。胆内服以酒煎化,适量,含咽。

【注意】 肉:寒湿患者慎服。

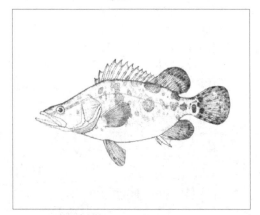

鳜鱼(桂花鱼、老虎鱼)

塘鳢科 Eleotridae

沙塘鳢(土布鱼)

【学名】 *Odontobutis obscura*（Teminck et Schlegel）

【药用部位】 肉、卵。

【生长环境】 生活于小溪流、渠道、水库上游,常在多草和碎石的浅水处活动。

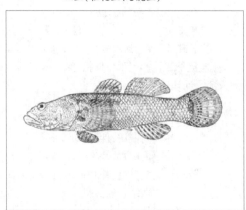

沙塘鳢(土布鱼)

【捕捉季节】 全年可捕捞,除去鳞片和内脏,洗净,鲜用或干燥;4～6月捕捞,取卵,鲜用。

【分布】 丽水市各地水系及附属水系。

【性味】 肉:味甘,性温。
卵:味咸,性平。

【功效】 肉:补脾益气,除湿利水。
卵:助相火,开胃,利水。

【主治】 肉:脾虚食少,水肿,湿疮,疥癣。
卵:肾虚阳痿,消化不良,水肿。

【用法用量】 肉内服炖食,适量。卵内服煮食,适量。

鳢科 Ophiocephlidae

月鳢(七星鱼)

【学名】 *Channa asiaticus* Linnaeus

【药用部位】 肉。

【生长环境】 生活于高山水田田沟中。

【捕捉季节】 全年可捕捞,除去内脏,洗净,鲜用。

【分布】 景宁(大漈)。

【性味】 味甘,性平。

【功效】 滋补肝肾,强壮筋骨。

【主治】 肝肾不足,腰膝酸软,四肢无力。

【用法用量】 内服炖食,100～200g。

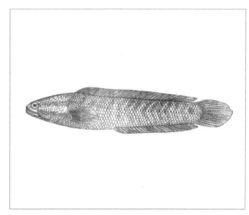

月鳢(七星鱼)

乌鳢(黑鱼、乌鱼)

【学名】 *Ophiocephalus argus* Cantor

【药用部位】 肉、骨骼、血液、头、胆、肠、尾鳍。

【生长环境】 栖息于水塘、水库等宽大静水水域中。有养殖。

【捕捉季节】 全年可捕捞,除去鳞片,分取肉、骨骼、血液、头、胆、肠、尾鳍;肉、头、胆,鲜用或干燥;血液、肠、尾鳍鲜用;骨骼干燥。

【分布】 丽水市各地。

【性味】 肉:味甘,性凉。
胆:味苦、甘,性寒。

【功效】 肉:补脾益胃,利水消肿。
骨骼:通络,止痉,收敛。
血液:活血通络。
头:通经,活络。
胆:泻火,解毒。
肠:解毒 驱虫。
尾鳍:祛风利湿,解毒。

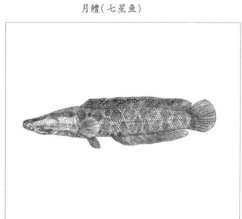

乌鳢(黑鱼、乌鱼)

【主治】 肉:身面浮肿,妊娠水肿,湿痹,脚气,产后乳少,习惯性流产,肺痨体虚,胃脘胀满,肠风及痔疮下血,疥癣。
骨骼:四肢麻木,抽搐,泄泻,下痢,狐臭,外伤出血。
血液:口眼㖞斜,腰膝不利。
头:月经错后,经闭,头风,口眼㖞斜。
胆:喉痹,目翳,砂眼,白秃疮。
肠:痔漏,下肢溃疡。
尾鳍:痔疮。

【用法用量】 肉内服煮食,250～500g,研末每次10～15g;外用适量,捣敷。骨骼内服研,末2～3g;外用适量,研末敷。血液外用适量,涂敷。头内服焙研酒冲,适量;外用适量,鲜品捣敷。胆内服水调灌少许;外用适量,点眼或研末吹喉。肠外用适量,炙香外贴或绵裹塞入肛门。尾外用适量,鲜品贴。

隐鳃鲵科 Cryptobrancidae

大鲵(娃娃鱼)

【学名】 *Megalobatrachus davidianus*（Blanchard）

【药用部位】 全体。

【生长环境】 生活于海拔 400～1200m 水质清凉的山间深水潭中，常在石隙多的滩口上下或水流缓慢洞中活动。有养殖。

【捕捉季节】 每年 5～6 月繁殖期后才能捕捉。除去内脏,鲜用。

【分布】 遂昌、龙泉、庆元、云和、景宁、青田等地。庆元有饲养。

【性味】 味甘,性平。

【功效】 补虚健脑,截疟。

【主治】 病后体虚,神经衰弱,贫血,疟疾。

【用法用量】 内服炖,60～250g。

【注意】 本种为国家二级保护动物,严禁滥捕。

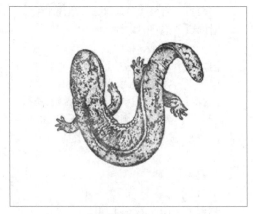

大鲵(娃娃鱼)

蝾螈科 Salamandridae

东方蝾螈

【学名】 *Cynops orientalis*（David）

【药用部位】 全体。

【生长环境】 生活于海拔 1000m 以下水质清澈阴凉的山旁小水坑、泉水潭、梯田及流水非常缓慢小沟渠内。

【捕捉季节】 夏、冬季捕捉,用酒闷死,除去内脏,微火烘干。

【分布】 遂昌、缙云、青田、云和、景宁、庆元、龙泉等地。

【性味】 味甘、苦,性寒。

【功效】 消积化滞,清热解毒。

【主治】 小儿疳积,烧烫伤,皮肤痒疹。

【用法用量】 内服焙焦研末,3～5g;外用焙焦研末,调敷。

东方蝾螈

肥螈(四脚鱼)

【学名】 *Pachytriton brevipes*（Sauvage）

【药用部位】 全体。

【生长环境】 生活于海拔 800m 以上、水质清凉流水缓慢的溪流中,常见于水潭、水坑内。

【捕捉季节】 夏、冬季捕捉,除去内脏,微火烘干。

【分布】 遂昌、缙云、景宁、龙泉、庆元等地。

【性味】 味甘、微甘,性平。

【功效】 补虚消疳。

【主治】 小儿疳积,胃痛。

【用法用量】 内服研末,3～5g。

肥螈(四脚鱼)

蟾蜍科 Bufonidae

华西大蟾蜍(黄蛤)

【学名】 *Bufo bufo andrewsi*（Schmidt）

【药用部位】 全体。

【生长环境】 生活于海拔 600m 以上的山区,平时不易发现,每年

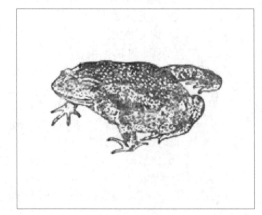

华西大蟾蜍(黄蛤)

惊蛰后 1 周在梯田边缘水沟、水坑、冷水冬闲田产卵时可见。

【捕捉季节】　春季捕捉,杀死,除去内脏,干燥。

【分布】　龙泉、景宁、云和、遂昌等地。

【性味】　味辛、性凉,有毒。

【功效】　解毒散结。

【主治】　痈疽,疔疮,恨背,瘰疬,恶疮。

【用法用量】　内服煎汤,1~3g;外用适量,烧存性研末调敷。

【注意】　有毒。一般外用,内服不可过量。

中华大蟾蜍(癞蛤蟆)

【学名】　*Bufo bufo gargarizans* Cantor

【药用部位】　全体(干蟾)、皮、分泌物(蟾酥)、头部、舌、肝、胆。

【生长环境】　生活于泥土、石下或草丛间,夜出觅食。

【捕捉季节】　夏、秋季捕捉,先采集分泌物,然后分取全体或皮、头部、舌、肝、胆;头部、舌、肝、胆鲜用,其他余干燥。

【药材性状】　分泌物为长方形片状或扁圆形团块状,棕褐色或红棕色。片状者质脆,断面红棕色,半透明;团块者质坚,不易折断,断面棕褐色,角质样,微有光泽。气微腥,嗅之易引起打喷嚏,味初甜,而后有持久的麻辣感。

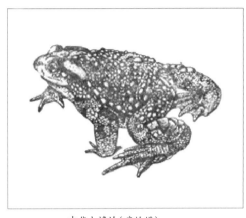

中华大蟾蜍(癞蛤蟆)

771

【分布】　丽水市各地。

【性味】　全体:味辛、性凉,有毒。

　　　　　皮:味苦,性凉,有毒。

　　　　　分泌物:味辛,性温,有毒。

　　　　　头部:味辛、苦,性凉,有毒。

　　　　　舌:味辛、苦、甘,性凉。

　　　　　肝:味辛、苦、甘,性凉。

　　　　　胆:味苦,性寒。

【功效】　全体:解毒散结,消积利水,杀虫消疳。

　　　　　皮:清热解毒,利水消胀。

　　　　　分泌物:解毒,止痛,开窍醒神。

　　　　　头部:消疳散结。

　　　　　舌:解毒拔疔。

　　　　　肝:解毒散结,拔疔消肿。

　　　　　胆:镇咳祛痰,解毒散结。

【主治】　全体:痈疽,疔疮,发背,瘰疬,恶疮,癥瘕癣积,膨胀,水肿,小儿疳积,破伤风,慢性咳喘。

　　　　　皮:痈疽肿毒,瘰疬,肿瘤,疳积膨胀,慢性气管炎。

　　　　　分泌物:痈疽疔疮,咽喉肿痛,中暑神昏,痧胀腹痛,吐泻。

　　　　　头部:小儿疳积。

　　　　　舌:疔疮。

　　　　　肝:痈疽,疔毒,疮肿蛇咬伤,麻疹。

　　　　　胆:气管炎,小儿失音,早期淋巴结结核,鼻疔。

【用法用量】　全体内服煎汤,1~3g;外用适量,烧存性研末调敷。皮内服煎汤,3~9g;外用适量,鲜品捣敷或干品研末调敷。分泌物内服入丸、散,0.015~0.03g;外用适量,研末调敷。头部内服适量,入丸、散,适量。舌外用适量,捣烂摊贴患处。肝内服煎汤,1~2个;外用适量,捣敷。胆内服开水冲服,3~6个;外用适量,取汁搽。

【注意】　全体:有毒。一般外用,内服不可过量。

　　　　　分泌物:有毒。外用不可入目,孕妇禁用。

　　　　　头部:有毒。一般入丸、散剂。

黑眶蟾蜍

【学名】 *Bufo melanostictus* Schneidr

【药用部位】 全体、皮、分泌物（蟾酥）、头部、舌、肝、胆。

【生长环境】 生活于草地、农村住宅四周或旱地作物草丛间,夜出觅食。

【捕捉季节】 夏、秋季捕捉,先采集分泌物,然后分取全体或皮、头部、舌、肝、胆;头部、舌、肝、胆鲜用,其他余干燥。

【药材性状】 分泌物为长方形片状或扁圆形团块状,棕褐色或红棕色。片状者质脆,断面红棕色,半透明;团块者质坚,不易折断,断面棕褐色,角质样,微有光泽。气微腥,嗅之易引起打嚏,味初甜,而后有持久的麻辣感。

【分布】 遂昌、龙泉、庆元、云和、莲都、景宁。

【性味】 全体:味辛,性凉,有毒。

皮:味苦,性凉,有毒。

分泌物:味辛,性温,有毒。

头部:味辛、苦,性凉,有毒。

舌:味辛、苦、甘,性凉。

肝:味辛、苦、甘,性凉。

胆:味苦,性寒。

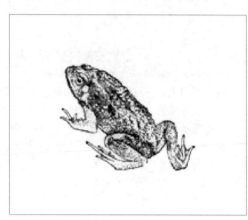

黑眶蟾蜍

【功效】 全体:解毒散结,消积利水,杀虫消疳。

皮:清热解毒,利水消胀。

分泌物:解毒,止痛,开窍醒神。

头部:消疳散结。

舌:解毒拔疔。

肝:解毒散结,拔疔消肿。

胆:镇咳祛痰,解毒散结。

【主治】 全体:痈疽,疔疮,发背,瘰疬,恶疮,癥瘕癣积,膨胀,水肿,小儿疳积,破伤风,慢性咳喘。

皮:痈疽肿毒,瘰疬,肿瘤,疳积膨胀,慢性气管炎。

分泌物:痈疽疔疮,咽喉肿痛,中暑神昏,痧胀腹痛,吐泻。

头部:小儿疳积。

舌:疔疮。

肝:痈疽,疔毒,疮肿蛇咬伤,麻疹。

胆:气管炎,小儿失音,早期淋巴结结核,鼻疔。

【用法用量】 全体内服煎汤,1~3g;外用适量,烧存性研末调敷。皮内服煎汤,3~9g;外用适量,鲜品捣敷或干品研末调敷。分泌物内服入丸、散,0.015~0.03g;外用适量,研末调敷。头部内服适量,入丸、散。舌外用适量,捣烂摊贴患处。肝内服煎汤,1~2个;外用适量,捣敷。胆内服开水冲服,3~6个;外用适量,取汁搽。

【注意】 全体:有毒。一般外用,内服不可过量。

分泌物:有毒。外用不可入目,孕妇禁用。

头部:有毒。一般入丸、散剂。

雨蛙科 Hylidae

中国雨蛙

【学名】 *Hyla chinenesis* Güenther

【药用部位】 全体。

【生长环境】 生活于海拔500m以下的丘陵地带,多栖息于水塘、水田周围或路旁灌木丛中,或稻田内水稻丛中。

【捕捉季节】 夏季三伏天捕捉(切勿损伤),洗净焙黄。

【分布】 遂昌、青田、云和、缙云等地。

【性味】 味淡,性平。

【功效】 生肌,止血,止痛,

【主治】 跌打损伤,骨折,外伤出血。

【用法用量】 内服焙研,3~6g;外用适量,研末调敷。

蛙科 Ranidae

沼蛙

【学名】 *Rona guentheri* Boulenger

【药用部位】 全体。

【生长环境】 生活于清水池、水田、岸边草丛、泥洞或水生植物间。

【捕捉季节】 夏、秋季捕捉,洗净,鲜用。

【分布】 遂昌、龙泉、庆元等地。

【性味】 味辛、咸,性凉。

【功效】 活血止痛,续筋接骨,排脓生肌。

【主治】 跌打损伤,骨折,疮痈溃后脓多不封口。

【用法用量】 外用适量,捣敷或研末撒。

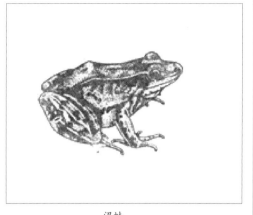

沼蛙

泽蛙(蛤蟆、乌蟆)

【学名】 *Rona limnocharis* Boie

【药用部位】 全体、皮、脑髓、肝、胆、蝌蚪。

【生长环境】 生活于稻田、池塘、水沟、草丛、石堆中或农作物中。

【捕捉季节】 夏、秋季捕捉,洗净,分取全体或皮、脑髓、肝、胆;脑髓、胆鲜用;其他鲜用或干燥。

【分布】 丽水市各地。

【性味】 全体:味甘,性寒。

【功效】 全体:清热解毒,健脾消积。

　　　　皮:解毒,水肿,散结。

　　　　脑髓:明目。

　　　　肝:解毒,疗疮。

　　　　胆:利咽开音。

　　　　蝌蚪:清热解毒。

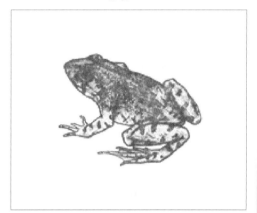

泽蛙(蛤蟆、乌蟆)

【主治】 全体:痈肿,疔疖,口疮,乳痈,瘰疬,小儿疳积,热痢。

　　　　皮:疖肿,瘰疬,臁疮。

　　　　脑髓:青盲。

　　　　肝:蛇咬伤,白屑病,疔疮。

　　　　胆:小儿失音。

　　　　蝌蚪:热毒疮肿,痄腮,水火烫伤。

【用法用量】 全体内服煎汤,适量或入丸、散剂;外用适量,捣敷或研末撒。皮外用适量,贴患处或煅灰油调敷。脑髓内服适量,炖服。肝外用适量,捣敷或烧存性调敷。胆外用适量,取汁点舌。蝌蚪外用适量,捣敷。

黑斑蛙(青蛙、田鸡)

【学名】 *Rona nigromaculata* Hallowell

【药用部位】 全体、蝌蚪、胆。

【生长环境】 生活于稻田、池塘、草丛石块、水生植物、农作物间。

【捕捉季节】 夏、秋季捕捉,除去内脏,取出胆,洗净,鲜用。

【分布】 丽水市各地。

【性味】 全体:味甘,性凉。

　　　　胆:味苦,性寒。

【功效】 全体:利水消肿,清热解毒,补虚。

　　　　蝌蚪:清热解毒。

　　　　胆:清热解毒。

【主治】 全体:水肿,膨胀,黄疸,虾蟆瘟,小儿热疮,痢疾,劳热,产后体虚。

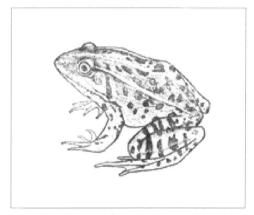

黑斑蛙(青蛙、田鸡)

蝌蚪:热毒疮肿,痄腮,水火烫伤。

　　　　　　胆:麻疹并发肺炎,咽喉糜烂。

【用法用量】　全体内服煎汤,1~3只;外用适量,捣敷。蝌蚪外用适量,捣敷。胆内服吞服,1~2个;外用适量,取汁涂患处。

【注意】　全体:不宜多服、久服。

棘胸蛙(石蛙)

【学名】　*Rona spinosa* David

【药用部位】　全体。

【生长环境】　生活于海拔1 500m 以下的山间溪流中,白天蔽在石洞中,夜间蹲在潮湿石块上。

【捕捉季节】　白露节前后捕捉,除去内脏,洗净,鲜用或风干。有养殖。

【分布】　丽水市山区各地。景宁有饲养。

【性味】　味甘,性平。

【功效】　滋补强壮。

【主治】　小儿疳积,羸瘦,病后体虚。

【用法用量】　内服煮食,100~120g。

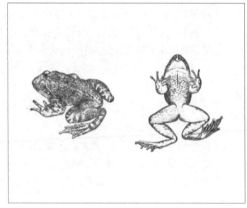

棘胸蛙(石蛙)

虎纹蛙

【学名】　*Rona tigrina rugulosa* Wiegmann

【药用部位】　全体。

【生长环境】　生活于海拔600m 以下水田、池塘、水沟、草丛中。

【捕捉季节】　夏、秋季捕捉,除去内脏,洗净,鲜用。

【分布】　缙云,龙泉等地。

【性味】　味甘,性寒。

【功效】　滋补强壮。

【主治】　小儿疳积。羸瘦。

【用法用量】　内服蒸食,1~2只。

【注意】　系国家二级保护动物,禁止滥捕。

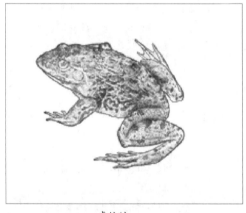

虎纹蛙

树蛙科 Rhacophoridae

斑腿树蛙

【学名】　*Rhacophorus leucomystax* Gravenhorst

【药用部位】　全体。

【生长环境】　生活于丘陵、山区的水、池塘、水坑边的石缝或草丛和灌木林中。

【捕捉季节】　夏秋季捕捉,剥去外皮,除去内脏,洗净,鲜用或干燥碾粉。

【分布】　丽水市各地。

【性味】　味咸,性微寒。

【功效】　化瘀止血,接骨续筋。

【主治】　外伤出血,跌打损伤,骨折。

【用法用量】　外用适量,焙干研粉撒或调敷。

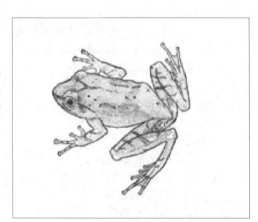

斑腿树蛙

平胸龟科 Platysternidae

平胸龟(大头平胸龟、鹰嘴龟)

【学名】 *Platysternon megacephalum* Gray

【药用部位】 全体。

【生长环境】 生活于山涧清澈的溪流。沼泽地、水潭中及河边、田边。

【捕捉季节】 夏、秋季捕捉,斩头杀死,除去甲和内脏,鲜用。

【分布】 莲都、缙云等地。有零星作观赏动物饲养。

【性味】 味甘、咸,性寒。

【功效】 滋阴潜阳,宁心补肾。

【主治】 眩晕心烦,失眠,遗精腰酸,肺结核,久泻,久痢。

【用法用量】 内服煮食,100~300g,或熬膏。

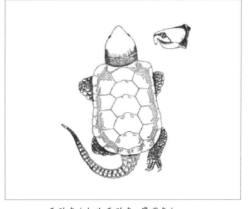

平胸龟(大头平胸龟、鹰嘴龟)

龟科 Testudinidae

乌龟(龟)

【学名】 *Chinemys reevesii*(Gray)

【药用部位】 甲壳(龟甲)、肉、血液、胆汁。

【生长环境】 生活于水库、池塘、河流及岸边潮湿的草丛中。有养殖。

【捕捉季节】 夏、秋季捕捉,杀死,分取甲壳(龟壳)、肉、血液、胆汁;甲壳干燥;其他鲜用。

【药材性状】 甲壳有背甲及腹甲由甲桥相连组成,背甲稍长于腹甲,与腹甲常分离。背甲呈长椭圆形拱状,长 7.5~24cm,宽 6~18cm;表面棕褐色或黑褐色,脊棱 3 条;颈盾 1 块,前窄后宽;椎盾 5 块,第 1 椎盾长大于宽或近相等,第 2~4 椎盾宽大于长;肋盾两侧对称,各 4 块;缘盾每侧 11 块;臀盾 2 块。腹甲呈板片状,近长方椭圆形,长 6.4~21cm,宽 5.5~17cm;外表面淡黄棕色至棕黑色,盾片 12 块,每块常具紫褐色放射状纹理,腹盾、胸盾和股盾中缝均长,喉盾、肛盾次之,肱盾中缝最

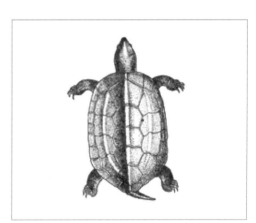

乌龟(龟)

短;内表面黄白色至灰白色,有的略带和血迹或残肉,除尽后可见骨板 9 块,呈锯齿状嵌接;前端钝圆或平截,后端具三角形缺刻,两端残存呈翼状向上弯曲的甲桥。质坚硬。气微腥,味微咸。

【分布】 丽水市各地。有零星饲养。

【性味】 甲壳:味咸、甘,性微寒。

肉:味甘、咸,性平。

血液:味咸,性寒。

胆汁:味苦,性寒。

【功效】 甲壳:滋阴潜阳,补肾健骨,补心安神,固经止血。

肉:益阴补血。

血液:养血和络。

胆汁:明目消肿。

【主治】 甲壳:阴虚火旺,骨蒸潮热,盗汗遗精,阴虚阳亢,头晕目眩,虚风内动,手足蠕动,肾阴不足,筋骨不健,腰膝痿软,小儿囟门不合,心血失养,惊悸失眠,健忘,热伤冲任,月经过多,崩中漏下。

肉:劳热骨蒸,久喇咯血,久疟,血痢,肠风下血,筋骨疼痛,老人尿频尿急。

血液:闭经,跌打损伤,脱肛。

胆汁:眼目肿痛。

【用法用量】 甲壳内服煎汤,9~24g;外用适量,烧灰存性研末撒或油调敷。肉内服煮食,0.5~1 只。血液内服适量,和酒饮或煮食。胆汁外用:适量,点眼。

【注意】 甲壳:脾胃虚寒及孕妇禁服。

血液:孕妇禁服。

黄喉水龟(水龟)

【学名】 *Clemmys mutica*(Cantor)

【药用部位】 甲壳(龟壳)。

【生长环境】 生活于丘陵或山区的河流附近或盆地的池塘中,常在潮湿岸边及草丛中活动。有养殖。

【捕捉季节】 全年均可捕捉,以秋、冬季为多,杀死,剥取背甲及腹甲,除去残肉干燥。

【分布】 莲都、缙云等地。市内有作观赏动物饲养。

【性味】 味咸、甘,性微寒。

【功效】 滋阴潜阳,益肾强骨,养血补心。

【主治】 阴虚潮热,骨蒸盗汗,头晕目眩,虚风内动,筋骨痿软,心虚健忘。

【用法用量】 内服煎汤 9～30g;外用适量,烧灰存性研末撒或油调敷。

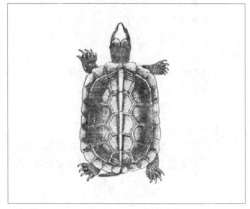

黄喉水龟(水龟)

黄缘闭壳龟(克蛇龟)

【学名】 *Cuora flavomarginata*(Gray)

【药用部位】 全体、肉、甲壳(龟壳)。

【生长环境】 生活于丘陵或山区离水源较近的溪流旁灌丛中、杂草丛或乱石堆中。

【捕捉季节】 夏、秋季捕捉,加工成全龟炭;或杀死,除去内脏,洗净,取肉或甲壳,肉鲜用,甲壳干燥。

【分布】 缙云等地。

【性味】 全体:味甘,性平。

肉:味甘,性寒,有毒。

甲壳:味咸、甘,性微寒。

【功效】 全体:活血祛瘀,解毒消肿。

肉:滋补强壮活血解毒。

甲壳:滋阴潜阳,益肾强骨,养血补心。

【主治】 全体:跌打损伤,咽喉肿痛,瘰疬,骨关节结核,慢性骨髓炎,肥大性脊椎炎。

肉:体虚羸瘦,关节痛,跌打损伤,风湿痹痛,毒蛇咬伤。

甲壳:阴虚潮热,骨蒸盗汗,头晕目眩,虚风内动,筋骨痿软,心虚健忘。

【用法用量】 全体内服烧炭研末,3～9g。肉内服适量,煮食;外用适量,鲜品捣敷。甲壳煎汤,9～30g;外用适量,烧灰存性研末撒或油调敷。

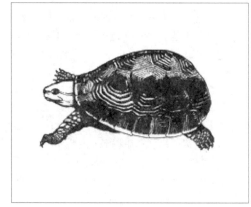

黄缘闭壳龟(克蛇龟)

鳖科 Trionychidae

鼋

【学名】 *Pelochelys bibroni*(Owen)

【药用部位】 背甲、肉、胆。

【生长环境】 生活于瓯江和深水潭中。

【捕捉季节】 全年可捕捉,取背甲及肉、胆,背甲干燥,肉、胆鲜用。

【分布】 青田、莲都。

【性味】 背甲:味甘、咸,性平。

肉:味甘,性平。

胆:味苦,性寒。

【功效】 背甲:滋阴潜阳,软坚散结,解毒杀虫。

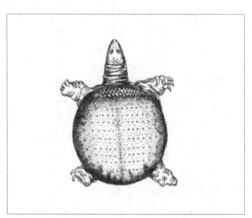

鼋

肉:补肾强壮。

胆:清热解毒。

【主治】　背甲:阴虚阳亢之头晕目眩,腰膝痿软,瘰疬,恶疮,痔漏,顽癣。

肉:虚羸不足。

胆:小儿高热惊风,热毒喉痹。

【用法用量】　背甲内服煎汤,10~20g。肉内服适量,煮食。胆内服适量,温开水化服。

【注意】　鼋系国家一级保护动物,严禁捕猎。

鳖(中华鳖、甲鱼)

【学名】　*Trionyx sinensis*(Wiegmann)

【药用部位】　背甲(鳖甲)、肉、血液、头部、胆、卵、脂肪。

【生长环境】　生活于河流、池塘、水库等不同水域区。有养殖。

【捕捉季节】　春至秋季捕捉,杀死,分取背甲、肉、血液、头部、胆、卵、脂肪;背甲和头部干燥;其他鲜用或冷藏。

【药材性状】　背甲呈椭圆形或卵圆形,背面隆起,长10~15cm,宽9~14cm。外表面黑褐色或墨绿色,略有光泽,具细网状皱纹和灰黄色或灰白色斑点,中间有一条纵棱,两侧各有左右对称凹纹8条,外皮脱落后,可见锯齿状嵌接缝。内表面类白色,中部有突起的脊椎骨,颈骨向内卷曲,两侧各有肋骨8条,伸出边缘。质坚硬。气微腥,味淡。

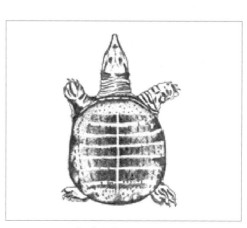

鳖(中华鳖、甲鱼)

【分布】　丽水市各地。松阳有大面积人工饲养。

【性味】　背甲:味咸,性微寒。

肉:味甘,性平。

血液:味甘、咸,性平。

头部:味甘、咸,性平。

胆:味苦,性寒。

卵:味咸,性寒。

脂肪:味甘、咸,性平。

【功效】　背甲:滋阴潜阳,软坚散结,退热除蒸。

肉:滋阴补肾,清退虚热。

血液:滋阴清热,活血通络。

头部:补气助阳。

胆:解毒消肿。

卵:补阴,止痢。

脂肪:滋阴养血,乌须发。

【主治】　背甲:阴虚发热,劳热骨蒸,虚风内动,经闭,癥瘕,久疟疟母。

肉:虚劳羸瘦,骨蒸痨热,久疟,久痢,崩漏,带下,癥瘕,瘰疬。

血液:虚劳潮热,阴虚低热,胁痛,口眼㖞斜,脱肛。

头部:久痢,脱肛,产后子宫下垂,阴疮。

胆:痔漏。

卵:小儿久泻久痢。

脂肪:体弱虚羸,须发早白。

【用法用量】　背甲内服煎汤,9~24g;外用适量,研末撒或调敷。肉内服煮,食250~500g。血液内服鲜饮,20~100ml;外用适量,鲜血涂敷。头部内服焙研,3~6g;外用适量,烧灰研末敷。胆外用适量,涂敷。卵内服煮食,2~6个。脂肪内服适量,佐餐。

【注意】　背甲:脾胃虚寒,食少便溏及孕妇禁服。

肉:脾胃阳虚及孕妇慎服。

壁虎科 Cekkonidae

铅山壁虎(壁虎)

【学名】　*Gekko hokouensis* Pope
【药用部位】　全体。
【生长环境】　生活于丘陵山区农村小集镇边缘村庄的土墙上、屋檐下或地下石块下面。
【捕捉季节】　夏、秋季捕捉,除去内脏,擦净,干燥。
【分布】　莲都、云和、景宁、龙泉等地。
【性味】　味咸,性寒,有小毒。
【功效】　祛风,定惊,散结,止痛。
【主治】　中风偏瘫,惊风抽搐,癫痫,破伤风,风湿痹痛,瘰瘤瘰疬。
【用法用量】　内服煎汤,1.5~3g。
【注意】　体虚者及孕妇禁服。

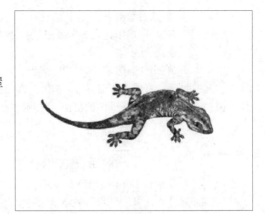

铅山壁虎(壁虎)

多疣壁虎(壁虎)

【学名】　*Gekko japonicus* (Dumeril et Bibron)
【药用部位】　全体(天龙)。
【生长环境】　生活于丘陵山区、农村小集镇住宅或人口较多的村庄土墙上、树洞中、屋檐下或地下石块下面。
【捕捉季节】　夏、秋季捕捉,沸水烫死,除去内脏,擦净,干燥。
【分布】　丽水市各地。
【性味】　味咸,性寒,有小毒。
【功效】　祛风,定惊,散结,止痛。
【主治】　中风偏瘫,惊风抽搐,癫痫,破伤风,风湿痹痛,瘰瘤瘰疬。
【用法用量】　内服煎汤,1.5~5g,研末 1~2g。
【注意】　体虚者及孕妇禁服。

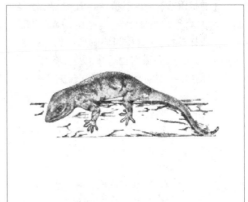

多疣壁虎(壁虎)

778

蹼趾壁虎(土壁虎)

【学名】　*Gekko subpalmatus* Guenther
【药用部位】　全体(天龙)。
【生长环境】　生活于丘陵山区农村村庄的土墙缝隙中、树洞中、屋檐下或地下石块下面。
【捕捉季节】　夏、秋季捕捉,沸水烫死,除去内脏,擦净,干燥。
【分布】　缙云、云和等地。
【性味】　味咸,性寒,有小毒。
【功效】　祛风,定惊,散结,止痛。
【主治】　中风偏瘫,惊风抽搐,癫痫,破伤风,风湿痹痛,瘰瘤瘰疬。
【用法用量】　内服煎汤,1.5~5g,研末 1~2g。
【注意】　体虚者及孕妇禁服。

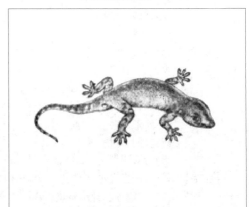

蹼趾壁虎(土壁虎)

石龙子科 Scincidae

石龙子(四脚蛇)

【学名】　*Eumeces chinensis* (Gray)
【药用部位】　全体(铜石龙子)。
【生长环境】　生活于青苔及茅草丛生的路旁,住宅附近公路旁及

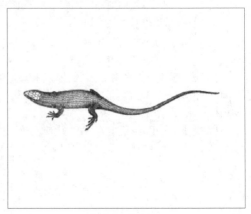

石龙子(四脚蛇)

坟墓周围,低矮灌丛林和杂草茂密林下。

　　【捕捉季节】　夏、秋季捕捉,处死,除去内脏,置通风处干燥。

　　【分布】　丽水市各地。

　　【性味】　味咸,性寒,有小毒。

　　【功效】　利水通淋,破结散瘀,解毒。

　　【主治】　癃闭,石淋,小便不利,恶疮,臁疮,瘰疬。

　　【用法用量】　内服烧存性研末,1.5～3g;外用适量,研末调敷。

　　【注意】　孕妇禁服。

蓝尾石龙子(蓝尾四脚蛇)

　　【学名】　*Eumeces elegans* Boulenger

　　【药用部位】　全体。

　　【生长环境】　生活于杂草比较稀疏的山坡或道路旁,也有生活在农田耕作区的田埂向阳处,喜欢干燥而温度较高的环境。

　　【捕捉季节】　夏、秋季捕捉,处死,除去内脏,置通风处干燥。

　　【分布】　丽水市各地。

　　【性味】　味咸,性寒,有小毒。

　　【功效】　利水通淋,破结散瘀,解毒。

　　【主治】　癃闭,石淋,小便不利,恶疮,臁疮,瘰疬。

　　【用法用量】　内服烧存性研末,1.5～3g;外用适量,研末调敷。

　　【注意】　孕妇禁服。

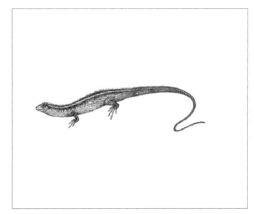

蓝尾石龙子(蓝尾四脚蛇)

蛇蜥科 Anguidae

脆蛇蜥(脆蛇)

　　【学名】　*Ophisaurus harti* Boulenger

　　【药用部位】　全体。

　　【生长环境】　生活于海拔700～1 300m山区草丛中大石块下,或林下枯枝落叶层中。

　　【捕捉季节】　春、秋季捕捉,捕后放入小缸中,用酒醉死,盘成圆盘形,干燥。

　　【药材性状】　多盘成圆盘状,头居中,尾在外。背面棕黄色或绿褐色,有光泽,腹面黄白色,腹侧务有一条凹沟。头三角形,尾细尖。体轻,质脆。气微腥,味微咸。

　　【分布】　遂昌、龙泉、庆元,景宁等地。

　　【性味】　味辛、咸,性平,有小毒。

　　【功效】　活血祛风,解毒消肿。

　　【主治】　跌打损伤,骨折,大麻风,风湿痛,久痢,疳积,痈疮肿毒。

　　【用法用量】　内服煎汤,10～15g,研末3～9g或浸酒;外用适量,研末撒。

　　【注意】　孕妇禁服。无风湿瘀血凝滞者慎服。

脆蛇蜥(脆蛇)

游蛇科 Colubridae

赤链蛇(火赤链)

　　【学名】　*Dinodon rufozonatum* (Cantor)

　　【药用部位】　全体、胆。

赤链蛇(火赤链)

【生长环境】　生活于山地、丘陵,多在稻田、园地、水塘、路边、荒地坟堆草丛中。

【捕捉季节】　夏、秋季捕捉,除去内脏,取胆鲜用,其他干燥。

【分布】　丽水市各地。

【性味】　全体:味甘,性温。
　　　　　胆:味苦,微甘,性寒。

【功效】　全体:祛风湿,止痛,解毒敛疮。
　　　　　胆:清肺凉肝,明目,解毒。

【主治】　全体:风湿性关节炎,全身疼痛,淋巴结结核,慢性瘘管,溃疡,疥癣。
　　　　　胆:肺热咳嗽,痰喘,百日咳,惊痫,目赤昏迷,痔疮红肿,皮肤热毒,痤疮。

【用法用量】　全体内服500g浸酒1500ml,每次服20ml;外用适量,研末撒。胆内服开水冲服,每次0.5~1个。

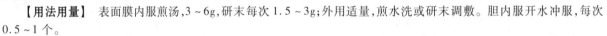

双斑锦蛇

【学名】　*Elapha bimaculata* Schmudt

【药用部位】　表面膜(蛇蜕)、胆。

【生长环境】　生活于丘陵旷野的村边、草丛、坟堆草丛中。

【捕捉季节】　夏、秋季捕捉取胆,鲜用;或收集表面膜,洗净,干燥。

【分布】　遂昌等地。

【性味】　表面膜:味咸、甘,性平。
　　　　　胆:味苦、微甘,性寒。

【功效】　表面膜:祛风,定惊,解毒,退翳。
　　　　　胆:清肺凉肝,明目,解毒。

【主治】　表面膜:小儿惊风,抽搐痉挛,翳障,喉痹,疔疮,皮肤瘙痒。

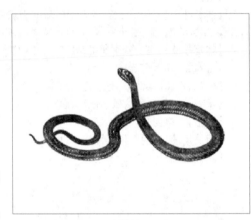

　　　　　胆:肺热咳嗽,痰喘,百日咳,惊痫,目赤昏迷,痔疮红肿,皮肤热毒,痤疮。

双斑锦蛇

【用法用量】　表面膜内服煎汤,3~6g,研末每次1.5~3g;外用适量,煎水洗或研末调敷。胆内服开水冲服,每次0.5~1个。

【注意】　表面膜:孕妇禁服。

王锦蛇(油菜花、菜花蛇)

【学名】　*Elapha carinata* (Guenther)

【药用部位】　表面膜(蛇蜕)、胆。

【生长环境】　生活于山地、丘陵的杂草荒地。

【捕捉季节】　夏、秋季捕捉取胆,鲜用;或收集表面膜,洗净,干燥。

【分布】　丽水市各地。

【性味】　表面膜:味咸、甘,性平。
　　　　　胆:味苦、微甘,性寒。

【功效】　表面膜:祛风,定惊,解毒,退翳。
　　　　　胆:清肺凉肝,明目,解毒。

【主治】　表面膜:小儿惊风,抽搐痉挛,翳障,喉痹,疔疮,皮肤瘙痒。

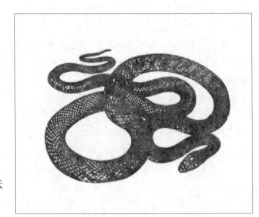

　　　　　胆:肺热咳嗽,痰喘,百日咳,惊痫,目赤昏迷,痔疮红肿,皮肤热毒,痤疮。

王锦蛇(油菜花、菜花蛇)

【用法用量】　表面膜内服煎汤,3~6g,研末每次1.5~3g;外用适量,煎水洗或研末调敷。胆内服开水冲服,每次0.5~1个。

【注意】　表面膜:孕妇禁服。

玉斑锦蛇

【学名】 *Elapha mandarina*（Cantor）

【药用部位】 全体、表面膜(蛇蜕)、胆。

【生长环境】 生活于山区森林,林区居民点附近,水沟边或山上草丛中。

【捕捉季节】 夏、秋季捕捉取全体、胆;全体干燥;胆鲜用;或收集表面膜,洗净,干燥。

【分布】 遂昌、缙云、景宁、龙泉等地。

【性味】 全体:味甘、咸,性温。

表面膜:味咸、甘,性平。

胆:味苦、微甘,性寒。

【功效】 全体:搜风除湿,通经活络,止痛定惊。

表面膜:祛风,定惊,解毒,退翳。

胆:清肺凉肝,明目,解毒。

【主治】 全体:中风半身不遂,口眼喝斜,筋脉拘急,风湿疼痛,湿痹不仁,骨节疼痛,麻风疥癣,小儿惊风和破伤风。

表面膜:小儿惊风,抽搐痉挛,翳障,喉痹,疔疮,皮肤瘙痒。

胆:肺热咳嗽,痰喘,百日咳,惊痫,目赤昏迷,痔疮红肿,皮肤热毒,痤疮。

【用法用量】 全体内服 500g 浸酒 1500ml,每次服 20～30ml。表面膜内服煎汤,3～6g,研末每次 1.5～3g;外用适量,煎水洗或研末调敷。胆内服开水冲服,每次 0.5～1 个。

【注意】 全体:阴虚血少,内热生风者慎服。

表面膜:孕妇禁服。

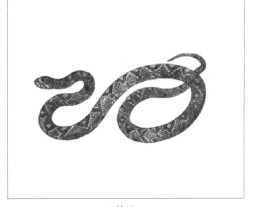

玉斑锦蛇

紫灰锦蛇

【学名】 *Elapha porphyracea nigrofasciata*（Cantor）

【药用部位】 表面膜(蛇蜕)、胆。

【生长环境】 生活于 200～1000m 山区森林、山涧溪旁及山区居民点附近。

【捕捉季节】 夏、秋季捕捉取胆,鲜用;或收集表面膜,洗净,干燥。

【分布】 丽水市各地。

【性味】 表面膜:味咸、甘,性平。

胆:味苦、微甘,性寒。

【功效】 表面膜:祛风,定惊,解毒,退翳。

胆:清肺凉肝,明目,解毒。

【主治】 表面膜:小儿惊风,抽搐痉挛,翳障,喉痹,疔疮,皮肤瘙痒。

胆:肺热咳嗽,痰喘,百日咳,惊痫,目赤昏迷,痔疮红肿,皮肤热毒,痤疮。

【用法用量】 表面膜内服煎汤,3～6g,研末每次 1.5～3g;外用适量,煎水洗或研末调敷。胆内服开水冲服,每次 0.5～1 个。

【注意】 表面膜:孕妇禁服。

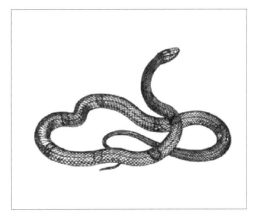

紫灰锦蛇

红点锦蛇

【学名】 *Elapha rufodorsata*（Cantor）

【药用部位】 表面膜(蛇蜕)、胆。

【生长环境】 生活于山地、丘陵的杂草荒地。

【捕捉季节】 夏、秋季捕捉,取胆,鲜用;或收集表面膜,洗净,干燥。

【分布】 丽水市各地。

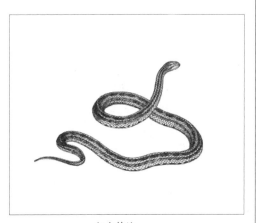

红点锦蛇

【性味】 表面膜:味咸、甘,性平。

胆:味苦、微甘,性寒。

【功效】 表面膜:祛风,定惊,解毒,退翳。

胆:清肺凉肝,明目,解毒。

【主治】 表面膜:小儿惊风,抽搐痉挛,翳障,喉痹,疔疮,皮肤瘙痒。

胆:肺热咳嗽,痰喘,百日咳,惊痫,目赤昏迷,痔疮红肿,皮肤热毒,痤疮。

【用法用量】 表面膜内服煎汤,3~6g,研末每次1.5~3g;外用适量,煎水洗或研末调敷。胆内服开水冲服,每次0.5~1个。

【注意】 表面膜:孕妇禁服。

黑眉锦蛇

【学名】 *Elapha taeniura* Cope

【药用部位】 全体、骨、头、表面膜(蛇蜕)、胆。

【生长环境】 生活于丘陵、山地,常在房屋及其附近栖居,好盘居于老式房屋的屋檐。

【捕捉季节】 夏、秋季捕捉,除去内脏,分别取全体、骨、头、表面膜、胆;胆鲜用,其他干燥。

【分布】 丽水市各地。

【性味】 全体:味甘,性温,有小毒。

表面膜:味咸、甘,性平。

胆:味苦、微甘,性寒。

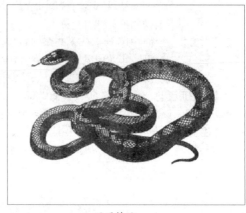

黑眉锦蛇

【功效】 全体:祛风,杀虫,解毒,退翳。

骨:补虚截疟。

头:截疟,解毒消肿。

表面膜:祛风,定惊,解毒,退翳。

胆:清肺凉肝,明目,解毒。

【主治】 全体:伤风,恶疮,疥癣,漏疮,目翳。

骨:久疟,劳疟。

头:久疟,痈肿,痔疮。

表面膜:小儿惊风,抽搐痉挛,翳障,喉痹,疔疮,皮肤瘙痒。

胆:肺热咳嗽,痰喘,百日咳,惊痫,目赤昏迷,痔疮红肿,皮肤热毒,痤疮。

【用法用量】 全体内服焙干研末,5~9g;外用适量,水浸洗或涂。骨内服入丸、散,适量。头内服入丸、散,适量;外用适量,煅研调敷。表面膜内服煎汤,3~6g,研末每次1.5~3g;外用适量,煎水洗或研末调敷。胆内服开水冲服,每次0.5~1个。

【注意】 表面膜:孕妇禁服。

中国水蛇(水蛇)

【学名】 *Enhydris chinensis* (Gray)

【药用部位】 全体。

【生长环境】 生活于稻田、池塘、沟渠等处。

【捕捉季节】 夏、秋季捕捉,除去内脏,鲜用或干燥。

【分布】 丽水市各地。

【性味】 味辛,性凉。

【功效】 祛风,除湿,止痒。

【主治】 皮肤瘙痒,湿疹,疥疮。

【用法用量】 内服煎汤,3~9g;外用适量,研末调敷。

水赤链游蛇(水蛇)

【学名】 *Natrix annulars*(Hallowell)

【药用部位】 全体、皮。

【生长环境】 生活于丘陵地带的田野,夏季多潜入有隐泉(习称"冷水田")的水稻田石碖糊泥中。

【捕捉季节】 夏、秋季捕捉,杀死,除去内脏,鲜用或干燥。

【分布】 丽水市各地。

【性味】 全体:味甘、咸,性寒。

【功效】 全体:滋阴清热,凉血止痢。 皮:解疮毒。

【主治】 全体:消渴,口干,毒痢。
　　　　　皮:小儿骨疽脓血不止,蛇头疔。

【用法用量】 全体内服:适量煮食。皮外用适量,研末包敷或烧灰油调敷。

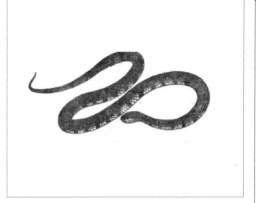

水赤链游蛇(水蛇)

虎斑游蛇

【学名】 *Natrix tigrina lateralis*(Berthold)

【药用部位】 全体。

【生长环境】 生活于丘陵或山区多草的田园及水边附近的草丛中。

【捕捉季节】 夏、秋季捕捉,捕后饿3~4天,杀死,除去内脏,干燥。

【分布】 丽水市各地。

【性味】 味咸,性平。

【功效】 祛风止痒,解毒散结。

【主治】 风湿痹痛,骨质增生,骨结核。

【用法用量】 内服煎汤,1.5~4.5g。

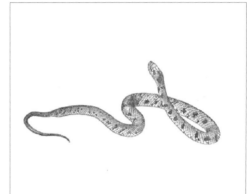

虎斑游蛇

783

灰鼠蛇(黄梢)

【学名】 *Ptyas korros*(Schlegel)

【药用部位】 全体。

【生长环境】 生活于山地草丛、灌木丛、水田边、河岸、路旁及荒野乱石堆处。

【捕捉季节】 夏、秋季捕捉的,除去内脏,擦去血迹,鲜用或干燥。

【分布】 遂昌、缙云、龙泉等地。

【性味】 味甘、咸,性平。

【功效】 祛风止痛,舒经活络。

【主治】 风湿痹证,腰腿酸痛,肢体麻木,半身不遂,小儿麻痹症。

【用法用量】 内服煎汤,3~10g,或浸酒。

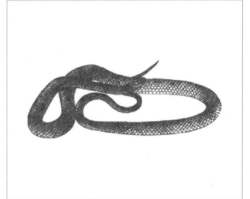

灰鼠蛇(黄梢)

滑鼠蛇(黄乌梢)

【学名】 *Ptyas mucosus*(Linnaeus)

【药用部位】 全体。

【生长环境】 生活于山地近水的地方。

【捕捉季节】 春、秋季捕捉,除去内脏,擦去血迹,鲜用或干燥。

【分布】 丽水市各地。

【性味】 味甘、咸,性平。

【功效】 祛风止痛,舒经活络。

【主治】 风湿痹证,肢体麻木,瘫痪。

【用法用量】 内服煎汤,3~10g,或浸酒。

滑鼠蛇(黄乌梢)

乌梢蛇

【学名】 *Zaocys dhumnades*（Cantor）

【药用部位】 全体（乌梢蛇）、皮、卵。

【生长环境】 生活于田野间的水域附近、林下。

【捕捉季节】 夏、秋季捕捉，除去内脏，干燥。

【药材性状】 全体盘成圆盘状，盘径约16cm。表面黑褐色或绿褐色，密被菱形鳞片；背鳞行数成双，背中央2～4行鳞片强烈起棱，形成2条纵贯全体的黑线，头盘在中央，扁圆形，眼大而不凹陷，有光泽。上唇鳞8枚，第4、5格入眶。颊鳞1枚，眼前下鳞1枚，较小，眼后鳞2枚。脊部高耸成屋脊状。腹部剖开边缘向内卷曲，脊肌肉厚，黄白色或淡棕色，可见排列整齐的肋骨。尾部渐细而长，尾下鳞双行。气腥，味淡。

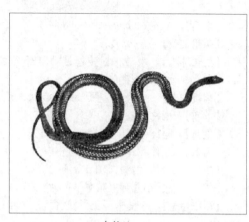

乌梢蛇

【分布】 丽水市各地。

【性味】 全体：味甘，性平。

皮：味甘，性平。

卵：味甘、咸，性平。

【功效】 全体：祛风，通络，止痉。

皮：祛风去翳，解毒消肿。

卵：祛风，收涩。

【主治】 全体：风湿顽痹，麻木拘挛，中风，口眼㖞斜，半身不遂，抽搐痉挛，破伤风症，麻风疥癣，瘰疬恶疮。

皮：目翳，唇疮，喉痹。

卵：麻风，疥癣，久痢，脱肛。

【用法用量】 全体内服煎汤，6～12g，研末1.5～3g；外用适量，研末调敷。皮内服煎汤，3～6g；外用适量，烧灰存性研末调敷。卵内服炖汤，适量；外用适量，调敷。

【注意】 血虚生风者慎服。

784

眼镜蛇科 Elapidae

银环蛇（白节蛇）

【学名】 *Bungarus multicinctus multicinctus* Blyth

【药用部位】 幼蛇（金钱白花蛇）。

【生长环境】 生活于多水之处山坡的稀疏林木、草丛、路旁、田埂、石堆下。

【捕捉季节】 夏、秋季捕捉，除去内脏，揩净血污，用乙醇浸泡，盘成圆盘形，以竹签支撑固定，烘干。

【药材性状】 幼蛇呈圆盘状，盘径3～6cm，蛇体直径2～4mm。头盘在中间，尾细，常纳入口内，口腔上颌骨前端有毒沟牙1对，鼻间鳞2片，无颊鳞，上下唇鳞通常各为7片。背部黑色或灰黑色，有白色环纹45～58个，黑白相间，白环纹在背部宽1～2行鳞片，向腹面渐增宽，黑环纹宽3～5行鳞片，背正中明显突起一条脊棱，脊棱扩大呈六角形，背鳞细密，通常15行，尾下鳞单行。气微腥，味微咸。

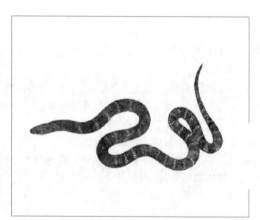

银环蛇（白节蛇）

【分布】 丽水市各地。

【性味】 味甘、咸，性温，有毒。

【功效】 祛风，通络，止痉。

【主治】 风湿顽痹，麻木拘挛，中风口㖞，半身不遂，抽搐痉挛，破伤风症，麻风疥癣，瘰疬恶疮。

【用法用量】 内服煎汤，2～5g，研末吞服1～1.5g。

【注意】 阴虚血少及内热生风者禁服。

眼睛蛇(犁头扑)

【学名】 *Naja naja atra*（Cantor）

【药用部位】 全体。

【生长环境】 生活于丘陵或山坡坟堆、灌木林丛、竹园等处。

【捕捉季节】 夏、秋季捕捉,除去内脏,鲜用或干燥。

【分布】 丽水市各地。

【性味】 味甘、咸,性温,有毒。

【功效】 祛风,通络,止痛。

【主治】 风湿痹痛,中风瘫痪,小儿麻痹症。

【用法用量】 内服煎汤,3～8g,或浸酒。

【注意】 血虚筋骨失养者和孕妇禁服。

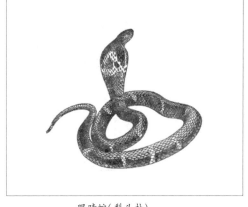

眼睛蛇(犁头扑)

眼睛王蛇

【学名】 *Ophiophagus hannah*（Cantor）

【药用部位】 全体。

【生长环境】 生活于水边、岩缝、树洞中或树上。

【捕捉季节】 夏、秋季捕捉,剥去皮,除去内脏,擦去血迹,鲜用或干燥。

【分布】 庆元。

【性味】 味甘、咸,性温,有毒。

【功效】 祛风,通络,止痛。

【主治】 风湿痹痛,中风瘫痪,小儿麻痹症。

【用法用量】 内服煎汤,3～8g,或浸酒。

【注意】 血虚筋骨失养者和孕妇禁服。

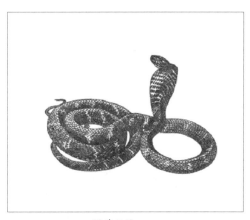

眼睛王蛇

785

蝰科 Viperidae

五步蛇(蕲蛇、尖吻蝮)

【学名】 *Agkistrodon acutus*（Guenther）

【药用部位】 全体(蕲蛇)。

【生长环境】 生活于山谷溪涧附近、草丛中、林木茂盛的阴湿处。

【捕捉季节】 夏、秋季捕捉,除去内脏,洗净,用竹片撑开腹部,盘成圆盘形,干燥。

【药材性状】 多卷成圆盘状,盘径17～34cm,体长可达2m。头在中部稍向上,呈三角形而扁平吻端向上,习称"翘鼻头"。上颚有管状毒牙,中空尖锐。背部两侧各有黑褐色与浅棕色组成的"V"斑纹17～25个,其"V"形的两上端在背中线上相接,习称"方胜纹",有的左右不相接,呈交错排列。腹部多撑开,灰白色,鳞片较大,有黑色类圆形的斑点,习称"连珠斑";腹内壁黄白色,脊椎骨的棘突较高,呈刀片状上突,前后椎体下突基本同形,多为弯刀状,向后倾斜,尖端明显超过椎体后隆面。尾部骤细,末端有三角形深灰色的角质鳞片1枚。气腥,味微咸。

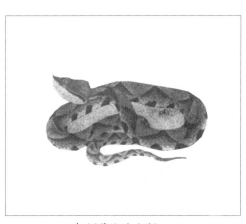

五步蛇(蕲蛇、尖吻蝮)

【分布】 丽水市各地。

【性味】 味甘、咸,性温,有毒。

【功效】 祛风,通络,止痉。

【主治】 风湿顽痹,麻木拘挛,中风口眼㖞斜,半身不遂,抽搐痉挛,破伤风症,麻风疥癣。

【用法用量】 内服煎汤,3～9g,研末吞服,每次1～1.5g,一日2～3次或浸酒。

【注意】 阴虚内热及血虚生风者禁服。

蝮蛇

【学名】 *Agkistrodon blomhoffii brevicaudus* Stejneger〔*Agkistrodon halys*（Pallas）〕

【药用部位】 全体、皮、骨、脂肪。

【生长环境】 生活于丘陵或山坡、稻田、草丛中等。

【捕捉季节】 夏、秋季捕捉,除去内脏,洗净,用竹片撑开腹部,盘成圆盘形,干燥。亦可鲜用。

【分布】 遂昌等地。

【性味】 全体:味甘,性温,有毒。

骨:味甘,性温,有毒。

【功效】 全体:祛风,通络,止痛,解毒。

皮:祛风攻毒,止痒。

骨:解毒。

脂肪:解毒。

【主治】 全体:风湿痹痛,麻风,瘰疬,疮疖,疥癣,痔疮,肿瘤。

皮:疔肿,恶疮,骨疽,疥癣,皮肤瘙痒。

骨:赤痢。

脂肪:耳聋,肿毒。

【用法用量】 全体内服浸酒,每条浸白酒 1000ml,每次 10ml;外用适量,研末调敷。皮外用适量,研末或烧存性调敷。骨内服烧存性研末,1~3g。脂肪外用适量,涂敷。

【注意】 阴虚血亏者慎服;孕妇禁服。

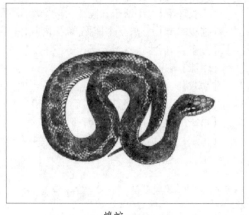

蝮蛇

竹叶青(青焦尾、焦尾巴)

【学名】 *Trimeresurus stejnegeri stejnegeri* Schmidt

【药用部位】 全体。

【生长环境】 生活于山区树丛、竹林、山谷溪涧灌木杂草上田埂杂草上。

【捕捉季节】 夏、秋季捕捉,除去内脏,洗净,干燥。

【分布】 丽水市各地。

【性味】 味甘、咸,性温,有毒。

【功效】 祛风止痛,解毒消肿。

【主治】 风湿痹痛,肢体麻木,恶疮肿疖。

【用法用量】 内服煎汤,3~10g,研末 0.6~1g;外用适量,茶油浸涂。

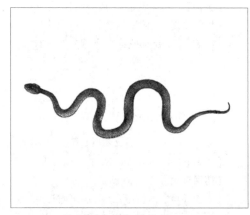

竹叶青(青焦尾、焦尾巴)

科 Podicipedidae

小   (潜水野鸭)

【学名】 *Podiceps ruficollis*（Pallas）

【药用部位】 肉、脂肪。

【生长环境】 生活于有芦苇、水草的水库、大水塘、江河水流缓慢处。

【捕捉季节】 全年可捕捉,取肉、脂肪鲜用或肉烘干,脂肪熬油。

【分布】 全市各水域。

【性味】 肉:味甘,性平。

脂肪:味甘,性平。

【功效】 肉:补中益气,缩尿固脱。

【主治】 肉:遗尿,痔疮,脱肛。

脂肪:耳聋。

【用法用量】 肉内服适量,煮食或烧焦研末 15g。脂肪外用适量,熬油滴耳。

786

鸬鹚科 Phalacrocoracidae

鸬鹚(鱼鹰)

【学名】 *Phalacrocorax carbo sinenesis*（Blumenbach）

【药用部位】 肉、骨、头、唾涎、翼上羽毛、嗉囊。

【生长环境】 冬候鸟。生活于宽广水库或水面。有驯养。

【捕捉季节】 冬季捕捉,分取肉、骨、头、翼上羽毛、嗉囊;肉鲜用;骨、头、翼上羽毛、嗉囊,干燥;将活鸬鹚头向下,使唾涎流出,收取。

【分布】 遂昌、云和、青田、景宁、龙泉等。青田、景宁等有少量驯养。

【性味】 肉:味酸、咸,性寒。
头:味酸、咸,性微寒。
唾涎:味咸,性平。

【功效】 肉:利水消肿。
骨:化鱼鲠,去面斑。
头:化骨鲠,下气。
唾涎:化痰镇咳。

【主治】 肉:水肿腹大。
骨:鱼骨鲠喉,面部雀斑。
头:鱼骨鲠喉,噎膈。
唾涎:百日咳。
翼上羽毛:鱼骨鲠喉。
嗉囊:鱼骨鲠喉,麦芒哽咽。

【用法用量】 肉内服烧存性研末,5～10g,开水或米汤调服。骨内服烧存性研末,适量,开水或米汤调服;外用适量,研末调敷。头内服烧存性研末,适量,酒送服。唾涎内服,10ml,开水冲服。翼上羽毛内服烧存性研末,每次1.5g,开水送服或含咽。嗉囊内服烧存性,适量,开水送服或含咽。

【注意】 肉:孕妇慎服。

787

鹭科 Ardeidae

牛背鹭(黄头鹭)

【学名】 *Bubulcus ibis*（Linnaeus）

【药用部位】 肉。

【生长环境】 夏候鸟。生活于近山傍水的稻田、沼泽、荒地等处。

【捕捉季节】 夏、秋季捕捉,取肉,鲜用。

【分布】 丽水市各地,但数量少。

【性味】 味咸,性平。

【功效】 益气补虚,托毒消肿。

【主治】 体虚羸瘦,痈肿疮毒。

【用法用量】 内服煎汤,鲜肉100～200g。

大白鹭

【学名】 *Egretta alba*（Linnaeus）

【药用部位】 肉。

【生长环境】 夏候鸟。常数只至十多只结群在河边、稻田、沼泽等处觅食。

【捕捉季节】 夏、秋季捕捉,取肉,鲜用。

【分布】 丽水市各地。

【性味】 味咸,性平。

【功效】 补益脾气,解毒。

【主治】 消化不良,食欲不振,崩漏,脱肛,疔肿疮毒。

【用法用量】 内服煎汤,50～100g。

白鹭

【学名】 *Egretta garzetta*（Linnaeus）

【药用部位】 肉。

【生长环境】 常数只至数十只结群在水田、水塘边、溪流旁或水边树丛上。

【捕捉季节】 夏、秋季捕捉,取肉,鲜用。

【分布】 丽水市各地。

【性味】 味咸,性平。

【功效】 健脾益气。

【主治】 脾虚羸瘦,食欲不振,大便泄泻,脱肛,崩漏。

【用法用量】 内服煎汤,50～100g。

鸭科 Anatidae

鸳鸯

【学名】 *Aix galericulata*（Linnaeus）

【药用部位】 肉。

【生长环境】 冬候鸟。生活于河流,山谷水库等处。

【捕捉季节】 冬季捕捉,取肉,鲜用。

【分布】 松阳、遂昌。

【性味】 味咸,性平。

【功效】 清热,解毒,止血,杀虫。

【主治】 痔疮下血,疥癣。

【用法用量】 内服适量,煮熟食;外用适量,煮熟切片敷贴。

【注意】 国家二级保护动物,禁止滥捕。

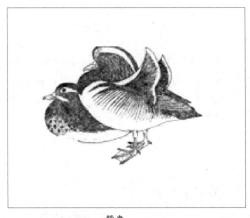

鸳鸯

家鸭(北京鸭、麻鸭)

【学名】 *Anas domestica* Linnaeus

【药用部位】 肉、羽毛、血液、脂肪、头、口涎、砂囊角质内壁、胆、卵。

【生长环境】 人工养殖。

【捕捉季节】 全年可宰杀,分取肉、羽毛、血液、脂肪、头、口涎、砂囊角质内壁、胆;收集卵(鸭蛋);肉、血液、脂肪、头、口涎、胆鲜用;羽毛、砂囊角质内壁,干燥;卵鲜用或加工成咸鸭蛋、皮蛋。

【分布】 丽水市各地普遍有饲养,以饲养的麻鸭数量大。

【性味】 肉:味甘、微咸,性平。

　　　　血液:味咸,性凉。

　　　　脂肪:味甘,性平。

　　　　口涎:味淡,性平。

　　　　砂囊角质内壁:味甘,性平。

　　　　胆:味苦,性寒。

　　　　卵:味甘,性凉。

【功效】 肉:补益气阴,利水消肿。

　　　　羽毛,解热毒。

　　　　血液:补血,解毒。

　　　　脂肪:消瘰散结,利水消肿。

头:利水消肿。

砂囊角质内壁:消食,化积。

胆:清热解毒。

卵:滋阴,清肺,平肝,止泻。

【主治】 肉:虚劳骨蒸,咳嗽,水肿。

羽毛:粪窠毒,水火烫伤。

血液:劳伤吐血,贫血虚弱,药物中毒。

脂肪:瘰疬,水肿。

头:水肿尿涩,咽喉肿痛。

口涎:异物哽喉,小儿阴囊被蚯蚓咬伤肿亮。

砂囊角质内壁:食积腹胀,嗳腐吞酸,噎膈翻胃,诸骨鲠喉。

胆:目赤肿痛,痔疮。

卵:胸膈结热,肝火头痛眩晕,喉痛,齿痛,泻痢。

【用法用量】 肉内服煮熟,适量,喝汤吃肉。羽毛外用适量,煎水洗或研末调敷。血液内服隔水炖熟或乘热生饮,100~200ml;外用适量涂敷。脂肪外用适量,涂敷。头内服入丸、散,适量;外用适量,涂敷。口涎外用适量,含漱或涂敷。砂囊角质内壁内服煎汤,3~6g,研末1.5~3g。胆外用适量,涂敷。卵内服煎汤、煮食(盐腌)或开水冲服,1~2个。

【注意】 肉:外感未清,脾虚便溏,肠风下血者禁食。

卵:不宜多食;脾阳不足,寒湿泻痢,以及食后气滞痞闷者禁食。

绿头鸭(野鸭)

【学名】 *Anas platyrhynchos* Linnaeus

【药用部位】 肉、羽毛、血液、脚掌及嘴壳。

【生长环境】 冬候鸟。常十几只结群在较僻静、水生植物又丰富的水库、江湾等处。

【捕捉季节】 冬季捕捉,分取肉、羽毛、血液、脚掌及嘴壳;肉与血液鲜用;羽毛与脚掌及嘴壳干燥。

【分布】 丽水市各地水域普遍有分布。

【性味】 肉:味甘,性凉。

羽毛:味咸,性平。

【功效】 肉:补中益气,和胃消食,利水,解毒。

羽毛:解毒敛疮。

血液:解毒。

脚掌及嘴壳:祛寒通络。

【主治】 肉:病后体虚,食欲不振,虚羸乏力,脾虚水肿,脱肛,久疟,热毒疮疖。

羽毛:溃疡及水火烫伤。

血液:食物或药物中毒。

脚掌及嘴壳:产后受寒,腰背四肢疼痛。

【用法用量】 肉内服煮食,适量。羽毛外用适量,烧存性研末调敷。血液内服适量,乘热生饮。脚掌及嘴壳内服焙酥研末,每次3~5g。

家鹅(鹅)

【学名】 *Anser cygnoides domestica* Brisson

【药用部位】 肉、羽毛、血液、脂肪、口涎、气管及食管、砂囊角质内壁、胆、尾肉、卵、卵壳、后肢骨、脚掌及足蹼、脚掌及足蹼上的黄皮。

【生长环境】 养殖。

【捕捉季节】 全年可宰杀,分取肉、羽毛、血液、脂肪、口涎、气管及食管、砂囊角质内壁、胆、尾肉、卵、卵壳、后肢骨、脚掌及足蹼。肉、血液、脂肪、口涎、胆、尾肉、卵鲜用;余干燥。

【分布】 丽水市各地普遍有饲养。

【性味】 肉:味甘,性平。

羽毛:味咸,性凉。

血液:味咸,性平。

脂肪:味甘,性凉。

胆:味苦,性寒。

卵:味甘,性温。

【功效】 肉:益气补虚,和胃止渴。

羽毛:解毒消肿,收湿敛疮。

血液:解毒,散血,消坚。

脂肪:润皮肤,解毒肿。

砂囊角质内壁:健脾消食,涩精止遗,消癥化石。

胆:清热解毒,杀虫。

卵:补五脏。

卵壳:拔毒排脓,理气止痛。

脚掌及足蹼:补气益血。

脚掌及足蹼上的黄皮:收湿敛疮。

【主治】 肉:虚羸,消渴。

羽毛:痈肿疮毒,风癣疥癞,湿疹湿疮,噎膈,惊痫。

血液:噎膈反胃,药物中毒。

脂肪:皮肤皲裂,耳聋聤耳,噎膈反胃,药物中毒,痈肿,疥癣。

口涎:稻麦芒或鱼刺鲠喉,鹅口疮。

气管及食管:喉痹,哮喘,赤白带下。

砂囊角质内壁:消化不良,泻痢,疳积,遗精遗尿,泌尿系统结石,胆结石,癥瘕经闭。

胆:痔疮,杨梅疮,疥癞。

尾肉:手足皲裂。

卵:中气不足。

卵壳:痈疽脓成难溃,疝气,难产。

后肢骨:狂犬咬伤。

脚掌及足蹼:年老体弱,病后体虚,不任峻补。

脚掌及足蹼上的黄皮:湿疮,冻疮。

790

【用法用量】 肉内服煎汤,适量。羽毛内服烧存性研,末3~6g;外用适量,研末撒或调敷。血液内服乘热生饮,100~200ml。脂肪内服煮食,适量;外用适量涂敷。口涎外用适量,含漱或涂敷。气管及食管内服焙酥研末,1个。砂囊角质内壁内服煎汤,5~10g,研末1.5~3g。胆外用适量,涂敷。尾肉外用适量,涂敷。卵内服宜盐腌煮熟,适量作食品食。卵壳内服研末,1~3g;外用适量,研末调敷。后肢骨外用适量,研末掺。脚掌及足蹼内服煨熟适量,服食。脚掌及足蹼上的黄皮外用适量,焙干研末撒或调敷。

【注意】 肉:湿热内蕴者禁食。

麝鸭(番鸭·洋鸭)

【学名】 *Cairina moschata* Linnaeus

【药用部位】 肉。

【生长环境】 养殖。

【捕捉季节】 全年可宰杀,取肉鲜用。

【分布】 丽水市各地普遍有饲养。

【性味】 味甘,性温。

【功效】 补肾,缩尿,益气。

【主治】 肾虚阳痿,腰膝无力,小儿遗尿,瘘管脓水不止。

【用法用量】 内服煮汁或清炖,120~240g。

普通秋沙鸭(秋沙鸭)

【学名】 *Mergus merganser* Linnaeus

【药用部位】 肉、骨骼、脑、胆囊。

【生长环境】 冬候鸟。常数只生活于江河、水库一带。

【捕捉季节】 冬季捕捉,取肉鲜用;骨髓、脑、胆囊干燥。

【分布】 青田、莲都、云和等地。

【性味】 肉:味甘、咸,性平。

　　　　胆囊:味苦,性凉。

【功效】 肉:滋补强壮,利水消肿。

　　　　骨骼:利水消肿,解毒。

　　　　胆囊:清热,解毒,利胆。

【主治】 肉:病后体虚,食欲不振,羸瘦乏力,肺痨咯血,四肢肿胀,
小便不利。

　　　　骨骼:全身性浮肿,小腿肿痛,药物及食物中毒。

　　　　脑:神经衰弱。

　　　　胆囊:水火烫伤,肝胆热证。

【用法用量】 肉内服煎汤,50～100g,研末5～10g。骨骼内服煅炭研末,5～10g。脑内服研末,3～6g。胆囊内服晾干
研末,1～2g;外用适量,取汁涂。

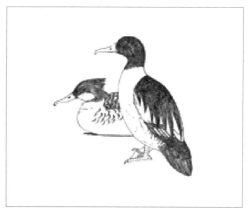

普通秋沙鸭(秋沙鸭)

791

鹰科 Accipitridae

苍鹰

【学名】 *Accipiter gentilis*（Linnaeus）

【药用部位】 肉、骨骼、头、眼睛、嘴和脚爪。

【生长环境】 冬候鸟。生活于丘陵、山麓的针叶林、阔叶林或混交林中,大多单独行动,觅食。

【捕捉季节】 冬季捕捉。肉、眼睛鲜用;骨骼、头、嘴和脚爪干燥。

【分布】 丽水市各地。

【性味】 骨骼:味辛、咸,性温。

【功效】 肉:滋补气血。

　　　　骨骼:祛风湿,续筋骨。

　　　　头:滋阴熄风。

　　　　眼睛:明目退翳。

【主治】 肉:久病体虚,浮肿。

　　　　骨骼:筋骨疼痛,损伤骨折。

　　　　头:头风眩晕。

　　　　眼睛:视物不明,翳膜遮眼。

　　　　嘴和脚爪:痔疮。

【用法用量】 肉内服煮熟,100～200g。骨骼内服焙酥研末,5～10g,或浸酒。头内服焙酥研末,1个。眼睛外用,取鲜
品取汁滴眼。嘴和脚爪内服研末,适量。

【注意】 国家二级保护动物,禁止滥捕。

白腹山雕

【学名】 *Aquila fasciata* Vieillot

【药用部位】 骨骼。

【生长环境】 生活于山间溪谷附近林地,冬寒季节向开阔的旷野地带游荡、觅食。

【捕捉季节】 全年可捕捉,取骨骼,干燥。

【分布】 龙泉、庆元、景宁等地。

【功效】 活血止痛。

【主治】 跌仆骨折。

【用法用量】 内服煎汤,5~10g。

【注意】 国家二级保护动物,禁止滥捕。

鸢(老鹰)

【学名】 *Milvus korschun*（Gmelin）

【药用部位】 肉、脂肪、脑、喙、双翼骨骼、胆、脚爪。

【生长环境】 生活于山谷树林中或田野大树上,天气晴朗时,常见单独翱翔于空中,滑翔成大圈历久不停。

【捕捉季节】 全年可捕捉,取肉、脂肪、脑,鲜用;喙、双翼骨骼、脚爪,干燥。

【分布】 丽水市各地。

【性味】 肉:味甘、微咸,性温。

脑:味咸,性温。

脚爪:味咸,性温,有小毒。

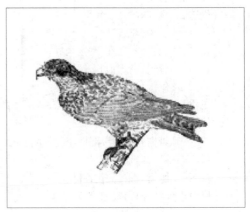

鸢(老鹰)

【功效】 肉:补肝肾,强筋骨。

脑:解毒,止痛。

脚爪:镇惊,息风,解毒。

【主治】 肉:肾虚哮喘,气不接续,腰膝酸软,行走乏力,风湿疼痛。

脂肪:疥疮癣癞。

脑:头风痛,痔疮。

喙:小儿惊风。

双翼骨骼:小儿蛔咳。

胆:胃气痛。

脚爪:小儿惊风,头昏眩晕,痔疮。

【用法用量】 肉内服清炖,适量。脂肪外用适量,涂敷。脑内服煎汤,1个。喙内服研末,适量。双翼骨骼内服:存性研末,适量。胆内服焙干研末,适量。脚爪内服煎汤。1~2只;外用适量,研末撒或调敷。

【注意】 国家二级保护动物,禁止滥捕。

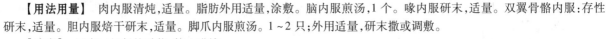

雉科 Phasianidae

灰胸竹鸡(竹鸡)

【学名】 *Bambusicola thoracica*（Temminck）

【药用部位】 肉。

【生长环境】 生活海拔1000m以下的阔叶林、混交林、针叶林、竹林、灌丛中,也常在农田中出现。

【捕捉季节】 全年可捕捉,取肉,鲜用。

【分布】 全市丘陵、山区各地。

【性味】 味甘,性平。

【功效】 补中益气,杀虫解毒。

【主治】 脾胃虚弱,消化不良,大便溏泄,痔疮。

【用法用量】 内服煮食,1只。

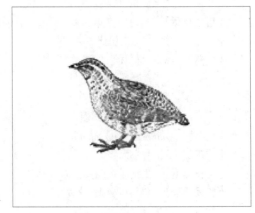

鹌鹑

【学名】 *Coturnix coturnix*（Linnaeus）

【药用部位】 全体、卵。

【生长环境】 冬候鸟。生活于茂密树林或竹林中,常数只活动于农田。有养殖。

鹌鹑

【捕捉季节】 全年可捕杀,洗净,鲜用。

【分布】 丽水市各地。市内普遍有饲养。

【性味】 全体:味甘,性平。

【功效】 全体:益中气,止泻痢,壮筋骨。

卵:补虚,健胃。

【主治】 全体:脾虚泻痢,小儿疳积,风湿痹证,咳嗽。

卵:脾胃虚弱,肺痨,肋膜炎,神经衰弱,心脏病。

【用法用量】 全体内服煮食,1～2只或烧存性研末适量。卵内服煮食,适量。

鹧鸪

【学名】 *Francolinus pintadeanus*（Scopoli）

【药用部位】 肉、血液、脂肪、脚爪。

【生长环境】 生活于茂密树林或竹林中,常数只活动于农田。有养殖。

【捕捉季节】 全年可捕捉,分取肉、血液、脂肪、脚爪。除脚爪干燥外;余鲜用。

【分布】 青田、莲都、云和等地。

【性味】 肉:味甘,性温。

脚爪:味甘,性温。

【功效】 肉:滋养补虚,开胃化痰。

血液:凉血止血。

脂肪:润肤。

【主治】 肉:体虚乏力,失眠,胃病,下痢,小儿疳积,咳嗽痰多,百日咳。

血液:尿血。

脂肪:皮肤皲裂,冻疮。

脚爪:中耳炎。

【用法用量】 肉内服炖熟,1～2只。血液内服,适量和冰糖冲开水饮。脂肪外用适量,涂敷。脚爪外用适量,煅存性研末吹耳。

家鸡(鸡)

【学名】 *Gallus gallus domesticus* Brisso

【药用部位】 肉、血液、头、脑、口涎、嗉囊,砂囊内膜(鸡内金)、肝、胆、肠、卵、蛋清、蛋黄、蛋黄油、卵壳、卵膜(凤凰衣)、翅羽。

【生长环境】 养殖。

【捕捉季节】 全年可宰杀,分取肉、血液、头、脑、嗉囊,砂囊内膜(鸡内金)、肝、胆、肠、卵、翅羽;肉、血液、脑、嗉囊、肝、胆、肠,鲜用,余烘干或干燥。

【药材性状】 砂囊内膜为不规则卷片,厚约2mm。表面黄色、黄绿色或黄褐色,薄而半透明,具明显的条状皱纹。质脆,易碎,断面角质样,有光泽。气微腥,味微苦。

卵膜为皱褶状的薄膜,大小不一,略呈半瓢状。外表面白色,内表面淡黄白色,附有棕色线样血丝,边缘不整齐。质柔软,略具韧性,但易破碎。气香,味淡。

【性味】 肉:味甘,性温。

血液:味咸,性平。

头:味甘,性温。

砂囊内膜:味甘,性平。

肝:味甘,性温。

胆:味苦,性寒。

卵:味甘,性平。

蛋清:味甘,性凉。

蛋黄:味甘,性平。

蛋黄油:味甘,性平。

卵壳:味淡,性平。

卵膜:味甘、淡,性平。

【功效】 肉:温中,益气,补精,填髓。

血液:祛风,活血,通络,解毒。

头:补肝肾,宣阳通络。

脑:止痉熄风。

口涎:解虫毒。

嗉囊:调气,解毒。

沙囊内膜:健脾消食,涩精止遗。

肝:补肝肾,明目,消疳,杀虫。

胆:清热解毒,祛风止咳,明目。

肠:益肾,固精,止遗。

卵:滋阴润燥,养血安胎。

蛋清:润肺利咽,清热解毒。

蛋黄:滋阴润燥,养血熄风。

蛋黄油:消肿解毒,敛疮生肌。

卵壳:收敛,制酸,壮骨,止血,明目。

卵膜:养阴,清肺,敛疮,消翳,接骨。

翅羽:破瘀,消肿,祛风。

【主治】 肉:虚劳羸瘦,病后体虚,食少纳呆,反胃,腹泻下痢,消渴,水肿,小便频数,崩漏,带下,产后乳少。

血液:小儿惊风,口面㖞斜,目赤流泪,木舌舌胀,中恶腹痛,痿痹,跌打骨折,痘疮不起,妇女下血不止,痈疽疮癣,毒虫咬伤。

头:小儿痘浆不起,时疹疮毒,蛊毒,

脑:小儿惊痫,夜啼,妇女难产。

口涎:蜈蚣咬伤,蝎蜇伤。

嗉囊:噎膈,小便不禁,发背肿毒。

沙囊内膜:食积不消,呕吐泻痢,小儿疳积,遗尿,遗精。

肝:肝虚目暗,目翳,夜盲,小儿疳积,妊娠胎漏,小儿遗尿,妇女阴浊。

胆:百日咳,慢性支气管炎,中耳炎,小儿菌痢,砂淋,目赤流泪,白内障,耳后湿疮,痔疮。

肠:遗尿,小便频数,失禁,遗精,白浊,痔漏,消渴。

卵:热病烦闷,燥咳声哑,目赤咽痛,胎动不安,产后口渴,小儿疳痢,疟疾,烫伤,皮炎,虚人羸弱。

蛋清:伏热咽痛,失音,目赤,烦满咳逆,下痢,黄疸,疮痈肿毒,烧烫伤。

蛋黄:心烦不得眠,热痢痉厥,虚劳吐血,呕逆,下痢,烫伤,热疮,肝炎,小儿消化不良。

蛋黄油:烫火伤,中耳炎,湿疹,神经性皮炎,溃疡久不收口,疮痔疬癣,手足皲裂,外伤,诸虫疮毒。

卵壳:胃脘痛,反胃,吐酸,小儿佝偻病,各种出血,目生翳膜疳疮痘毒。

卵膜:久咳气喘,咽痛失音,淋巴结核,溃疡不敛,目生翳障,头目眩晕,创伤骨折。

翅羽:血闭,痈肿,阴㿗,骨鲠,产后小便不禁,小儿遗尿,过敏性皮炎。

【用法用量】 肉内服煮食或炖汤,适量。血液内服生血热饮,每次 20ml,每日 2 次;外用适量,涂敷、点眼或滴耳。头内服适量,烧灰酒服。脑内服适量,烧灰酒服。口涎外用适量,涂抹。嗉囊内服适量,煮食或研末;外用适量,研末撒或调敷。沙囊内膜内服煎汤,3～10g,研末 1.5～3g;外用适量,研末调敷或生贴。肝内服煎汤,适量;外用适量,鲜品切片用。胆内服,鲜胆 1～3 个取汁加糖服或烘干研末吞服;外用适量,鲜汁点眼。肠内服焙干研末,3～6g 或煮食。卵内服煮、炒,1～3 枚或沸水冲;外用适量,取黄、白调敷。蛋清内服煮食蛋白,1～3 枚;外用适量,涂敷。蛋黄内服煮食蛋黄,1～3 枚;外用适量,涂敷。蛋黄油内服,0.5～5ml;外用适量,涂搽或滴耳。卵壳内服焙干研末,1～9g;外用适量,煅存性研末撒或油调敷。卵膜内服煎汤,3～9g;外用适量,敷贴或研末撒。翅羽内服研末,0.3～0.9g;外用适量,煎水洗或烧灰调敷。

【注意】 肉:凡实证、邪毒未清者慎服。

沙囊内膜:脾虚无积者慎服。

卵:有痰饮、积滞及宿食肉食者慎服。

蛋黄:冠心病,高血压,动脉粥样硬化者慎服。

卵膜:脾胃虚弱,有湿滞者慎服。

乌骨鸡(白毛乌骨鸡)

【学名】 *Gallus gallus domesticus* Brisso（家鸡的一种）

【药用部位】 全体。

【生长环境】 养殖。

【捕捉季节】 全年可宰杀,除去羽毛、内脏,取肉及骨骼,鲜用。

【分布】 市内有农户饲养。

【性味】 味甘,性平。

【功效】 补肝肾,益气血,退虚热。

【主治】 虚劳羸瘦,骨蒸痨热,消渴,遗精,滑精,久泻,久痢,崩中,带下。

【用法用量】 内服煮食,适量。

白鹇

【学名】 *Lophura nycthemera*（Linnaeus）

【药用部位】 肉。

【生长环境】 生活于海拔 200m 以上山地常绿阔叶林、混交林中。

【捕捉季节】 全年可捕,取肉,鲜用。

【分布】 丽水市山区各地。

【性味】 味甘,性平。

【功效】 补气,健脾,益肺。

【主治】 脾胃虚弱,食欲不振,食后饱胀,大便溏泄,虚劳发热,咳嗽。

【用法用量】 内服水煮,50～100g,饮汤食肉。

【注意】 国家二级保护动物,禁止滥捕。

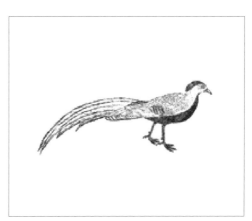

白鹇

795

环颈雉(野鸡)

【学名】 *Phasianus colchicus* Linnaeus

【药用部位】 肉、脑、肝、尾羽。

【生长环境】 生活山区灌木丛、竹林、草丛、林缘草地、茶叶林等地。

【捕捉季节】 全年可捕,分取肉、脑、肝、尾羽;肉、脑、肝鲜用;尾羽干燥。

【分布】 丽水市山区各地。

【性味】 肉:味甘、酸,性温。

【功效】 肉:补中益气,生津止渴。

　　　　脑:化瘀敛疮。

　　　　肝:消疳。

　　　　尾羽:解毒。

【主治】 肉:脾虚泻痢,胸腹胀满,消渴,小便频数,痰喘,疮瘘。

　　　　脑:冻疮。

　　　　肝:小儿疳积。

　　　　尾羽:丹毒,中耳炎。

【用法用量】 肉内服煮食,适量或烧存性研末,3～6g。脑外用适量,熬膏涂。肝内服研末,0.7～1.5g。尾羽外用适量,烧灰研末涂敷。

【注意】 肉:有痼疾者慎服。

三趾鹑科 Turnicidae

黄脚三趾鹑

【学名】 *Turnix tanki* Blyth

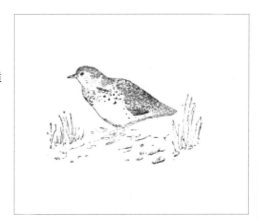

黄脚三趾鹑

【药用部位】 肉。

【生长环境】 夏候鸟。生活于林缘、灌木丛、农地、河谷或沼泽地。

【捕捉季节】 夏季捕捉,取肉,鲜用。

【分布】 丽水市山区各地。

【性味】 味甘,性平。

【功效】 清热解毒。

【主治】 诸疮肿毒。

【用法用量】 内服煮食,1 只。

秧鸡科 Rallidae

黑水鸡

【学名】 *Gallinula chloropus*（Linnaeus）

【药用部位】 肉。

【生长环境】 生活于小溪附近的灌丛、杂草、芦苇丛中。

【捕捉季节】 全年可捕,取肉,鲜用。

【分布】 丽水市各地。

【性味】 味甘,性平。

【功效】 滋补强壮,开胃。

【主治】 脾胃虚弱,泄泻,食欲不振,消化不良。

【用法用量】 内服煮食,50～100g。

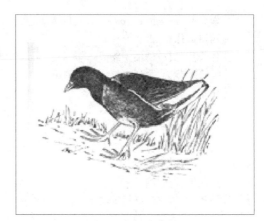

黑水鸡

鹬科 Scolopacidae

红脚鹬

【学名】 *Tringa totanus*（Linnaeus）

【药用部位】 肉。

【生长环境】 冬候鸟。生活于泥涂、江河的浅滩、稻田、鱼塘等。

【捕捉季节】 冬季捕捉,取肉,鲜用。

【分布】 莲都、青田等地。

【性味】 味甘,性温。

【功效】 补虚益精,健脾和胃。

【主治】 久病虚损,虚寒泄泻,肝肾不足,视物不明。

【用法用量】 内服煮食,20～50g,或研末。

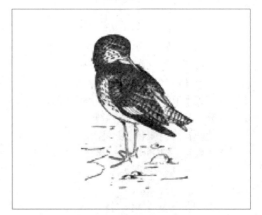

红脚鹬

白腰草鹬

【学名】 *Tringa ochropus* Linnaeus

【药用部位】 肉。

【生长环境】 冬候鸟。生活于水库滩涂、枯水鱼塘、稻田、河边、溪旁等。

【捕捉季节】 冬季捕捉,取肉,鲜用。

【分布】 丽水市各地。

【性味】 味甘,性温。

【功效】 补虚益精,健脾和胃。

【主治】 久病虚损,虚寒泄泻,肝肾不足,视物不明。

【用法用量】 内服煮食,20～50g,或研末。

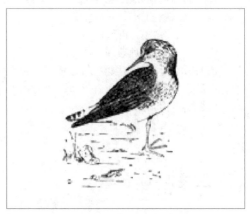

白腰草鹬

鸠鸽科 Columbidae

家鸽（和平鸽）

【学名】 *Columba livia domestica* Linnaeus

【药用部位】 肉、卵。

【生长环境】 养殖。

【捕捉季节】 全年可宰杀,取肉、卵,鲜用。

【分布】 丽水市各地有饲养。

【性味】 肉:味咸,性平。

　　　　 卵:味甘、咸,性平。

【功效】 肉:滋肾益气,祛风解毒,调经止痛。

　　　　 卵:补肾益气,解疮痘毒。

【主治】 肉:虚羸,血虚经闭,消渴,久疟,麻疹,肠风下血,恶疮,疥癣。

　　　　 卵:疮疥痘疹。

【用法用量】 肉内服煮食,适量。卵内服煮食,适量。

火斑鸠

【学名】 *Oenopopelia tranquebarica*（Hermann）

【药用部位】 肉、血液,脑。

【生长环境】 生活于山地、丘陵的树林或竹林中,秋冬季常群集于开阔耕作区觅食。

【捕捉季节】 四季均可捕捉,分取肉、血液、脑,鲜用。

【分布】 丽水市各地。

【性味】 肉:味甘,性平。

　　　　 血液:味苦、咸,性寒。

　　　　 脑:味甘,性平。

【功效】 肉:补肾,益气,明目。

　　　　 血液:清热解毒,凉血化斑。

　　　　 脑:活血消肿,生肌敛疮。

【主治】 肉:久病气虚,身疲乏力,呃逆,两目昏暗。

　　　　 血液:热毒斑疹,水痘。

　　　　 脑:耳疮,冻疮溃烂。

【用法用量】 肉内服煮食,适量。血液内服趁热饮,适量。脑外用适量,涂敷。

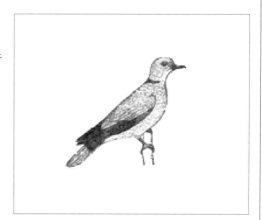

火斑鸠

珠颈斑鸠

【学名】 *Streptopelia chinensis*（Scopoli）

【药用部位】 肉、血液,脑。

【生长环境】 生活于丘陵山地的树林中,农田及庭院附近,秋季通常10多只在地面小步疾走啄食。

【捕捉季节】 四季均可捕捉,分取肉、血液、脑,鲜用。

【分布】 丽水市各地。

【性味】 肉:味甘,性平。

　　　　 血液:味苦、咸,性寒。

　　　　 脑:味甘,性平。

【功效】 肉:补肾,益气,明目。

　　　　 血液:清热解毒,凉血化斑。

　　　　 脑:活血消肿,生肌敛疮。

【主治】 肉:久病气虚,身疲乏力,呃逆,两目昏暗。血液:热毒斑疹,水痘。

　　　　 脑:耳疮,冻疮溃烂。

【用法用量】 肉内服煮食,适量。血液内服趁热饮,适量。脑外用适量,涂敷。

山斑鸠

【学名】 *Streptopelia orientalis*（Latham）

【药用部位】 肉、血液,脑。

【生长环境】 生活于平原、丘陵山区的树林或竹林中,有时跟珠颈斑鸠合群,秋冬季迁至平原的地面觅食。

【捕捉季节】 四季均可捕捉,分取肉、血液、脑,鲜用。

【分布】 丽水市各地。

【性味】 肉:味甘,性平。
血液:味苦、咸,性寒。
脑:味甘,性平。

【功效】 肉:补肾,益气,明目。
血液:清热解毒,凉血化斑。
脑:活血消肿,生肌敛疮。

【主治】 肉:久病气虚,身疲乏力,呃逆,两目昏暗。
血液:热毒斑疹,水痘。
脑:耳疮,冻疮溃烂。

【用法用量】 肉内服煮食,适量。血液内服趁热饮,适量。脑外用适量,涂敷。

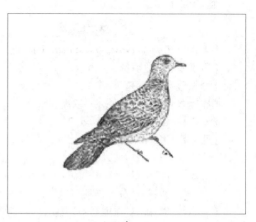

山斑鸠

杜鹃科 Cuculidae

大杜鹃(布谷鸟)

【学名】 *Cuculus canorus* Linnaeus

【药用部位】 全体。

【生长环境】 夏候鸟。生活于开阔林地,尤喜近水的树林间。

【捕捉季节】 夏季捕捉,捕杀后,除去羽毛、内脏,鲜用或烘干。

【分布】 丽水市各地。

【性味】 味甘,性温。

【功效】 消瘰,通便,镇咳,安神。

【主治】 瘰疬,肠燥便秘,百日咳,体虚神倦。

【用法用量】 内服烧存性研末,5~10g。

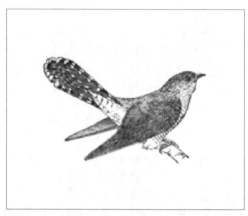

大杜鹃(布谷鸟)

鸱鸮科 Strigidae

雕鸮(猫头鹰)

【学名】 *Bubo bubo*（Linnaeus）

【药用部位】 肉和骨。

【生长环境】 生活于山地林间,秋冬季常生活于山麓林缘及丘陵的树林间。

【捕捉季节】 全年捕捉,取肉和骨,鲜用。

【分布】 丽水市各地。

【性味】 味酸、咸,性平。

【功效】 解毒,定惊,祛风湿。

【主治】 瘰疬,癫痫,噎食,头风,风湿痛。

【用法用量】 内服煮食,50~100g,或浸酒。

【注意】 国家二级保护动物,禁止滥捕。

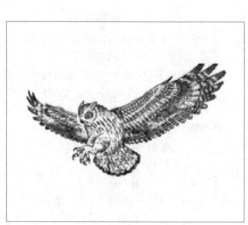

雕鸮(猫头鹰)

斑头鸺

【学名】 *Glaucidium cuculoides*（Vigors）

【药用部位】 肉。

【生长环境】 生活于山区、丘陵及平原树林间,农村村落附近树林。

【捕捉季节】 全年捕捉,取肉,鲜用。

【分布】 丽水市各地。

【性味】 味甘,性温。

【功效】 解毒,散结,祛风,截疟。

【主治】 淋巴结核,癫痫,头风痛,噎膈,疟疾,风湿痹痛。

【用法用量】 内服煮食,适量或浸酒、煅存性研末。

【注意】 国家二级保护动物,禁止滥捕。

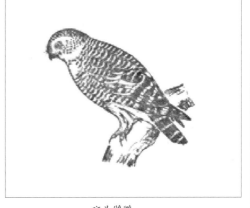

斑头鸺鹠

红角鸮（夜猫子）

【学名】 *Otus scops*（Linnaeus）

【药用部位】 肉和骨。

【生长环境】 冬候鸟。生活于山地林间。

【捕捉季节】 冬季捕捉,取肉和骨,鲜用或干燥。

【分布】 丽水市山区各地。

【性味】 味酸、微咸,性寒,有小毒。

【功效】 滋阴补虚,截疟。

【主治】 肺结核,风虚眩晕,疟疾。

【用法用量】 内服煮食,适量或烧存性研末。

【注意】 国家二级保护动物,禁止滥捕。

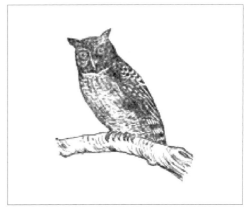

红角鸮（夜猫子）

翠鸟科 Alcedinidae

普通翠鸟（翠鸟）

【学名】 *Alcedo atthis*（Linnaeus）

【药用部位】 肉和骨。

【生长环境】 生活于溪流、山塘、水库边,常站立于离水面很近的小枝条或露出水面的固体物上,窥视水中,一旦见有小鱼小虾,急速入水捕食。

【捕捉季节】 全年可捕,取肉和骨,鲜用或干燥。

【分布】 丽水市各地。

【性味】 味咸,性平。

【功效】 止痛,定喘,通淋。

【主治】 鱼骨鲠喉,哮喘,淋痛,痔疮。

【用法用量】 内服煎汤或煮食,适量或煅存性研末,3~4.5g;外用适量,焙干研末调敷。

白胸翡翠

【学名】 *Halcyon smyrnensis*（Linnaeus）

【药用部位】 肉。

【生长环境】 生活于丘陵地带的丛林、竹园和山边田野较大的树上。

【捕捉季节】 全年可捕,取肉,鲜用。

【分布】 丽水市各地。

【性味】 味甘,性平。

【功效】 利水消肿。

【主治】 水肿,小便不利。
【用法用量】 内服煮食,适量。

啄木鸟科 Picidae

斑啄木鸟

【学名】 *Dendrocopos major*（Linnaeus）
【药用部位】 肉。
【生长环境】 生活于山地、村落附近大树中,冬季常见丘陵地带的果园和田野树上。
【捕捉季节】 全年可捕,取肉,鲜用或干燥。
【分布】 丽水市山区各地。
【性味】 味甘,性平。
【功效】 滋阴补虚,消肿止痛。
【主治】 肺结核,小儿疳积,痔疮肿痛,龋齿牙痛。
【用法用量】 内服煎汤,1 只或煅研 5～10g;外用适量,煅末纳龋孔中。

黑枕绿啄木鸟(绿啄木鸟)

【学名】 *Picus canus* Gmelia
【药用部位】 肉。
【生长环境】 生活于山地林间或田野林地,攀树觅虫。
【捕捉季节】 全年可捕,取肉,鲜用或干燥。
【分布】 丽水市山区各地。
【性味】 味甘,性平。
【功效】 滋阴补虚,消肿止痛。
【主治】 肺结核,小儿疳积,痔疮肿痛,龋齿牙痛。
【用法用量】 内服煎汤,1 只或煅研 5～10g;外用适量,煅末纳龋孔中。

蚁鴷

【学名】 *Jynx torquilla* Linnaeus
【药用部位】 全体。
【生长环境】 冬候鸟。生活于开阔林地的树上。常在地面觅食。
【捕捉季节】 冬季捕捉,除去羽毛、内脏,洗净,鲜用或干燥。
【分布】 丽水市山区各地。
【功效】 滋养补虚,解毒止痛。
【主治】 肺结核,淋巴结核,痈疮肿毒,痔疮。
【用法用量】 内服煮食,1～2 只或焙研 10～20g;外用适量,焙研调敷。

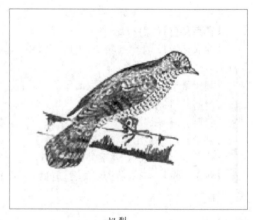

蚁鴷

百灵科 Alaudidae

小云雀

【学名】 *Alauda gulgula* Franklin
【药用部位】 肉和脑及卵。
【生长环境】 生活于开阔地带,常栖息在河边沙地,溪滩草丛,田间荒地等处。
【捕捉季节】 夏、秋季捕捉,分取肉、和脑及收集卵,鲜用。
【分布】 丽水、青田等地。

【性味】 味甘、酸,性平。

【功效】 解毒,缩尿。

【主治】 赤痢,肺结核,胎毒,遗尿。

【用法用量】 内服煮食,适量或焙焦研粉 3~5g。

燕科 Hirundinidae

金腰燕

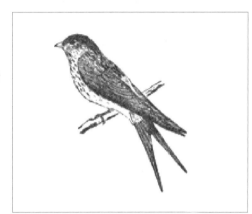

金腰燕

【学名】 *Hirundo daurica* Linnaeus

【药用部位】 卵、巢泥。

【生长环境】 夏候鸟。栖息于农村、城镇,营巢于屋檐下,能长时间飞翔于田野上空,飞时张口捕虫。

【捕捉季节】 春季收集卵,鲜用;全年采集巢泥,晒干。

【分布】 丽水市各地。

【性味】 卵:味甘、淡,性平。
　　　　 巢泥:味咸,性寒。

【功效】 卵:利水消肿。
　　　　 巢泥:清热解毒,祛风止痒。

【主治】 卵:水肿。
　　　　 巢泥:风疹,湿疮,丹毒,白秃,口疮,小儿惊风。

【用法用量】 卵内服煮食,10~20 枚。巢泥内服泡开水,9~15g;外用适量,研末调敷或煎水洗。

【注意】 金腰燕是著名益鸟,应保护,不能滥捕。

801

灰沙燕

【学名】 *Riparia riparia*(Linnaeus)

【药用部位】 肉和肺及卵。

【生长环境】 大多生活于水库边、河川的泥沙滩上或附近岩石间,常结群在空中飞翔,有时掠水面而过。

【捕捉季节】 春季收集卵,鲜用;全年可捕,分取肉和肺,鲜用。

【分布】 遂昌、莲都等地。

【性味】 味甘,性凉。

【功效】 清热解毒,活血消肿。

【主治】 诸疮肿毒,肺脓疡。

【用法用量】 内服煮食,适量或烧存性研末 5~10g。

黄鹂科 Oriolidae

黑枕黄鹂(黄鹂)

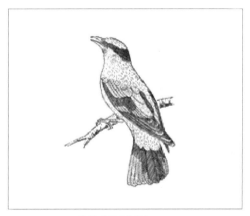

黑枕黄鹂(黄鹂)

【学名】 *Oriolus chinensis diffusus* Sharpe

【药用部位】 肉。

【生长环境】 夏候鸟。生活于山地、丘陵的树林间,多在高大树木上部活动,极少落地;常营巢于树枝梢处。

【捕捉季节】 夏季捕捉,取肉,鲜用。

【分布】 丽水市各地。

【性味】 味甘,性温。

【功效】 补中益气,疏肝解郁。

【主治】 脾胃虚弱,食欲不振,食后饱胀,两胁不适,肢体倦怠。

【用法用量】 内服煮食,1~2 只。

椋鸟科 Sturnidae

八哥

【学名】 *Acridotheres cristatellus*（Linnaeus）

【药用部位】 肉。

【生长环境】 常集群活动于村庄及附近的树上和屋顶;营巢于树洞、古塔和旧房的破墙洞中。

【捕捉季节】 全年可捕捉,取肉,鲜用。

【分布】 丽水市各地。

【性味】 味甘,性平。

【功效】 下气降逆,解毒止血。

【主治】 久嗽,呃逆,痔疮出血。

【用法用量】 内服煎汤,9~15g,或煮食。

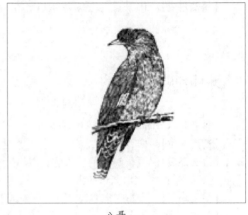

八哥

灰椋鸟

【学名】 *Sturnus cineraceus* Temminck

【药用部位】 肉。

【生长环境】 冬候鸟。生活于近山矮林及村边大树或房顶上,也到田间觅食。

【捕捉季节】 冬季捕捉,取肉,干燥。

【分布】 丽水市各地。

【性味】 味酸,性寒。

【功效】 收敛固涩,益气养阴。

【主治】 阳痿,早泄,遗精,赤白带下,虚劳发热。

【用法用量】 内服煅炭存性研末,5~10g。

鸦科 Corvidae

大嘴乌鸦

【学名】 *Corvus macrorhynchus* Wagler

【药用部位】 全体或肉、头、胆、翅羽。

【生长环境】 生活于山区或平原,常在农田、耕地、近村落的树丛、河滩等处活动。

【捕捉季节】 全年可捕捉,分取全体或肉、头、胆、翅羽;翅羽干燥;胆鲜用;余鲜用或干燥。

【分布】 莲都、松阳、云和等地。

【性味】 全体或肉:味酸、涩,性平。

头:味甘、苦,性寒。

【功效】 全体或肉:祛风定痫,滋阴止血。

头:清肺,解毒,凉血。

胆:解毒,明目。

翅羽:活血祛瘀。

【主治】 全体或肉:头风眩晕,肺痨咳嗽,小儿风痫,吐血。

头:肺热咳嗽,瘰疬,烂眼边。

胆:风眼赤烂,腹痛。

翅羽:跌仆瘀血,破伤风,痘疮倒陷。

【用法用量】 全体或肉内服煎汤,1只;外用适量,煅研调敷。头内服煎汤,适量;外用适量,烧存性研末敷。胆外用适量,点眼。翅羽外用适量,焙研调敷。

白颈鸦(白颈乌鸦)

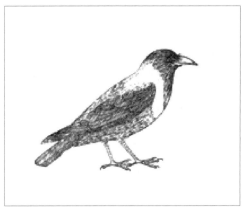

白颈鸦(白颈乌鸦)

【学名】 *Corvus torquatus* Lesson

【药用部位】 全体或肉、头、胆、翅羽。

【生长环境】 生活于山区或平原,活动于农田耕地、近村落的树丛、河滩等处,常在新耕地上缓步觅食,单独或成对活动。

【捕捉季节】 全年可捕捉,分取全体或肉、头、胆、翅羽;翅羽干燥;胆鲜用;余鲜用或干燥。

【分布】 丽水市各地。

【性味】 全体或肉:味酸、涩,性平。
头:味甘、苦,性寒。

【功效】 全体或肉:祛风定痫,滋阴止血。
头:清肺,解毒,凉血。
胆:解毒,明目。
翅羽:活血祛瘀。

【主治】 全体或肉:头风眩晕,肺痨咳嗽,小儿风痫,吐血。
头:肺热咳嗽,瘰疬,烂眼边。
胆:风眼赤烂,腹痛。
翅羽:跌仆瘀血,破伤风,痘疮倒陷。

【用法用量】 全体或肉内服煎汤,1 只;外用适量,煅研调敷。头内服煎汤,适量;外用适量,烧存性研末敷。胆外用适量,点眼。翅羽外用适量,焙研调敷。

喜鹊

【学名】 *Pica pica*（Linnaeus）

【药用部位】 肉。

【生长环境】 生活于村落附近,多活动于旷野、耕地和村旁高大树上。

【捕捉季节】 全年可捕捉,取肉,鲜用或干燥。

【分布】 丽水市各地。

【性味】 味甘,性寒。

【功效】 清热,补虚,散结,通淋,止渴。

【主治】 虚劳发热,胸膈痰结,石淋,消渴,鼻衄。

【用法用量】 内服煮食,1 只;外用适量,捣敷。

河乌科 Cinclidae

褐河乌

【学名】 *Cinclus pallasii* Temminck

【药用部位】 肉。

【生长环境】 生活于山涧溪流中,常从一块岩石飞到另一块岩石上,头尾不断上下摆动,或沿溪流贴水面飞行,能潜入水中取食。

【捕捉季节】 全年可捕捉,取肉,鲜用。

【功效】 清热解毒,消肿散结。

【主治】 淋巴结炎。

【用法用量】 外用适量,捣敷。

科 Muscicapidae

鹊鸲(粪坑鸟)

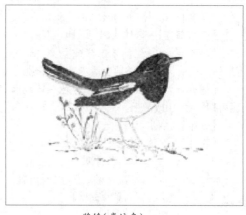

鹊鸲(粪坑鸟)

【学名】 *Copsychus saularis* (Linnaeus)

【药用部位】 肉。

【生长环境】 生活于农村和小镇附近的园圃、灌丛等,不畏人,善鸣善飞;嗜食蝇蛆,因此徘徊于厕所、垃圾堆之间,农村粪坑更常见。

【捕捉季节】 全年可捕捉,取肉,鲜用或干燥。

【分布】 丽水市各地。

【性味】 味甘,性温。

【功效】 健脾消积,益气强身。

【主治】 小儿疳积,成人劳伤,或病后体虚,疲倦乏力。

【用法用量】 内服煮食,1~2只。

紫啸鸫

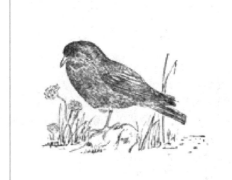

乌鸫(黑鸫)

【学名】 *Myiophoneus caeruleus* (Scopoli)

【药用部位】 肉。

【生长环境】 生活于山区多岩石溪流旁的混交林或灌木丛中,常跳跃于溪中岩石上觅食,停息时尾巴上下扭转,鸣声宏亮而尖锐,似吹箫之声。

【捕捉季节】 全年可捕捉,取肉,鲜用。

【分布】 丽水市山区各地。

【性味】 味甘、咸,性平。

【功效】 解毒,止血,止咳。

【主治】 痔疮,吐血,咳嗽,神经衰弱,偏头痛。

【用法用量】 内服炖食,1只。

乌鸫(黑鸫)

【学名】 *Turdus merula* Linnaeus

【药用部位】 肉。

【生长环境】 生活于丘陵和低山地带,喜在潮湿、落叶比较丰富的阔叶林下活动,也经常活动在垃圾堆或厕所附近。

【捕捉季节】 全年可捕捉,取肉,鲜用或焙干。

【分布】 丽水市各地。

【性味】 味甘、咸,性平。

【功效】 补气益血,杀虫止痛。

【主治】 血虚头晕,小儿语迟,虫积胃痛。

【用法用量】 内服炖汤,30~50g,或焙干研末5g。

绣眼鸟科 Zosteropidae

暗绿绣眼鸟

【学名】 *Zosterops japonica* Temminck et Schlegel

【药用部位】 全体。

【生长环境】 生活于山地或平地树林、竹林、灌木丛及庭院果树中,多集群活动,在冬天常集大群。

【捕捉季节】 全年可捕捉,取肉,干燥。

【分布】 丽水市各地。

【功效】 强心利尿。

【主治】 肾炎水肿,心脏病。

【用法用量】 内服焙干研末,5~10g。

文鸟科 Ploceidae

麻雀

【学名】 *Passer montanus* (Linnaeus)

【药用部位】 全体、头部的血液、脑、卵、粪便(白丁香)。

【生长环境】 多结群生活在有人类活动的地方。

【捕捉季节】 全年可捕捉,分取全体头部的血液、脑、卵,鲜用。

【分布】 丽水市各地。

【性味】 全体:味甘,性温。

　　　　脑:味甘,性平。

　　　　卵:味甘、酸,性温。

【功效】 全体:补肾壮阳,益精固涩。

　　　　头部的血液:明目。

　　　　脑:补肾兴阳,润肤生肌。

　　　　卵:补肾阳,益精血,调冲任。

【主治】 全体:肾虚阳痿,早泄,遗精,腰膝酸软,疝气,小便频数,崩漏,带下,百日咳,痈毒疮疖。

　　　　头部的血液:雀盲。

　　　　脑:肾虚阳痿,耳聋,聤耳,冻疮。

　　　　卵:阳痿,疝气,女子血枯,崩漏,带下。

【用法用量】 全体内服煨、蒸,适量。头部的血液外用适量,点眼。脑外用适量,塞耳、外涂或烧研调敷。卵内服煮食,适量。

【注意】 全体阴虚火旺者及孕妇禁服。

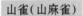

麻雀

山雀(山麻雀)

【学名】 *Passer rutilans* (Temminch)

【药用部位】 全体或肉、粪便(白丁香)。

【生长环境】 多生活于海拔 300 ~ 1000m 的山区林缘、溪边农田及耕地,冬季移至山脚下或耕地及村落附近活动。

【捕捉季节】 全年可捕捉,取肉,鲜用或干燥。

【分布】 丽水市山区各地。

【性味】 味甘,性温。

【功效】 补肾壮阳,益精固涩。

【主治】 肾虚阳痿,早泄,遗精,腰膝酸软,疝气,小便频数,崩漏,带下,百日咳,痈毒疮疖。

【用法用量】 内服煨、蒸,适量。

【注意】 阴虚火旺者及孕妇禁服。

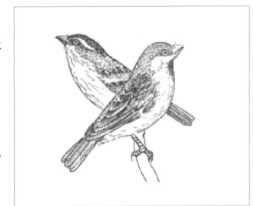

山雀(山麻雀)

805

雀科 Fringillidae

黄胸 (禾花雀)

【学名】 *Emberiza aureola* Pallas

【药用部位】 肉。

【生长环境】 旅鸟。多生活于稀疏的柳、榆树林及草丛中,迁徒时常成群活动。

【捕捉季节】 夏、秋季捕捉,取肉,鲜用或干燥。

【分布】 莲都、青田等地。

【性味】 味甘,性温。

【功效】 滋补强壮,祛风湿。

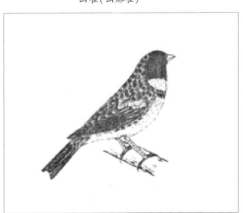

黄胸鹀(禾花雀)

【主治】 年老体衰,肢体乏力,头晕目眩,腰膝酸痛,阳痿,风湿痹痛。
【用法用量】 内服浸酒,适量饮。
【注意】 高血压,心脏病患者慎服。

灰头

【学名】 *Emberiza spodocephala* Pallas
【药用部位】 全体或肉。
【生长环境】 冬候鸟。常成群活动于灌丛、草地及田间,受惊飞走时,开始像突然跌了下来,然后继续向前飞去。
【捕捉季节】 冬季捕捉,取全体或肉,鲜用或干燥。
【分布】 丽水市各地。
【性味】 味甘,性温。
【功效】 壮阳,解毒。
【主治】 阳痿,酒中毒。
【用法用量】 内服煮食,适量或烧焦研末开水冲服。

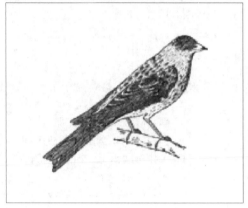

灰头鹀

黑尾蜡嘴雀

【学名】 *Eophona migratoria* Hartert
【药用部位】 肉。
【生长环境】 冬候鸟。生活于丘陵、村落附近高大树上,不怕人。
【捕捉季节】 冬季捕捉,取肉,鲜用。
【分布】 丽水市各地。
【性味】 味甘,性温。
【功效】 补气健胃。
【主治】 久痢气虚,羸瘦,肢体乏力。
【用法用量】 内服煮食,1~2只。

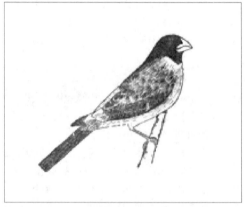

黑尾蜡嘴雀

刺猬科 Erinaceidae

刺猬

【学名】 *Erinaceus europaeus* Linnaeus
【药用部位】 皮(刺猬皮)、肌肉、脂肪、脑、心脏和肝脏、胆汁。
【生长环境】 生活于山地森林、平地草地、农作区及灌丛、草丛等各种环境中。
【捕捉季节】 全冬捕季,春、秋季捕捉,分取皮、肌肉、脂肪、脑、心脏和肝脏、胆汁;皮,干燥;肌肉、脂肪、脑、心脏和肝脏鲜用;将胆囊口扎紧,悬挂于阴凉通风处,阴干。
【药材性状】 皮为多角形板刷状或条状,有的边缘卷曲呈筒状或盘状。外表面密生错综交插的硬刺,刺长 1.5~2cm,棕黄色,内表面粗糙,腹部皮上有灰褐色软毛。质韧。具特殊臭气,味微苦。
【分布】 丽水市各地。
【性味】 皮:味苦,性平。
　　　　 肌肉:味甘,性平。
　　　　 脂肪:味甘,性平。
　　　　 心脏和肝脏:味甘,性平。
　　　　 胆汁:味苦,性寒。
【功效】 皮:止血行瘀,止痛,固精缩尿。

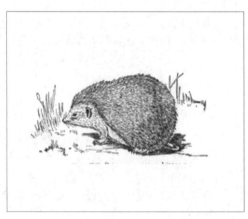

刺猬

肌肉:降逆和胃,生肌敛疮。

脂肪:止血,杀虫。

心脏和肝脏:解毒疗疮。

胆汁:清热,解毒,明目。

【主治】 皮:胃痛吐食,痔瘘下血,遗精,遗尿。

肌肉:反胃,胃痛,食少,痔瘘。

脂肪:肠风便血,秃疮,疥癣,耳聋。

脑:狼瘘。

心脏和肝脏:瘰疬,恶疮,诸瘘。

胆汁:眼睑赤烂,迎风流泪,痔疮。

【用法用量】 皮内服煎汤,6~9g,研末1.5~3g;外用适量,研末调敷。肌肉内服煮食,0.5~1只。脂肪外用适量,滴耳或涂敷。脑外用适量,涂敷。心脏和肝脏内服烧灰,3g酒送服。胆汁内服熔烧对酒,1~2个;外用适量,点眼或化水涂敷。

【注意】 皮:孕妇慎服。

鼹鼠科 Talpidae

缺齿鼹(华南缺齿鼹、地老鼠)

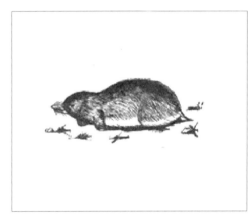

缺齿鼹(华南缺齿鼹、地老鼠)

【学名】 *Mogera latouchei* Thomas [M. robusta Nehring]

【药用部位】 全体。

【生长环境】 生于海拔1000m以上山区林地、阔叶林、混交林、草丛、耕地及林木苗圃等处。

【捕捉季节】 全年可捕捉,除去内脏,洗净,鲜用或置瓦上焙干。

【分布】 遂昌、龙泉、庆元、景宁、青田等地。

【性味】 味咸,性寒。

【功效】 解毒、杀虫。

【主治】 痈疽疔毒,痔瘘,淋病,蛔虫病。

【用法用量】 内服烧存性研末,2~4g或煮食;外用适量,烧存性研末调敷。

蹄蝠科 Hipposideridae

大蹄蝠(大马蹄蝠)

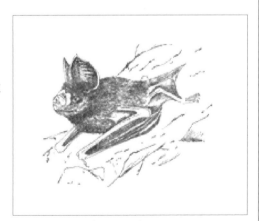

大蹄蝠(大马蹄蝠)

【学名】 *Hipposideros armiger* Hodgson

【药用部位】 全体、粪便。

【生长环境】 生活于阴湿的山洞或废弃的坑道中,大多集群生活。

【捕捉季节】 秋季捕捉,除去毛、爪、内脏,取全体,干燥。夏季收集粪便,除去泥土等杂质,干燥。

【分布】 莲都等地。

【性味】 全体:味咸,性平。

粪便:味辛,性寒。

【功效】 全体:止咳平喘,利水通淋,平肝明目,解毒。

粪便:清肝明目,散瘀消积。

【主治】 咳嗽,喘息,淋证,带下目昏目翳,瘰疬。

粪便:青盲,雀盲,目赤肿痛,白睛溢血,内外翳障,小儿疳积,瘰疬,疟疾。

【用法用量】 全体内服入丸、散,1~3g;外用适量,研末撒或调敷。粪便内服煎汤(布包,)3~10g,或研末每次1~3g;外用适量,研末调敷。

【注意】 粪便:目疾无瘀者及孕妇慎服。

807

蝙蝠科 Vespertilionidae

绒山蝠（檐老鼠）

【学名】　*Nyctaus noctula* Schreber

【药用部位】　粪便（夜明砂）。

【生长环境】　生活于居民住宅周围,常栖息于屋檐、天花板、门窗的缝隙中,尤其是老建筑物,也有栖息于树洞中。

【捕捉季节】　全年可收集粪便,除去杂质,干燥。

【药材性状】　粪便呈椭圆形颗粒状,两端略尖,长5~7mm,直径约2mm。表面棕褐色或黑褐色,粗糙。破碎者呈小颗粒状或粉末状,可见多种昆虫的头、足、翅等破碎残骸。气微腥臭,味微苦、辛。

【分布】　遂昌、龙泉等地。

【性味】　味辛,性寒。

【功效】　清热明目,散血消积。

【主治】　青盲,雀盲,内外翳障,瘰疬,小儿疳积。

【用法用量】　内服煎汤(布包),4.5~9g。

【注意】　目疾无瘀者及孕妇慎服。

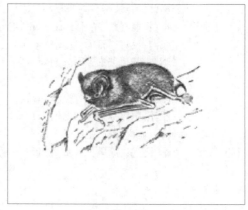

绒山蝠(檐老鼠)

普通伏翼（家蝠）

【学名】　*Pipistrellus abramus* Temminck

【药用部位】　全体、粪便。

【生长环境】　生活于城市、村庄等居民点,常栖息于屋檐、天花板、墙及门窗的缝隙中。

【捕捉季节】　秋季捕捉,除去毛、爪、内脏,取全体,干燥。夏季收集粪便,除去泥土等杂质,干燥。

【分布】　丽水市各地。

【性味】　全体:味咸,性平。

　　　　　粪便:味辛,性寒。

【功效】　全体:止咳平喘,利水通淋,平肝明目,解毒。

　　　　　粪便:清肝明目,散瘀消积。

【主治】　咳嗽,喘息,淋证,带下目昏目翳,瘰疬。

　　　　　粪便:青盲,雀盲,目赤肿痛,白睛溢血,内外翳障,小儿疳积,瘰疬,疟疾。

【用法用量】　全体内服入丸、散,1~3g;外用适量,研末撒或调敷。粪便内服煎汤(布包),3~10g或研末每次1~3g;外用适量,研末调敷。

【注意】　粪便:目疾无瘀者及孕妇慎服。

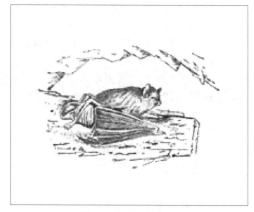

普通伏翼(家蝠)

猴科 Cercopithecidae

猕猴（猢狲、猴子）

【学名】　*Macaca mulatta* Zimmermann

【药用部位】　骨骼(猴骨)、肉、血液、结石(猴枣)、胆囊。

【生长环境】　生活于山区阔叶林、针阔混交林中,春夏季多在中山一带觅食,冬季常到低山林场居民点附近活动。

【捕捉季节】　全年可捕,分取骨骼、肉、血液、结石、胆囊;骨骼、胆囊干燥;血液鲜用;结石阴干;肉鲜用或干燥。

【分布】　遂昌、龙泉、庆元、松阳、景宁等地。

【性味】　骨骼:味酸,性平。

　　　　　肉:味酸,性平。

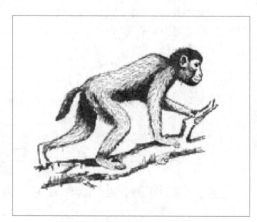

猕猴(猢狲、猴子)

结石:味苦、微咸,性寒。

胆囊:味苦,性寒。

【功效】　骨骼:祛风除湿,强筋壮骨,镇惊,截疟。

肉:祛风除湿,补肾健脾。

血液:健脾消积。

结石:清热镇惊,豁痰定喘,解毒消肿。

胆囊:清热解毒,明目退翳。

【主治】　骨骼:风寒湿痹,四肢麻木,关节疼痛,骨折,小儿惊痫。

肉:风湿骨痛,神经衰弱,阳痿遗精,小儿疳积,便血。

血液:消化不良,小儿疳积。

结石:痰热喘咳,咽痛喉痹,惊痫,小儿急惊,瘰疬痰核。

胆囊:咽喉肿痛,夜盲,内外翳障。

【用法用量】　骨骼内服煎汤,5～15g。肉内服煮食,鲜品100～200g。血液内服,6～12ml。结石内服研末,0.3～1g;外用适量,醋调敷。胆囊内服研末,1～3g。

【注意】　国家二级保护动物,严禁滥捕。

短尾猴

【学名】　*Macaca thibetana* Milne – Edwards

【药用部位】　骨骼、肉、血液、结石、胆囊。

【生长环境】　生活于高山密林中,活动场所为阔叶林和针阔混交林以及悬崖峭壁处,尤喜在山间峡谷的溪流附近活动觅食;栖息地以山毛榉科杂木林为主。

【捕捉季节】　全年可捕,分取骨骼、肉、血液、结石、胆囊、骨骼、胆囊干燥;血液鲜用;结石阴干;肉鲜用或干燥。

【分布】　遂昌等地。

【性味】　骨骼:味酸,性平。

肉:味酸,性平。

结石:味苦、微咸,性寒。

胆囊:味苦,性寒。

【功效】　骨骼:祛风除湿,强筋壮骨,镇惊,截疟。

肉:祛风除湿,补肾健脾。

血液:健脾消积。

结石:清热镇惊,豁痰定喘,解毒消肿。

胆囊:清热解毒,明目退翳。

【主治】　骨骼:风寒湿痹,四肢麻木,关节疼痛,骨折,小儿惊痫。

肉:风湿骨痛,神经衰弱,阳痿遗精,小儿疳积,便血。

血液:消化不良,小儿疳积。

结石:痰热喘咳,咽痛喉痹,惊痫,小儿急惊,瘰疬痰核。

胆囊:咽喉肿痛,夜盲,内外翳障。

【用法用量】　骨骼内服煎汤,5～15g。肉内服煮食,鲜品100～200g。血液内服,6～12ml。结石内服研末,0.3～1g;外用适量,醋调敷。胆囊内服研末,1～3g。

【注意】　国家二级保护动物,严禁滥捕。

鲮鲤科 Manidae

穿山甲

【学名】　*Manis pentadactyla* Linnaeus

【药用部位】　鳞片(穿山甲)、肉。

【生长环境】　穴居生活,活动于丘陵山地灌丛、草丛中较潮湿

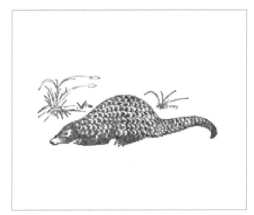

穿山甲

地方。

【捕捉季节】 全年可捕,分取鳞片、肉;鳞片干燥,肉鲜用。

【药材性状】 鳞片呈扇面形、三角形、菱形或盾形的扁平片状或半折合状,中间较厚,边缘较薄,大小不一,长宽各为0.7~5cm。外表面灰褐色或黄褐色,有光泽,宽端有数十条排列整齐的纵纹及数条横线纹,窄端光滑。内表面色较浅,中部有一条明显突起的弓形横向棱线其下方有数条与棱线平行的细纹。角质,半透明,坚韧而有弹性,不易折断。气微腥,味淡。

【分布】 丽水市山区各地。

【性味】 鳞片:味咸,性微寒。

　　　　 肉:味甘、涩,性平。

【功效】 鳞片:通经下乳,消肿排脓,搜风通络。

　　　　 肉:滋阴清热,解毒散结。

【主治】 鳞片:经闭癥瘕,乳汁不通,痈肿疮毒,关节痹痛,麻木拘挛。

　　　　 肉:久病体虚,遗尿,瘰疬,麻风。

【用法用量】 鳞片内服煎汤,5~10g;外用适量,研末撒或调敷。肉内服炖,50~100g。

【注意】 国家二级保护动物,禁止滥捕。

　　　　 鳞片:气血虚弱、痈疽已溃者及孕妇禁服。

兔科 Leporidae

华南兔(野兔、山兔)

【学名】 *Lepus sinensis* Gray

【药用部位】 肉、皮毛、骨骼、血液、头骨、脑、肝、粪便(望月砂)。

【生长环境】 多生活于中山或低山林缘。灌丛、草地,常到农田附近活动。

【捕捉季节】 全年可捕,分取肉、皮毛、骨骼、血液、头骨、脑、肝、粪便;肉、血液、脑、肝鲜用;皮毛、骨骼、血液、头骨、粪便干燥。

【药材性状】 粪便呈扁球形,直径0.9~1.5cm。表面较粗糙,纤维性,并显点状纹理,浅棕黄色至灰黑色,断面凹凸不平,纤维性,灰黄绿色。体轻,质松脆。气微,味淡。

【分布】 丽水市山区各地。

【性味】 肉:味甘,性寒。

　　　　 骨骼:味甘、酸,性平。

　　　　 血液:味咸,性寒。

　　　　 头骨:味甘、酸,性平。

　　　　 脑:味甘,性温。

　　　　 肝:味甘、苦、咸,性寒。

　　　　 粪便:味辛,性平。

【功效】 肉:健脾补中,凉血解毒。

　　　　 皮毛:活血通利,敛疮止带。

　　　　 骨骼:清热止渴,平肝祛风。

　　　　 血液:凉血活血,解毒。

　　　　 头骨:平肝清热,解毒疗疮。

　　　　 脑:润肤疗疮。

　　　　 肝:养肝明目,清热退翳。

　　　　 粪便:明目、杀虫。

【主治】 肉:胃热消渴,反胃吐食,肠热便秘,肠风便血,湿热痹,丹毒。

　　　　 皮毛:产后胞衣不下,小便不利,带下,炙疮不敛,烫火伤。

　　　　 骨骼:消渴,头昏眩晕,疥疮,霍乱吐利。

　　　　 血液:小儿痘疹,产后胞衣不下,心腹气痛。

　　　　 头骨:头痛眩晕,癫疾,产后恶露不下,消渴,小儿疳痢,痈疽恶疮。

　　　　 脑:冻疮,烫火伤,皮肤皲裂。

　　　　 肝:肝虚眩晕,目暗昏糊,目翳,目痛。

粪便:目赤云翳,小儿疳积,痔漏。

【用法用量】 肉内服煎汤或煮食,50～150g。皮毛内服烧灰,3～9g;外用适量,烧灰涂敷。骨骼内服煎汤,6～15g,或浸酒;外用适量,醋磨涂敷。血液内服,多入丸剂。头骨内服煎汤,3～6g;外用适量,烧灰研末敷。脑外用适量,捣敷。肝内服煮食,30～60g。粪便内服煎汤(布包,)6～9g;外用适量,烧灰调敷。

【注意】 粪便:孕妇慎服。

家兔

【学名】 *Oryctolagus cuniclus domesticus*（Gmelin）

【药用部位】 肉、皮毛、骨骼、血液、头骨、脑、肝。

【生长环境】 养殖。

【捕捉季节】 全年可捕,分取肉、皮毛、骨骼、血液、头骨、脑、肝;肉、血液、脑、肝鲜用;皮毛、骨骼、头骨,干燥。

【分布】 全市农村有饲养。

【性味】 肉:味甘,性寒。
骨骼:味甘、酸,性平。
血液:味咸,性寒。
头骨:味甘、酸,性平。
脑:味甘,性温。
肝:味甘、苦、咸,性寒。

【功效】 肉:健脾补中,凉血解毒。
皮毛:活血通利,敛疮止带。
骨骼:清热止渴,平肝祛风。
血液:凉血活血,解毒。
头骨:平肝清热,解毒疗疮。
脑:润肤疗疮。
肝:养肝明目,清热退翳。

【主治】 肉:胃热消渴,反胃吐食,肠热便秘,肠风便血,湿热痹,丹毒。
皮毛:产后胞衣不下,小便不利,带下,灸疮不敛,烫火伤。
骨骼:消渴,头昏眩晕,疥疮,霍乱吐利。
血液:小儿痘疹,产后胞衣不下,心腹气痛。
头骨:头痛眩晕,癫疾,产后恶露不下,消渴,小儿疳痢,痈疽恶疮。
脑:冻疮,烫火伤,皮肤皲裂。
肝:肝虚眩晕,目暗昏糊,目翳,目痛。

【用法用量】 肉内服煎汤或煮食,50～150g。皮毛内服烧灰,3～9g;外用适量,烧灰涂敷。骨骼内服煎汤,6～15g,或浸酒;外用适量,醋磨涂敷。血液内服,多入丸剂。头骨内服煎汤,3～6g;外用适量,烧灰研末敷。脑外用适量,捣敷。肝内服煮食,30～60g。

松鼠科 Sciuridae

赤腹松鼠

【学名】 *Callosciurus erythraeus* Pallas

【药用部位】 全体。

【生长环境】 栖息于山区林地;在阔叶林、混交林、针叶林中常见。

【捕捉季节】 全年可捕,除去内脏,阴干。

【分布】 丽水市山区各地。

【性味】 味甘、咸,性平。

【功效】 活血调经,行气止痛。

【主治】 跌打伤痛,骨折,月经不调,闭经,痛经。

【用法用量】 内服焙干研粉,3～9g。

鼯鼠科 Petauristidae

鼯鼠

【学名】 *Petaurista petaurista* Pallas

【药用部位】 全体。

【生长环境】 生活于阔叶乔木林中,巢筑于离地面20m以上的树洞中。

【捕捉季节】 春、秋季捕捉,除去内脏及皮毛,鲜用。

【分布】 龙泉、庆元、莲都等地。

【性味】 味甘,性温。

【功效】 催产,止痛。

【主治】 难产,产后腹痛,关节痛,头风痛。

【用法用量】 内服烧存性研末,1~1.5g;外用适量,烧存性研末调敷。

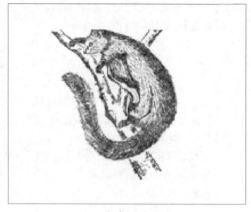

鼯鼠

竹鼠科 Rhizomyidae

中华竹鼠(竹鼠)

【学名】 *Rhizomys sinensis* Gray

【药用部位】 肉、脂肪、牙齿。

【生长环境】 生活于竹林的地下。

【捕捉季节】 秋末冬初捕捉,除去内脏,分取肉、脂肪、牙齿;肉鲜用;脂肪炼油;牙齿油炸,研粉。

【分布】 青田、遂昌、松阳、龙泉、庆元等地。

【性味】 肉:味甘,性平。
脂肪:味甘、淡,性平。

【功效】 肉:益气养阴,清热止渴。
脂肪:解毒排脓,生肌止痛。
牙齿:祛风解毒。

【主治】 肉:痨肺发热,胃热消渴。
脂肪:烫火伤,无名肿毒,冻疮。
牙齿:小儿破伤风。

【用法用量】 肉内服煮食。1只。脂肪外用适量,涂敷。牙齿内服油炸研粉,0.3~0.6g。

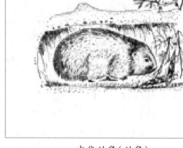

中华竹鼠(竹鼠)

鼠科 Muridae

褐家鼠(大家鼠)

【学名】 *Rattus norvegicus* Berkenhout

【药用部位】 肉、未长毛的幼鼠、皮、血液、脂肪、肝、胆、睾丸。

【生长环境】 生活于阴沟、厨房、厕所、厩圈、垃圾堆、农田、菜地、荒地和沟渠等处。

【捕捉季节】 全年要捕捉,分取肉、皮、血液、脂肪、肝、胆、睾丸,多鲜用。

【分布】 丽水市各地。

【性味】 肉:味甘,性平。
未长毛的幼鼠:味甘,性微温。
皮:味甘、咸,性平。
血液:味甘、咸,性凉。

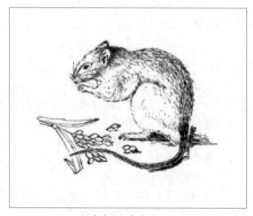

褐家鼠(大家鼠)

脂肪:味甘,性平。

肝:味甘、微苦,性平。

胆:味苦,性寒。

睾丸:味咸,微甘,性平。

【功效】　肉:补虚消疳,解毒疗疮。

未长毛的幼鼠:解毒敛疮,止血,止痛。

皮:解毒敛疮。

血液:清热凉血。

脂肪:解毒疗疮,祛风透疹。

肝:化瘀,解毒疗伤。

胆:清肝利胆,明目聪耳。

睾丸:镇惊安神,疏肝理气。

【主治】　肉:虚劳羸瘦,小儿疳积,烧烫伤,外伤出血,冻疮,跌打损伤。

未长毛的幼鼠:烧烫伤,外伤出血,鼻衄,跌打肿痛。

皮:痈疖疮疡久不收口,附骨疽。

血液:牙龈肿痛,齿缝出脓、血,牙根宣露。

脂肪:疮毒,风疹,烫火伤。

肝:肌肤破损,聤耳流脓。

胆:青盲,雀盲,聤耳,耳聋。

睾丸:小儿惊风,狐疝。

【用法用量】　肉内服煮食,1~2只;外用,1只熬膏涂或烧存性研末敷。未长毛的幼鼠内服蒸或煮,1~2只;外用适量,油浸涂搽或研末油调敷。皮外用1张,烧灰调敷或生剥贴敷。血液外用适量,涂敷。脂肪内服煎汤,适量;外用适量,涂敷或滴耳。肝外用适量,捣烂敷。胆外用适量,点眼或滴耳。睾丸内服煎汤,1对或磨酒。

813

黄胸鼠

【学名】　*Rattus flavipectus* Milne - Edwards

【药用部位】　肉、未长毛的幼鼠、皮、血液、脂肪、肝、胆、睾丸。

【生长环境】　生活于建筑物上层,能在粗糙墙面上直攀而上、也能在横梁上奔跑,还可沿铁丝、电线而行。

【捕捉季节】　全年要捕捉,分取肉、皮、血液、脂肪、肝、胆、睾丸,多鲜用。

【分布】　丽水市各地。

【性味】　肉:味甘,性平。

未长毛的幼鼠:味甘,性微温。

皮:味甘、咸,性平。

血液:味甘、咸,性凉。

脂肪:味甘,性平。

肝:味甘、微苦,性平。

胆:味苦,性寒。

睾丸:味咸,微甘,性平。

【功效】　肉:补虚消疳,解毒疗疮。

未长毛的幼鼠:解毒敛疮,止血,止痛。

皮:解毒敛疮。

血液:清热凉血。

脂肪:解毒疗疮,祛风透疹。

肝:化瘀,解毒疗伤。

胆:清肝利胆,明目聪耳。

睾丸:镇惊安神,疏肝理气。

【主治】　肉:虚劳羸瘦,小儿疳积,烧烫伤,外伤出血,冻疮,跌打损伤。

未长毛的幼鼠:烧烫伤,外伤出血,鼻衄,跌打肿痛。

皮:痈疖疮疡久不收口,附骨疽。

血液:牙龈肿痛,齿缝出脓、血,牙根宣露。

脂肪:疮毒,风疹,烫火伤。

肝:肌肤破损,聤耳流脓。

胆:青盲,雀盲,聤耳,耳聋。

睾丸:小儿惊风,狐疝。

【用法用量】 肉内服煮食,1~2只;外用1只,熬膏涂或烧存性研末敷。未长毛的幼鼠内服蒸或煮,1~2只;外用适量,油浸涂搽或研末油调敷。皮外用1张,烧灰调敷或生剥贴敷。血液外用适量,涂敷。脂肪内服煎汤,适量;外用适量,涂敷或滴耳。肝外用适量,捣烂敷。胆外用适量,点眼或滴耳。睾丸内服煎汤,1对或磨酒。

豪猪科 Hystricidae

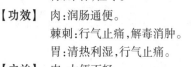

豪猪

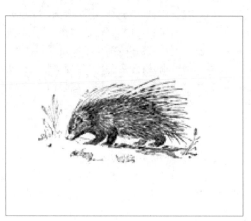

豪猪

【学名】 *Hystrix hodgsoni* Gray

【药用部位】 肉、棘刺,胃。

【生长环境】 生活于山区林木茂盛之处,尤其喜欢靠近农作物的山地草坡或密林中。

【捕捉季节】 全年可捕捉,分取肉、棘刺、胃;肉鲜用;棘刺干燥;胃鲜用或烘干。

【药材性状】 棘刺长纺锤形,长短不一,直径3~7mm。表面乳白色,中间1/3处有一段呈浅褐色或黑褐色,末端黑色;颈背中央及前肩的棘刺末端白色。质硬,断面中空。气微。

【分布】 丽水市山区各地。

【性味】 肉味甘,性寒。

棘刺:味苦,性平。

胃:味甘,性寒。

【功效】 肉:润肠通便。

棘刺:行气止痛,解毒消肿。

胃:清热利湿,行气止痛。

【主治】 肉:大便不畅。

棘刺:心胃气痛,乳蛾,疮肿,皮肤过敏。

胃:黄疸,水肿,脚气,膨胀,胃痛。

【用法用量】 肉内服煎汤或煮食,30~60g。棘刺内服烧存性研末,6~10g;外用适量,烧灰研末撒或吹喉。胃内服煮食,30~50g或烧存性研末3~6g。

犬科 Canidae

家狗(狗)

【学名】 *Canis familiaris* Linnaeus

【药用部位】 带睾丸和阴茎(狗鞭)、毛、肉、骨骼、血液、脑、牙齿、心脏、结石(狗宝)、肝、胆、肾、乳汁、蹄。

【生长环境】 养殖。

【捕捉季节】 冬季捕杀,分取带睾丸的阴茎(狗鞭)、毛、肉、骨骼、血液、脑、牙齿、心脏、结石、肝、胆、肾、蹄;带睾丸和阴茎、毛、骨骼、牙齿、结石、蹄干燥;余鲜用;雌狗哺乳期间,挤奶,鲜用。

【药材性状】 阴茎呈直棒状,长约8~12cm,直径1~2cm;表面黄棕色,微透明,较光滑先端渐尖,具1条不规则的纵沟,另一端有细长的输精管连接睾丸。睾丸椭圆形,长3~4cm,直径约2cm;全体呈淡棕色,外表光滑。阴茎部分坚硬,不易折断。有腥臭气。

结石呈类球形,大小不一,直径可达5cm。表面灰白色或灰黑色,略有光泽,有多数类圆形突起。体重,质坚实而细腻,以指甲刻划可见划痕。断面呈同心状层纹,近中心略疏松。气腥,味微苦。

【分布】 丽水市各地均有饲养。

【性味】 带睾丸的阴茎:味咸,性温。

肉:味咸、酸,性温。

骨骼:味甘、咸,性温。

血液:味咸,性温。

脑:味甘、咸,性平。

牙齿:味甘、咸,性平。

心脏:味甘、咸,性温。

结石:味甘、苦、咸,性平。

肝:味甘、苦、咸,性温。

胆:味苦,性寒。

肾:味甘、咸,性温。

乳汁:味甘,性平。

蹄:味酸,性平。

【功效】 带睾丸的阴茎:温肾壮阳,补益精髓。

毛:截疟,敛疮。

肉:补脾暖胃,温肾壮阳,填精。

骨骼:补肾壮骨,祛风止痛,止血止痢,敛疮生肌。

血液:补虚劳,散瘀止血,定惊痫,解毒。

脑:祛风止痛,解毒敛疮。

牙齿:镇痉,祛风,解毒。

心脏:安神、祛风止血,解毒。

结石:降逆气,开郁结,解毒。

肝:降逆气,止泻痢,祛风止痉。

胆:清热明目,止血活血。

肾:补肾温阳。

乳汁:明目,生发。

蹄:补虚通乳。

【主治】 带睾丸的阴茎:阳痿,遗精,不育,阴囊湿冷,虚寒带下,腰膝酸软,形体羸弱,产后体虚。

毛:疟疾,烧烫伤。

肉:脘腹胀满,浮肿,腰痛膝软,阳痿,寒疝,久败疮。

骨骼:风湿关节疼痛,腰腿无力,四肢麻木,崩漏带下,久痢不止,外伤出血,小儿解颅,痈肿疮瘘,冻疮。

血液:虚劳吐血,惊风癫疾,下痢腹痛,疔疮。

脑:头风痹痛,下部䘌疮,鼻中息肉,狂犬咬伤。

牙齿:癫痫,风痹,发背,痘疹。

心脏:气郁不舒,风痹,鼻衄,下部疮。

结石:噎膈反胃,痈疽疮疡,胸胁胀满。

肝:脚气攻心,下痢腹痛,心风发狂,狂犬咬伤。

胆:风热眼痛,目赤涩痒,吐血,鼻衄,崩漏,跌打损伤,聤耳,疮疡疥癣。

肾:肾虚身冷。

乳汁:青盲。脱发。

蹄:产后乳少。

【用法用量】 带睾丸的阴茎内服煎汤,3~9g,或研末 1.5~3g。毛内服烧存性研末,3g;外用适量,烧存性研末调敷。肉内服煮食,适量。骨骼内服烧存性研末,1.5~3g,或浸酒;外用适量,煅黄研末调敷。血液内服适量,热饮酒冲;外用适量,涂敷。脑内服煎汤,半具至 1 具;外用适量,捣敷。牙齿内服适量,磨汁或烧存性研末;外用适量,烧存性研末调敷。心脏内服煮食,适量;外用适量,捣敷。结石内服研末冲服,0.9~1.5g;外用适量,研末撒。肝内服煮食,适量;外用适量,捣敷。胆外用适量,涂敷或点眼。肾内服煮食,1~2 枚。乳汁内服冲酒,适量;外用适量,涂敷。蹄内服煮食,适量。

【注意】 带睾丸的阴茎:阴虚火旺及阳事易举者禁服。

肉:阴虚内热、素多痰火及热病后者慎服。

豺(豺狗)

【学名】 *Cuon alpinus* Pallas

【药用部位】 肉、皮。

【生长环境】 生活于山区,常在草丛、灌木林中出现。

【捕捉季节】 冬季捕捉,分取肉、皮,多鲜用。

【分布】 遂昌、松阳、龙泉、庆元等地。

【性味】 肉:味甘、酸,性温。

　　　　 皮:味苦,性平。

【功效】 肉:补虚消积,散瘀消肿。

　　　　 皮:消积,解毒,止痛,定惊。

【主治】 肉:虚劳体弱,食积,跌打瘀肿,痔漏。

　　　　 皮:疳痢,脚气,冷痹,小儿夜啼。

【用法用量】 肉内服煮食,适量。皮内服煮汁或烧存性酒调,适量;外用适量,烧存性敷。

【注意】 国家二级保护动物,禁止滥捕。

貉(狸)

【学名】 *Nyctereutes procyonoides* Gray

【药用部位】 肉。

【生长环境】 生活于荒山、丘陵等,尤其喜欢在溪流两侧的浅滩附近灌丛、草丛中活动。

【捕捉季节】 冬季捕捉,取肉,鲜用。

【分布】 景宁、龙泉等地。

【性味】 味甘,性平。

【功效】 滋补壮阳,健脾消疳。

【主治】 虚劳,疳积。

【用法用量】 内服煮食,适量。

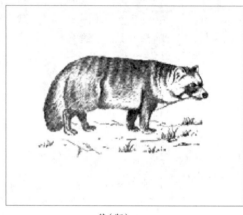

貉(狸)

816

狐(狐狸)

【学名】 *Vulpes vulpes* Linnaeus

【药用部位】 肉、头、肺、心脏、肠、肝、胆、足。

【生长环境】 生活于丘陵、山区的森林、灌木丛、草甸等。

【捕捉季节】 冬季捕捉,分取肉、头、肺、心脏、肠、肝、胆、足,阴干。

【分布】 遂昌、龙泉、庆元、莲都、云和等地。

【性味】 肉:味甘,性温。

　　　　 肺:味苦,性凉。

　　　　 心脏:味甘,性平。

　　　　 肠:味苦,性微寒。

　　　　 肝:味苦,性微寒。

　　　　 胆:味苦,性寒。

【功效】 肉:补虚暖中,镇静安神,祛风,解毒。

　　　　 头:补虚祛风,散结解毒。

　　　　 肺:滋肺解毒,止咳定喘。

　　　　 心脏:补虚安神,利尿消肿。

　　　　 肠:镇痉,止痛,解毒。

　　　　 肝:祛风,镇痉,止痛明目。

　　　　 胆:开窍,镇惊,清热健胃。

　　　　 足:止血疗痔。

【主治】 肉:虚劳羸瘦,寒积腹痛,癥病,惊痫,痛风,水肿,疥疮,小儿卵肿。

　　　　 头:头晕,瘰疬。

　　　　 肺:肺结核,肺脓肿,久咳,虚喘。

　　　　 心脏:癫狂,水肿,腹水。

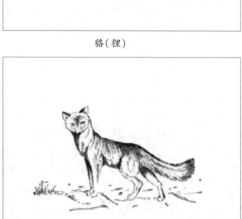

狐(狐狸)

肠:惊风,心胃气痛,疥疮。

肝:破伤风,癫痫,中风瘫痪,心气痛,目昏不明。

胆:昏厥,癫痫,心痛,疟疾,纳呆。

足:痔漏下血。

【用法用量】 肉内服煎汤或煮食,120～240g。头内服浸酒,适量;外用适量,烧存性研末调敷。肺内服煮食适量或研末,3～9g。心脏内服煮食或煨食,1个。肠内服煅存性研末,3～9g。肝内服阴干或烧存性研末,3～6g。胆内服研末干燥,1.5～3g。足内服入丸、散,适量。

鼬科 Mustelidae

猪獾

【学名】 *Arctonyx collaris* F. Cuvier

【药用部位】 骨骼、肉、脂肪。

【生长环境】 生活于山地、丘陵的林缘、灌丛、草地等处。

【捕捉季节】 冬季捕捉,分取骨骼、肉、脂肪;骨骼干燥;肉鲜用;脂肪炼油。

【分布】 丽水市山区各地。

【性味】 骨骼:味辛,性温。

肉:味甘、酸,性平。

脂肪:味甘,性平。

【功效】 骨骼:祛风湿,止咳。

肉:补脾肺,益气血,利水、杀虫。

脂肪:润肺止咳,除湿解毒。

【主治】 骨骼:风湿筋骨疼痛,皮肤瘙痒,咳嗽。

肉:虚劳羸瘦,咳嗽,水胀,久痢,小儿疳积。

脂肪:肺痿,咳逆上气,秃疮,顽癣,痔疮,臁疮。

【用法用量】 骨骼内服煎汤,20～50g,或浸酒。肉内服煮食,适量。脂肪内服酒冲,适量;外用适量,涂搽。

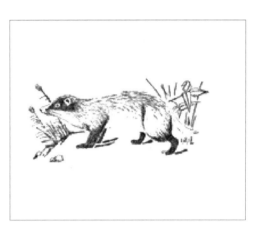

猪獾

817

水獭

【学名】 *Lutra lutra* Linnaeus

【药用部位】 肝(水獭肝)、胆、皮毛、肉、骨骼、足。

【生长环境】 生活于水流缓慢、清澈而鱼类较多的水域中。

【捕捉季节】 全年捕捉,分取肝、胆、皮毛、肉、骨骼、足;除胆鲜用外,余均干燥。

【分布】 丽水市各地。

【性味】 肝:味甘、咸,性温。

胆:味苦,性寒。

皮毛:味苦,性凉。

肉:味甘、咸,性寒。

骨骼:味咸,性平。

足:味甘,性平。

【功效】 肝:益肺,补肝肾,明目,止血。

胆:明目退翳,清热解毒。

皮毛:利水,解毒,止血。

肉:益阴清热,和血通经,利水通便。

骨骼:消骨鲠,止呕吐,利水解毒。

足:润肤,杀虫。

【主治】 肝:虚劳羸瘦,肺虚咳嗽,肺结核,潮热盗汗,目翳,夜盲,咯血,便血。

胆:翳膜遮眼,小儿发热咳嗽,金创疼痛,瘰疬结核。

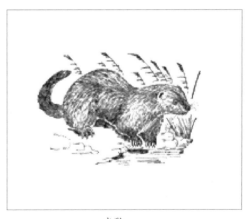

水獭

皮毛:水饮,痔疮,烧烫伤,外伤出血。

肉:虚劳咳嗽,劳热骨蒸,时受温病,水肿胀满,经闭,小便不利,大便秘结。

骨骼:鱼骨鲠喉,呕哕,水积黄肿,恶疮。

足:手足皲裂,肺痨。

【用法用量】　肝内服煎汤,3~6g。胆内服煎汤,3~6g;外用适量,鲜汁点皮或涂敷。皮毛内服煎汤,6~15g,或烧灰研末,3~6g;外用适量,烧灰撒。肉内服煎汤,适量;外用适量,煅存性研末撒。骨骼内服煎汤,10~20g;外用适量,研末调敷。足内服煎汤,9~12g,或研末酒调3~6g;外用适量,研末调敷。

【注意】　国家二级保护动物,禁止滥捕。

狗獾(獾)

【学名】　*Meles meles* Linnaeus

【药用部位】　肉、脂肪。

【生长环境】　生活于山林、灌丛、荒坡、坟堆及溪、沟旁等潮湿地带。

【捕捉季节】　冬季捕捉,分取肉、脂肪;肉鲜用;脂肪炼油。

【分布】　丽水市各地。

【性味】　肉:味甘、酸,性平。

　　　　脂肪:味甘,性平。

【功效】　肉:补中益气,祛风除湿,杀虫。

　　　　脂肪:补中益气,润肤生肌解毒消肿。

【主治】　肉:小儿疳瘦,风湿性关节炎,腰腿痛,蛔虫症,酒渣鼻。

　　　　脂肪:中气不足,子宫脱垂,贫血,胃溃疡,半身不遂,关节疼痛,皮肤皲裂,痔疮,痔疮,疥癣,白秃,烧烫伤,冻疮。

【用法用量】　肉内服煮食,适量。脂肪内服溶化于汤剂,5~15g;外用适量,涂敷。

【注意】　脂肪:脾虚湿阻或湿热内蕴,食欲不振,苔厚黏者慎服。

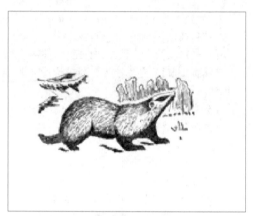

狗獾(獾)

黄鼬(黄鼠狼)

【学名】　*Mustela sibirica* Pallas

【药用部位】　肉、心与肝。

【生长环境】　生活于农田、丘陵林缘、沟谷山坡、沼泽草地,常出没村落附近。

【捕捉季节】　全年可捕捉,分取肉、心与肝,鲜用或干燥。

【分布】　丽水市各地。

【性味】　肉:味甘,性温。

　　　　心与肝:味甘、微咸,性温,有小毒。

【功效】　肉:解毒,杀虫,通淋,升高血小板。

　　　　心与肝:止痛。

【主治】　肉:淋巴结结核,疥癣,疮瘘,淋证,血小板减少性紫癜。

　　　　心与肝:心腹痛。

【用法用量】　肉内服烧存性研末,1.5~3g;外用适量,煎油涂或烧灰研末撒。心与肝内服研末,1~2.5g。

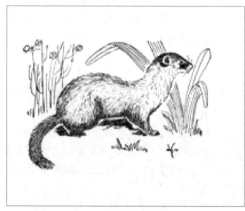

黄鼬(黄鼠狼)

灵猫科 Viverridae

大灵猫

【学名】　*Viverra zibetha* Linnaeus

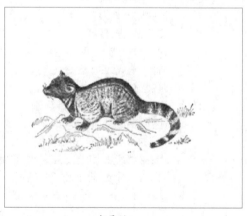

大灵猫

【药用部位】 香腺囊中的分泌物(灵猫香膏)、肉。

【生长环境】 生活于丘陵、山区灌丛、草丛等,喜沿人行小道或田埂活动。

【捕捉季节】 春季发情时捕捉,分取香腺囊中的分泌物(灵猫香膏)、肉,阴干。

【分布】 丽水市山区各地。

【性味】 香腺囊中的分泌物:味辛,性温。

　　　　肉:味甘,性温。

【功效】 香腺囊中的分泌物:行气、活血、安神、止痛。

　　　　肉:温中,助阳。

【主治】 香腺囊中的分泌物:心腹卒痛,梦寐不安,疝痛,骨折疼痛。

　　　　肉:脾胃虚寒,脘腹冷痛,阳痿。

【用法用量】 香腺囊中的分泌物内服入丸、散,0.3～1g;外用适量,研末调敷。肉内服煮食,125～250g。

【注意】 国家二级保护动物,禁止滥捕。

小灵猫

【学名】 *Viverricula indica* Desmarest

【药用部位】 香腺囊中的分泌物(灵猫香膏)、肉。

【生长环境】 生活于丘陵、山区的灌木丛中。

【捕捉季节】 春季发情时捕捉,分取香腺囊中的分泌物(灵猫香膏)、肉,阴干。

【分布】 丽水市山区各地。

【性味】 香腺囊中的分泌物:味辛,性温。

　　　　肉:味甘,性温。

【功效】 香腺囊中的分泌物:行气、活血、安神、止痛。

　　　　肉:温中,助阳。

【主治】 香腺囊中的分泌物:心腹卒痛,梦寐不安,疝痛,骨折疼痛。

　　　　肉:脾胃虚寒,脘腹冷痛,阳痿。

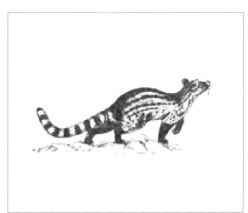

小灵猫

【用法用量】 香腺囊中的分泌物内服入丸、散,0.3～1g;外用适量,研末调敷。肉内服煮食,125～250g。

【注意】 国家二级保护动物,禁止滥捕。

猫科 Felidae

豹猫(狸猫、偷鸡豹)

【学名】 *Felis bengalensis* Kerr

【药用部位】 肉、骨骼、阴茎。

【生长环境】 生活于丘陵多树丛地方,偶入家舍盗食家禽。

【捕捉季节】 全年可捕捉,分取肉、骨骼、阴茎,鲜用或干燥。

【分布】 丽水市山区各地。

【性味】 肉:味甘,性温。

　　　　骨骼:味辛、甘,性温。

【功效】 肉:益气养血,祛风止痛,解毒散结。

　　　　骨骼:祛风湿,开郁结,解毒杀虫。

　　　　阴茎:活血止痛。

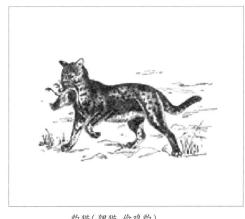

豹猫(狸猫、偷鸡豹)

【主治】 肉:气血虚弱,皮肤游风,肠风下血,脱肛,痔漏,瘰疬。

　　　　骨骼:风湿痹痛,心腹刺痛,噎膈,疳疾,瘰疬,肠风下血,痔瘘,恶疮。

　　　　阴茎:闭经,阳痿。

【用法用量】 肉内服煮食适量或煅存性研末,6～12g。骨骼内服研细粉,15～30g;外用适量,烧灰敷。阴茎内服适量,烧灰研末。

【注意】 骨骼:孕妇禁服。

家猫(猫)

【学名】 *Felis ocreata domestica* Brisson

【药用部位】 肉、皮毛、脂肪、头、肝、胎盘。

【生长环境】 养殖。

【捕捉季节】 全年可捕捉,分取肉、皮毛、脂肪、头、肝、胎盘;皮毛、头、肝、胎盘干燥;肉鲜用;脂肪炼油。

【分布】 丽水市各地均有饲养。

【性味】 肉:味甘、酸,性温。

皮毛:味涩,性平。

脂肪:味甘、微咸,性平。

头:味甘,性温。

肝:味甘、苦,性平。

胎盘:味甘,性温。

【功效】 肉:补虚劳,祛风湿,解毒散结。

皮毛:消肿解毒,生肌敛疮。

脂肪:解毒生肌。

头:消痰定喘,散结解毒。

肝:杀虫,补虚。

胎盘:和胃止呕。

【主治】 肉:虚劳体瘦,风湿痹痛,瘰疬恶疮,溃疡,烧烫伤。

皮毛:瘰疬,疮疡。

脂肪:烧烫伤。

头:痰喘,心腹疼痛,牙疳,瘰疬,痈疽,痔疮。

肝:痨瘵,咳喘。

胎盘:噎膈反胃,呕吐不食,胃脘疼痛。

【用法用量】 肉内服煮汤,125~250g;外用适量,烧灰研末敷。皮毛外用适量,烧灰调敷。脂肪外用适量,涂敷。头内服烧存性研末酒冲,6~9g;外用适量,烧灰研末调敷。肝内服煮食,适量或研末酒冲9~12g。胎盘内服煮食,适量或研末6~9g。

【注意】 肉:湿毒内盛者禁服。

云豹

【学名】 *Neofelis nebulosa* Griffith

【药用部位】 骨骼、肉。

【生长环境】 生活于高山常绿丛林中,善攀缘,活动和睡眠均在树上。

【捕捉季节】 国家一级保护动物,严禁捕杀。

【分布】 遂昌、龙泉、庆元等地。

【性味】 骨骼:味辛、咸,性温。

肉:味甘、酸,性温。

【功效】 骨骼:祛风湿,强筋骨,镇惊安神。

肉:补五脏,益气血,强筋骨。

【主治】 骨骼:风寒湿痹,筋骨疼痛,四肢拘挛麻木,腰膝酸楚,小儿惊风抽搐。

肉:气虚体弱,筋骨痿软,胆怯神衰。

【用法用量】 骨骼内服煎汤,9~15g。肉内服煮食,适量。

【注意】 骨骼:血虚火盛者慎服。

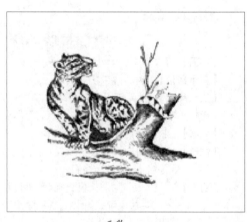

云豹

猪科 Suidae

野猪

【学名】 *Sus scrofa* Linnaeus

【药用部位】 胆、皮、肉、骨髓、血、脂肪、头骨、牙齿、结石、睾丸、蹄。

【生长环境】 生活于山区阔叶林、针阔混交林、灌丛和草地,过着游荡生活。

【捕捉季节】 全年可捕杀分取胆、皮、肉、骨髓、血、脂肪、头骨、牙齿、结石、睾丸、蹄;肉、骨髓、血、蹄鲜用;余鲜用或干燥。

【分布】 丽水市山区各地。

【性味】 胆:味苦,性寒。
皮:味甘,性平。
肉:味甘,性平。
骨髓:味甘、咸,性平。
血:味甘、咸,性平。
脂肪:味甘,性平。
头骨:味咸,性平。
牙齿:味咸,性平。
结石:味辛、苦,性凉。
睾丸:味甘,性温。
蹄:味甘,性平。

【功效】 胆:清热镇惊,解毒生肌。
皮:解毒生肌,托疮。
肉:补五脏,润肌肤,祛风解毒。
骨髓:养血生发。
血:解毒、和胃。
脂肪:补虚养颜,祛风解毒。
头骨:截疟,利水。
牙齿:解毒。
结石:清热解毒,熄风镇惊。
睾丸:止血,止带。
蹄:祛风通痹,解毒托疮。

【主治】 胆:癫痫,小儿疳疾,产后风,目赤肿痛,疔疮肿毒,烧烫伤。
皮:鼠瘘,恶疮,疥癣。
肉:虚弱羸瘦,癫痫,肠风便血,痔疮出血。
骨髓:脱发。
血:中毒性肝脏损害,胃溃疡,胃痉挛。
脂肪:产后无乳,肿毒疮癣。
头骨:疟疾,水肿。
牙齿:蛇虫咬伤。
结石:癫痫,惊风,血痢,金疮。
睾丸:血崩,肠风下血,血痢,带下。
蹄:风痹,痈疽,漏疮。

【用法用量】 胆内服研末或取汁冲,1～3g;外用适量,涂敷。皮内服烧灰研末冲,3～9g;外用适量,烧灰调敷。肉内服煮食,50～250g。骨髓外用适量,捣敷。血内服煮成块研末,3～6g。脂肪内服熬油酒冲,适量;外用适量,涂敷。头骨内服煎汤,100～500g或烧炭研末冲服。牙齿内服烧灰研末,3～6g。结石内服研末,0.15～0.3g;外用适量,研末敷。睾丸内服烧存性研末,3～9g。蹄内服煮食,50～250g。

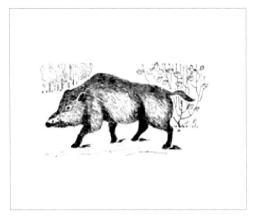

野猪

821

猪

【学名】 *Sus scrofa domestica* Brisson

【药用部位】 胆(猪胆粉)、毛、皮肤、肉、骨骼、脊髓、血、脂肪、脑、牙齿、舌、甲状腺、心脏、肺、胃、肠、肝、脾脏、胰腺、肾脏、膀胱、睾丸、乳汁、蹄、蹄甲;火腿。

【生长环境】　养殖。

【捕捉季节】　全年可捕杀,分取胆、毛、皮肤、肉、骨骼、脊髓、血、脂肪、脑、牙齿、舌、甲状腺、心脏、肺、胃、肠、肝、脾脏、胰腺、肾脏、膀胱、睾丸、乳汁、蹄、蹄甲;胆、毛、骨骼、牙齿、甲状腺、蹄甲干燥;余鲜用或冷藏;火腿需腌制。

【分布】　丽水市各地均有饲养。

【性味】　胆:味苦,性寒。

　　　　　毛:味涩,性平。

　　　　　皮肤:味甘,性凉。

　　　　　肉:味甘、咸,性微寒。

　　　　　骨骼:味涩,性平。

　　　　　脊髓:味甘,性寒。

　　　　　血:味咸,性平。

　　　　　脂肪:味甘,性微寒。

　　　　　脑:味甘,性寒。

　　　　　牙齿:味甘,性平。

　　　　　舌:味甘,性平。

　　　　　甲状腺:味甘,性微温,有毒。

　　　　　心脏:味甘、咸,性平。

　　　　　肺:味甘,性平。

　　　　　胃:味甘,性温。

　　　　　肠:味甘,性微寒。

　　　　　肝:味甘、苦,性温。

　　　　　脾脏:味甘,性平。

　　　　　胰腺:味甘,性平。

　　　　　肾脏:味咸,性平。

　　　　　膀胱:味甘、咸,性平。

　　　　　睾丸:味甘、咸,性温。

　　　　　乳汁:味甘、咸,性凉。

　　　　　蹄:味甘、咸,性平。

　　　　　蹄甲:味咸,性微寒。

　　　　　火腿:味甘、咸,性温。

【功效】　胆:清热,润燥,解毒。

　　　　　毛:止血,敛疮

　　　　　皮肤:清热养阴,利咽,止血。

　　　　　肉:补肾滋阴,养血润燥,益气,消肿。

　　　　　骨骼:止渴,解毒,杀虫止痢。

　　　　　脊髓:益髓滋阴,生肌。

　　　　　血:补血养心,熄风镇惊,下气,止血。

　　　　　脂肪:滋液润燥,清热解毒。

　　　　　脑:补益脑髓,疏风,润泽生肌。

　　　　　牙齿:镇惊熄风,解毒。

　　　　　舌:健脾益气。

　　　　　甲状腺:散结消瘿。

　　　　　心脏:养心安神,镇惊。

　　　　　肺:补肺止咳,止血。

　　　　　胃:补虚损,健脾胃。

　　　　　肠:清热,祛风,止血。

　　　　　肝:养肝明目,补气健脾。

　　　　　脾脏:健脾胃,消积滞。

　　　　　胰腺:益肺止咳,健脾止痢,通乳润燥。

　　　　　肾脏:补肾益阴,利水。

　　　　　膀胱:止渴,缩尿,除湿。

　　　　　睾丸:温肾散寒,镇惊定痫。

　　　　　乳汁:补虚,清热,镇惊。

　　　　　蹄:补气血,润肌肤,通乳汁,托疮毒。

　　　　　蹄甲:化痰定喘,解毒生肌。

　　　　　火腿:健脾开胃,滋肾益精,补气养血。

【主治】　胆:热病燥渴,大便秘结,咳嗽,哮喘,目赤,目翳,泄痢,黄疸,喉痹,聤耳,痈疽疔疮,鼠瘘,湿疹,头癣。

　　　　　毛:崩漏,烧烫伤。

　　　　　皮肤:少阴客热下痢,咽痛,吐血,衄血,月经不调,崩漏。

　　　　　肉:肾虚羸瘦,血燥津枯,燥咳,消渴,便秘,虚肿。

　　　　　骨骼:消渴肺结核,下痢,疮癣。

　　　　　脊髓:骨蒸痨热,遗精带浊,消渴,疮疡。

　　　　　血:头风眩晕,癫痫惊风,中满腹胀,奔豚气逆,淋漏下血,宫颈糜烂。

　　　　　脂肪:虚劳羸瘦,咳嗽,黄疸,便秘,皮肤皲裂,疮疡,烫火伤。

　　　　　脑:头痛,眩晕,失眠,手足皲裂,痈肿,冻疮。

　　　　　牙齿:小儿惊风,癫痫,痘疮,蛇咬伤,牛肉中毒。

　　　　　舌:脾虚食少,四肢羸弱。

　　　　　甲状腺:气瘿,气瘤。

　　　　　心脏:惊悸怔忡,自汗,失眠,神志恍惚,癫、狂、痫。

　　　　　肺:肺虚咳嗽,咯血。

　　　　　胃:虚劳羸瘦,劳瘵咳嗽,脾虚食少,消渴便数,泄泻,水肿脚气,赤白带下,小儿疳积。

　　　　　肠:肠风便血,血痢,痔漏,脱肛。

　　　　　肝:肝虚目昏,夜盲,疳眼,脾胃虚弱,小儿疳积,脚气浮肿,水肿,久痢脱肛,带下。

　　　　　脾脏:脾胃虚弱,脾积痞块。

　　　　　胰腺:肺痿咳嗽,肺胀喘急,咯血,脾虚下痢,乳汁不通,手足皲裂,不孕,糖尿病。

　　　　　肾脏:肾虚耳聋,遗精盗汗,腹痛,产后虚羸,身面浮肿。

　　　　　膀胱:消渴,遗尿,疝气坠痛,阴囊湿疹,阴茎生疮。

　　　　　睾丸:哮喘,睾丸肿痛,疝气痛,阴茎痛,癃闭,惊痫。

　　　　　乳汁:小儿惊风,癫痫,虚羸发热。

　　　　　蹄:虚伤羸瘦,产后乳少,面皱少华,痈疽疮毒。

　　　　　蹄甲:咳嗽喘息,肠痈,痔漏,疝气偏坠,秃疮,冻疮。

　　　　　火腿:虚劳,怔忡,虚痢,泄泻,腰脚软弱,漏疮。

【用法用量】　胆内服煎汤,6～9g或取汁冲3～6g;外用适量,点眼或灌肠。毛内服煅炭研末酒冲,3～9g;外用适量,煅炭油调敷。皮肤内服煎汤或煮食,50～100g。肉内服煮食,30～60g;外用适量,贴敷。骨骼内服煎汤,60～180g或烧灰研末6～9g;外用适量,烧灰调敷。脊髓内服煎汤,适量;外用适量,捣敷。血内服煮食,适量或研末3～9g;外用适量,生血涂敷或研末撒。脂肪内服煎汤或熬膏,适量;外用适量,涂敷。脑内服煎汤或炖食,适量;外用适量,涂敷。牙齿内服烧灰研末,1.5～3g;外用适量,烧灰调敷。舌内服煮食,50～100g。甲状腺内服煮食,适量或焙干研末每日0.15g。心脏内服煮食,适量。肺内服煮食或煎汤,适量。胃内服煮食,适量。肠内服煮食,适量。肝内服煮食或煎汤,适量;外用适量,敷贴。脾脏内服煮食,适量。胰腺内服煮食或煎汤,适量。肾脏内服煎汤或煮食,15～150g。膀胱内服煮食,适量。睾丸内服煮食或煎汤,2个;外用适量,捣敷或煮膏涂敷。乳汁内服,50～150g。蹄内服煎汤或煮食,适量。蹄甲内服烧灰研末,每次3～9g;外用适量,研末调敷。火腿内服煮食或煎汤,适量。

【注意】　肉:湿热、痰滞内蕴者慎服。

　　　　　脂肪:大便滑泄者慎服。

　　　　　心脏:忌吴茱萸。

　　　　　甲状腺:内服用量不宜过大,心脏病患者慎服。

823

鹿科 Cervidae

梅花鹿

【学名】 *Cervus nippon* Temminck

【药用部位】 未角化的幼角(鹿茸)、已角化的角(鹿角)、皮、肉、脊髓、血液、脂肪、头部肌肉、牙齿、甲状腺、心脏、胆、阴茎(鹿鞭)、胎盘、四肢的肌腱(鹿筋)、蹄肉、尾巴。

【生长环境】 养殖。

【捕捉季节】 春季锯下未角化的幼角,干燥;余全年可捕杀,分取皮、肉、脊髓、血液、脂肪、头部肌肉、牙齿、甲状腺、心脏、胆、阴茎、胎盘、四肢的肌腱、蹄肉、尾巴。

【药材性状】 未角化的幼角呈圆柱形分枝,具一个分枝者习称"二杠",主枝习称"大挺",长 17~20cm,锯口直径 4~5cm,离锯口约 1cm 处分出侧枝,习称"门庄",长 9~15cm,直径较大挺略细。外皮红棕色或棕色,多光润,表面密生红黄色或棕黄色细茸毛,上端较密,下端较疏;分岔间具 1 条灰黑色筋脉,皮茸紧贴。锯口黄白色,外围无骨质,中部密布细孔。具二个分枝者习称"三岔",大挺长 23~33cm,直径较二杠细,略呈弓形,微扁,枝端略尖,下部多有纵棱筋及突起疙瘩;皮红黄色,茸毛较稀而粗。体轻。气微腥,味微咸。

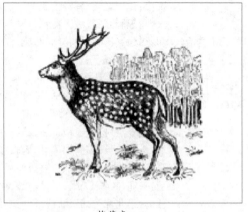

梅花鹿

已角化有角通常分成 3~4 枝,全长 30~60cm,直径 2.2~5cm。基部盘状,上具不规则瘤状突起,习称"珍珠盘"。侧枝多向两旁伸展,第一枝与珍珠盘相距较近,第二枝与第一枝相距较远,主枝末端分成二小枝。表面黄棕色或灰棕色,枝端灰白色。枝端以下具明显骨钉,纵向排成"苦瓜棱",顶部灰白色或灰黄色,有光泽。气微,味微咸。

【分布】 市内有农户饲养。

【性味】 未角化的幼角:味甘、咸,性温。

已角化的角:味咸,性温。

皮:味咸,性温。

肉:味甘,性温。

骨骼:味甘,性温。

脊髓:味甘,性温。

血液:味甘、咸,性温。

脂肪:味甘,性温。

头部肌肉:味甘,性平。

牙齿:味咸,性平。

甲状腺:味微咸,性温。

胆:味苦,性寒。

阴茎:味甘、咸,性温。

胎盘:味甘、咸,性温。

四肢的肌腱:味咸,性温。

蹄肉:味甘,性平。

尾巴:味甘、咸,性温。

【功效】 未角化的幼角:壮肾阳,益精血,强筋骨,调冲任,托疮毒。

已角化的角:补肾阳,益精血,强筋骨,行血消肿。

皮:补气,涩精,敛疮。

肉:益气助阳,养血祛风。

骨骼:补虚羸,强筋骨,除风湿,止泻痢,生肌敛疮。

脊髓:补阳益阴,生津润燥。

血液:养血益精,止血,止带。

脂肪:祛风润肤,解毒,消肿。

头部肌肉:补气益精,生津安神。

牙齿:散结解毒止痛。

甲状腺:散结消瘿。

心脏:养心安神。

胆:解毒消肿。

阴茎:补肾精,壮肾阳,强腰膝。

胎盘:温肾壮阳,补血生精,调经止血。

四肢肌腱:补肝肾,强筋骨,祛风湿。

蹄肉:补虚祛风,除湿止痛。

尾巴:补肾阳,益精气。

【主治】 未角化的幼角:阳痿滑精,宫冷不孕,羸瘦,神疲,畏寒眩晕,耳鸣耳聋,腰脊酸冷,筋骨痿软,崩漏带下,阴疽不敛。

已角化的角:阳痿遗精,腰脊冷痛,阴疽疮疡,乳痈初起,瘀血肿痛。

皮:白带,血崩不止,肾虚滑精,漏疮。

肉:虚劳羸瘦,阳痿腰酸,中风口僻。

骨骼:虚劳骨弱,风湿痹痛,泻痢,瘰疬,疮毒。

脊髓:虚劳羸弱,筋骨急痛,血枯阳痿,肺痿咳嗽。

血液:精血不足,腰痛,阳痿遗精,血虚心悸,失眠,肺痿吐血,鼻衄,崩漏带下,痈肿折伤。

脂肪:头风风痹,皮肤痒痛,痈肿疮毒。

头部肌肉:虚劳消渴,烦闷多梦。

牙齿:鼠瘘疮毒。

甲状腺:瘿瘤。

心脏:心悸不安。

胆:痈肿疮毒。

阴茎:劳损,腰膝酸软,肾虚耳鸣,阳痿,宫寒不孕。

胎盘:肾阳亏损,精血不足,腰膝酸软,劳瘵,月经不调,宫寒不孕,崩漏带下。四肢肌腱:肾虚足膝无力腰痛,劳损绝伤,转筋。

四肢肌腱:肝肾亏虚,劳损绝伤,风湿痹痛,转筋。

蹄肉:风寒湿痹,腰脚酸痛。

尾巴:肾虚遗精,腰脊疼痛,头昏耳鸣。

【用法用量】 未角化的幼角内服煎汤,1~2g或研末冲服,亦可浸酒。已角化的角内服煎汤,5~10g,研末1~3g;外用适量,研末调敷或磨汁涂。皮内服煎汤,9~12g;外用适量,烧灰调敷。肉内服煮食或煎汤,适量;外用适量,捣敷。骨骼内服煎汤,15~30g或浸酒;外用适量,烧存性研末撒。骨髓或脊髓内服煮酒,9~30g;外用适量,涂敷。血液内服酒调,3~6g。脂肪内服熬膏,适量;外用适量,涂敷或烧熏。头部肌肉内服煮食,适量。牙齿外用适量,水磨涂。甲状腺内服浸酒,适量。心脏内服煮食,适量。胆外用适量,涂敷。阴茎煎汤或煮食6~15g。胎盘内服入丸、散,6~15g。四肢肌腱内服煎汤或煮食,60~120g。蹄肉内服煮食,适量。尾巴内服煎汤,6~15g。

【注意】 未角化的幼角:凡阴虚阳亢,血分有热,胃火盛有痰热及外感热病者禁服。

已角化的角:阴虚火旺者禁服。

肉:上焦有痰热,胃家有火,阴虚火旺吐血者慎服。

阴茎:素体阳盛者慎服。

尾巴:阳盛有热者禁服。

小麂(黄麂、跳麂)

【学名】 *Muntiacus reevesi* Ogilby

【药用部位】 肉。

【生长环境】 生活于丘陵山地的低谷、林缘、灌丛及草丛之中。

【捕捉季节】 全年可捕捉,取肉,鲜用。

【分布】 丽水市山区各地。

【性味】 味甘,性平。

【功效】 补气,祛风,暖胃。

【主治】 虚劳不足,腰膝酸痛,胃痛,痔疮。

【用法用量】 内服煮食,100~200g。

【注意】 痞满气滞者慎服。

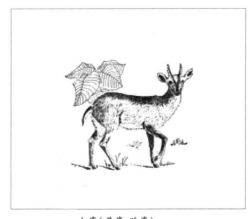

小麂(黄麂、跳麂)

牛科 Bovidae

黄牛

【学名】 *Bos taurus domesticus* Gmelin

【药用部位】 肉、骨骼、骨髓、血液、脂肪、角、角内骨质髓(牛角腮)、脑、鼻子、牙齿、咽喉部、甲状腺、肺、胃、胃内的草结块、肠、肝、胆、胆囊或胆管及肝管中的结石(牛黄)、脾脏、肾、膀胱结石、阴茎和睾丸、胎盘、乳汁、蹄筋、蹄、蹄甲、皮。

【生长环境】 养殖。

【捕捉季节】 全年可捕杀,分取肉、骨骼、骨髓、血液、脂肪、角、角内骨质髓、脑、鼻子、牙齿、咽喉部、甲状腺、肺、胃、胃内的草结块、肠、肝、胆、胆囊或胆管及肝管中的结石(牛黄)、脾脏、肾、膀胱结石、阴茎和睾丸、胎盘、乳汁、蹄筋、蹄、蹄甲、皮。肉、骨髓、血液、脂肪、脑、咽喉部、肺、胃、肠、肝、脾脏、肾、乳汁、皮鲜用或冷藏;余鲜用或干燥。

【分布】 丽水市各地有饲养。

【性味】 肉:味甘,性温。

骨骼:味甘,性温。

骨髓:味甘,性温。

血液:味咸,性平。

脂肪:味甘,性温。

角:味苦,性寒。

角内骨质髓:味苦,性温。

脑:味甘,性温。

鼻子:味甘,性平。

牙齿:味涩,性凉。

甲状腺:味甘,性温。

肺:味甘,性平。

胃:味甘,性温。

胃内的草结:味淡,性微温。

肠:味甘,性平。

肝:味甘,性平。

胆:味苦,性寒。

胆囊或胆管及肝管中的结石:味苦、甘,性凉。

脾脏:味甘、微酸,性温。

肾:味甘、咸,性平。

阴茎和睾丸:味甘、咸,性温。

胎盘:味甘,性温。

乳汁:味甘,性微寒。

蹄筋:味甘,性凉。

蹄:味甘,性凉。

蹄甲:味甘,性温。

皮:味咸,性平。

【功效】 肉:补脾胃,益气血,强筋骨。

骨骼:蚀痹,截疟,敛疮。

骨髓:补血益精,止渴,止血,止带。

血液:健脾补中,养血活血。

脂肪:润燥止渴,止血,解毒。

角:清热解毒,凉血止血。

角内骨质髓:化瘀止血,收涩止痢。

脑:裐脑祛风,止渴消痞。

鼻子:生津,下乳,止渴。

牙齿:镇惊,固齿,敛疮。

咽喉部:降逆止呕。

甲状腺:利咽消瘿。

肺:益肺,止咳喘。

胃:补虚赢,健脾胃。

胃内的草结块:降逆止呕。

肠:厚肠。

肝:补肝,养血,明目。

胆:清肝明目,利胆通肠,解毒消肿。

胆囊或胆管及肝管中的结石:清心,豁痰,开窍,凉肝,息风,解毒。

脾脏:健脾开胃,消积除痞。

肾:补肾益精,强腰膝,止痹痛。

膀胱结石:化石通淋。

阴茎和睾丸:补肾益精壮阳,散寒止痛。

胎盘:敛疮,止痢。

乳汁:补虚损,益脾胃,养血,生津润燥,解毒。

蹄筋:补肝强筋,祛风热,利尿。

蹄:清热止血,利水消肿。

蹄甲:定惊安神,敛疮。

皮:利水消肿,解毒。

【主治】 肉:脾胃虚弱,气血不足,虚劳羸瘦,腰膝酸软,消渴,吐泻,痞块,水肿。

骨骼:关节炎,泻痢,疟疾,疳疮。

骨髓:精血亏损,虚劳羸瘦,消渴,吐衄,便血,崩漏带下。

血液:脾虚羸瘦,经闭,血痢,便血,金疮折伤。

脂肪:消渴,黄疸,七窍出血,疮疡疥癣。

角:温病高热,神昏谵语,风毒喉痹,疮毒,血淋,吐血,崩漏,尿血。

角内骨质髓:瘀血疼痛,吐血,衄血,肠风便血,崩漏,带下,赤白下痢,水泻,浮肿。

脑:头风眩晕,脑漏,消渴,痞气。

鼻子:消渴,妇人无乳,咳嗽,口眼㖞斜。

牙齿:小儿牛痫,牙齿动摇,发背恶疮。

咽喉部:反胃,呕逆。

甲状腺:喉痹,气瘿。

肺:肺虚咳嗽喘逆。

胃:病后虚羸,气血不足,消渴,风眩,水肿。

胃内的草结块:噎嗝反胃,呕吐。

肠:肠风痔漏。

肝:虚劳羸瘦,产后贫血,肺结核,血虚痿黄,青盲雀盲,惊痫。

胆:风热目疾,心腹热渴,黄疸,咳嗽痰多,小儿惊风,便秘,痈肿,痔疮。

胆囊或胆管及肝管中的结石:热病神昏,中风痰迷,惊痫抽搐,癫痫发狂,咽喉肿痛,口舌生疮,痈肿疔疮。

脾脏:脾胃虚弱,食积痞满,痔瘘。

肾:虚劳肾亏,阳痿气乏,腰膝酸软,湿痹疼痛。

膀胱结石:尿路结石。

阴茎和睾丸:肾虚阳痿,遗精,宫寒不孕,遗尿,耳鸣,腰膝酸软,疝气。

胎盘:臁疮,冷痢。

乳汁:虚弱劳损,反胃噎嗝,消渴,血虚便秘,气虚下痢,黄疸。

蹄筋:筋脉劳伤。风热体倦,腹胀,小便不利。

蹄:风热,崩漏,水肿,小便涩少。

蹄甲:癫痫,小儿夜啼,臁疮。

皮:水肿,腹水,尿少,痈疽疮毒。

【用法用量】 肉内服煮食或煎汁,适量;外用适量,生裹或作丸摩。骨骼内服烧存性研末,3~5g;外用适量,烧存性研末调敷。骨髓内服煎汤,适量;外用适量,涂搽。血液内服煮食,适量。脂肪内服煎汤,9~30g;外用适量,熬膏涂贴。角内服煎汤,5~15g或烧灰研末9g;外用适量,烧灰研末调敷。角内骨质髓煎汤,6~15g;外用适量,烧灰调敷。脑内服入丸、散适量,酒冲。鼻子内服煮食,适量或研末冲服3g;外用适量,炙热涂。牙齿内服研末,1~3g;外用适量,研末搽或烧灰调敷。咽喉部内服焙干研末,1~3g。甲状腺内服研末,3~6g。肺内服煮食,适量。胃内服煮食,适量。胃内草结石内服研末,3~6g。肠内服煮食,适量。肝内服煮食,适量。胆内服研末,0.3~0.9g;外用适量,取汁调敷或点眼。胆囊或胆管及肝管中的结石内服研末,每次1.5~3g;外用适量,研末撒或调敷。脾脏内服煮食,适量或研末1~3g。肾内服煮食,适量。膀胱结石内服煎汤,1~3g。阴茎和睾丸内服炖煮,1具或浸酒。胎盘内服烧灰,3~6g;外用适量,烧灰搽敷。乳汁内服煮饮,适量。

蹄筋内服煮食,适量。蹄内服煮食,适量。蹄甲内服烧灰存性研末,3～9g;外用适量,烧灰油调敷。皮内服煮食,适量或烧灰研末冲15g;外用适量,烧灰调敷。

【注意】 肉:病死、自死的牛肉禁食用。

胆囊或胆管及肝管中的结石:脾虚便溏及孕妇慎服。

乳汁:脾胃虚寒作泻、中有冷痰积饮者慎服。

水牛

【学名】 *Bubalus bubalis* Linnaeus

【药用部位】 肉、骨骼、骨髓、血液、脂肪、角(水牛角)、角内骨质髓(牛角腮)、脑、鼻子、牙齿、咽喉部、甲状腺、肺、胃、胃内的草结块、肠、肝、胆、脾脏、肾、膀胱结石、阴茎和睾丸、胎盘、乳汁、蹄筋、蹄、蹄甲、皮、尾部。

【生长环境】 养殖。

【捕捉季节】 全年可捕杀,分取肉、骨骼、骨髓、血液、脂肪、角、角内骨质髓、脑、鼻子、牙齿、咽喉部、甲状腺、肺、胃、胃内的草结块、肠、肝、胆、脾脏、肾、膀胱结石、阴茎和睾丸、胎盘、乳汁、蹄筋、蹄、蹄甲、皮。肉、骨髓、血液、脂肪、脑、咽喉部、肺、胃、肠、肝、脾脏、肾、乳汁、皮鲜用或冷藏;余鲜用或干燥。

【分布】 丽水市各地有饲养。

【性味】 肉:味甘,性温。

骨骼:味甘,性温。

骨髓:味甘,性温。

血液:味咸,性平。

脂肪:味甘,性温。

角:味苦、咸,性寒。

角内骨质髓:味苦,性温。

脑:味甘,性温。

鼻子:味甘,性平。

牙齿:味涩,性凉。

甲状腺:味甘,性温。

肺:味甘,性平。

胃:味甘,性温。

胃内的草结:味淡,性微温。

肠:味甘,性平。

肝:味甘,性平。

胆:味苦,性寒。

脾脏:味甘、微酸,性温。

肾:味甘、咸,性平。

阴茎和睾丸:味甘、咸,性温。

胎盘:味甘,性温。

乳汁:味甘,性微寒。

蹄筋:味甘,性凉。

蹄:味甘,性凉。

蹄甲:味甘,性温。

皮:味咸,性平。

尾部:味咸,性平。

【功效】 肉:补脾胃,益气血,强筋骨。

骨骼:蠲痹,截疟,敛疮。

骨髓:补血益精,止渴,止血,止带。

血液:健脾补中,养血活血。

脂肪:润燥止渴,止血,解毒。

角:清热解毒,凉血,定惊。

角内骨质髓:化瘀止血,收涩止痢。

脑:补脑祛风,止渴消痞。

鼻子:生津,下乳,止渴。

牙齿:镇惊,固齿,敛疮。

咽喉部:降逆止呕。

甲状腺:利咽消瘿。

肺:益肺,止咳喘。

胃:补虚羸,健脾胃。

胃内的草结块:降逆止呕。

肠:厚肠。

肝:补肝,养血,明目。

胆:清肝明目,利胆通肠,解毒消肿。

脾脏:健脾开胃,消积除痞。

肾:补肾益精,强腰膝,止痹痛。

膀胱结石:化石通淋。

阴茎和睾丸:补肾益精壮阳,散寒止痛。

胎盘:敛疮,止痢。

乳汁:补虚损,益脾胃,养血,生津润燥,解毒。

蹄筋:补肝强筋,祛风热,利尿。

蹄:清热止血,利水消肿。

蹄甲:定惊安神,敛疮。

皮:利水消肿,解毒。

尾部:利水消肿。

【主治】 肉:脾胃虚弱,气血不足,虚劳羸瘦,腰膝酸软,消渴,吐泻,痞块,水肿。

骨骼:关节炎,泻痢,疟疾,痔疮。

骨髓:精血亏损,虚劳羸瘦,消渴,吐衄,便血,崩漏带下。

血液:脾虚羸瘦,经闭,血痢,便血,金疮折伤。

脂肪:消渴,黄疸,七窍出血,疮疡疥癣。

角:温病高热,神昏谵语,发斑发疹,咯血,衄血,惊风,癫狂。

角内骨质髓:瘀血疼痛,吐血,衄血,肠风便血,崩漏,带下,赤白下痢,水泻,浮肿。

脑:头风眩晕,脑漏,消渴,痞气。

鼻子:消渴,妇人无乳,咳嗽,口眼㖞斜。

牙齿:小儿牛痫,牙齿动摇,发背恶疮。

咽喉部:反胃,呕逆。

甲状腺:喉痹,气瘿。

肺:肺虚咳嗽喘逆。

胃:病后虚羸,气血不足,消渴,风眩,水肿。

胃内的草结块:噎膈反胃,呕吐。

肠:肠风痔漏。

肝:虚劳羸瘦,产后贫血,肺结核,血虚痿黄,青盲雀盲,惊痫。

胆:风热目疾,心腹热渴,黄疸,咳嗽痰多,小儿惊风,便秘,痈肿,痔疮。

脾脏:脾胃虚弱,食积痞满,痔瘘。

肾:虚劳肾亏,阳痿气乏,腰膝酸软,湿痹疼痛。

膀胱结石:尿路结石。

阴茎和睾丸:肾虚阳痿,遗精,宫寒不孕,遗尿,耳鸣,腰膝酸软,疝气。

胎盘:臁疮,冷痢。

乳汁:虚弱劳损,反胃噎膈,消渴,血虚便秘,气虚下痢,黄疸。

蹄筋:筋脉劳伤。风热体倦,腹胀,小便不利。

蹄:风热,崩漏,水肿,小便涩少。

蹄甲:癫痫,小儿夜啼,臁疮。

皮:水肿,腹水,尿少,痈疽疮毒。

尾部:水肿尿少。

【用法用量】 肉内服煮食或煎汁,适量;外用适量,生裹或作丸摩。骨骼内服烧存性研末,3~5g;外用适量,烧存性研末调敷。骨髓内服煎汤,适量;外用适量,涂搽。血液内服煮食,适量。脂肪内服煎汤,9~30g;外用适量,熬膏涂贴。角内服煎汤,15~30g 或大剂量 60~120g,研末每次 3~9g;外用适量,研末掺或调敷。角内骨质髓煎汤,6~15g;外用适量,烧灰调敷。脑内服入丸、散适量,酒冲。鼻子内服煮食,适量或研末冲服 3g;外用适量,炙热涂。牙齿内服研末,1~3g;外用适量,研末搽或烧灰调敷。咽喉部内服焙干研末,1~3g。甲状腺内服研末,3~6g。肺内服煮食,适量。胃内服煮食,适量。胃内草结石内服研末,3~6g。肠内服煮食,适量。肝内服煮食,适量。胆内服研末,0.3~0.9g;外用适量,取汁调敷或点眼。胆囊或胆管及肝管中的结石内服研末,每次 1.5~3g;外用适量,研末撒或调敷。脾脏内服煮食,适量或研末 1~3g。肾内服煮食,适量。膀胱结石内服煎汤,1~3g。阴茎和睾丸内服炖煮,1 具或浸酒。胎盘内服烧灰,3~6g;外用适量,烧灰搽敷。乳汁内服煮饮,适量。蹄筋内服煮食,适量。蹄内服煮食,适量。蹄甲内服烧灰存性研末,3~9g;外用适量,烧灰油调敷。皮内服煮食,适量或烧灰研末冲 15g;外用适量,烧灰调敷。尾部内服煮食,适量或烧灰研末冲,每次 1.5~3g。

【注意】 肉:病死、自死的牛肉禁食用。

胆囊或胆管及肝管中的结石:脾虚便溏及孕妇慎服。

乳汁:脾胃虚寒作泻、中有冷痰积饮者慎服.

角:中虚胃寒者慎服。内服需先煎 3 小时。

山羊

【学名】 *Capra hirus* Linnaeus

【药用部位】 角(山羊角)、皮、肉、骨骼(羊骨)、脊髓、血液、脂肪,头或蹄肉、脑、胡须、甲状腺、肺、心脏、胃、胃内的草结块、肝、胆、胆囊结石、胰腺、肾、膀胱、睾丸、胎盘、乳汁。

【生长环境】 养殖。

【捕捉季节】 全年可捕杀,分取角、皮、肉、骨骼、脊髓、血液、脂肪,头或蹄肉、脑、胡须、甲状腺、肺、心脏、胃、胃内的草结块、肝、胆、胆囊结石、胰腺、肾、膀胱、睾丸、胎盘、乳汁。角、皮、骨骼、血液、胡须、甲状腺、胃内的草结膜、肝、胆、胆囊结石、睾丸、胎盘鲜用或干燥;余鲜用或冷藏。

【分布】 丽水市各地有饲养。

【性味】 角:味苦、咸,性寒。

皮:味甘,性温。

肉:味甘,性热。

骨骼:味甘,性温。

脊髓:味甘,性平。

血液:味咸,性平。

脂肪:味甘,性温。

头或蹄肉:味甘,性平。

脑:味甘,性温。

甲状腺:味甘、淡,性温。

肺:味甘,性平。

心脏:味甘,性温。

胃:味甘,性温。

胃内的草结块:味淡,性温。

肝:味甘、苦,性凉。

胆:味苦,性寒。

胆囊结石:味苦,性平,有小毒。

肾:味甘,性温。

膀胱:味甘,性温。

睾丸:味甘、咸,性温。

胎盘:味甘、咸,性温。

乳汁:味甘,性微温。

【功效】 角:清热,镇惊,明目,解毒。

皮:补虚,祛瘀,消肿。

肉:温中健脾,补肾壮阳,益气养血。

骨骼:补肾,强筋骨,止血。

脊髓:益阴填髓,润肺泽肤,清热解毒。

血液:补血,止血,散瘀,解毒。

脂肪:补虚,润燥,祛风,解毒。

头或蹄肉:补肾益精。

脑:补虚健脑,润肤。

胡须:收涩敛疮。

甲状腺:化痰消瘿。

肺:补肺,止咳,利水。

心脏:养心,解郁,安神。

胃:健脾胃,补虚损。

胃内的草结块:降逆,止呕,解百草毒。

肝:养血,补肝,明目。

胆:清热解毒,明目退翳,止咳。

胆囊结石:清热,开窍,化痰,镇惊。

胰腺:润肺止咳,泽肌肤,止带。

肾:补肾,益精。

膀胱:缩小便。

睾丸:补肾,益精,助阳。

胎盘:补肾益精,益气养血。

乳汁:补虚,润燥,和胃,解毒。

【主治】 角:风热头痛,温病发热神昏,烦闷,吐血,小儿惊痫,惊悸,青盲内障,痈肿疮毒。

皮:虚劳羸弱,肺脾气虚,跌打肿痛,蛊毒下血。

肉:脾胃虚寒,食少反胃,泻痢,肾阳不足,气血亏虚,虚劳羸瘦,腰膝酸软,阳痿,寒疝,产后虚羸少气,缺乳。

骨骼:虚劳羸瘦,腰膝无力,筋骨挛痛,耳聋,齿摇,膏淋,白浊,久泻,久痢,月经过多,鼻衄,便血。

脊髓:虚劳腰痛,骨蒸痨热,肺痿咳嗽,消渴,皮毛憔悴,目赤障翳,痈疽疮疡。

血液:妇女血虚中风,月经不调,崩漏,产后血晕,衄血,便血,痔血,尿血,筋骨疼痛,跌打损伤。

脂肪:虚劳羸瘦,久痢,口干便秘,肌肤皲裂,痿痹,赤丹肿毒,疥癣疮疡,烧烫伤,冻伤。

头或蹄肉:肾虚劳损,精亏羸瘦。

脑:体虚头昏,皮肤皲裂,筋伤骨折。

胡须:小儿疳疮,小儿口疮。

甲状腺:气瘿。

肺:肺痿,咳嗽气喘,消渴,水肿,小便不利或频数。

心脏:心气郁结,惊悸不安,膈中气逆。

胃内的草结块:噎膈反胃,噎气,晕船呕吐,草药中毒。

胃:脾胃虚弱,虚劳羸瘦,纳呆,反胃,自汗盗汗,消渴,尿频。

肝:血虚萎黄,羸瘦乏力,肝虚目暗,雀盲,青盲,障翳。

胆:目赤肿痛,青盲夜盲,翳障,肺痨咳嗽,小儿热惊,咽喉肿痛,黄疸,痢疾,便秘,热毒痈疡。

胆囊结石:热盛神昏,风痰闭窍,谵妄,惊痫。

胰腺:肺燥久咳,皮肤发暗,带下。

肾:肾虚劳损,腰脊冷痛,足膝痿软,耳鸣,耳聋,消渴,阳痿,滑精,尿频,遗尿。

膀胱:下焦气虚,尿频遗尿。

睾丸:肾虚精亏,腰背疼痛,阳痿阴冷,遗精,滑精,淋浊带下,消渴,尿频,疝气,睾丸肿痛。

胎盘:肾虚羸瘦,久疟,贫血。

乳汁:虚劳羸瘦,消渴,心痛,反胃呕逆,口疮,漆疮,蜘蛛咬伤。

【用法用量】 角内服煎汤,9~30g;外用适量,烧灰研末调敷。皮内服作羹,适量或烧存性研末,每次6~9g;外用适量,敷。肉内服煮食或煎汤,125~250g。骨骼内服煎汤、煮粥,1具;外用适量,煅存性研末撒、擦牙。脊髓内服熬膏,30~60g或煮食适量;外用适量,涂敷。血液内服鲜血,热饮或煮食30~50g;外用适量,涂敷。脂肪内服烊化冲,30~60g外用适量,熬膏敷。头或蹄肉内服煮食,适量。脑内服煮食,适量;外用适量,研涂。胡须外用适量,烧灰油调敷。甲状腺内服炙熟含咽汁,1具。肺内服煎汤,1具。心脏内服煮食或煎汤,1个。胃内的草结块内服研末,0.9~1.5g。胃内服煮食或煎汤,1个;外用适量,烧灰调敷。肝内服煮食,30~60g。胆内服焙干研末,0.3~0.6g;外用适量,涂敷、点眼或灌肠。胆囊结石研末冲,1~1.5g。胰腺内服煮食,1具或浸酒;外用适量,捣敷。肾内服煮食或煎汤,1~2枚。膀胱内服煮食,1具或研末酒冲9~15g。睾丸内服煮食,1对。胎盘内服煎汤,6~15g。乳汁内服煮沸,250~500ml;外用适量,涂敷。

【注意】 肉:外感时邪或有宿热者禁服;孕妇不宜多食。

骨骼:素体火旺者慎服。

脊髓:外感病禁服。

脂肪:外感未解及痰热内盛者禁服。

脑:不宜多食。

睾丸:阴虚火旺者禁服。

苏门羚(野山羊)

【学名】 *Capricornis sumatraensis* Bechstein

【药用部位】 四肢骨、角。

【生长环境】 生活于低山丘陵到高山岩崖,常在林缘、灌丛、针叶林及混交林中活动。

【捕捉季节】 全年可捕捉,分取四肢骨、角,干燥。

【分布】 丽水市山区各地。

【性味】 四肢骨:味辛、咸,性温。

角:味咸,性凉。

【功效】 四肢骨:强筋骨、祛风湿,通络止痛。

角:清热解毒,平肝熄风。

【主治】 四肢骨:腰膝酸痛,风湿痹痛,麻木不仁。

角:温热病高热神昏抽搐,小儿惊风,痫证,惊悸。

【用法用量】 四肢骨内服煎汤,9~15g,或浸酒。角内服煎汤,30~50g,或烧存性研末3~6g。

【注意】 国家二级保护动物,禁止滥捕。

四肢骨:素体热盛者慎服;孕妇禁服。

斑羚(青羊)

【学名】 *Naemorhedus goral* Hardwicke

【药用部位】 肉、血液、脂肪、角、肝。

【生长环境】 生活于较高的山林中,林缘岩石上活动。

【捕捉季节】 全年可捕捉,分取肉、血液、脂肪、角、肝,鲜用或干燥。

【分布】 遂昌(九龙山)。

【性味】 肉:味甘,性热。

血液:味咸、甘,性温。

角:味咸,性寒。

肝:味甘、苦,性寒。

【功效】 肉:补虚损,助肾阳,壮筋骨。

血液:活血散瘀,止痛接骨。

脂肪:温经散寒,和血止痛。

角:清热,镇惊,散瘀止痛。

肝:补肝,清热,明目。

【主治】 肉:虚劳内伤,筋骨痹弱,腰脊酸软,阳痿精寒,赤白带下,血冷不孕。

血液:跌打损伤,骨折,筋骨疼痛,吐血,衄血,呕血,咯血,便血,尿血,崩漏下血,月经不调,难产,痈肿疮疖。

脂肪:疝症。

角:小儿发热惊痫,头痛,产后腹痛,痛经。

肝:肝虚目暗,视物不明,目赤肿痛,雀盲,虚羸。

【用法用量】 肉内服煮食,适量。血液内服鲜血酒调,30~50ml。脂肪内服冲热酒,9~15g。角内服煎汤,30~50g,或研末3~6g;外用研末吹耳,0.6~0.9g。肝内服煮食,适量。

【注意】 国家二级保护动物,禁止滥捕。

肉:热病时疫患者禁服;孕妇慎服。

矿物类

钙化合物类

紫石英（荧石）

【来源】 氟化物类矿物荧石族荧石,主含氟化钙。

【采收加工】 挖取后,选紫色的,洗净砂砾及黏土。

【药材性状】 紫石英为块状或粒状集合体。呈不规则块状,具棱角。紫色或绿色,深浅不匀,条痕白色。半透明至透明,有玻璃样光泽。表面常有裂纹。质坚硬,易击碎。气微,味淡。

【分布】 丽水市各地。

【性味】 味甘、辛,性温。

【功效】 镇心定惊,温肺降逆,散寒暖宫。

【主治】 心悸,怔忡,惊痫,肺寒咳逆上气,宫寒不孕。

【用法用量】 内服煎汤,9~15g。

【注意】 只可暂用,不可久服。先煎。阴虚火旺及血分有热者慎服。

铝化合物类

滑石（高岭石、高岭土）

【来源】 硅酸盐类黏土矿物高岭石,主含含水硅酸铝。

【采收加工】 挖取后,除尽其他杂质。

【分布】 松阳等地。

【性味】 味甘、淡,性寒。

【功效】 利尿通淋,清热解毒,祛湿敛疮。

【主治】 热淋、石淋,尿热涩痛,暑湿烦渴,湿热水泻;外用于湿疹,湿疹,痱子。

【用法用量】 内服煎汤,10~20g;外用适量,研末撒或调敷。

【注意】 不宜久服。

伏龙肝

【来源】 经多年用柴草熏烧而结成的灶心土。

【采收加工】 拆灶时将灶心烧结成的土块取下,除去熏黑部分和杂质,取中心红黄色者入药。

【分布】 全市各农村用柴草烧的锅灶。

【性味】 味辛,性温。

【功效】 温中止血,止呕,止泻。

【主治】 虚寒失血,呕吐,泄泻。

【用法用量】 内服煎汤,15~30g;外用适量,研末调敷。

【注意】 出血、呕吐。泄泻属热证者禁服。用煤、液化气烧则不可供药用。

硅化合物类

白石英

【来源】 石英的矿石,主含二氧化硅。

【采收加工】 挖取后,挑选纯白的石英。

【药材性状】 呈不规则块状,多具棱角而锋利。表面白色或乳白色,条痕白色,半透明或不透明,略显脂肪样或玻璃样光泽。质坚硬。气微,味淡。

【分布】 丽水市各地。

【性味】 味甘、辛,性微温。

【功效】 镇静安神,止咳,降逆。

【主治】 惊悸不安,咳嗽气逆。

【用法用量】 内服煎汤,9~15g,先煎。

【注意】 其性燥烈,不可多服,久服。

铁化合物类

铁落

【来源】 生铁煅至红赤,外层氧化时被锤落的铁屑,主含四氧三铁。

【采收加工】 到钢铁企业收集,除去杂质,洗净,干燥。

【分布】 遂昌等地。

【性味】 味辛,性凉。

【功效】 平肝镇惊,解毒敛疮,补血。

【主治】 癫狂,热病谵妄,心悸易惊,风湿痹痛,疮疡肿毒,贫血。

【用法用量】 内服煎汤,30~60g;外用适量,研末调敷。

【注意】 肝虚及中气虚寒者禁服。

铁精

【来源】 炼铁炉中的灰烬;多是崩落的赤铁矿质细末,主含氧化铁。

【采收加工】 到炼钢铁企业的经久使用炉中收集。

【分布】 遂昌等地。

【性味】 味辛、甘,性平。

【功效】 镇静安神,消肿解毒。

【主治】 惊悸癫狂,疔疮肿毒,脱肛。

【用法用量】 内服煎汤,3~6g;外用适量,调敷。

【注意】 脾胃虚寒、心肾两虚者慎服。

铁浆(铁锈水)

【来源】 铁浸渍于水中生锈后形成的一种混悬液,主含氧化铁。

【采收加工】 自制成色黄,无杂质为佳。

【分布】 丽水市各地。

【性味】 味甘、涩,性平。

【功效】 镇心定痫,解毒敛疮。

【主治】 癫痫狂乱,疔疮肿毒,漆疮,脱肛。

【用法用量】 内服煮沸后饮,适量;外用适量,洗涤或涂敷。

自然铜(黄铁矿)

【来源】 硫化物类矿物黄铁矿族黄铁矿,主含二硫化铁。

【采收加工】 采挖后,除去杂质及有黑锈者,选黄色明亮的入药。

【分布】 遂昌。

【性味】 味辛,性平。

【功效】 散瘀,接骨,止痛。

【主治】 跌打损伤,筋骨折伤,瘀滞肿痛。

【用法用量】 内服煎汤,10~15g,先煎;外用适量,研末调敷。

【注意】 阴虚火旺,血虚无瘀者禁服。

其他矿物药

井底泥

【来源】 淤积于井底的灰黑色泥土。

【分布】 丽水市各地。

【性味】 味淡,性寒。

【功效】 清热解毒,安胎。

【主治】 妊娠热病,胎动不安,风热头痛,天疱疮,热疖,烫火伤。

【用法用量】 外用适量,涂敷。

【注意】 外用,不可内服。

泉水

【来源】 未受污染的天然井泉中新汲水或矿泉水。

【分布】 丽水市各地。

【性味】 味甘,性凉。

【功效】 益五脏,清肺胃。

【主治】 生津止渴,养阴利尿。

【用法用量】 饮服,适量。

【注意】 注意水质,混浊及有异味者,均不可饮用。

温泉

【来源】 下渗的雨水和地表水,循环至地壳深处而形成的温度超过20℃以上的自然积水。

【分布】 遂昌。

【性味】 味甘、辛,性热,有小毒。

【功效】 祛风通络,解毒杀虫。

【主治】 筋骨拘挛,手足不遂,眉发脱落,疥癣,疮疡。

【用法用量】 外用适量,沐浴或外洗。

其他类

百草霜

【来源】 柴草燃烧后附着于锅底或烟囱内的烟灰。

【采收加工】 用时刮取,除去杂质。

【分布】 丽水市各地。

【性味】 味辛,性温。

【功效】 收敛止血,消积。

【主治】 吐血、衄血、便血,血崩,白带,食积,泻痢,咽喉口舌诸疮。

【用法用量】 内服煎汤,3~9g;外用适量,研末撒或调敷。
【注意】 柴草与煤或液化气混用而产生的烟灰不可供药用。

血余炭

【来源】 健康黄种人头发制成的炭化物。
【采收加工】 收集头发,用碱水洗净,漂清,干燥。然后加工成炭化物。
【药材性状】 呈不规则团块状,大小不一。全体黑色,有光泽,具多数细孔。体轻,质脆。用火烧之有焦发气,味苦。
【分布】 丽水市各地。
【性味】 味苦、涩,性平。
【功效】 止血,化瘀。
【主治】 吐血,咯血,衄血,尿血,崩漏下血,外伤出血。
【用法用量】 内服煎汤,4.5~9g;外用适量,研末调敷。
【注意】 染色的头发不能供药用。胃弱者慎服。

人指甲

【来源】 健康人剪下的指甲。
【采收加工】 收集指甲,用2%热碱水洗去污垢,清水漂洗干净,干燥。
【分布】 丽水市各地。
【性味】 味甘、咸,性平。
【功效】 止血,利尿,去翳。
【主治】 鼻衄,尿血,咽喉肿痛,小便不利,目生翳障,中耳炎。
【用法用量】 内服入丸、散,1~2g;外用适量,研末点眼或吹耳。
【注意】 涂过指甲油的指甲不能供药用。

人乳汁

【来源】 健康哺乳期妇女的乳汁。
【采收加工】 使用时收集。
【分布】 丽水市各地哺乳期妇女。
【性味】 味甘、咸,性平。
【功效】 补阴养血,润燥止渴。
【主治】 虚劳羸瘦,虚风瘫痪,噎膈,消渴,血虚经闭,大便燥结,目赤昏暗。
【用法用量】 内服,适量;外用适量,点眼。

人尿

【来源】 健康10岁以下儿童之小便。
【采收加工】 随采随用。收集去头尾,取中间段,鲜用。
【分布】 丽水市各地10岁以下儿童之。
【性味】 味咸,性寒。
【功效】 滋阴降火,止血散瘀。
【主治】 虚劳咳血,骨蒸发热,吐血,衄血,产后血晕,跌打损伤,血瘀作痛。
【用法用量】 内服新鲜者温饮,30~50ml或和入汤剂。
【注意】 脾胃虚寒及阳虚无火禁服。

人中白

【来源】 健康人尿自然沉积的固体物,

【采收加工】 收集固体物,在流动的清水中漂洗7天,取出刮去杂质,日晒夜露15天,每天上午翻动一次,以无臭为度,干燥。

【分布】 丽水市各地。

【性味】 味咸,性凉。

【功效】 清热降火,止血化瘀。

【主治】 肺痿劳热,吐血,衄血,喉痹,牙疳,口舌生疮,诸湿溃烂,烫火伤。

【用法用量】 内服研末,3～6g;外用适量研末吹或调敷。

紫河车

【来源】 健康产妇的胎盘。

【采收加工】 收集健康产妇的胎盘,除去羊膜及脐带,反复冲洗至去净血液,蒸或沸水中略煮后,干燥。

【分布】 丽水市各地健康产妇。

【性味】 味甘,咸,性温。

【功效】 益气养血,补肾益精。

【主治】 虚劳羸瘦,虚喘劳咳,气虚无力,血虚面黄,阳痿遗精,不孕少乳。

【用法用量】 内服研末,1.5～3g。

【注意】 凡有表邪及实证者禁服,脾虚湿困纳呆者慎服。

坎炁

【来源】 初生健康新生婴儿的脐带。

【采收加工】 收集初生健康新生婴儿的脐带,洗净,用金银花、甘草煎汁加黄酒和脐带同煮,沸后取出,干燥。

【分布】 丽水市各地初生健康新生婴儿。

【性味】 味甘、咸,性温。

【功效】 补气血,不咳喘。

【主治】 久咳气喘,脐疮不干,预防麻疹。

【用法用量】 内服煎汤,1～2条,研末,1.5～3g。

饴糖

【来源】 用麦子、米或番薯等粮食,经发酵糖化制成。

【分布】 丽水市各地

【性味】 味甘,性温。

【功效】 缓中,补虚,生津,润燥。

【主治】 劳倦伤脾,里急腹痛,肺燥咳嗽,吐血,口渴,咽痛,便秘。

【用法用量】 内服烊化冲入汤药中,30～60g。

【注意】 湿热内郁,中满吐逆者禁服。

醋

【来源】 用大米等原料酿制成含乙酸的液体。

【分布】 遂昌、莲都等地有生产。

【性味】 味酸、甘,性温。

【功效】 散瘀消肿,止血,安胃,解毒。

【主治】 产后血晕,癥瘕积聚,吐血,衄血,便血,虫积腹痛,鱼肉菜毒,痈肿疮毒。

【用法用量】 内服,10～30ml;外用适量,含漱、熏蒸或浸洗。

【注意】 脾胃湿重,痿痹、筋脉拘挛者慎服。

酒

【来源】 用大米等原料酿制成含乙醇的液体。

【分布】 丽水市各地。

【性味】 味甘、苦、辛,性温。

【功效】 通血脉,行药势。

【主治】 风湿痹痛,筋脉拘急,胸痹,心痛,脘腹冷痛。

【用法用量】 内服适量,温饮;外用适量,湿敷或漱口。

【注意】 阴虚、失血及湿热甚者禁服。

酒糟

【来源】 用大米等原料酿酒后剩余的残渣。

【分布】 丽水市各地。

【性味】 味甘、辛,性温。

【功效】 活血止痛,温中散寒。

【主治】 伤折瘀滞疼痛,冻疮,风寒湿痹,蛇虫咬伤。

【用法用量】 内服炖温或煎汤,适量;外用适量,罨敷。

酒酿

【来源】 用糯米和酒曲酿制而成的酿米。

【分布】 丽水市各地。

【性味】 味甘、辛,性温。

【功效】 补气,生津,活血。

【主治】 痘疹透发不起,乳痈肿痛,头痛头风。

【用法用量】 内服炖温,适量;外用适量,捣敷。

参考文献

［1］ 丽水市地方志编纂委员会.丽水年鉴［M］.北京:方志出版社.2010.

［2］ 浙江植物志编辑委员会.浙江植物志(全套)［M］.杭州:浙江科学技术出版社,1992－1993.

［3］ 浙江动物志编辑委员会.浙江动物志(全套)［M］.杭州:浙江科学技术出版社,1990－1991.

［4］ 国家药典委员会.中华人民共和国药典(2010年版)［S］.北京:中国医药科技出版社,2010.

［5］ 国家中医药管理局《中华本草》编委会.中华本草［M］.上海:上海科学技术出版社,1999.

［6］ 浙江省食品药品监督局.浙江省中药规制规范(2005年版)［S］.杭州:浙江科学技术出版社,2006.

［7］ 雷后兴,李水福中国畲族医药学［M］.北京:中国中医药出版社,2007.

［8］ 黄年来.中国食用菌百和［M］.北京:中国农业出版社,1993.

［9］ 卯晓岗.中国经济真菌［M］.北京:科学出版社,1998.

［10］ 黄年来.中共中央国大型真菌原色图鉴［M］.北京:中国农业出版社,1998.

［11］ 卯晓岚.中国大型真菌［M］.郑州:河南科学技术出版社,2000.

［12］ 刘旭东.中国野生大型真菌彩色图鉴［M］.北京:中国农业出版社,2004.

［13］ 顾新伟,何伯伟.浙南大型具菌［M］.杭州:浙江科学技术出版社,2012.

［14］ 浙政发〔2012〕30号.浙江省重点保护野生植物名录(第一批).2012.

［15］ 中国植物主题数据库(http://www.plant.csdb.cn/proteclist).国家重点保护野生植物名录(第一批、第二批).